Springer-Lehrbuch

Björn Lemmer
Kay Brune (Hrsg)

Pharmakotherapie
Klinische Pharmakologie

Begründet von G. Füllgraf und D. Palm

14., überarb. und aktualisierte Auflage

Mit 49 Abbildungen und 192 Tabellen

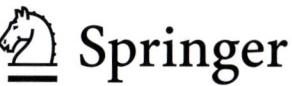

Professor Dr. med. Dr. h.c. Björn Lemmer
Institut für Experimentelle und klinische Pharmakologie und Toxikologie
Medizinische Fakultät Mannheim
Ruprecht-Karls-Universität Heidelberg
Maybachstraße 14
68169 Mannheim
E-Mail: bjoern.lemmer@pharmtox.uni-heidelberg.de

Professor Dr. med. Dr. h.c. Kay Brune
Institut für Experimentelle und
Klinische Pharmakologie und Toxikologie
Friedrich-Alexander-Universität Erlangen-Nürnberg
Fahrstraße 22
91054 Erlangen
E-Mail: kay.brune@pharmakologie.uni-erlangen.de

ISBN 978-3-642-10540-1 Springer Medizin Verlag Heidelberg

1. Auflage 1975 Gustav Fischer Verlag Lübeck – Jena – Stuttgart - Ulm
11. Auflage 2001 Urban und Fischer Verlag München - Jena

Bibliografische Information der Deutschen Bibliothek
Die Deutsche Bibliothek verzeichnet diese Publikation in der Deutschen Nationalbibliografie;
detaillierte bibliografische Daten sind im Interner über http://dnb.ddb.de abrufbar.

Springer Medizin Verlag
springer.de

© Springer Medizin Verlag Heidelberg 2004, 2007, 2010

Planung: Christine Trotta, Heidelberg
Projektmanagement: Axel Treiber, Heidelberg
Lektorat: Ursula Illig, Stockdorf
Layout und Umschlaggestaltung: deblik Berlin
Satz und Digitalisierung der Abbildungen: Fotosatz-Service Köhler GmbH – Reinhold Schöberl, Würzburg

SPIN 12110735

Gedruckt auf säurefreiem Papier   15/2117 – 5 4 3 2 1 0

Vorwort der Herausgeber zur 14. Auflage

Unter den Herausgebern G. Fülgraff und D. Palm hat dieses Standardlehrbuch der Klinischen Pharmakologie 10 Auflagen erlebt. Wir legen nun als Nachfolger mittlerweile die 14. Auflage vor.

An der bewährten Konzeption des Buches haben wir festgehalten, den Inhalt des Buches aber dem veränderten Wissen und den aktuellen Lernzielen angepasst. Wiederum haben Kliniker als Koautoren an den Kapiteln mitgewirkt, um neben den klinisch-theoretischen Grundlagen der Pharmakotherapie die Realitäten der Praxis zu Wort kommen zu lassen.

Die in der 11. Auflage eingeführte Nennung von Handelsnamen hat sich bewährt. Wir haben sie beibehalten und aktualisiert. Aufgeführt ist das jeweilige Originalpräparat (soweit noch im Handel) und das preisgünstigste Generikum. Die Daten wurden aus dem *ArzneiverordnungsReport 2008* entnommen. Nach wie vor bleibt aber das Postulat von Fülgraff und Palm bestehen, dass Ärzte und Ärztinnen die Freinamen wichtiger Arzneistoffe kennen müssen, um rational und ökonomisch therapieren zu können und sich im Wust der Markennamen und Kombinationsbezeichnungen zurechtzufinden. Die Einsicht in diese Notwendigkeit wächst, nicht zuletzt weil mehr und mehr Generika den Freinamen der Wirksubstanz verwenden.

In Anbetracht der Globalisierung des Arzneimittelmarktes, Pressionen von Herstellern und Kassen, Eingriffen der Politik mit Veränderung der medizinischen Ausbildungsstrukturen (Bolognaisierung und Modularisierung) soll dieses Lehrbuch die Basis für eine kritische Beurteilung von Arzneimitteln und ihres Einsatzes in der Therapie bieten. Gerade heute sind Kenntnisse von pharmakologischen und pathophysiologischen Kenndaten zur kritischen, rationalen und rationellen Arzneitherapie unabdingbar.

Gern übernehmen wir erneut den Schlusssatz der Gründungsherausgeber, da er auch für uns uneingeschränkt gültig ist: »*Wir hoffen, dass das Buch auch künftig ein nützliches Rüstzeug für Lernende, Lehrende und Praktizierende sein möge. Wir bitten Sie, unsere Leserinnen und Leser, auch weiterhin um offene Kritik. Herausgeber und Autoren werden diese immer zu Herzen nehmen, (…) insbesondere interessiert uns die Frage, ob das Stichwort auf S. 531 für Sie zutrifft.*«

Dem Team des Springer-Verlages, besonders Frau Trotta, sind wir dankbar, dass sie das Lehrbuch in ihrem Verlag und in ihre Verantwortung übernommen haben. Die Zusammenarbeit war hervorragend, und wir hoffen, dass sie noch lange fortgesetzt wird.

B. Lemmer
K. Brune
Mannheim und Erlangen, im Januar 2010

Aus dem Vorwort zur 1. Auflage

Dieses Buch soll Studenten der klinischen Medizin den Zugang zur Arzneitherapie erleichtern. Es ist, wie der Untertitel sagt, als Textbuch für den Kurs der Speziellen Pharmakologie im 2. Klinischen Studienabschnitt gedacht. Zugleich soll das Buch die Grundlage für die Synthese von pharmakologischem Wissen und therapeutischer Anwendung schaffen, die im 3. Klinischen Studienabschnitt, dem Internatsjahr, am Krankenbett vollzogen werden soll. Es ist nach Aufbau und Inhalt mit Blick auf die praktische und klinische Medizin konzipiert, so daß es auch dem praktizierenden Arzt zur Fortbildung in den Grundlagen einer rationellen Arzneitherapie dienen kann. Deshalb wurden einige Kapitel des Buches von Hochschullehrern der Pharmakologie und der klinischen Medizin gemeinsam erarbeitet. Bei anderen haben Kollegen aus der Klinik in dankenswerter Weise beratend mitgewirkt.

Es war nicht unsere Absicht, die Pharmakotherapie vollständig in einem Kompendium darzustellen und alle Gebiete der klinischen Medizin dabei abzudecken. Vielmehr sollte exemplarisch am Beispiel wichtiger Erkrankungen und pathophysiologischer Zustände eine moderne Arzneitherapie diskutiert werden, wobei besonderes Gewicht auf die Erörterung der Risiken und unerwünschten Wirkungen und auf die Faktoren, die zur biologischen Verfügbarkeit eines Arzneimittels im Organismus beitragen, gelegt wurde.

Wirksame Arzneimittel haben auch unerwünschte Wirkungen. Bei jeder Anwendung wirksamer Arzneimittel muß der Arzt daher eine Risikoabwägung vornehmen zwischen dem bei der gestellten Diagnose zu erwartenden Nutzen für den Patienten und den möglichen unerwünschten Wirkungen. In diesem Sinne verstehen wir Klinische Pharmakologie als Anwendung der pharmakologischen Grundlagen für die Arzneitherapie in der Praxis. Wir haben im Unterricht mit Studenten und in Fortbildungsseminaren für niedergelassene Ärzte die Erfahrung gemacht, daß ein solches Buch bisher im deutschen Sprachraum fehlt, ein Buch, das aufbauend auf den allgemeinen Grundlagen der Pharmakologie die Anwendung eines Arzneimittels aus der Pathophysiologie eines gegebenen Syndroms abzuleiten versucht. (…)

Wir halten es für wichtig, daß der Arzt die international gebräuchlichen Freinamen der Wirkstoffe kennt, weshalb diese auch generell verwendet werden. Das neue Arzneimittelgesetz wird vorschreiben, daß diese Freinamen auf Packungen von Arzneispezialitäten angegeben werden müssen, ebenso wie bei der Werbung und bei allen sonstigen Informationen über das Arzneimittel. Durch die Kenntnis dieser wissenschaftlichen Freinamen kann der Arzt Spezialitäten gleicher Inhaltsstoffe erkennen und für sich etwas Übersicht in die verwirrende Vielfalt des Arzneimittelangebots bringen. Die Kenntnis der Freinamen ist auch Voraussetzung dafür, daß er sich ein Bild über Kombinationspräparate machen und ihre Vorteile und viel häufigeren Nachteile abschätzen kann. Für alle im Text vorkommenden Arzneimittel werden am Ende des Bandes in einem Register der im Text vorkommenden Arzneimittel Beispiele von Handelspräparaten angegeben. (…)

Wir bitten alle unsere Leser, Studenten, praktizierende Ärzte und Hochschullehrer um eine offene Kritik unseres Versuchs, die uns am wichtigsten erscheinenden Kapitel der Pharmakotherapie in der vorliegenden Form zusammenzufassen. Wir sind dankbar für die Mitteilung vielfach unumgänglicher Fehler, subjektiver Auffassungen oder falscher Darstellungen.

G. Fülgraff
D. Palm
Berlin und Frankfurt am Main im Mai 1975

Biographien

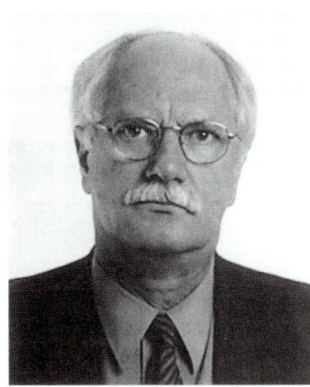

Björn Lemmer

geboren 1942, Medizinstudium an der Universität Frankfurt. Nach der Tätigkeit als Medizinalassistent, Stipendiat am Max-Planck-Institut für Hirnforschung, Frankfurt. Assistentenstelle am Institut für Pharmakologie, Universität Frankfurt, nach Habilitation und Facharztausbildung, Berufung auf eine Universitätsprofessur in der Abteilung Allgemeine Pharmakologie und Toxikologie.

1993 lehnt er einen Ruf auf die C4-Professur für Pharmakologie und Toxikologie an der Universität Greifswald ab, um 1995 den Lehrstuhl für Pharmakologie und Toxikologie an der Medizinischen Fakultät Mannheim der Universität Heidelberg zu übernehmen.

Seine wissenschaftlichen Arbeiten befassen sich mit der Pharmakologie des sympathischen Nervensystems, im Mittelpunkt seines Interesses steht die Chronopharmakologie, d.h. die Auswirkung biologischer Rhythmen auf die Kinetik und Dynamik von Arzneimitteln bei Mensch und Tier. Er ist Autor bzw. Herausgeber zahlreicher deutsch- und englischsprachiger Bücher auf dem Gebiet der Chronopharmakologie. Darüber hinaus Mitarbeit an Lehr- und Handbüchern der Pharmakologie, z. B. ArzneiverordnungsReport, Taschenbuch der Arzneibehandlung, Pharmakotherapie – Klinische Pharmakologie (Mitautor seit der ersten Auflage).

Er war Präsident der European Society for Chronobiology, Vizepräsident der International Society for Chronobiology, Wahrnehmung zahlreicher Gastprofessuren an den Universitäten Kanton, Mailand, Paris und Bordeaux, wurde 1998 zum Dr. h.c. der Universität Bordeaux ernannt. 2007 wurde er vom Europäischen Parlament in das Management Board der European Medicines Agency (EMA) berufen.

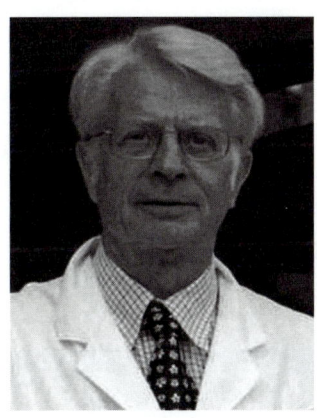

Kay Brune

geboren 1941, absolvierte sein Medizinstudium an den Universitäten Hamburg, Basel und München. Nach seiner Tätigkeit als Assistenzarzt und praktischer Arzt in Northeim und Hamburg übernahm er eine Assistentenstelle, später Oberarzt und Privatdozent, in der Abteilung Pharmakologie des Biochemiezentrums der Universität Basel.

Als Gastwissenschaftler war er in den USA (Chapel Hill und Detroit) tätig. Er lehnte einen Ruf auf eine »Full Professorship« nach Kansas ab, um 1981 den Lehrstuhl für Pharmakologie und Toxikologie in Erlangen zu übernehmen.

Seine wissenschaftliche Beschäftigung mit Problemen der Arzneimitteltherapie von Schmerz und Entzündung führte nicht nur zu herausragenden Publikationen, der Besetzung mehrerer Lehrstühle durch Mitarbeiter, sondern auch zur Verleihung des deutschen Schmerzpreises sowie des Felix-Wankel-Tierschutzpreises.

Als Präsident der ›International Association of Inflammation Research Societies‹, als Vizepräsident der Deutschen Gesellschaft zum Studium des Schmerzes und schließlich als Präsident der Deutschen Gesellschaft für Experimentelle & Klinische Pharmakologie und Toxikologie übernahm er zusätzliche organisatorische Aufgaben.

Seit 2003 beschäftigt sich K. Brune als Doerenkamp-Professor für Innovation für Tier- und Verbraucherschutz besonders mit den Möglichkeiten, durch Verfahren der Bildgebung und der Informationsverarbeitung die Patientensicherheit zu erhöhen und den Tierverbrauch in der Forschung zu reduzieren.

Sagen Sie uns die Meinung!

Liebe Leserin und lieber Leser,

Sie wollen gute Lehrbücher lesen,
wir wollen gute Lehrbücher machen:
dabei können Sie uns helfen!

Lob und Kritik, Verbesserungsvorschläge und neue Ideen
können Sie auf unserem Feedback-Fragebogen unter
www.lehrbuch-medizin.de gleich online loswerden.

Als Dankeschön verlosen wir jedes Jahr Buchgutscheine
für unsere Lehrbücher im Gesamtwert von 500 Euro.

Wir sind gespannt auf Ihre Antworten!

Ihr Lektorat Lehrbuch Medizin

Autorenverzeichnis

Dr. hum. biol. Peter Aurnhammer
Apotheke Dr. Aurnhammer
Bahnhofstr. 22
85737 Ismaning

PD Dr. med. Annegret Balogh
Institut für Klinische Pharmakologie
Friedrich-Schiller-Universität Jena
Dornburger Str. 159
07740 Jena

Prof. Dr. med. habil. Reiner Benecke
Klinik für Neurologie und Poliklinik
Universität Rostock
Gehlsheimer Str. 20
18147 Rostock

Prof. Dr. med. Hans Bigalke
Institut für Toxikologie
Medizinische Hochschule Hannover
Carl-Neuberg-Str. 1
30625 Hannover

Prof. Dr. med Reiner Böger
Institut für Experimentelle und Klinische
Pharmakologie
Universitätsklinik Hamburg-Eppendorf
AG für Klinische Pharmakologie
Martinistr. 52
20246 Hamburg

Prof. Dr. med. Dr. h.c. Kay Brune
Institut für Experimentelle und Klinische
Pharmakologie und Toxikologie
Friedrich-Alexander-Universität
Erlangen-Nürnberg
Fahrstr. 17
91054 Erlangen

Prof. Dr. med. Stefan Dhein
Herzzentrum
Klinik für Herzchirurgie
Universität Leipzig
Strümpellstr. 39
04289 Leipzig

Prof. Dr. med. Peter Dominiak
Institut für Experimentelle und Klinische
Pharmakologie und Toxikologie
Universitätsklinikum Schleswig-
Holstein (SH)
Campus Lübeck
Ratzeburger Allee 160
23538 Lübeck

Prof. Dr. med. Bernd Drewelow
Universitätsklinikum Rostock
Zentrum für Pharmakologie und
Toxikologie
Schillingallee 70
18057 Rostock

Prof. Dr. med. Erland Erdmann
Universität zu Köln
Klinik III für Innere Medizin
Kerpener Str. 62
50924 Köln

Prof. Dr. med. Thomas Eschenhagen
Institut für Experimentelle und Klinische
Pharmakologie
Zentrum für Experimentelle Medizin
Universitätsklinikum Hamburg-Eppendorf
Martinistr. 52
20246 Hamburg

Prof. Dr. med. Heidrun Fink
Fachbereich Veterinärmedizin
Institut für Pharmakologie
und Toxikologie
Freie Universität Berlin
Koserstr. 20
14195 Berlin

Prof. Dr. med. Ulrich Förstermann
Pharmakologisches Institut
Johannes Gutenberg-Universität
Obere Zahlbacher Str. 67
55131 Mainz

Prof. Dr. med. dent. Heidi Foth
Institut für Umwelttoxikologie
Martin-Luther-Universität
Franzosenweg 1a
06097 Halle/Saale

Prof. Dr. rer. nat. Uwe Fricke
Institut für Pharmakologie
Klinikum der Universität zu Köln
Gleueler Str. 24
50924 Köln

Prof. Dr. med. Martin F. Fromm
Institut für Experimentelle und Klinische
Pharmakologie und Toxikologie
Friedrich-Alexander-Universität
Erlangen-Nürnberg
Fahrstr. 17
91054 Erlangen

PD Dr. med. Birgit S. Gathof
Zentrale Dienstleistungseinrichtung
für Transfusionsmedizin
Klinikum der Universität zu Köln
Joseph-Stelzmann-Str. 9
50924 Köln

Prof. Dr. med. Hartmut Glossmann
Biochemische Pharmakologie
Universität Innsbruck
Peter-Mayr-Str. 1
A-6020 Innsbruck

Prof. Dr. med. Martin Gramatzki
Universitätsklinikum Schleswig-Holstein
Sektion für Stammzell- und
Immuntherapie, Campus Kiel
Arnold-Heller-Str. 3
24105 Kiel

Prof. Dr. med. Andreas Greinacher
Universitätsklinikum Greifswald
Institut für Immunologie
und Transfusionsmedizin
Abt. Transfusionsmedizin
Sauerbruchstr.
17489 Greifswald

Prof. Dr. med. Joachim Greven
Institut für Pharmakologie
und Toxikologie
RWTH Aachen
Wendlingweg 2
52057 Aachen

Prof. Dr. med. Peter Gross
Schwerpunkt-Professur Nephrologie
Medizinische Klinik und Poliklinik III
Universitätsklinikum der TU Dresden
Fetscherstr. 74
01307 Dresden

Prof. Dr. med. Thomas Gudermann
LMU München
Walther-Straub-Institut für Pharmakologie
Goethestr. 33
80336 München

Prof. Dr. med. Ursula Gundert-Remy
Bundesinstitut für Risikobewertung
Thielallee 88–92
14195 Berlin

Prof. Dr. med. Walter E. Haefeli
Abt. Innere Medizin VI
Klinische Pharmakologie
und Pharmakoepidemiologie
Medizinische Klinik und Poliklinik
Universitätsklinikum Heidelberg
Im Neuenheimer Feld 672
69120 Heidelberg

Prof. Dr. med. Dr. rer. nat.
Ekkehard Haen
Klinische Pharmakologie/
Psychopharmakologie
Psychiatrische Universitätsklinik
Regensburg
Bezirksklinikum Regensburg
Universitätsstr. 84
93053 Regensburg

Dr. med. M. Heidbreder
Inst. f. Exp. & Klin. Pharmkologie
Universitätsklinikum Schleswig-Holstein
Campus Lübeck
Ratzeburger Allee 160
23530 Lübeck

Prof. Dr. med. Rainer Hellweg
Charité Universitätsmedizin - Berlin
Campus Benjamin Franklin
Klinik und Hochschulambulanz für
Psychiatrie und Psychotherapie
Eschenallee 3
14050 Berlin

Prof. Dr. med. Gerhard Hindricks
Herzzentrum Leipzig
Strümpellstr. 19
04289 Leipzig

Prof. Dr. rer. nat. Burkhard Hinz
Institut für Toxikologie und Pharmakologie
Universität Rostock
Schillingallee 70
18057 Rostock

Prof. Dr. med. Heidelore Hofmann
Klinik und Poliklinik für Dermatologie
und Allergologie
Technische Universität München
Biedersteiner Str. 29
80802 München

Prof. Dr. med. Thomas Hohlfeld
Inst. f. Pharmakologie und
Klin. Pharmakologie
Universität Düsseldorf
Universitätsstr. 1
40225 Düsseldorf

Prof. Dr. med. Dr. rer. nat.
Hans-Georg Joost
Deutsches Institut für
Ernährungsforschung
Postdam-Rehbrücke
Arthur-Scheunert-Allee 114–116
14558 Nuthetal

Prof. Dr. med. Malte Kelm
Medizinische Klinik I
Universität Aachen
Pauwelsstr. 30
52074 Aachen

Prof. Dr. rer. nat. Ulrich Klotz
Dr. Margarete-Fischer-Bosch-Institut
für Klinische Pharmakologie
Auerbachstr. 112
70376 Stuttgart

Prof. Dr. med. Rainer Kolloch
Klink f. Allg. Innere Medizin
Evang. Krankenhaus Bielefeld
Kantensiek 19
33617 Bielefeld

Prof. Dr. med. Herbert J. Kramer
Medizinische Universitätspoliklinik
Wilhelmstr. 35-37
53111 Bonn

PD Dr. med. habil. Michael Kretzschmar
Klinikum Altenburger Land GmbH
04600 Altenburg

Prof. Dr. med. Reinhold Kreutz
Charité-Universitätsmedizin Berlin
Campus-Benjamin Franklin
Institut für Klinische Pharmakologie
und Toxikologie
Abt. Klinische Pharmakologie
Charitéplatz 1
10117 Berlin

Prof. Dr. rer. nat. Heyo Kroemer
Institut für Pharmakologie
Ernst-Moritz-Arndt-Universität
Friedrich-Loeffler-Str. 23d
17489 Greifswald

Dr. Franz J. Legat
Medizinische Universität Graz
Universitätsklinik für Dermatologie
und Venerologie
Augenbruggerplatz 8
A-8036 Graz

Prof. Dr. med. Dr. h.c. Björn Lemmer
Institut für Experimentelle und klinische
Pharmakologie und Toxikologie
Medizinische Fakultät Mannheim
Ruprecht-Karls-Universität Heidelberg
Maybachstr. 14
68169 Mannheim

Prof. Dr. med. Bernhard Manger
Medizinische Klinik III mit Poliklinik
Friedrich-Alexander-Universität
Erlangen-Nürnberg
Krankenhausstr. 12
91054 Erlangen

Prof. Dr. med. Christian Y. Mardin
Augenklinik
Friedrich-Alexander-Universität
Erlangen-Nürnberg
Schwabachanlage 6
91054 Erlangen

PD Dr. med. Frank Martens
Universitätsmedizin Berlin
Charité Campus Virchow-Klinikum
Medizinische Klinik mit Schwerpunkt
Nephrologie und Internistische
Intensivmedizin
Augustenburger Platz 1
13353 Berlin

Dr. med. Karin May
Institut für Pharmakologie
Abt. Klinische Pharmakologie
Ernst-Moritz-Arndt-Universität
Friedrich-Loeffler-Str. 23d
17487 Greifswald

Prof. Dr. med. Andreas Moser
Universitätsklinikum Schleswig-Holstein
Campus Lübeck
Klinik für Neurologie
Ratzeburger Allee 160
23538 Lübeck

Prof. Dr. med. Michael Nauck
Diabeteszentrum Bad Lauterberg
Kirchberg 21
37431 Bad Lauterberg

Prof. Dr. med. Olaf Ortmann
Klinik für Frauenheilkunde und
Geburtshilfe
der Universität Regensburg
Caritas-Krankenhaus St. Josef
Landshuter Str. 67
93053 Regensburg

Prof. Dr. med. H. Oßwald

Inst. f. Pharmakologie
Universität Tübingen
Wilhelmstr. 56
72074 Tübingen

Prof. Dr. med. Kurt Racké

Institut für Pharmakologie
und Toxikologie
Universität Bonn
Reuterstr. 2b
53113 Bonn

Prof. Dr. med. Ursula Ravens

Technische Universität Dresden
Institut für Pharmakologie und Toxikologie
Medizinische Fakultät „Carl Gustav Carus"
Fetscherstr. 74
01307 Dresden

Prof. Dr. med. Emil C. Reisinger

Universität Rostock
Medizinische Fakultät
Klinikum der Universität Rostock
Abt. für Tropenmedizin und
Infektionskrankheiten
Ernst-Heydemann-Str. 6
18057 Rostock

Prof. Dr. med. Klaus Resch

Medizinische Hochschule Hannover
Institut für Pharmakologie
Zentrum Pharmakologie und Toxikologie
Carl-Neuberg-Str. 1
30625 Hannover

Prof. Dr. med. T. Risler

Medizinische Klinik IV
Universitätsklinikum Tübingen
Otfried-Müller-Str. 10
72076 Tübingen

Prof. Dr. rer. nat. C. Ritter

Institut f. Pharmazie
Universität Greifswald
Friedrich-Ludwig-Jahn-Str. 17
17487 Greifswald

Dr. med. habil. A. Salameh

Klinik f. Kinderkardiologie
Herzzentrum Leipzig GmbH
Strümpellstr. 39
04289 Leipzig

PD Dr. med. Tobias Schilling

Universität Heidelberg
Medizinische Universitätsklinik
Abt. Innere Medizin I
Endokrinologie und Stoffwechsel
Im Neuenheimer Feld 410
69120 Heidelberg

Prof. Dr. med. Edgar Schömig

Institut für Pharmakologie
Klinikum der Universität zu Köln
Gleuelerstr. 24
50931 Köln

Prof. Dr. med. Karsten Schrör

Institut für Pharmakologie
und Klinische Pharmakologie
Heinrich-Heine-Universität Düsseldorf
Universitätsstr. 1
40225 Düsseldorf

Prof. Dr. med. Matthias Schwab

Dr. Margarete-Fischer-Bosch-Institut
für Klinische Pharmakologie
Auerbachstr. 112
70376 Stuttgart

Prof. Dr. med. Harald Schwörer

Med. Klinik und Poliklinik
Abt. Gastroenterologie und Endokrinologie
Universität Göttingen
Robert-Koch-Str. 40
37075 Göttingen

Prof. Dr. med. Hannsjörg W. Seyberth

Zentrum für Kinder- und Jugendmedizin
Philipps-Universität Marburg
Baldingerstr. 12
35043 Marburg

Prof. Dr. med. habil. Werner Siegmund

Institut für Pharmakologie
Abt. Klinische Pharmakologie
Ernst-Moritz-Arndt-Universität
Friedrich-Loeffler-Str. 23d
17487 Greifswald

Dr. med. Reinhard Sittl

Anästhesiologische Klinik
Universitätsklinikum Erlangen
Krankenhausstr. 12
91054 Erlangen

Prof. Dr. med. Ralf Stahlmann

Institut für Klinische Pharmakologie
und Toxikologie, Abt. Toxikologie
Charité-Universitätsmedizin Berlin
Campus Benjamin Franklin
Garystr. 5
14195 Berlin

Prof. Dr. med. Jörg Striessnig

Institut für Pharmazie
Abt. Pharmakologie und Toxikologie
Universität Innsbruck
Peter-Mayr-Str. 1
A-6020 Innsbruck

Prof. Dr. med. Norbert Suttorp

Medizinische Klinik mit Schwerpunkt
Infektiologie
Charité-Universitätsmedizin Berlin
Campus Virchow-Klinikum
Augustenburger Platz 1
13353 Berlin

Dr. med. Karsten Sydow

Universitätsklinikum Hamburg-Eppendorf
Klinik und Poliklinik für Kardiologie/
Angiologie
Martinistr. 52
20246 Hamburg

Prof. Dr. med. Marta Szamel

Institut für Pharmakologie
Medizinische Hochschule Hannover
Carl-Neuberg-Str. 1
30625 Hannover

Dr. rer. nat. Dirk Taubert

Institut für Pharmakologie
Universität zu Köln
Gleuelerstr. 24
50931 Köln

Prof. Dr. med. A.-A. Weber

Institut f. Pharmakologie
Universitätsklinikum Essen
Hufelandstr. 55
45122 Essen

Prof. Dr. med. Ralf Wettengel

Schillbachstr. 13
07743 Jena

Prof. Dr. rer. nat. Thomas Wieland

Institut für Pharmakologie und Toxikologie
Fakultät für Klinische Medizin Mannheim
Ruprecht-Karls-Universität Heidelberg
Maybachstr. 14
D-68169 Mannheim

Prof. Dr. med. Hanns Ulrich Zeilhofer

Pharmakologisches Institut
Universität Zürich
Winterthurer Str. 190
CH-8057 Zürich

Pharmakotherapie: Das didaktische Konzept

Dosierung:
wichtige Hinweise zur Dosierung gängiger Medikamente

Inhaltliche Struktur:
klare Gliederung durch alle Kapitel

17.1 Begriffsbestimmung und Pathophysiologie

17.1.1 Grundkrankheit und Konsequenzen für die Therapie

Die Angina pectoris als Leitsymptom einer koronaren Herzerkrankung (KHK) kann bedingt sein durch eine koronare Makro- oder Mikroangiopathie. Beiden liegt ein Missverhältnis zwischen Sauerstoffangebot und -bedarf des Myokards zugrunde. Symptomatologisch wird die stabile Angina pectoris dem akuten Koronarsyndrom (ACS: instabile Angina pectoris, nichttransmuraler und transmuraler Myokardinfarkt) gegenübergestellt.

Abbildungen:
veranschaulichen komplexe Sachverhalte

Eine **koronare Makroangiopathie** (koronare Herzkrankheit (KHK) im engeren Sinne) ist Folge einer **Atheromatose** großer und mittelgroßer Koronargefäße mit Einengung oder Verschluss der arteriellen Strombahn an einer oder mehreren Stellen. Die atheromatöse Veränderung der Koronargefäßwände verläuft progredient und wird durch Störungen der koronaren Vasomotorik und der Blutgerinnung kompliziert. Die Erkrankung wird symptomatisch, wenn Stenosen oder Koronargefäßverschlüsse zu funktionell wirksamen Durchblutungsstörungen (Ischämie) am Herzmuskel führen. Neben einer fixierten Stenose der epikardialen Kranzgefäße kommen hierfür auch dynamische Vorgänge, wie (Koronarspasmen) und Thromboembolien (Endocarditis lenta, Vorhofflimmern o. Ä.) in Betracht.

Bei bis zu 20% der Patienten kann eine Angina pectoris durch eine **koronare Mikroangiopathie** auch ohne angiographische Veränderungen epikardialer Kranzgefäße auftreten, z. B. bei arterieller Hypertonie, Diabetes mellitus, Hyperlipoproteinämie und rheumatologisch-entzündlichen Vaskulitiden.

Bekannte Risikofaktoren für die Entstehung einer koronaren Makro- und Mikroangiopathie, wie Nikotin, Hypertonie, Hypercholesterinämie, Diabetes mellitus, Stress, Bewegungsmangel, müssen – wo immer möglich – korrigiert oder behandelt werden. Hierdurch wird die Prognose verbessert!

Leitsystem:
Orientierung über die Kapitel 1–38 und Anhang

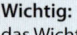

❯ Eine thrombolytische Therapie hat umso bessere Erfolgsaussichten, je früher sie nach Infarkteintritt eingeleitet wird: Innerhalb von 3 h können 60–80%, innerhalb von 6 h 40–60% der thrombotischen Koronarverschlüsse wiedereröffnet werden.

Wichtig:
das Wichtigste auf den Punkt gebracht

Molsidomin ist die inaktive Vorstufe von aktiven Metaboliten, die über eine nicht-enzymatische NO-Freisetzung ihre Wirkung entfalten. Es wird nach oraler Gabe rasch und vollständig absorbiert. Im Rahmen der Behandlung der instabilen Angina pectoris kann Molsidomin auch intravenös infundiert werden. Die NO-Freisetzung erfolgt im Gegensatz zu organischen Nitraten nicht-enzymatisch. Nach Molsidomin ist daher eine geringere Toleranzentwicklung zu erwarten.

Dosierung

Molsidomin:
- Oral: bis zu 3-mal 8 mg/Tag
- Intravenöse Infusion: 2 mg als Bolus und 12–24 mg/Tag als Infusion

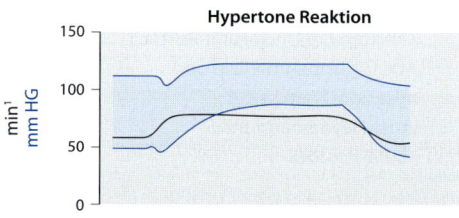

Normale Reaktion

Hypertone Reaktion

☐ **Abb. 14.1.** Blutdruck- und Herzfrequenzdiagramme zur Differentialdiagnose orthostatischer Dysregulationen im Schellong-Test

---

Behandlungsprinzipien beim akuten Koronarsyndrom

- Einsatz von **Antiarrhythmika** zur Behandlung Ischämie-induzierter Arrhythmien (▶ Kap. 17.3.2)
- **Antithrombotische Therapie** mit Heparin, ASS, Clopidogrel und GPIIb/IIIa-Rezeptor-Antagonisten (▶ Kap. 17.3.3)
- Wiedereröffnung des thrombotisch verschlossenen Gefäßes durch sofortige **Katheterballondilatation** oder durch **Fibrinolytika** (▶ Kap. 17.3.3)
- Senkung der erhöhten Vor- und Nachlast des Herzens mittels **Glycerintrinitrat** oder **Molsidomin** (optimaler Pulmonalkapillardruck 15–18 mmHg, optimaler Blutdruck 120–130 mmHg systolisch). Zur weiteren Entlastung des Herzens **ACE-Hemmstoffe** oder **β-Adrenozeptor-Antagonisten** (▶ Kap. 17.3.4 und ▶ Kap. 17.3.5)
- Beseitigung der heftigen ischämischen Schmerzen durch **Morphin**[31] (10 mg i.v.) oder **Pethidin**[32]
- Abschwächung psychischer Einflüsse auf die Herzfunktion durch **Tranquilizer**, wie z. B. **Diazepam**[33] (▶ Kap. 8). Neuroleptika sind insbesondere bei i.v. Applikation aufgrund ihrer hypotensiven Wirkung mit reflektorischer Herzfrequenzerhöhung nicht indiziert.

Übersicht: therapeutische und diagnostische Maßnahmen im Überblick

Navigation:
Seitenzahl und Kapitelnummer für die schnelle Orientierung

Tabelle:
klare Übersicht der wichtigsten Fakten

◼ **Tab. 17.4.** GPIIb/IIIa-Rezeptor-AntagonistenTab. 17.4. GPIIb/IIIa-Rezeptor-Antagonisten

Wirkstoff	Substanz	Indikation, Zulassung	Bolus [µg/kg KG]	Dosis Infusion [µg/kg KG/min]/ Dauer der Infusion [h]	Effekt	
					On [min]	Off [h]
Abciximab[46]	Chimärer Antikörper	ACS, PTCA	250	0,125/12	<1	>12
Eptifibatid[47]	Peptid	ACS, PTCA	180	2,0/72	<5	4
Tirofiban[48]	Tyrosinderivat	ACS	12 (0,4/30 min)	0,1/48	<30	1,5

❶ Wegen der negativ-inotropen Wirkung der Calcium-Kanalblocker sollten diese nicht bei Herzinsuffizienz gegeben werden. Am Sinus- und AV-Knoten wirken Verapamil und Diltiazem synergistisch mit β-Adrenozeptor-Antagonisten, so dass bei kombinierter Anwendung gefährliche Bradykardien oder AV-Blockierungen auftreten können.

Eine rasche Entlastung des insuffizienten Herzens gelingt durch Infusion von **Glycerintrinitrat** oder **Nitroprussidnatrium**[52]. Beide Arzneimittel senken Vor- und Nachlast. Dadurch verkleinert sich die Kammerdimension; die myokardiale Faserspannung und der Sauerstoffverbrauch sinken ab. Die Behandlung soll möglichst unter Überwachung des direkt gemessenen arteriellen und vor allem des pulmonalarteriellen Druckes erfolgen (Einschwemmkatheter).

Eine Entlastung des insuffizienten Herzens kann mit **ACE-Hemmstoffen** erreicht werden.

Eine Gabe von **Diuretika** bei der Herzinfarktbehandlung erfordert kontinuierliche Überwachung, da bei einer zu drastischen Reduktion des zirkulierenden Blutvolumens die Gefahr eines Abfalls des Herzzeitvolumens und des Blutdrucks besteht. Beim akuten Lungenödem ist deshalb die Wirkung dieser Arzneimittel durch Messung des Pulmonalarteriendruckes (Einschwemmkatheter) zu überwachen (▶ Kap. 16). **Dobutamin**[53] und in höherer Dosis auch **Dopamin**[54] (▶ Kap. 16) steigern das Herzzeitvolumen vorzugsweise durch Erhöhung des Schlagvolumens. Obwohl diese Wirkung in der Resultante β1-selektiv ist, führen beide Arzneimittel nur zu einer geringen Zunahme der Herzfrequenz und damit des myokardialen Sauerstoffverbrauchs. Günstig ist auch die Verbesserung der **Nierendurchblutung** durch niedrige Dosen von Dopamin. Die PDE-III-Hemmstoffe Milrinon und Enoximon sind nicht indiziert, da sie mittelfristig die Mortalität steigern können.

Die Infusion von α-Adrenozeptor-Agonisten (z. B. **Noradrenalin**[55]) ist wegen der Gefahr der weiteren Verminderung der Nierendurchblutung nur gerechtfertigt, wenn extreme Blutdrucksenkungen nicht durch Volumenregulation und Erhöhung der Kontraktionskraft des Herzens zu beherrschen sind.

52 Nipruss®
53 Dobutamin Liquid Fresenius®, Dobutamin-ratiopharm®
54 Dopamin Fresenius®, Dopamin-ratiopharm®
55 Arterenol®
56 Dilanacin®, Lanicor®

Dopamin kann bei zu hoher Dosierung (>10 µg/kg/min i.v.) infolge einer α-Adrenozeptor-agonistischen, vasokonstriktorischen Wirkung sowie einer Noradrenalin-Freisetzung zum Anstieg des peripheren Gefäßwiderstandes führen. Herzglykoside wie **Digoxin**[56] oder **Digitoxin**[57] sind im akuten Myokardinfarkt **nicht indiziert**. Wenn in den ersten Tagen nach Infarkt Vorhofflimmern oder eine Herzinsuffizienz auftritt, können sie additiv aber gegeben werden. Eine Ausweitung der Infarktzone unter Behandlung mit Herzglykosiden ist allenfalls am suffizienten Herzen zu befürchten.

In Kürze

Die Pharmakotherapie der KHK zielt darauf ab, das Missverhältnis zwischen dem Sauerstoffbedarf und dem verminderten koronaren Sauerstoffangebot des Herzens zu verbessern. Hierdurch werden Angina-pectoris-Beschwerden und körperliche Leistungsfähigkeit gebessert. Pharmaka, die die Sauerstoffbilanz des Herzens in diesem Sinne günstig beeinflussen, sind β-Rezeptor-Antagonisten, organische Nitrate, Calcium-Kanalblocker.

Das zweite Ziel ist die Verminderung des Risikos für Komplikationen der KHK. Eine erfolgreiche pharmakologische Strategie ist die Verhinderung arterieller Thrombosen durch Hemmung der Thrombozytenfunktion. Hierzu werden ASS bzw. Clopidogrel als Dauertherapie eingesetzt. Daneben ist eine konsequente Kontrolle von Risikofaktoren notwendig. In diesem Sinne ist die Behandlung von Fettstoffwechselstörungen und Hypertonie bedeutsam. Sowohl β-Rezeptor-Antagonisten als auch ACE-Hemmstoffe haben in Studien die Langzeitprognose der KHK verbessert.

Beim akuten Koronarsyndrom (instabile Angina, STEMI, NSTEMI) sind Glycerintrinitrat, β-Rezeptor-Antagonisten, Thrombozytenfunktionshemmer (ASS, Clopidogrel) und Antikoagulanzien (z. B. Heparin) indiziert. Darüber hinaus ist die Kontrolle akuter Komplikationen, wie z. B. lebensbedrohlicher Arrhythmien, entscheidend. Zur Schmerztherapie und Sedierung werden u. a. Morphin und Diazepam eingesetzt. Wenn eine Fibrinolyse durchgeführt wird, so muss sie sehr zeitnah erfolgen.

Weiterführende Literatur ▶ www.springer.com

Cave
Vorsicht!
Bei falschem Vorgehen Gefahr für den Patienten

Verweis auf Abbildungen, Tabellen und Kapitel: deutlich herausgestellt und leicht zu finden

In Kürze:
Wiederholung der wichtigsten Fakten zum schnellen Repetieren

Fußnoten: Markennamen der Originalpräparate und der gängigsten Generika

Links zur weiterführenden Literatur

Übersicht Leitsystem

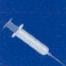

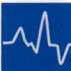

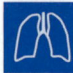

Inhaltsverzeichnis

1 Arzneimittelrecht und Arzneimittelprüfung

U. Gundert-Remy

Was ist ein Arzneimittel? Wie unterscheidet es sich von Pillen (Nahrungsergänzungsmitteln), die man im Supermarkt kaufen kann? Wer bringt sie auf den Markt? Wer ist verantwortlich dafür, was im Beipackzettel steht? Was sind die Voraussetzungen, dass Arzneimittel auf den Markt kommen? Warum und unter welchen Umständen werden Arzneimittel vom Markt genommen? Was ist eine Arzneimittelprüfung? Wer führt sie durch? Was ist Arzneimittelsicherheit? Wo kann ich mich über ein Arzneimittel aktuell und unabhängig informieren? Welche Rolle hat der Arzt?

Diese Fragen werden im Kapitel zu Arzneimittelrecht und Arzneimittelprüfung beantwortet. Die Antworten sollen helfen, Informationen zu Arzneimitteln zu finden, richtig lesen zu können und sich besser im Arzneimittelmarkt zurechtzufinden.

1.1   Die Ware Arzneimittel

Arzneimittel sind Waren besonderer Art. Sie haben die **Zweckbestimmung**, Krankheiten zu heilen und das Befinden günstig zu beeinflussen; es ist die Zweckbestimmung, die einen chemischen Stoff/einen Pflanzenteil zum Arzneimittel macht. Als weitere das Attribut Arzneimittel verleihende Zweckbestimmung ist die Diagnostik von Krankheiten zu nennen (z. B. Röntgenkontrastmittel, oraler Glucosetoleranztest). Am Arzneimittelmarkt sind viele Gruppen mit sehr unterschiedlichen Interessen beteiligt: Produzenten (pharmazeutische Hersteller), Verteiler (Apotheker und Ärzte), direkte Zahler (Krankenkassen), Konsumenten und indirekte Zahler (Patienten), Öffentlichkeit (Presse, Politiker, Wissenschaftler und Behörden). Die unterschiedlichen Interessen werden deutlich, wenn es um Nachweis der Wirksamkeit, Bewertung von und Information über Nutzen und Risiken, Marktübersicht, Preisvergleiche, Wirtschaftlichkeitsbetrachtungen, Werbung, staatliche Aufsicht und Positivlisten geht.

In dem Diskussionsgerangel sind der Verbraucher und oftmals auch der einzelne Arzt nicht in der Lage, diese Einflüsse im Einzelnen zu durchschauen. Ärzte sollten deshalb:

- die Regeln kennen, nach denen das Geschehen am Arzneimittelmarkt abläuft;
- vertraut sein mit den gesetzlichen Rahmen, innerhalb dessen der Interessensausgleich der am Arzneimittelmarkt Beteiligten möglich ist;
- fachkundig den Informationswert von Schriften beurteilen können, die sie Interessens geleitet zu einem bestimmten Verhalten auf dem Arzneimittelmarkt bewegen wollen.

1.2   Staatliche Überwachung

In allen Arzneimittelproduzierenden Staaten wurden gesetzliche Regelungen geschaffen, um die Versorgung der Bevölkerung mit Arzneimitteln von ausreichender Qualität, Wirksamkeit und Unbedenklichkeit sicherzustellen und Mindeststandards für Herstellung, Vertrieb und Kennzeichnung von Arzneimitteln festzusetzen. Staatliche Überwachungsbehörden mit wissenschaftlichem Sachverstand, in Deutschland das Bundesinstitut für Arzneimittel und Medizinprodukte sowie das Paul-Ehrlich-Institut, Bundesamt für Sera- und Impfstoffe, haben die Aufgabe:

- anhand von Unterlagen, die von der pharmazeutischen Industrie erstellt werden, zu prüfen, ob Arzneimittel die ihnen zugeschriebene Wirksamkeit besitzen, d. h. eine vernünftige therapeutische Chance bei dem vom Hersteller angegebenen Anwendungsgebiet besteht;
- darauf zu achten, dass Arzneimittel ausreichend im Hinblick auf zu erwartende unerwünschte Wirkungen, untersucht sind, bevor sie erstmals am Menschen angewendet werden und bevor sie auf den Markt gelangen so dass jedenfalls keine häufigen, schweren, im Vergleich zum möglichen Nutzen unvertretbaren unerwünschten Wirkungen zu erwarten sind;
- zu gewährleisten, dass Arzneimittel korrekt bezeichnet sind und sämtliche notwendigen Fach- und Gebrauchsinformationen enthalten;
- die Qualität von Arzneimitteln, z. B. hinsichtlich der Menge der Inhaltsstoffe oder ihrer Beschaffenheit und Reinheit, zu kontrollieren;
- Arzneimittel nach ihrer Ausbietung im Hinblick auf ihre unerwünschten Wirkungen zu beobachten, die Nutzen-Risiko-Abschätzung fortzuschreiben und gegebenenfalls die Fach- oder Gebrauchsinformation zu ändern oder die Anwendung einzuschränken bis hin zu einer Rücknahme vom Markt;
- zu verhindern, dass Arzneimittel vertrieben werden, deren Risiken im Vergleich zu ihrem Nutzen unvertretbar sind;
- die Ärzte in die Lage zu versetzen, Gebote der Wirtschaftlichkeit bei ihren Verschreibungen zu berücksichtigen.

In der Bundesrepublik Deutschland gilt seit 1978 das »Gesetz über den Verkehr mit Arzneimitteln«, kurz Arzneimittelgesetz (AMG), das seitdem mehrfach geändert (novelliert) wurde. Darin sind die Richtlinien der Europäischen Union (EU) berücksichtigt, die einen einheitlichen gemeinsamen Markt von Arzneimitteln innerhalb der EU herstellen.

1.3   Was sind Arzneimittel?

> **In gesetzlicher Definition sind Arzneimittel Stoffe oder Zubereitungen aus Stoffen, die vom Hersteller oder demjenigen, der sie in den Verkehr bringt, dazu bestimmt sind, zu therapeutischen oder diagnostischen Zwecken am oder im Körper angewendet zu werden.**

Verbandstoffe, Knochennägel, Zahnprothesen, Augenschalen, Pessare oder Chemikalien zur Labordiagnostik sind im Rahmen des Medizinproduktgesetzes geregelt. Lebensmittel und Futtermittel, Tabakerzeugnisse, Kosmetika und Gegenstände zur Körperpflege fallen ausdrücklich nicht unter Regelungen des Arzneimittelgesetzes.

Wichtig an der Definition ist, dass erst die Zweckbestimmung, d. h. ein Heilversprechen, aus dem Wirkstoff bzw. Ausgangsstoff ein Arzneimittel macht.

In der Praxis werden heute fast ausschließlich **Fertigarzneimittel** oder **Arzneispezialitäten** verwendet, die in abgabefertigen Packungen unter einer als Warenzeichen geschützten Bezeichnung in den Verkehr gebracht werden. Beispiele solcher Handelsnamen sind in einem Glossar am Ende des Buches angegeben. Im Text werden immer die international üblichen wissenschaftlichen Kurzbezeichnungen, die. INN (**International Non-Proprietary Names**) der Weltgesundheitsorganisation (WHO) oder **Freinamen**, verwendet. Nach dem Arzneimittelgesetz müssen die Freinamen der Wirkstoffe auf der Packung jedes Fertigarzneimittels und auf allen sonstigen Informationen angegeben werden. Die Kenntnis der Freinamen ermöglicht es dem Arzt, die wirksamen Inhaltsstoffe zu identifizieren. Fertigarzneimittel mit patentfreiem Wirkstoff werden als **Generika** bezeichnet. Bei der Zulassung der Generika wird auf die Ergebnisse der pharmakologisch-toxikologischen und klinischen Studien des Patent-innehabenden pharmazeutischen Unternehmens zurückgegriffen. Mit Ablauf der Patentzeit und der Sperrfrist für die Nutzung der Unterlagen (bis 10 Jahre nach Zulassung des Erstanbieterpräparates) kommt eine Vielzahl von Fertigarzneimittel mit identischen Wirkstoffen auf den Markt.

1.4 Qualität, Wirksamkeit, Unbedenklichkeit

Unter **Qualität** eines Arzneimittels wird im Arzneimittelgesetz die Produkteigenschaft verstanden, die sich aus der Herstellung ergibt (pharmazeutische Qualität).

Wirksamkeit wird festgemacht an den Wirkungen eines Arzneimittels auf einen oder auch mehrere, für eine bestimmte Indikation als klinisch aussagekräftig anerkannte Zielparameter. Diese Zielparameter werden in klinischen Prüfungen erfasst und als objektive oder subjektive Befunde gemessen. Ein Arzneimittel ist daher wirksam, wie durch die Zielgrößen der klinischen Prüfung und das dort erreichte Ausmaß an Wirkung definiert. Das Anwendungsgebiet/Indikation, mit der das Arzneimittel sich im Verkehr befindet (verkauft wird), gibt diesen Sachverhalt nur unzureichend wieder.

Der Zusammenhang zwischen den klinischen Zielparametern und dem durch Lebensdauer und Lebensqualität bestimmten **therapeutischen Nutzen** ist nicht immer durch wissenschaftliche Untersuchungen belegt, sondern wird z. B. aus Vorstellungen zur Pathogenese einer Erkrankung abgeleitet wie bei der Anwendung von Sulfonylharnstoff-Derivaten bei Diabetes mellitus Typ II. In anderen Fällen ist ein Zusammenhang für Wirkstoffe einer bestimmten pharmakologischen Klasse gezeigt worden und wird per Analogieschluss auf andere Wirkstoffe dieser Klasse und sogar auf Wirkstoffe mit andersartigem pharmakologischem Profil übertragen. Zum Beispiel vermindert die Senkung eines erhöhten Blutdrucks mit β-Adrenozeptor-Antagonisten die Häufigkeit der hypertoniebedingten Komplikationen Herzinfarkt und Hirninfarkt. Diese günstigen Wirkungen auf das eigentliche Therapieziel sind jedoch für andere neu auf den Markt kommende Antihypertensiva zunächst nicht belegt.

Arzneimittel können, neben den therapeutisch erwünschten, auch **unerwünschte Wirkungen** auslösen (UAW = unerwünschte Arzneimittel-Wirkungen). Deren Häufigkeit und Schweregrad bestimmen das mit dem Arzneimittel verbundene Risiko. Die Kenntnis des therapeutischen Nutzens bzw. der Wirksamkeit auf definierte Zielparameter und der Risiken erlaubt eine Abwägung über die Vertretbarkeit und Angemessenheit einer bestimmten Behandlung.

1.5 Zulassung von Arzneimitteln

Arzneimittel müssen von einer staatlichen Behörde, in Deutschland das Bundesinstitut für Arzneimittel und Medizinprodukte und das Paul-Ehrlich-Institut, Bundesamt für Sera und Impfstoffe, zugelassen sein, ehe sie in den Verkehr gebracht werden dürfen. Allerdings erfolgt die Zulassung neuer Stoffe innerhalb der Europäischen Union (EU) in einem zentralen EU-Verfahren, das zu gleich lautender Zulassung in allen Mitgliedsländern führt.

Zulassungsanträge mit regionaler Bedeutung oder mit bekannten Wirkstoffen können weiterhin den Behörden der EU-Mitgliedstaaten eingereicht, in Deutschland also dem Bundesinstitut für Arzneimittel und Medizinprodukte und dem Paul-Ehrlich-Institut. Zusätzlich gibt es das so genannte dezentrale Verfahren der gegenseitigen Anerkennung der Zulassung innerhalb der Mitgliedsstaaten der EU.

1.5.1 Arzneimittel mit neuen Wirkstoffen

Vor der Zulassung eines neuen Stoffes als Arzneimittel prüfen Experten die Ergebnisse der analytischen, der pharmakologisch-toxikologischen und der klinischen Untersuchungen, aus denen die Qualität erkennbar sowie die Wirksamkeit und Unbedenklichkeit abschätzbar sein müssen.

Eine ausreichende Wirksamkeit muss durch klinische Untersuchungen für die vorgesehenen Anwendungsgebiete nachgewiesen sein, und die pharmakologisch-toxikologischen und klinischen Untersuchungen müssen eine **vorläufige Abschätzung** des Risikos erlauben, das mit dem Arzneimittel bei seiner Einführung verbunden ist. Nach einem positiven Votum des zuständigen Ausschusses in der EMEA (European Medicines Agency) wird die Zulassung von der Europäischen Kommission ausgesprochen.

Zum Zeitpunkt der Zulassung ist im Allgemeinen nur eine vorläufige Abschätzung des mit dem Arzneimittel verbundenen Risikos möglich, da die begrenzte Zahl von Behandlungsfällen in der klinischen Prüfung seltene unerwünschte Wirkungen nur mit geringer Wahrscheinlichkeit erkennen lässt. Man müsste beispielsweise mindestens 40.000 Behandlungsfälle beobachten, um mit einer Wahrscheinlichkeit von 95% eine schwere unerwünschte Wirkung, die im Verhältnis 1:10.000, d. h. also einmal unter 10.000 Behandlungsfällen, auftritt, entdecken zu können. Daher ist die sorgfältige Überwachung eines Arzneimittels nach der Zulassung besonders wichtig. Eine verlässlichere Abschätzung von Nutzen und Risiko eines Arzneimittels wird erst möglich aufgrund der Erfahrungen, die mit der breiten Anwendung in der Praxis gewonnen werden.

Die Ärzte sind dringend aufgerufen, gerade in den ersten Jahren nach Zulassung eines neuen Arzneimittels ihre Patienten sorgfältig auf Ereignisse, die unerwünschte Wirkungen eines Arzneimittels sein könnten, zu beobachten und ihre Erkenntnisse an die **Arzneimittelkommission der Deutschen Ärzteschaft** oder direkt an das Bundesinstitut für Arzneimittel und Medizinprodukte bzw. das Paul-Ehrlich-Institut zu melden. Nur auf der Basis solcher Berichte können die Wissenschaftler des Bundesinstitutes für Arzneimittel und Medizinprodukte in Zusammenarbeit mit den Arzneimittelkommissionen der Heilberufe die Nutzen-Risiko-Abschätzung insbesondere neuer Arzneimittel aktualisieren.

1.5.2 Arzneimittel mit bekanntem Wirkstoff sowie Arzneimittel der sog. Besonderen Therapierichtungen und Kombinationspräparate

Für den Beleg der Wirksamkeit und Unbeweglichkeit von Arzneimitteln mit bekanntem Wirkstoff und der sog. besonderen Therapierichtungen kann an Stelle der pharmakologisch-toxikologischen und der klinischen Untersuchungen und Gutachten »**anderes wissenschaftliches Erkenntnismaterial**«, wozu auch »nach wissenschaftlichen Methoden aufbereitetes medizinisches Erfahrungsmaterial« zählt, herangezogen werden. Diese Besonderheit des deutschen Arzneimittelrechts hat zu Schwierigkeiten in der europäischen Zusammenarbeit geführt, da keine allgemein anerkannten Kriterien darüber, was »anderes wissenschaftliches Erkenntnismaterial« sein kann und wie medizinische Erfahrung in die Bewertung der Wirksamkeit und Unbedenklichkeit einbezogen werden kann, gefunden werden konnten. Unter besonderen Therapierichtungen versteht der Gesetzgeber/das Arzneimittelgesetz Arzneimittel, die in einem speziellen medizinischen Kontext angewandt werden (z. B. die anthroposophischen), und diejenigen, die sowohl in einem besonderen medizinischen Kontext verwendet werden wie auch durch ein besonderes Herstellungsverfahren gekennzeichnet sind (z. B. die homöopathischen; zur Registrierung s. unten), aber auch Arzneimittel, die aufgrund ihres Ausgangsmaterials als Phytopharmaka bezeichnet werden. In den europäischen Partnerländern wird die bloße »gute« Erfahrung mit einem Arzneimittel als unzureichende Basis für den Wirksamkeitsbeleg angesehen.

Kombinationspräparate haben besondere Voraussetzungen zu erfüllen. Für eine sinnvolle Kombination sind in einer Richtlinie der EU folgende Punkte beschrieben:

- Jede Komponente der Kombination muss zu der beabsichtigten Wirksamkeit beitragen.
- Die einzelnen Komponenten müssen hinsichtlich Wirkungseintritt, Wirkungsdauer und Dosierungsintervall zueinander passen.
- Die Komponenten müssen in einem Mengenverhältnis vorliegen, das das Präparat wirksam und unbedenklich macht für eine ausreichend große Zahl von Patienten, die der gleichzeitigen Behandlung mit allen Einzelkomponenten bedürfen.

1.5.3 Homöopathische Arzneimittel

Für die homöopathischen Arzneimittel sieht das Arzneimittelgesetz eine Ausnahmeregelung vor. Hersteller solcher Präparate können entweder ihr Präparat unter denselben Bedingungen wie oben geschildert zur Zulassung anmelden oder es als homöopathisches Arzneimittel registrieren lassen. Im ersteren Fall wird eine Indikation nach homöopathischen Verständnis formuliert und der Beleg für die Wirksamkeit in diesem Indikationsgebiet entsprechend historisch tradierten Annahmen zur Wirksamkeit, z. B. Erwähnung in einem Buch oder tradierter Fallbericht geführt. Im Falle der Registrierung wird diese ohne Nennung eines Anwendungsgebietes vorgenommen. Die Anwendung erfolgt dann nach Maßgabe des anwendenden Arztes.

1.6 Rücknahme von Arzneimitteln vom Markt

Das Arzneimittelgesetz sieht vor, dass unter bestimmten Bedingungen die Zulassung eines Arzneimittels widerrufen werden kann. Das hat zur Folge, dass das Arzneimittel nicht länger »verkehrsfähig« ist, d. h. nicht mehr auf den Markt gebracht werden darf. Als weniger schwerwiegende Maßnahmen können z. B. Einschränkungen der Anwendungsgebiete, ergänzende Risikoangaben in Form weiterer unerwünschter Wirkungen in der Fach- und Gebrauchsinformation oder Dosierungsbeschränkungen wie beispielsweise »Anwendung nicht länger als 14 Tage« durch die zuständige Behörde angeordnet werden.

Diese Maßnahmen werden von der zuständigen Behörde nach Abstimmung in den zuständigen europäischen Gremien verfügt, wenn neue Erkenntnisse, die nach der Zulassung zum Markt, gelegentlich auch erst nach jahrelanger Anwendung (▶ Kap. 1.5.1) bekannt werden, das Nutzen-Risiko-Verhältnis für das Arzneimittel verändern. Die Behörde ist gesetzlich verpflichtet, wenn bislang der Art nach nicht bekannte unerwünschte Wirkungen auftreten, oder wenn bekannte UAW offenbar häufiger auftreten, als bisher angenommen wurde, entsprechende Maßnahmen zur Risikominderung im Sinne des Contergan-Beschlusses (▶ Kap. 1.10) bereits bei »begründetem Verdacht« einzuleiten und nicht abzuwarten, bis ein solcher Verdacht zweifelsfrei wissenschaftlich belegt ist. Mit anderen Worten: Vom Gesetz wird für den Beleg der Wirksamkeit als Zulassungsvoraussetzung eines Arzneimittels der plausible Nachweis der Wirksamkeit gefordert, wohingegen ein Risiko bereits bei ernstzunehmenden Hinweisen als Trigger für Maßnahmen anzusehen ist.

Diese Asymmetrie wird von Ärzten und Patienten oftmals nicht ausreichend verstanden, obwohl sie gerade dem Schutz vor unangemessen hohem Risiko bei der Behandlung dient. Im Verständnis von Ärzten und Patienten besteht unausgesprochen eine umgekehrte Asymmetrie: nach dieser Vorstellung ist der Verdacht, dass ein Mittel wirksam sein könnte ausreichend als Begründung für die Anwendung, während der unumstößliche Beweis der schädlichen Wirkung gefordert wird, um einschränkende Maßnahmen als gerechtfertigt zu akzeptieren.. Wegen des sog. **publication bias**, also der Tatsache, dass üblicherweise nur Studien mit günstigem Ausgang für ein neues Arzneimittel veröffentlicht werden, werden die positiven Wirkungen von Arzneimitteln von Ärzten oft überschätzt. Auf der anderen Seite werden unerwünschte Wirkungen als eine Art »Betriebsunfall« gerne negiert.

Einschränkende Maßnahmen (z. B. eingeschränkte Anwendungsgebiete, mehrere Patientengruppen unter Kontraindikation) verringern den Umsatz der betroffenen Arzneimittel. Daher wird häufig die Sichtweise der betroffenen pharmazeutischen Unternehmen nicht mit der Sichtweise der Behörde übereinstimmen. Wegen der besseren Möglichkeiten, seine Sichtweise durch entsprechende publizistische Aktionen an die Öffentlichkeit zu bringen, hat das pharmazeutische Unternehmen oft Vorteile gegenüber der Behörde.

> Kenntnisse in klinischer Pharmakologie und Epidemiologie können Ärzte zu einem ausgewogenen Urteil befähigen, da sie dann zwischen ihrer individuellen Erfahrung und den Ergebnissen klinisch-pharmakologisch-epidemiologischer Untersuchungen besser unterscheiden und Letztere sinnvoll in ihr Handeln integrieren können.

1.7 Verkaufsabgrenzung

Nach dem Arzneimittelgesetz dürfen Arzneimittel im Einzelhandel grundsätzlich nur in Apotheken verkauft werden. Ausnahmen gelten für Arzneimittel, die nicht therapeutischen, sondern ausschließlich diagnostischen Zwecken oder der Vorbeugung dienen, und für Produkte wie Mineralwässer, Heilerden, Tees, Pflanzen und Pflanzenteile, Pflanzensäfte, Pflaster oder Desinfektionsmittel. Durch Rechtsverordnung können diese Ausnahmen unter bestimmten Bedingungen eingeschränkt werden, aber auch weitere Gruppen von Arzneimitteln von der Apothekenpflicht freigestellt werden. Verschreibungspflichtige Arzneimittel dürfen nur in Apotheken abgegeben werden.

1.8 Verschreibungspflicht

Die ärztliche Verschreibung hat heute zwei Funktionen, die unabhängig voneinander zu beachten sind. Sie dient zum einen nach dem Arzneimittelgesetz der Risikominderung im Umgang mit Arzneimitteln. Bestimmte Arzneimittel dürfen nur auf ärztliche Anweisung abgegeben werden, um durch ärztliche Überwachung Gefahren für die Gesundheit zu verringern.

Zum anderen dient die ärztliche Verschreibung der Kostenübernahme durch die gesetzlichen Krankenversicherungen (▶ Kap. 4.4) bzw. der Kostenerstattung durch private Krankenversicherungen. Die Zulassung eines Arzneimittels ist eine notwendige, aber nicht hinreichende Voraussetzung für die Erstattungsfähigkeit, auch wenn die Industrie häufig damit argumentiert, dass die Zulassung auch die Erstattungsfähigkeit mit sich bringe.

Die Zulassungsvoraussetzungen garantieren nicht ein besseres Nutzen-Risiko-Verhältnis, als es für bereits zugelassene Arzneimittel existiert, sondern lediglich ein nicht deutlich schlechteres. Es ist daher falsch anzunehmen, dass neu zugelassene Arzneimittel nachgewiesenermaßen besser seien, als bisher auf dem Markt befindliche.

1.9 Besonderheiten des Arzneimittelmarktes

Unsere Wirtschaftsordnung basiert auf der Vorstellung eines Marktes, auf dem Preis-, Qualitäts- und Produktwettbewerb unter mehreren Anbietern herrscht und auf dem Konsumenten ihre Nachfrage bei Preissenkungen verstärken und bei Preiserhöhungen einschränken können.

Beides ist auf dem Arzneimittelmarkt nicht der Fall. Die Nachfrage nach Arzneimitteln ist nicht preiselastisch. Ein erforderliches Arzneimittel kann nicht bei Preiserhöhung abgesetzt werden, ebenso wenig kann seine Dosis bei einer Preissenkung erhöht werden; allenfalls kann unter gleichartigen und gleichwertigen Präparaten das billigere ausgewählt bzw. auf ein billigeres umgestiegen werden.

Das große Angebot von Fertigarzneimitteln mit oft ähnlichen Wirkstoffen, die verschiedenen Darreichungsformen, galenischen Zubereitungen, Wirkstoffmengen, Kombinationen von Wirkstoffen und die oft unsachliche Sprache der Werbung machen einen Preis- und Qualitätsvergleich für Ärzte und Patienten unmöglich. Die große Zahl von Präparaten erhöht weder die Arzneimittelsicherheit, noch verbreitert sie das therapeutische Angebot. Der wesentliche Anreiz für Forschungsinvestitionen besteht andererseits darin, durch Entdeckung eines neuen Wirkstoffes oder eines neuen Behandlungsprinzips vorübergehend ein Monopol zu erhalten und entsprechende Pioniergewinne zu machen. Zu diesem Zwecke werden Ärzte zu der unzutreffenden Annahme gebracht, die Zulassung beruhe darauf, dass ein Vorteil gegenüber bisher im Gebrauch befindlichen Arzneimitteln nachgewiesen sei.

Eine weitere Besonderheit des Arzneimittelmarktes ist dadurch gegeben, dass den anbietenden Produzenten auf der Nachfrageseite kein einheitlicher Partner gegenübersteht. Der Verbrauch von Arzneimitteln wird, vom Bereich der Selbstmedikation abgesehen, nach Art und Menge von Ärzten **bestimmt**, während die Arzneimittel von den Patienten **konsumiert** und von den Krankenkassen **bezahlt** werden, die durch Abschließen von Verträgen mit Anbietern die Kosten senken wollen. Bedauerlicherweise wird hierdurch ein erheblicher Wirrwarr beim Patienten erzeugt, der je nach Preislage unterschiedliche Fertigarzneimittel (mit identischen wirksamen Bestandteil) erhält.

Bei Verordnungen zu Lasten der gesetzlichen Krankenversicherungen, und dies sind über 90% der ärztlichen Verschreibungen, hat der Arzt daher auch auf die Wirtschaftlichkeit seiner Verschreibung zu achten. Dafür braucht der Arzt Informationen, die es ihm ermöglichen Entscheidungen zu treffen. Der Wunsch nach Positivlisten wird von Ärztinnen und Ärzten immer wieder artikuliert, jedoch konnte diesem

Wunsch wegen erheblicher Kontroversen mit wirtschaftlich interessierten Kreisen bisher nicht entsprochen werden. Therapieempfehlungen, wie sie von der Arzneimittelkommission der deutschen Ärzteschaft herausgegeben werden, können diese Lücke füllen.

1.10 Besondere Verantwortung von Herstellern und Ärzten

Der allgemeine Konflikt zwischen Gewinnmaximierung als dem Primum movens unserer Wirtschaftsordnung und dem Anspruch auf optimale Gesundheitsversorgung mit Arzneimitteln ist im Prinzip nicht lösbar. Daher muss es einen gesetzlichen Rahmen geben, in dem eine unabhängige Instanz damit beauftragt ist, im Interesse der Verbraucher deren Anspruch auf Qualität, Wirksamkeit und Unbedenklichkeit von Arzneimitteln durchzusetzen und die Einhaltung der dafür anerkannten Normen und Richtlinien auf Seiten der Hersteller zu überwachen.

Es ist unbestritten, dass zahlreiche verantwortungsbewusste Hersteller sich auch ohne staatlichen Zwang freiwillig schärfere Qualitätsmaßstäbe auferlegt haben als das Gesetz sie von allen Herstellern verlangt. Ein einziger Außenseiter kann jedoch soviel Unheil anrichten, dass eine freiwillige Selbstbeschränkung der Industrie nicht ausreicht, sondern der Staat verpflichtet ist, ordnend und überwachend und ggf. durch Maßstäbe und Richtlinien helfend in diesen Konflikt als Anwalt der Verbraucher einzugreifen.

> **Arzneimittelrecht und Arzneimittelmarkt**
> Die Arzneimittelproduktion ist im Verlauf der letzten Jahrzehnte zu einem wichtigen wirtschaftlichen Faktor geworden. Gewinnerwartungen der Arzneimittelproduzenten stehen mit Anforderungen an den Beleg von Wirksamkeit und Sicherheit im Konflikt. Alle in Europa neu auf den Markt gelangten Arzneimittel haben ein europäisches Zulassungsverfahren durchlaufen. Den verschreibenden Ärzten kommt eine hohe Verantwortung zu, der sie nur mit einem soliden klinisch-pharmakologischen Kenntnisstand und durch eine kontinuierliche Unterrichtung mit Hilfe unabhängiger, nicht interessensgeleiteter Information gerecht werden können.

Im Einstellungsbeschluss des »Contergan-Prozesses« hat das Landgericht Aachen 1970 erstmals festgestellt, dass der Arzneimittelhersteller eine Offenbarungspflicht besitzt, wenn ihm schädigende Wirkungen seines Präparates bekannt werden. Der Arzneimittelhersteller hat nicht erst dann Schutzmaßnahmen zu ergreifen, wenn der gegen sein Präparat erhobene Verdacht wissenschaftlich begründet ist. Dies würde die Interessen der Hersteller unangemessen bevorzugen und die Risiken ausschließlich den Verbrauchern aufbürden. Nach dem Arzneimittelgesetz ist der Hersteller zu regelmäßigen Berichten über ihm bekannt werdende unerwünschte Wirkungen und zur unverzüglichen Meldung von schweren Zwischenfällen an das Bundesinstitut für Arzneimittel und Medizinprodukte bzw. Paul-Ehrlich-Institut verpflichtet.

Die besondere Verantwortung der Ärzte besteht darin, sich über Wirksamkeit und unerwünschte Wirkungen eines Arzneimittels ausreichend zu informieren und in jedem Einzelfall den durch ein Arzneimittel erwarteten Nutzen gegen das damit verbundene Risiko abzuwägen. Vor allem jedoch sollten sie auf unerwünschte Wirkungen von Arzneimitteln achten und über diese auf den dafür veröffentlichten Formblättern an die Arzneimittelkommission der deutschen Ärzteschaft oder direkt an das Bundesinstitut für Arzneimittel und Medizinprodukte berichten. Letzteres sammelt diese Berichte und wertet sie zusammen mit den Arzneimittelkommissionen der anderen Heilberufe (Zahnärzte, Tierärzte, Heilpraktiker, Apotheker) und mit den betroffenen Herstellerfirmen aus. Nur wenn die Ärzteschaft hierbei mitarbeitet, können unerwünschte Wirkungen erfasst und Risiken bewertet werden, und nur dann können evtl. erforderliche Konsequenzen gezogen werden. Die Mitarbeit der Ärzteschaft ist nicht nur bei neuen Arzneimitteln wichtig, sondern auch bei bereits eingeführten Präparaten, da wir genug Beispiele kennen, bei denen erst nach Jahren oder Jahrzehnten der Anwendungen schwerwiegende Schäden bekannt wurden, die zu einer Neubewertung des Arzneimittels zwangen.

1.11 Information für Fachkreise, Gebrauchsinformation

Die pharmazeutische Industrie versteht ihre Werbung als Information und Dienstleistung. Um so weniger sind weder die häufig aufdringliche und irreführende Laienwerbung gerechtfertigt, noch die vielen Aussendungen und Werbegeschenke an Ärzte, die oft reich bebilderte sowie emotional aufgemachte Erinnerungswerbung in ärztlichen Fachzeitschriften, die Buffets und Empfänge auf Fortbildungstagungen oder die Symposien an fernen Sonnenstränden, die einzelne Produkte der besonderen Aufmerksamkeit der ärztlichen Meinungsbildner empfehlen sollen. Viele Zeitungen und Zeitschriften für Ärzte werden ausschließlich aus Anzeigen finanziert. Die Kosten der Veranstaltungen und Druckerzeugnisse bringen allemal die Versicherten der gesetzlichen Krankenkassen über den Preis auf.

Zwar gibt es ein Heilmittelwerbegesetz, doch werden dessen ohnehin weiche Bestimmungen in der Praxis nicht ausreichend durchgesetzt und Verstöße zu wenig verfolgt. Andererseits gibt es wenig werbungsneutrale Information für den Arzt (▸ Kap. 4.4). Die Güte eines Arzneimittels wird jedoch in der Praxis nicht nur von pharmazeutischen Kenndaten, sondern gerade auch von der Qualität der Information bestimmt. Verfälschung der Information oder Unvollständigkeit sind keine Kavaliersdelikte, sondern müssen genauso beurteilt werden wie Verfälschungen der pharmazeutischen Qualität.

Folgerichtig verlangt daher das Arzneimittelgesetz für jedes neu zugelassene Fertigarzneimittel neben der Gebrauchsinformation in Form der Packungsbeilage, die sich an die Patienten richtet, auch ein Informationsblatt für Fachkreise. Diese **Fachinformation**, die sich an Ärzte und Apotheker richtet und deren Inhalt im Gesetz vorgeschrieben ist, soll in wissenschaftlicher Sprache die für den richtigen Einsatz des Arzneimittels notwendigen Angaben. Da der Inhalt bei Zulassung durch die Behörde überprüft wird, ist hiermit eine objektive Informationsquelle gegeben. Bedauerlich ist, dass bislang die Ergebnisse der klinischen Prüfungen, die bei Zulassung vorgelegt wurden, nur unzureichend dargestellt werden können. Diese Darstellung würde eine objektive Darstellung des Ausmaßes an Wirkungen und der auf die Wirksamkeit bezogenen Veränderungen von Parametern erlauben. Neuerdings besteht die Möglichkeit, sich aus dem Internet den europäischen Bewertungsbericht für ein neu zugelassenes Arzneimittel (EPAR) über die Homepage der EMEA, zu besorgen. Dies ist eine Möglichkeit, sich über neu zugelassene Arzneimittel aus unabhängiger Quelle zu informieren.

1.12 Begründung für die Arzneimittelprüfung am Menschen

Therapie auf rationaler Basis setzt voraus, dass der Arzt die Chance kennt, mit der nach Gabe eines Arzneimittels seine gewünschten wie aber auch unerwünschten Wirkungen beobachtet werden. In der klinischen Prüfung werden die Daten erarbeitet, auf denen basierend diese Wahrscheinlichkeitsaussage gemacht werden kann.

Klinische Untersuchungen am Menschen müssen ethisch gerechtfertigt sein. Die Schwelle dafür ist hoch. Andererseits wäre es unvertretbar, Arzneimittel zur allgemeinen Anwendung zuzulassen, die vorher nicht ausreichend untersucht sind. Darum steht auch derjenige unter dem Zwang ethischer Rechtfertigung, der etwa verlangt, klinische Prüfungen zu unterlassen.

1.13 Voraussetzungen für die Prüfung von Arzneimitteln am Menschen

1.13.1 Rechtliche Problematik

Bei der klinischen Prüfung von Arzneimitteln ist zwischen dem Anspruch der Patienten auf bestmögliche, individuelle ärztliche Behandlung und der Notwendigkeit, im Interesse der Weiterentwicklung der therapeutischen Möglichkeiten Erprobungen am Menschen vorzunehmen, abzuwägen. Diese Erprobungen sollen die individuelle ärztliche Behandlung künftiger Patienten verbessern helfen, doch steht der Arzt in dem Konflikt, seinem heutigen Patienten verpflichtet zu sein und nicht einem abstrakten Fortschritt.

Das Arzneimittelgesetz enthält Aussagen über die klinische Prüfung, ihre grundsätzliche Zulässigkeit, die Bedingungen, die daran zu knüpfen sind, und die Rechte der Probanden/Patienten (§§ 40 bis 42 AMG). Sie entsprechen den Grundsätzen, die der Weltärztebund 1964 in Helsinki erstmals formuliert und danach mehrfach überarbeitet hat. Die klinische Prüfung muss von der zuständigen Bundesbehörde genehmigt werden.

Klinische Prüfung – gesetzliche Grundsätze

Eine klinische Prüfung mit nicht zugelassenen Arzneimitteln oder mit zwar zugelassenen Arzneimitteln aber in einer nicht zugelassenen Indikation darf nach dem Arzneimittelgesetz unter nachfolgenden Voraussetzungen durchgeführt werden:

- Die Risiken, die für die Probanden/Patienten mit der Teilnahme an der klinischen Prüfung verbunden sein können, müssen in einem ärztlich vertretbaren Verhältnis zu der voraussichtlichen therapeutischen Bedeutung des Arzneimittels stehen; falls die Prüfung an Patienten durchgeführt wird, muss außerdem für den einzelnen Patienten ein therapeutischer Erfolg erwartet werden können, d. h. das Prüfarzneimittel muss zur Behandlung solcher Krankheitszustände vorgesehen sein, an denen die an der Prüfung teilnehmenden Patienten leiden. Eine klinische Prüfung zum Nachweis der Unwirksamkeit einer bestimmten Behandlungsweise wäre unzulässig.
- Ethikkommissionen müssen vor Beginn einer Prüfung die Einhaltung der zuvor genannten Bedingung überprüfen.
- Alle schwerwiegenden oder unerwarteten unerwünschten Ereignisse, die während der klinischen Prüfung auftreten, sind der Ethikkommission mitzuteilen.
- Der verantwortliche Arzt/die verantwortliche Ärztin, der/die die Prüfung leitet, muss eine mindestens zweijährige Erfahrung in der Prüfung von Arzneimitteln besitzen. Über diese gesetzliche Mindestbestimmung hinaus sollte er/sie in klinischer Pharmakologie ausgebildet sein.

- Das Arzneimittel muss ausreichend pharmakologisch und toxikologisch untersucht sein, bevor es erstmals am Menschen angewendet wird. Das Bundesinstitut für Arzneimittel und Medizinprodukte bzw. Paul-Ehrlich-Institut muss die klinische Prüfung genehmigen.
- Vor Beginn der Prüfung muss ein Prüfplan aufgestellt werden, der unter Berücksichtigung des Standes der wissenschaftlichen Erkenntnis die Notwendigkeit der Prüfung begründet und die Ziele sowie den Ablauf der Prüfung beschreibt (▶ Kap. 1.14.2); jeder Proband/Patient muss »durch einen Arzt über Wesen, Bedeutung und Tragweite der klinischen Prüfung aufgeklärt« werden, und zwar so, dass er/sie es versteht und danach entscheiden kann. Bei Patienten kann eine klinische Prüfung unter bestimmten Bedingungen auch bei Geschäftsunfähigkeit mit Zustimmung des gesetzlichen Vertreters durchgeführt werden.
- Untersuchungen an Gefangenen und anderen verwahrten Personen (z. B. Zwangseingewiesene Patienten in der Psychiatrie) sind verboten.
- Für die Probanden/Patienten muss eine Versicherung über mindestens € 500.000,-- für Tod oder dauernde Erwerbsunfähigkeit abgeschlossen werden, die für alle auftretenden Gesundheitsschäden haftet.
- Die Durchführung von klinischen Prüfungen muss der zuständigen Landesbehörde unter Angabe von Prüfern und Prüforten angezeigt werden.

1.13.2 Ethische Problematik

Eine Untersuchung am Menschen ist dann und nur dann gerechtfertigt, wenn der Entwicklung des zu prüfenden Arzneimittels eine sinnvolle Fragestellung zugrunde liegt, wenn die pharmakologisch-toxikologischen Daten eine Abschätzung des Risikos möglich machen und wenn ein medizinisches Bedürfnis für das neue Arzneimittel besteht. Ethikkommissionen geben ein Votum über die Vertretbarkeit der vorgesehenen klinischen Prüfung ab. Die ärztlichen Berufsordnungen verpflichten approbierte Ärzte unter Androhung berufsrechtlicher Sanktionen, vor Beginn einer klinischen Prüfung eine Ethikkommission einzuschalten.

Für einige Gruppen der Bevölkerung gelten zusätzliche Bedingungen für den Einschluss in eine klinische Prüfung:

> **Klinische Prüfung – Risikogruppen**
>
> - **Schwangere** sollen grundsätzlich von klinischen Prüfungen ausgeschlossen werden, es sei denn, das in Frage stehende Arzneimittel soll gerade während der Schwangerschaft angewendet werden und ist anders nicht zu prüfen.
> - Prüfungen an **Kindern** sind nur dann zulässig, wenn das Arzneimittel bei Kindern angewendet werden soll und eine Prüfung an Erwachsenen nicht möglich ist, z. B. weil das Arzneimittel bei einer Krankheit hilfreich sein kann, die nur im Kindesalter auftritt.
> - **Alte Mens**chen reagieren auf viele Arzneimittel quantitativ und gelegentlich auch qualitativ anders als Menschen in jungen und mittleren Lebensjahren (▶ Kap. 34). Arzneimittel, die vorwiegend für Krankheiten des höheren Lebensalters entwickelt werden, sollten dann in Phase III (▶ Kap. 3.4.5) auch an Menschen im entsprechenden Alter geprüft werden.
> - Der Einschluss von **geistig behinderten Patienten** in die klinische Prüfung verlangt eine Abweichung von dem Grundsatz der »Einwilligung nach Aufklärung«. Daher wird über die nach dem Gesetz vorgeschriebene Einwilligung des gesetzlichen Vertreters hinaus eine Ethikkommission besonders sorgfältig prüfen, ob eine klinische Prüfung an geistig Kranken oder Behinderten erforderlich und im Interesse der Patienten vertretbar ist.
> - **Studenten** und **Firmenangehörige**. Es sollte in jedem Fall ausgeschlossen werden, dass Abhängigkeitsverhältnisse vorliegen, die die Freiheit der Entscheidung einschränken oder beeinflussen. Ethikkommissionen können dazu beitragen, dass an diesen leichter zu beeinflussenden Personen keine unverantwortlichen Untersuchungen vorgenommen werden.

Ähnliche Überlegungen tauchen bei der Frage nach der Bezahlung der Probanden/Patienten (▶ Kap. 1.14.1) auf. Natürlich sollten entstehende Kosten ersetzt werden; doch sollte nach herrschender Auffassung kein Honorar in Aussicht gestellt werden, das unter Berücksichtigung der wirtschaftlichen Situation der Probanden/Patienten erheblichen Einfluss auf ihre Entscheidung zur Teilnahme an der Prüfung haben kann.

Ein fast noch heikleres Problem ist die Bezahlung des klinischen Prüfers. Einerseits rechtfertigt der mit der Untersuchung verbundene **zusätzliche** Arbeitsaufwand eine Honorierung, andererseits ist nicht auszuschließen, dass eine solche Honorierung die Bereitschaft und die Einstellung des Untersuchers zur Prüfung und die Bewertung der Ergebnisse der klinischen Prüfung beeinflussen kann. Hier wird die Auffassung vertreten, dass sich die Honorierung an der ärztlichen Gebührenordnung orientieren solle.

1.13.3 Methodische Probleme

Die klinische Prüfung und die Erfassung und Bewertung unerwünschter Wirkungen von Arzneimitteln sind vordringliche wissenschaftliche Aufgaben der Klinischen Pharmakologie.

Der **kontrollierte klinische Versuch** ist ein besonders stringentes Verfahren, um die Wirksamkeit eines Arzneimittels zu ermitteln. Er hat den Vorteil, dass er methodisch am besten entwickelt ist und mit ihm die meiste Erfahrung vorliegt, wie aus seinen Ergebnissen Wirkungen und Nebenwirkungen bewertet werden können. Das Prinzip des kontrollierten klinischen Versuchs (▶ Kap. 1.14.2) besteht darin, den Krankheitsverlauf bei Gruppen von Patienten zu vergleichen, die sich nur in der einen Variablen unterscheiden sollen, nämlich darin, ob sie das zu untersuchende Arzneimittel bekommen haben oder nicht, wobei die Zuteilung des einzelnen Patienten zu der Behandlungsgruppe oder zu der Kontrollgruppe entsprechend einer vorher aufgestellten Zufallsverteilung erfolgt. Der Vergleich mit einer zeitgleich beobachteten Kontrollgruppe – daher der Terminus kontrollierter klinischer Versuch –, deren Mitglieder in allen Variablen ihrer Krankheit und ihres physischen, psychischen und sozialen Status mit den Patienten der behandelten Gruppe möglichst übereinstimmen sollen, erleichtert die Interpretation möglicher zwischen der Behandlungs- sowie der Kontrollgruppe beobachteter Unterschiede als behandlungsbedingt.

Ein Dilemma der Bewertung von Arzneimitteln liegt darin, dass bei der Behandlung einer Vielzahl von Erkrankungen Arzneimittel in einer lang dauernden, wenn nicht lebenslangen Behandlung eingesetzt werden; Arzneimittel sind aber üblicherweise in der klinischen Prüfung nur über eine relativ kurze Zeitspanne –über einige Monate und für wenige Patienten über ein Jahr – eingesetzt worden. Das heißt, dass in diesen Fällen bestimmte pharmakologische Wirkungen, die innerhalb der kurzen Beobachtungsperiode auftreten, anstelle der nur langfristig zu beurteilenden Wirksamkeit als Zielgrößen definiert werden. Die Zielgrößen dienen als sog. Surrogate der eigentlichen klinischen Wirksamkeit (»**Surrogatparameter**«, »Ersatzparameter«). Die Kenntnislücke besteht darin, dass wir bei vielen Krankheiten nicht ausreichend wissen, wie gut die Ersatzparameter tatsächlich das weitere Krankheitsgeschehen, Lebensdauer und Lebensqualität der Patienten beurteilen lassen. Welche Bedeutung hat u. a. die fibrinolytische Wiedereröffnung einer Koronararterie, die Steigerung der systolischen

Auswurfgeschwindigkeit, die medikamentöse Senkung eines leicht erhöhten diastolischen Blutdrucks, die Senkung des Serumcholesterins langfristig tatsächlich? Wir wissen die Zusammenhänge für einige, aber nicht für alle Arzneimittel. Die Wirksamkeit eines Arzneimittels und seines therapeutischen Nutzens im Hinblick auf Lebensdauer und -qualität der Patienten zu kennen, wird zunehmend auch unter dem Gesichtspunkt der Kostenerstattung wichtig.

An die Erforschung des menschlichen Genoms werden große Erwartungen geknüpft, z. B. die durch bessere Kenntnis heute noch nicht oder nicht gezielt therapierbaren Krankheiten erfolgreich behandeln zu können. Insbesondere durch eine »Individualisierung« der Therapie – so die Erwartung – sei es durch entsprechende Auswahl eines Medikaments aus einer Palette von Medikamenten oder durch individuell angepasste Dosierung, erhofft man sich eine erfolgreichere, mit geringeren Nebenwirkungen behaftete Therapie.

1.13.4 Tierversuche

Tier- und andere Laborversuche schaffen Voraussetzungen für eine klinische Prüfung. Die Ergebnisse von Laboruntersuchungen sollten eine therapeutische Nutzungsmöglichkeit der pharmakodynamischen Wirkung der Substanz mindestens soweit erkennen lassen, dass es gerechtfertigt erscheint, das Arzneimittel überhaupt am Menschen zu testen. Das Risiko muss, soweit es aus den Tierversuchen auf Grund der Pharmakodynamik, der Pharmakokinetik und der Toxizität abschätzbar ist, dem ins Auge gefassten Anwendungszweck des Arzneimittels angemessen sein. Die Möglichkeit toxischer Wirkungen kann bei der Behandlung einer schweren Krankheit eher in Kauf genommen werden als bei Arzneimitteln, die zur Behandlung einer verhältnismäßig leichten Erkrankung vorgesehen sind, oder einer Erkrankung, für die bereits andere, mehr Sicherheit bietende Arzneimittel verfügbar sind. Umfang und Dauer der Toxizitätsversuche, die vor Beginn der klinischen Prüfung durchgeführt sein müssen, hängen von Art und Dauer der vorgesehenen Anwendung am Menschen ab. So kann für eine einmalige Gabe am Menschen ein Toxizitätsversuch über wenige Tage ausreichen, während eine längere Anwendungsdauer Tierversuche über mehrere Monate voraussetzt. Gelegentlich kann es aufgrund der ersten Ergebnisse am Menschen erforderlich werden, das weitere klinische Programm aufzuschieben oder zu unterbrechen, um neue Tierversuche durchzuführen.

Die Übertragbarkeit jedes Einzelergebnisses aus Tierversuchen auf den Menschen wird oft zum Kriterium für Wert und Unwert des Tierexperiments überhaupt erhoben, doch geht eine solche Forderung am Kern des Problems vorbei. In vielen Fällen werden biologische »Gesetzmäßigkeiten«, wenn sie einmal bei einer Spezies entdeckt wurden, bei anderen Spezies wieder gefunden. Die Rolle des Tierexperiments wird missverstanden, wenn es als Instrument zur Vorhersage von Reaktionen des menschlichen Organismus aufgefasst wird, das von der Notwendigkeit der unmittelbaren Beobachtung am Menschen entbindet. Im Gegenteil, der Tierversuch liefert durch die von ihm abgeleiteten Hypothesen die Vorausset-

zung für die Prüfung am Menschen. Der therapeutische Nutzen eines Arzneimittels und das mit ihm verbundene Risiko können jedoch nur nach Anwendung am Menschen **abgeschätzt** werden.

Um eine Prüfung verantwortungsvoll planen zu können, muss der verantwortliche klinische Prüfer über die Ergebnisse der vorangegangenen pharmakologisch-toxikologischen Untersuchungen unterrichtet sein.

1.14 Die Phasen der klinischen Prüfung

1.14.1 Erstmalige Anwendung eines neuen Arzneimittels am Menschen

Die **Phase I** der klinischen Prüfung (Erstanwendung am Menschen) wird i. A. an gesunden Probanden durchgeführt. Es gibt aber Ausnahmen, die es erforderlich machen, schon diese Versuche an Patienten durchzuführen, z. B. wenn die Untersuchung an gesunden Versuchspersonen mit für die Probanden nicht zu vertretenden Risiken verbunden ist (z. B. bei Zytostatika). Auch in Fällen, in denen pharmakodynamische Wirkungen an Probanden aufgrund des vorgesehenen Anwendungsgebietes nicht zu erwarten sind, sind humanpharmakologische Untersuchungen angezeigt, da sie Aussagen über die Verträglichkeit und Pharmakokinetik erlauben (z. B. Antihypertensiva, Antibiotika).

Die human-pharmakologischen Untersuchungen sollen vor allem Anhaltspunkte liefern über die

- **Verträglichkeit:** Treten unerwünschte Wirkungen, vor allem unerwartete auf? In welchem Verhältnis stehen sie zur erwarteten erwünschten Wirkung, sind sie im Hinblick auf das vorgesehene Anwendungsgebiet vertretbar? Ist eine Fortsetzung der klinischen Prüfung unter Risikogesichtspunkten gerechtfertigt?
- **Wirkungen:** Werden die erwünschten pharmakodynamischen Effekte auch beim Menschen beobachtet? Rechtfertigen sie die Fortsetzung der klinischen Prüfung? Werden pharmakodynamische Effekte beobachtet, die eine Änderung des vorgesehenen Anwendungsgebietes erforderlich machen?
- **Pharmakokinetik:** Wird der Wirkstoff resorbiert? Welche Plasmakonzentrationen werden für welchen Zeitraum erreicht? Wie wird der Wirkstoff beim Menschen inaktiviert, metabolisiert, ausgeschieden? Mit welcher Geschwindigkeit erfolgt die Ausscheidung (Kumulation nach Mehrfachgabe?, altersabhängig?)? Treten unbekannte Metaboliten auf, die ein Risiko darstellen können?
- **Dosierung:** Welche Dosen, ggf. welche Dosierungsintervalle sind für die weiteren klinischen Prüfungen zu empfehlen? Toleranz bei wiederholter Gabe?

Falls die Ergebnisse dieser 1. Phase die weitere Prüfung des Arzneimittels rechtfertigen, kann die nächste Phase der Untersuchung am Menschen begonnen werden.

1.14.2 Der kontrollierte klinische Versuch

Die Methode des kontrollierten klinischen Versuchs wird hier dargestellt als das Verfahren, das am häufigsten verwendet wird und mit dem ausreichende Erfahrung vorliegen, um erwünschte und unerwünschte Wirkungen eines Mittels feststellen zu können. Der kontrollierte klinische Versuch ist charakterisiert durch eine (zeitgleiche) Beobachtung einer Kontrollgruppe, die randomisierte Zuteilung zu Behandlungs- bzw. Kontrollgruppe. Ein im Voraus niedergelegter Prüfplan, der auch Gegenstand der Begutachtung der Ethikkommission ist, muss die klinische Studie detailliert beschreiben. Im Einzelnen:

- der theoretische Hintergrund der klinischen Studie,
- die Wahl der Hauptzielgröße zur Bestimmung der Wirkungen und wichtigen Nebenwirkungen,
- die Begründung der Kontrollbehandlung,
- die Auswahlkriterien für die einzubeziehenden Patienten,
- die Schätzung, wie viele Patienten notwendig sind, um einen Effekt zeigen zu können,
- das Vorgehen bei der Auswertung der Ergebnisse.

Diese Art der detaillierten Untersuchungsplanung soll gewährleisten, dass vor Beginn der Untersuchung ausreichend darüber nachgedacht wurde, die vorgenommenen Vergleiche so anzulegen, dass ihre Ergebnisse, **statistisch akzeptiert** und **klinisch relevant** interpretierbar sind. Sie müssen erkennen lassen, inwieweit sie über die untersuchte durch die Einschlusskriterien definierte Patientengruppe hinaus generalisierbar sind.

Der kontrollierte klinische Versuch wird an Patienten durchgeführt, die an der Erkrankung leiden, für deren Behandlung das Arzneimittel vorgesehen ist.

Klinische Prüfung – Prüfplan

Der Prüfplan soll u. a. Angaben enthalten über:

- Vorgesehene Prüfer und Prüforte
- Die zu untersuchenden Parameter, die verwendeten Messverfahren und ihre Validierung
- Zahl der Patienten in Prüf- und Kontrollgruppe
- Art und Inhalt der Aufklärung und Einholung der Zustimmung zur Teilnahme an der klinischen Prüfung und zur Aufzeichnung und Weitergabe von Krankheitsdaten an Auftraggeber und Behörde
- Kriterien, nach denen Patienten in die Prüfung aufgenommen oder aus ihr ausgeschlossen werden sollen
- Behandlung in den einzelnen Gruppen
- Kodierung und gegebenenfalls die Dekodierung der Patienten bei doppelblinden Prüfungen
- Erhebung und Dokumentation unerwünschter Wirkungen
- Prüfungsablauf, Zeitplan und Dauer der Prüfung
- Kriterien für den Abbruch der Prüfung an einzelnen Patienten und insgesamt
- Biometrische Auswertung der Prüfung
- Weitere für die Prüfung wichtige Handlungsanweisungen

Die Beurteilung gewünschter und unerwünschter Wirkungen erfolgt im Allgemeinen im Vergleich mit einer Standardtherapie, nur in Ausnahmefällen im Vergleich mit einem **Placebo**. Ein Placebo ist ein Scheinpräparat, das dem Prüfpräparat in Aussehen und Geschmack gleicht, aber den zu prüfenden Wirkstoff nicht enthält. Seine Anwendung muss unter dem Gesichtspunkt ärztlicher Verantwortung bei der jeweiligen Erkrankung vertretbar sein.

Erfolgt die Prüfung gegen Placebo oder wird von der Überlegenheit des Prüfpräparates gegenüber einer Standardbehandlung ausgegangen, so wird in der biometrischen Auswertung die Hypothese getestet, dass kein Unterschied im Ausmaß der gewünschten Wirkung besteht (**Nullhypothese**). Sind die Ergebnisse statistisch (bei einem üblichen Testniveau von $p<0,05$) nicht mit dieser Hypothese vereinbar, wird die im Prüfplan zuvor formulierte **Alternativhypothese** als wahr angenommen, nämlich dass das untersuchte Arzneimittel ein größeres Ausmaß an erwünschter Wirkung besitzt.

> Als Faustregel gilt: Je mehr Patienten notwendig sind, um eine überlegene erwünschte Wirkung gegenüber der Kontrollmedikation zu belegen, desto geringer ist der Unterschied zwischen beiden Behandlungen.

Häufiger ist das Ziel jedoch bescheidener: Es soll die Gleichwirksamkeit des Prüfpräparates und eines eingeführten Wirkstoffs nachgewiesen werden. In diesem Fall wird geprüft, ob das neue Arzneimittel sich im Ausmaß der erwünschten Wirkung klinisch nicht relevant vom dem Arzneimittel, das als Standardbehandlung angesehen wird, unterscheidet. Statistisch wird geprüft, ob das Konfidenzintervall für die Schätzung des relativen Vergleichs mit einer bestimmten Wahrscheinlichkeit vollständig in dem im Prüfplan vorher festgesetzten therapeutischen Äquivalenzbereich liegt (sog. **Nicht-Unterlegenheits-Studie**). Um die Studienergebnisse vergleichen und verallgemeinern zu können, ist eine statistisch einwandfreie Zuordnung der Patienten zum Behandlungs- und Kontrollkollektiv erforderlich. Diese erfolgt i. d. R. durch Zufallszuteilung der Patienten in die beiden Gruppen, wobei auch kleinere homogene Untergruppen (Schichten) gebildet werden können.

Die größte Aussagekraft wird im Allgemeinen einer **Doppelblindstudie** zugebilligt, bei der weder der Arzt noch der Patient während der Behandlung wissen, zu welcher der beiden Gruppen der Patient gehört. Selbstverständlich muss die Möglichkeit gegeben sein, sofort aufzudecken, welches Arzneimittel im konkreten Fall gegeben wurde, wenn der Zustand des Patienten es erfordert. Dieser Versuchstyp schließt Fehlbeurteilungen durch Suggestivität und Erwartungshaltung bei Arzt und Patient am ehesten aus. Beim einfachen Blindversuch weiß der Arzt, welches Arzneimittel der Patient erhält, während in offenen Studien alle Beteiligten, Arzt und Patient, über die Therapie im Einzelfall informiert sind.

Man unterscheidet Phase II der klinischen Prüfung von Phase III. Als Hauptziel der **Phase II** ist die Ermittlung des Dosisbereichs, innerhalb dessen ein Ausmaß an erwünschter Wirkung auftritt, von dem man annimmt, das es langfristig zu therapeutischen Ergebnissen führt. Im Allgemeinen sind zwischen 100 und 300 Patienten ausreichend, um diese Ziel zu erreichen. In **Phase III** wird dann mit ein oder zwei der Dosen aus dem in Phase II ermittelten Dosisbereich in so genannten konfirmatorischen Studien (s. oben: Beschreibung der klinische Studie) ein statistisch gesicherter Beleg der therapeutisch gewünschten Wirkung geführt. Die Anzahl der Patienten, die für einen statistischen Beleg notwendig sind, hängt von mehreren Größen ab: Größe des Unterschieds zwischen Kontrollbehandlung und Behandlung mit dem zu testenden Arzneimittel, Schwankungsbreite der Zielgröße (interindividuelle Variabilität/intraindividuelle Variabilität) und Wahl des Testniveaus ($p<0,05$ oder $<0,01$). Für die Zulassung liegen i. A. Ergebnisse aus mindestens zwei klinischen Studien vor; dies ist ein regulatorisches Erfordernis, das sich aus der Notwendigkeit ergibt, die Ergebnisse einer Studie zumindest einmal zu reproduzieren (»Verallgemeinerbarkeit«). Somit liegen bei Zulassung meist Erfahrungen an einigen hundert bis mehreren tausend Patienten vor.

> **Arzneimittelprüfung**
> — Die vor einer Zulassung obligate Arzneimittelprüfung unterliegt den Regeln des Arzneimittelgesetzes.
> — Prüfungen am Menschen sind von einer unabhängigen Ethikkommission zu genehmigen.
> — Tier- und Laboruntersuchungen sind Voraussetzungen für eine klinische Prüfung bei Menschen. Ihre Ergebnisse sind nur bedingt auf die Arzneimittelanwendung am Menschen übertragbar.
> — Für chronische Krankheiten werden Surrogatparameter als Studienendpunkte gewählt. Ihre Qualität bestimmt die Validität der Studienaussage.

Die Phase III wird oft multizentrisch durchgeführt, das heißt gleichzeitig und nach einheitlichem Prüfplan in mehreren Kliniken und an mehreren Orten, häufig auch in mehreren Ländern.

Die nach Abschluss der Phase III vorliegenden Ergebnisse sollen eine Entscheidung über die Zulassung des Arzneimittels ermöglichen.

1.14.3 Überwachung nach der Zulassung

Die tierexperimentellen und klinischen Untersuchungen vor der Zulassung eines Arzneimittels erlauben eine erste vorläufige Abschätzung von Wirksamkeit und Unbedenklichkeit, die durch breite Anwendung des Arzneimittels nach seiner Zulassung an Zuverlässigkeit gewinnt. Daher haben Studien, die zeigen, wie wirksam und sicher das Arzneimittel wirklich ist, nach Zulassung und Markteinführung (**Phase IV**) große Bedeutung.

Die Phase IV der klinischen Prüfung dient auch der Abwägung und Erfassung des mit der Anwendung des Arzneimittels verbundenen Risikos. Sie kann zu einer Neubewertung des therapeutischen Nutzens oder zu Veränderungen des Indikationsbereichs führen. Erst die in Jahren der therapeutischen Anwendung gesammelten Erfahrungen erlauben eine Einordnung des Arzneimittels in den Rahmen der verfüg-

baren Behandlungsmöglichkeiten. Untersuchungen mit zugelassenen Arzneimitteln müssen der kassenärztlichen Bundesvereinigung sowie dem Bundesinstitut für Arzneimittel und Medizinprodukte gemeldet werden.

Die Untersuchungen dieser Phase IV können retrospektiv oder prospektiv angelegt sein. **Prospektive Studien** werden, wie es in den Phasen II und III der Fall ist, in die Zukunft geplant, wobei die Merkmale definiert und die Zuteilung der Patienten oder Probanden (z. B. bei Kontrazeptiva) zu den verschiedenen Gruppen im Hinblick auf gute Vergleichbarkeit geplant werden können. Diese Gruppen von Patienten oder Probanden (**Kohorten**) werden dann hinsichtlich der festgelegten Merkmale bis zu definierten Endpunkten beobachtet.

Bei **retrospektiven Studien** wird hingegen von Trägern bestimmter Merkmale, z. B. Patienten, bei denen bestimmte unerwünschte Wirkungen aufgetreten sind, ausgegangen und im Vergleich mit einer außer dem Merkmal gleichartigen Kontrollgruppe geprüft, ob ein Zusammenhang mit der Einnahme bestimmter Arzneimittel besteht. In derartigen Fall-Kontroll-Studien werden die Daten der Untersuchungsgruppen aus Behandlungsunterlagen, Nachuntersuchungen oder Befragungen gewonnen.

Prospektive Studien haben zwar im Allgemeinen einen höheren Aussagewert als retrospektive Studien, erfordern jedoch wesentlich mehr Zeit und Aufwand, weshalb bei aktuellen Fragen zur Beurteilung des Verdachts unerwarteter unerwünschter Wirkungen retrospektive Erhebungen bevorzugt werden.

Neben den prospektiven Studien der Phase IV, die experimentellen Charakter haben, und für die alle rechtlichen, ethischen und methodischen Regeln der Phasen I–III der klinischen Prüfung gelten, gibt es, v. a. zur besseren Abschätzung von Art und Häufigkeit unerwünschter Wirkungen, die sog. **Anwendungsbeobachtung**. Bei dieser darf kein Einfluss auf die ärztlichen diagnostischen und therapeutischen Entscheidungen ausgeübt werden. Es werden keine über die übliche Behandlung hinausgehenden prüfungsbedingten Maßnahmen ergriffen. Die behandelnden Ärzte dokumentieren lediglich den Verlauf der Erkrankung und der Behandlung einschließlich aller unerwünschten Ereignisse für eine Auswertung durch die Herstellerfirmen. Seriöse Anwendungsbeobachtungen sind nicht zu verwechseln mit den Praktiken mancher Herstellerfirmen, durch ihre Ärztebesucher niedergelassene oder Krankenhausärzte durch Honorare zur Verschreibung ihrer Präparate zu verführen. Derartige Beobachtungen ergeben keine Resultate, die für die Bewertung des Arzneimittels von Nutzen sind.

> **In Kürze**
>
> Die Bewertung eines Arzneimittels ist nie endgültig, auch nicht Jahre nach der Zulassung und Markteinführung. Genauso wie sich neue, überraschende Anwendungsgebiete ergeben können, können sich auch neue unerwünschte Wirkungen ergeben. Besonders schwierig ist die Bewertung des therapeutischen Nutzens bei Arznei-
> ▼

mitteln zur Behandlung chronischer Krankheiten oder zur Vorbeugung von drohenden Komplikationen wie z. B. eines zerebralen Insults oder eines zweiten Infarkts. Das Dilemma liegt darin, dass in der klinischen Prüfung i. d. R. Wirkungen untersucht und beobachtet werden, woraus zwar Schlüsse auf die Wirksamkeit bei akuten Krankheiten und für »Surrogatendpunkte« gezogen werden können. Wie oben ausgeführt, bieten Interventionsstudien ein geeignetes methodisches Vorgehen, die therapeutische Wirksamkeit von Behandlung chronischer Erkrankungen abzuschätzen. Sie haben jedoch den für den pharmazeutischen Unternehmer schmerzhaften (weil kostenträchtigen) Nachteil, dass sie z. T. über viele Jahre hin durchgeführt werden müssen, bevor ihre Ergebnisse zur Verfügung stehen. Unter dem Druck begrenzter finanzieller Mittel können jedoch Therapieempfehlungen heute nur noch breite Akzeptanz finden, wenn sie durch derartige Studien begründet sind, die den Kern der evidenzbasierten Medizin ausmachen.

Weiterführende Literatur ▶ www.springer.com

2 Komplementär- und Alternativmethoden

K. Brune, U. Gundert-Remy, B. Lemmer

Die Anwendung von Komplementär- und Alternativmethoden, wie Homöopathie, anthroposophische Arzneimittel, Bachblütentherapie, und andere besondere Heilweisen entziehen sich der wissenschaftlichen Bewertung. Auf sie sind die üblichen Kriterien der wissenschaftlichen Beweisführung für evidenzbasierte Empfehlungen nicht anwendbar, oder die Anwendung der nötigen Methode wird von den Vertretern dieser Therapieformen wegen eines besonderen Ansatzes ihrer »Medizin« explizit abgelehnt. So hat Samuel Hahnemann, der Begründer der Homöopathie, die individualisierte Therapie als die einzig Richtige definiert und die Bildung von Gruppen, die nach gleichen Kriterien behandelt und mit Kontrollgruppen verglichen werden, inhaltlich ausgeschlossen (jeder Patient ist anders!). Ähnliches gilt für die jüngere, aber in wesentlichen Teilen mit der Homöopathie verwandte Bachblütentherapie.

Die Phytopharmakologie akzeptiert grundsätzlich die Regeln des wissenschaftlichen Beweises. Die Anhänger dieser Therapierichtung postulieren, dass der Gesamtgehalt an Wirkstoffen von Heilpflanzen beim therapeutischen Einsatz beim Menschen eine synergistische, therapeutische Wirkung entfaltet, die weit über das hinausgeht, was isolierte Einzelwirkstoffe einer Heilpflanze erzielen können. Mit anderen Worten: Der Gesamtextrakt von Digitalis purpurea soll wirksamer und/oder verträglicher als Digitoxin sein. Für dieses Konzept ist der wissenschaftliche Nachweis schwer zu erbringen, zumal die Standardisierung der pflanzlichen Extrakte meist über einen einzelnen Inhaltsstoff (»Leitsubstanz«) erfolgt. Dabei wird der Gehalt anderer möglicher Wirk- oder Schutzstoffe nicht erfasst. Der Gehalt ist daher von der Art der Herstellung des Extrakts abhängig und kann von Extrakt zu Extrakt unterschiedlich sein. Daher ist die Übertragung der Ergebnisse einer Therapiestudie (durchgeführt mit einem bestimmten Extrakt) auf einen anders hergestellten Extrakt nicht möglich. Trotzdem sind auch Phytopharmaka keineswegs nebenwirkungsfrei. So kommt es nach Einnahme von Gingko-Extrakten z. B. immer wieder zu Störungen der Blutgerinnung (Bent et al. 2005).

Mit Interesse kann man verfolgen, dass auch innerhalb der Befürworter und Begründer von Alternativ- und Komplementärmethoden erhebliche Zweifel an der jeweils anderen Heil(s)methode herrschen. Sie schlagen sich z. B. in der gegenseitigen Methodenkritik nieder. So kann man über das Leben von Dr. Eduard Bach, einem ehemaligen Immunologen und Mikrobiologen, Folgendes lesen:

»Trotz immenser Heilerfolge war Bach […] mit seiner Arbeit unzufrieden. Zum einen wollte er nicht auf Dauer mit […] als homöopathische Arznei aufbereiteten Darmbakterien arbeiten und suchte nach pflanzlichen Alternativen; zum anderen sah er Krankheit als Folge einer Disharmonie zwischen Körper und Seele des Menschen an und forschte nach Möglichkeiten für eine Behandlung der eigentlichen Ursachen im Gemütsbereich. Um sich ganz der Forschung widmen zu können, gab er schließlich seine […] Praxis […] auf und zog aufs Land. Aufgrund seiner ausgeprägten Sensitivität fand er […] 38 Pflanzen, die in ihren Schwingungen 38 archetypischen Seelenzuständen des Menschen entsprechen. Gleichzeitig entwickelte er eine völlig neue Methode, um daraus Heilmittel

herzustellen. Das in der Homöopathie übliche Potenzierungsverfahren erwies sich dazu als ungeeignet.« (Krämer)

Es ist nicht das Ziel dieses Kapitels, eine gründliche Analyse aller in der deutschen Öffentlichkeit hoch bewerteten Alternativ- und Komplementärmethoden durchzuführen, obwohl – wie eine neue Umfrage zeigt – mehr als 50% der Deutschen diese Methoden anwenden und ihnen sogar oft den Vorzug geben gegenüber der »evidenzbasierten« Schulmedizin (Härtel et al. 2004). Wir wollen uns in diesem Artikel darauf beschränken, sehr knapp drei Komplementär- und Alternativmethoden anzusprechen:

- Homöopathie/Bachblütentherapie
- Phytotherapeutika/Pflanzenextrakte
- Akupunktur/Manualtherapie

2.1　Homöopathie/Bachblütentherapie

Die Homöopathie (homoios »gleich, gleichartig, ähnlich« pathein »leiden«) ist eine kontrovers diskutierte alternative Heilmethode, deren Prinzipien von Samual Hahnemann um 1800 formuliert wurden. Die Homöopathie behandelt Krankheiten nach dem Grundsatz **similia similibus curentur** (lat. »Ähnliches werde durch Ähnliches geheilt«). Zu diesem Zweck werden Substanzen, von denen bekannt ist oder angenommen wird, sie könnten bei gesunden Menschen der Krankheit ähnelnde Symptome hervorrufen, in starker Verdünnung verabreicht. Das Verfahren zur Verdünnung wird von Homöopathen »Potenzieren« genannt, weil sie glauben, dass durch eine schrittweise Verdünnung nach festen Regeln (Schütteln, Verreiben) Energie zugeführt wird, die die Wirkung der Substanz verstärkt.

Eine Grundüberlegung der homöopathischen Medizin ist, dass Krankheit eine Gesamtheit von Krankheitszeichen und Symptomen darstellt und mit einer »Verstimmung der Lebenskraft« gleichgesetzt wird. Gemäß Hahnemanns Hauptwerk **»Organon«** sind sowohl Krankheiten als auch deren Behandlungen als »Affectionen« der Lebenskraft zu verstehen. Eine »Affection« kann nur durch eine andere, auf einem anderen Mechanismus beruhende, aber in ihrem Ergebnis ähnliche »Affection« dauerhaft ausgelöscht werden. Daher sei ein Krankheitszustand durch eine Arznei zu heilen, die bei Gesunden einen ähnlichen Krankheitszustand mit einem ähnlichen Symptombild hervorruft. Nach Hahnemann geschieht die Heilung einzig durch die Umstimmung der Lebenskraft: Dadurch werde die Gesamtheit der Symptome aufgehoben. Diese Umstimmung der Lebenskraft sei – so glaubt man – durch kleine, geschüttelte oder verriebene (»dynamisierte«) Gaben von Substanzen zu erreichen.

Die Homöopathie stützt sich auf drei therapeutische Prinzipien:
- das **Simile- oder Ähnlichkeitsprinzip** (similia similibus curentur, s. oben), nach dem ein Patient mit einem Mittel behandelt wird, das bei einem Gesunden ähnliche Symptome hervorruft, wie sie der kranke Patient zeigt;
- die **Arzneimittelprüfung** hat am Gesunden zu erfolgen, nicht am Patienten;

■ **individualisierte Symptomerfassung und Therapieplanung.** Eine Gruppenbildung (z. B. Pneumonien) ist ausgeschlossen.

Zur Therapie werden »potenzierte« Arzneimittel verwendet. Die Arzneimittel werden durch stufenweise durchgeführtes Potenzieren aus Urtinkturen (pflanzlichen und tierischen Ursprungs (Symbol: Ø) oder mineralischen und chemischen Ursprungs (Symbol O)) und aus indifferenten Verdünnungsmitteln wie Alkohol, destilliertem Wasser, Glycerin und Milchzucker hergestellt. Mit der Potenzierung erfolgt die »Übertragung« der »Energie« auf das Lösungsmittel. Zur Verdünnung (Potenzierung) sind nur entsprechend ausgebildete Ärzte und Apotheker berechtigt.

Homöopathische Arzneimittel werden flüssig (Dilution) oder fest als Globuli, in tiefen Potenzen auch in Form von Tabletten angewendet.

Es gibt in der klassischen Homöopathie drei verschiedene Verfahren zur Potenzierung mit je unterschiedlichen Verdünnungsschritten:

■ D (Dezimal)-Potenzen: Verdünnung: 1:10
■ C (Centesimal)-Potenzen: Verdünnung: 1:100
■ Q oder LM (Quinquagintamillesimal): Verdünnung: 1:50.000

Schon bei C3 ist nur noch ein Millionstel der Ausgangssubstanz enthalten. Jenseits der statistischen Nachweisgrenze (Gesetz von Avogadro), also ca. ab C12, ist kein Wirkstoff mehr in den Arzneien enthalten. Hahnemann bezeichnete so hergestellte Arzneien deshalb auch als »geistartig« oder »dynamisch«, die Potenzierung wurde auch »Dynamisation« genannt. Die »Wirkung« wird damit von der zugeführten »Energie« getragen. Da ultrahohe Verdünnungen besonders hohe Energiezufuhr erhalten haben, gelten sie bei manchen Homöopathen als »gefährlich«.

Bis heute konnte in keiner den wissenschaftlichen Anforderungen genügenden Studie eine über den Placeboeffekt hinausgehende **Wirksamkeit** homöopathischer Arzneimittel nachgewiesen werden. In ◻ Tab. 2.1 sind Metaanalysen und Übersichten zum Vergleich homöopathischer Medizin mit entsprechenden Kontrollstudien aufgeführt. Erfolge der Homöopathie, die einigen Studien nachgesagt werden, können nach strengen wissenschaftlichen Kriterien mit methodischen Mängeln bzw. verzerrenden Einflüssen im Studiendesign er-

◻ **Tab. 2.1.** Studien zur Wirksamkeit von homöopathischen Arzneimitteln

Wirkstoff	Diagnose	Studienart	Beurteilung	Literatur
Homöopathisches Oscillococcinum (Extrakt aus Entenleber und -herz)	Influenza, Influenza-ähnliche Syndrome	Review: 7 placebo-kontrollierte Studien, 3 Präventionsstudien (n=2265), 4 Behandlungsstudien (n=1194)	Die Ergebnisse sind nicht ausreichend, eine überzeugende Therapieempfehlung abzugeben. Ein präventiver Effekt ist nicht nachgewiesen	Vickers u. Smith (2004) Cochrane Database Syst Rev
Homöopathische Medizin	Asthma bronchiale	Review: 6 randomisierte Studien bei 556 Patienten (Beobachtungszeitraum mindestens 1 Woche)	Kein überzeugender Hinweis einer positiven Wirkung	McCarney et al. (2004) Cochrane Database Syst Rev
Homöopathische Medizin	Demenz	Review: randomisierte kontrollierte Studien mit mindestens 20 Patienten	Es wurde keine Studie gefunden, die den Einschlusskriterien entsprach, daher ist eine Stellungnahme nicht möglich	McCartney et al. (2003) Cochrane Database Syst Rev
Homöopathische Medizin	Geburtseinleitung	Review: nur 2 randomisierte, placebokontrollierte Studien wurden gefunden (n=133 Frauen)	Keine überzeugenden Daten, Homöopathie zur Geburtseinleitung zu verwenden	Smith (2003) Cochrane Database Syst Rev
Homöopatische Medizin	Atemwegsinfekte, Pollinosis und Asthma, Operationen und Anästhetika, neurologische und gastrointestinale Störungen, Muskelbeschwerden	Review: Metaanalyse, 110 placebokontrollierte homöopathisch, 110 gematchte, konventionelle Studien. Nur 21 homöopathische und 9 konventionelle Studien waren von hoher Qualität	Die größeren Studien von hoher Qualität zeigten für homöopathische Medizin keine von Placebo unterschiedene Wirksamkeit, kleinere und schlechtere Studien zeigten geringe Effekte. Folgerung: Klinische Wirkungen von homöopathischer Medizin sind Placebo-Effekte	Shang et al. (2005) The Lancet 366: 726

klärt werde. Dies zeigt auch eine jüngste Metaanalyse im Lancet (Shang et al. 2005; ◘ Tab. 2.1). Der fehlende Beleg der Wirksamkeit wird häufig mit der Forderung nach weiteren (besseren) Studien verknüpft. Da Wirkungslosigkeit grundsätzlich nicht beweisbar ist, erhebt sich die Frage, ob weitere Forschungsgelder in diese offensichtlich immer frustanen Bemühungen fließen sollen. Jüngste Metaanalysen bestätigen die skeptische Einstellung zu Methoden der komplementären und alternativen Medizinmethoden (Akupunktur, Homöopathie u. a.) bei rheumatoider Arthritis, Osteoarthritis, verschiedenen Schmerzen. Die Akupunktur soll eine geringe Wirkung bei chronischem Kopfschmerz und Arthritis haben. Tai-chi, Akupunktur, Akupressur, Yoga und Meditation sollen bei wenigen Patienten die Schlafqualität verbessern, die Datenlage ist jedoch mager (vgl. Weiterführende Literatur und Website)

2.2 Phytotherapeutika/Pflanzenextrakte

2.2.1 Historie

Die Therapie mit Pflanzen und Pflanzenextrakten hat historische Wurzeln: Bekannt ist die Behandlung der Herzinsuffizienz mit **Digitalis purpurea** (Teezubereitung) oder die Behandlung von Malariaanfällen mit Chinarinde. Mittlerweile ist es jedoch gelungen, die wirksamen Inhaltsstoffe zu identifizieren und diese – in gleich bleibender Qualität synthetisch hergestellt – zur Therapie zur Verfügung zu stellen. Beispiele aus jüngster Zeit sind Artemisin, ein Malariamittel aus **Artemisia annua L**, und Taxol, ein Zytostatikum, welches aus der Rinde von **Taxus brevifolia** gewonnen werden kann. Die Sicherung der gleichbleibenden Mengen der Inhaltsstoffe sowie der gleichbleibenden Qualität sind ein äußerst problematisches Gebiet der Phytotherapie, da die wirksamen Bestandteile in Pflanzen in Abhängigkeit von lokalen Witterungs- und anderen Wachstumsbedingungen extrem schwanken können. Studien zu Gehalten von Johanniskrautextrakt (Hypericum) aus unterschiedlicher Herstellung wiesen Schwankungen von 22–140% des deklarierten Inhalts auf (Fong 2002). Damit ist eine Therapie wegen unklarer Dosis selbst mit Phytopharmaka, für deren Inhaltsstoffe ein gewisser Effekt in klinischen Studien gezeigt werden konnte, äußerst unsicher.

In Europa werden Phytopharmaka von einem Ausschuss bei der Europäischen Agentur für die Bewertung von Arzneimitteln (EMEA) bewertet. Dieser Ausschuss schlägt vor, bei der Bewertung der klinischen Wirksamkeit mit zwei Standards zu arbeiten. Traditionell verwendete Phytopharmaka sollen allein basierend auf der Tatsache zugelassen werden, dass sie schon immer verwendet wurden, d.h. die klinische Wirksamkeit ist nicht nachgewiesen. Für Phytopharmaka mit gut etabliertem Gebrauch sollen Belege für die klinische Wirksamkeit unterschiedlicher Evidenzklassen akzeptiert werden. Dieser Vorschlag entspricht in etwa dem bisherigen Vorgehen bei der Zulassung von Phytopharmaka für den deutschen Markt.

2.3 Wirksamkeit

In den Ausschüssen der EMEA vorgesehenen Indikationsformulierung werden die beiden Einteilungen auch für den Laien erkennbar unterschieden: Die ohne Wirksamkeitsbeleg im Markt zugelassenen Arzneimittel sollen mit der Formel: »Pflanzliches Arzneimittel, traditionell angewendet bei…« zugelassen werden. Aus der Formulierung der zweiten Klasse: »Pflanzliches Arzneimittel«, gefolgt von der Formel »für die Behandlung von …«, »für die symptomatische Behandlung von …« oder » für die Vorbeugung von …«, geht jedoch nicht hervor, auf welcher Evidenz die Zulassung beruht.

Beispiele für die unterschiedliche Evidenz für die Wirksamkeit von gebräuchlichen Phytopharmaka sollen hier exemplarisch abgehandelt werden ◘ Tab. 2.2):

— **Mariendistel** (Silymarin)-haltige Arzneimittel werden zur Behandlung von Lebererkrankungen eingesetzt. Eine Metaanalyse von klinischen Studien kam zu dem Ergebnis, dass Silymarin-haltige Arzneimittel den klinischen Verlauf der Krankheit von Patienten mit alkoholischer und/ oder Hepatitis B bzw. C nicht beeinflussen. Phytopharmaka mit **Echinacea**-haltigen Inhaltsstoffen werden zur Behandlung der banalen Erkältungskrankheit eingesetzt, ohne dass der Beleg der Wirksamkeit in kontrollierten Studien geführt wurde.

— Für andere Phytopharmaka sind aus Studien, die den Standards der Zeit entsprechen, in der sie durchgeführt wurden, Belege für eine (geringfügige) klinische Wirksamkeit ableitbar (z. B. für **Johanniskraut** – Hypericum). Der Hinweis auf eine klinische Wirksamkeit beruht z. T. auf dem Beleg der Gleichwertigkeit mit zugelassenen Arzneimitteln, was, wenn deren Wirksamkeit nur gering ausgeprägt ist, auch bedeuten kann, dass hiermit ein Placeboeffekt bestätigt wird (Schulz 1993). Zusätzlich wurden in früherer Zeit für die Auswertung statistische Konzepte angewendet, die heute als obsolet betrachtet werden müssen (Röhmel et al. 2005). Unter die nach überholtem Standard durchgeführten Studien fallen z. B. solche mit **Ginkgo-biloba-Extrakt** EGb 761 in der Behandlung der peripheren arteriellen Verschlusskrankheit.

— Für wenige Phytopharmaka gibt es placebokontrollierte, adäquate Studien. Allerdings sind sie z. T. widersprüchlich, z. B. **Rosskastanienextrakt** bei Patienten mit venöser Insuffizienz. Eine Studie mit angemessener statistischer Auswertung zum Nachweis der Gleichwertigkeit mit einer Standardtherapie betrifft die Anwendung von Comfrey Extrakt im Vergleich zu Diclofenac-haltiger Salbe bei Knöcheldistorsion (Predel et al. 2005).

2.4 Risiken

Manche Vertreter der Phytotherapie, besonders aber medizinische Laien hängen der Ansicht an, Arzneimittel, welche aus Pflanzen hergestellt werden, könnten – da reiner Natur – keine unerwünschten Wirkungen auslösen. Diese Auffassung ist falsch:

■**Tab. 2.2.** Studien zur Wirksamkeit von Phytopharmaka

Arzneimittel	Indikation	Art der Studie	Evidenz	Autor
Mariendistel (Silymarin)	Hepatits B/C alkoholische Hepatitis	Übersicht	Keine Wirkung	Rambaldi A et al. (2005) Am J Gastroenteol 100: 2583–2591
Echinacea	Erkältungskrankheit	Overview, kontrollierte Studie	Keine Wirkung	Melchart D et al. (2000) Cochrane Database Syst Rev 2: CD000530 Barrett BP et al (2003) N Intern Med 137: 939–946
Ginkgo biloba Extrakt EGb 761	Arterielle periphere Verschlusskrankheit	Klinische Studie	Unsichere Wirkung	Birks J, Grimli Evans J (2009) Cochrane Database Syst Rev CD003120
Ginkgo Extrakte	Zerebrale Leistungs- fähigkeit	Analyse aller Studien	Keine sichere Wirkung	Birks J, Grimli Evans J (2009) Cochrane Database Syst Review CD003120
Johanniskraut	Leichte bis mittelschwere depressive Verstimmung	Übersicht	Unsichere Wirkung	Bilia AR et al. (2002) Life Science 70: 3077–3096
Rosskastanien- extrakt	Venöse Insuffizienz	Kontrollierte Studie: placebokontrolliert	Unsichere Wirkung	Ottilinger B, Greeske K (2001) BMC Cardiovascular Disorders 1: 1–5
		Übersicht		Fricke U (2005) Arzneiverord- nungsreport 2005: 941-953
Comfrey Extrakt	Knöcheldistorsion	Kontrollierte Studie, Verum-kontrolliert	Unsichere Wirkung	Predel HG et al. (2005) Phyto- medicine 12: 707–714

Daten, welche im amerikanischen **Toxic-Exposure-Sur-veillance-System** erhoben wurden, lassen erkennen, dass wegen der Häufigkeit von unerwünschten Wirkungen Yohimbin- und Ephedra-haltige Produkte deutlich kritischer zu bewerten sind als Echinacea-enthaltende Produkte. Schwerwiegende Wirkungen traten bei Ephedra-haltigen Produkten in einer Häufigkeit von 1% auf, darunter Schlaganfälle und Herzinfarkte (Woolf et al. 2005). Für Ginkgoextrakte sind Blutgerinnungsstörungen beschrieben worden (Bent et al. 2005).

Der deutschen Arzneimittelbehörde wurden für Echinacin-haltige Produkte schwerwiegende Reaktionen, nämlich drei anaphylaktoide Reaktionen und fünf anaphylaktische Schocks nach intravenöser oder intramuskulärer Injektion berichtet (Huntley et al. 2005). Hepatotoxische Effekte sind von Pyrrolizidinalkaloiden mit 1,2-Doppelbindung beschrieben. Nierenversagen, Nephritis und Tumore der Harnwege sind im Zusammenhang mit der Anwendung von Präparationen beschrieben worden, welche Aristolochia enthalten.

Auch Interaktionen sind möglich. So ist eine verringerte Wirkung von einer Vielzahl von Arzneimitteln, unter ihnen auch HIV-Reverse Transkriptaseinhibitoren (Nevirapin, Efavirenz) und (Indinavir), bei gleichzeitiger Gabe von Johanniskraut enthaltenden Arzneimitteln beobachtet worden.

 Insofern ist es auch bei Phytopharmaka erforderlich, eine Risiko-Nutzen-Analyse vorzunehmen. Die Verordnung von Phytopharmaka ist bei nicht belegtem Nutzen wegen des nicht auszuschließenden Risikos immer kritisch zu betrachten.

2.5   Akupunktur

Für dieses Therapieverfahren liegen inzwischen eine Reihe von Cochraneanalysen vor (■ Tab. 2.3). Danach kann die Schmerztherapie mit Akupunktur nicht als evidenzbasiert gerechtfertigt und naturwissenschaftlich gesichert gelten. Auch eine große, prospektive, kontrollierte Studie in Deutschland (**GERAC-Studie**) ändert an dieser Bewertung nichts (Endres et al. 2005; Hummelsberger et al. 2005; Haake et al. 2007 – vgl. Kommentar). Sie sollte dazu dienen, die schmerzlindernde Wirkung der Akupunktur in einer placebokontrollierten Studie zu belegen. Dabei wurde von erfahrenen Therapeuten das Setzen der Akupunkturnadeln entweder gemäß der von der Akupunktur vorgeschriebenen Meridiane (Verumgruppe) oder nach dem Zufallsprinzip vorgenommen. Ein möglicher **observer bias** wurde durch die Befragung der behandelten Patienten durch unabhängige Untersucher (Telefoninterviews) versucht auszuschalten.

Es können folgende Schlüsse gezogen werden: Es kam nicht zu signifikanten Therapieerfolgen der »korrekten« Aku-

▣ Tab. 2.3. Studien zum Beweis der analgetischen Wirksamkeit von Akupunktur

Analysierende Gruppe	Indikation	Studientyp	Ergebnis	Literatur
Cochrane Sys Rev	Rheumatoide Arthritis	Metaanalyse	Wirkung möglich	Casimiro L et al. (2005) Cochrane Database Syst Rev 19(4): CD003788
Cochrane Sys Rev	Schulterschmerz	Metaanalyse	Wirkung möglich	Green S et al. (2005) Cochrane Database Syst Rev 18(2): CD005319
Cochrane update (Toronto, Canada)	Kreuzschmerz	Metaanalyse	Wirkung nicht gesichert	Furlan AD et al. (2005) Spine 30(8):944–963
Isfahan, Iran	Spannungskopfschmerz	Prospektive, kontrollierte, randomisierte Studie	Wirkung nicht gesichert	Ebneshahidi NS et al. (2005) Acupunct Med 23(1): 8–13
Baltimore, USA	Schmerzen bei Kniearthrose	Prospektive, kontrollierte, randomisierte Studie	Trend zu Wirksamkeit	Berman BM et al. (2004) Ann Intern Med 141(12): 901–910
GERAC-Studie (AOK und TK, Deutschland)	Kopfschmerz, Kreuzschmerz, Migräne, Knie	Prospektive, kontrollierte, randomisierte Studie	Scheinakupunktur ist genauso wirksam	Endres HG et al. (2005) Schmerz 19(3): 201–204 Hummelsberger J et al. (2005) MMW Fortschr Med 147(25): 12–14 Wettig D (2005) Schmerz 19(4): 330–1 Sood A et al. (2005) J Altern Complement Med 11(4): 719–722

punktur im Vergleich zur Kontrollgruppe mit zufällig gesetzten Nadeln (▣ Tab. 2.3 und die dort zitierte Literatur). Im Rahmen dieser Studie wurde nachträglich festgestellt, dass die als Kontrollnadelung vorgesehenen Behandlungen im Wesentlichen älteren, von der derzeit gültigen Regel abweichenden Akupunkturmeridianen entsprachen. Somit meinen Manche – retrospektiv wohlgemerkt –, von zwei wirksamen Therapieformen ausgehen zu können; allerdings fehlt dann die Placebogruppe. Für den Wissenschaftler bleibt diese Erklärung, zumal sie nachträglich vorgebracht wurde, fragwürdig (Hummelsberger et al. 2005).

Unabhängig von der anhaltenden Diskussion über die Wirksamkeit der Akupunktur bei (chronischen) Schmerzen und Befindlichkeitsstörungen werden auch bei dieser im Großen und Ganzen harmlosen Methode unerwünschte Arzneimittelwirkungen berichtet. Die kürzlich erschienenen Übersichtsartikel (Ernst 2006; Pittler et al. 2008) beschreiben eine Anzahl von Problemen (Ernst). So kam es zu Störungen der Blutgerinnung, zu Benommenheit und anderen funktionellen Beschwerden. Zusätzlich wurden auch schwere Probleme berichtet, z. B. Perforationen der Pleura (mit Akupunkturnadeln), abgebrochene Nadeln (die zu Nervenschäden führten), Granulombildung und sogar eine Panzytopenie im Zusammenhang mit der Jahre vorher erfolgten »Hari«-Akupunktur, bei der kleine Goldnadeln permanent im Gewebe belassen werden. Schließlich kommt es immer wieder zu Infektionen, die insbesondere bei immunsupprimierten Patienten eine erhebliche Gefahr darstellen. Auch kardiovaskuläre Nebenwirkungen sind beschrieben worden (Kung et al. 2005).

2.6   Manualtherapie/Chiropraxis

Auch für diese Behandlungsmethode gilt, dass ihr Wert sehr schwer durch kontrollierte Studien belegt werden kann – wie soll eine Placebo-Manualtherapie aussehen, und wie kann sie ethisch vertreten werden? Schließlich müssen ja in der »Verum«- und Kontrollgruppe manuelle oder besser »brachiale« Kraft angewendet werden! Auch ihre Anwendung ist mit Risiken behaftet. Durch zu intensive Kraftanwendung kommt es ebenfalls zu Nervenschädigungen. Auch kardiovaskuläre unerwünschte Wirkungen wurden beschrieben. Sie resultieren aus mechanischen Gefäß- (Arteria vertebralis) und Nervenschäden. Subdurale und epidurale Blutungen werden immer wieder berichtet. Riskant sind manualtherapeutische Eingriffe aber auch bei chronischen Rücken-, Nacken- oder Halsschmerzen ohne vorherige röntgenologische Untersuchung. Nur so können Frakturen, Zysten oder Tumormetastasen im Knochengewebe ausgeschlossen werden. Ohne diesen Ausschluss kommt es immer wieder zu Lähmungen oder Todesfällen durch Wirbelbrüche.

In Kürze

Komplementär- und Alternativmethoden erfreuen sich immer noch eines erheblichen Interesses bei der Therapie chronischer Erkrankungen. Sie verschlingen beachtliche Geldmengen, ohne dass der Konsument dadurch nachweisbare gesundheitliche Verbesserungen erfährt. Alle Versuche, Akupunktur, Homöopathie und Phytotherapie auf evidenzbasierte Füße zu stellen, sind trotz erheblichen Aufwands erfolglos geblieben. Im Gegensatz zu dem, was öffentlich behauptet wird, erfreuen sich diese parawissenschaftlichen Therapieformen nach wie vor des besonderen Interesses der Bevölkerung und des Schutzes der Politik. Daher werden immer neue Versuche unternommen, doch den Nachweis einer Wirkung – und sei sie noch so marginal – zu erbringen.

Weiterführende Literatur ▶ www.springer.com

3 Therapie-Monitoring, Probleme der Compliance (Adherence) und Noncompliance

W.E. Haefeli

3.1 Bedeutung

Die Häufigkeit von fehlender oder ungenügender erwünschter Wirkung einer Arzneimitteltherapie (häufig 20–70%; ◘ Abb. 3.1) und die Inzidenz von unerwünschten Arzneimittelwirkungen (UAW) machen das Suchen nach pharmakodynamischen Endpunkten (Therapie-Monitoring) zu einer wichtigen Aufgabe jedes verschreibenden Arztes. Ein Monitoring ist aus Aspekten der Arzneimittelsicherheit (Risiken durch UAW) und der Patientenführung (Noncompliance in 30–80% aller Langzeittherapien), aber auch aus ökonomischen Überlegungen (fehlende Wirkung bei laufenden Kosten, Zusatzkosten durch UAW) von zentraler Bedeutung. Als qualitätssichernde Maßnahme verfolgt das Monitoring von Pharmakotherapien somit das Ziel, frühzeitig Patienten zu erkennen, die auf die Therapie nicht wie gewünscht ansprechen (Nonresponder; ◘ Abb. 3.1) oder UAW erleiden. Notwendigkeit und Intensität eines Monitorings werden deshalb diktiert von der Wahrscheinlichkeit, auf die Therapie einer bedrohlichen Krankheit nicht anzusprechen (z. B. Antikoagulation bei Vorhofflimmern, Antibiotika bei bakterieller Meningitis) und der potenziellen Bedrohung durch UAW, die Therapieänderungen zur Folge haben müssten (Dosisreduktion bei konzentrationsabhängigen Typ A-UAW wie Blutung unter Warfarin[1]; Absetzen des Arzneimittels bei konzentrationsun-

abhängigen Typ B-UAW wie Proarrhythmie, Agranulozytose, Lyell-Syndrom).

3.2 Surrogate und primäre Endpunkte

Idealerweise wird im Rahmen des Monitorings gerade die gesuchte erwünschte Wirkung (z. B. Abnahme von Angina-pectoris-Frequenz unter Antianginosa oder Infektzeichen unter Antibiotika und Besserung der Befindlichkeit unter Antidepressiva) oder die befürchtete unerwünschte Wirkung erfasst (z. B. Proarrhythmie unter Antiarrhythmika, Neutropenie unter Zytostatika oder **Clozapin**[2]). Solche primären (klinischen) Endpunkte stellen also für den Patienten direkt bedeutungsvolle Ereignisse dar. Häufiger ist es jedoch nicht möglich, die Wirkung als primären Endpunkt direkt zu erfassen; dies einerseits weil das (häufig seltene) Ereignis zu schwerwiegend oder irreversibel ist (z. B. Grand-Mal-Anfall, Sekundärprävention koronarer Ereignisse, Tod) oder weil die Therapie als Primärprävention durchgeführt wird und das Ereignis möglichst vermieden werden sollte (z. B. Mortalitätssenkung mit HMG-CoA-Reduktase-Hemmern).

1 Coumadin®

2 Leponex®, Clozapin-1A-Pharma®

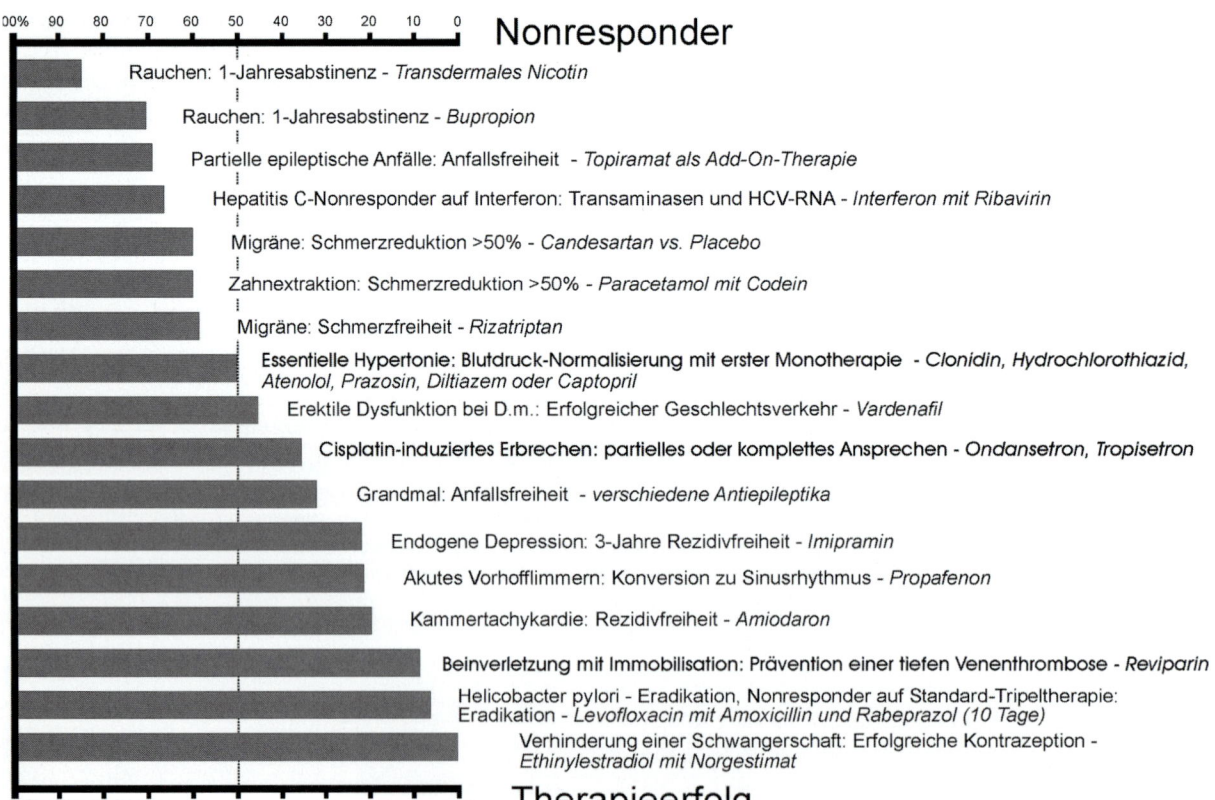

◘**Abb. 3.1.** Schematische Darstellung der Nonresponder-Raten einer Auswahl von akuten und chronischen Arzneimitteltherapien. Aufgeführt sind Therapieindikation, primärer Endpunkt und das eingesetzte Arzneimittel bzw. die Arzneimittelkombination. Falls mehrere Arzneimittel mit demselben Resultat vergleichend getestet wurden, sind sie durch Kommata getrennt

In diesen Fällen muss ersatzweise ein (subklinischer) **Surrogatparameter** zur Therapiesteuerung verwendet werden, für den gezeigt wurde, dass er einen vergleichsweise hohen prädiktiven Wert für das erwünschte therapeutische Resultat (bakteriologische Resistenzprüfung auf Antibiotika, HI-Virus-RNA und AIDS-Progression, HbA1c und diabetische Mikroangiopathie) oder eine gefürchtete Nebenwirkung hat (z. B. QT_c-Verlängerung als Vorbote von Torsade-de-Pointes, **Theophyllin**[3]-Plasmakonzentration und Epilepsierisiko). Geeignete Surrogatparameter spiegeln jede Änderung des primären Endpunktes wider, sollten durch die therapeutische Intervention in vergleichbarem quantitativem Ausmaß beeinflusst werden und alle Aspekte des Behandlungseffektes auf den primären Endpunkt umfassen. Außerdem muss ein brauchbarer Surrogatparameter weitgehend unberührt von Einflüssen bleiben, die den primären Endpunkt nicht mit verändern. Surrogate stellen also Zwischenresultate im Krankheitsgeschehen dar, die das Endresultat möglichst direkt widerspiegeln, jedoch zeitlich sehr viel früher und im Falle von kategorischen Endpunkten (Rehospitalisationsrate, Fraktur, komplette Tumorremission, Tod, Überleben) das Risiko für das Eintreten des primären Therapieziels möglichst kontinuierlich voraussagen.

In dieser Weise validierte Surrogate sind selten und bilden im klinischen Alltag noch immer die Ausnahme. Häufiger sind Messwerte, die zwar assoziiert sind mit dem Krankheitsgeschehen, jedoch nicht jede Risikoänderung widerspiegeln (sog. **Biomarker**). Selbst allgemein übliche Messparameter wie beispielsweise die Blutdruckmessung zur Hypertonieeinstellung haben bisher keine eigentlichen Surrogatqualitäten. Dies wird u. a. dadurch deutlich, dass der Therapieerfolg einer antihypersensitiven Behandlung innerhalb derselben Population unterschiedlich ausfallen kann, selbst wenn die Blutdruckwerte in gleichem Ausmaß gesenkt wurden. Bei Patienten mit arterieller Hypertonie und linksventrikulärer Hypertrophie waren beispielsweise Hirnschlagraten oder kardiovaskuläre Sterblichkeit höher unter Behandlung mit dem β_1-selektiven Adrenorezeptor-Antagonisten **Atenolol**[4] als bei Patienten, welche den Angiotensin-1-Rezeptor-Antagonisten **Losartan**[5] erhielten, obschon die Blutdrucksenkung identisch war.

Wiederholt und gelegentlich mit Schaden für den Patienten (z. B. CAST-Studie: Mortalität bei Kammerarrhythmien unter Typ-Ic-Antiarrhythmika, PRIME-II-Studie: Mortalität bei Herzinsuffizienz unter Dopamin-Agonist Ibopamin) wurden Surrogatparameter Therapien zugrunde gelegt, die sich anschließend – obwohl primär scheinbar plausibel – nicht als Prädiktoren des Erfolges herausstellten. So waren weder die Arrhythmiesuppression durch **Flecainid**[6] bzw. Encainid noch die als günstig angesehene neurohormonale Dämpfung und Vasodilatation bei Ibopamin assoziiert mit dem Endpunkt Mortalität. Ähnlich verhielt es sich auch mit dem Surrogat Tumorvolumen als Marker für eine Zytostatika-assoziierte Veränderung der Lebensqualität oder des Überlebens. Daraus wird ersichtlich, dass Surrogatparameter sorgfältig validiert werden müssen, bevor sie uneingeschränkt zur Therapiesteuerung verwendet werden dürfen.

3.3 Optimaler Zeitpunkt des Monitorings

Der optimale Zeitpunkt eines Monitorings hängt davon ab, wann eine Wirkung oder UAW auf ein Surrogat bzw. den primären Endpunkt erwartet werden kann. Für konzentrationsabhängige Ereignisse sind deshalb die Konzentrationswirkungs- und -nebenwirkungsbeziehung (therapeutische Breite), die Pharmakokinetik (z. B. Verteilung in das Wirkkompartiment), das Dosierungsschema (geringste Fluktuation der Plasmakonzentrationen bei Verabreichung retardierter Formen bzw. kontinuierlicher Infusion) und die Therapiedauer mitbestimmend (Zeitpunkt bis zum Erreichen des Steady State). Ohne Verabreichung von Sättigungsdosen kann ein Konzentrationsmaximum (und deshalb auch Effektmaximum) frühestens nach Verabreichung während 4–5 Halbwertszeiten erwartet werden.

Zwischen der Verabreichung eines Arzneimittels, dem Erscheinen des Arzneimittels am Wirkort und dem Auftreten einer Wirkung (primärer Endpunkt, Surrogatendpunkt, UAW) verstreicht in den allermeisten Fällen etwas Zeit, was zu **Hysteresephänomenen** führt (◻ Tab. 3.1). Wie in ◻ Abb. 3.2 dargestellt, kommt es dann zur zeitabhängigen kreisförmigen Aufweitung der Dosis- und/oder Konzentrations-Wirkungsbeziehung. Dies bedeutet, dass in der Startphase die Konzentrationen mehr oder weniger lange ansteigen, bevor Effekte beobachtet werden können (a in ◻ Abb. 3.2). Anschließend nimmt die Wirkung oft noch weiter zu, obwohl kein weiterer Konzentrationsanstieg mehr erfolgt (z. B. im Steady State und kurz danach, b in ◻ Abb. 3.2) und bildet sich (z. B. nach Absetzen) nur verzögert wieder zurück (c in ◻ Abb. 3.2). Hysteresekurven führen somit dazu, dass für eine bestimmte Konzentration jeweils mehrere verschieden große Effekte beobachtet werden können in Abhängigkeit vom Beobachtungszeitpunkt innerhalb der Therapie.

Die meisten Arzneimitteleffekte auf primäre Endpunkte (wie Morbidität, Mortalität, Lebensqualität) bilden sich erst nach im Vergleich zur Halbwertszeit langer, kontinuierlicher Arzneimittelexposition aus (z. B. Änderung der Mortalität bei HMG-CoA-Reduktase-Hemmern erst nach Jahren, obschon Steady-State-Bedingungen in einem Tag erreicht wären und die Plasmalipidwerte bereits nach wenigen Wochen maximal gesenkt sind). Die Biomarker (z. B. Blutfette, Blutzucker) werden somit durch die Therapie rascher beeinflusst als die Endpunkte. Auch wird man nicht erwarten, dass eine Nagelmykose nach 3–4 Tagen (= 4–5 Halbwertszeiten) unter **Terbinafin**[7] abgeheilt wäre, da die Pharmakokinetik des Antimykotikums nicht allein entscheidend ist.

---

3 Solosin®, Bronchoretard®

4 Tenormin® oder Atenolol-ratiopharm®

5 Lorzaar®

6 Tambocor®, flecadura®

7 Lamisil®, Dermatin®

Effekt

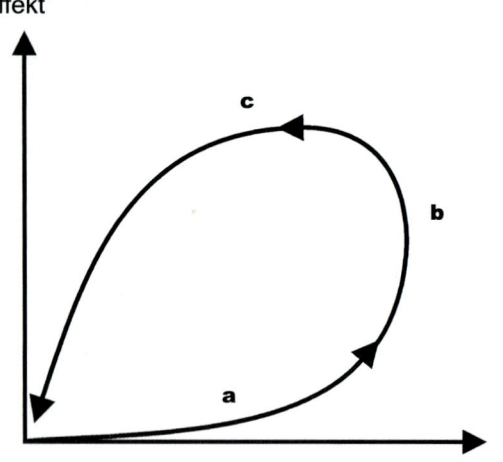

Konzentration

Abb. 3.2. In vielen Fällen moduliert die Therapiedauer die Beziehung zwischen Arzneimittel-Konzentration bzw. -Dosierung und Endpunkt, sodass eine Hysteresekurve im Gegenuhrzeigersinn entsteht. Diese Hysteresephänomene erschweren die Interpretation des Therapieerfolgs und müssen bei der Wahl des optimalen Zeitpunktes für ein aussagekräftiges Arzneimittel-Monitoring berücksichtigt werden

Tab. 3.1. Wahl des Zeitpunktes des Arzneimittel-Monitorings. Illustrierende Beispiele für Endpunkte mit relevanter Hysterese

Substanz-klasse	Therapiedauer bis zur maxi-malen Wirkung	Endpunkt
HMG-CoA-Reduktase-Hemmer	Wochen	Lipidsenkung
	Monate bis Jahre	Mortalität
Insulin	Stunden	Blutzuckersenkung
	Tage bis Wochen	Morbidität
	Jahre	Mortalität
Aspirin	Minuten	Thrombozytenaggregation
	Stunden	Analgesie
	Jahre	Sekundärprävention (Mortalität)
Trizyklika	Tage	Mundtrockenheit
	Wochen	Stimmungsaufhellung
ACE-Hemmer	Minuten bis Stunden	(First-Dose)-Hypotonie
	Tage bis Wochen	Blutdrucksenkung
	Monate bis Jahre	Mortalität
Diuretika	Stunden	Diurese
	Tage	Blutdrucksenkung
	Jahre	Morbidität (z. B. Hirnschlag)

3.4   Monitoring-Techniken

3.4.1   Vorbemerkungen

Von sehr wenigen Ausnahmen abgesehen (z. B. gut verträgliche, effiziente Impfungen) ist ein Monitoring bei praktisch jeder Arzneimitteltherapie erforderlich. Als Resultat einer Kette von Ereignissen ist das Eintreten von Therapieerfolg oder UAW das klarste Indiz für eine vorausgegangene Arzneimittelexposition. Entsprechend kann die Ursache eines Therapieversagens in jedem Teilschritt nach der Verschreibung eines Arzneimittels begründet sein (Einnahme – Absorption – Verteilung zum Wirkort – Auslösen eines pharmakologischen Effekts – Elimination). Es ist einleuchtend, dass die Unterschiede dieser Prozesse auch unterschiedliche Monitoring-Techniken erforderlich machen und dass nicht alle Techniken mit gleicher Sensitivität und Spezifität Probleme erkennen lassen (Tab. 3.2). Durch Kombination mehrerer Methoden lässt sich oft eine objektivere Einschätzung gewinnen. So ideal die grundsätzliche Erfassung von primären klinischen Endpunkten für die Therapiesteuerung scheint, so wenig hilfreich ist sie bei der häufig notwendigen Unterscheidung von Nonresponse und Noncompliance.

3.4.2   Noncompliance

Der häufigste Grund für ungenügende Wirkung ist die nicht vorschriftgemäße Arzneimitteleinnahme durch den Patienten (Noncompliance). In diesen Fällen stellt sich deshalb stets die Frage, ob Noncompliance oder Nonresponse vorliegt. Die Fähigkeit, eine Therapie regelmäßig durchzuführen (Compliance, Adherence), ist das Resultat eines vielschichtigen Prozesses, in dem der Patient und seine Betreuer, der Arzt und das Arzneimittel eine wichtige Rolle spielen. Diese multifaktorielle Entstehung von Compliance und Noncompliance ist der Hauptgrund dafür, dass bisher keine erfolgreiche Methode zur Früherkennung von Risikopatienten für Noncompliance entwickelt werden konnte, dass keine einzelne Maßnahme eine gute Compliance zu garantieren vermag, aber auch dafür, dass sich Ärzte und Betreuer regelmäßig täuschen, wenn sie das Compliance-Verhalten ihrer Patienten beurteilen sollen. Sie ist auch der Grund dafür, dass nicht alle Methoden geeignet sind, Noncompliance zu entdecken und von Nonresponse zu unterscheiden, und nur wenige Techniken Teilaspekte der Compliance direkt nachweisen können (Tab. 3.2). Aus diesen Gründen kommt neben der Erkennung von Noncompliance der kontinuierlichen Compliance-Förderung große Bedeutung zu.

Noncompliance ist menschlich und kann deshalb nur verhindert werden, wenn Compliance-fördernde Maßnahmen grundsätzlich und kontinuierlich jede Therapie begleiten. Eine erste zwingende Voraussetzung für eine gute Compliance ist die Information des Patienten über die **fünf unabdingbaren Informationen zur Arzneimittelanwendung** (s. unten); ohne dieses Wissen ist es unmöglich, compliant zu sein. Außerdem ist ohne minimale Kenntnisse über die Zusammenhänge zwischen Behandlung, Krankheit und Resultat

◘ Tab. 3.2. Techniken und Hilfsmittel zum Monitoring der Arzneimitteltherapie

Parameter für	Arzneimittel-Einnahme/ Compliance	Arzneimittel-Resorption	Arzneimittel-Verteilung	Arzneimittel-Elimination	Therapieerfolg bzw. Non-responder	UAW
Kontrollierte Verabreichung/ beobachtete Einnahme	XX	–	–	–	–	–
Tagebuch	X	–	–	–	–	–
Tablettenwochenschachtel	X	–	–	–	–	–
MEMS	X	–	–	–	–	–
Tablettenzählen	X	–	–	–	–	–
Fremdanamnese	XX	–	–	–	–	–
Rezeptbezug	X	–	–	–	–	–
TDM	XX	XX	(x)	XX	(x)	(x)
Surrogatmessung	(x)	(x)	XX	(x)	(x)	(x)
Klinischer Endpunkt	(x)	(x)	XX	(x)	XX	XX

XX = besonders gut geeignet, direktes Maß für Beurteilung des angegebenen Parameters; X = oft geeignet; (x) = indirektes Maß, nur ausnahmsweise bzw. nur im Erfolgsfall aussagekräftig; – = nicht geeignet.

(Outcome) die erforderliche Motivation des Patienten für die konsequente Durchführung einer Therapie undenkbar.

Die 5 für den Anwender essenziellen Informationen zur Arzneimitteltherapie

- Name des Präparates
- Einzunehmende Einzeldosis
- Dosierungsintervall (z. B. genau 8-stündlich bzw. 3-mal täglich)
- Applikationsweg und -art (z. B. oral, 2 h vor dem Essen)
- Therapiedauer (z. B. voraussichtlich lebenslänglich, 10 Tage)

Compliance-verstärkende Elemente

- **Patient** (ggf. auch dessen Betreuer)
  - Kennt Bedrohung durch Krankheit und ihre Folgen
  - Kennt Wirksamkeit und Verträglichkeit der vorgeschlagenen Therapie
  - Integriert das Therapieschema in seinen Tagesablauf
  - Ist finanziell und intellektuell in der Lage, die Therapie durchzuführen
  - Hat sich bereit erklärt, die Therapie durchzuführen
- **Arzt**
  - Klare Information über Rationale für und Art der Therapie (mündlich und schriftlich)

▼

- Berücksichtigung der Ziele und Wünsche des Patienten bezüglich Gesundheitszustand
- Entwicklung eines durchführbaren Behandlungsplanes mit dem Patienten
- Thematisierung von Compliance-Problematik und Lösungsvorschlägen
- **Arzneimittel-Therapieplan**
  - Günstiges Therapieschema (Mittagsdosis vermeiden, möglichst keine alternierenden Schemata mit wechselnden Dosierungen)
  - Notwendige Hilfsmittel (z. B. Tablettenwochenschachteln) oder Hilfspersonen vorhanden
  - Schriftlicher, lesbarer und verständlicher Therapieplan

Aber selbst wenn all diese Voraussetzungen gegeben sind, wird es vielen Patienten schwer fallen, gewisse Therapiepläne konsequent umzusetzen, da sie nur bedingt in den individuellen Tagesablauf integrierbar sind. Entsprechend erratisch werden im Therapieverlauf die Fehler sein (◘ Abb. 3.3); in der Tat sind lediglich ein Sechstel der Patienten in der Lage, konsequent eine hohe Compliance einzuhalten. Die besonders typischen Einnahmemuster sind in ◘ Abb. 3.3 dargestellt. Viel häufiger als perfekte Compliance (◘ Abb. 3.3A) ist das Auslassen einzelner Dosen, was nicht selten am Wochenende geschieht (◘ Abb. 3.3B). Besonders bei Patienten mit unregelmäßigem Tagesablauf bzw. häufigem Zeitzonenwechsel ist eine regelmäßige Einnahme schwierig (◘ Abb. 3.3C). Entsprechend muss der Patient darauf vorbereitet werden, was anschließend

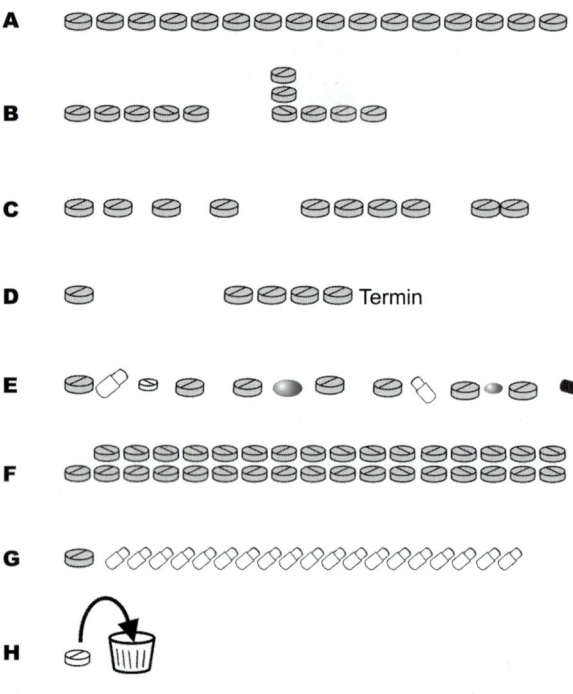

□ **Abb. 3.3.** Noncompliance äußert sich in verschiedenen Formen: **A** perfekte Compliance, **B** Auslassen und Nachholen, **C** erratische Einnahme der verschriebenen Substanz, **D** drug holiday mit Zahnputz-Phänomen (= white-coat adherence), **E** erratische Einnahme verschiedener Arzneimittel, **F** Dosismodifikation bei regelmäßiger Einnahme, **G** Ersatz durch anderes Präparat, **H** Parkplatz-Phänomen (Beschaffen und Entsorgen)

zu tun ist und ob die verpassten Dosen nachgeholt werden sollen oder explizit nicht nachgeholt werden dürfen.

Nicht selten werden von Patienten längere Pausen eingelegt (sog. **drug holidays**), die gefolgt werden von Phasen bestimmungsgemäßer Einnahme, insbesondere wenn ein Arzttermin naht (sog. **Zahnputz-Phänomen** oder »**white-coat adherence«, □** Abb. 3.3D). Seltener als das Auslassen von Dosen sind die erratische Einnahme verschiedener, zusätzlicher Arzneimittel (□ Abb. 3.3E) bzw. zusätzlicher Dosen (□ Abb. 3.3F) oder die konsequente Einnahme eines anderen Stoffes (□ Abb. 3.3G). Gelegentlich wird schließlich beobachtet, dass Arzneimittel beschafft und unmittelbar danach entsorgt werden (sog. **Parkplatz-Phänomen, □** Abb. 3.3H).

Für viele berufstätige oder sonst aktive Menschen sind Therapieschemata besonders schwierig einzuhalten, die Mittagsdosen oder Einnahmen außerhalb der Mahlzeiten oder innerhalb von Ruhezeiten (z. B. nachts, Wochenende, Urlaub) erforderlich machen (s. oben). Diese Schwierigkeiten können teilweise durch geeignete Arzneimittelwahl (lange Halbwertszeit, retardierte Wirkstofffreisetzung), andererseits durch Bereitstellung spezifischer Hilfsmittel (z. B. Tablettenschachteln: Dosett, Medi-7-Box, Careousel) und durch Beratung bei der Schaffung neuer Rituale im Alltag umgangen werden. Dabei ist allerdings zu beachten, dass gewisse Hilfsmittel (u. a. wegen der integrierten Kindersicherung) dazu führen können, die Compliance zu beeinträchtigen, wenn ein Patient z. B. wegen

arthrotischer Gelenksveränderung oder fehlender Instruktion nicht in der Lage ist, die Schachtel zu öffnen. Außerdem ist zu berücksichtigen, dass außer Vergesslichkeit auch das bewusste Verzichten auf die Einnahme (z. B. wegen UAW oder Komplexität des Behandlungsplans), emotionale Faktoren und Depression sowie fehlende Information zur Durchführung bzw. Sinnhaftigkeit der Therapie eine gute Compliance verhindern können. Letzteres ist besonders wichtig bei präventiver Gabe bzw. Behandlung asymptomatischer Erkrankungen.

3.4.3 Therapeutisches Arzneimittel-Monitoring (TDM)

Weit verbreitet, oft überschätzt und häufig nicht optimal eingesetzt ist die Messung von Plasma- oder Vollblutkonzentrationen (bei **Ciclosporin A**[8], **Tacrolimus**[9], **Sirolimus**[10]) zur Therapiesteuerung (Therapeutisches Drug Monitoring, TDM). Arzneimittelkonzentrationsmessungen sind dazu geeignet, eine fehlende Zufuhr (Noncompliance) und Absorptionsstörungen auszuschließen und erlauben überdies die Charakterisierung der individuellen Pharmakokinetik. Sie sind außerdem hilfreiche Surrogate für Wirkung oder UAW, sofern eine interindividuell wenig variable Beziehung zwischen Konzentration und Effekt besteht, was das Bestehen einer Konzentrations-Wirkungs-Beziehung voraussetzt und deshalb beispielsweise für Typ B-UAW nicht gilt. Solche Messungen sind besonders sinnvoll, wenn eine große Variabilität in der individuellen Kinetik besteht (z. B. **Phenytoin**[11]) und deshalb die verabreichte Dosis nicht mit ausreichender Genauigkeit die Konzentration abschätzen lässt, oder wenn weder Dosis noch Konzentration bekannt, jedoch Therapie-entscheidend sind (z. B. Intoxikation mit **Paracetamol**[12]).

Zum Nachweis einer guten Compliance sind allerdings Konzentrationsmessungen nicht immer geeignet. So gelingt es zwar, eine strikte Noncompliance zuverlässig zu entdecken, doch sind weder die unregelmäßige Einnahme von Arzneimitteln mit daraus resultierender lückenhafter therapeutischer Deckung (**therapeutic coverage**) noch Therapiepausen (**drug holidays**) erkennbar, sofern nicht gerade im besagten Zeitpunkt eine Messung erfolgt. Selbst regelmäßige Über- oder Unterdosierungen sind wegen der großen pharmakokinetischen Variabilität zwischen verschiedenen Individuen nicht immer sicher zu identifizieren. Hier sind Tablettenzählverfahren (»pill count«), Auswertungen von Rezeptbezügen, fremdanamnetische Angaben oder – in ausgewählten Fällen – elektronische Monitoringsysteme (z. B. MEMS™) aussagekräftiger.

Die Prinzipien des TDM sind kurz zusammengefasst die folgenden: Zur Optimierung von therapeutischen Effekten bzw. in der Prävention von UAW sind Konzentrationsmessungen nur unter den in der Übersicht angegebenen Bedingungen geeignet. Treffen ein oder mehrere der aufgeführten Kriterien

---

8 Sandimmun®, Cicloral Hexal®

9 Prograf®

10 Rapamune®

11 Phenhydan®, Phenytoin AWD®

12 Paracetamol-ratiopharm®, ben-u-ron®

nicht zu, so sollte von einer Messung abgesehen werden, da sie keine verlässliche Basis für eine Dosisanpassung bilden kann (eingeschränkte Interpretierbarkeit). Eine wichtige Ausnahme bilden Konzentrationsmessungen bei Intoxikationsverdacht (z. B. auch nach Gabe rasch freisetzender Arzneimittel mit großen Schwankungen der Plasmakonzentration und gelegentlich damit zusammenhängend Schwankungen des Wohlbefindens); in diesen Fällen ist ein Monitoring im Zeitpunkt der UAW diagnostisch oft entscheidend. In den meisten übrigen Situationen (Ausnahme Ciclosporin A: zunehmend Messung 2 h nach oraler Gabe) gilt aber, dass Dosisanpassungen auf sog. Talspiegeln (**trough level** = Talspiegel, tiefste Konzentration im Dosierungsintervall), d. h. auf Blutentnahmen unmittelbar vor der nächsten Verabreichung beruhen sollten, für die die therapeutischen Bereiche definiert wurden.

> **Bedingungen für eine sinnvolle Therapiesteuerung mit einem therapeutischen Arzneimittel-Monitoring (TDM)**
> - Geringe therapeutische Breite
> - Große interindividuelle Variabilität in der Pharmakokinetik
> - Eher geringe interindividuelle Variabilität in der Pharmakodynamik (therapeutischer und/oder toxischer Bereich definierbar)
> - Kein gut messbarer primärer (klinischer) Endpunkt verfügbar
> - Therapiedauer und Zeitpunkt der Blutentnahme im Dosierungsintervall bekannt
> - Äquilibrium von Plasma- bzw. Vollblutkonzentration und Konzentration am Wirkort erreicht (Verteilungsphase abgeschlossen)

3.4.4 Effekt-Monitoring

Wie eingangs erläutert, eignet sich das Erfassen eines primären Endpunktes zur Therapiesteuerung nur dann, wenn der Endpunkt schnell durch die Therapie beeinflusst wird (z. B. Schmerzsyndrome, Einschlafstörungen) und nicht irreversibel ist (z. B. Tod). In diesen Fällen hat das Monitoring eines primären Endpunktes hingegen den Vorteil, dass die häufigen Schwächen von Surrogaten umgangen werden können. Der zunehmend präventive Charakter vieler Arzneimitteltherapien macht eine Therapiesteuerung mit ständig früher im Therapieverlauf erfassbaren Markern notwendig (Surrogate), die dann verlässlich verwendet werden können, wenn ihr direkter Bezug zum entsprechenden klinischen Endpunkt gezeigt wurde (► Kap. 3.2).

Ein Effekt-Monitoring gehört zum Verschreiben jeder Therapie, da die Erfolgsrate vieler Therapien unbefriedigend ist (◻ Abb. 3.1) und ein Therapieversagen nur so entdeckt werden kann. Vier Elemente bestimmen die Planung eines optimalen Monitorings:

- Therapieziel (z. B. Senkung des Hirnschlagrisikos bei Hypertonie) und

- Endpunkte des Monitorings (z. B. Blutdruckmessung im Sitzen in Ruhe) sollten definiert sein.
- Zudem sollten das erwartete Ausmaß an Wirkung (z. B. Senkung des systolischen und diastolischen Blutdrucks um 10 mmHg) bekannt und
- ein aussagekräftiger Messzeitpunkt (z. B. nach drei Wochen ununterbrochener Therapie) festgelegt sein. Diese Elemente sollten auch Bestandteil der Aufklärung des Patienten sein.

3.4.5 UAW-Monitoring

Die Vielzahl möglicher UAW eines Präparates erschwert ein umfassendes Monitoring aller UAW im praktischen Alltag. Für Patienten und Arzt bedeutend ist aber, diejenigen UAW rechtzeitig zu entdecken, die ein Arzneimittel-Sicherheitsrisiko darstellen könnten. Hierzu gehören klinisch relevante UAW, die ärztliche Konsequenzen nach sich ziehen müssen (z. B. Dosisänderung, Absetzen), und UAW, die die Compliance ungünstig beeinflussen könnten (z. B. subjektiv lästige UAW wie Kopfschmerz unter Kalzium-Kanalblockern). Es sollte also erwogen werden, aus der Fülle der in der Packungsbeilage aufgeführten UAW diejenigen für den Patienten zu kennzeichnen, die zu den oben genannten Risikokategorien gehören. Dabei spielt die Inzidenz der UAW lediglich eine untergeordnete Rolle, wohl aber können Patienten-spezifische Charakteristika die Planung eines rationellen Monitorings beeinflussen (z. B. **Lithium**[13]-induzierte Hypothyreosen treten bevorzugt bei Rauchern auf, Dicoumarol-assoziierte Hautnekrosen v. a. bei Frauen mit Protein-C-Mangel, Stevens-Johnson-Syndrom unter Behandlung mit Sulfonamiden gehäuft bei HIV-positiven Patienten).

Da – wie für alle Arzneimitteleffekte – auch für UAW gilt, dass sie typischerweise nach einer relativ charakteristischen Expositionsdauer auftreten (Hysterese ► Kap. 3.3), kann und muss sich die Ausrichtung des Monitorings im Therapieverlauf gelegentlich ändern. So treten schwere Hypotonien unmittelbar nach Verabreichung der ersten Dosis von α-Blockern oder ACE-Hemmern (**First-dose-Hypotension**) nur initial auf und brauchen anschließend nicht mehr gesucht zu werden. Andere Beispiele für eindeutig zeitabhängige UAW sind Heparin-induzierte Thrombopenien mit schweren embolischen Komplikationen (HIT) nach 1–2 Wochen. Clozapinbedingte Agranulozytosen werden gehäuft, wenn auch nicht ausschließlich, in den ersten 3 Behandlungsmonaten beobachtet, weshalb Blutbildkontrollen zu Behandlungsbeginn häufiger (wöchentlich) erfolgen müssen. Thiazid-induzierte Veränderungen von Blutzucker und Lipiden treten erst nach vielen Behandlungswochen auf, **Amiodaron**[14]-assoziierte Lungenfibrosen bevorzugt im ersten Behandlungsjahr und Nierenpapillennekrosen unter NSAR oder tardive Dyskinesien unter Neuroleptika oft erst nach jahrelanger Exposition.

Andererseits gibt es potenziell bedrohliche oder lästige UAW, auf die der Patient kontinuierlich hingewiesen werden

---

13 Quilonum®, Lithium Apogepha®
14 Cordarex®, Amiodaron 1A-Pharma®

muss, da sie jederzeit im Laufe einer Behandlung auftreten können. Beispiele dafür sind angioneurotische Ödeme oder Reizhusten unter ACE-Hemmern, gastroduodenale Ulzera unter NSAR und Knöchelödeme unter Kalzium-Kanalblockern.

Außer dem direkten Sicherheitsaspekt für den individuellen Patienten hat das Monitoring von UAW auch noch weiter gehende Konsequenzen für ganze Patientengruppen. Für Therapien mit neuen Wirkstoffen bestehen bei Markteinführung nur begrenzte klinische Erfahrungen; im günstigsten Fall wurden in Phase-III-Studien mehrere Tausend Patienten untersucht, so dass UAW mit einer Häufigkeit bis etwa 1‰ bei Markteinführung bekannt sind. Entsprechend sind seltenere UAW in der Literatur nicht erwähnt und in der Packungsbeilage und Fachinformation primär nicht aufgeführt. Bisher unbekannte oder schwerwiegende Ereignisse sollten deshalb mit dem Ziel, zum allgemeinen Erkenntnisgewinn beizutragen, einer zentralen Datenbank zugeführt werden (in Deutschland: BfArM, in der Schweiz: Swissmedic, weltweit: WHO bzw. Hersteller). Meldungen an solche Spontanmeldesysteme sollten auch Verdachtsfälle einschließen und möglichst vollständige Informationen zur Beurteilung des klinischen Erscheinungsbildes sowie der zeitlichen Zusammenhänge mit der Exposition haben, um aussagekräftig zu sein. Strukturierte Meldeformulare werden in Deutschland z. B. von der Arzneimittelkommission der deutschen Ärzteschaft und in der Schweiz von den Zulassungsbehörden (Swissmedic) zur Verfügung gestellt.

In Kürze

Alle Therapien bedürfen einer Überwachung (Monitoring) um Therapieversager (Nonresponder), Noncompliance und unerwünschte Arzneimittelwirkungen zu entdecken. Zum Monitoring am besten geeignet ist die Messung klinischer Endpunkte, die mit dem Therapieerfolg zusammenhängen. Stehen diese nicht zur Verfügung oder soll deren Eintreten nicht abgewartet werden, kann die Messung von Surrogatparametern oder von Arzneistoff-Konzentrationen im Blut (therapeutisches Drug Monitoring) hilfreich sein. Wann ein Monitoring erfolgen soll, hängt vom zu messenden Zielparameter und der Dauer ab, bis sich die (un)erwünschte Wirkung einstellt.

Weiterführende Literatur ▶ www.springer.com

4 Verschreibung und Abgabe von Arzneimitteln

E. Haen, P. Aurnhammer

4.1 Gesetzliche Grundlagen

Verschreibung und Abgabe von Arzneimitteln sowie die (heute eher selten gewordene) Anfertigung einer individuellen Rezeptur werden durch die folgenden Gesetze und die auf Grund dieser Gesetze erlassenen Rechtsverordnungen geregelt:

> **Gesetzliche Grundlagen für die Verschreibung und Abgabe von Arzneimitteln**[1]
>
> ▬ **Arzneimittelgesetz** (AMG)[2]
> - Verordnung über apothekenpflichtige und freiverkäufliche Arzneimittel[3]
> - Arzneimittelverschreibungsverordnung (AMVV)[4]
> ▬ **Medizinproduktegesetz** (MPG)[5]
> ▬ **Betäubungsmittelgesetz** (BtMG)[6]
> - Betäubungsmittel-Verschreibungsverordnung (BtMVV)[7]
> ▬ **Fünftes Buch Sozialgesetzbuch** (SGB V)[8]
> - Verordnung über unwirtschaftliche Arzneimittel in der gesetzlichen Krankenversicherung[9]
> - Arzneimittelrichtlinien[10]
> - Festbeträge[11]
> ▼

> - GKV-Modernisierungsgesetz (GMG)[12]
> - Verordnung über die Zuzahlung bei der Abgabe von Arznei- und Verbandmitteln in der vertragsärztlichen Versorgung[13]
> ▬ **Heilmittelwerbegesetz**[14]
> ▬ **Deutsches Arzneibuch** (DAB) und **Europäisches Arzneibuch** (EuAB)[15]

4.1.1 Arzneimittel

§ 2 des Arzneimittelgesetzes definiert ausführlich, was in Deutschland als Arzneimittel gilt. Ein »Arzneimittel« ist demnach hierzulande kein medizinischer, sondern ein juristischer Begriff. Ausschlaggebend ist, was mit der »Anwendung am oder im menschlichen oder tierischen Körper« bezweckt werden soll. Erst durch diese **Zweckbestimmung**, werden Chemikalien (»Stoffe und Zubereitungen aus Stoffen«) zu Arzneimitteln (**Präsentationsarzneimittel**). So kann z. B. die Chemikalie Salicylsäure in jeder Drogerie gekauft werden. In der Absicht jedoch, zu Tabletten gepresst oder auch nur als Pulver abgefüllt, diese Chemikalie zur Linderung von Schmerzen zu benutzen, wird sie zum Arzneimittel. Mit der 15. Novelle des

---

1 Alle Angaben in diesem Kapitel beziehen sich auf den Stand vom 09.09.2009.

2 Gesetz über den Verkehr mit Arzneimitteln (Arzneimittelgesetz, AMG) in der Fassung der Bekanntmachung vom 12.12.2005 (BGBl. I S. 3394), zuletzt geändert durch Artikel 1 des Gesetzes zur Änderung arzneimittelrechtlicher und anderer Vorschriften vom 17. Juli 2009 (BGBl. I S. 1990).

3 Verordnung über apothekenpflichtige und freiverkäufliche Arzneimittel in der Fassung vom 24.11.1988 (BGBl. I, S. 2150) unter Berücksichtigung der Berichtigung vom 17.02.1989 (BGBl. I, S. 254), zuletzt geändert durch Artikel der Verordnung vom 29.12.2006 (BGBl. I S. 3276). Die Verordnung wird durch Änderungsverordnungen in unregelmäßigem Rhythmus ergänzt.

4 Verordnung über die Verschreibungspflicht von Arzneimitteln (Arzneimittelverschreibungsverordnung – AMVV) in der Fassung der Verordnung zur Neuordnung der Verschreibungspflicht von Arzneimitteln vom 21.12.2005 (BGBl. I, S. 3632), zuletzt geändert am 02.12.2008 (BGBl. I, S. 2338). Die Verordnung wird durch Änderungsverordnungen in halbjährigem Rhythmus jeweils zum 01.01. und 01.07. ergänzt.

5 Gesetz über Medizinprodukte (Medizinproduktegesetz, MPG) in der Fassung der Bekanntmachung vom 07.08.2002 (BGBl. I S. 3146), zuletzt geändert durch Artikel 1 des Gesetzes vom 14.06.2007 (BGBl. I S. 1066)

6 Betäubungsmittelgesetz vom 28.07.1981 in der Fassung der Bekanntmachung vom 01.03.1994 (BGBl I, S. 358) zuletzt geändert durch Artikel 2 des Gesetzes vom 29.07.2009 (BGBl. I, S. 2288)

7 Verordnung über das Verschreiben, die Abgabe und den Nachweis des Verbleibs von Betäubungsmitteln in der Fassung vom 20.01.1998 (BGBl. I, S. 74), zuletzt geändert durch Artikel 3 des Gesetzes zur diamorphingestützten Substitutionsbehandlung vom 15.07.2009 (BGBl. I S. 1801)

8 Fünftes Buch Sozialgesetzbuch (Artikel 1 des Gesetzes zur Strukturreform im Gesundheitswesen vom 20.12.1988, BGBl I, S. 2477),

zuletzt geändert durch die Artikel 15 und 15a des Gesetzes zur Änderung arzneimittelrechtlicher und anderer Vorschriften vom 17.07.2009 (BGBl. I S. 2013)

9 Verordnung über unwirtschaftliche Arzneimittel in der gesetzlichen Krankenversicherung vom 21.02.1990 (BGBl. I, S. 301), zuletzt geändert durch die 2. Änderungsverordnung vom 09.12.2002 (BGBl I, S. 4554)

10 Richtlinien des Bundesausschusses der Ärzte und Krankenkassen über die Verordnung von Arzneimitteln in der kassenärztlichen Praxis (Arzneimittel-Richtlinien – AMR) vom 31.08.1993 (Bundesanzeiger Nr. 246, S. 11155), zuletzt geändert am 18.07.2008 (Bundesanzeiger Nr. 112, S. 2746)

11 Die Festbeträge werden für jede Arzneimittelgruppe im Bundesanzeiger bekannt gemacht und in der medizinischen und pharmazeutischen Fachpresse veröffentlicht. In der »Roten Liste« (▶ Kap. 1.11) ist vor dem Preis eines jeden Präparates in Klammern nach der Abkürzung »FB« der entsprechende Festbetrag angegeben.

12 Gesetz zur Modernisierung der gesetzlichen Krankenversicherung (GKV-Modernisierungsgesetz – GMG) vom 14.11.2003 (BGBl I, S. 2190-2259)

13 Verordnung über die Zuzahlung bei der Abgabe von Arznei- und Verbandmitteln in der vertragsärztlichen Versorgung vom 09.09.1993 (BGBl. I, S. 1557) in der Fassung der Änderungsverordnung vom 12.09.1997 und der Berichtigung vom 05.01.1998 und Gesetz zur Verbesserung der Wirtschaftlichkeit in der Arzneimittelversorgung (Arzneimittelversorgungs-Wirtschaftlichkeitsgesetz – AVWG) vom 20.04.2006 (BGBl. I, S. 984–987)

14 Gesetz über die Werbung auf dem Gebiete des Heilwesens vom 18.10.1978 (BGBl. I, S. 604), in der Fassung der Bekanntmachung vom 19.10.1994 (BGBl. I, S. 3068), zuletzt geändert durch Artikel 2 des Gesetzes vom 26.04.2006 (BGBl. I, S. 984)

15 Derzeit gültig ist das DAB 2006/EuAB 6. Ausgabe 2006. In ihm sind alle Bestimmungen der Europäischen Pharmakopoe (Ph.Eur.) eingearbeitet.

AMG wurde der deutsche Arzneimittelbegriff außerdem an die europäische Rechtssprechung angepasst: In Abgrenzung zu Lebensmitteln muss ein Arzneimittel eine **nennenswert** über die physiologische Wirkung hinausgehende Wirkung haben (**Funktionsarzneimittel**). Arzneimittel dürfen nur in den Verkehr gebracht werden, wenn sie in einem Zulassungsverfahren ihre Wirksamkeit, Verträglichkeit und pharmazeutische Qualität nachgewiesen haben. Die Zulassung wird durch das Bundesinstitut für Arzneimittel und Medizinprodukte (BfArM) in Berlin bzw. die European Medicines Agency (EMEA) in London erteilt.

4.1.2 Medizinprodukte

Seit 1. Januar 1995 unterliegen auch Medizinprodukte wie Arzneimittel einem Zulassungsverfahren, (»Konformitätsbewertungsverfahren«), in dem der für Patienten, Anwender und Dritte sichere Gebrauch und die vom Hersteller beanspruchten Leistungen überprüft werden. Die zu erfüllenden Normen wurden auf europäischer Ebene einheitlich festgelegt. Das »CE«-Zeichen gibt an, dass das Medizinprodukt ein solches Konformitätsbewertungsverfahren durchlaufen hat und die grundlegenden europäischen Anforderungen erfüllt (conformité européenne). Je nach ihrem Gefährdungspotenzial, ihrem Anwendungsort, der Anwendungsdauer und der eingesetzten Technik werden die Medizinprodukte in vier Klassen eingeteilt. Klasse I kann vom Hersteller selbst zugelassen werden, die anderen Klassen werden von Einrichtungen bewertet, die von den zuständigen Gesundheitsbehörden (Bundesoberbehörde: Bundesinstitut für Arzneimittel und Medizinprodukte, BfArM) benannt werden (sog. »benannte Stellen«).

Auch für die Einstufung als Medizinprodukt ist eine medizinische Zweckbestimmung ausschlaggebend, wobei im Unterschied zum Arzneimittel die Hauptwirkung weder durch pharmakologische noch durch immunologische Mittel und auch nicht durch den Stoffwechsel (Metabolismus) erreicht werden darf. Die Abgrenzung zum Arzneimittel kann im Einzelfall sehr schwierig sein, was vor allem wirtschaftliche Konsequenzen hat, da ein Konformitätsbewertungsverfahren erheblich weniger aufwändig und damit schneller und billiger ist als eine arzneimittelrechtliche Zulassung.

4.1.3 Apothekenpflicht

Prinzipiell dürfen Stoffe oder Zubereitungen aus Stoffen, die nach der Definition des § 2 AMG als Arzneimittel zu betrachten sind, nur über Apotheken abgegeben werden. Einige Arzneimittel sind im AMG ausdrücklich von der Apothekenpflicht ausgenommen. Entscheidendes Kriterium ist dabei, dass sie nicht zur Behandlung von Krankheiten, Leiden, Körperschäden oder krankhaften Beschwerden deklariert sind, wie z. B. Vitamine in niedriger Dosierung, natürliche Heilwässer, bestimmte Tees, Pflaster und Brandbinden, Desinfektionsmittel zum äußeren Gebrauch oder zur Anwendung in der Mundhöhle.

Der Bundesminister für Gesundheit und Soziale Sicherung (BMG) wird durch das AMG darüber hinaus ermächtigt, auf dem Verordnungswege sowohl die Apothekenpflicht für einzelne Arzneimittel als auch die Freistellung von der Apothekenpflicht aufzuheben. Dies geschieht mit der **Verordnung über apothekenpflichtige und freiverkäufliche Arzneimittel**[3]. Medikamente, die zwar der Apothekenpflicht unterliegen, aber auch ohne ärztliches Rezept abgegeben werden dürfen, werden (ohne Gewähr) in der »Roten Liste« des Bundesverbandes der Pharmazeutischen Industrie mit dem Kürzel »Ap« gekennzeichnet.

4.1.4 Verschreibungspflicht

Prinzipiell dürfen Arzneimittel, die einen Wirkstoff enthalten, dessen Wirkungen in der medizinischen Wissenschaft nicht allgemein bekannt sind, oder bei denen die Gefahr besteht, dass sie auch bei bestimmungsgemäßem Gebrauch die Gesundheit von Mensch und Tier gefährden können, wenn sie ohne ärztliche Überwachung angewendet werden, oder die die Gesundheit von Mensch und Tier gefährden, weil sie häufig in erheblichem Umfang nicht bestimmungsgemäß gebraucht werden, nur nach ärztlicher Verschreibung abgegeben werden. Die verschreibungspflichtigen Arzneimittel sind in der **Verordnung über verschreibungspflichtige Arzneimittel**[4] zusammengestellt, die halbjährlich überarbeitet und neu erlassen wird.

Die Zusammenstellungen in dieser Verordnung sind rechtlich verbindlich. Die gängigen Arzneimittellisten enthalten ohne Gewähr Hinweise auf das Vorliegen einer Verschreibungspflicht, z. B. durch die Abkürzung »Rp« in der »Roten Liste« des Bundesverbandes der Pharmazeutischen Industrie.

> **Alle verschreibungspflichtigen Arzneimittel sind auch apothekenpflichtig.**

Nicht-verschreibungspflichtige Arzneimittel dürfen vom Apotheker auch ohne Vorliegen eines Rezeptes abgegeben werden. Dies ist der ständig an Bedeutung zunehmende Bereich der Selbstmedikation (nach dem Englischen auch als **OTC-Bereich** bezeichnet, Verkauf direkt über den Ladentisch: »over the counter«). Hier erwächst dem Apotheker eine besondere medizinische Verantwortung, da der Kunde ein Arzneimittel erwirbt und selbst bezahlt, ohne einen Arzt zu konsultieren.

4.1.5 Fünftes Buch Sozialgesetzbuch

Das SGB V enthält alle Vorschriften über die Funktion der gesetzlichen Krankenversicherung (GKV). Es wurde durch das **Gesundheitsreformgesetz** (GRG), durch das Gesundheitsstrukturgesetz (GSG) und durch das **GKV-Modernisierungsgesetz** (GMG)[12] geändert. Für die Verschreibung wichtig sind die in diesen Gesetzen enthaltenen Bestimmungen zur Festbetragsregelung[11], die Zusammenstellung von Arzneimitteln, die überhaupt nicht zu Lasten der gesetzlichen Krankenversicherung verschrieben werden dürfen (Verordnung über unwirtschaftliche Arzneimittel in der gesetzlichen Krankenversicherung[9]), und die Regelungen über die **Eigenbeteiligung** der Patienten an den Arzneimittelkosten (Verordnung über die Zuzahlung bei der Abgabe von Arznei- und Verbandmitteln in der vertragsärztlichen Versorgung[13]). Streng genommen gelten die Regelungen des SGB V nur für den Bereich der gesetzlichen Krankenversicherung. Da jedoch bei weitem die meisten Patienten in der GKV versichert sind und die Regelungen des SGB V in der Regel von anderen Krankenversicherungseinrichtungen übernommen werden (z. B. Beihilferegelungen der Beamten), haben sie einen prägenden Charakter für die medizinische Versorgung der Gesamtbevölkerung in Deutschland.

4.1.6 Heilmittelwerbegesetz

Die Werbung für Arzneimittel unterliegt strengen Einschränkungen. Auf die einzelnen Bestimmungen des Heilmittelwerbegesetzes[14] soll an dieser Stelle nicht weiter eingegangen werden. Für die Verschreibung ist in diesem Zusammenhang nur wichtig, dass verschreibungspflichtige Arzneimittel nur in medizinischen Fachkreisen beworben werden dürfen. Die immer zahlreicher werdenden Arzneimittelreklamen in frei zugänglichen öffentlichen Medien betreffen somit stets Arzneimittel, die nicht verschreibungspflichtig sind und deshalb in der Regel auch nicht zu Lasten der gesetzlichen Krankenversicherung verschrieben werden dürfen.

4.1.7 Arzneibücher (Pharmakopöen)

Das **Deutsche Arzneibuch** (DAB)[15] wurde mittlerweile mit dem **Europäischen Arzneibuch** (Ph. Eur bzw. EuAB)[15] vereinigt. Sie besitzen beide Gesetzescharakter. Neben der Beschreibung der chemischen Eigenschaften von Arzneistoffen enthalten sie alle relevanten Vorschriften zur Herstellung individueller Rezepturen (Augentropfen, Salben, Zäpfchen etc.).

Die im Arzneibuch aufgeführten Arzneistoffe werden als »offizinell« bezeichnet. Sie müssen die im DAB geforderte garantierte standardisierte Beschaffenheit haben. Der Apotheker überprüft und garantiert die geforderte Qualität.

4.2 Grundsätzliches zur Verschreibung

4.2.1 Form und rechtliche Bedeutung

Die Verschreibung ist eine **verbindliche Anweisung** des Arztes an den Apotheker zur Aushändigung bzw. Anfertigung eines Arzneimittels. Sie hat den Charakter einer Urkunde und erfüllt zwei Aufgaben:

- Sie berechtigt zur Abgabe bzw. zum Erwerb verschreibungspflichtiger Arzneimittel.
- Sie dient als Bestätigung gegenüber Krankenversicherungen, dass der Erwerb des Arzneimittels ärztlich begründet war. In der Regel wird eine Krankenversicherung die Kosten für Arzneimittel nur nach Vorlage eines quit

tierten ärztlichen Rezeptes, nicht nach alleiniger Vorlage des Kassenbeleges einer Apotheke erstatten.

Dies bedeutet, dass auch nicht verschreibungspflichtige Arzneimittel auf einem Rezept verschrieben werden müssen, wenn der Patient die Kosten nicht selbst tragen soll. Für den Bereich der gesetzlichen Krankenversicherung (GKV) ist allerdings bis auf wenige Ausnahmen (z. B. für Kinder bis 12 Jahren) die Erstattung nicht-verschreibungspflichtiger Arzneimittel mittlerweile ausgeschlossen worden (▸ Kap. 4.4).

Verschreibungsberechtigung

Verschreibungsberechtigt sind Ärzte, Zahnärzte, Tierärzte innerhalb ihres jeweiligen Tätigkeitsbereiches (z. B. darf ein Zahnarzt kein Kontrazeptivum verordnen[16]). Eine weitere, darüber hinausgehende Einschränkung innerhalb dieser drei Arztgruppen auf die einzelne Facharztdisziplin gibt es, von sehr wenigen, in der Arzneimittelverschreibungsverordnung explizit genannten Ausnahmen abgesehen, nicht.

Rezeptformulare

Die Ausführung einer Verschreibung ist prinzipiell nicht an ein bestimmtes Formular gebunden. Ein Privatrezept kann formlos auf jedem Blatt Papier ausgefertigt werden. Der bekannte Typ des Privatrezeptes mit der vorgedruckten Anschrift des Arztes (◻ Abb. 4.2) stellt lediglich eine Bequemlichkeit, häufig ein Werbegeschenk, dar. Von Seiten der privaten Krankenversicherungen wird mittlerweile ein blau eingefärbter Querformatvordruck empfohlen, der sich an dem entsprechenden Vordruck der gesetzlichen Krankenkassen orientiert und computerlesbar ist. Vorgeschrieben ist keiner dieser Ausführungstypen. Die gesetzlichen Krankenkassen haben dagegen einen verbindlichen Formulartyp (Muster-16-Formular) für Verschreibungen zu ihren Lasten eingeführt (**Kassenrezept**, ◻ Abb. 4.10). Auch für die Verschreibung von Betäubungsmitteln ist nach der Betäubungsmittelverschreibungsordnung ein spezielles Formular vorgeschrieben, das sich an den Kassenrezeptformularen orientiert (**Betäubungsmittelrezept**, ◻ Abb. 4.11 und ▸ Kap. 4.5.4).

Verschreibung von Arzneimitteln mit einem besonderen Gefährdungspotenzial (Sonderrezepte). Als erste derartige Arzneimittel dürfen seit 08.02.2009 Thalidomid- (früher Contergan®) oder Lenalidomid-haltige Arzneimittel nur nach Verschreibung auf ein als »T-Rezept« bezeichnetes sog. **Sonderrezept** abgegeben werden. Es handelt sich um einen weißen, fortlaufend durchnummerierten zweiseitigen (Original und anonymisierter Durchschlag) amtlichen Vordruck (◻ Abb. 4.1) mit roter Schrift. Er kann über das BfArM[17] von Ärzten be

---

16 Diese Einschränkung ergibt sich aus der Bundesärzteordnung, dem Gesetz über die Ausübung der Zahnheilkunde und der Bundestierärzteordnung. Nach diesen Berufsordnungen dürfen die drei Arztgruppen nur in ihrem jeweiligen Aufgabenbereich ärztlich tätig werden. Die Verschreibung eines Medikamentes und/oder eines Medizinproduktes ist eine derartige ärztliche Tätigkeit.

17 Bundesinstitut für Arzneimittel und Medizinprodukte, T-Register, Kurt-Georg-Kiesinger-Allee 3, 53175 Bonn

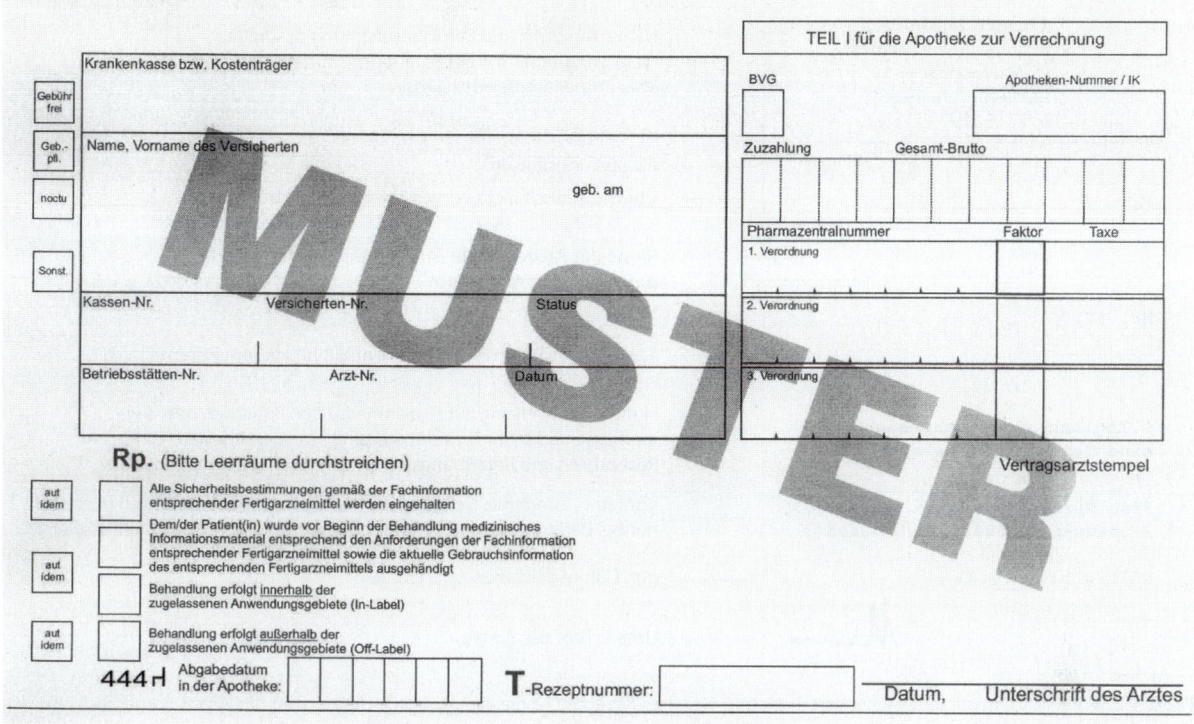

Abb. 4.1. Sonderrezept zur Verschreibung Thalidomid- und Lenalidomid-haltiger Arzneimittel (T-Rezept)

zogen werden, die sachkundig im Umgang mit diesen Arzneimitteln sind, das medizinische Informationsmaterial (Fachinformation, Patienteninformation) besitzen und erklären, alle Sicherheitsmaßnahmen (in erster Linie Schwangerschaftspräventionsmaßnahmen) einzuhalten. Der Arzt muss dies durch Ankreuzen von zwei Kästchen auf dem T-Rezept bei jeder Verschreibung ausdrücklich bestätigen. Mit Hilfe zweier weiterer, alternativ zu markierender Kästchen, erklärt der Arzt, ob das Arzneimittel innerhalb oder außerhalb der zugelassenen Indikationen verordnet wird. Die übrigen Angaben auf dem T-Rezept entsprechen dem Kassenrezept. Auf dem T-Rezept dürfen ausschließlich nur Thalidomid- oder Lenalidomid-haltige Arzneimittel verschrieben werden. Die Durchschläge der T-Rezepte müssen von der Apotheke vierteljährlich an das BfArM übermittelt werden, das halbjährlich der EMEA über die Anwendung der Thalidomid- oder Lenalidomid-haltigen Arzneimittel berichtet.

Elektronische Patientenkarte. Mit der Einführung der geplanten »elektronischen Patientenkarte« werden alle Rezeptformulare hinfällig werden. Der Arzt wird ein Rezept dann in digitalisierter Form ausstellen, d. h. er stellt die erforderlichen Daten an seinem Praxiscomputer zusammen und speichert sie anschließend auf der elektronischen Patientenkarte. Der Apotheker ließt die Angaben in seinen Apothekencomputer ein, hat die Möglichkeit Indikation und Dosierung zu kontrollieren und die Verschreibung auf Arzneimittelrisiken wie Unverträglichkeiten und Interaktionen zu überprüfen. Die Verknüpfung mit dem Warenlager ermöglicht dann eine schnelle Abgabe der Verschreibung. Die elektronische Patientenkarte

ging 2006 in eine erste Erprobungsphase; wann sie verbindlich für alle Patienten eingeführt wird, ist gegenwärtig noch nicht abzusehen.

Verschreibung außerhalb der Zulassung (sog. »off-label use«)

Zugelassene Indikation. Seit dem Inkrafttreten des Arneimittelgesetzes[1] im Jahre 1978 müssen alle neu zugelassenen Arzneimittel auf Wirksamkeit, Verträglichkeit und Qualität geprüft werden. Dies bedeutet, dass die Wirksamkeit von Arzneimitteln in der Indikation, für die sie zugelassen werden, in Zulassungsstudien nach dem geltenden Stand der Wissenschaft nachgewiesen werden muss. In der Praxis werden jedoch viele Wirkstoffe in Indikationen angewendet, für die keine Zulassung ausgesprochen wurde, für die auch nie eine Zulassung beantragt werden wird, da nach Ablauf des Patentschutzes niemand mehr die Kosten für die notwendigen Studien tragen wird. Darüber hinaus sind zugelassene Indikationen häufig sehr eng gefasst, die Zulassung für die Therapie eines bestimmten Krebstumors beinhaltet zum Beispiel nicht die Therapie einer anderen Krebsart. Kinder, Jugendliche und ältere Menschen über 65 Jahre werden in der Regel aus Zulassungsstudien ausgeschlossen, so dass die Anwendung des Arzneimittels bei diesem Personenkreis von der zugelassenen Indikation auch nicht miterfasst wird.

Grundsätzlich hat der Arzt im Rahmen seiner Therapiefreiheit das Recht, die von ihm ärztlich für notwendig erachtete Medikation zu verschreiben. Außerhalb der Zulassung übernimmt er jedoch eine besondere Verantwortung für die Nutzen-Risiko-Beurteilung seiner Verschreibung, über die er

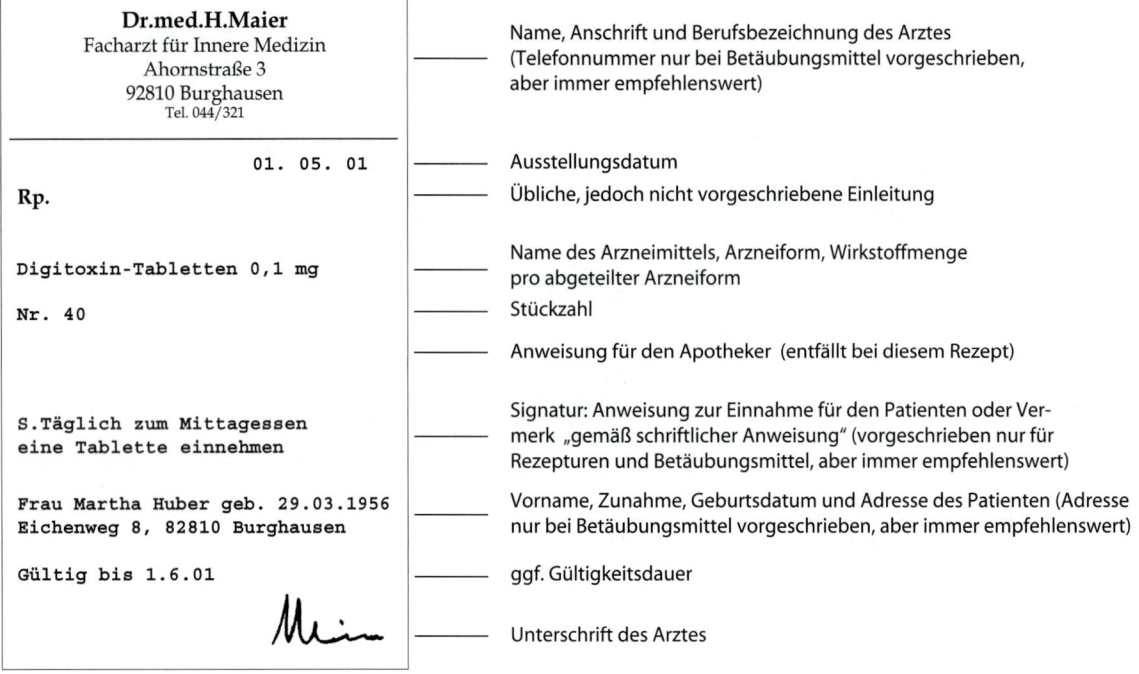

Dr.med.H.Maier Facharzt für Innere Medizin Ahornstraße 3 92810 Burghausen Tel. 044/321	Name, Anschrift und Berufsbezeichnung des Arztes (Telefonnummer nur bei Betäubungsmittel vorgeschrieben, aber immer empfehlenswert)

01. 05. 01 ——— Ausstellungsdatum

Rp. ——— Übliche, jedoch nicht vorgeschriebene Einleitung

Digitoxin-Tabletten 0,1 mg ——— Name des Arzneimittels, Arzneiform, Wirkstoffmenge pro abgeteilter Arzneiform

Nr. 40 ——— Stückzahl

——— Anweisung für den Apotheker (entfällt bei diesem Rezept)

S.Täglich zum Mittagessen eine Tablette einnehmen ——— Signatur: Anweisung zur Einnahme für den Patienten oder Vermerk „gemäß schriftlicher Anweisung" (vorgeschrieben nur für Rezepturen und Betäubungsmittel, aber immer empfehlenswert)

Frau Martha Huber geb. 29.03.1956 Eichenweg 8, 82810 Burghausen ——— Vorname, Zunahme, Geburtsdatum und Adresse des Patienten (Adresse nur bei Betäubungsmittel vorgeschrieben, aber immer empfehlenswert)

Gültig bis 1.6.01 ——— ggf. Gültigkeitsdauer

——— Unterschrift des Arztes

■ **Abb. 4.2.** Vorgeschriebener Inhalt einer Verschreibung. Bei allen Rezepten ist die eigenhändige Unterschrift des Arztes vorgeschrieben (kein Unterschrift-Stempel!)

die betroffenen Patienten auch aufklären muss. Gestützt auf Urteile des Bundessozialgerichtes (BSG)[18] weigern sich außerdem einige gesetzliche Krankenkassen in jüngster Zeit vermehrt, die Kosten derartiger Verordnungen zu übernehmen. Betroffen hiervon sind in erster Linie neue, teuere Arzneimittel, zu denen es noch keine Generika gibt. Die Ärzte werden in diesen Fällen aufgefordert, ihre Therapieentscheidung in aufwendigen gutachterlichen Stellungnahmen unter Hinzuziehung der internationalen Literatur zu begründen. Das BSG sieht in einer breiten Anwendung in einer (noch) nicht zugelassenen Indikation eine verkappte Zulassungsstudie, die nicht zu Lasten der GKV Versicherten durchgeführt werden darf.

4.2.2 Inhalt der Verschreibung

Es gibt zahlreiche Vorschriften über den Inhalt einer Verschreibung. Sie sind in der Arzneimittelverschreibungsverordnung[4] festgelegt (■ Abb. 4.2), für die Verschreibung von Betäubungsmitteln sind darüber hinaus in der Betäubungsmittelverschreibungsverordnung[7] einige Besonderheiten vorgeschrieben (■ Abb. 4.2). Ein Rezept kann mit Schreibmaschine geschrieben, oder heute immer häufiger mit dem Computer erstellt und über den angeschlossenen Drucker ausgedruckt werden. Dies ist bei einer schlecht leserlichen Handschrift des Verschreibenden sogar dringend anzuraten, da bei einer Fehlinter-

pretation wie in ■ Abb. 4.3 sowohl der verschreibende Arzt als auch der abgebende Apotheker haften.

> **Die Unterschrift muss stets vom verschreibenden Arzt eigenhändig und handschriftlich mit einem dokumentenechten Schreibgerät erfolgen (kein Unterschriftenstempel!).**

Sprache und Abkürzungen. Für die Verschreibung ist keine bestimmte Sprache vorgeschrieben. Man hat sich früher vor allem der latinisierten Schreibweise bedient. Da auch Ärzte im

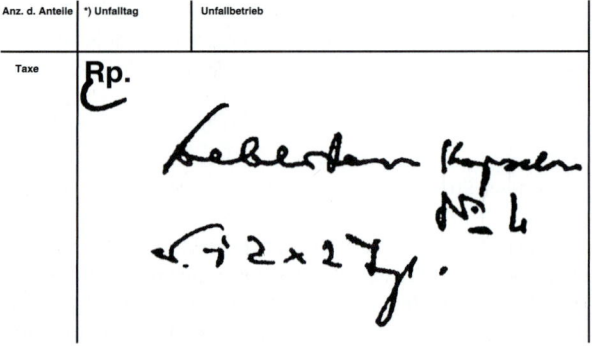

Anz. d. Anteile	*) Unfalltag	Unfallbetrieb
Taxe	**Rp.**	

■ **Abb. 4.3.** Der Apotheker las auf dem Rezept »Lebertran« Kapseln. Dem Patienten waren jedoch vom Arzt »Deblaston®« Kapseln, ein Gyrasehemmer zur Behandlung einer Zystopyelitis) verschrieben worden. (Aus Kovar: Pharmazeut. Praxis, Wiss. Verlagsges. Stuttgart 1989, 4. Aufl.)

18 Urteile des Bundessozialgerichtes (BSG) vom 30.09.1999 (Aktenzeichen B 8 KN 9/98 KR R) und vom 19.03.2002 (Aktenzeichen B 1 KR 37/00 R)

◻Tab. 4.1. Lateinisierte Rezepturangaben. Abkürzungen, Hinweise für Abgabe und Rezeptur

Lateinisch	Abkürzung	Deutsch
ad	–	»in«, »auf«, »bis«, »zu«
ana partes aequales	aa	»zu gleichen Teilen«
aut idem	–	»oder dasselbe«. Gemeint ist ein Fertigpräparat, das denselben Wirkstoff in gleicher Arzneiform und Dosierung enthält. Beispiel: Verschrieben wurde Aspirin®, der Apotheker kann mit dem Hinweis »aut idem« auch ASS ratiopharm® abgeben
aut simile	–	»oder etwas Ähnliches«. Mit diesem Hinweis stellt der Arzt dem Apotheker frei, ein Arzneimittel mit ähnlicher Wirkung abzugeben, falls er das verschriebene nicht vorrätig hat und auch nicht kurzfristig beschaffen kann. Beispiel: Verschrieben wurde Aspirin® als Kopfschmerzmittel. Der Apotheker darf mit dem Hinweis »aut simile« auch ein Kopfschmerzmittel abgeben, das als analgetischen Wirkstoff Paracetamol enthält.
da bzw. detur, dentur	D oder d.	»gib« bzw. »es werde gegeben«, »es werden gegeben«.
noctu	–	»nachts«; wird zugefügt, wenn in einem dringenden Fall der Apotheker das Arzneimittel auch außerhalb seiner regulären Geschäftszeit abgeben soll. Denn nur bei Rezepten, die mit diesem Zusatz versehen sind, wird die vom Apotheker erhobene »Nachttaxe« von den gesetzlichen Krankenkassen vergütet.
pro communitate	p.c.	»für den Praxisgebrauch«. Vorsicht! Die Abkürzung p.c. kann - wenn sie in die Gebrauchsanweisung für den Patienten geschrieben wird - auch »post cenam« (= nach dem Essen) bedeuten.
quantum satis	q.s.	»so viel, wie notwendig ist, um …«
signa	s.	»bezeichne«; darauf folgt die Gebrauchsanweisung (Signatur) für den Patienten.
sine confectione	s.c.	Soll der Patient aus der vom Hersteller gewählten Verpackung bzw. dem Beipackzettel Name oder Indikation des Arzneimittels nicht erfahren (z. B. bei Zytostatika), so gibt der Apotheker bei diesem Zusatz das Arzneimittel in neutraler Packung ab. Eine Kennzeichnung des Arzneimittels ist ihm jedoch vorgeschrieben (§ 14 Apothekerbetriebsordnung). Er kann dazu den Freinamen oder die chemische Bezeichnung des Wirkstoffes benutzen.
Recipe	Rp.	»nimm«; Anrede des Apothekers am Anfang eines Rezeptes

Allgemeinen ihre Muttersprache sicherer beherrschen als die lateinische, soll wegen der geringeren Gefahr eines Missverständnisses die deutsche Sprache vorgezogen werden. Der Gebrauch einiger Abkürzungen, die sich aus der latinisierten Schreibweise ergeben haben, kann dagegen empfohlen werden, da diese nicht nur kürzer sind, sondern auch eine genau definierte Bedeutung haben. Sie spielen vor allem bei der Rezeptur eine Rolle (► Kap. 4.3). Die wichtigsten Abkürzungen sind in ◻ Tab. 4.1 zusammengefasst.

Adresse des Arztes. Aus der Adresse muss hervorgehen, dass der Verschreibende ein Arzt, Zahnarzt oder Tierarzt ist. Hierbei handelt es sich um geschützte Berufsbezeichnungen, die nur führen darf, wer die entsprechende Approbation besitzt. Die Angabe der ärztlichen Berufsgruppe ist auch deshalb notwendig, weil der Apotheker nachprüfen muss, ob das verschriebene Arzneimittel in den Tätigkeitsbereich des betreffenden Arztes fällt[16]. Die alleinige Angabe »Dr. med. Hans Meier« oder »Dr. Hans Meier, Psychotherapeut« ist nicht ausreichend, da diese Bezeichnungen und Titel auch ohne Appro-

bation als Arzt geführt werden können. Die Angabe der Fachrichtung (z. B. Ärztin für Allgemeinmedizin) ist wünschenswert, aber nicht vorgeschrieben.

Telefonnummer des Arztes. Vom Gesetzgeber wird nur bei BtM-Rezepten verlangt, dass der Verschreibende seine Telefonnummer auf dem Rezept für evtl. Rückfragen des Apothekers angibt. Es ist jedoch auch bei anderen Verschreibungen empfehlenswert, dies zu tun.

Zahl der verschriebenen Arzneimittel. Im Allgemeinen ist es gestattet, auf einem Rezeptformular mehrere Arzneistoffe bzw. Arzneimittel zu verschreiben (für BtM gelten besondere Vorschriften, ► Kap. 4.5.3). Verordnungen zu Lasten der GKV sollten aus abrechnungstechnischen Gründen nicht mehr als drei Arzneimittel pro Rezept enthalten (◻ Abb. 4.10).

Spezialitäten, Generika und Reimport-Arzneimittel. Fertigarzneimittel, die unter einem besonderen, meist geschützten Warenzeichen im Handel sind (z. B. Aspirin®) werden als

Name, Adresse und   Datum
Berufsbezeichnung
des Arztes
(Tel.: . . .)

Rp.

Aspirin-Tabletten 0,5
Nr. 20

Für Herrn . . . . .

               Unterschrift
               des Arztes

◻ Abb. 4.4. Beispiel für die Verschreibung einer Arzneispezialität

Name, Adresse und   Datum
Berufsbezeichnung
des Arztes
(Tel.: . . .)

Rp.

Acetylsalicylsäure-Tabletten 0,5
Nr. 20

Für Herrn . . . . .

               Unterschrift
               des Arztes

◻ Abb. 4.5. Beispiel für eine Verschreibung ohne Festlegung eines Handelspräparates

Arzneispezialitäten (◻ Abb. 4.4) bezeichnet. Neben den Originalpräparaten (= die erste Arzneispezialität, für die ein neuer Wirkstoff entwickelt wurde) gibt es Fertigarzneimittel, Generika (► Kap. 1.3 und Beispiel ◻ Abb. 4.5) genannt, die nach Auslaufen des Patentschutzes für das Originalpräparat von anderen Herstellern in den Handel gebracht werden. Sie tragen häufig nur den internationalen Freinamen (INN: international nonproprietary name) sowie den Namen des Herstellers (z. B. Diclofenac Stada®), das muss aber nicht so sein. Da der Preis dieser Präparate ohne Forschungs- und Entwicklungskosten kalkuliert werden kann, sind Generika oft erheblich billiger. Unter Reimport-Arzneimitteln versteht man für den ausländischen Markt gefertigte, namens- und herstellergleiche Arzneimittel, die aus dem Ausland nach Deutschland zurückimportiert werden. Reimporte finden nur dann statt, wenn das Arzneimittel dadurch billiger verfügbar wird als die deutsche Arzneispezialität. Dies wird an einem Beispiel (◻ Tab. 4.2) deutlich.

Bezeichnung des Arzneimittels. Der Arzt kann ein Arzneimittel unter Angabe eines bestimmten Handelsnamens oder ohne Nennung eines Warenzeichens unter dem Freinamen (INN, vgl. 1.3) verschreiben (◻ Abb. 4.4 und ◻ Abb. 4.5). Er überlässt es damit dem Apotheker, welches Fertigarzneimittel dieser als Monopräparat mit dem verschriebenen Wirkstoff abgibt. Die Entscheidung des Apothekers hängt jedoch davon ab, ob es sich um ein Privatrezept oder ein Kassenrezept handelt. Bei einem Privatrezept muss er im ersten Fall das konkret verordnete Fertigarzneimittel abgeben, während er im zweiten Fall frei zwischen Originalpräparat, den verschiedenen Generika oder einem Reimport-Arzneimittel wählen kann, soweit dieses den Wirkstoff als Monopräparat in der verlangten Dosis enthält. Bei einem Kassenrezept muss er jedoch die Regelungen des SGB V zur Wirtschaftlichkeit der Verordnung im Rahmen der GKV beachten. Seit Juli 2007 spielen hier vor allem die sog. »Rabattverträge« zwischen Krankenkassen und Herstellern eine bedeutende Rolle, die – abhängig von Krankenkasse und Wirkstoff – den Apotheker zur Abgabe des Präparates eines bestimmten Herstellers zwingen. Gibt es für einen Wirkstoff keinen solchen Vertrag, so muss der Apotheker eines der drei billigsten Generika abgeben. Freilich hat der Arzt auch heute noch die Möglichkeit, die Abgabe eines bestimmten Handelspräparates sicher zu stellen: Er muss auf dem Muster-16-Formular (◻ Abb. 4.10) das mit »aut idem« überschriebene Kästchen für das entsprechende Medikament ankreuzen, um die Substitution durch den Apotheker auszuschließen (beachte die dem Wortsinn entgegengesetzte Bedeutung dieses Kreuzes auf den Kassenrezepten! ► Kap. 4.2.3).

Art der Arzneiform. Diese sollte auf jeder Verschreibung angegeben werden, denn sie ist bei vielen Arzneimitteln zur genauen Charakterisierung unerlässlich. So ist derselbe Wirkstoff häufig in verschiedenen Arzneiformen im Handel (z. B. Paspertin®-Injektionslösung, -Filmtabletten, -Tropfen). Wird auf einer Verschreibung nur der Handelsname ohne Angabe der Arzneiform genannt, so ist das Rezept unvollständig. Der Apotheker kann es nicht beliefern und muss beim Arzt rückfragen, welche Arzneiform er abgeben soll.

◻ Tab. 4.2. Kosten für 100 Tabletten Acetylsalicylsäure 0,5

Verschreibungsform	Preis
Original-Spezialität (z. B. Aspirin®)	15,80 €
Generikum (z. B. ASS-ratiopharm)	5,90 €
Reimport (z. B. Aspirin Kohl®)	10,45 €

In manchen Arzneimitteln sind auch trotz gleichen Warenzeichens in den verschiedenen Arzneiformen unterschiedliche Wirkstoffe enthalten, z. B.:

- Spalt® Schmerztabletten: Paracetamol, Acetylsalicylsäure
- Spalt® Schmerzgel: Felbinac
- Spalt® forte Kapseln: Ibuprofen

Die gebräuchlichsten Arzneiformen sind in ◘ Tab. 4.3 zusammengestellt. Im Zuge des Übergangs auf eine EDV-gestützte Ausfertigung von Rezepten bekommen auch Kurzbezeichnungen für die Arzneiformen eine zunehmende Bedeutung.

◘ **Tab. 4.3.** Arzneiformen

Bezeichnung	Zusammensetzung	Anwendung
Tabletten	Der Wirkstoff ist zusammen mit Füll- und Bindemittel zu meist runden Formen gepresst. Der Zusatz sog. Sprengmittel erleichtert den Zerfall im Wasser.	Per os. Lutschtabletten lässt man im Mund zergehen. Weitere Sonderformen: Filmtabletten mit einem dünnen wasserlöslichen Überzug; magensaftresistente Tabletten; Brausetabletten, die in Wasser aufzulösen sind; Tabletten mit gesteuerter Wirkstofffreigabe (sog. Retardtabletten); Implantationstabletten
Dragees	Mit Zuckerschicht überzogener tablettierter Kern von meist linsenförmiger Gestalt	Per os. Dragees werden meist unzerkaut geschluckt. Die Zuckerschicht gibt dann erst nach ihrer Auflösung im Magen den oft schlecht schmeckenden Wirkstoff frei.
Kapseln	Aus Hart- oder Weichgelatine bzw. Stärke, die sich im Magen oder bei besonderen Kapseln erst im Darm auflösen. Inhalt fest (Pulver) und flüssig. In Kapseln können relativ große Wirkstoffmengen untergebracht werden.	Per os. Kapseln werden in der Regel unzerkaut geschluckt. Sublingualkapseln werden nur zerbissen, der Inhalt im Mund behalten.
Zäpfchen (Suppositorien)	Die Wirksubstanz befindet sich in einer Grundmasse, die nach dem Einführen in die Körperhöhle erweicht oder sich verflüssigt. Die Art der Grundmasse (fettig oder wasserlöslich) bestimmt in hohem Maße die Resorption des Wirkstoffes	Rektal oder vaginal
Injektions- oder Infusionslösungen	Wässrige (i.m. auch ölige) Lösungen, eventuell mit Zusatz von Lösungsvermittlern. Entweder in Ampullen eingeschmolzen oder in Flaschen mit durchstechbarer Gummikappe verpackt.	Parenteral. Die Lösungen müssen steril sein. Bei der Anwendung im Gewebe ist außerdem Isotonie sowie evtl. Isohydrie erforderlich, da sonst Nekrosen entstehen können.
Tropfen	Meist wässrige Lösungen von Arzneimitteln denen oft Konservierungsmittel zugesetzt sind. In Tropf- oder Pipettenflaschen verpackt. Sollen Augentropfen kein Konservierungsmittel enthalten, muss dies auf dem Rezept vermerkt werden, da es andernfalls vom Apotheker (auch ohne besondere Anweisung) zugesetzt werden muss.	Per os. oder lokal als Augen-, Nasen- bzw. Ohrentropfen. Augentropfen müssen steril, annähernd isoton und isohydrisch sein. Die Flasche muss mit dem Vermerk versehen sein: »Nach Anbruch nur 1 Monat verwendbar«.
Dosieraerosole	In einem Gefäß mit Sprühmechanik befindet sich die Wirkstofflösung zusammen mit einem Treibmittel. Durch jeden Sprühstoß wird eine definierte Dosis Wirkstoff in Form feinster Tröpfchen abgegeben.	Zur Inhalation z. B. von Asthmamitteln
Pulverinhalatoren	Bei den Pulverinhalatoren befinden sich die Einzeldosen des Wirkstoffs – als Feinpulver in einer Kapsel. Diese wird in die Zerstäubervorrichtung eingesetzt und mechanisch geöffnet. Durch einen kleinen Propeller der Vorrichtung wird der Wirkstoff verwirbelt und der entstehende Staub inhaliert – als mikronisiertes Pulver im Luftkanal des Pulverinhalators, in den es durch Drehen eines Knopfes über eine Dosierscheibe exakt dosiert eingebracht wird.	Zur Inhalation z. B. von Asthmamitteln

▼

◘ Tab. 4.3 (Fortsetzung)

Bezeichnung	Zusammensetzung	Anwendung
Zur äußeren Anwendung dienen		
Puder	Pulverisierter Wirkstoff zusammen mit Talkum oder anderen Füll- und Gleitmitteln	Auf der Haut.
Salben	Der Wirkstoff befindet sich in einer einphasigen fettigen (z. B. Vaselin) oder in einer einphasigen wasserlöslichen (z. B. Polyethylenglykolsalbe DAB 8) streichfähigen Grundmasse. Als **Creme** wird eine wasserhaltige Salbe bezeichnet. Je nach Emulsionstyp unterscheidet man die Wasser-in-Öl-Emulsion (W/O, z. B. »wasserhaltige Wollwachsalkoholsalbe« DAB) und die Öl-in-Wasser-Emulsion (O/W, z. B. »wasserhaltige hydrophile Salbe« DAB). Salbenartige Zubereitungen mit sehr hohem Anteil an festen, pulverförmigen Bestandteilen (bis 50%) werden als **Pasten** bezeichnet (z. B. »Zinkpaste« DAB).	Auf der Haut. Außerdem Spezialsalben zur Anwendung an Auge, Nasen- und Mundschleimhaut. Die Art der Salbengrundlage ist von Bedeutung für die Resorbierbarkeit des Wirkstoffes sowie für die Abwaschbarkeit der Salbe.
Gele	Wässrige Lösungen des Wirkstoffes mit Zusatz von Gel-Bildnern	Auf der Haut. Nach dem Auftragen trocknet das Gel ein und hinterlässt eine dünnen wirkstoffhaltigen Film, der abwaschbar ist.
Schüttelmixturen (Lotionen)	Suspension pulverförmiger Bestandteile (z. B. Talkum) in einer glycerolhaltigen Lösung	Auf der Haut. Wird nach kräftigem Aufschütteln aufgetragen. Hinterlässt nach Verdunsten des Wassers eine kosmetisch wenig störende Schicht der suspendierten bzw. gelösten Stoffe, die durch den Glycerolzusatz haften.
Transdermale therapeutische Systeme (TTS)	Auf die Haut aufzuklebende Pflaster mit einer Matrix, die den Wirkstoff enthält. Aus der Matrix wird der Wirkstoff längere Zeit gleichmäßig abgegeben und gelangt nach Resorption durch die Haut zur systemischen Wirkung.	Zur kontinuierlichen Anwendung von Wirkstoffen, v. a. wenn diese wegen schneller Metabolisierung bei der ersten Leberpassage per os wenig wirksam sind. Beispiele: Estradiol, Glyceroltrinitat, Scopolamin.

Kurzbezeichnungen von Arzneiformen (nach ABDA, Bundesvereinigung Deutscher Apothekerverbände)

- ATR = Augentropfen
- AUS = Augensalbe
- BSC = Basiscreme
- DOS = Dosieraerosol
- DRG = Dragee
- ESU = Erwachsensuppositorien
- HSA = Hustensaft
- HTA = Halstabletten
- KPS = Kapseln
- KSU = Kindersuppositorien
- LOT = Lotio
- NSA = Nasensalbe
- REK = Retardkapseln
- TBL = Tabletten
- TRP = Tropfen
- TSA = Trockensaft
- VTA = Vaginaltabletten

Kennzeichnung der Menge des Arzneimittels. Bei Verschreibungen von Arzneimitteln muss immer die Wirkstoffmenge pro abgeteilter Form (»abgeteilte Menge«), z. B. pro Tablette, pro Ampulle, pro Zäpfchen, angegeben werden. Dies ist deshalb erforderlich, weil viele Arzneimittel in gleichen Arzneiformen mit verschieden hohem Wirkstoffgehalt im Handel sind (z. B. Delix®-Tabletten zu 2,5 mg, 5 mg und 10 mg). Für den Apotheker ist diese Angabe u. a. auch wichtig, damit er zusammen mit der Einnahmeanweisung für den Patienten erkennen kann, ob es bei der Verschreibung zu einer versehentlichen Überschreitung der empfohlenen Dosierung gekommen ist.

Kennzeichnung einer gewollten Überschreitung der empfohlenen Dosierung. Um das therapeutisch angestrebte Ziel zu erreichen, ist es in manchen Fällen notwendig, die in der Fachinformation angegebenen empfohlenen Dosierungen zu überschreiten. Dies ist jederzeit möglich. Der Verschreibende sollte lediglich die Überschreitung besonders kennzeichnen und damit dem Apotheker zu erkennen geben, dass es sich nicht um ein Versehen handelt. Die Kennzeichnung geschieht dadurch, dass man hinter die problematische Zahlenangabe

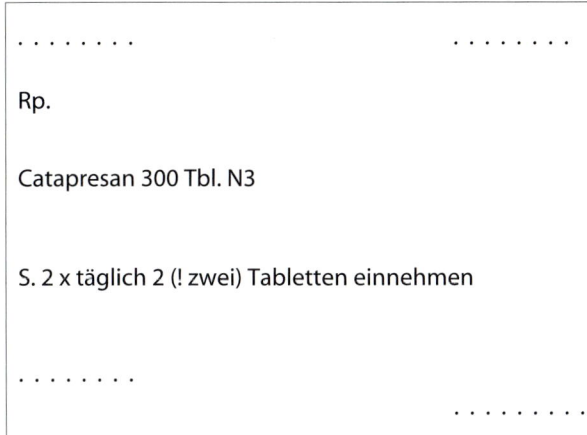

Rp.

Catapresan 300 Tbl. N3

S. 2 x täglich 2 (! zwei) Tabletten einnehmen

◘ Abb. 4.6. Kennzeichnung einer Überschreitung der normalen Tagesdosis

◘ Tab. 4.4. Beispiele für die Tropfenzahl pro ml einer Flüssigkeit	
Flüssigkeit	Tropfen
Wenig konzentrierte wässrige Lösung	20 Tropfen
Alkoholische Lösungen	40–50 Tropfen
Ätherische Öle	ca. 40–55 Tropfen

(Wirkstoffmenge pro abgeteilter Arzneiform, Tablettenzahl in der Einnahmeanweisung etc.) ein Ausrufezeichen (!) setzt und dann die Angabe in Worten wiederholt. Ein Beispiel dazu findet sich in ◘ Abb. 4.6. Das Beispiel zeigt gleichzeitig, dass die Überschreitung z. B. der normalen Tagesdosis erst unter Berücksichtigung der Dosierungsanweisung für den Patienten beurteilt werden kann.

Bezeichnung der Maßeinheit. Der Konvention entsprechend bedeuten bei den Mengenangaben auf einer Verschreibung Ziffern ohne die weitere Bezeichnung einer Einheit immer »Gramm«. Unter der Angabe 10,0 versteht man also 10,0 Gramm der verschriebenen Substanz. Bei allen anderen Mengeneinheiten muss nach der Zahl die entsprechende Bezeichnung (z. B. mg oder ml) eingesetzt werden. Um eine Verwechslung durch fehlerhafte Stellung des Dezimalkommas zu vermeiden, sollten Mengen, die kleiner als 0,1 g sind, besser in mg angegeben werden (z. B. 1 mg statt 0,001 g).

Maßeinheiten für flüssige Arzneimittel. Zum Abmessen flüssiger Arzneimittel werden häufig die im Haushalt gebräuchlichen Löffel benutzt. Nach DAB bedeuten:
- 1 Esslöffel = 15 ml
- 1 Kinderlöffel = 10 ml
- 1 Teelöffel = 5 ml

Bei der Überprüfung von haushaltsüblichen Teelöffeln wurden jedoch Abweichungen bis zu ±34% gefunden, d. h. es handelt sich bei den Haushaltslöffeln um eine sehr ungenaue Dosierungsmöglichkeit. Bei allen stärker wirkenden Arzneimitteln müssen daher die in der Packung mitgegebenen Messlöffel oder Messbecher benutzt werden. Bei einer Rezeptur ist dem Apotheker bereits durch das DAB die Beigabe eines Messlöffels bzw. -bechers vorgeschrieben. Der Arzt braucht deshalb auf dem Rezept nicht besonders darauf hinzuweisen. Kleinere Mengen verordnet man in Tropfen (◘ Tab. 4.4).

Kennzeichnung von Stückzahl. Die verschriebene Stückzahl sollte sich danach richten, welche Arzneimittelmenge zur Be-

handlung des Patienten oder, bei länger dauernder Einnahme, bis zum nächsten Arztbesuch benötigt wird. Früher war es üblich, die Stückzahl in römischen Zahlen anzugeben. Das ist auch jetzt noch erlaubt. Wegen der größeren Verwechslungsgefahr bei den römischen Zahlen sollte man jedoch arabische Zahlen vorziehen. Diese können, müssen aber nicht der Konvention entsprechend als Nr. (Nummer) bezeichnet werden. Sie werden der Wirkstoffmenge pro abgeteilter Arzneiform nachgestellt (z. B. ◘ Abb. 4.2, Nr. 40 für 40 Stück). Bei nicht festen Arzneimitteln wird an Stelle der Stückzahl ml oder g als Bemessungseinheit verwandt.

Packungsgröße und Wirtschaftlichkeit. Vom wirtschaftlichen Standpunkt aus sollten Fertigarzneimittel immer in ganzen Packungen verschrieben werden (Angabe »1 OP« für eine Originalpackung). Dies geschieht dadurch, dass sich der Arzt über den Inhalt der im Handel verfügbaren Packungsgrößen informiert und die entsprechende Stückzahl der gewünschten Packung auf der Verschreibung einträgt. Die eine zeitlang übliche alleinige Angabe der Normpackungsgröße (»therapiegerechte Packungsgrößen« N1, N2 bzw. N3) ist dagegen nicht mehr ausreichend, da bei gleicher Normpackungseinstufung oft mehrere Packungsgrößen im Handel sind (z. B. das Antibiotikum Avalox®: 5 Stück = N1, 7 Stück = N1 und auch 10 Stück = N1). Fehlt auf einem Rezept die Angabe der Stückzahl (◘ Abb. 4.10), so gilt die kleinste Packung als verschrieben.

> **Therapiegerechte Packungsgrößen (Normpackungsgrößen)**
> - **N1:** Stückzahl bzw. Menge zur Erprobung oder Behandlung bei kurzfristigen Erkrankungen
> - **N2:** Stückzahl bzw. Menge zur Behandlung bei mittlerer Krankheitsdauer
> - **N3:** Stückzahl bzw. Menge für Dauerbehandlung

Abgabe von Teilen einer Packung. Nach den Arzneilieferverträgen mit den gesetzlichen Kassen ist der Apotheker verpflichtet, Fertigarzneimittel immer in ganzen Packungen abzugeben. Teile aus der geöffneten Packung darf er nur dann abgeben, wenn er dazu vom Arzt die Anweisung erhält. Im Sinne der Wirtschaftlichkeit einer Verschreibung sollte sich der Arzt dazu nur bei ernsthafter Begründung entschließen. In diesem Fall wird empfohlen, die Stückzahl durch ein beigefügtes Ausrufezeichen besonders hervorzuheben.

Anweisungen für den Apotheker. Anweisungen zur Abgabe können z. B. in dem Zusatz »sine confectione« (= ohne Umverpackung und Beipackzettel) bestehen (◘ Tab. 4.1). Eine Anweisung zur Herstellung des Arzneimittels ist nur bei den Rezepturen erforderlich (► Kap. 4.3).

Anweisungen für den Patienten (Signatur). Anweisungen in der Signatur bestehen z. B. aus dem Dosierungsschema, d. h. Angaben zur Art der Einnahme (wann, wie, wie viel, wie oft). Der Patient erfährt dadurch, wie viele Tabletten, Dragees oder Suppositorien er als Einzeldosis nehmen und in welchen Abständen (Dosierungsintervall) dies geschehen soll. Die Größe des notwendigen Dosierungsintervalls hängt von der Wirkungsdauer des Arzneistoffes ab und lässt sich in der Regel aus der Eliminationshalbwertszeit der Substanz abschätzen. Man hüte sich vor der routinemäßigen Anweisung »3× täglich«. Denn, um, z. B. bei kurzer Halbwertszeit, eine gleichbleibende therapeutische Wirkung zu erreichen, muss das Dosierungsintervall kürzer als 8 h sein. Dagegen darf bei langwirkenden Substanzen u. U. täglich nur eine Dosis eingenommen werden. Bei einigen Arzneimitteln (z. B. Theophyllin) wird man zur gezielten Wirkung oder besseren Verträglichkeit die Einnahme dem zirkadianen Rhythmus des Krankheitsgeschehens und/oder der Pharmakodynamik bzw. -kinetik des Wirkstoffes anpassen.

Bei **Kindern** und **alten Menschen** gelten meist andere Dosierungsrichtlinien als im mittleren Lebensalter (► Kap. 33 und 34).

Bei vielen Arzneimitteln ist auch die Information wichtig, ob der Patient das Mittel **zu einer Mahlzeit** bzw. **vor oder nach einer Mahlzeit** einnehmen soll. Bei magenreizenden Stoffen sind in der Regel die unerwünschten Wirkungen geringer, wenn die Einnahme nicht auf leeren Magen, sondern zu einer Mahlzeit erfolgt. Der Wirkungseintritt wird bei Einnahme zu einer Mahlzeit nicht immer verlangsamt, sondern kann bei einigen Arzneistoffen auch beschleunigt sein. Bei säureempfindlichen Arzneimitteln wird der Patient angewiesen, diese 2 h vor oder nach einer Mahlzeit einzunehmen. Ein Intervall von zwei Stunden gilt auch bei Wechselwirkungen zweier Arzneimittel, die bei gleichzeitiger Einnahme eine Hemmung ihrer Resorption aus dem Darm bewirken würden (► Kap. 35.3.1).

Bei Fertigarzneimitteln kann der Arzt auf die Signatur verzichten, wenn er die Anweisungen zur Einnahme aus der Packungsbeilage des Herstellers übernimmt. Dies sollte jedoch nur geschehen, wenn der Arzt beim Verschreiben eines Fertigarzneimittels den Patienten mündlich oder besser schriftlich informiert, wie dieser das Mittel einnehmen soll. Die Angaben der Packungsbeilage lassen oft einen weiten Spielraum oder enthalten mehrere Versionen, bei welchen der Patient nicht entscheiden kann, welche für ihn die richtige ist. Außerdem ist jede Therapie individuell auf die Bedürfnisse des betreffenden Patienten abzustellen und erfordert häufig eine empirische Abstimmung der Dosis, bis der Patient optimal eingestellt ist.

Hält der Arzt eine von der Packungsbeilage abweichende Dosierung für erforderlich und glaubt diese beim Patienten am besten durch eine Signatur sichern zu können, so kann er

---

Name, Adresse und Berufsbezeichnung des Arztes (Tel.: . . .)	Datum

Rp.

Milchzucker 0,1
Suppositorienmasse q.s.

6 solcher Suppositorien

Für Kind Martin Hopf geb. 15.10.2006
Mondweg 3, 21034 Melkstadt

S. 2 x täglich ein Zäpfchen in den Mastdarm einführen

Unterschrift
des Arztes

◘ **Abb. 4.7.** Verschreibung eines Placebos in Form von Suppositorien

---

diesen Weg wählen. Der Apotheker muss in einem solchen Fall die Signatur vom Rezept auf die Packung übertragen. Denn bei einem Kassenrezept wird dem Kunden das Rezeptformular nicht mit der abgegebenen Arzneimittelpackung zurückgegeben, sondern der Apotheker behält es zur Abrechnung mit der Krankenkasse. Eine andere Möglichkeit besteht darin, dass der Arzt dem Patienten eine schriftliche Einnahmeanweisung mitgibt und auf dem Rezept vermerkt »Gemäß schriftlicher Anweisung« bzw. die Abkürzung »Gem. schriftl. Anw.«.

Angaben über den Patienten. Nach der Arzneimittelverschreibungsverordnung[4] muss auf der Verschreibung der Name (Vor- und Nachname) sowie das Geburtsdatum des Patienten aufgeführt sein (◘ Abb. 4.7). Bei tierärztlichen Verschreibungen werden der Name des Tierhalters und die Tierart eingetragen.

Wiederholte Abgabe. Eine Wiederholung der Abgabe auf dasselbe Rezept ist – auch mit dem früher üblichen Wiederholungsvermerk – bei verschreibungspflichtigen Arzneimitteln nicht mehr erlaubt.

Verschreibungen für Praxisbedarf oder den Rettungsdienst. Solche Verschreibungen werden durch einen entsprechenden Vermerk, z. B. »für Praxisbedarf« (»p.c.« = pro communitate, ◘ Tab. 4.1) oder »für den Rettungsdienst« an Stelle des Patientennamens gekennzeichnet (◘ Abb. 4.9).

Abgabe ohne Rezept. In dringenden Fällen darf der Apotheker verschreibungspflichtige Mittel auch auf telefonische Anweisung des Arztes an einen Kunden aushändigen. Er muss sich allerdings Gewissheit verschafft haben, dass der Anrufende zur Verschreibung berechtigt ist. Außerdem muss der Patient das Rezept nachträglich dem Apotheker vorlegen.

Gültigkeitsdauer. Der Verschreibende muss auf dem Rezept angeben, wie lange es gültig ist (□ Abb. 4.2). Fehlt ein solcher Vermerk, so erlischt bei Privatrezepten die Gültigkeit nach 3 Monaten. Bei Rezepten auf Formularen der gesetzlichen Krankenkassen beträgt die Erstattungsfähigkeit in der Regel 1 Monat. BtM- und T-Rezepte sind nur 7 Tage gültig, wobei der Tag der Ausstellung durch den Arzt nicht mitgerechnet wird.

4.2.3 Substitution durch den Apotheker

»Aut idem«, »aut simile«. Nach der Apothekenbetriebsordnung muss der Apotheker dasjenige Arzneimittel abgeben, das der verschreibende Arzt namentlich auf der Verschreibung genannt hat (z. B. Aspirin®). Selbst wenn er dieses Mittel nicht vorrätig hat oder es nicht schnell genug beschaffen kann, ist es ihm (ohne Rückfrage beim Arzt) nicht erlaubt, ein anderes »gleich wirkendes« (»aut idem«) oder »ähnlich wirkendes« (»aut simile«) Mittel abzugeben (Substitutionsverbot). Der Arzt kann den Apotheker von diesem Substitutionsverbot entbinden, wenn er auf der Verschreibung den Vermerk »aut idem« oder »aut simile« anbringt (□ Tab. 4.1). Nach der Apothekenbetriebsordnung darf der Apotheker allerdings bei der Dienstbereitschaft außerhalb der allgemeinen Ladenöffnungszeiten ein anderes gleich wirkendes Arzneimittel abgeben (»Aut-idem«-Substitution), wenn:
- das verschriebene Arzneimittel nicht verfügbar ist und
- ein dringender Fall vorliegt, der die unverzügliche Anwendung des Arzneimittels erforderlich macht.

Das substituierte Arzneimittel muss mit dem verschriebenen Arzneimittel
- nach Anwendungsgebiet und
- nach Art der wirksamen Bestandteile **identisch** sowie
- in der Darreichungsform und
- in der pharmazeutischen Qualität **vergleichbar** sein.
- Die Gesamtmenge darf die verordnete Menge nicht überschreiten.

Von diesem Substitutionsverbot ausgenommen sind Regelungen des SGB V für den Bereich der gesetzlichen Krankenkassen, die den Apotheker dazu verpflichten, bei nicht wirtschaftlicher Verordnung durch den Arzt ein preisgünstigeres Handelspräparat gleicher Zusammensetzung und Qualität abzugeben. Durch Ankreuzen des »Aut-idem«-Feldes auf den Kassenrezeptformularen kann der Arzt diesen Austausch verbieten (s. oben »Bezeichnung des Arzneimittels«).

4.3 Verschreibung zur individuellen Zubereitung (Rezeptur)

Prinzipiell müssen individuelle Rezepturen dieselben Positionen enthalten wie die Verschreibung von Fertigarzneimitteln (□ Abb. 4.2). Bei Rezepturen muss der Apotheker allerdings das Arzneimittel selber herstellen, so dass die folgenden Positionen der Verschreibung besonders sorgfältig auszuführen sind:
- Genaue Bezeichnung der Wirkstoffe
- Angabe der Mengen, die verarbeitet werden sollen
- Angaben zu den Arzneihilfsstoffen
- Stückzahl der abgeteilten Arzneiformen
- Anweisung zur Verarbeitung der Stoffe
- Anweisungen für die Verpackung
- Signatur

Bezeichnung der Wirkstoffe. Diese müssen wegen der unterschiedlichen Molekularmassen chemisch korrekt und vollständig bezeichnet werden. Zum Beispiel »Morphin«, wenn die Base gemeint ist, bei den Salzen des Morphins »Morphinhydrochlorid« bzw. »Morphinsulfat«. Missverständnisse sind auch durch den Gebrauch von nicht eindeutigen Abkürzungen möglich. So kann »Kal. sulf.« als Abkürzung für drei verschiedene Substanzen verstanden werden, nämlich Kaliumsulfid, -sulfit oder -sulfat.

Mengenangaben. Bei einer Rezeptur werden die Mengen der zu verarbeitenden Wirkstoffe als Menge pro Tablette, Zäpfchen, Ampulle usw. zusammen mit der Anweisung für die gewünschte Stückzahl, z. B. »6 solcher Zäpfchen«, angegeben (Dispensiermethode). Ein Beispiel dafür zeigt □ Abb. 4.7. Alternativ kann auch die Gesamtmenge mit Angabe von Art und Stückzahl der Arzneiform aufgeschrieben werden (Dividiermethode). Bei flüssigen Arzneizubereitungen oder Salben verschreibt man immer die Gesamtmenge (□ Abb. 4.8 und □ Abb. 4.9). Der Patient misst sich dann nach der Anweisung die Einzeldosis (Tropfen, Messlöffel usw.) selbst ab.

> **Arzneihilfsstoffe**
> - Lösungsmittel
> - Tabletten- oder Suppositoriengrundmasse
> - Salbengrundlage
> - Stabilisierungs- und Konservierungsmittel

Art und Menge der Arzneihilfsstoffe können in der Regel dem Apotheker überlassen werden, der von deren galenischer Eignung meist mehr versteht als der Arzt. Man gibt nur die allgemeine Bezeichnung für die Grundmasse an (□ Abb. 4.7) und fügt zur Bezeichnung der Menge die Abkürzung »q.s.« (quantum satis = so viel wie nötig) an. Soll dem Wirkstoff Lösungsmittel oder z. B. eine Salbengrundmasse bis zu einer bestimmten Gesamtmenge zugesetzt werden (□ Abb. 4.8 und □ Abb. 4.9), so schreibt man z. B. »Wasser für Injektionszwecke ad 100,0« oder »Polyethylenglykolsalbe ad 50,0«.

Stückzahl. Die Stückzahl muss gegebenenfalls an die Herstellung und die Kostenberechnung in der Apotheke angepasst

Name, Adresse und   Datum
Berufsbezeichnung
des Arztes
(Tel.: . . .)

Rp.

Hydrocortisonacetat 1,0
Weißes Vaselin ad 100,0
Als Salbe in einer Tube

Hydrocortison-Salbe
Für Frau Else Fritz, geb. 18.4.1953
Erlenstr. 3, 15947 Lübben

S. 1 x täglich einen 1 cm langen Salbenstrang auf der
erkrankten Hautstelle verteilen.

Unterschrift
des Arztes

▪ Abb. 4.8. Verschreibung einer Hydrocortison-Salbe als Rezeptur

Name, Adresse und   Datum
Berufsbezeichnung
des Arztes
(Tel.: . . .)

Rp.

Natriumchlorid 4,5
Wasser für Injektionszwecke ad 500,0
Als sterile Infusionslösung!

Isotone Kochsalzlösung
für den Gebrauch in der Praxis

Unterschrift
des Arztes

▪ Abb. 4.9. Verschreibung einer Infusionslösung als Rezeptur

werden. Bei Zäpfchen sollten aus diesem Grunde 6 Stück oder ein Mehrfaches davon verschrieben werden (▪ Abb. 4.7).

Anweisungen zur Verarbeitung. In der Regel ist es überflüssig, dem Apotheker zu beschreiben, wie er die Wirk- und Hilfsstoffe zur fertigen Arznei verarbeiten soll, denn dafür ist er der Fachmann. Es genügt zu schreiben: »als Salbe«, »als Zäpfchen«, »als Injektionslösung« (▪ Abb. 4.7 bis ▪ Abb. 4.9 und ▪ Abb. 4.11). Schließlich gehören hierher auch noch Anweisungen zur Sterilisation, Konservierung oder Isotonie und Isohydrie der Lösung soweit dies dem Apotheker nicht bereits durch das DAB vorgegeben ist. Im Interesse der Eindeutigkeit einer Verschreibung ist es ratsam, lieber ein Wort zu viel als zu wenig zu schreiben.

Anweisungen zur Verpackung. Der Arzt kann dem Apotheker auch vorschreiben in welches Gefäß er die fertige Zubereitung abfüllen soll, doch ist auch dies meist überflüssig. Man darf voraussetzen, dass der Apotheker eine Salbe nicht in eine Ampulle und eine Injektionslösung nicht in ein Salbengefäß einfüllt.

Signatur. Bei Rezepturen wird die Angabe einer Gebrauchsanweisung durch die Arzneimittelverschreibungsverordnung[4] zwingend vorgeschrieben.

Bedeutung von Rezepturen. Im Gegensatz zu früher handelt es sich heute um relativ seltene Verschreibungsarten, die im Wesentlichen noch bei Salben und manchmal bei Injektionslösungen oder Suppositorien, auch bei der Herstellung von

Arzneimitteln zur Substitution von Drogenabhängigen vorkommen. Bei den festen Arzneiformen haben am ehesten noch Kapseln eine Bedeutung. Eine Rezeptur der übrigen Formen ist so selten geworden, dass sich eine Beschreibung an dieser Stelle erübrigt.

4.4 Verschreibung auf Formularen der gesetzlichen Krankenkassen (GKV)

Rezeptformulare. Für Rezepte, die zu Lasten der gesetzlichen Krankenkassen gehen, müssen besondere Formulare benutzt werden (Muster 16 Formular, ▪ Abb. 4.10). Andere Träger wie z. B. Bundeswehr, benutzen davon abweichende Formulare. Gemeinsam ist jedoch allen, dass auf den Formularen zusätzlich zur Verschreibung noch Angaben zum »Status« des Patienten bzw. der mitversicherten Familienangehörigen gemacht werden müssen. Darüber hinaus sind vom Arzt maschinenlesbar die Kassennummer, Versichertennummer, Betriebsstättennummer, Arztnummer und das Ausstellungsdatum einzutragen.

Wirtschaftlichkeit der Verschreibung. Diese sollte zwar bei jeder Verschreibung beachtet werden, sie hat aber bei den Kassenrezepten eine besondere Bedeutung, weil der Arzt durch die Verträge mit den Kassen sowie auch durch die Bestimmungen des SGB V gehalten ist, das angestrebte therapeutische Ziel mit möglichst geringem Kostenaufwand zu erreichen (▶ Kap. 1.9) sowie ein vorgegebenes Gesamtbudget für sein Verschreibungsvolumen nicht zu überschreiten. Verstößt

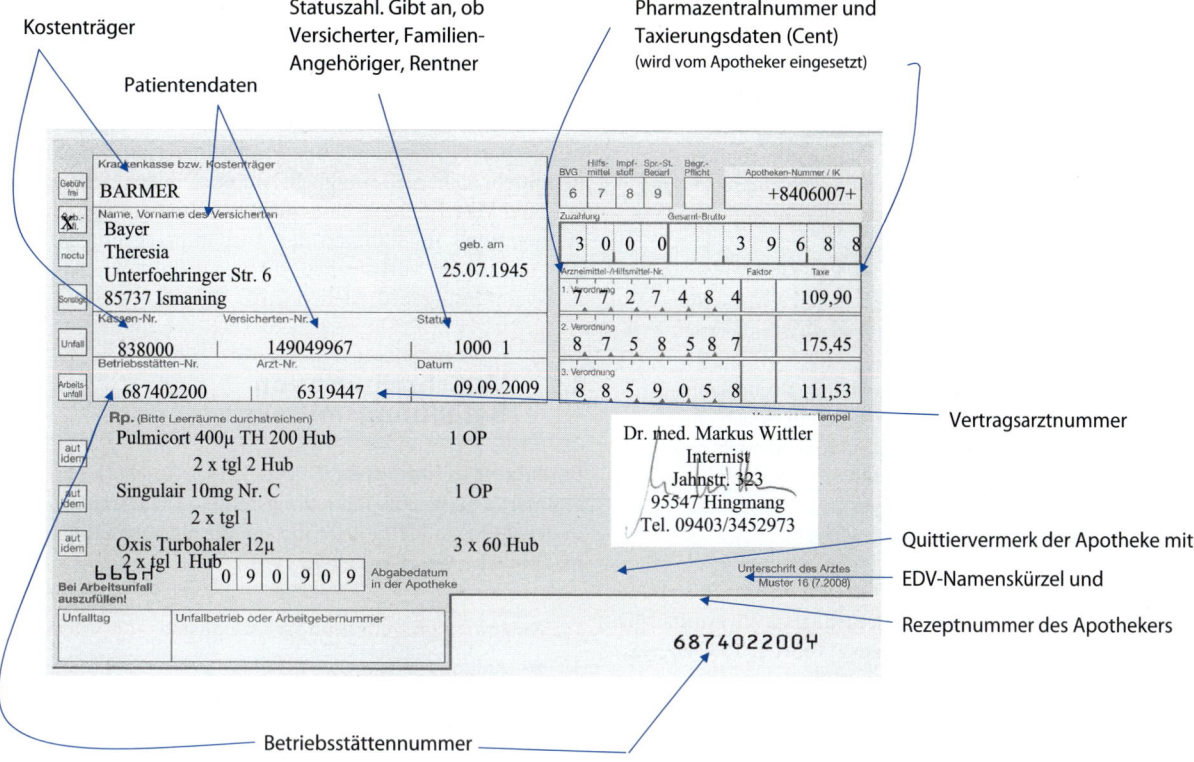

Abb. 4.10. Verschreibungsformular für Rezepte zu Lasten der gesetzlichen Krankenkassen, geeignet für maschinelle Lesbarkeit und EDV-gestützte Ausfertigung

er dagegen, kann er regresspflichtig gemacht werden. Der Arzt darf also bei der Auswahl eines Arzneimittels nicht nur von den therapeutischen Eigenschaften ausgehen, sondern muss den Preis miteinbeziehen. Eine Hilfe bei diesen Überlegungen können die in der Übersicht genannten Publikationen geben.

> **Literatur über Preisvergleiche bei gleichartig wirkenden Arzneimitteln:**
>
> — »Transparenzlisten«, herausgegeben vom Bundesinstitut für Arzneimittel und Medizinprodukte, MMV Medizin Verlag, München;
> — »Arzneimittelbrief«, Westkreuz-Verlag, Berlin; monatlich
> — »Arzneitelegramm«, Arzneimittelinformationsdienst GmbH, Berlin (ATI); monatlich
> — »Arzneiverordnung in der Praxis (AVP)«, Arzneimittelkommission der Deutschen Ärzteschaft, Köln vierteljährlich
> — »Arzneiverordnungs-Report«, Springer, Berlin Heidelberg, jährlich
> — »Arzneiverordnungen«, Deutscher Ärzteverlag, Köln, 21. Auflage, 2006

Festbeträge. Eine Kostenersparnis wird auch durch die mit dem Gesundheitsreformgesetz (GRG) 1988 eingeführten Festbeträge angestrebt. Dies sind Obergrenzen, bis zu denen

die gesetzlichen Krankenkassen die Kosten für ein Arzneimittel übernehmen. Die Festbeträge werden für jede Arzneimittelgruppe im Bundesanzeiger bekannt gemacht und in der medizinischen und pharmazeutischen Fachpresse veröffentlicht. Verschreibt der Arzt ein Arzneimittel, das den Festbetrag überschreitet, muss der Patient die Differenz selbst zuzahlen. Der Arzt ist verpflichtet, den Patienten darauf hinzuweisen! Die meisten, aber keineswegs alle Hersteller von Fertigpräparaten haben inzwischen ihre Arzneimittelpreise dieser Obergrenze angepasst.

> **Festbeträge**
>
> Festbeträge betreffen folgende drei Gruppen:
> — Arzneimittel mit denselben Wirkstoffen
> — Arzneimittel, deren Wirkstoffe sich pharmakologisch und chemisch ähnlich sind (sog. Molekülvarianten)
> — Arzneimittel mit pharmakologisch-therapeutisch vergleichbarer Wirkung, insbesondere Kombinationen, aber auch noch patentgeschützte Originalpräparate in gleichen Indikationsgebieten

Auf Kassenrezept nicht verschreibbare Mittel. Einige Arzneimittel sind von der kassenärztlichen Verordnung gänzlich ausgeschlossen (Negativliste)[8,9].

»Negativliste«

- Alle nicht verschreibungspflichtigen Arzneimittel (Ausnahmen gibt es für Kinder bis 12 Jahren, Kinder unter 18 Jahren mit Entwicklungsstörungen und für wenige weitere Sonderfälle, die zur anerkannten Therapie von bestimmten chronischen Erkrankungen gehören, z. B. Acetylsalicylsäure zur Thrombozyten-Aggregationshemmung)
- Arzneimittel mit nicht erforderlichen Bestandteilen
- Kombinationspräparate mit mehr als 3 Wirkstoffen
- Arzneimittel mit nicht nachgewiesenem therapeutischem Nutzen
- Arzneimittel zur Anwendung bei Erkältungskrankheiten und grippalen Infekten, sofern es sich um geringfügige Gesundheitsstörungen handelt
- Mund- und Rachentherapeutika (mit Ausnahmen)
- Abführmittel (mit Ausnahmen)
- Arzneimittel gegen Reisekrankheit

Der Ausschluss von Präparaten mit mehr als 3 Wirkstoffen gilt nicht für Arzneimittel, die nach dem 1. Februar 1987 zugelassen worden sind und für die ein positiver Beitrag eines jeden Bestandteils ausreichend begründet ist.

Patientenzuzahlung. Versicherte bei den gesetzlichen Krankenkassen (ausgenommen Personen unter 18 Jahre, Schwangere bei Medikation im Zusammenhang mit der Schwangerschaft und Versicherungsnehmer bei bestimmten Trägern [z. B. Bundeswehr, pro Familia]) haben für jede Position einer Verordnung eine Eigenbeteiligung zu leisten[12]. Seit dem 01.01.2004 richtet sich diese Patientenzuzahlung nach dem Apothekenverkaufspreis des entsprechenden Handelspräparates.
- Fertigarzneimittel bis 50,-- €: Zuzahlung 5,-- €
- Fertigarzneimittel 50,-- bis 100,-- €: Zuzahlung in Höhe von 10% des Verkaufspreises
- Fertigarzneimittel über 100,00 €: Zuzahlung 10,-- €
- Hilfsmittel: Zuzahlung in Höhe von 10% des Verkaufspreises (Obergrenze 10,-- € pro Monat pro Indikation für zum Verbrauch bestimmte Hilfsmittel, z. B. Inkontinenzprodukte)
- Vom Apotheker hergestellte Rezeptur: wie Fertigarzneimittel

Seit 01.06.2006 wird die Zuzahlung nicht erhoben, wenn das Präparat mindestens 30% weniger als der jeweilige Festbetrag kostet. Sozial schwache Versicherte können sich auf Antrag bei ihrer Krankenkasse von der Zuzahlung befreien lassen, wenn die ihnen durch die Zuzahlung im Jahr entstehenden Kosten 2% (bei chronisch Kranken 1%) ihres Jahreseinkommen übersteigen.

Die Zuzahlung darf den Preis des Arzneimittels nicht übersteigen. Durch die Neuregelung der Vergütung der Apotheke kostet jedes verschreibungspflichtige Arzneimittel seit dem 01.01.2004 jedoch mindestens 8,10 € (abzüglich 2,30 € Kassenrabatt bei GKV-Versicherten), da der Apothekenabgabepreis jetzt durch ein sog. »Beratungshonorar« in dieser Höhe auf den Apothekeneinkaufspreis festgelegt wird statt des bisherigen prozentualen Apothekenaufschlags. Das führte zu deutlichen Preissenkungen bei teuren Arzneimitteln, aber gleichzeitig zu Preisanhebungen bei bisher sehr günstigen Arzneimitteln. Eine Unterschreitung der Rezeptgebühr von mindestens 5,-- € ist damit bei verschreibungspflichtigen Arzneimitteln nicht mehr möglich. Nur noch in den seltenen Fällen einer Verschreibung eines nicht verschreibungspflichtigen Arzneimittels im Rahmen der Ausnahmeregelungen kann dies in Zukunft vorkommen, da hier die alte Arzneimittelpreisverordnung fortbestehen wird.

4.5   Verschreibung von Betäubungsmitteln

Betäubungsmittelgesetz (BtMG). Dieses Gesetz (▶ Kap. 4.1[5]) definiert den Begriff »Betäubungsmittel« nicht, sondern listet in den Anlagen I–III alle Stoffe auf, die als Betäubungsmittel im Sinne des Gesetzes gelten.

Anlagen zum Betäubungsmittelgesetz

- **Anlage I** – Nicht verkehrsfähige Stoffe: Diese Stoffe sind gesundheitsgefährdend oder werden nicht zu therapeutischen Zwecken verwendet (z. B. Diamorphin (Heroin), LSD, Mescalin, Haschisch).
- **Anlage II** – Verkehrsfähige, aber nicht verschreibungsfähige Stoffe: Diese Stoffe werden nur als Rohstoffe, Grundstoffe, Halbsynthetika und Zwischenprodukte verwendet, in Form einer Arzneimittelzubereitung können sie jedoch nicht verschrieben werden (z. B. Thebain, Pethidin-Zwischenprodukte, Diamorphin – sofern es zur Herstellung von Zubereitungen zu medizinischen Zwecken bestimmt ist). Ausnahmen in Abhängigkeit von der Konzentration (▶ Kap. 4.5.1)
- **Anlage III** – Verkehrs- und verschreibungsfähige Stoffe: Diese Stoffe können in Form einer Arzneimittelzubereitung als Betäubungsmittel verschrieben werden (z. B. Codein, Morphin, Opioide, Barbiturate, Benzodiazepine, Diamorphin – nur in Zubereitungen, die zur Substitutionsbehandlung zugelassen sind). Ausnahmen in Abhängigkeit von der Konzentration (▶ Kap. 4.5.1)

Der im Gesetz verwendete Ausdruck »Betäubungsmittel« hat historische Gründe und wirkt heute irreführend. Denn neben »betäubend« wirkenden Stoffen, wie z. B. Morphin, befinden sich darunter auch zentral erregende Stoffe, wie z. B. Methylphenidat. Unter dem Begriff »Betäubungsmittel« fasst das Gesetz solche Substanzen zusammen, bei welchen – besonders bei unsachgemäßem Gebrauch – die Gefahr der Entwicklung einer Abhängigkeit gegeben ist (▶ Kap. 7.2.1). Das Gesetz regelt außerdem Anbau, Einfuhr, Herstellung, Abgabe und Erwerb der BtM.

Betäubungsmittel-Verschreibungsverordnung (BtMVV). Diese Verordnung (▶ Kap. 4.1[6]) hat im wesentlichen zum Ziel, die ärztliche Verschreibung von Betäubungsmitteln auf einen bestimmungsgemäßen Gebrauch einzuengen. Als Grundsatz gilt:

> Ein Betäubungsmittel darf nur verschrieben werden, wenn eine zwingende Indikation vorliegt. Die Anwendung eines BtM ist nicht begründet, wenn das therapeutische Ziel auf anderen Wegen erreicht werden kann (§ 13 Abs. 1 BtMG).

Ein anderer Weg ist z. B. Schmerzstillung durch ein Analgetikum, das nicht unter die BtM-Regelung fällt und kein Abhängigkeitspotenzial hat (▶ Kap. 7.5) oder Entzugstherapie bei der Substitution von Drogenabhängigen. Andererseits darf der Arzt einem an schweren Schmerzen leidenden Patienten ein BtM nicht vorenthalten, nur weil er z. B. die komplizierten Vorschriften scheut. Betäubungsmittel dürfen nur im Rahmen einer ärztlichen Behandlung verschrieben werden. Darunter fällt auch die Substitutionsbehandlung bei Drogenabhängigen, wenn die Substitution unter bestimmten, in der BtMVV festgelegten Bedingungen durchgeführt wird (▶ Kap. 4.5.5). Auch der Erwerb und die Verwendung von BtM zu analytischen Zwecken (z. B. Chromatographie) erfordert eine besondere Erlaubnis, die vom Bundesinstitut für Arzneimittel und Medizinprodukte[19] auf begründeten Antrag hin erteilt wird.

4.5.1 Welche Betäubungsmittel sind verschreibbar?

Nach der BtMVV darf ein Arzt, Zahnarzt oder Tierarzt nur Betäubungsmittel aus Anlage III BtMG verschreiben. Die BtMVV führt die von den einzelnen Berufsgruppen verschreibungsfähigen Stoffe namentlich getrennt, unter Angabe einer Verschreibungs-Höchstmenge auf. Jedoch dürfen diese Stoffe niemals als Substanz, sondern nur in Form einer Arzneimittelzubereitung verschrieben werden.

In den ◻ Tab. 4.5 bis ◻ Tab. 4.7 sind die wichtigsten Stoffe zusammengefasst, deren Verschreibung durch den Arzt und den Zahnarzt zulässig ist, nämlich:

— Analgetika und Antitussiva (Opioide) (◻ Tab. 4.5)
— Zentral erregende Stoffe (◻ Tab. 4.6)
— Nur für den Praxisbedarf verschreibungsfähige Betäubungsmittel (◻ Tab. 4.7)

◻ **Tab. 4.5.** Verschreibungsfähige Betäubungsmittel: Analgetika und Antitussiva (Auswahl)

Arzneistoff	Handelspräparat	Höchstmengen [mg]		Arzneiform	BtM-Menge pro abgeteilter Arzneiform [mg]
		Arzt	Zahnarzt		
Buprenorphin	Temgesic®	800	40	Amp.	0,324
				Tbl.	0,216/0,432
Fentanyl	Durogesic®	500	–	Amp.	0,157
				Amp.	0,785
				TTS	2,5/5/7,5/10
Hydrocodon	Dicodid®	1.200	300	Amp.	15
Hydromorphon	Dilaudid®	5.000	1.200	Tbl.	10
Levacetylmethadol		2.000	–	Amp.	2,0
				Lösung zum Einnehmen	10 mg/ml (entspr. 1%)
Levomethadon	L-Polamidon® Methaddict®	1.500	200	Amp.	2,5/5,0
				Tropflsg.	50 mg/10 ml (entspr. 0,5%)
Methadon	(nur Rezeptur)	3.000	–	Lösung zum Einnehmen	10 mg/ml (entspr. 1%)
				Tbl.	5/10/40
Morphin	Morphin Merck®	20.000	5.000	Amp. 10/20/100/200	
	MSI Mundipharma®				
	MSR Mundipharma®			Supp.	10/20/30
	MST Mundipharma®			Retardtbl.	10/20/30/60/100/200
	MST continus®			Retardkps.	30/60/100/200
Oxycodon ▼	Oxygesic®	15.000	4.000	Retardtbl.	10/20/40

◻ Tab. 4.5 (Fortsetzung)

Arzneistoff	Handelspräparat	Höchstmengen [mg]		Arzneiform	BtM-Menge pro abge-teilter Arzneiform [mg]
		Arzt	Zahnarzt		
Pentazocin	Fortral®	15.000	4.000	Amp.	30
				Kps.	50
				Supp.	60
Pethidin	Dolantin®	10.000	2.500	Amp	50/100
				Tropflsg.	500 (10 ml)
				Supp.	100
Piritramid	Dipidolor®	6.000	1.500	Amp.	15
Tilidin	Injektionslsg. Gödecke®	18.000	4.500	Amp.	100

* auch mit Zusatz von Naloxon (z. B. Valoron® N) im Handel und in dieser Form von der BtM-Verschreibungsordnung ausgenommen.

◻ Tab. 4.6. Verschreibungsfähige Betäubungsmittel: Zentral erregende Wirkstoffe (Auswahl)

Arznei-stoff	Handels-präparat	Höchstmen-gen [mg]		Arzneiform und BtM-Menge pro abgeteilter Arzneiform [mg]
		Arzt	Zahn-arzt	
Amfetamin		600		Rezeptur
Fenetyllin	Captagon®	2.500	–	Tbl. 50
Methyl-phenidat	Ritalin®	2.000	–	Tbl. 10

◻ Tab. 4.7. Nur für den Praxisbedarf verschreibungsfähige Betäubungsmittel (Auswahl)

Arzneistoff	Handels-präparat	Für den Praxisbedarf von Arzt und Zahnarzt
Alfentanil	Rapifen®	Bis auf die Menge seines durchschnittlichen Bedarfs für 2 Wochen. Mindestens aber die kleinste Verpackungseinheit. Der Vorrat jedes dieser Betäubungsmittel soll einen Monatsbedarf nicht überschreiten
Remifentanil	Ultiva®	
Sufentanil	Sufenta®	

Besondere Regelungen enthält die Verordnung über **Cocain**. Seine therapeutische Anwendung ist jedoch entbehrlich, da es durch andere, nicht zur Abhängigkeit führende Lokalanästhetika ersetzt werden kann. Es wird daher hier nicht besprochen.

Nicht-verschreibungsfähige Betäubungsmittel. Bei einer Reihe von namentlich im BtMG aufgeführten Betäubungsmitteln ist jede Verschreibung verboten. Sie sind in Anlage I und II zum BtMG zusammengefasst.

Einstufung als BtM in Abhängigkeit von der Konzentration. Bei einigen Stoffen der Anlagen II und III BtMG hängt die Verschreibungsfähigkeit von ihrer Konzentration in der arzneilichen Zubereitung bzw. der Menge pro abgeteilter Form ab. Werden diese in den Anlagen II und III BtMG als Ausnahmen aufgeführten Grenzkonzentrationen nicht überschritten (»ausgenommene Zubereitungen«), gelten diese Zubereitungen (Handelspräparate) nicht als BtM, können somit auf normalem Rezept, ja **dürfen nicht** auf Betäubungsmittel-Rezeptformularen verschrieben werden. Ausgenommen hiervon ist die Verschreibung von Codein, Dihydrocodein und Flunitrazepam in jeglicher Form an BtM-Abhängige und Alkoholkranke; diese muss **stets**, also auch bei der Verschreibung von ausgenommenen Zubereitungen, auf BtM-Rezept erfolgen.

Es ist weitgehend unbekannt, dass Codein, Dihydrocodein, die Benzodiazepine und Barbiturate in der Anlage III BtMG aufgeführt sind und somit als BtM gelten. Die gängigen Fertigarzneimittel sind jedoch solche ausgenommenen Zubereitungen. Die Kenntnis der Grenzkonzentration, von der ab diese Stoffe als BtM zu handhaben sind, ist im Wesentlichen für eine Verschreibung in Form der recht selten vorkommenden Rezepturen notwendig.

Für homöopathische Zubereitungen ist wichtig, dass Opium ab der Verdünnung D4 nicht mehr als BtM gilt (Opium in

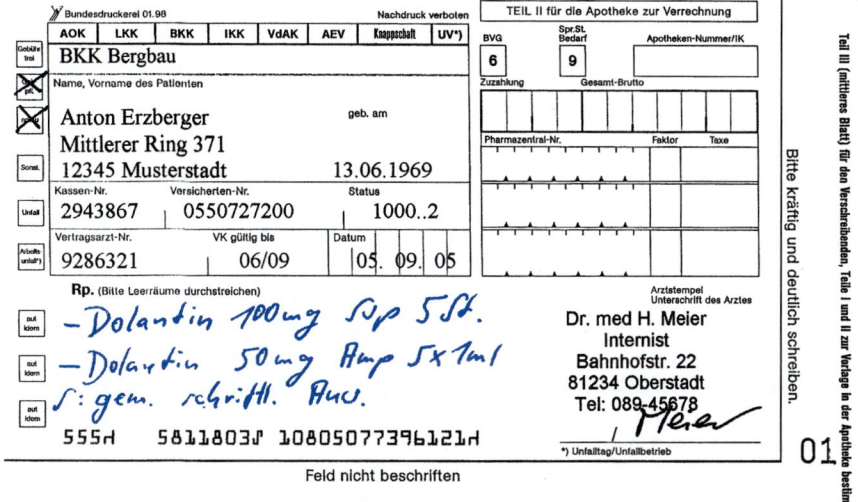

□ **Abb. 4.11.** Gleichzeitige Verschreibung eines Betäubungsmittels in zwei verschiedenen Arzneiformen

den Potenzen D4–D6 ist verschreibungspflichtig, in höheren Potenzen als D6 ist Opium feiverkäuflich).

Ausnahmen. Bestimmte Stoffe gelten nicht als BtM wenn in der fertigen Arzneizubereitung nicht nur ihre Menge begrenzt ist, sondern außerdem noch bestimmte Zusatzstoffe enthalten sind, (zum Beispiel Tilidin zusammen mit dem Opiat-Antagonisten Naloxon zur oralen Applikation).

4.5.2 »Höchstmenge«

Verschreibung für einen Patienten. Bei jeder Verschreibung von Betäubungsmitteln ist die in der BtMVV für jeden Wirkstoff angegebene Höchstmenge zu beachten. Sie gibt die Gesamtmenge an, bis zu der dieser Wirkstoff innerhalb von 30 Tagen für einen Patienten verschrieben werden darf. Die Höchstmengen sind mittlerweile so reichlich bemessen, dass in der Regel keine Schwierigkeiten auftreten. Allerdings gibt es mittlerweile z. B. Fentanyl als transdermales therapeutisches System (TDS, »Pflaster«), bei dem für die Berechnung der Höchstmenge natürlich auch die insgesamt im Depot enthaltene Wirkstoffmenge und nicht die Freisetzungsrate entscheidend ist. Dadurch wird selbst bei Verschreibung nur einer N3 Packung die Höchstmenge überschritten. Das Rezept ist somit mit einem Großbuchstaben A zu kennzeichnen (▶ Kap. 4.5.6).

Verschreibung für Krankenhaus und den Bedarf in der Praxis. Die Höchstmengen dürfen für den Bedarf eines Krankenhauses überschritten werden. Für seinen Praxisbedarf darf der Arzt Betäubungsmittel bis zur Menge seines durchschnittlichen Zweiwochenbedarfs verschreiben. Sein BtM-Vorrat soll den Bedarf eines Monats nicht überschreiten.

4.5.3 Zahl der verschreibbaren BtM

Je nach Wirkstoff sieht die BtMVV für Ärzte zwei Möglichkeiten vor:
- Von den in der BtMVV namentlich mit Angabe der Höchstmenge aufgelisteten Wirkstoffen (Tab. 3.3) dürfen für einen Patienten innerhalb von 30 Tagen bis zu zwei Betäubungsmittel unter Einhaltung der Höchstmengen verschrieben werden.
- Alternativ darf einer der übrigen in Anlage III BtMG aufgeführten Wirkstoffe (im Wesentlichen Schlaf- und Beruhigungsmittel, ▶ Kap. 4.5.1) außer Alfentanil, Cocain, Etorphin, Remifentanil und Sufentanil innerhalb dieser 30 Tage ohne Beachtung einer Höchstmenge verschrieben werden, sofern die in der Anlage III angegebene Grenzdosierung überschritten werden soll (andernfalls sind diese Wirkstoffe ja als ausgenommene Zubereitungen keine BtM), was in der Praxis nicht vorstellbar ist (▶ Kap. 4.5.1).

Selbstverständlich darf ein bestimmtes Betäubungsmittel in mehreren Arzneiformen gleichzeitig verschrieben werden, wenn dabei insgesamt die Höchstmenge nicht überschritten wird (□ Abb. 4.11).

4.5.4 Zeitraum für die Verschreibung von BtM

Die Beschränkung der Zahl der Betäubungsmittel und die angegebenen Höchstmengen gelten für einen Zeitraum von 30 Tagen.

4.5.5 Zeitliche Gültigkeit eines BtM-Rezeptes

Vom Ausstellungsdatum an bleibt das Rezept 7 Tage gültig. Danach kann es nicht mehr eingelöst werden.

4.5.6 Ausnahmen

Für einen Patienten in Dauerbehandlung darf der Arzt in »begründeten Einzelfällen« und unter Wahrung der »erforderlichen Sicherheit des Betäubungsmittelverkehrs«

- die festgesetzten Höchstmengen überschreiten,
- mehr als zwei BtM verschreiben und
- vom Zeitraum für die Verschreibung abweichen.

Ein solches Rezept muss mit dem Großbuchstaben A gekennzeichnet werden.

4.5.7 Ausführung der Verschreibung

Keine Angst vor der Ausstellung von Betäubungsmittelrezepten! Im Gegensatz zu früher ist heute das Rezeptieren von Betäubungsmitteln nichts Außergewöhnliches mehr. Wenn man sich angewöhnt, Verschreibungen stets mit **allen** Angaben zu versehen, also neben den vorgeschriebenen auch die »nur« empfohlenen Angaben zu machen (◘ Abb. 4.2), so wird man feststellen, dass sich Betäubungsmittelrezepte von normalen Rezepten heute nur noch im Formular unterscheiden! Trotzdem ist noch immer der häufigste Fehler, der bei der Erstellung von BtM-Rezepten gemacht wird, ein benötigtes Betäubungsmittel aus der Angst heraus, das BtM-Rezept falsch auszufüllen, erst gar nicht zu verschreiben.

Rezeptformulare. Zur Verschreibung von »Betäubungsmitteln« muss ein 3-teiliges **amtliches Formular** benutzt werden (Betäubungsmittelrezept, BtM-Rezept). Nur in Notfällen ist die Verschreibung eines Betäubungsmittels auch auf einem normalen Rezept statthaft: Die Verschreibung ist auf die zur

Behebung des Notfalls erforderliche Menge zu beschränken und mit dem Vermerk »Notfall-Verschreibung« zu kennzeichnen. Die Verschreibung ist unverzüglich auf einem BtM-Rezept nachzureichen, das mit dem Großbuchstaben N gekennzeichnet ist.

Die Betäubungsmittelrezepte werden vom Bundesinstitut für Arzneimittel und Medizinprodukte (BfArM)[19] herausgegeben. Der Arzt muss sie von dort beziehen. Die Formulare sind gelblich gehalten mit rot-violettem Aufdruck (◘ Abb. 4.12). Sie sind fortlaufend nummeriert, tragen die Registriernummer des betreffenden Arztes bei der Bundesopiumstelle und dürfen nur von diesem persönlich oder seiner Vertretung verwendet werden. Die drei Teile werden im Durchschreibeverfahren beschriftet. Teil I und Teil II sind zur Vorlage in der Apotheke bestimmt. Der mittlere Teil III bleibt beim Verschreibenden und muss drei Jahre aufbewahrt werden, um auf Verlangen den Aufsichtsbehörden vorgelegt werden zu können. Auch fehlerhaft ausgefüllte BtM-Rezepte (Teil I, II und III) müssen drei Jahre lang aufbewahrt werden. Die Formulare dürfen zur Verschreibung anderer Arzneimittel nur dann benutzt werden, wenn deren Verschreibung zusammen mit einem BtM erfolgt. Dem Arzt ist von der BtMVV auferlegt, die Formulare gegen Entwendung zu sichern. Ein Verlust ist unverzüglich dem Bundesinstitut für Arzneimittel und Medizinprodukte[19] anzuzeigen. Bei Aufgabe der ärztlichen Tätigkeit müssen nicht verwendete Exemplare an das Bundesinstitut für Arzneimittel und Medizinprodukte[19] zurückgegeben werden.

Auf dem BtM-Rezept müssen die in der Übersicht genannten Eintragungen enthalten sein (◘ Abb. 4.11 bis ◘ Abb. 4.14).

---

19 Bundesopiumstelle, Bundesinstitut für Arzneimittel und Medizinprodukte, Kurt-Georg-Kiesinger-Allee 3, 53175 Bonn

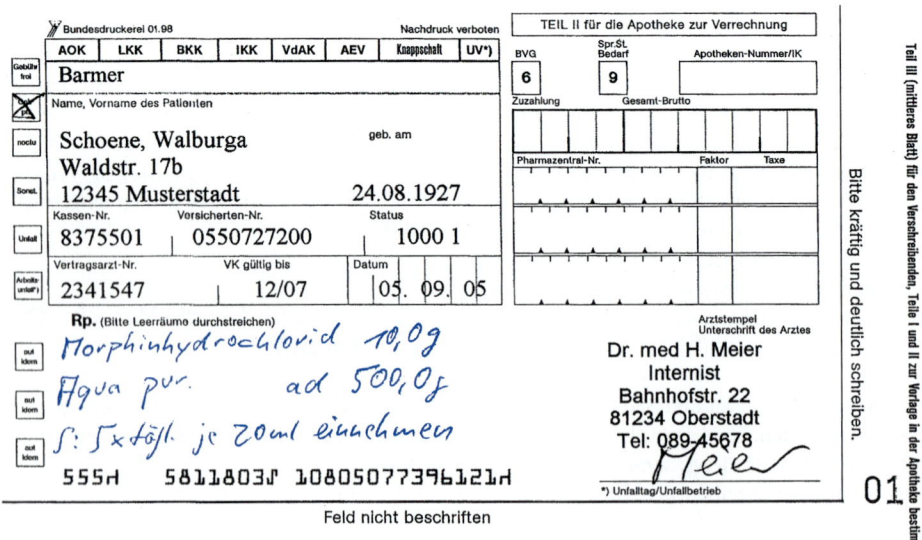

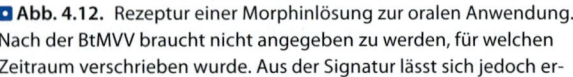

◘ Abb. 4.12. Rezeptur einer Morphinlösung zur oralen Anwendung. Nach der BtMVV braucht nicht angegeben zu werden, für welchen Zeitraum verschrieben wurde. Aus der Signatur lässt sich jedoch errechnen, dass die Gesamtmenge für einen Zeitraum von 5 Tagen gedacht ist

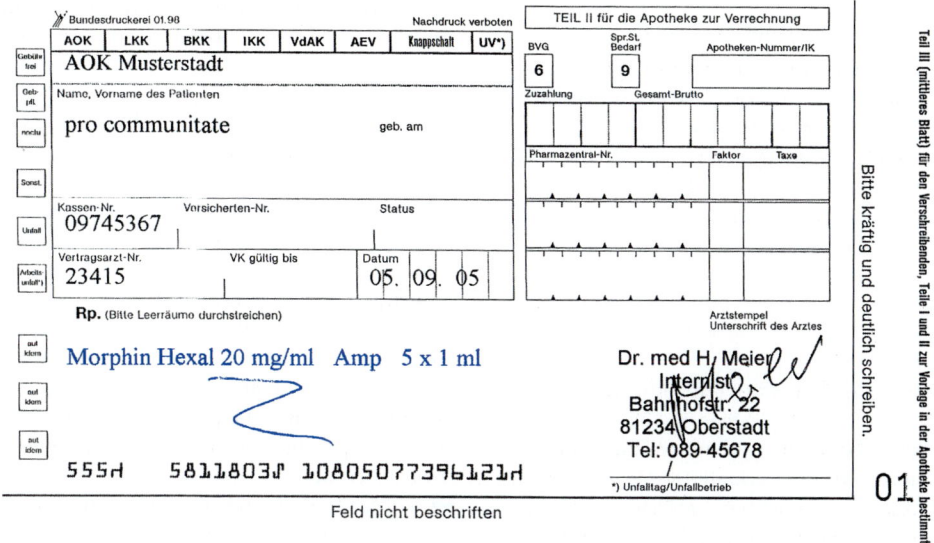

Abb. 4.13. Verschreibung eines Betäubungsmittels für den Praxisbedarf

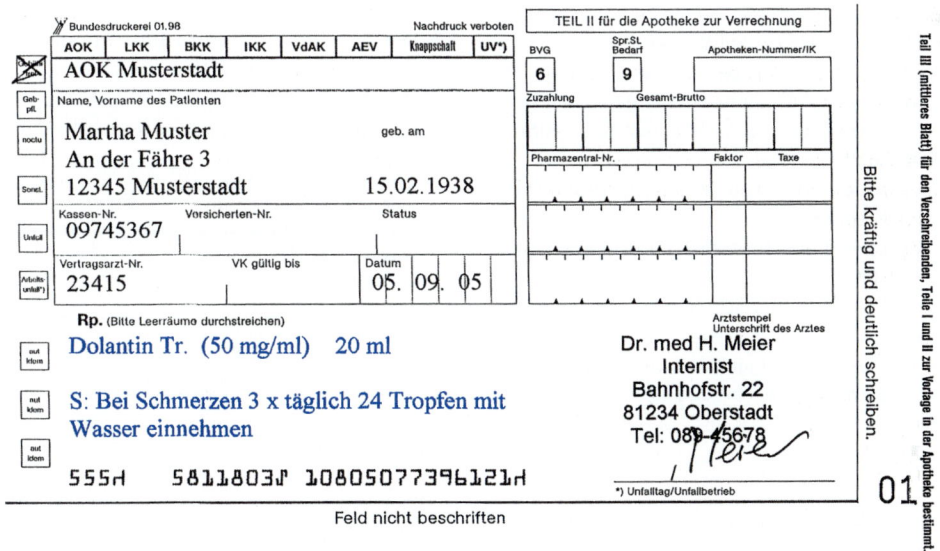

Abb. 4.14. Kennzeichnung der Gesamtmenge eines Betäubungsmittels bei einem Fertigarzneimittel ohne abgeteilte Arzneiformen

Angaben auf Betäubungsmittelrezepten

- Name, Vorname, Geburtsdatum und Anschrift des Patienten. Bei Verschreibungen für den Praxisbedarf wird anstelle von Name und Anschrift des Patienten der Vermerk »Praxisbedarf« eingetragen (Abb. 4.13). Das Formular bietet außerdem alle Möglichkeiten, die für gesetzliche Krankenkassen vorgeschriebenen Eintragungen zu machen.
- Ausstellungsdatum
- Arzneimittelbezeichnung
- Arzneiform
- BtM-Menge
- Bei nicht abgeteilten Formen wird die Gesamtmenge pro Packungseinheit angegeben (Abb. 4.14), bei abgeteilten Arzneiformen, die BtM-Menge pro abgeteilter Form und die Stückzahl. Die Menge ist in g oder ml anzugeben. Die Stückzahl kann in arabischen oder auch römischen Zahlen geschrieben werden. Beides ist erlaubt. Wegen der geringeren Verwechslungsgefahr ist jedoch die arabische Form vorzuziehen.
- Gebrauchsanweisung (Signatur); Angabe von Einzel- und Tagesdosis oder Vermerk »Gemäß schriftlicher Anweisung« (Abk.: »Gem. schriftl. Anw.«)
- Buchstabe A, wenn der Arzt bei Patienten in Dauerbehandlung von der Ausnahmeregelung für Zahl der BtM, Höchstmenge und Verschreibungszeitraum Gebrauch macht
- Buchstabe N, wenn es sich um eine nachgereichte Notfallverschreibung
- Buchstabe S, wenn es sich um eine Substitutionsbehandlung handelt
- Name, Anschrift, Berufsbezeichnung und Telefonnummer des Arztes
- Unterschrift des Arztes (eigenhändig!)
- Im Falle einer ärztlichen Vertretung – Vermerk »in Vertretung«

Lediglich die Unterschrift des Arztes muss noch handschriftlich vorgenommen werden. Alle anderen Angaben können auch von einer anderen Person oder per EDV erstellt werden.

4.5.8 Mitführen von BtM im grenzüberschreitenden Verkehr

Patienten, die aufgrund einer ärztlichen Behandlung BtM verschrieben bekommen und verreisen wollen, dürfen bei einer Reise in die Vertragsstaaten des Schengener Abkommens BtM für den Bedarf von bis zu 30 Tagen mit sich führen, wenn Sie eine ärztliche Bescheinigung auf einem besonderen ärztlichen Vordruck mit sich führen. In diesem Falle sind die üblichen betäubungsmittelrechtlichen Formalitäten (z. B. Ein- und Ausfuhrgenehmigungen) nicht mehr erforderlich. Die erforderlichen Vordrucke können beim Bundesinstitut für Arzneimittel und Medizinprodukte[19] angefordert werden.

4.5.9 BtM-Rezepte für eine Substitutionsbehandlung

Der Arzt darf zur Substitutionsbehandlung von Drogenabhängigen Zubereitungen von Levomethadon, Methadon und Buprenorphin, in begründeten Ausnahmefällen Codein oder Dihydrocodein, Diamorphin (Heroin) in zur Substitution zugelassenen Arzneimitteln oder ein anderes zur Substitution zugelassenes Arzneimittel verschreiben, wenn die Anwendung unter der Voraussetzung des § 13 Abs. 1, BtMG erfolgt. Diese Bestimmung ist jedoch an eine ganze Reihe von Voraussetzungen geknüpft (§ 5 BtMVV), von denen einige hier wiedergegeben sind:

- Laufende Blutuntersuchung in unregelmäßigen Abständen auf andere Drogen oder Arzneimittel;
- Gleichzeitige psycho-soziale Betreuung
- Vorschriften zur Überwachung der Einnahme
- Anlegen einer Dokumentation durch den behandelnden Arzt, aus der alle geforderten Maßnahmen hervorgehen

Die Verschreibung eines Substitutionsmittels ist mit dem Buchstaben S zu kennzeichnen.

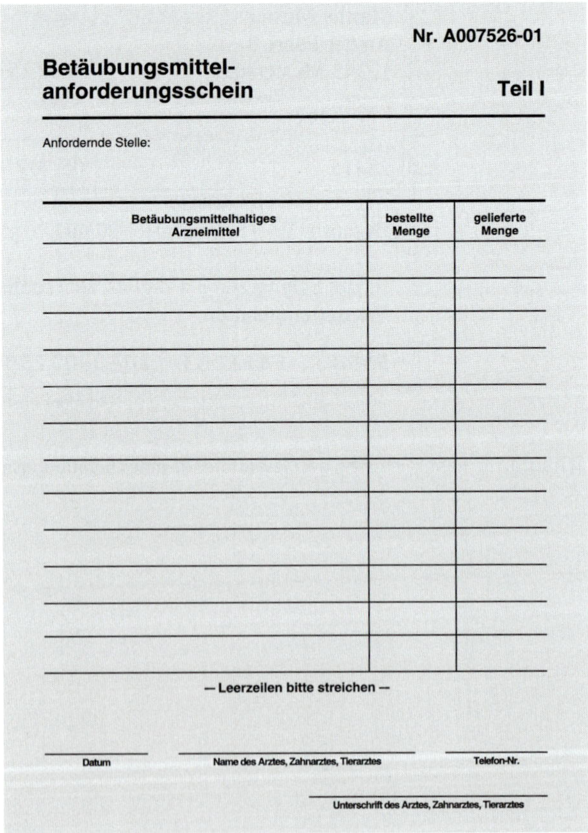
Nr. A007526-01

Betäubungsmittel-anforderungsschein **Teil I**

Anfordernde Stelle:

Betäubungsmittelhaltiges Arzneimittel	bestellte Menge	gelieferte Menge

– Leerzeilen bitte streichen –

Datum | Name des Arztes, Zahnarztes, Tierarztes | Telefon-Nr.

Unterschrift des Arztes, Zahnarztes, Tierarztes

Abb. 4.15. Formular für die Anforderung von Betäubungsmitteln für den Stationsbereich von Krankenhäusern

4.5.10 Anforderung von Betäubungsmitteln für den Bedarf in Krankenhäusern

Zu diesem Zweck werden **Betäubungsmittelanforderungsscheine**[20] nach dem in ◘ Abb. 4.15 gezeigten Muster verwendet. Wie die BtM-Rezeptformulare bestehen sie aus drei Teilen, von denen Teil I und II zur Vorlage in der Apotheke bestimmt sind. Teil III verbleibt in der Klinik und muss drei Jahre aufbewahrt werden. Bei fehlerhaftem Ausfüllen von Anforderungsscheinen müssen alle drei Teile drei Jahre lang in der betreffenden Klinik aufbewahrt werden, damit sie auf Verlangen den Behörden vorgelegt werden können. Im Gegensatz zu den BtM-Rezeptformularen bieten sie mehr Raum für die meist umfangreicheren Bestellungen von Krankenhäusern. Sie müssen alle Angaben enthalten (ausgenommen die Signatur), die für BtM-Rezepte vorgeschrieben sind.

4.5.11 Nachweis über den Verbleib der Betäubungsmittel

Der Verbleib von Betäubungsmitteln (Eingang und Ausgang), die im Praxisbetrieb gebraucht werden, muss auf Karteikarten nach amtlichem Formblatt[21] (◘ Abb. 4.16) mit Tinte oder Kugelschreiber dokumentiert werden. Der Arzt muss mindestens einmal im Monat die vorschriftsmäßige Führung der Karteikarten überprüfen und Änderungen des Bestandes durch Namenszeichen und Datum bestätigen. Heute werden diese »Karteikarten« zunehmend elektronisch geführt. In diesem Fall muss der Arzt die Eintragungen mindestens einmal im Monat ausdrucken, überprüfen und mit Datum und Namenszeichen abzeichnen. Diese Unterlagen sind, von der letzten Eintragung an gerechnet, drei Jahre lang aufzubewahren und müssen den zuständigen Landesbehörden auf Verlangen zur Überprüfung vorgelegt werden. In Krankenhäusern und Kliniken werden die Eintragungen auf den einzelnen Krankenstationen vorgenommen und vom Stationsarzt überprüft. Statt Karteikarten können hier Betäubungsmittelbücher nach amtlichem Muster verwendet werden.

20 Erhältlich für Ärzte und Zahnärzte, die ein Krankenhaus oder eine Krankenhausabteilung leiten, von der Bundesopiumstelle, Bundesinstitut für Arzneimittel und Medizinprodukte, Kurt-Georg-Kiesinger-Allee 3, 53175 Bonn

21 Erhältlich bei: Bundesanzeiger Verlagsgesellschaft mbH, Postfach 100534, 50445 Köln

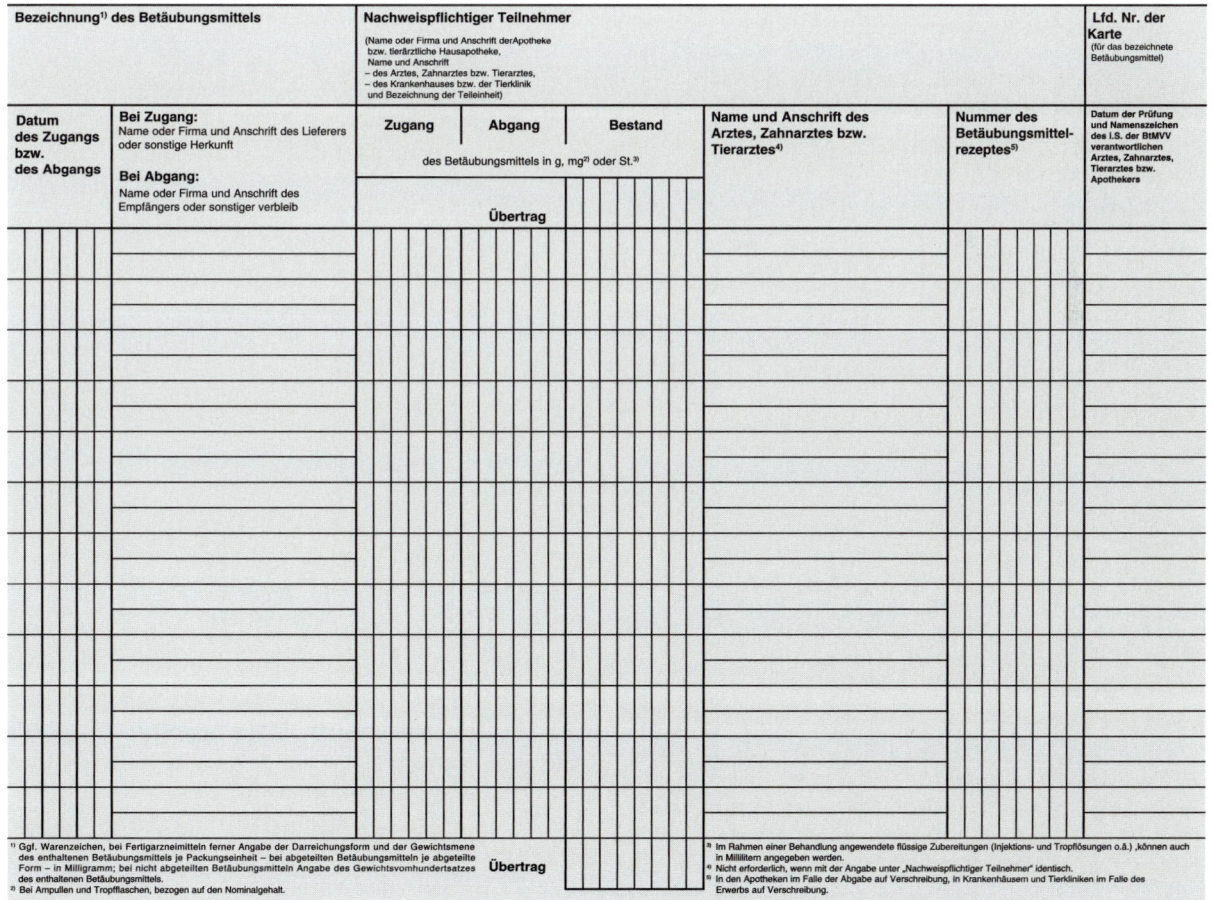

◘ Abb. 4.16. Karteikarte zur Eintragung des Bestandes und Verbleibs von Betäubungsmitteln für den Praxisbedarf

In Kürze

Die Verschreibung und Abgabe von Arzneimitteln unterliegt einer Fülle von Gesetzen und Verordnungen. Ihre Kenntnis und Beachtung dient der sicheren Anwendung von Arzneimitteln, vermeidet Missbrauch und regelt die Kostenübernahme durch die verschiedenen Glieder des Gesundheitssystems. Ein Rezept ist ein Dokument, das nicht nur zur Abgabe von Arzneimitteln berechtigt, sondern auch die ärztliche Begründung einer therapeutischen Maßnahme dokumentiert. Hierdurch erhält das Rezept den Charakter eines ärztlichen Attestes. Die Benutzung eines bestimmten Formblattes ist prinzipiell nicht vorgeschrieben, muss jedoch bei der Verschreibung zu Lasten der gesetzlichen Krankenversicherung (Muster-16-Formular), bei der Verschreibung von Betäubungsmitteln (BtM-Rezept) und bei der Verschreibung von Arzneimitteln mit einem besonderen Gefährdungspotential (Sonderrezept) beachtet werden.

Weiterführende Literatur ▶ www.springer.com

5 Therapie von Ödemen mit Diuretika

H. Oßwald, T. Risler

5.1   Begriffsbestimmung

Ödeme sind definiert durch die isoosmotische Vergrößerung des interstitiellen Raums. Sie sind ein **Symptom** verschiedener Grundkrankheiten und damit kein eigenes Krankheitsbild. Ab einer Volumenzunahme von 3–5 l werden die Ödeme auch klinisch manifest. Akute Zufuhr von Natriummengen bis zu 12 g pro Tag können innerhalb von 24 h vollständig ausgeschieden werden. Eine höhere Zufuhr führt zu einer Vergrößerung des Extrazellulärraums, einer Zunahme des austauschbaren Natriums, einer Abnahme der Plasma-Renin-Aktivität und der Aldosteronkonzentration im Plasma. Die Wiederherstellung des Ausgangszustands erfolgt anschließend über mehrere Tage.

Generalisierte Ödeme werden begünstigt durch eine Vergrößerung des interstitiellen Raums, wobei das intravasale Plasmavolumen normal oder vermindert sein kann. Neben einer gestörten positiven Natriumbilanz hat der Flüssigkeitsaustausch in der Endstrombahn eine große Bedeutung für die Entstehung von Ödemen. ◘ Abb. 5.1 erläutert schematisch die Prozesse, die zur Ödementstehung führen. Der unzureichende Einstrom von interstitieller Flüssigkeit in den venösen Schenkel des Kapillarstrombetts ist die Hauptursache für die Entstehung von Ödemen. Dieser verminderte Einstrom kann hauptsächlich durch einen erhöhten hydrostatischen Druck im venösen Schenkel der Kapillaren (Stauungsödem) oder durch einen verminderten kolloidosmotischen Druck in den Kapillaren bei Hypoproteinämie (Eiweißmangelödem) zustande kommen. Zur Korrektur ödematöser Zustände sind Diuretika die wichtigsten Therapeutika, insbesondere die Gruppe der Schleifendiuretika. Im Folgenden wird vorwiegend auf den Einsatz von Diuretika bei kardialen Stauungsödemen, Ödemen in Zusammenhang mit einem nephrotischen Syndrom, Aszites bei Leberinsuffizienz und Ödemen bei terminaler Niereninsuffizienz eingegangen.

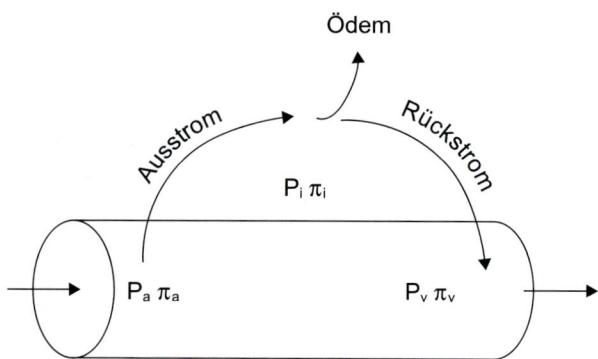

Ödem

Ausstrom   Rückstrom

$P_i \; \pi_i$

$P_a \; \pi_a$ $P_v \; \pi_v$

◘**Abb. 5.1.** Schema der Ödementstehung im Kapillarbett. Der hydrostatische Druck im arteriellen Schenkel des Kapillarbettes (P_a) ist höher als der hydrostatische Druck im Interstitium (P_i). Dadurch wird Plasmawasser in das Interstitium filtriert (Ausstrom). Als Folge dieser Filtration steigt der kolloidonkotische Druck im Lumen der Kapillaren vom arteriellen (π_a) bis zum venösen Schenkel (π_v) an. Da der hydrostatische Druck in den Kapillaren des venösen Schenkels (P_v) niedriger ist als der P_a, kann das im arteriellen Schenkel filtrierte Plasmawasser wieder zurückströmen (Einstrom). Das heißt, dass unter physiologischen Bedingungen ein großer Anteil des Plasmawassers extrakapillär durch das Interstitium fließt. Liegt eine Stauung im venösen Schenkel vor, erhöht sich der P_v und der Einstrom von der Flüssigkeit aus dem Interstitium in die Kapillaren ist vermindert. Damit bleibt diese Flüssigkeit liegen, und es bildet sich ein Ödem (Stauungsödem). Besteht eine deutlich verminderte Eiweißkonzentration im Blut bei exzessivem renalen Eiweißverlust (z. B. beim nephrotischen Syndrom) vor, dann ist die Menge des filtrierten Plasmawassers (Ausstrom) erhöht und der Einstrom aus dem Interstitium ist vermindert (Eiweißmangelödem) mit der Folge, dass Flüssigkeit im Interstitium liegen bleibt. Eine dritte Möglichkeit der Ödementstehung liegt in der pathologisch erhöhten Permeabilität der Kapillaren für Eiweiß mit der Folge, dass der kolloidonkotische Druck im Interstitium (π_i) ansteigt mit der Folge, dass wiederum Flüssigkeit im Interstitium liegen bleibt (entzündliches Ödem). Beim Aszites (erhöhter Pfortaderdruck) können alle drei Formen der Ödementstehung zusammen wirken

5.2   Allgemeine therapeutische Maßnahmen

Die Behandlung hat sich zunächst und vor allem nach der Grundkrankheit zu richten, in deren Gefolge die Ödeme aufgetreten sind. Häufig ist es jedoch notwendig, sie durch eine symptomatische Therapie mit Diuretika zu unterstützen. Da eine Überprüfung der Flüssigkeitsein- und -ausfuhr erhebliche Schwierigkeiten bereitet, ist für eine Erfolgskontrolle die tägliche Bestimmung des Körpergewichts besonders wichtig. Bettruhe erleichtert die Ödemausschwemmung, zum Beispiel bei Herzinsuffizienz und orthostatischen Ödemen. Die Diät soll kochsalzarm mit einer Zufuhr von höchstens 5–6 g Kochsalz pro Tag und im Übrigen Eiweiß-, Vitamin- und Kaliumreich sein. Übermäßiges Trinken ist zu vermeiden. Strenge Flüssigkeitsbeschränkung ist dagegen nur bei Lungenödem und bei Ödemen mit gleichzeitig bestehender Hyponatriämie angezeigt.

5.3   Behandlung mit Diuretika

Wesentlich für die Wirkung von Diuretika ist, dass durch sie nicht nur Flüssigkeit, sondern auch entsprechende Mengen von Elektrolyten eliminiert werden. Die vermehrte renale Flüssigkeits- und Elektrolytausscheidung führt zu einer Abnahme des Plasmavolumens mit Anstieg des kolloidosmotischen Drucks, wodurch der Rückstrom von interstitieller Flüssigkeit in das Kapillarsystem erleichtert wird.

Die heute verfügbaren Diuretika unterscheiden sich erheblich in ihrem Angriffspunkt, ihrer Wirkdauer, ihrer Wirkstärke und dem nach ihrer Applikation auftretenden Ionenmuster im Harn. Ein Teil der unerwünschten Wirkungen beruht darauf, dass Ionen nicht in dem Verhältnis ausgeschieden werden, wie sie im extrazellulären Raum vorkommen.

Osmotische Diuretika lösen eine starke Diurese aus, die Ausscheidung von Kochsalz wird aber nur gering erhöht. Carboanhydrasehemmer wie Acetazolamid werden als Diuretika nur selten eingesetzt. Sie werden aber wegen ihres Hemmeffekts auf die Produktion von Kammerwasser im Auge zur Therapie des Glaukoms verwendet – außerdem zur Prophylaxe der Höhenkrankheit (Kapitel 5.4.1).

◻**Tab. 5.1.** Thiaziddiuretika (Benzothiadiazin-Derivate und gleichartig wirkende Diuretika). Pharmakokinetische Daten und Dosierung

Arzneistoff	Handelsname (Beispiele)	Mittlere orale Dosis mg/Tag[a]	Orale Bioverfügbarkeit [%]	Plasmaeiweißbindung [%]	Eliminationshalbwertszeit [h]	Wirkungsdauer [h]
Hydrochlorothiazid[1]	HCT HEXAL HCT-CT HCT-1 A Pharma HCT-beta	25–75 mg/Tag	71	58	3–8	6–12
Indapamid[2]	Natrilix	1,25-2,5 mg	80	78	17	35
Xipamid[3]	Xipamid HEXAL Aquaphor®	10–40 mg/Tag	73	99	5–8	12–24
Chlortalidon[4]	Hygroton®	100–200 mg/Tag[c] (50–100 mg, 3-mal wöchentlich)[d]	64	75	35–54	48–72

[a] vgl. jedoch niedrigere Dosis bei antihypertensiver Therapie (▶ Kap. 14); [b] Kombinationspräparat mit Amilorid; [c] Initialdosis; [d] Erhaltungsdosis

5.3.1 Thiaziddiuretika (Benzothiadiazinderivate)

Alle Diuretika dieser Gruppe wirken im Prinzip ähnlich. Sie hemmen die Natrium- und Chloridreabsorption vorwiegend im Anfangsteil des distalen Tubulus durch Blockade eines Natrium/Chlorid-Cotransporters in der apikalen Zellmembran, wobei maximal 5–10% des glomerulär filtrierten Natriums ausgeschieden werden können. Die Chlorid- und Kaliumausscheidung steigt fast ebenso stark an. Die Kaliumausscheidung wird wesentlich durch die Kaliumsekretion im distalen Tubulus bestimmt. Bei vermehrtem distalem Natriumangebot, wie es nach Gabe von Diuretika entsteht, erfolgt ein vermehrter Austausch zwischen Natrium- und Kalium-Ionen, wodurch die Kaliumausscheidung ansteigt. Dagegen ist es typisch für die Diuretika dieser Gruppe, dass sie die Konzentration von Calcium im Harn durch eine gesteigerte tubuläre Calciumreabsorption herabsetzen. Diese Wirkung hat auch klinische Bedeutung bei der Therapie und Prophylaxe der Osteoporose und der Prophylaxe von calciumhaltigen Nierensteinen bei idiopathischer Hyperkalziurie.

Bei Niereninsuffizienz mit einer glomerulären Filtrationsrate unter ca. 30 ml/min (CKD 4) lässt die Wirkung dieser Diuretikagruppe mit Ausnahme von **Xipamid** nach bzw. kann völlig zum Erliegen kommen.

Unerwünschte Wirkungen. Sie sind bei allen Substanzen in dieser Gruppe nahezu identisch. Bei länger dauernder Anwendung diuretisch wirkender Dosen entwickelt sich in 20 40% der Fälle eine **Hypokaliämie** und weniger häufig auch eine **Hypomangesiämie**. Eine stärker auftretende Volumen

kontraktion kann – wenn auch selten – mit einer **Hyponatriämie** verbunden sein. Durch die Volumenänderung und die Elektrolytverschiebungen aktivieren Diuretika das sympathoadrenale System und regen die Renin-, Aldosteron- und Vasopressinsekretion an, wodurch der diuretische Effekt stark abnehmen kann, die renale Kaliumausscheidung aber durch die Aldosteronerhöhung gesteigert wird.

Eine weitere unerwünschte Wirkung betrifft den Kohlenhydratstoffwechsel. Im Zusammenhang mit Kaliumverlusten kann es vorübergehend zu einer **Abnahme von Glukosetoleranz** bzw. bei prädiabetischer Stoffwechsellage zu einem manifesten Diabetes mellitus kommen. Auch der Fettstoffwechsel kann in ungünstiger Weise beeinflusst werden, allerdings nur bei höheren Dosen und erst nach einer Anwendungsdauer von mehreren Wochen. Bei länger dauernder Behandlung steigt auch der Harnsäurespiegel im Plasma an. Die pathogenetischen Komplikationen des erhöhten Harnsäurespiegels sind für Herz-Kreislauf-Erkrankungen nicht gesichert.

Gelegentlich kommt es unter Thiazidtherapie zu Arzneimittelexanthemen (z. B. Sulfonamidallergie), sehr selten zu Anämie oder Pankreatitis.

Kinetik und Dosierung. Nach oraler Gabe wird das Wirkungsmaximum in etwa 4–6 h erreicht. Das Verteilungsvolumen ist in Abhängigkeit von der Lipidlöslichkeit sehr unterschiedlich. Die renale Ausscheidung erfolgt durch glomeruläre Filtration und aktive Sekretion im proximalen Tubulus. Durch diese Eliminationmechanismen erreichen die Thiazide erst den Ort ihrer Wirkung, nämlich die luminale Membran der Zellen im distalen Tubulus.

5.3.2 Schleifendiuretika

Zu den Schleifendiuretika gehören **Furosemid, Piretanid, Bumetanid** und **Torasemid.** Nach i.v. Gabe steigt die Urin-

---

1 HCT HEXAL, HCT-CT, HCT-1A Pharma, HCT-beta
2 Natrilix
3 Xipamid HEXAL, Aquaphor®
4 Hygroton®

◻Tab. 5.2. Schleifendiuretika. Pharmakokinetische Daten und Dosierung

Arzneistoff	Handelsname (Beispiele)	Mittlere orale Dosis [mg/Tag]	Orale Bioverfügbarkeit [%]	Plasmaeiweißbindung [%]	Eliminationshalbwertszeit [h]	Wirkungsdauer [h]
Furosemid[5]	Furosemid-ratiopharm Furorese Furosemid AL® Furosemid-1 A Pharma	40–80	50–65	99	0,6–1,0	4–6
Piretanid[6]	Arelix® Piretanid HEXAL Piretanid- 1 A Pharma	3–6	80–90	96	0,8–1,5	4–6
Bumetanid[7]	Burinex®	0,5–1	80–95	99	1,0–1,5	4–6
Torasemid[8]	Torasemid HEXAL Torem® Torasemid-ratiopharm Torasemid-1 A Pharma	5–10	80–90	98	2,2–3,8	6–12

ausscheidung innerhalb von wenigen Minuten stark an. Mit Schleifendiuretika kann man bis zu 30% des filtrierten Natriums zur Ausscheidung bringen. Diese anhaltende drastische Diurese ist nur möglich, weil die Schleifendiuretika auch den $Na^+/K^+/2Cl^-$-Cotransporter in der luminalen Membran der Macula-densa-Zellen hemmen. Hierdurch wird die Vasokonstriktion des Vas afferens als Reaktion auf die erhöhte Natrium-Chlorid-Konzentration in der Tubulusflüssigkeit am Macula-densa-Segment blockiert. Diese Hemmung des tubuloglomerulären Feedbacks durch Schleifendiuretika verhindert eine Abnahme der glomerulären Filtration.

Der Harn wird unabhängig von der Ausgangssituation stets plasmaisoton. Neben der deutlichen Erhöhung der Ausscheidung von Chlorid und Natrium wird auch die renalen Ausscheidung von Kalium, Calcium und Magnesium erhöht. Das Säure-Basen-Gleichgewicht des Organismus verschiebt sich in Richtung einer **metabolischen Alkalose**, ohne dass die diuretische Wirkung dadurch nachlässt. Schleifendiuretika wirken auch bei stark eingeschränkter glomerulärer Filtrationsrate (<5 ml/min) oft noch diuresesteigernd.

Unerwünschte Wirkungen. Wegen des besonders starken und schnell einsetzenden Effektes kann es zu einer Hämokonzentration mit der Gefahr von **Thrombenbildungen** und unter Umständen zum **Kreislaufkollaps** kommen. Auch eine Hyponatriämie kann nach hohen Dosen von Schleifendiuretika auftreten. Besonders zusammen mit Aminoglykosiden kann es zu Hörstörungen bis zum permanenten Hörverlust kommen (▶ Kap. 10.1.7).

Kinetik und Dosierung. Die pharmakokinetischen Daten der Schleifendiuretika sind in ◻ Tab. 5.2 zusammengefasst. In den von der Tabelle angegebenen Dosierungen sind die Schleifendiuretika annähernd gleich effektiv. Von den Schleifendiuretika liegen auch hoch dosierte Zubereitungen vor (Furosemid 250–500 mg, Piretanid 60 mg, Bumetanid 5 mg, Torasemid

200 mg), die ausschließlich dann indiziert sind, wenn bei einer stark verminderten glomerulären Filtrationsrate mit den üblichen Dosen keine diuretische Wirkung zu erzielen ist. Furosemid, Piretanid und Bumetanid werden zu etwa 2/3 renal durch aktive Sekretion in den proximalen Tubulus eliminiert. Die renale Ausscheidung von Torasemid erfolgt zu 25% als unveränderte Substanz und zu 58% in Form von Metaboliten, die teilweise noch diuretisch wirksam sind. Aufgrund der kurzen Halbwertszeit der Elimination ist die diuretische Wirkungsdauer der Schleifendiuretika wesentlich kürzer als die der Thiaziddiuretika. Die Wirkung der Schleifendiuretika beginnt nach oraler Einnahme nach 30–60 min. Bei i.v. Injektion tritt die Wirkung ohne Verzug ein.

5.3.3 Kaliumsparende Diuretika

Triamteren und **Amilorid** sind zwei im spätdistalen Tubulus und im Sammelrohr angreifende Diuretika, die die Natriumkanäle in der apikalen Zellmembran blockieren. Ihre Bedeutung liegt jedoch weniger in der natriuretischen Wirkung, als in einer Hemmung der K^+-Sekretion, die an die Natriumreabsorption gekoppelt ist. Da auch die H^+-Sekretion abnimmt, steigt die Bicarbonatausscheidung an. Die natriuretische Wirkung beider Substanzen ist relativ schwach. Triamteren hemmt die Reabsorption von 2–4% des filtrierten NaCl, Amilorid wirkt etwas stärker. Sie werden wegen ihres kaliumretinierenden Effekts in Kombination mit Thiazid- oder Schleifendiuretika angewendet.

---

5 Furosemid ratiopharm, Furorese, Furosemid AL, Furosemid- 1 A Pharma

6 Arelix, Piretanid HEXAL, Piretanid- 1 A Pharma

7 Burinex®

8 Torasemid HEXAL, Torem , Torasemid-ratiopharm, Torasemid- 1 A Pharma

◻ Tab. 5.3. Kaliumsparende Diuretika. Pharmakokinetische Daten und Dosierung

Arzneistoff	Handelsname (Beispiele)	Mittlere orale Dosis [mg/Tag]	Orale Bioverfügbarkeit [%]	Plasmaeiweißbindung [%]	Eliminationshalbwertszeit [h]	Wirkungsdauer [h]
Triamteren[9]	Nur in Kombinationspräparaten, z. B. in Dytide H®	50–100	30–70	61	4,2	7–9
	Triamteren comp-ratiopharm Triamteren HCT AL®					
Amilorid[10]	Nur in Kombinationspräparaten, z. B. in Moduretik®	5–10	15–25	40	21	24
	Amiloretik Amilorid HCT Sandoz Amilorid comp-ratiopharm					
Spironolacton[11]	Spironolacton-ratiopharm® Spironolacton AAA Pharm Spironolacton AL	50–200	70–90	90	1,4 17[a]	48–72
Eplerenon[12]	Inspra®	25–50	98	49	3,8	12–24

[a] Diese Angabe bezieht sich auf den wirksamen Metaboliten Canrenon

Unerwünschte Wirkungen. Wichtigste unerwünschte Wirkung ist eine **Hyperkaliämie** als Folge von Kaliumretention, die bei Niereninsuffizienz lebensgefährliche Ausmaße annehmen kann und eine laufende Kontrolle der Plasma-Kalium-Werte erfordert. Weitere unerwünschte Wirkungen bestehen aus Erbrechen, Wadenkrämpfen, Exanthemen und Pruritus.

Kinetik und Dosierung. Triamteren unterliegt in der Leber einer raschen Hydroxylierung zu Hydroxytriamteren, das dann weiter zum Schwefelsäureester umgewandelt wird. Dieser Metabolit wird renal ausgeschieden und ist noch diuretisch wirksam. Als unveränderte Substanz wird Triamteren zu 4% renal ausgeschieden. Die Wirkung von Amilorid setzt nach 2 h ein und erreicht nach 10 h ihr Maximum. Amilorid wird nicht metabolisiert und jeweils zur Hälfte mit dem Harn und den Fäzes ausgeschieden (◻ Tab. 5.3).

5.3.4 Aldosteronantagonisten

Spironolacton und das wasserlösliche i.v. injizierbare Kalium-Canreonat sind kompetitive Antagonisten des Aldosteron an seinem Rezeptor. Diese Substanzen wirken dadurch nur in Gegenwart von Aldosteron, dessen Natrium-retinierende und kaliuretische Wirkungen aufgehoben werden. Da Aldosteron »nur« die Ausscheidung von 1,5% des filtrierten Natriums kontrolliert, ist die natriuretische Wirkung kurzfristig relativ

schwach, doch hat die Ausscheidung von 1,5% des Glomerulumfiltrats längerfristig einen erheblichen Effekt auf die Flüssigkeitsbilanz. Die Chloridausscheidung nimmt geringfügig, die von Bicarbonat stärker zu, so dass der pH-Wert des Harns ansteigt. Aldosteronantagonisten sollten zur Ausschwemmung von Ödemen eingesetzt werden, wenn andere Diuretika aufgrund eines Hyperaldosteronismus (M. Conn) keine ausreichende Diurese bewirken.

Unerwünschte Wirkungen. Als unerwünschte Wirkung ist vor allen Dingen eine **Hyperkaliämie** zu beachten, die selbst bei gleichzeitiger Gabe von Schleifen- und Thiaziddiuretika auftreten kann. Ferner sind Exantheme und gastrointestinale Beschwerden beobachtet worden (Häufigkeit ca. 2%). Eine typische unerwünschte Wirkung bei Männern ist die Gynäkomastie, die dosisabhängig bei ca. 10–50% ausmacht und in ca. 30% der Fälle von Potenzstörungen begleitet ist. Bei Frauen kann es zu Regelstörungen wie Zwischenblutungen und Amenorrhö kommen. Selten treten Stimmveränderungen wie Heiserkeit und Änderung der Stimmlage auf, die irreversibel sein können und für manche Berufe große Probleme mit sich

9 Triampteren comp-ratiopharm, Triampteren HCT AL
10 Amiloretik, Amiloretik HCT Sandoz, Amilorid comp-ratiopharm
11 Spironolacton-ratiopharm®, Spironolacton AAA Pharm, Spironolacton AL
12 Inspra®

bringen. Die unerwünschten endokrinen Wirkungen beruhen zum Teil auf antagonistischen Effekten von Spironolacton an Androgen- und Progesteron-Rezeptoren. Bei Männern wurde nach Gabe von Spironolacton auch eine vermehrte Umwandlung von Testosteron zu Estradiol und eine Hemmung der Testosteron-Biosynthese nachgewiesen.

Kinetik und Dosierung. Nach der enteralen Resorption von Spironolacton finden sich im Plasma unverändert Spironolacton und insbesondere wirksame schwefelhaltige Metabolite wie 7-α-Thiomethyl-Spironolacton und Canrenon. Aufgrund der guten Lipidlöslichkeit ist das Verteilungsvolumen groß. Die Wirkung setzt am zweiten Tag ein und erreicht erst nach 3–5 Tagen ein Maximum. Kalium-Canrenoat bewirkt dagegen in Gegenwart von Aldosteron bereits nach 3–6 h eine Natriurese (◻ Tab. 5.3).

Eine Weiterentwicklung der Aldosteronantagonisten ist das Eplerenon. Seine aldosteronantagonistische Wirkung entspricht der von Spironolacton – allerdings weist Eplerenon im Unterschied zu Spironolacton nur noch eine geringe Affinität zu Androgen- und Progesteron-Rezeptoren auf. Demzufolge treten unerwünschte endokrine Wirkungen nach Applikation dieser Substanz nur selten auf.

5.4 Differenzialtherapeutische Gesichtspunkte

5.4.1 Generalisierte Ödeme

Kardiales Ödem

Die Therapie der Herzinsuffizienz beruht auf der Senkung der Vor- und Nachlast des Herzens. Ödeme entstehen durch eine erhöhte Vorlast im Sinne einer venösen Stauung. Gleichzeitig besteht eine Aktivierung des Sympathikus sowie des Renin-Angiotensin-Aldosteron-Systems. Deshalb muss die Therapie der Herzinsuffizienz mit Ödemen zunächst die Nachlast verbessern. Dies ist möglich durch die Gabe von ACE-Hemmern oder AT1-Rezeptorantagonisten und β-Blockern. Erst dann wird nach einer verbesserten Auswurfleistung die Gabe von Diuretika zur Verminderung der Vorlast eingesetzt.

Verwendet werden in erster Linie Thiaziddiuretika wie **Hydrochlorothiazid**. Aufgrund seiner protrahierten Wirkung bietet **Chlortalidon** den Vorteil des längeren Dosisintervalls. Tägliche Gewichtsabnahme sollte während der Ödemausschwemmung 1 kg nicht überschreiten. Reicht die Wirkung der Thiaziddiuretika nicht aus, können Schleifendiuretika wie zum Beispiel **Torasemid** oder **Furosemid** verwendet werden. Ein Vorteil der Schleifendiuretika bei der Behandlung der Herzinsuffizienz besteht darin, dass sie eine Abnahme der glomerulären Filtrationsrate verhindern (s. oben).

Die früher häufig beobachtete **Hypokaliämie** bei Therapie mit Diuretika wird heute nur noch selten beobachtet wegen der jetzt zusätzlich gegebenen ACE-Hemmer bzw. AT1-Rezeptorantagonisten. Ein weiterer neuer Aspekt ist die Gabe von Aldosteronantagonisten zur Behandlung der Herzinsuffizienz. Nach dem gegenwärtigen Verständnis beruhen die günstigen Wirkungen von Aldosteronantagonisten bei Herz-insuffizienz nicht auf ihren renalen Wirkungen, sondern auf einer Verminderung der Fibroblastenproliferation im Herzen. Auch bei Anwendung von Eplerenon besteht wie bei allen kaliumsparenden Diuretika, v. a. bei eingeschränkter Nierenfunktion oder bei Kombination mit ACE-Hemmern oder AT1-Rezeptoantagonisten die Gefahr einer Hyperkaliämie. Zur Therapie des kardial bedingten Ödems wird auf ► Kap. 16.11 verwiesen.

Ödeme bei nephritischem und nephrotischem Syndrom

Das **nephritische Ödem** resultiert aus renaler Natriumretention und gesteigerter Gefäßpermeabilität. Bei einer glomerulären Filtrationsrate von weniger als 20–30 ml/min sind Thiaziddiuretika in der Regel unwirksam und müssen durch Furosemid oder andere Schleifendiuretika ersetzt werden. Da die Wirkung nicht sicher vorhersehbar ist, sollte vorsichtig dosiert werden, um gegebenenfalls große Elektrolyt- und Wasserverluste zu vermeiden.

Beim **nephrotischen Syndrom** stehen die renalen Eiweißverluste, die zur Abnahme des kolloidosmotischen Drucks im Plasma führen, im Vordergrund. Infusionen von Humanalbumin sind nur kurzfristig wirksam. Um den glomerulären Eiweißverlust zu vermindern, werden ACE-Hemmer oder AT1-Rezeptorantagonisten verschrieben. Zur Ödemausschwemmung dieser Patienten setzt man Diuretika ein, wobei häufig der Einsatz von stark wirkenden Diuretika notwendig ist. Es muss aber darauf geachtet werden, dass die stark wirksamen Diuretika keinen zu starken Flüssigkeitsverlust verursachen, denn Patienten mit nephrotischem Syndrom neigen zu thromboembolischen Komplikationen. Bei einer Plasmaproteinkonzentration von weniger als 2,5 g/dl ist eine gerinnungshemmende Therapie indiziert (► Kap. 9.2.3. und Kap. 9.2.4).

Hepatisches Ödem

Ödeme und Aszites entwickeln sich bei der Leberzirrhose durch Pfortaderhochdruck, mangelnde Albuminsynthese und oft sehr ausgeprägtem Hyperaldosteronismus, der auch durch den verminderten Aldosteronabbau in der Leber gefördert wird. In aller Regel ist eine Therapie mit Aldosteronantagonisten indiziert. Bei der Entwicklung generalisierter Ödeme kann die Gabe von Schleifendiuretika versucht werden, jedoch besteht dann die erhöhte Gefahr der Entwicklung eines hepatorenalen Syndroms, verbunden mit einer Verschlechterung der Leberfunktion (Unterperfusion durch Blutdrucksenkung) und die Gefahr der Entgleisung des Elektrolythaushaltes sowie einer weiteren Abnahme des Glomerulumfiltrates.

> ❯ Intravasaler Volumenmangel als Folge einer forcierten Behandlung des Aszites mit Schleifendiuretika kann häufig die Ursache eines hepatorenalen Syndroms sein.

Schwangerschaftsödem

In dieser Situation sind Diuretika kontraindiziert, da die uteroplazentare Durchblutung verschlechtert wird. Die Behandlung dieser Ödeme sollte konservativ sein (Bettruhe).

Medikamenten-induzierte Ödeme

Zahlreiche Arzneimittel, insbesondere nichtsteroidale Antirheumatika, Glukokortikoide und einige Antihypertensiva (Vasodilatoren) können zu renaler Flüssigkeitsretention sowie zur Ödembildung führen. Die nach Gabe von Calciumkanalblockern vom Dihydropyridin-Typ gelegentlich auftretenden Ödeme beruhen nicht auf einer Salz-Flüssigkeits-Retention, sondern sind die Folge eines erhöhten Kapillardrucks bei Vasodilatation (▶ Kap. 14.3.6). Paradox erscheint, dass auch durch Diuretika Ödeme ausgelöst werden können. Beobachtet wird dieses Phänomen bei Frauen, die primär keine Ödeme aufweisen und wegen kosmetischer Gründe zur Gewichtsreduktion Diuretika einnehmen. Nach Absetzen der fehlverwendeten Diuretika kommt es als Folge des stimulierten Renin-Angiotensin-Aldosteron-Systems zu einer Salz- und Wasserretention, zum Gewichtsanstieg sowie zur Ausbildung von Ödemen, die wiederum bei diesen Frauen zur Diuretikaeinnahme führen.

5.4.2 Lokale Ödeme

Lungen- und Hirnödem bei Höhenkrankheit

Das Risiko einer Höhenkrankheit, insbesondere eines Lungen- und Hirnödems, wird von der individuellen Disposition bestimmt. Es ist ratsam, eine langsame Höhenakklimatisierung anzustreben (nach Erreichen einer Höhe von 2500 m jeweils Übernachtungen nach Höhenanstieg von nicht mehr als 300 m/Tag). Für den Notfall sollte die Möglichkeit eines raschen Verlassens der Höhe gegeben sein. Die Einnahme von **Acetazolamid** (täglich zweimal 250 mg) hat sich als erfolgreiche Prophylaxe der Höhenkrankheit bewährt.

Das Lungenödem, das in großer Höhe auch unabhängig von der Höhenkrankheit entstehen kann, wird nicht mit Diuretika behandelt. Es ist kein Stauungsödem. Es entsteht bei erhöhtem Druck in der Arteria pulmonalis und im Pulmonalkapillarbett bei gleichzeitig erniedrigtem Druck in den Aveolen, wodurch der Druckgradient zwischen den Pulmonalkapillaren und dem Interstitium ansteigt. Als Prophylaxe und Therapie haben sich Vasodilatatoren bewährt, wie z. B. **Sildenafil**.

Hirnödem

Die Therapie des Hirnödems richtet sich nach der Grundkrankheit. Die Gabe von Diuretika hat sich nicht bewährt. Ein Hirnödem bei erhöhtem Hirndruck – unabhängig von der Primärkrankheit – kann mit **Dexamethason** (20–40 mg) therapiert werden.

Venöse Insuffizienz und Lymphödem

Aufgrund der pathophysiologischen Ausgangssituation lässt sich der lokale Venendruck bei der venösen Insuffizienz im Gegensatz zum kardial bedingten Stauungsödem durch Diuretika kaum senken. Wirksam werden kann nur der durch die Diurese hervorgerufene Anstieg des kolloidosmotischen Druckes im Plasma. Doch ist auch dieser Effekt meist gering, weil gerade bei länger bestehender venöser Stauung, die

manchmal noch mit einer entzündlichen Komponente verbunden ist, der kolloidosmotische Druck auch im Interstitium erhöht ist.

Eine langfristige Therapie dieser Ödemform mit Diuretika ist nicht nur wenig erfolgversprechend, sondern auch nicht ohne Risiko. Diuretika sollten, wenn überhaupt, nur für wenige Tage bei ausgeprägten Ödemen und vor dem Anpassen eines Kompressionsstrumpfes angewendet werden. Sofern Diuretika eingesetzt werden, sollten ausschließlich protrahiert wirkende Substanzen in der niedrigsten Dosierung zur Anwendung gelangen. Der Einsatz schnell und stark wirkender Diuretika könnte zur Hämokonzentration führen und dadurch sogar eine Thromboseneigung verstärken.

Auch beim **Lymphödem** sind Diuretika nicht indiziert; angezeigt sind physikalische Maßnahmen wie z. B. Lymphdrainage.

So genanntes idiopathisches Ödem

Mit diesem Begriff wird ein oft orthostatisch bedingtes Ödem bezeichnet, das bei sonst gesunden Personen vorkommt. Zumeist handelt es sich um jüngere Frauen, bei denen Knöchel-, Unterschenkel-, aber auch Hand- oder Gesichtsödeme oder ein allgemeines Spannungsgefühl auftreten. Gelegentlich stehen die Symptome in einem zeitlichen Zusammenhang mit dem hormonellen Zyklus.

 Angioneurotisches Ödem und Capillary-Leak-Syndrom und weitere entzündliche lokale Ödeme stellen keine Indikation zur Behandlung mit Diuretika dar.

> **In Kürze**
>
> Generalisierte Ödeme kardialer, hepatischer und renaler Genese gehen einher mit einer Vergrößerung des extrazellulären Flüssigkeitsraumes. Die Therapie von Ödemen richtet sich zunächst auf die Behebung der Grundkrankheit.
>
> Bei Ödemen kardialer Genese wird die Herzinsuffizienz mit ACE-Inhibitoren plus Diuretika behandelt. Bei ungenügender Wirkung der Diuretika bei ausgeprägter Herzinsuffizienz (»Diuretikaresistenz«) sollte zunächst eine Verbesserung der Nierenfunktion (Anstieg der glomerulären Filtrationsrate) angestrebt werden.
>
> Bei Ödemen hepatischer Genese wird mit der Gabe von Aldosteronantagonisten (Eplerenon, Spironolacton) begonnen. Bei der Entwicklung des hepatorenalen Syndroms kann die Ödemtherapie (Aszites plus generalisierte Ödeme) mit Schleifendiuretika versucht werden. Allerdings besteht die Gefahr einer Verschlechterung der Leberfunktion und einer Entgleisung des Elektrolythaushaltes.
>
> Für die Therapie von lokalen Ödemen wie Hirnödem, Lungenödem bei Höhenkrankheit, Ödeme bei venöser Insuffizienz, entzündliche Ödeme, ist eine Therapie mit Diuretika nicht indiziert.

Weiterführende Literatur ▶ www.springer.com

6 Therapie mit Elektrolyt- und Infusionslösungen

U. Ravens, P. Gross

6.1   Begriffsbestimmung und Pathophysiologie

In diesem Kapitel werden Grundsätze für die Wiederherstellung einer gestörten Bilanz zwischen Zufuhr und Ausscheidung von Flüssigkeit und Elektrolyten, dargestellt. Dabei steht die Korrektur von Hypovolämien (Volumenkontraktion) und von Störungen des Säure-Basen- und des Elektrolythaushalts im Vordergrund. Die Behandlung von Ödemen wurde im ▶ Kap. 5 beschrieben. Fragen der Volumensubstitution und des Plasmaersatzes zur Wiederauffüllung des Kreislaufs werden in ▶ Kap. 19.2 besprochen.

6.1.1   Störungen der Flüssigkeits- und Natriumbilanz

Der menschliche Körper besteht zu 50–70% aus Wasser, von dem sich etwa ⅓ im **Extrazellulärraum** (EZR) und ⅔ im **Intrazellulärraum** (IZR) befinden. Interstitielle Flüssigkeit und Plasma zusammen verhalten sich somit zum Zellwasser wie 1:2.

Alle Bilanzstörungen betreffen zunächst den EZR. Solange dessen **Osmolalität**, die vor allem von der Konzentration von Natrium und den entsprechenden Anionen bestimmt wird, nicht verändert wird, bleibt das Volumen des IZR unbeeinflusst. Nur wenn die Natriumkonzentration und damit die Osmolalität des EZR über den Normbereich von 136–144 mmol/l bzw. 285 mosmol/l hinaus erhöht oder erniedrigt ist, wird das Volumen des Zellwassers (IZR) verändert.

Eine Steigerung der Osmolalität des EZR, z. B. durch **Glucose** oder **Mannitol**[1], lässt die Zellen durch Wasserausstrom schrumpfen. Stoffe wie **Harnstoff** oder **Alkohol**, die sich schnell gleichmäßig im EZR und IZR verteilen, beeinflussen weder die Osmolalität in einem der Flüssigkeitsräume, noch die Größe des IZR.

Bei einer **isotonen Volumenänderung** des EZR ist der IZR nicht betroffen. Dagegen führt sowohl die **hypotone Volumenexpansion** als auch die **hypotone Volumenkontraktion** des EZR durch Wassereinstrom zur Zellschwellung. Umgekehrt geht eine **hypertone Volumenänderung** des EZR mit Wasserausstrom und daher Zellschrumpfung einher.

Die Osmolalität der extrazellulären Flüssigkeit wird von Osmorezeptoren im Hypothalamus überwacht. Das Plasmavolumen wird über Barorezeptoren z. B. im Carotissinus und über Volumenrezeptoren in den Vorhöfen reguliert. Bei Anstieg der Plasma-Osmolalität löst die Stimulation der Osmorezeptoren einerseits Durstgefühl, andererseits die Ausschüttung von **antidiuretischem Hormon** (ADH) mit Drosselung der renalen Ausscheidung von osmotisch freiem Wasser aus. Ein Volumenmangel führt zur Aktivierung des Sympathikus sowie des Renin-Angiotensin-Aldosteron-Systems, Natrium wird renal zurückgehalten. Bei ausgeprägtem Volumenmangel wird ebenfalls ADH ausgeschüttet (so genannte nichtosmolare ADH-Stimulation).

Hypotone Flüssigkeitsverluste können durch Erbrechen oder Diarrhö, durch Exsudate bei flächigen Verbrennungen, durch osmotische Diurese mit **Mannitol**[1] oder nach Gabe stark wirkender Diuretika (▶ Kap. 5.3.2) entstehen und führen zu einem Anstieg der Osmolalität im EZR. Kompensatorisch wird ADH freigesetzt, wodurch die Osmolalität auf isotone oder hypotone Werte abnimmt. Eine isotone Volumenkontraktion beobachtet man bei renalen Flüssigkeitsverlusten, bei Aszites und Pleuraerguss oder bei massivem Gewebsödem durch Rhabdomyolyse. Eine hypotone Volumenkontraktion tritt bei Morbus Addison auf sowie bei einigen Patienten als eine Reaktion auf Diuretika der Benzothiadiazin-Gruppe durch Verlust der renalen Verdünnungsleistung (▶ Kap. 5.3.1).

Bei Volumenexpansion wird aus dem gedehnten rechten Vorhof **atriales natriuretisches Peptid** (ANP) freigesetzt. Dieses Hormon fördert die renale Natrium-Ausscheidung und die Diurese und führt so zur Hyponatriämie. Bei fortgeschrittener Herzinsuffizienz und Leberzirrhose ist die Natriumkonzentration im EZR bei gleichzeitiger Volumenexpansion vermindert. Die Abnahme des effektiven arteriellen Blutvolumens löst eine überschießende ADH-Freisetzung aus, dadurch wird ein geringes Volumen eines hoch konzentrierten Harns ausgeschieden. Zu einer Volumenexpansion mit Hypernatriämie kann es unter der Wirkung von Mineralocorticoiden, durch Infusion hypertoner Elektrolytlösung oder bei Verschlucken von Meerwasser kommen.

6.1.2   Störungen des Säure-Basen-Haushalts

Die physiologische Wasserstoffionenkonzentration im Plasma beträgt etwa 40 nmol/l, entsprechend einem pH von 7,4. Die mit dem Leben noch vereinbaren Extremwerte liegen bei 16–100 nmol/l, d. h. in einem pH-Bereich von 7,8–7,0. Die Konzentration von H^+ und damit der Blut-pH wird durch die Hydrogencarbonat-, Phosphat-, Plasmaprotein- und Hämoglobin-Puffersysteme, die untereinander im Gleichgewicht stehen, reguliert. Für diagnostische Zwecke ist das **Hydrogencarbonat-Puffersystem** von besonderer Bedeutung. Das Mengenverhältnis von H_2CO_3 zu HCO_3^- beträgt bei normaler Wasserstoffionenkonzentration etwa 1:20. Der pH des Blutes bleibt so lange normal, wie das Verhältnis von H_2CO_3 zu HCO_3^- im Blut 1:20 beträgt. Die Beziehung zwischen den Konzentrationen von Wasserstoffionen, Hydrogencarbonationen und gelöster Kohlensäure ist durch folgende Formel definiert:

$$pH = pK + \log \frac{[HCO_3^-]}{H_2CO_3}$$

wobei der numerische Wert für pK im Plasma 6,1 beträgt.

Im Organismus fallen saure Stoffwechselendprodukte an (täglich 20.000 mmol der flüchtigen Säure CO_2, 80 mmol nichtflüchtige Säureäquivalente), die durch Lunge und Nieren ausgeschieden werden müssen. Daher droht immer die Gefahr einer Entgleisung zur sauren Seite. Eine **Azidose** kann respiratorischen (verminderte pulmonale Elimination von Kohlendioxid) oder metabolischen Ursprungs sein. Eine metabolische Azidose tritt z. B. bei nichtkompensierter diabetischer Stoffwechsellage (Ketoazidose), bei anaerober Glykolyse durch Gewebshypoxie (Laktazidose), bei verminderter

---

1 Osmofundin® 15% Infusionslösung, Sterofundin®

Abb. 6.1a–d. Beziehung zwischen Kalium- und Säure-Basen-Haushalt. Der Austausch von H^+ und K^+ zwischen EZR (*weiß*) und IZR (*grau*) ist vereinfacht dargestellt; andere beteiligte Ionen sind weggelassen

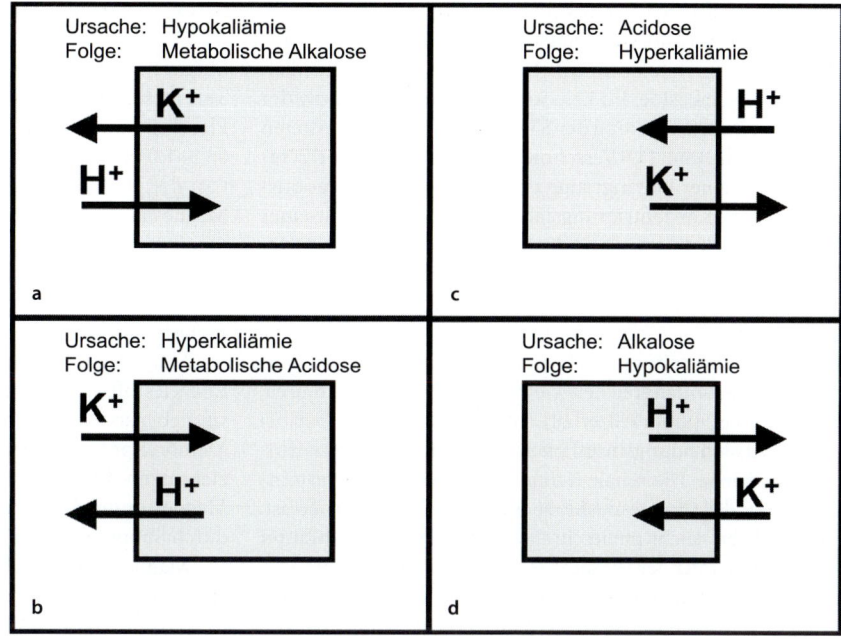

renaler Säureausscheidung oder bei(distal- renalen oder intestinalen Hydrogencarbonat-Verlusten auf.

Alkalotische Stoffwechsellagen sind seltener. Eine respiratorische **Alkalose** mit erniedrigter CO_2-Konzentration kann als Folge von Hyperventilation auftreten. Eine metabolische Alkalose mit erhöhter Hydrogencarbonatkonzentration wird z. B. nach Verlust von saurem Magensaft oder unter Behandlung mit Diuretika sowie bei primärem oder sekundärem Hyperaldosteronismus, Cushing- oder Bartter-Syndrom beobachtet. Die häufigste Ursache der metabolischen Alkalose ist die Hypokaliämie (▶ Kap. 6.1.3). Diese Alkalose sollte daher konsequenterweise durch Gabe von KCl und nicht durch Gabe von Säure-Äquivalenten behandelt werden. Dies gilt auch für hypochlorämische Alkalosen, da bei einem Mangel an Chloridionen neben der Alkalose oft auch eine Hypokaliämie besteht.

6.1.3 Störungen des Kaliumhaushalts

Der Gesamt-Kalium-Bestand des menschlichen Körpers befindet sich zu 98% im IZR und nur zu 2% im EZR. Die Plasmakonzentration von Kalium, deren Normalwert 3,6–5,0 mmol/l beträgt, wird bestimmt vom Gesamtkörperkalium, von der internen Kalium-Homöostase, der Nierenfunktion und zu einem geringen Teil von der Funktion des Kolons. Die hohe intrazelluläre Kaliumkonzentration und der Konzentrationsunterschied auf beiden Seiten der Zellmembran werden durch einen aktiven Austausch von Kalium gegen Natrium aufrecht erhalten. Einflussfaktoren für die Feineinstellung des intra-/extrazellulären Ionengleichgewichts sind vor allem Aldosteron und die Aktivität der Na^+/K^+-ATPase, die von Insulin, dem pH der Extrazellulärflüssigkeit und dem Grad der Anpassung an die Kalium-Zufuhr abhängt. Bei

einem Mangel an Mineralocorticoiden verlässt Kalium die Zellen. Insulin schleust Kalium auch bei Abwesenheit von Glucose in die Zellen ein.

Die engen Beziehungen zwischen dem Kalium- und dem Säure-Basen-Haushalt sind in ◻ Abb. 6.1 schematisch dargestellt. Ein Abfall der Kaliumkonzentration im Plasma und damit im EZR führt zu einem zellulären Kalium-Verlust mit gleichzeitiger Aufnahme von Wasserstoffionen; das Ergebnis ist eine Alkalose mit intrazellulärer Azidose (◻ Abb. 6.1a). Bei Hyperkaliämie und erhöhter intrazellulärer Kaliumkonzentration kommt es durch den Austritt von Wasserstoffionen aus den Zellen zu einer extrazellulären Azidose (◻ Abb. 6.1b). Umgekehrt kann die Kaliumkonzentration im EZR und damit im Plasma durch eine Azidose erhöht (◻ Abb. 6.1c) und durch eine Alkalose erniedrigt (◻ Abb. 6.1d) werden.

Unter den Störungen des Kaliumhaushalts ist der **Kaliummangel mit Hypokaliämie** die häufigere Form. Bilanzstörungen können durch intestinale oder renale Kalium-Verluste zustande kommen. Intestinale Verluste treten bei Erbrechen oder Diarrhö auf, u. a. bei Morbus Crohn, renale bei Conn- oder Bartter-Syndrom, bei Morbus Cushing, bei renovaskulärer Hypertonie, bei der polyurischen Phase des akuten Nierenversagens, ferner durch Diuretika oder Glucocorticoide. Eine Hypokaliämie kann auch durch Störungen der Kalium-Verteilung bedingt sein. Solche treten außer bei Alkalose auch bei der hypokaliämischen periodischen Paralyse, bei parenteraler Ernährung ohne Kalium-Zufuhr, bei der Rückverteilung von Kalium bei der Behandlung eines diabetischen Coma oder durch Arzneimittel, z. B. Theophyllin[2] oder α_2-Adrenozeptor-Agonisten auf.

Die **klinischen Folgen und Symptome des Kaliummangels** betreffen die Skelettmuskulatur durch Schwäche,

---

2 Bronchoretard, Theophyllin-ratiopharm

Myalgie, »restless legs«, Muskellähmungen und Rhabdomyolyse und das Herz durch Begünstigung von atrialen und ventrikulären Extrasystolen und Erhöhung der Empfindlichkeit für Digitalisglykoside. Im EKG kommt es zur Abflachung der T-Welle, zu einer Senkung der ST-Strecke und zum Auftreten einer U-Welle und TU-Verschmelzungswelle. Die Nieren reagieren mit einer Verringerung der glomerulären Filtrationsrate und der Konzentrierungsfähigkeit, der Darm mit einer Neigung zu Obstipation und der Stoffwechsel mit gesteigerter Bildung von Ammoniak, metabolischer Alkalose, erhöhter Sekretion von Renin und verminderter Sekretion von Insulin und Aldosteron.

Kaliumüberschuss und **Hyperkaliämie** können nach Hämolyse oder umfangreichen Gewebsschädigungen (Trauma, Verbrennung, Tumorzellzerfall) auftreten, vor allem aber bei renaler Ausscheidungsinsuffizienz und bei Nebennierenrindeninsuffizienz. Die renale Kalium-Ausscheidung ist vermindert, wenn das Glomerulusfiltrat auf <10 ml/min reduziert ist, aber auch bei leicht eingeschränkter glomerulärer Filtration (50 ml/min) unter der Wirkung so genannter Kaliumsparender Diuretika (▶ Kap. 5.3.3). Ein Aldosteron-Defizit kann außer bei Morbus Addison und Diabetes mellitus z. B. auch unter der Behandlung mit ACE-Hemmern (▶ Kap. 14.3.4) auftreten. Weitere Ursachen können nicht-selektive α-Adrenozeptor-Antagonisten, Insulinmangel oder metabolische Azidose sein.

6.1.4 Störungen des Calciumhaushalts

Die Gesamtcalciumkonzentration im Plasma beträgt 2,25–2,7 mmol/l. Davon liegen 45–60% als Calciumionen vor, der Rest ist an Proteine oder komplex gebunden und nicht ionisiert. Die Konzentration des ionisierten Calciums im Plasma wird auch vom Säure-Basen-Haushalt beeinflusst. Alkalose senkt und Azidose steigert den Ionisationsgrad von Calcium.

Allein der ionisierten Calciumfraktion kommt funktionelle Bedeutung zu. Calcium-Ionen sind unerlässlich für die Blutgerinnung, für die elektromechanische Koppelung in Herz- und Skelettmuskulatur sowie für die elektrosekretorische Kopplung in endokrinen Organen (z. B. Hypophysenhinterlappen, Nebennierenmark oder B-Zellen des Pankreas.)

Mangel an ionisiertem Calcium tritt bei Hypoparathyreoidismus, Hypomagnesiämie, akuter Pankreatitis, Mangel an Vitamin D oder unter der Behandlung mit Antiepileptika, Glucocorticoiden oder Schleifendiuretika auf. Klinisch führt die Abnahme der ionisierten Calciumfraktion zu gesteigerter neuromuskulärer Erregbarkeit bis zu tetanischen Anfällen und Krämpfen. Im EKG fallen Verlängerung von QT-Zeit, ST-Intervall und T-Inversion auf.

Eine **Hyperkalzämie** wird vor allem bei Patienten mit chronischer Niereninsuffizienz, mit neoplastischen Erkrankungen sowie bei Patienten mit einem primären Hyperparathyreoidismus beobachtet. Sie kann ebenfalls bei Thyreotoxikose, Sarkoidose, Vitamin-D-Intoxikation, Morbus Addison, Hypophosphatämie, lang dauernder Immobilisation oder unter der Behandlung mit Diuretika der Benzothiadiazin-Gruppe (▶ Kap. 5.3.1) auftreten.

6.1.5 Störungen des Magnesiumhaushalts

Magnesium liegt im Organismus zu 60% im Knochen, zu 39% im IZR, v. a. der Muskulatur, und zu 1% im EZR vor. Das Plasmamagnesium, dessen Konzentration normalerweise 0,75–1,0 mmol/l beträgt, liegt zu ca. 55% in ionisierter Form vor, der Rest ist an Proteine gebunden. Die extrazelluläre Magnesiumkonzentration wird u. a. renal und gastrointestinal reguliert. Zwischen der Magnesiumkonzentration im Plasma und dem Magnesium im Knochen besteht ein Gleichgewicht. Die Magnesiumkonzentration im Plasma ist aber nicht repräsentativ für den Magnesium-Bestand des Organismus.

Magnesium ist Cofaktor zahlreicher Enzyme. Der gesamte Energiestoffwechsel und die neuromuskuläre Erregbarkeit sind ebenso wie die Proteinsynthese und die Regulation der Membranpermeabilität von Magnesium abhängig. Enge Beziehungen bestehen zum Calciumhaushalt. Chronischer Magnesiummangel kann eine Hypokalzämie unterhalten, z. T. durch Suppression der Parathormonsekretion.

Magnesiummangel kann durch verminderte Zufuhr, gestörte intestinale Aufnahme oder durch renale Verluste auftreten. Eine **Hypomagnesiämie** wird ferner beobachtet nach akutem Herzinfarkt, chronischem Alkoholismus, langem Hungern und parenteraler Ernährung mit Magnesium-freien Lösungen. Von Arzneimitteln können v. a. stark wirkende Diuretika, α₂-Adrenozeptor-Agonisten, Cisplatin, Ciclosporin[3] und Aminoglykosid-Antibiotika eine Hypomagnesiämie hervorrufen. Klinisch bestehen Zeichen erhöhter neuromuskulärer Erregbarkeit, Konzentrationsstörungen, Apathie und Depression, sowie am Herzen Arrhythmien. Die Symptome des Magnesiummangels sind oft nicht von einer meist gleichzeitig bestehenden Hypokalzämie abgrenzbar.

Indikationen zur Magnesiumtherapie

- **Myokardinfarkt:** Zahlreiche Studien deuten darauf hin, dass im Rahmen eines akuten Myokardinfarktes in hohen Dosen intravenös verabreichtes Magnesium die Inzidenz maligner Herzrhythmusstörungen senkt und möglicherweise die Überlebensrate verbessert; der endgültige Nachweis der Wirksamkeit steht allerdings noch aus! Der Wirkungsmechanismus ist bisher nicht gut verstanden.
- **Torsade-de-pointes-Tachykardie:** Mittel der Wahl
- **Schwangerschafteklampsie:** Mittel der Wahl
- **Nächtliche Wadenkrämpfe:** Magnesium wird häufig zur Therapie eingesetzt, ohne dass die Wirksamkeit in klinischen Studien gesichert wurde.

Eine **Hypermagnesiämie** beobachtet man mit wenigen Ausnahmen bei Patienten mit fortgeschrittener Niereninsuffizienz, v. a. wenn magnesiumhaltige Antacida oder Abführmittel genommen werden, aber auch bei normaler Nierenfunktion kann eine exzessive Magnesiumzufuhr zur Hypermagnesiämie führen. Behandlung mit Lithium kann bei Niereninsuffizienz kann eine Hypermagnesiämie auslösen. Die Symptome

---

3 Sandimmun, Cicloral HEXAL, Ciclosporin-1 A Pharma

der Hypermagnesiämie umfassen verminderte neuromuskuläre Erregbarkeit mit vermindertem Muskeltonus und fehlenden Sehnenreflexen, Überleitungsstörungen am Herzen, erniedrigter Blutdruck und drohende Somnolenz, Atemdepression und Herzstillstand.

6.1.6 Störungen des Phosphathaushalts

Phosphat ist im Organismus zu 85% im Skelettsystem, zu 14% im IZR und lediglich zu 1% im EZR lokalisiert. Hauptfunktion des Knochenphosphats ist die Sicherstellung der Mineralisation des Knochens. Intrazellulär ist Phosphat insbesondere für den Energiestoffwechsel von Bedeutung durch die Bildung und Spaltung von ATP.

Ein Defizit von Phosphat kann bedingt sein durch renale Verluste (z. B. durch Parathormone); durch verminderte intestinale Absorption (z. B. nach aluminiumhaltigen Antacida, bei Vitamin-D-Mangel) oder durch Verteilungsstörungen. Die Folgen des **Phosphatmangels** umfassen Schäden des hämopoetischen Systems, des zentralen sowie des peripheren Nervensystems (Irritabilität, Konzentrationsschwäche, Parästhesie und Neuropathie) und Schädigungen der Muskulatur (Rhabdomyolyse, Kardiomyopathie) und des Skeletts (Osteomalazie). Dazu kommt eine metabolische Azidose.

Erhöhungen der extrazellulären Phosphatkonzentration treten bei Niereninsuffizienz (GFR <30 ml/min), bei Hypoparathyreoidismus, bei Vitamin-D-Intoxikation oder bei Rhabdomyolyse auf. Die Folgen der **Hyperphosphatämie** bestehen in erster Linie in Weichteilverkalkungen, die durch Überschreiten des kritischen Calcium-Phosphat-Produktes (>70 mg/dl; >5,7 mmol/l) begünstigt werden.

6.2 Prinzipien der Behandlung

Die Substitution von Flüssigkeit und Elektrolyten muss 2 Ziele verfolgen: Ersatz von verloren gegangener extra-zellulärer Flüssigkeit und Bilanzausgleich. Der Gesamtbedarf an Flüssigkeit, Elektrolyten und Puffersubstanzen ergibt sich somit aus der Summe von Korrektur- und Erhaltungsbedarf. Eine erfolgreiche Substitutionstherapie setzt regelmäßige Kontrollen des klinischen Bildes, der Blutchemie, d. h. der Elektrolytkonzentrationen einschließlich der Parameter des Säure-Basen-Haushalts, des Hämatokrit und der Proteinkonzentration, der Messung von Körpergewicht und zentralem Venendruck und die Bilanzierung externer Flüssigkeitsverluste voraus. Die Schätzungen der letzteren werden dann schwierig, wenn Flüssigkeitsverluste nicht nach außen, sondern nach innen, in Körperhöhlen (»third space«), in den Magen-Darm-Trakt oder in Gewebe erfolgt sind. Bei schwerkranken Patienten muss ein täglicher Gewichtsverlust von ca. 300 g infolge Katabolismus in Rechnung gestellt werden.

Bei Volumenkontraktion oder -expansion sollten, insbesondere wenn sie mit einer gegenüber dem Plasma erhöhten oder erniedrigten Osmolalität des EZR, also mit einer Hyper- oder Hyponatriämie, einhergehen, die Ursachen beseitigt werden. Dies bedeutet, Erbrechen oder Diarrhö zu behandeln,

Diuretika abzusetzen, oder bei einem Diabetes insipidus centralis das Vasopressin-Analogon **Desmopressin**[4] oder bei einem Diabetes insipidus renalis ein **Benzothiadiazin-Derivat** einzusetzen (▶ Kap. 5.3.1). Zur symptomatischen Behandlung gibt man bei leichten Formen extrazellulärer Volumenkontraktion zuckerhaltige Kochsalzlösung oral, wobei der Zusatz von Glucose die intestinale Resorption von Natrium verbessert. Ein schweres Volumendefizit muss durch die Infusion plasmaisotoner Elektrolytlösung, sog. Vollelektrolytlösung, ausgeglichen werden.

Bei hypertoner Volumenkontraktion besteht Bedarf an freiem Wasser, oftmals auch von Elektrolyten. Elektrolytfreie Kohlenhydratlösungen sollten nur mit Vorsicht gegeben werden, da sie leicht die Osmolalität des EZR in ein anderes Extrem entgleisen lassen. Auch Lösungen, die in erster Linie zur Energiezufuhr gedacht sind, sollten aus Gründen der Wahrung der Osmolalität des EZR halbisoton oder wenigstens ⅓-isoton Elektrolyte enthalten. Die Korrektur einer Hyperosmolalität, (Hypernatriämie) durch hypotone Elektrolytlösungen muss langsam erfolgen, da bei schneller Anflutung die Gefahr eines Hirnödems droht. Die Konzentration von Natrium im Plasma sollte pro Stunde nicht mehr als 1–2 mmol/l gesenkt werden.

> ❶ **Die Korrektur einer metabolischen Azidose sollte nur bei exzessiven Formen und auf der Grundlage des ermittelten Basendefizits erfolgen (▶ Kap. 6.4.1). Die Korrektur einer Azidose muss langsam erfolgen, um drohende Natrium-Überladung, Hypokaliämie, Abnahme der ionisierten Calciumfraktion und eine überschießende Alkalose zu vermeiden. Eine sofortige Vollkorrektur sollte nicht angestrebt werden.**

Bei metabolischer Alkalose ist die Zufuhr von Säureäquivalenten weit seltener erforderlich, da die Korrektur einer alkalotischen Stoffwechsellage in den meisten Fällen durch den Ausgleich der gestörten Kalium- und Chloridbilanz erfolgt.

6.3 Behandlung der Volumenkontraktion

Die Indikation zur Behandlung einer bestehenden oder zur Prävention einer drohenden Volumenkontraktion soll weit gestellt werden. Als Beispiele für eine notwendige **Substitutionstherapie** seien hier aufgeführt: Großflächige Verbrennungen, Hypovolämien durch chirurgische Eingriffe, postoperativer Salz- und Wasserverlust, Fieber und starke Schweißverluste, anhaltende Diarrhö und Erbrechen, Ileus und Flüssigkeitssequestierung in den Gastrointestinaltrakt und Flüssigkeitsverluste durch Fisteln.

Vollelektrolytlösungen enthalten die Kationen Natrium, Kalium, Calcium und Magnesium in etwa den Konzentrationen, in denen sie im Plasma vorkommen, und als Anionen Chlorid und z. T. Acetat oder Lactat.

Daneben gibt es ⅔-, ½- oder ⅓-Elektrolytlösungen mit entsprechenden Mengen von **Kohlenhydraten**, um die Plasma-Isotonie zu erreichen. Mit diesen kann ein relativer Was-

---

4 Minirin®, Nocutil, Desmogalen® Nasenspray

sermangel behandelt werden. ½- und ⅓-Elektrolytlösungen können auch als Trägerlösungen für Elektrolytkonzentrate dienen. Elektrolytkonzentrate sind meist 1-molare Lösungen von Natrium-, Kalium-, Calcium- oder Magnesium-Salzen mit Chlorid, Hydrogencarbonat, Acetat oder Lactat, die man nach Bedarf zumischen kann. Für spezielle Indikationen liegen auch fertige Lösungen mit entsprechenden Zusätzen, mit unterschiedlichen Konzentrationen einzelner Kationen oder Anionen oder mit Zusätzen von Kohlenhydraten, Puffern oder anderen pharmakologisch wirksamen Bestandteilen vor.

6.4 Behandlung von Störungen des Säure-Basen-Haushalts

6.4.1 Azidose

Therapieziel ist die Senkung der erhöhten Konzentration von Wasserstoffionen durch Zufuhr von Verbindungen, die als H^+-Akzeptoren wirken. Der wichtigste physiologische Puffer im EZR ist **Hydrogencarbonat**, das als isotone, 1,4%-ige $NaHCO_3$-Lösung direkt zugeführt werden kann und als Protonenakzeptor wirkt. Der Basenbedarf errechnet sich aus der Formel: Basenbedarf in mmol = negativer Basenexzess × 0,3 × kg Körpergewicht.

> **Natriumhydrogencarbonat ist im Rahmen der Intensivmedizin die meistgebrauchte Puffersubstanz. Der Einsatz wird allerdings zunehmend zurückhaltender gehandhabt. Die routinemäßige Gabe im Rahmen einer Reanimation wird nicht mehr empfohlen, da sie paradoxerweise die intrazelluläre Azidose verstärkt und eine hohe Natriumbelastung darstellt.**
>
> **Die Serum-Kaliumkonzentration muss immer zusammen mit dem Säure-Basen-Status bewertet werden. Eine Änderung des Blut-pH um 0,1 führt zu einer gegensinnigen Veränderung der Serum-Kaliumkonzentration von 0,4–0,5 mmol pro Liter. Ein Azidoseausgleich kann daher eine klinisch bedeutsame Hypokaliämie auslösen.**

Bei der Behandlung azidotischer Stoffwechsellagen ist Hydrogencarbonat der Puffer der Wahl. Lactatlösungen sind ebenso wie Trometamol (Tris-Puffer) nicht mehr gebräuchlich. Trometamol kann zu Atemdepression durch Reduktion des pCO_2 führen. Nur bei akuter respiratorischer Azidose mit hohem pCO_2 und bei Zuständen mit positiver Natriumbilanz hat Trometamol möglicherweise Vorteile. Die Geschwindigkeit der Pufferung sollte 5 mmol/min nicht überschreiten. Man muss auch daran denken, dass durch die Behandlung der Azidose eine Hypokaliämie und eine Abnahme der ionisierten Calciumfraktion auftreten kann (▶ Kap. 6.1.3 und ▶ Kap. 6.1.4), deren Folgen für den Patienten unter Umständen denen der unbehandelten Azidose nicht nachstehen.

6.4.2 Alkalose

Aus den pathophysiologischen Überlegungen geht hervor (▶ Kap. 6.1.2), dass bei den meisten Fällen metabolischer Alkalose die Gabe von Natrium- und/oder Kaliumchlorid indiziert ist. Wenn eine Zufuhr von K^+ nicht geboten ist oder wenn wegen sehr hoher Hydrogencarbonatkonzentrationen in seltenen Fällen Säureäquivalente zugeführt werden sollen, kann dies in Form von Arginin- oder Lysinhydrochlorid erfolgen, die als Elektrolytkonzentrate zum Zumischen oder aber in gebrauchsfertigen Infusionslösungen erhältlich sind.

6.5 Behandlung von Störungen des Kaliumhaushalts

6.5.1 Kaliummangel

Die Zufuhr von Kalium sollte als Chlorid[5] (KCl) und nach Möglichkeit oral erfolgen. Auf die Bedeutung des Chlorid-Anions bei der Kalium-Substitution wurde im Rahmen der pathophysiologischen Überlegungen bereits hingewiesen (▶ Kap. 6.1.2). Die gleichzeitige Zufuhr von Chlorid, gegebenenfalls als NaCl über das Maß dessen hinaus, was zusammen mit K^+ verabreicht wird, ist vor allem dann angezeigt, wenn eine Hypochlorämie oder Alkalose besteht.

Unerwünschte Wirkungen. Die unerwünschten Wirkungen bei der zu schnellen oder zu großen Kaliumgabe sind dieselben wie bei Hyperkaliämie aus anderer Ursache (▶ Kap. 6.1.3). Eine QT-Verlängerung gebietet sofortiges Eingreifen zur Senkung der Kaliumkonzentration im Plasma. Bei digitalisierten Patienten kann die Hyperkaliämie das Risiko eines AV-Blocks erhöhen (▶ Kap. 16.3.3). Daher ist K^+ bei der Behandlung einer Digitalisintoxikation kontraindiziert, wenn bereits Überleitungsstörungen bestehen.

Kinetik und Dosierung. KCl ist schlecht magenverträglich und sollte deshalb entweder in gelöster Form jeweils nach den Mahlzeiten getrunken werden oder in Tabletten- oder Drageeform in einer Matrix eingebettet sein, aus der es im Darm langsam und verzögert abgegeben werden kann. KCl-Tabletten mit magensaftresistentem Überzug sind wegen der Gefahr von Darmulcera durch hohe lokale KCl-Konzentrationen abzulehnen. Bei Vorliegen einer Hypokaliämie mit metabolischer Azidose empfiehlt sich der Einsatz von **Kaliumhydrogencarbonat**[6]. Jede parenterale Kaliumgabe muss vorsichtig, langsam und unter Kontrolle der Plasma-Kaliumkonzentration und des EKG erfolgen. Die Geschwindigkeit der Zufuhr sollte im Allgemeinen 10 mmol K^+/h nicht überschreiten, damit sich jeweils ein Gleichgewicht mit dem intrazellulären Kalium einstellen kann. Erfolgt die Zufuhr von K^+ schneller als die Auffüllung des Kaliums im IZR möglich ist, kann eine Hyperkaliämie auftreten. Ein additiver Effekt kann durch eine gleichzeitige Natrium-Restriktion (70–80 mmol/Tag) entstehen.

---

5 Kalinor-retard, Rekawan®-Granulat, KCl-retard Zyma®
6 Kalinor® Brausetabletten, Kalitrans®-Brausetabletten

6.5.2 Kaliumüberschuss

Sofortmaßnahmen sind geboten, wenn die Plasma-Kalium-konzentration 6,5 mmol/l überschreitet oder wenn bei niedrigeren Plasmakonzentrationen im EKG typische Zeichen der Hyperkaliämie auftreten. Folgende Maßnahmen kommen in Frage:

- Infusion von 200–500 ml 20%iger **Glucoselösung** zusammen mit 20–50 I.E. **Altinsulin**
- Alkalisierung des Blutes durch Infusion einer plasmaisotonen Lösung von **Natriumhydrogencarbonat** (50–100 ml)
- Intravenöse Injektion von Calcium-Salzen. Dabei können 5–20 ml einer 10%igen Lösung von Calcium-Gluconat langsam injiziert werden, um die Wirkungen von Kalium am Herzen durch den funktionellen Antagonismus mit Calcium herabzusetzen; die Plasma-Kaliumkonzentration wird dadurch allerdings nicht beeinflusst. Dieses Vorgehen sollte nur bei nichtdigitalisierten Patienten erwogen werden,
- Kationenaustauscher zum enteralen Entzug von Kalium. Ihre Wirkung setzt allerdings wesentlich langsamer ein als die der vorgenannten Interventionsmöglichkeiten.
- Hämodialyse als schnellste und wirksamste Korrekturmaßnahme
- Gabe von Diuretika

Durch die Gabe von Insulin oder Hydrogencarbonat werden Kalium-Ionen aus dem EZR in den IZR verlagert.

6.6 Behandlung von Störungen des Calciumhaushalts

Die klinische Situation kann die sofortige Erhöhung oder Verminderung der Calciumkonzentration im Plasma erforderlich machen. Zur Erhöhung der Calciumkonzentration bei Tetanie oder subklinischen Zeichen wird **Calcium** meist als **Gluconat** oder mit anderen organischen Anionen per os gegeben oder in 10-prozentiger Lösung langsam i. v. injiziert. Die Dosis richtet sich nach der Schwere der Erscheinungen und nach dem Therapieerfolg und beträgt im Allgemeinen 5–20 ml. Die Injektion muss langsam, während einiger Minuten erfolgen, da eine zu rasche Calcium-Anflutung zu einer Vasodilatation mit Kreislaufkollaps führen kann. Ein gleichzeitiger Magnesiummangel muss korrigiert werden, da er ein Calcium-Defizit unterhalten kann. Die Behandlung der chronischen Hypokalzämie erfolgt meist in der Kombination von 1–2 g elementarem Calcium mit Vitamin-D-Metaboliten.

Bei Hyperkalzämie ist die erste Behandlungsmaßnahme die Korrektur einer gleichzeitigen Volumenkontraktion, die durch die diuretische Eigenwirkung von Calcium-Ionen unterhalten wird. Diuretika der Calcium-retinierenden Benzothiadiazin-Gruppe sind abzusetzen. Ist der Volumenausgleich erfolgt und dadurch keine Normokalzämie erreicht worden, kann eine weitere Senkung der Plasma-Calciumkonzentration durch eine forcierte Diurese erzielt werden, d. h. durch Gabe von stark wirkenden Diuretika (▶ Kap. 5.3.2) unter Ersatz der ausgeschiedenen Flüssigkeit und Elektrolyte. Die wichtigste Maßnahme bei Malignom-assoziierter Hyperkalzämie besteht in der Gabe von **Bisphosphonaten** (z. B. **Clodronsäure**[7]), durch die die Osteoklastenaktivität und damit der Knochenabbau gehemmt werden. Bis zum Wirkungseintritt vergehen allerdings ca. 48 h. Das zytostatisch wirkende **Plicamycin**[8] hemmt auch die Osteoklastentätigkeit. Seine Wirkung tritt bereits nach 12 h ein. **Calcitonin**[9] normalisiert die Calciumkonzentration im Plasma durch verminderte Calcium-Mobilisierung aus dem Knochen und vermehrte renale Calcium-Ausscheidung. Mit **Glucocorticoiden** (z. B. **Prednison**[10]) lässt sich die Hyperkalzämie bei einigen Tumorformen, nicht jedoch bei Hyperparathyreoidismus, senken.

Dosierung

- **Plicamycin**[8]: 10–25 µg/kg über 6 h i. v.
- **Calcitonin**[9]: 3–4 (bis zu 10) I.E./kg KG langsam i. v., dann 4 I.E./kg s. c. alle 12 h
- **Prednison**[10]: 50–100 mg/Tag

Eine schnelle Senkung der Calciumkonzentration im Plasma gelingt durch Infusion des Chelatbildners **Edetinsäure** als Dinatrium-Salz[11]. Durch die Bildung des Chelats wird Calcium entionisiert und in dieser Form beschleunigt renal ausgeschieden. Die Infusion von Edetinsäure muss jedoch auf schwere, lebensbedrohliche Hyperkalzämien beschränkt bleiben, da Edetinsäure nephrotoxisch ist. Wirksamste Akutmaßnahme bei bedrohlicher Hyperkalzämie ist die Durchführung einer extrakorporalen Hämodialyse unter Verwendung einer Ca^{2+}-armen oder -freien Dialyselösung. Die Wirkung hält allerdings nur wenige Stunden an.

> Bei der chronischen Niereninsuffizienz findet sich häufig eine Hypokalzämie. Bevor eine Substitution begonnen wird, ist unbedingt die erhöhte Serum-Posphatkonzentration in den Normbereich zu senken. Bei ungezielter Substitution drohen Calciumphosphat-Ausfällungen in den Weichteilen, wenn das Löslichkeitsprodukt überschritten wird. Die nierenabhängige Hydroxylierung von Vitamin D3 ist in der Regel gestört, das Vitamin ist daher in seiner Wirkform zu supplementieren.

6.7 Behandlung von Störungen des Magnesiumhaushalts

Eine milde Hypomagnesiämie von 0,6–0,7 mmol/l bedarf i. A. keiner Therapie. Bei intestinalen Magnesium-Verlusten empfiehlt sich eine tägliche Substitution von etwa 500 mg etwa 20 mmol Magnesium, am besten in 4 Einzelportionen, z. B. als

---

7 Ostac®, Bonefos®
8 Mithracin (Schweiz)
9 Karil®, Calcitonin Rotexmedica®
10 Decortin®, Prednison HEXAL
11 EDTA-Lösung Hameln

Magnesiumhydrogenaspartat[12] oder **Magnesiumoxid**[13]. Bei schwerer Hypomagnesiämie mit Krampfanfällen kann eine Lösung von Magnesiumsulfat[14] in 5-prozentiger Glucoselösung langsam intravenös infundiert werden. Bei parenteraler Ernährung ist auf die tägliche Gabe von etwa 100 mg etwa 4 mmol Magnesium zu achten. Eine gleichzeitig bestehende Hypokaliämie und Hypokalzämie dürfen erst nach Ausgleich des Magnesiummangels behandelt werden.

Eine Hypermagnesiämie bedarf der Behandlung, wenn Atemdepressionen oder kardiale Störungen auftreten. Die Notfalltherapie besteht in der intravenösen Gabe von Calcium oder in einer Dialysebehandlung, durch die Magnesium aus dem Blut entfernt werden kann. Die renale Magnesium-Elimination kann durch Kochsalzinfusion und Gabe von **Furosemid**[15] erhöht werden.

6.8 Behandlung von Störungen des Phosphathaushalts

Die erfolgreiche Behandlung einer Hypophosphatämie setzt voraus, dass die zugrunde liegenden Ursachen aufgedeckt werden. Bei milder Hypophosphatämie sind Milchprodukte eine geeignete und effiziente Phosphat-Quelle, da 1 l Milch ca. 33 mmol Phosphat enthält. Ferner können Phosphat-Tabletten oder Phosphat-Gel in Dosen bis zu 3 g angeboten werden.

Bei schwerer Hypophosphatämie kann eine Substitution von 5–10 g Phosphat oral notwendig werden. Bei gastrointestinalen Störungen kommt die intravenöse Gabe von Phosphat in Betracht. Dabei droht allerdings die Gefahr der Hyperphosphatämie mit Hypokalzämie und der Präzipitation von Calciumphosphat im Gewebe, u. a. im Reizleitungssystem des Herzens.

Bei der Behandlung der Hyperphosphatämie besteht das wichtigste Ziel in der Korrektur des zugrunde liegenden pathogenetischen Defekts. Der nächste Schritt ist die Reduktion der Phosphat-Aufnahme mit der Nahrung auf 600–800 mg/Tag und die Hemmung der intestinalen Phosphatabsorption durch sog. Phosphatbinder. Als solche haben sich Calciumcarbonat sowie Calciumacetat bewährt. Der Einsatz von aluminiumhaltigen Phosphat-Bindern birgt bei Niereninsuffizienz die Gefahr einer Aluminiumintoxikation. Der seit kurzem zugelassene Ca^{2+}- und aluminiumfreie Phosphatbinder **Sevelamer**[16] soll sicher und gut verträglich sein.

In Kürze

Störungen im Elektrolyt- und Wasserhaushalt entstehen durch ein Ungleichgewicht zwischen Zufuhr und Ausscheidung oder sind Begleiterscheinungen organischer Erkrankungen. Wenn möglich sollten Störungen durch orale Substitution ausgeglichen werden, je nach klinischer Situation kann aber auch eine rasche Korrektur notwendig werden. Eine erfolgreiche Substitutionstherapie setzt regelmäßige Kontrollen des klinischen Bildes, der Blutchemie, des Körpergewichts, des zentralen Venendrucks und die Bilanzierung der Flüssigkeitsbewegungen voraus. Wegen der engen Beziehungen zwischen dem Kalium- und dem Säure-Basen-Haushalt muss bei Behandlung einer Azidose mit Hydrogencarbonat auf die sinkende extrazelluläre Kalium-Konzentration geachtet werden. Dagegen ist bei metabolischer Alkalose die Substitution mit Kaliumchlorid zweckmäßig. Volumensubstitution erfolgt mit Voll- oder adaptierten Elektrolytlösungen unter Berücksichtigung der Natrium-Bilanz. Bei klinisch bedrohlichen Konzentrationserhöhungen hilft eine Dialyse.

Weiterführende Literatur ► www.springer.com

---

12 Basti-Mag® Brausetabletten, Magnesium Verlag Brausetabletten
13 Magnetrans® forte/extra
14 Cormagnesin® Injektionslösung, Magnesium-Diasporal®
15 Furosemid-ratiopharm, Furorese®, Furosemid AL
16 Renagel®

7 Therapie mit Analgetika und Lokalanästhetika

H.U. Zeilhofer, R. Sittl

7.1   Begriffsbestimmung und Pathophysiologie

Der physiologische Schmerz erfüllt eine lebensnotwendige Funktion, indem er vor potenzieller Gewebeschädigung warnt. Im Rahmen von Entzündungen, Verletzungen und Nervenschädigungen kann es aber zu einer Sensibilisierung des nozizeptiven Systems kommen, bei der der Schmerz zu einer körperlichen und seelischen Belastung für den Patienten wird.

Anhand der zugrunde liegenden Mechanismen können verschiedene Schmerzformen unterschieden werden. Schmerzen bei operativen Eingriffen oder bei akuten Verletzungen beruhen in erster Linie auf der Aktivierung von Nozizeptoren. Sie werden als **Nozizeptorschmerzen** bezeichnet.

Eine pathologische Schmerzsensibilisierung kann sich in der Folge von Entzündungen z. B. bei rheumatoider Arthritis entwickeln. Diesem **Entzündungsschmerz** liegen meist Sensibilisierungsprozesse an primären (peripheren) Nozizeptoren und im zentralen Nervensystem vor allem im Rückenmark zugrunde. Prostaglandine, insbesondere Prostaglandin E2 spielt sowohl in der Peripherie als auch im Rückenmark eine wichtige Rolle.

Neuropathische Schmerzen entstehen definitionsgemäß aus einer Schädigung von peripheren oder zentralen Neuronen, z. B. durch Verletzungen, Infektionen, toxische Substanzen oder metabolische Störungen. Obwohl neuropathische Schmerzen eine sehr heterogene Gruppe darstellen, ist ihnen gemeinsam, dass sie mit klassischen Analgetika häufig nur unzureichend behandelt werden können.

Klinisch wichtige Schmerzen, wie etwa Tumorschmerzen, postoperative oder posttraumatische Schmerzen stellen häufig Mischformen von Schmerzen dar. Zudem können Schmerzen Symptome psychischer Erkrankungen, etwa von Depressionen, sein.

Therapeutisch stehen dem Arzt verschiedene Möglichkeiten zur Verfügung in das nozizeptive System einzugreifen. Lokalanästhetika blockieren weitgehend unspezifisch die Fortleitung von Aktionspotenzialen entlang von Nervenfasern und entkoppeln so die periphere Nozizeptorendigung vom zentralen Nervensystem. Opioide wirken analgetisch indem sie die Transmission nozizeptiver Signale durch das Rückenmark hemmen und endogene deszendierende antinozizeptive Systeme aktivieren. Cyclooxygenase-Inhibitoren und verwandte Wirkstoffe vermindern die Bildung von Prostaglandinen und reduzieren so die Sensibilisierung des nozizeptiven Systems beim Entzündungsschmerz. Bei neuropathischen Schmerzen findet man häufig Epilepsie-ähnliche Entladungsmuster. Dementsprechend stellen Antikonvulsiva eine wichtige Substanzgruppe bei der Behandlung von neuropathischen Schmerzen dar.

7.2   Opioidanalgetika

7.2.1   Wirkungsweise, erwünschte und unerwünschte Wirkungen

Opioidanalgetika sind Agonisten an Opioidrezeptoren (µ, κ und δ). Diese Rezeptoren finden sich in hoher Dichte in ZNS-Regionen, die der Verarbeitung von Schmerzreizen (Rückenmark, Hirnstamm, Mittelhirn), der Kontrolle vegetativer Funktionen (Hirnstamm) und der Kontrolle von Emotionen (limbisches System, Belohnungssystem) dienen. Daneben finden sich Opioidrezeptoren auch in peripheren Geweben, etwa in der Darmwand und in entzündeten Geweben.

Für die analgetische Wirkung und für die meisten unerwünschten Wirkungen von Morphin, dem prototypischen Opioid, ist in erster Linie die Aktivierung von **µ-Opioidrezeptoren** verantwortlich. Neben der erwünschten Analgesie vermittelt die Aktivierung von Opioidrezeptoren eine Reihe von weiteren, zumeist unerwünschten, Wirkungen. Zu den **zentralen unerwünschten Wirkungen** zählen Atemdepression, Sedation, Übelkeit und, besonders bei nicht bestimmungsgemäßem Gebrauch, Euphorisierung und Abhängigkeit, zu den **peripheren unerwünschten Wirkungen** Obstipation, Blutdruckabfall, Histaminfreisetzung und Miosis. Die zentralen Wirkungen (Atemdepression, Sedation) unterliegen einer deutlichen Toleranzentwicklung, während Obstipation (und Miosis) nur eine geringe Toleranz zeigen. Bei regelrecht durchgeführter Behandlung sind Obstipation (häufig) und Juckreiz (selten) die wichtigsten unerwünschten Wirkungen. Wegen der Obstipation muss Morphin bei chronischer Gabe praktisch immer mit einem Laxans kombiniert werden.

❗ Narkotische Analgetika können eine physische und psychische Abhängigkeit auslösen. Sie unterstehen daher dem Betäubungsmittelgesetz.

Bei korrekt behandelten Patienten – regelmäßige Gabe »nach der Uhr« – ist die Gefahr einer psychischen Abhängigkeit sehr gering. Der höhere Aufwand bei der Verschreibung von Opiaten darf in keinem Fall dazu führen, dass einem schmerzkranken Patienten eine wirkungsvolle Analgesie vorenthalten wird. Wie die Zunahme der Verordnungen in den letzten Jahren zeigt, wird dieses auch mehr und mehr in der Praxis beachtet. Physische Abhängigkeit und Toleranzentwicklung sind beim lege artis behandelten Patienten ebenfalls selten und von untergeordneter Bedeutung. Bei Fixern treten physische Abhängigkeit und Toleranz regelmäßig auf und können zu beträchtlichen Dosissteigerungen (bis über das Einhundertfache) führen. Das abrupte Absetzen führt dann zum, unter Umständen lebensbedrohlichen Entzugssyndrom, das im Wesentlichen durch Symptome gekennzeichnet ist, die der akuten Wirkung von Morphin entgegengesetzt sind.

Aus praktischen Gründen werden schwach und stark wirksame Opioide unterschieden. Bei schwach wirksamen Opioiden tritt ein »**Ceiling-Effekt**« auf, mit diesen Substanzen kann keine maximale Opioidrezeptoraktivierung erreicht werden. Entsprechend sind das Abhängigkeitspotenzial und die Toxizität dieser Substanzen geringer als das der stark wirksamen Opioide.

Überdosierungen mit lebensbedrohlichen Symptomen treten häufig bei Abhängigen auf. Sie sind gekennzeichnet durch die Trias Atemdepression, Bewusstlosigkeit und Miosis. Der Opioidantagonist Naloxon kann lebensrettend sein. Zu bedenken sind jedoch seine im Vergleich zu vielen Agonisten kurze Halbwertszeit und die Gefahr der Auslösung eines akuten Entzugsyndroms. Besser, aber auch aufwendiger, sind Beatmung und Schutz vor Auskühlung bis die Vergiftung abklingt.

7.2.2 Spezielle Substanzen

Agonisten

Morphin. Trotz einer Fülle von verfügbaren neueren Opioiden ist Morphin nach wie vor eines der wichtigsten Opioide. Besondere Bedeutung hat es bei der Behandlung schwerer akuter Schmerzen, Myokardinfarkt und Lungenembolie, wo die vasodilatierende Wirkung ausgenutzt wird, sowie bei Tumorschmerzen. Seine orale Bioverfügbarkeit beträgt etwa 30%, sodass bei der Umstellung von parenteraler auf orale Gabe die Dosis in etwa verdreifacht werden muss. Aufgrund seiner relativ kurzen Halbwertszeit von 2–3 h ist bei chronischen Schmerzen eine mehrmalige Gabe pro Tag oder die Gabe eines Retardpräparates nötig. Morphin wird hepatisch metabolisiert in den aktiven Metaboliten Morphin-6-Glucuronid, der bei Niereninsuffizienz kumulieren kann, und in das analgetisch unwirksame Morphin-3-Glucuronid.

Codein und **Dihydrocodein**[1] sind methylierte Derivate des Morphins. Sie müssen erst hepatisch durch langsame CYP2D6-abhängige Demethylierung zu Morphin metabolisiert werden. Dieser Stoffwechselweg fehlt bei etwa 7% der mitteleuropäischen Bevölkerung (**poor metabolizer**). Die analgetische Wirkung ist geringer als die von Morphin. Außer zur Schmerztherapie werden sie häufig als Antitussiva eingesetzt.

Fentanyl[2], **Alfentanil**[3], **Sufentanil** und **Remifentanil**[4] werden zur intravenösen Analgesie eingesetzt. Sie sind lipophiler und deutlich potenter als Morphin. Nach intravenöser Gabe wirken sie nur kurz. Fentanyl, Sufentanil und Alfentanil werden wegen ihrer Lipophilie schnell umverteilt wird. Remifentanil wird zudem durch unspezifische Esterasen abgebaut und hat daher eine sehr kurze Wirkdauer. Die hohe Lipophilie von Fentanyl ermöglicht seine Verwendung in transdermalen Applikationsformen (Pflaster), die zunehmender häufiger verwendet werden. Hier ist zu bedenken, dass die Resorption stark von der Hautdurchblutung abhängt. Bei gesteigerter Hautdurchblutung (warme Umgebung, Bad, Sauna) besteht die Gefahr zu hoher Resorption.

Pethidin[5] wurde wegen seiner geringer ausgeprägten Wirkung auf die glatte Muskulatur des Gastrointestinaltrakts früher häufig bei schmerzhaften Untersuchungen verwendet. Sein Metabolit (Norpethidin) besitzt prokonvulsive Eigenschaften und verursacht so starke unerwünschte psychische Wirkungen, dass es nur noch relativ selten verwendet wird.

Levomethadon[6] hat eine sehr lange individuell variable Eliminationshalbwertszeit. Trotzdem scheint die analgetische Wirkung einer Einzeldosis nur 4–5 h anzuhalten. Es wird als Analgetikum vor allem aber aufgrund seiner langsamen Kinetik auch zur Substitutionstherapie von Drogenabhängigen eingesetzt. Der Entzug verläuft wesentlich protrahierter. Bei racemischem Methadon ist es mehrfach zu plötzlichem Herztod gekommen (Long-QT-Syndrom). Beim Levomethadon tritt diese Nebenwirkung nicht auf.

Tramadol[7] besitzt opioiderge und nichtopioiderge (serotoninerge) Mechanismen. Seine analgetische Wirkungsstärke ist geringer als die von Morphin, es zählt somit zu den so genannten schwach wirksamen Opioiden. Tramadol wird in einem Cyp2D6-abhängigen Prozess zu O-Desmethyl-Tramadol aktiviert. Es unterliegt nicht der Betäubungsmittelverordnung.

Buprenorphin[8] bindet sehr fest an den Rezeptor und verhält sich häufig wie ein partieller Agonist, führt also im Gegensatz zu Morphin nicht zu einer maximalen Opioidrezeptoraktivierung. Seine feste Bindung ist vermutlich dafür verantwortlich, dass Vergiftungen nur mit sehr hohen Dosen von Naloxon antagonisiert werden können. Auch für Buprenorphin liegt eine transdermale Applikationsform vor[9].

Tapentadol ist ein neues Analgetikum, das opioiderge und katecholaminerge Mechanismen verbindet. Es aktiviert μ-Opioidrezeptoren und hemmt die Noradrenalin-Wiederaufnahme.

Antagonisten

Naloxon[10] ist ein reiner Opioidantagonist. Es wird eingesetzt zur Beendigung der Wirkung von Opioiden nach Narkosen, bei Überdosierungen und bei Vergiftungen, außerdem kommt Naloxon in Kombinationspräparaten vor (siehe unten). Wegen seines hohen **First-pass-Metabolismus** wirkt Naloxon in der systemischen Zirkulation nur nach parenteraler Gabe. Seine Plasmahalbwertszeit beträgt bei Erwachsenen etwa 70 min. Da viele Opioidrezeptoragonisten eine längere Halbwertszeit haben, kann es einige Zeit nach Naloxon-Gabe zum erneuten Auftreten von Opioidwirkungen kommen. Bei Abhängigen löst die Gabe von Naloxon ein Entzugssyndrom aus. In Kombination mit Tilidin oder Oxycodon verringert es nach oraler Gabe die Aktivierung von Opioidrezeptoren im Darm und so die obstipierende Wirkung der direkten Agonisten. Außerdem steht mit **Methylnaltrexon**[11] mittlerweile ein ausschließlich peripher wirksamer Opioidrezeptorantagonist zur Behandlung Opioid-induzierter Obstipation zur Verfügung.

---

1 Paracodin/N®, DHC Munipharma, Tiamon Mono®
2 Durogesic®, Fentanyl-ratiopharm TTS®, Fentanyl HEXAL TTS
3 Rapifen®
4 Ultiva®
5 Dolantin®
6 L-Polamidon®
7 Tramal®, Tramadol-ratiopharm®, Tramadolor
8 Temgesic®
9 Transtec®
10 Narcanti®, Naloxon-ratiopharm®
11 Relistor®

◘ Tab. 7.1. In der analgetischen Therapie gebräuchliche Opioide

	Orale Bioverfügbarkeit [%]	Halbwertszeit [h]	Einmaldosis (maximale Tagesdosis)
Schwach wirksame Opioide			
Codein	50	4–6	25–50 mg (max. 200 mg)
Tramadol[7]	70	6	50–100 mg (max. 400 mg)
Stark wirksame Opioide			
Morphin	20–30	2–5	i.v.: 5–10 mg;
			i.m., s.c.: 10–30 mg;
			p.o. (retardiert): 10–200 mg
Levomethadon[6]	40–90	15–40 (Wirkdauer: 4–5)	i.v.: 2,5 mg
			s.c., i.m.: 7,5 mg
Buprenorphin[16]		2–3	i.v.: 0,006 mg/kg
	50	20–25	s.l.: 0,2–0,4 mg
		25–36	t.d.: 0,035–0,070 mg/h (max. 0,024 mg/kg/Tag) t.d.: 0,005–0,020 mg/h[16]
Fentanyl[2]		3–12	i.v.: 0,025–0,100 mg/h (max. 0,150 mg/kg)
		17	t.d.: 0,0125–0,100 mg/h
	25	7	Lutschtablette: 200–1600 µg
Pethidin[5]	50%	3–4	25–150 mg

Fixe Kombinationen von Agonisten und Antagonisten

Tilidin und **Naloxon**[12] sowie **Oxycodon** und **Naloxon**[13]. Hinter diesen Kombinationen steht die Idee, einen Agonisten (Tilidin oder Oxycodon) mit einem Antagonisten, der hepatisch inaktiviert wird, gemeinsam zu verabreichen. Prähepatische Opioidrezeptoren im Darm, die für die Obstipation verantwortlich gemacht werden, werden durch Naloxon blockiert. Zudem ist bei missbräuchlicher (intravenöser) Anwendung von Valoron N® wegen des Auftretens von Naloxon in der systemischen Zirkulation nur mit einer geringen und langsam einsetzenden Wirkung zu rechnen.

Zentral wirkende Analgetika ohne Affinität zu Opioidrezeptoren

Flupirtin[14] ist ein zentral wirksames Analgetikum ohne Affinität zu Opioidrezeptoren. Sein Wirkmechanismus ist nicht vollständig aufgeklärt.

Dosierung bei Nieren- oder Leberfunktionsstörungen

Hier müssen bei verschiedenen Medikamenten Dosiskorrekturen durchgeführt werden. Bei Niereninsuffizienz ist eine Dosisreduktion bei Morphin erforderlich, da dessen wirksamer Hauptmetabolit Morphin-6-Glucuronid renal elimi-

niert wird. Keine Dosisreduktion bei Niereninsuffizienz ist bei Fentanyl[2], Alfentanil[3], Sufentanil[15] und Buprenorphin[8] notwendig.

Bei Leberfunktionsstörungen ist eine Verringerung der Dosis bei Morphin und Pethidin[5], also bei vorwiegend hepatisch metabolisierten Opioiden erforderlich. Tilidin, Tramadol[7] und Codein sind Prodrugs, die erst hepatisch aktiviert werden müssen. Bei schweren Leberfunktionsstörungen sollten statt dieser andere Analgetika verwendet werden (Dosierungen ◘ Tab. 7.1).

7.3 Antipyretische Analgetika

7.3.1 Wirkungsweise

Der gemeinsame Wirkungsmechanismus der antipyretischen Analgetika ist vermutlich eine Hemmung der Prostaglandinsynthese. Diese bewirkt neben der Analgesie auch die anti-

---

12 Valoron N®, Tilidin comp HEXAL®, Tilidin-ratiopharm plus®
13 Targin®
14 Katadolon®, Trancolong®, Trancopal® Dolo
15 Sufenta®, Sufentanil HEXAL®
16 Norspan®

pyretische und, bei den sauren antipyretischen Analgetika, den nichtsteroidalen entzündungshemmenden Wirkstoffen (engl. **non-steroidal antiinflammatory drugs** = NSAID), auch die antiphlogistische Wirkung. Prostaglandine, insbesondere das Prostaglandin E2, spielen eine bedeutende Rolle bei der Schmerzsensibilisierung im Rahmen von Entzündungen. Die Blockade ihrer Synthese kann die entzündungsbedingte Schmerzsensibilisierung weitgehend aufheben. NSAID wirken daher bei verschiedenen Entzündungsformen antihyperalgetisch, auch bei Verletzungen, postoperativen Schmerzen, Tumorschmerzen und bei Kopfschmerzen.

Die **Acetylsalicylsäure** nimmt eine Sonderstellung ein, da nur sie zu einer Acetylierung und damit zu einer irreversiblen Hemmung der Cyclooxygenasen führt. Dieser irreversiblen Wirkung liegt die Verwendung der Acetylsalicylsäure als Thrombozytenaggregations-Hemmer zugrunde (▶ Kap. 9.2.2). Ihre Anwendung zur Analgesie ist umstritten, da Cyclooxygenase-Inhibitoren mit geringerer gastrointestinaler Toxizität existieren, die zudem die Thrombzytenaggregation weitgehend unbeeinflusst lassen.

7.3.2 NSAID

Gemeinsam ist dieser Gruppe die analgetische, antipyretische und entzündungshemmende Wirkung. Alle drei Wirkungen beruhen auf der Blockade der Cylooxygenasen (COX-1 und COX-2) und damit der Hemmung der Prostaglandinproduktion (◘ Tab. 7.2).

Indikationen. NSAID werden als Analgetika häufig bei akuten Schmerzen (z. B. Kopfschmerzen, Zahnschmerzen, Menstruationsbeschwerden) verwendet. Erwünscht ist hier in erster Linie ein schnelles Einsetzen der analgetischen Wirkung. Notwendig dafür ist ein rasches Anfluten des Wirkstoffs nach oraler Gabe. Über die Verwendung bei rheumatischen Schmerzen ▶ Kap. 23. In der Tumorschmerztherapie bilden sie die unterste (erste) Stufe der Schmerztherapie (▶ Kap. 7.7). Hier wird ein möglichst gleichmäßiger Wirkstoffspiegel im Körper angestrebt. Eine lange Halbwertszeit ist hier wichtiger als

schnelles Anfluten. Zudem werden hier so genannte Retardpräparate mit prolongierter Wirkstofffreisetzung verwendet.

Unerwünschte Wirkungen. Die meisten unerwünschten Wirkungen sind Folge der Cylooxygenasehemmung. Im Vordergrund steht die Entstehung von **Magen- und Duodenalulcera**. Weitere UAW sind das so genannte **Analgetika-Asthma** und **Natrium- und Wasserretention**. Lang dauernde Einnahme kann zur so genannten Analgetika-Nephropathie bis hin zur dialysepflichtigen Niereninsuffizienz führen. Bei Kopfschmerzpatienten können antipyretische Analgetika bei lang dauernder Einnahme selbst Kopfschmerzen auslösen (so genannter **Analgetika-Kopfschmerz**).

Kontraindikationen. NSAID dürfen nicht bei bestehenden Magen- oder Duodenalulcera eingenommen werden. Weitere Kontraindikationen sind Asthma bronchiale, Leber- und Niereninsuffizienz. Acetylsalicylsäure darf in der Schwangerschaft insbesondere im letzten Trimenon nicht angewendet werden; andere NSAID (Ibuprofen) nur nach strenger Indikationsstellung. Wegen der Gefahr der Auslösung eines Reye-Syndroms (Enzephalopathie und Leberdegeneration nach Virusinfekt) dürfen Kinder vor der Pubertät nicht mit Acetylsalicylsäure behandelt werden.

7.3.3 Selektive Cyclooxygenase-2-Hemmer (»Coxibe«)

Selektive COX-2-Hemmer besitzen eine ähnliche analgetische und antiphlogistische Wirksamkeit wie klassische NSAID. Von den klassischen NSAID unterscheiden sie sich in erster Linie durch ihre niedrigere gastrointestinale Toxizität und eine fehlende Hemmung der Thrombozytenaggregation. Auch pseudoallergische Reaktionen (Asthma) scheinen wesentlich seltener zu sein. Andere z. B. nephrologische unerwünschte Wirkungen, etwa Blutdruckanstieg durch Wasser- und Natriumretention, sind dagegen ähnlich ausgeprägt wie bei klassischen NSAID. Verglichen mit den meisten anderen antipyretischen Analgetika haben sie nach oraler Gabe einen langsameren Anstieg der Plasmakonzentration, was ihre Eignung für die Behandlung akuter Schmerzen einschränkt. ◘ Tab. 7.3 gibt einen Überblick über die derzeit verfügbaren Coxibe und deren pharmakologische Eigenschaften.

Die Beobachtung, dass nach lang dauernder Einnahme (≥18 Monate) von **Rofecoxib**[21] kardiovaskuläre Ereignisse (Myokard- und Hirninfarkte) signifikant häufiger als nach Placebo auftraten, hat zur freiwilligen Rücknahme des Präparats vom Markt geführt. Sehr wahrscheinlich handelt es sich dabei um einen Gruppeneffekt. Patienten mit erhöhtem kardiovaskulärem Risiko sollten nicht längere Zeit mit Coxiben behandelt werden. Auch bei klassischen NSAID, mit Ausnah-

---

◘ **Tab. 7.2.** In der analgetischen Therapie gebräuchliche antipyretische Analgetika

	HWZ [h]	Tagesdosierung
Acetylsalicylsäure	0,25	500–3000 mg
Ibuprofen[17]	1,8–3,5	3-mal 200–400 mg (bis 1200 mg/Tag)
Ketoprofen[18]	1,5–2,5	1- bis 3-mal 50–100 mg (300 mg/Tag)
Naproxen[19]	14	2- bis 3-mal 250 mg (1250 mg)
Dexketoprofen-Trometamol[20]	1–2,7	Bis 3-mal 50 mg

17 Aktren®, Ibu-ratiopharm®, Ibuprofen Atid®, Ibuprofen AL®, IbuHEXAL®
18 Gabrilen®, Ketoprofen-ratiopharm®
19 Proxen®, Naproxen HEXAL, Naproxen AL®
20 Sympal®
21 Vioxx® (Präparat vom Markt genommen)

◻Tab. 7.3. Selektive COX-2-Hemmer

	t_{max} [h]	HWZ [h]	Bioverfügbarkeit [%]	Tagesdosierung [mg]
Celecoxib[22]	~3	~10	20–60	400 (200)
Parecoxib[23]	~0,5 (i.v.) ~1 (i.m.)	~8		40 (80)
Etoricoxib[24]	~1	~22	~80–90	60–120

me von niedrig dosierter Acetylsalicysäure und Naproxen, ist Vorsicht geboten.

❯ **Grundsätzlich gilt, dass die Behandlung mit möglichst niedrigen Dosen und so kurz wie möglich erfolgen sollte.**

7.3.4 Nicht-saure antipyretische Analgetika

Das Wirkspektrum der nicht-sauren antipyretischen Analgetika (antipyretische Wirkung und Analgesie) legt eine Hemmung der Prostaglandinproduktion v. a. im ZNS nahe. Ex vitro ist eine geringe Hemmung der Cyclooxygenasen in analgetischen Dosen nachweisbar. Entsprechend haben diese Wirkstoffe weder eine klinisch relevante antiphlogistische Wirkung noch eine ulzerogene Wirkung und beeinflussen die Thrombozytenaggregation kaum (◻ Tab. 7.4).

Paracetamol[25] besitzt eine relativ schwache analgetische und gute antipyretische Wirkung. Eingesetzt wird es bei leichten (bis mittelgradigen) Schmerzen. Besonders bei Kindern wird es häufig auch als Antipyretikum verwendet. Darüber hinaus liegen ausreichende epidemiologische Daten vor, die zeigen, dass Paracetamol kein teratogenes Risiko besitzt und daher in der Schwangerschaft eingenommen werden kann. Problematisch ist Paracetamol bei Überdosierung. Als toxische Grenzdosis gilt etwa 1 g/10 kg Körpergewicht. Bei Patienten mit vorgeschädigter Leber liegt diese Dosis niedriger. Bei gesicherter Paracetamolvergiftung ist **N-Acetylcystein**[26] als Antidot lebensrettend.

Metamizol[27] besitzt eine sehr gute analgetische und antipyretische Wirkung und wirkt zudem spasmolytisch, aber in

therapeutischer Dosierung nicht antiphlogistisch. Wichtigste unerwünschte Wirkung ist die Agranulozytose. Deren Häufigkeit variiert von Studie zu Studie, ist aber eine potenziell lebensbedrohliche Komplikation. Metamizol darf daher derzeit nur verordnet werden, wenn andere therapeutische Maßnahmen nicht wirksam sind. Neben der Agranulozytose sind mehrere Fälle von lebensbedrohlichen Schockzuständen nach schneller intravenöser Injektion aufgetreten. Intravenös darf Metamizol daher nur in Form von (Kurz-)Infusionen verabreicht werden.

Phenazon[28] und **Propyphenazon**[29] sind Bestandteile einiger analgetischer Mischpräparate, die zusätzlich zumeist Paracetamol und Codein enthalten. Das Risiko schwerer unerwünschter Wirkungen wird zwar als geringer als bei Metamizol eingeschätzt, detaillierte Untersuchungen fehlen aber zu diesen schon lange auf dem Markt befindlichen Wirkstoffen.

7.4 Lokalanästhetika

7.4.1 Wirkungsweise, chemische Struktur

Lokalanästhetika verhindern die Entstehung von Aktionspotenzialen oder unterbrechen deren Fortleitung durch **Blockade schneller spannungsabhängiger Natriumkanäle**. Bei Injektion in die Umgebung eines peripheren Nervens fallen dessen Funktionen in charakteristischer Reihenfolge aus. Zuerst werden langsam leitende nicht oder dünn myelinisierte Nervenfasern blockiert. Dazu gehören nozizeptive (»schmerzleitende«) und temperatursensitive Fasern sowie vegetative Fasern. Später fallen auch die dick myelinisierten niedrigschwelligen mechanosensitiven Nervenfasern aus, die Berührung und Druck vermitteln, zuletzt die motorischen Funktionen der peripheren Nerven. Erwünscht ist die Blockade

22 Celebrex®
23 Dynastat®
24 Arcoxia®
25 ben-u-ron®, Paracetamol-ratiopharm®
26 Fluimucil®, ACC HEXAL®, NAC-ratiopharm®
27 Novalgin®, Metamizol 1A-Pharma®
28 Demex® Zahnschmerztabletten, Optalidon® N (Kombination mit Coffein)
29 Migräne-Kranit®, Mono-Migränin gegen Kopfschmerzen®

◻Tab. 7.4. In der analgetischen Therapie gebräuchliche nicht-saure antipyretische Analgetika

	HWZ [h]	Tagesdosierung [mg]
Paracetamol[25]	1–4	3- bis 4-mal 500–1000 pro Tag (bis 50 mg/kg KG und Tag)
Metamizol[27]	1,8–4,6	1- bis 4-mal 500–1000 pro Tag (bis 5000 mg/Tag)
Propyphenazon[29]	1,5	2- bis 3-mal 200–500 pro Tag
Phenazon[28]	11–12	2- bis 3-mal 500 pro Tag

der nozizeptiven Nervenfasern. Die unerwünschte Blockade vegetativer v. a. sympathischer postganglionärer Fasern führt zu einer Vasodilatation am Injektionsort, die Blutungen bei kleinen operativen Eingriffen und die systemische Resorption des Lokalanästhetikums vom Injektionsort begünstigt. Letzteres verkürzt die Wirkdauer und kann zum Auftreten systemischer unerwünschter Wirkungen v. a. am Herzen und im Gehirn führen (s. unten).

Die meisten Lokalanästhetika sind **schwache Basen** mit einem pK_a-Wert im leicht alkalischen Bereich (7,5–8,5). Niedriger pH-Wert etwa im entzündeten Gewebe kann ihre Wirksamkeit abschwächen. Aufgrund ihrer chemischen Struktur werden **Ester** (z. B. Procain[30]) und **Säureamide** (z. B. Lidocain[31]) unterschieden. Ester werden häufig schon am Injektionsort durch unspezifische Esterasen gespalten und inaktiviert. Säureamide werden erst nach systemischer Resorption in der Leber abgebaut. Die Wirkung von Lokalanästhetika hält je nach Präparat und Zugabe eines vasokonstriktorischen Zusatzes etwa 1–4 h an.

7.4.2 Anwendung

Lokalanästhetika werden zur Schmerzausschaltung bei kleineren operativen Eingriffen (z. B. Zahnextraktionen), bei sonstigen operativen Eingriffen ohne Allgemeinnarkose und bei juckenden oder schmerzenden Hauterkrankungen eingesetzt.

Entsprechend der Anwendung der Lokalanästhetika werden verschiedene Formen der Lokalanästhesie unterschieden:
- **Oberflächenanästhesie:** Haut und Schleimhaut (z. B. zur Bronchoskopie) können lokalanästhetisch mit Lösungen, Salben und Gelen behandelt werden. Zur Behandlung der postherpetischen (Zoster-)Neuralgie stehen Lidocain-Pflaster[32] zur Verfügung. Die Gefahr der allergischen Sensibilisierung ist bei oberflächlicher Anwendung höher als bei Injektion. Über die Schleimhaut können systemisch wirksame Mengen resorbiert werden. Verwendet werden z. B. Lidocain[31], Procain[30], Tetracain[33], Mepivacain[34].
- **Infiltrationsanästhesie:** Durch Infiltration des Areals in dem ein Eingriff durchgeführt werden soll, wird dort die Auslösung von Aktionspotenzialen verhindert. Das infiltrierte Areal wird anästhetisch.
- **Leitungsanästhesie:** Die Blockade der Fortleitung von Aktionspotenzialen im injizierten Abschnitt führt zur Anästhesie im gesamten vom distalen Nervenabschnitt innervierten Areal. Die Leitungsanästhesie wird häufig in der Zahnmedizin und in der Chirurgie (z. B. Oberstsche Leitungsanästhesie) angewendet.
- **Spinal- und Epiduralanästhesie:** Injektion eines Lokalanästhetikums in den Spinalkanal (Spinalanästhesie) oder extradural (Epiduralanästhesie) verursacht eine Anästhesie der unteren Körperhälfte und des Thorax. Häufig angewendet z. B. in der Geburtshilfe. Bei der Spinalanästhesie muss das Aufsteigen des Lokalanästhetikums in die oberen Bereiche des Spinalkanals und in supraspinale Regionen vermieden werden. Hyperbare Lösungen z. B. von Bupivacain vermindern diese Gefahr.

Zudem kann eine **therapeutische Lokalanästhesie** etwa in Form von Sympathikusblockaden bei bestimmten Schmerzerkrankungen durchgeführt werden. Auch die Anwendung von Lidocain als Pflaster zur transdermalen Applikation dürfte zu dieser Anwendung zählen. Außerdem wird es als Antiarrhythmikum bei ventrikulärer Tachykardie (▶ Kap. 18.6) eingesetzt.

7.4.3 Unerwünschte Wirkungen

Unerwünschte Wirkungen können insbesondere am Herzen und im ZNS auftreten, wenn Lokalanästhetika in Folge von Überdosierung, versehentlicher intravasaler Injektion oder übermäßiger Resorption vom Injektionsort in relevanter Konzentration in die systemische Zirkulation gelangen. Am Herzen kommt es v. a. zu **bradykarden Rhythmusstörungen** (z. B. AV-Block), im ZNS zunächst zu Agitation mit Unruhe und Rededrang sowie zu zerebralen Krampfanfällen, später zu Lähmungen, Bewusstlosigkeit, Koma, Atemdepression und Kreislaufversagen. Systemische unerwünschte Wirkungen werden vermieden durch Einhaltung der Höchstdosen, Vermeidung intravasaler Injektionen (Aspirieren vor der Injektion!) und bestimmungsgemäßen Gebrauch der Anästhetika (keine Oberflächenanästhetika zur Injektionsanästhesie verwenden!). **Allergische Reaktionen** bis hin zum anaphylaktischen Schock kommen vor. Sie sind bei Estern häufiger als bei den Säureamiden. Deshalb und wegen der längeren Wirkung im Gewebe werden heute die Säureamide bevorzugt.

Ein AV-Block kann die Anlage eines temporären Schrittmachers erforderlich machen. Zerebrale Krämpfe werden nötigenfalls mit **Diazepam**[35] 10 mg langsam i.v. behandelt.

Auch bei sachgerechter Anwendung kann das **Reaktionsvermögen** eingeschränkt werden. Der behandelnde Arzt muss entscheiden, ob der Patient am Straßenverkehr teilnehmen oder gefährliche Maschinen bedienen darf.

7.4.4 Vasokonstriktorische Zusätze

Die durch die Lokalanästhetika verursachte Vasodilatation kann durch Zusatz von vasokonstriktorischen Zusätzen verhindert werden. Am häufigsten verwendet wird **Adrenalin**, das Gefäße in der Haut und Schleimhaut kontrahiert. Die Wirkdauer des Lokalanästhetikums wird so verlängert und die Gefahr einer systemischen Wirkung vermindert. Vorsicht ist geboten bei Patienten mit arterieller Hypertonie, Herzrhythmusstörungen und koronarer Herzkrankheit. Antidepressiva, die die Wiederaufnahme von Adrenalin oder dessen Abbau hemmen, können die Gefahr von unerwünschten Wirkungen durch Adrenalin erhöhen.

30 Procain Jenapharm®, Procain DeltaSelect®
31 Xylocain®, Lidocain Braun®
32 Versatis®
33 Gingicain®, Acoin®
34 Scandicain®, MepiHEXAL®
35 Valium®, Diazepam-ratiopharm®, Diazepam STADA®

Alternativen zu den Katecholaminen bei besonders gefährdeten Patienten sind peptiderge Vasokonstringenzien (**Felypressin**[36], Vasopressinanaloga), die keine direkten Wirkungen auf das Erregungsleitungssystem des Herzens besitzen. Zu den Nachteilen vasokonstriktorischer Zusätze gehören außerdem Wundheilungsstörungen, die durch die verminderte Gewebeperfusion verursacht werden. Nicht zugesetzt werden dürfen Vasokonstringenzien bei der Lokalanästhesie an Akren (z. B. Finger und Zehen), da sie hier zu ischämischen Nekrosen führen können.

7.5 Medikamentöse postoperative Schmerztherapie

Die Wahl des Analgetikums richtet sich nach der Schwere der Schmerzen und nach der Schwere des Eingriffs. Während Schmerzen nach kleinen chirurgischen Eingriffen häufig mit antipyretischen Analgetika erfolgreich behandelt werden können, sollte die analgetische Therapie nach mittleren und großen chirurgischen Eingriffen mit schwach wirksamen Opioiden (**Tramadol**[7]) bzw. stark wirksamen Opioiden (**Morphin, Fentanyl**[2], **Buprenorphin**[8]) begonnen werden. Antipyretische Analgetika können hier zusätzlich gegeben werden, dagegen macht die Kombination von schwach und stark wirksamen Opioiden keinen Sinn.

Bei kolikartigen Schmerzen können Spasmolytika (**N-Butylscopolamin**[37]), bei Nervenschmerzen Antikonvulsiva (**Clonazepam**[38], **Gabapentin**[39], **Pregabalin**[40]) oder Antidepressiva (**Amitriptylin**[41]) zusätzlich gegeben werden. Grundsätzlich kann der Stufenplan der WHO zur Tumorschmerztherapie (◘ Tab. 7.5) auch bei der postoperativen Schmerztherapie angewendet werden. Häufig wird man entsprechend der abnehmenden Stärke der Schmerzen auf Stufe 3 beginnen und dann mit nachlassenden Schmerzen auf Stufe 2 und Stufe 1 zurückgehen.

7.5.1 Patientenkontrollierte Analgesie (PCA)

Unter PCA wir die Zufuhr von kleinen Analgetikamengen durch den Patienten selbst über spezielle Spritzenpumpen verstanden. Die PCA ist eine sinnvolle Maßnahme bei starken Schmerzzuständen, insbesondere der postoperativen Schmerztherapie, in der Geburtshilfe und in der Tumorschmerztherapie. Sie erfordert kooperative Patienten und geschultes Pflegepersonal. Geeignete Substanzen sind **Piritramid**[42], **Morphin, Hydromorphon**[43] und **Tramadol**[7].

7.5.2 Periduralanalgesie

Injektion (Infusion) einer Kombination eines Lokalanästhetikums (z. B. **Ropivacain**[44], **Bupivacain**[45]) und eines starken Opioids (**Sufentanil**[15], **Morphin**) in den Peridural- oder Intrathekalraum. Auch als patientenkontrollierte Periduralanalgesie möglich. Geeignet bei operativen Eingriffen vom Thorax (einschließlich) abwärts. Neben der periduralen Analgesie ist auch eine intrathekale Analgesie mit Morphin (einmalig 0,1–0,5 mg) möglich. Sie erfordert ein kontinuierliches Atemmonitoring. Die Wirkung hält ungefähr 12–18 h an.

7.5.3 Intrathekale Schmerztherapie

Zur intrathekalen Therapie ist **Ziconotid**[46] zugelassen. Dabei handelt es sich um ein Peptid, das neuronale Calciumkanäle blockiert. Anders als Morphin scheint es keiner Toleranzentwicklung zu unterliegen. Es scheint keine lebensbedrohliche Toxizität bei Überdosierung zu besitzen, es kann allerdings auch nicht antagonisiert werden. Nebenwirkung treten vor allem im ZNS in Form von Ataxie und Merkfähigkeitsstörungen auf. Sein Stellenwert für die Therapie schwerer chronischer Schmerzen kann bis heute nicht endgültig angegeben werden. Teilweise (z. B. in der Schweiz) ist seine Anwendung auf solche Patienten beschränkt, bei denen mit Morphin keine ausreichende Analgesie erzielt werden kann, oder die Morphin nicht tolerieren.

7.6 Schmerztherapie in der Notfallmedizin

Im Vordergrund stehen Unfallverletzungen und Myokardinfarkte. Medikament der ersten Wahl zur intravenösen Schmerzbekämpfung beim Myokardinfarkt ist **Morphin** (5 mg), wenn notwendig danach wiederholte Gaben von 2 mg und eventuell zusätzlich in kleinen Schritten **Midazolam**[47] (0,025–0,1 mg/kg). Neben der Analgesie bewirkt Morphin eine Verminderung der Linksherzbelastung durch ein vermehrtes venöses Pooling.

Bei akuten traumatischen Schmerzen eignet sich besonders **Fentanyl** (0,1 mg) evtl. zusammen mit **S-Ketamin**[48] (0,125 mg/kg KG). Ketamin besitzt in subnakotischen Dosen eine sehr gute analgetische Wirksamkeit und verursacht keinen unerwünschten Blutdruckabfall.

7.7 Medikamentöse Tumorschmerztherapie

Die WHO hat Richtlinien für die Therapie von Patienten mit Tumorschmerzen erarbeitet, die inzwischen allgemein anerkannt sind (WHO-Stufenschema, ◘ Tab. 7.5). Nach diesem Stufenschema beginnt man eine Schmerztherapie mit nicht-

---

36 Xylonest® DENTAL mit Octapressin®
37 Buscopan®, BS-ratiopharm®
38 Rivotril®, Antelepsin®
39 Neurontin®
40 Lyrica®
41 Saroten®, Amitriptylin-neuraxpharm®, Amineurin®, Saroten®
42 Dipidolor®
43 Palladon®, Jurnista®
44 Naropin®
45 Carbostesin®, Bupivacain JENAPHARM®
46 Prialt®
47 Dormicum®, Midazolam-ratiopharm®
48 Ketanest® S

Tab. 7.5. Stufenschema zur Tumorschmerztherapie der WHO	
Stufe 3	Starkes Opioid, mit oder ohne Koanalgetikum
Stufe 2	Schwaches Opioid, mit oder ohne Koanalgetikum
Stufe 1	Antipyretisches Analgetikum, mit oder ohne Koanalgetikum

opioidergen Analgetika (z. B. Ibuprofen[17], Diclofenac[49], Celecoxib[22], Paracetamol[25]). Ist dadurch eine zufrieden stellende Analgesie nicht zu erreichen, wird zusätzlich zum Nicht-Opioidanalgetikum ein schwaches Opioid (z. B. Tramadol[7], Dihydrocodein[1]) verwendet. Ist auch damit kein ausreichender analgetischer Effekt zu erzielen, wird das schwache Opioid durch ein starkes Opioid (z. B. Morphin, Levomethadon[6], Hydromorphon, **Oxycodon**[50], Buprenorphin[8]) ersetzt.

> **Je nach Stärke der Schmerzen kann auf jeder Stufe des WHO-Stufenschemas mit der Therapie begonnen werden.**

Im Einzelnen richtet sich die Therapie zusätzlich nach der pathophysiologischen Schmerzursache. Bei spezifischen Schmerzen werden daher sog. Koanalgetika eingesetzt, z. B. Antikonvulsiva oder Antidepressiva bei Nervenschmerzen oder Calcitonin und **Pamidronsäure**[51] bei Knochenmetastasen (Dosierung ◻ Tab. 7.6).

7.8 Wirkstoffe zur Behandlung von Migräne

Unter Migräne werden anfallsweise auftretende Kopfschmerzen verstanden, die wenigstens zu Beginn auf eine Kopfhälfte beschränkt sind, sich häufig pulsierend oder pochend anfühlen und sich bei körperlicher Anstrengung verstärken. Migräneanfälle sind häufig mit Übelkeit und meist

49 Voltaren®, Diclac®, Diclofenac-ratiopharm®
50 Oxygesic®, Oxycodon-ratiopharm®
51 Aredia®, Pamidron HEXAL®, Pamifos®
52 Palladon®, Jurnista®
53 Transtec Pro®

Tab. 7.6. Dosierung von wichtigen Analgetika in der Tumorschmerztherapie (orale Applikation)

Wirkstoff	Dosierung	Tageshöchstdosis
Antipyretische Analgetika		
Ibuprofen[17]	3-mal 600–800 mg	2400 mg
Diclofenac[49]	2- bis 3-mal 25–50 mg	150 mg
Celecoxib[22]	1- bis 2-mal 100–200 mg	400 mg
Metamizol[27]	4- bis 6-mal 500–1000 mg	5000 mg
Paracetamol[25]	4- bis 6-mal 500–1000 mg	60 mg/kg KG
Schwach wirksame Opioide		
Tramadol[7]	2-mal 100 mg	3-mal 200 mg
Dihydrocodein[1]	2-mal 60 mg	2- bis 3-mal 120 mg
Tilidin (+ Naloxon)[12]	2-mal 100 mg	2-mal 300 mg
Stark wirksame Opioide		
Morphin	2-mal 30 mg	Unbegrenzt
Levomethadon[6]	2- bis 3-mal 2,5–5 mg	Unbegrenzt
Hydromorphon[52]	2-mal 4 mg	Unbegrenzt
Oxycodon[50]	2-mal 10 mg	Unbegrenzt
Oxycodon + Naloxon[13]	2-mal 10/5 mg	Unbegrenzt
Buprenorphin[53]	3-mal 0,2 mg	3–4 mg
Transdermale Applikation		
Fentanyl[2]	12,5–50,0 µg/h	0,6–1,2 mg/Tag
Buprenorphin[8]	35–70 µg/h[53] 5–20 µg/h[16]	0,8–1,6 mg/Tag 120–480 µg/Tag

mit gesteigerter Licht- und Lärmempfindlichkeit verbunden. Unter einer Aura werden sensorische (visuelle, akustische oder taktile) Störungen verstanden, die vor der eigentlichen Schmerzattacke auftreten. Man unterscheidet eine klassische **Migräne mit Aura** und **Migräne ohne Aura**. Daneben existieren seltene Migräneformen wie die familiäre hemiplegische Migräne. Etwa 10% der Bevölkerung leiden unter Migräne, die Mehrzahl unter Migräne ohne Aura. Eine genetische Komponente gilt bei der Migräne als gesichert. Die Pathophysiologie der Migräne ist bis heute nur unzureichend verstanden. Eine weit verbreitete Theorie vermutet, dass die Migräne auf einer gestörten Vasomotorik intra- und extrakranieller Gefäße beruht. Therapeutisch wird eine analgetische Therapie im Anfall von einer Migräneprophylaxe (Intervalltherapie) unterschieden.

7.8.1 Therapie des Migräneanfalls

Beim akuten Migräneanfall sollte zunächst ein Therapieversuch mit antipyretischen Analgetika unternommen werden (Stufe 1). Geeignet ist z. B. **Ibuprofen**[18] (400 mg bis zu 3-mal/Tag), bei leichteren Schmerzattacken auch **Paracetamol**[25] (1 g bis zu 3-mal/Tag). Die früher häufig verwendete Acetylsalicylsäure sollte als Analgetikum im Hinblick auf ihre im Vergleich zu anderen antipyretischen Analgetika höhere gastrointestinale Toxizität nicht mehr verwendet werden. Migräneattacken gehen häufig mit Übelkeit und einer verminderten Magenmotilität einher, die die Resorption von oral verabreichten Medikamenten beinträchtigen. Eine Kombination mit Prokinetika (z. B. **Metoclopramid**[54]) ist daher sinnvoll.

Wenn sich Migräneattacken mit antipyretischen Analgetika nicht ausreichend behandeln lassen, stehen alternative Wirkstoffe zur Verfügung, die im Allgemeinen nicht analgetisch wirken, aber die Schmerzen bei Migräne lindern können (Stufe 2). **Triptane** sind Agonisten an Serotoninrezeptoren vom 5-HT1B- und 5-HT1D-Subtyp, deren Aktivierung zur Kontraktion meningealer Gefäße und zur Hemmung der Freisetzung gefäßerweiternder Neuropeptide führt. **Sumatriptan**[55] steht zur oralen, rektalen und subkutanen Applikation (auch zur Injektion durch den Patienten selbst) oder als

Tab. 7.7. Stufenschema der Therapie des akuten Migräneanfalls	
Stufe 3	Triptan plus antipyretisches Analgetikum
Stufe 2	Triptan, evtl. plus Antiemetikum
Stufe 1	Antipyretisches Analgetikum, evtl. plus Antiemetikum

Nasenspray zur Verfügung. Der schnellste Wirkungseintritt wird nach subkutaner Injektion erreicht. Da eine Vasokonstriktion auch an den Koronarien auftreten kann, dürfen Triptane nicht von Patienten mit kardiovaskulären Erkrankungen eingenommen werden. Andere unerwünschte Wirkungen sind recht unspezifisch und umfassen Benommenheit, Schwindel und Übelkeit. Bei einigen Patienten treten die Kopfschmerzen nach etwa 24 h erneut auf. Je nach Stärke der wieder auftretenden Schmerzen können dann entweder antipyretische Analgetika oder eine zweite Dosis eines Triptans gegeben werden.

Lässt sich auch mit Triptanen keine ausreichende Analgesie erreichen, können sie mit antipyretischen Analgetika kombiniert werden (Stufe 3 **Tab. 7.7**). Wie beim Stufenplan zur Tumorschmerztherapie kann je nach Schwere der Attacken die Therapie auf jeder Stufe begonnen werden.

Zur Notfalltherapie einer schweren akuten Migräneattacke kann Acetylsalicylsäure (500–1000 mg i.v.) zusammen mit Metoclopramid (10 mg i.v.) verwendet werden. Alternativ kann Sumatriptan (6 mg s.c.) verabreicht werden (**Tab. 7.8**).

---

54 Paspertin®, MCP-ratiopharm®
55 Imigran®, Sumatriptan HEXAL
56 Almogran®
57 Relpax®
58 Allegro®
59 Naramig®
60 MAXALT®
61 AscoTop®

Tab. 7.8. Triptane

	Dosierung	Orale Bioverfügbarkeit [%]	HWZ [h]
Sumatriptan[55]	50–100 mg, max. 300 mg/Tag	14	2
Almotriptan[56]	12,5 max. 25 mg/Tag	70	3,5
Eletriptan[57]	20–40 mg, max. 80 mg/Tag	50	4
Frovatriptan[58]	2,5 mg, max. 5 mg/Tag	22–30	26
Naratriptan[59]	2,5 mg, max. 5 mg/Tag	63–74	6
Rizatriptan[60]	5–10 mg, max. 20 mg/Tag	40–45	2–3
Zolmitriptan[61]	2,5–5 mg, max. 10 mg/Tag	40	2,5–3

◻ Tab. 7.9. Wirkstoffe zur Prophylaxe von Migräneanfällen

	Dosierung	HWZ	UAW
β-Bocker			
Propranolol[56]	40–240 mg	4–5 h	Müdigkeit
Metoprolol[62]	23,75–190 mg/	3–4 h	Müdigkeit
Ca²⁺-Kanalblocker			
Flunarizin[57]	5–10 mg	1–3 Wochen	Gewichtszunahme, Depression
Antikonvulsiva			
Topiramat[67]	25 – 100 mg	21 h	Müdigkeit, Übelkeit, Appetitlosigkeit, Parästhesien

7.8.2 Intervalltherapie

Wenn Migräneattacken häufiger als zweimal pro Monat auftreten oder mit besonderer Beeinträchtigung einhergehen, ist eine medikamentöse Prophylaxe (Intervalltherapie) sinnvoll. Zu bedenken ist aber, dass auf längere Sicht die Therapie nur zu etwa 50–60% wirksam ist. Wirkstoffe der ersten Wahl mit erwiesener prophylaktischer Wirksamkeit gegen Migräne sind **β-Blocker** (Metoprolol[62], Propranolol[63]), **Ca²⁺-Kanalblocker** (Flunarizin[64], Cyclandelat[65]) und das Antiepileptikum **Topiramat**[67]. Bei einigen anderen Wirkstoffen (hoch dosiertes Magnesium (24 mmol/Tag), Gabapentin[66] oder Riboflavin) ist die Wirksamkeit nicht sicher belegt (◻ Tab. 7.9).

In Kürze

Für die Schmerztherapie stehen in erster Linie antipyretische Analgetika (NSAID, Paracetamol und Metamizol) und Opioide (Morphin und verwandte Wirkstoffe) zur Verfügung.

Leichte bis mittlere akute Schmerzen (auch Kopfschmerzen) und chronische entzündliche (muskoloskelettale) Schmerzen lassen sich meist mit antipyretischen Analgetika gut behandeln. Schwere traumatische und postoperative Schmerzen, Schmerzen bei Myokardinfarkt und chronische Tumorschmerzen werden in erster Linie mit Opioiden behandelt. Chronische Schmerztherapie soll oral mit retardierten Präparaten oder mit Wirkstoffen mit langer Halbwertszeit erfolgen.

Neuropathische Schmerzen sprechen meist schlecht auf antipyretische Analgetika an. Antidepressiva (Amitriptylin) und Antikonvulsiva (Gabapentin, Pregabalin, Carbamazepin) sind Mittel der ersten Wahl. Migränekopfschmerzen werden mit antipyretischen Analgetika plus einem Prokinetikum behandelt, falls diese nicht ausreichend wirken mit Triptanen (oral plus Prokinetikum). Subkutane Injektionen und/oder intranasale Applikationen wirken am schnellsten. Bei schweren häufigen Migräneattacken sollte eine Prophylaxe (z. B. mit β-Blocker, Calciumantagonisten) erwogen werden.

Weiterführende Literatur ▶ www.springer.com

---

62 Beloc comp®, MetoHEXAL comp®, Metoprolol-ratiopharm comp
63 Propra-ratiopharm®, Dociton®, Obsidan
64 Sibelium®, Flunarizin-ratiopharm®
65 Natil®
66 Neurontin®, Gabapentin HEXAL, Gabapentin-ratiopharm®
67 Topamax® Migräne

8 Therapie mit Antipsychotika und Antidepressiva

M. Heidbreder, P. Dominiak

8.1 Antipsychotika

8.1.1 Übersicht

Der geläufige Begriff »Neuroleptika« (»Nervendämpfungsmittel«) wird zunehmend verlassen, da sich diese Bezeichnung von den unerwünschten Wirkungen dieser Substanzklasse ableitet. Die Bezeichnung »Antipsychotikum« definiert die Indikationen dieser Medikamentengruppe eindeutiger. Antipsychotika werden mittlerweile in zwei Gruppen, Antipsychotika der ersten (»konventionelle«, »typische«, »klassische« Antipsychotika) und Antipsychotika der zweiten (»atypische« Antipsychotika) Generation, eingeteilt (◘ Tab. 8.1). Der Begriff »atypisch« wird immer weniger verwendet, da fast alle Vertreter dieser Gruppe die aktuell geforderten Kriterien für eine Atypizität, wie beispielsweise

- eine Wirksamkeit bei der unter einer Schizophrenie auftretenden Negativsymptomatik,
- eine Effektivität bei therapieresistenter Schizophrenie,
- eine Verminderung kognitiver Defizite,
- keine oder geringe extrapyramidale Nebenwirkungen und
- keine oder geringe Erhöhung des Prolaktinspiegels

mit Ausnahme von Clozapin nur bedingt erfüllen.

Antipsychotika werden bei fast allen Erkrankungen, die mit psychotischen Symptomen einhergehen, eingesetzt, wenn auch bei einigen Erkrankungen die Studienlage hinsichtlich des Einsatzes der Antipsychotika begrenzt ist. Es sollte berücksichtigt werden, dass auch Medikamente oder Drogen psychoseähnliche Symptome auslösen können, weshalb besonders bei neu aufgetretenen Symptomen die Medikation des Patienten dahingehend geprüft werden sollte. Daneben spielen Antipsychotika nach wie vor im gerontopsychiatrischen Bereich eine große Rolle. Andere Erkrankungen, bei denen Antipsychotika zur Anwendung kommen, sind z. B. das Tou-

1 Benperidol-neuraxpharm®, Glianimon®
2 Fluanxol®, Flupentixol-neuraxpharm®
3 z. B. Dapotum®, Fluphenazin-neuraxpharm®
4 z. B. Fluspi®, Imap®
5 z. B. Haldol®-Janssen, Haloperidol STADA®
6 Ciatyl-Z®
7 z. B. Chlorprothixen Holsten, Truxal®
8 z. B. Levium®, Neurocil®
9 z B. Eunerpan®, Melperon beta®
10 Perazin-neuraxpharm® Taxilan®
11 z. B. Dipiperon®, Pipamperon HEXAL®
12 z. B. Atosil®, Prothazin®
13 Dominal®
14 z. B. Dogmatil®, Meresa®

◘ **Tab. 8.1.** Übersicht über die in Deutschland am häufigsten verordneten Antipsychotika (Stand November 2008)

Freiname	HWZ [h]	Elimination	Beteiligte Cytochrom(CYP)-P450-Isoenzyme	Postulierte Rezeptorantagonismen[a]	CPZ-Äquivalent [mg][b]
Antipsychotika der ersten Generation mit starker antipsychotischer Wirkung					
Benperidol[1]	3–5/–[c]	Hepatisch	–	D_2	1
Flupentixol[2]	22–36/70–190	Hepatisch	–	D_1, D_2, geringer 5-HT_{2A}, $α_1$	2
Fluphenazin[3]	15–20/160–240	Hepatisch	2D6	D_2, geringer D_1, 5-HT_{2A}, H_1, $α_1$	2
Fluspirilen[4]	–/168–336	Hepatisch	–	D_2, D_3, geringer 5-HT_{2A}, H_1	3
Haloperidol[5]	12–38/504	Hepatisch	2D6, 3A4	D_2, geringer $α_1$	2
Zuclopenthixol[6]	20/456[d]	Hepatisch	2D6	D_1, D_2, 5-HT_{2A}, $α_1$, geringer H_1	20
Antipsychotika der ersten Generation« mit geringer antipsychotischer Wirkung					
Chlorprothixen[7]	8–12/–	Hepatisch	–	5-HT_2, H_1, M_1, $α_1$, geringer D_2	120–300
Levomepromazin[8]	16–78/–	Hepatisch	1A2, 2D6	5-HT_2, H_1, M_1, $α_1$, geringer D_2	100–300
Melperon[9]	4–8/–	Hepatisch	–	5-HT_2, $α_1$, geringer D_2	100
Perazin[10]	8–16/–	Hepatisch	1A2, 2D6	D_2, H_1, $α_1$, M_{1-5}	100
Pipamperon[11]	3–17/–	Hepatisch	n.b.[e]	5-HT_2, geringer D_2, H_1, $α_1$	100
Promethazin[12]	8–15/–	Hepatisch	n.b.	H_1, M_{1-5}, geringer $α_1$	–
Prothipendyl[13]	2–3/–	n.b.	n.b.	H_1, $α_1$, geringer D_2, 5-HT_{2A}	80–300
Sulpirid[14]	7–10/–	Renal	–	D_2	n.b.

▼

◘ Tab. 8.1 (Fortsetzung)

Freiname	HWZ [h]	Elimination	Beteiligte Cytochrom(CYP)- P450-Isoenzyme	Postulierte Rezeptorantagonismen[a]	CPZ-Äquivalent [mg][b]
Antipsychotika der zweiten Generation					
Amisulprid[15]	12–20/–	Renal	–	D_2, D_3	50–100
Aripiprazol[16]	75–146/–	Hepatisch	2D6, 3A4	D_2^f, D_3, 5-HT_{1A}^f, 5-$HT_{2A/C}^g$	3–5
Clozapin[17]	6–26/–	Hepatisch	1A2, 3A4	D_4, 5-$HT_{2A/C}$, H_1, $M_{1/4}$, α_1, geringer $D_{2/3}$	50
Olanzapin[18]	30–60/–	Hepatisch	1A2, 2D6	D_1, D_2, 5-$HT_{2A/C}$, geringer H_1, M_{1-5}, α_1	2–3
Paliperidon[19h]	23/–	Renal	–	D_2, 5-$HT_{2A/C}$, 5-HT_7, $\alpha_{1/2}$, geringer H_1	1–2
Quetiapin[20]	7/–	Hepatisch	3A4	D_2, 5-HT_2, α_1, geringer D_1, D_3, H_1, α_2	50–100
Risperidon[21h]	3/n.b.[i]	Hepatisch	2D6, 3A4	D_2, 5-$HT_{2A/C}$, 5-HT_7, $\alpha_{1/2}$, geringer H_1	1–2
Ziprasidon[22]	6/–	Hepatisch	3A4	D_2, 5-HT_{1A}^f, 5-$HT_{2A/C}$, geringer H_1, $\alpha_1^{g,j}$	5–10

[a] In therapeutischer Dosierung. D: Dopaminrezeptoren; 5-HT: Serotoninrezeptoren; H: Histaminrezeptoren; M: muskarinerge Acetylcholin-Rezeptoren; α: α-Adrenozeptoren.
[b] In oraler Dosierung. Auf Zweitgenerations-Antipsychotika nur eingeschränkt anwendbar, da diese andere Wirkmechanismen aufweisen.
[c] HWZ des entsprechenden Depotpräparates, sofern erhältlich.
[d] Zuclopenthixoldecanoat. Die HWZ von Zuclopenthixolacetat beträgt ca. 36 h.
[e] Nicht bekannt (unzureichende und/oder widersprüchliche Datenlage).
[f] Partieller Agonismus.
[g] Zusätzlich Serotonin-Wiederaufnahmehemmung.
[h] Paliperidon (= 9-Hydroxyrisperidon) ist der aktive Metabolit von Risperidon.
[i] Bis zu 8 Wochen nach der letzten Injektion können noch signifikante Plasmaspiegel nachweisbar sein.
[j] Zusätzlich Noradrenalin-Wiederaufnahmehemmung.

rette-Syndrom oder unter Morbus Parkinson aufgetretene psychotische Symptome. Als Begleitmedikation werden Antipsychotika bei Persönlichkeits-, Angst- und Zwangsstörungen eingesetzt. Eine der herausragenden Indikationen für den Einsatz der Antipsychotika ist nach wie vor die Akuttherapie und die Rezidivprophylaxe schizophrener Störungen.

8.1.2 Antipsychotika der ersten Generation

Der erste Vertreter der Antipsychotika dieser Generation war das in Deutschland nicht mehr erhältliche **Chlorpromazin**, das 1952 die Therapie schizophrener Psychosen revolutionierte, indem es Patienten einer Psychotherapie erst zugänglich machte. Bei den Erstgenerations-Antipsychotika korreliert die Stärke der antipsychotischen Wirkung, die von der Bindungsstärke der einzelnen Pharmaka an Dopamin D_2-Rezeptoren abhängt, besonders stark mit dem Auftreten extrapyramidal-motorischer Störungen (EPMS). Diese unerwünschten Wirkungen

werden zum Teil auf die Blockade von D_2-Rezeptoren im nigrostriatalen System zurückgeführt (◘ Tab. 8.3).

Auch heute noch wird die antipsychotische (»neuroleptische«) Potenz der Erstgenerations-Antipsychotika in **Chlorpromazin-Äquivalenten** (CPZ) angegeben, worunter man die Multiplikation mit 1 mg einer Substanz versteht, die eine vergleichbare antipsychotische Wirkung wie 100 mg Chlorpromazin entfaltet (◘ Tab. 8.1). Die CPZ kann als ein Anhaltspunkt für die Dosierung der verschiedenen Erstgenerations-Antipsychotika herangezogen werden. **Hochpotente** Antipsychotika der ersten Generation haben z. B. Chlorpromazin-Äquivalenz-

15 z. B. Amisulid, Solian®
16 ABILIFY®
17 z. B. Clozapin HEXAL®, Leponex®
18 ZYPREXA®
19 INVEGA®
20 Seroquel®
21 z. B. Risocon®, Risperdal®
22 ZELDOX®

dosen von weniger als 5 mg bezogen auf 100 mg Chlorpromazin. Auch für die Antipsychotika der zweiten Generation (s. u.) werden CPZ angegeben. Allerdings sind CPZ bei diesen Antipsychotika nur bedingt anwendbar, da Zweitgenerations-Antipsychotika andere Wirkungsmechanismen als die der ersten Generation aufweisen.

Als **niedrigpotente** Antipsychotika werden Substanzen der ersten Generation bezeichnet, die Chlorpromazin- Äquivalente von mehr als 40 mg aufweisen und im Vergleich zu den hochpotenten Antipsychotika vor allem anticholinerge, antisympathotone und sedierende Nebenwirkungen hervorrufen. Daher werden niedrigpotente Erstgenerations-Antipsychotika als Antipsychotika im eigentlichen Sinne nicht mehr eingesetzt, sondern finden nur noch Anwendung als Sedativa und Hypnotika. **Sulpirid**, das von manchen Autoren auch als »atypisches« Antipsychotikum betrachtet wird, ist diesbezüglich eine Ausnahme, weil es keine sedierende Eigenschaften besitzt und für die Therapie der Schizophrenie zugelassen ist.

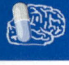

Haloperidol[5] ist der Prototyp der hochpotenten Erstgenerations-Antipsychotika und der zurzeit am häufigsten verordnete Vertreter dieser Klasse. Auch heute noch wird Haloperidol zur Dämpfung akuter psychomotrischer Erregungszustände und deliranter Zuständen unterschiedlichster Genese eingesetzt. Seine antpschotische Wirkung bezieht Haloperidol – wie die anderen hochpotenten Erstgenerations-Antipsychotika – aus der Blockade von D_2-Rezeptoren im mesolimbisch-mesokortikalen System, während die Blockade derselben Rezeptoren im nigrostriatalen System ein hohes Risiko für die Auslösung von EPMS bedingt. In therapeutischer Dosierung weist Haloperidol kaum sedierende und keine anticholinergen Wirkungen auf. Besonders in hoher Dosierung und parentaler Applikation besteht ein gesteigertes Risiko für eine Verlängerung des QTc-Intervalls. Haloperidol erhöht die Krampfbereitschaft, es sollte daher beispielsweise zur Akuttherapie alkoholbedingter Entzugssyndrome nur in Kombination mit Benzodiazepinen verabreicht werden. Gelegentlich treten orthostatische Dysregulationen, verursacht durch eine Blockade von α1-Adrenozeptoren, auf.

Promethazin[12] ist der Prototyp der niedrigpotenten Erstgenerations-Antipsychotika und eines der am häufigsten verordneten Antipsychotika überhaupt. Es besitzt keine antipsychotische Wirksamkeit, weist aber eine ausgesprochen starke sedierende Wirkung auf, die durch Blockade zentraler Histamin H1-Rezeptoren verursacht ist. Problematisch ist die ausgeprägte anticholinerge Wirkung von Promethazin, welche vor allem bei älteren Patienten zu gravierenden Nebenwirkungen führten kann. Besonders in Kombination mit anderen anticholinerg wirksamen Pharmaka (z. B. trizyklische Antidepressiva, zentral wirksame Anticholinergika) kann ein medikamenteninduziertes Delir ausgelöst werden. Zudem verursacht Promethazin durch die Antagonisierung von α-Adrenozeptoren sehr häufig ausgesprochene vegetative Nebenwirkungen, wie z. B. Hypotonie oder orthostatische Dysregulation.

Pimozid und **Thioridazin** erfordern wegen ihrer ausgeprägten Kardiotoxizität intensive Kontrolluntersuchungen und werden nur noch als Reserve-Antipsychotika verwendet.

Anzumerken ist, dass das hochpotente Erstgenerations-Antipsychotikum **Droperidol**, das 2001 vom Markt genommen wurde, für die intravenöse Applikation vor kurzem wieder zugelassen wurde. Die Indikation für Droperidol besteht jetzt in der Prophylaxe und der Therapie von postoperativer Übelkeit und Erbrechen bei Erwachsenen und Kindern (älter als zwei Jahre), sowie in der Prophylaxe und der Therapie opioidinduzierter Übelkeit und Erbrechen bei Erwachsenen. Auch bei Droperidol besteht die Gefahr einer Verlängerung des QTc-Intervalls. Daher müssen Interaktionen mit anderen Pharmaka, welche ebenfalls zu einer Verlängerung des QTc-Intervalls führen (z. B. bestimmte Antiarrhythmika, Makrolidantibiotika), beachtet werden.

8.1.3 Antipsychotika der zweiten Generation

Der Begriff »Antipsychotika der zweiten Generation« umfasst eine heterogene Gruppe von Antipsychotika, die sich voneinander in Wirkungsmechanismen, Wirkungen und Nebenwirkungen unterscheiden. Diese vormals als »atypisch« bezeichneten Antipsychotika weisen außerdem im Vergleich zu Erstgenerations-Antipsychotika andere Rezeptorbindungsprofile auf.

Ausgehend vom **Clozapin**, das mit multiplen Rezeptoren interagiert, wurde das Konzept entwickelt, dass für eine effektive Therapie schizophrener Psychosen mehrere Neurotransmittersysteme simultan moduliert werden müssen (**magic shotgun**), um auf diese Weise auch z. B. Negativsymptome oder kognitive Defizite günstig beeinflussen zu können – gleichzeitig verbunden mit einem geringeren Risiko für das Auftreten von EPMS. Antipsychotika der ersten Generation dahingegen beeinflussen fast ausschließlich die dopaminerge Neurotransmission (**magic bullet**). Deshalb wird den Zweitgenerations-Antipsychotika, von denen viele neben dem D_2-Antagonismus z. B. einen zusätzlichen Antagonismus an Serotonin 5-HT$_2$-Rezeptoren aufweisen, eine geringere Nebenwirkungsrate hinsichtlich extrapyramidal-motorischer Nebenwirkungen, sowie ein breiteres psychopathologisches Wirkungsspektrum nachgesagt.

Derzeit bestehen jedoch noch einige Kontroversen hinsichtlich der Überlegenheit von Zweitgenerations-Antipsychotika. Das Auftreten von EPMS, insbesondere unter Hochdosistherapie mit Zweitgenerations-Antipsychotika, wird beispielsweise bei Olanzapin, Risperidon oder Ziprasidon dadurch erklärt, dass unter hohen Dosierungen die simultane Blockade von 5-HT$_{2A}$- und D_2-Rezeptoren, die das Risiko von EPMS zu mindern scheint, nicht mehr aufrechterhalten wird. Es kommt daher zu einer überwiegenden D_2-Blockade im nigrostriatalen System mit einem konsekutiv gesteigerten Risiko für das Auftreten von EPMS.

> **Die antipsychotische Potenz der Zweitgenerations-Antipsychotika wird in etwa so hoch angesehen wie die der hochpotenten Vertreter der ersten Generation.**

Amisulprid[15], ein Derivat des Sulpirids, blockiert in niedriger Dosierung vor allem präsynaptische D_2-/D_3-Rezeptoren und kann so vorübergehend zu einer gesteigerten Dopaminausschüttung führen, wodurch die Wirksamkeit auf die schizophrene Negativsymptomatik erklärt wird. Die selektive Blockade von D_2- und D_3-Rezeptoren ist überwiegend im mesolimbischen und tuberoinfundibulären System lokalisiert, weniger im nigrostriatalen System. Amisulprid wird hauptsächlich unverändert über die Nieren eliminiert ($\square$ Tab. 8.1), dementsprechend ist eine Dosisanpassung bei eingeschränkter Nierenfunktion erforderlich. Endokrine Nebenwirkungen, bedingt durch die D_2-Blockade, bestehen in einer ausgeprägten **Erhöhung des Prolaktinspiegels**, verbunden mit Amenorrhö, Galaktorrhö und sexuellen Funktionsstörungen ($\square$ Tab. 8.4). Daneben treten unter Amisulprid häufig **Schlaflosigkeit** und **Angst** auf. Anzumerken ist, dass während der Therapie Amisulprid ein gehäuftes Auftreten von **Akathisien** zu beobachten ist. Amisulprid kann das **QTc-Intervall** verlängern und sollte deswegen nicht mit Medikamenten, die Herzrhythmusstörungen auslösen können (z. B. Antiarrhythmika der Klasse I und III), kombiniert werden.

Aripiprazol[16] besitzt antagonistische Wirkungen an D_3-, $5\text{-}HT_{2A}$-, $5\text{-}HT_{2C}$-, H_1-Rezeptoren und α_1-Adrenozeptoren. Es wirkt partiell agonistisch an D_2- und $5\text{-}HT_{1A}$-Rezeptoren und hemmt mäßig die neuronale Wiederaufnahme von Serotonin. Durch den partiellen Agonismus wirkt Aripiprazol bei dopaminerger Überaktivität im mesolimbischen System, welche mit psychotischen Symptomen assoziiert ist, antagonistisch, bei dopaminerger Hypoaktivität dagegen agonistisch. Aripiprazol wird als ein schwächer wirksames Antipsychotikum angesehen.

Aripiprazol besitzt eine HWZ von 60–80 h, die sich bei schlechten Metabolisierern auf bis zu 146 h verlängern kann ($\square$ Tab. 8.1). Die Metabolisierung erfolgt hepatisch hauptsächlich über CYP3A4 und CYP2D6, weshalb auf Interaktionen mit Arzneimitteln, die die Aktivität dieser Enzyme induzieren beziehungsweise inhibieren, zu achten ist. Therapeutisch bedeutsam ist auch die starke Bindung (>99%) an Plasmaproteine. Häufige unerwünschte Wirkungen sind **Kopfschmerzen**, **Schlaflosigkeit** und **Angst** ($\square$ Tab. 8.4). Jedoch wurden auch Müdigkeit und Benommenheit als Nebenwirkungen beschrieben. **Akathisie** ist eine weitere häufig auftretende Nebenwirkung von Aripiprazol. Aripiprazol führt üblicherweise nicht zu einer Gewichtszunahme oder zu einer Erhöhung der Prolaktinspiegel. Wegen seiner potenziell krampfauslösenden Wirkung sollte Aripiprazol bei prädisponierten Patienten vermieden werden. Es häufen sich Berichte, dass Aripiprazol eine psychotische Symptomatik verschlechtern oder auslösen kann, was auf den partiellen Agonismus an D_2-Rezeptoren zurückgeführt wird.

Clozapin[17] ist das »atypischste« aller »atypischen« Antipsychotika (s. o.), da es unter seiner Anwendung beispielsweise praktisch keine EPMS gibt. Clozapin besitzt eine hohe Affinität zu $5\text{-}HT_{2A}$-, $5\text{-}HT_{2C}$-Rezeptoren, zu muskarinergen Acetylcholin-Rezeptoren (mACh) M_1 und M_4, sowie zu D_4-, H_1-Rezeptoren und α_1-Adrenozeptoren. An $D_{1/2/3/5}$-Rezeptoren, $5\text{-}HT_{1A}$-, $5\text{-}HT_3$-, M_2-Rezeptoren und α_2-Adrenozeptoren weist Clozapin eine niedrige Affinität auf. Der eigentliche Wirkmechanismus von Clozapin ist bis heute unbekannt. Der früher postulierte D_4-Rezeptor-Antagonismus trägt zur Wirkung nicht bei. Einerseits werden die multiplen Interaktionen mit den verschiedenen Neurotransmittersystem als Wirkmechanismus diskutiert, andererseits eine rasche Abdissoziation vom D_2-Rezeptor und Verstärkung der dopaminergen Neurotransmission im präfrontalen Kortex, wo der Ursprungsort der Negativsymptomatik der Schizophrenie vermutet wird. Die HWZ von Clozapin beträgt 12–16 h, wobei einige Metaboliten eine HWZ von ca. 26 h aufweisen ($\square$ Tab. 8.1).

Unerwünschte Wirkungen. Die Anwendung von Clozapin ist aufgrund der gravierenden Nebenwirkungen dieser Substanz auf die Behandlung »**therapieresistenter**« **Schizophrenien** (vorhergehendes Nichtansprechen auf zwei andere Antipsychotika trotz angemessener Dosierung, ausreichend langer Therapiedauer und Ausschluss anderer Ursachen wie z. B. eingeschränkte Compliance) sowie psychotischer Symptome im Rahmen des Morbus Parkinson beschränkt ($\square$ Tab. 8.4). Einer der Gründe für den restriktiven Einsatz sind **Agranulozytosen**, die in bis zu 1% der Fälle auftreten, bei rechtzeitiger Erkennung aber reversibel sind. Das Risiko scheint in den ersten drei Monaten nach Therapiebeginn, und hier insbesondere im dritten Behandlungsmonat am höchsten zu sein. Daher muss vor einer Therapie mit Clozapin ein Differenzialblutbild angefertigt werden. Danach wird die Behandlung mit einer niedrigen Dosis begonnen, die langsam bis zur Zieldosis gesteigert wird ($\square$ Tab. 8.2). Während der ersten 4 Monate der Therapie mit Clozapin sollten wöchentliche Blutbildkontrollen erfolgen, danach sind monatliche Kontrollen ausreichend ($\square$ Tab. 8.5). Clozapin darf nicht mit anderen Pharmaka, die ebenfalls eine Agranulozytose auslösen können (z. B. Carbamazepin, Carbimazol, Metamizol), kombiniert werden. Soll das Originalpräparat (Leponex®) für die Behandlung genutzt werden, muss der behandelnde Arzt beim Hersteller eine schriftliche Erklärung vorlegen, dass die geforderten Blutbildkontrollen durchgeführt werden. Von dieser Regelung sind Generika mittlerweile ausgenommen.

Clozapin wirkt insbesondere zu Behandlungsbeginn sehr stark **sedierend**, häufig kommt es außerdem zu einer ausgeprägten **Hypotension** und orthostatischen Dysregulation. Unter zu schneller Aufsättigung mit Clozapin können sich durch die anticholinerge Wirkkomponente **delirante** Symptome entwickeln. Die Kombination mit anderen anticholinerg wirksamen Pharmaka (z. B. trizyklische Antidepressiva, Antihistaminika der ersten Generation) sollte vermieden werden.

Ein weiteres Problem sind metabolische Störungen, die häufig auftreten und sich bis hin zu einem **metabolischen Syndrom** manifestieren können. Mittlerweile wird angenommen, dass die antagonistische Wirkung von Clozapin an $5\text{-}HT_{2A}$- und vor allem an $5\text{-}HT_{2C}$-Serotoninrezeptoren in einer Insulin- und Leptinresistenz resultiert. Dementsprechend löst Clozapin häufig **Hyperglykämien** aus, die gelegentlich zu einem hyperosmolaren Koma führen. Zudem verursacht Clozapin eine Dyslipidämie, bei der insbesondere die Triglyzeride ansteigen. Diese metabolischen Störungen bedingen eine zum Teil beträchtliche **Gewichtszunahme**, die durch den H_1-Antagonismus noch verstärkt wird und zum eigenmächtigen Absetzen des Medikaments durch den Patienten führen kann.

Ein weiterer Grund für das Absetzen seitens des Patienten ist die durch Clozapin häufig ausgelöste, persistierende **Hypersalivation**, deren Ursache wahrscheinlich in der agonistischen Wirkung von Clozapin am mACh M_4-Rezeptor zu suchen ist. Bei sehr starker Ausprägung der Hypersalivation kann ein Therapieversuch mit **Pirenzepin** unternommen werden.

Clozapin ist unter allen Antipsychotika mit dem höchsten Risiko für **Krampfanfälle** behaftet. Diese treten dosisabhängig in 1–2% der Fälle auf und machen gegebenenfalls, wenn auf Clozapin nicht verzichtet werden kann, eine Begleitmedikation mit Antikonvulsiva erforderlich. Myokarditiden, Kardiomyopathien und Pankreatitiden werden dagegen eher selten beobachtet. Dennoch sollte Clozapin bei Verdacht auf kardiale Risiken sofort abgesetzt werden.

 Besondere Vorsicht ist bei der Kombination von Clozapin mit Benzodiazepinen geboten. Vor allem bei gleichzeitiger intravenöser Gabe von Benzodiazepinen kann es zu einer gravierenden Hypotension und zum Atemstillstand kommen.

Olanzapin[18] ist ein Derivat von Clozapin. Olanzapin besitzt antagonistische Effekte an D_{1-5}-Rezeptoren, 5-HT_{2A}- und 5-HT_{2C}-Rezeptoren, sowie an muskarinergen Rezeptoren ($M_{1-3,5}$), H_1-Rezeptoren und α_1- und α_2-Adrenozeptoren. Die HWZ beträgt 30–60 h (◘ Tab. 8.1). Der hepatische Metabolismus erfolgt über CYP1A2 und weniger über CYP2D6. Olanzapin ist zusätzlich zur Phasenprophylaxe bei bipolaren Störungen zugelassen. Ähnlich wie Clozapin kann Olanzapin ein **metabolisches Syndrom** hervorrufen (◘ Tab. 8.4). Dement-

◘Tab. 8.2. Orale Dosierung einiger Antipsychotika am Beispiel der Akuttherapie der Schizophrenie

Substanz	Startdosis [mg/d]	DI[a]	Tagesdosis Ersterkrankte [mg/d]	Tagesdosis Mehrfach- erkrankte [mg/d]	Tageshöchst- Dosis[b] [mg]	TDM[c]	Thera- peutischer Blutspiegel [ng/ml]
Antipsychotika der ersten Generation							
Benperidol[1]	2–6	2–4	2–0	6–40	40	++	2–10
Flupentixol[2]	2–10	1–3	2–10	10–60	60	+++	>2
Fluphenazin[3]	0,4–10	2-3	2,4–10	10–20	20–(40)	++++	0,5–2
Haloperidol[5]	1–10	(1)–2	1–4	3–15	100	++++	5–17
Melperon[9]	20–75	2-4	50–200	200–400	400	+	50
Perazin[10]	50–150	1–2	100–300	200–600	1000	+++	100–230
Zuclopenthixol[6]	2–50	1–3	2–10	25–50	75	++	4–50
Antipsychotika der zweiten Generation							
Amisulprid[15]	200	(1)–2	100–300	400–800	1200	++	100–320
Aripiprazol[16]	(10)–15	1	15–(30)	15–30	30	+	150–250
Clozapin[17]	25	2–(4)	100–250[d]	200–450	900	++++	350–600
Olanzapin[18]	5–10	1	5–15	5–20	20	++++	20–80
Paliperidon[19]	3–6	1	3–12	3–12	12	+++	20–60
Quetiapin[20]	50	2	300–600	400–750	750	++	70–170
Risperidon[21]	2	1–2	1–4	3–6–(10)	16	+++	20–60
Ziprasidon[22]	40	2	40–80	80–160	160	+	50–120

[a] DI (Dosierungsintervall):Empfohlene Verteilung der genannten Gesamtdosis über den Tag – Ein Zeitpunkt = 1, Zwei Zeitpunkte = 2 usw. Höchstdosierungen müssen gegebenenfalls auf mehrere Zeitpunkte verteilt werden.

[b] Höchste zugelassene Dosis nach Angaben der Fachinformationen. Insbesondere bei den neuen Antipsychotika werden jedoch auch in der klinischen Praxis oft höhere Dosierungen verwendet (off-label use) und positive Erfahrungen damit (kasuistisch) berichtet.

[c] Therapeutic drug monitoring. Abschätzung des Nutzens für die Optimierung der Dosis: ++++ sehr empfohlen, +++ empfohlen, ++ sinnvoll, + eventuell sinnvoll. Davon unabhängig kann TDM z. B. bei Non-respondern zur Überprüfung der Compliance oder bei Verdacht auf Medikamenteninteraktionen sinnvoll sein.

[d] Clozapin wird üblicherweise nicht zur Behandlung von Ersterkrankungen eingesetzt.

▣ Tab. 8.3. Unerwünschte Wirkungen von Antipsychotika auf das extrapyramidal-motorische System. (Nach Holsboer et al. 2008 und Dayalu et al. 2008)

	Frühdyskinesie (Frühdystonie)	Antipsychotika-induziertes Parkinsonoid [a]	Akathisie	Spätdyskinesie (tardive Dyskinesie)
Zeitliches Auftreten nach Therapiebeginn	Meist innerhalb 48 h, spätestens bis zu 1 Woche	Meist innerhalb von 18 Wochen, unter Fortführung der anti-psychotischen Therapie auch später	Meist innerhalb von 2 Wochen, spätestens bis zu 10 Wochen	>3 Monate bis Jahre
Häufigkeit	10–30%	15–20%	~20% [b]	Bis zu 20%
Pathogenese	Unklar, möglicherweise Hyperaktivität der cholinergen Neurotransmission	D_2-Antagonismus	Unklar	Hyperreaktivität der zentralen dopaminergen Neurotransmission
Wichtige Risikofaktoren/ häufiger betroffene Patienten	▬ Hochpotente Erstgenerations-Antipsychotika ▬ Junge Männer ▬ Dosissteigerung ▬ Intravenöse Gabe	▬ Hochpotente Erstgenerations-Antipsychotika ▬ Höheres Lebensalter ▬ Frauen ▬ Schnelle Dosisreduktion	▬ Alle Antipschotika ▬ Dosiserhöhung	▬ Vor allem hochpotente Erstgenerations-Antipsychotika[c] ▬ Zerebrale Vorschäden ▬ Frauen ▬ Diabetes mellitus
Typische Symptome	▬ Hyperkinesen der mimischen Muskulatur ▬ Blickkrämpfe ▬ Torticollis ▬ Opisthotonus	▬ Rigor ▬ Hypo-, Akinesie ▬ Seltener Tremor ▬ Hypersalivation ▬ Salbengesicht	▬ Sitz-, Stehunruhe ▬ Reizbarkeit, Angst	▬ Hyperkinetische Dauersymptome, insbesondere stereotype Kau-, Saug- und Schmatzbewegungen ▬ Sistieren im Schlaf ▬ Verschlechterung nach Absetzen des Antipsychotikums
Therapie	▬ Zentral wirksame Anticholinergika (oral)[d, e]	▬ Dosisreduktion ▬ Umstellung auf anderes Antipsychotikum ▬ Zentral wirksame Anticholinergika (oral)[d]	▬ Dosisreduktion ▬ Zentral wirksame Anticholinergika (oral)[d] → häufig wirkungslos ▬ β-Blocker und/oder Benzodiazepine	▬ Vermeidung entscheidend ▬ Zentral wirksame Anticholinergika verschlechtern meist die Symptomatik ▬ Umstellung auf Clozapin[17] ▬ Therapieversuch mit Tiaprid[23]
Dauer der Rückbildung	Meist innerhalb von Stunden nach adäquater Therapie	Wochen, seltener Monate nach Absetzen des Antipsychotikums	Wochen bis Monate	Monate bis Jahre, potenziell irreversibel, auch nach Absetzen des Antipsychotikums

[a] Der häufig als eigene klinische Entität aufgefasste orofaziale Tremor der Lippen (rabbit syndrome) ist eine Sonderform des Antipsychotika-induzierten Parkinsonoids.

[b] Angaben schwanken zwischen 5 und 75%. Dies ist zum Teil dadurch bedingt, dass nicht zwischen akut oder verzögert aufgetretenen Akathisien differenziert wird.

[c] Risiko für die Zweitgenerations-Antipsychotika noch nicht ausreichend dokumentiert, einige Fälle wurden bereits beschrieben.

[d] Zum Beispiel Biperiden[24], Procyclidin[25], Trihexyphenidyl[26]. Eine prophylaktische und/oder langfristige Gabe ist nicht indiziert.

[e] Hyperkinesien der pharyngealen und/oder laryngealen Muskulatur sind potenziell vital gefährdend → i.v. Anwendung.

---

23 z. B. Tiapridax®, Tiaprid Sandoz
24 Akineton®, Biperiden-neuraxpharm®
25 Osnervan®
26 Artane®, Parkopan®

◘ Tab. 8.4. Häufige unerwünschte Wirkungen von Antipsychotika der ersten (Haloperidol) und zweiten Generation

	Halo-peridol	Ami-sulprid	Aripi-prazol	Clozapin	Olanzapin	Quetiapin	Risperidon	Ziprasi-don
EPMS	+++[a]	(+)/+	0/+[b]	0/(+)[b]	0/+[b]	0/+[b]	+/++	0/+[b]
Spätdyskinesie	+++	0/(+)	(+)	0	(+)	n.b.	(+)	n.b.
Krampfanfälle	0/+	0	++	++	0	0	0	0
QTc-Verlängerung	++	(+)	0	(+)	(+)	(+)	+	+/++
Transaminasen/ Bilirubinanstieg	+	(+)	0	++	++	++	+	+
Anticholinerge Wirkungen	0/(+)	0	0	+++	++	0	0	0
Obstipation	++	++	0	+++	++	+	++	0
Orthostatische Dysregulation	0/(+)	0	(+)	++	+	++	+/++	(+)
Passagere Leuko-penien	+	0	0	+++	(+)	++	0	0
Agranulozytose	(+)	0	0	++	0	0	0	0
Gewicht ↑[c]	++	+	0	+++	+++	++	++	0
Prolaktin ↑[d]	++	+++	0	0	0	++	++	+
Hyperglykämie	0	0	0	+++	+++	+	+	0
Hyperlipidämie	0	0	0	+++	+++	+	+	0
Sedierung	(+)	0/(+)	0	+++	+/++	++	+	(+)/+
Malignes neurolep-tisches Syndrom	n.b.	n.b.	(+)	(+)	(+)	(+)	(+)	n.b.

[a] 0 = nicht vorhanden, (+) = vereinzelt/kein signifikanter Unterschied zu Plazebo, + = selten (<1%), ++ = gelegentlich (<10%), +++ = häufig (>10%), n.b. = unzureichende und/oder widersprüchliche Datenlage zur Abschätzung der Häufigkeit.
[b] Gehäuftes Auftreten von Akathisien.
[c] Ausmaß über 6–10 Wochen: + = niedrig (0–1,5 kg), ++ = mittel (1,5–3 kg), +++ = hoch (>3 kg)
[d] Nur für Amisulprid, Clozapin, Risperidon und Quetiapin gut dokumentiert.

sprechend werden unter Therapie mit Olanzapin häufig **erhöhte Glukose- und Triglyzeridspiegel** beobachtet. Olanzapin führt ebenfalls zu einer zum Teil gravierenden **Gewichtszunahme**. Der in der zu Therapiebeginn häufig auftretenden **Sedierung** begegnet man am besten mit abendlicher Gabe der Substanz. Außerdem werden zu Behandlungsbeginn transiente anticholinerge Wirkungen beobachtet. Blutbildveränderungen sind unter Olanzapin wesentlich seltener als unter Clozapin. EPMS, insbesondere eine **Akathisie**, treten vor allem bei hoher Dosierung auf. Olanzapin ist seit kurzem auch in einer Depotformulierung erhältlich.

Paliperidon[19] und **Risperidon**[21] wirken vornehmlich antagonistisch an D_2-, $5\text{-}HT_{2A}$-, $5\text{-}HT_7$-Rezeptoren, aber auch an $\alpha_{1/2}$-Adrenozeptoren. Zu H_1-Rezeptoren weisen Paliperidon und Risperidon eine niedrigere Affinität auf. Die hepatische Verstoffwechselung von Risperidon zum aktiven Metaboliten

Paliperidon (= 9-Hydroxy-Risperidon) erfolgt vorwiegend über CYP2D6, weniger über CYP3A4. Paliperidon wird zu 60% unverändert renal eliminiert. Die HWZ von Paliperidon beträgt ca. 20 h, die von Risperidon 3 h. Häufige Nebenwirkungen der beiden Substanzen sind **Kopfschmerzen**, **Schlaflosigkeit** und **Angstzustände** (◘ Tab. 8.4). Gelegentlich tritt unter der Therapie eine Hypotension auf. Dosisabhängig kommt es häufiger zu einem **Prolaktinanstieg**, der in sexuellen Funktionsstörungen resultiert. Paliperidon und Risperidon können **EPMS** hervorrufen, deren Ausprägungsgrad typischerweise von der Höhe der verwendeten Dosis abhängig ist. Anticholinerge Nebenwirkungen werden nicht beobachtet. Risperidon ist ebenfalls als **Depotpräparat** verfügbar. Paliperidon werden weniger pharmakologische Interaktionen nachgesagt, ansonsten weist es sehr ähnliche Eigenschaften wie Risperidon auf.

Quetiapin[20] zeigt antagonistische Wirkungen an 5-HT_2-, D_2- und α_1-Rezeptoren, weniger ausgeprägt an 5-HT_1-, D_1-, D_3-, α_2- und H_1-Rezeptoren. Die Bioverfügbarkeit von Quetiapin ist mit 9% sehr gering, die HWZ wird mit 7 h angegeben (Tab. 8.1). Die Substanz wird in der Leber durch CYP3A4 abgebaut, daher sind Interaktionen mit anderen Medikamenten, die die Aktivität von CYP3A4 inhibieren oder induzieren, zu beachten. Obwohl die HWZ relativ kurz ist, reicht im Allgemeinen die 2mal tägliche Gabe aus. EPMS wurden bisher nur selten beobachtet. Im Vordergrund stehen bei Therapiebeginn die starke **Sedierung** und die **orthostatische Dysregulation** (Tab. 8.4). Quetiapin hat keine anticholinergen Nebenwirkungen.

Ziprasidon[22] antagonisiert D_2-Rezeptoren, 5-HT_{2A}- und 5-HT_{2C}-Rezeptoren, in geringerem Ausmaß auch α_1-Adrenozeptoren und H_1-Rezeptoren. An 5-HT_{1A}-Rezeptoren wirkt Ziprasidon partiell agonistisch. Außerdem hemmt es die neuronale Wiederaufnahme von Noradrenalin und Serotonin. Die Affinität von Ziprasidon ist am höchsten an den Serotoninrezeptoren, weniger hoch an Dopaminrezeptoren. Zu mACh-Rezeptoren hat Ziprasidon keine Affinität. Die HWZ beträgt 6–7 h. Die Substanz wird in der Leber metabolisiert, unter anderem zu einem Drittel durch CYP3A4 und CYP1A2 (Tab. 8.1). Ziprasidon unterliegt einer ausgeprägten Plasmaeiweißbindung (>99%).

Besonders bei Therapiebeginn treten **Unruhe**, **Sedierung** und **verschwommenes Sehen** auf. Auch EPMS-ähnliche Symptome, wie beispielsweise **Tremor** oder **Muskelsteifigkeit**, werden häufig beobachtet. Zudem können **Akathisien** auftreten. Bei mehr als 12% der Patienten unter Ziprasidontherapie wurde eine dosisabhängige mäßig ausgeprägte **Verlängerung des QTc-Intervalls** beobachtet (Tab. 8.4). Daher soll Ziprasidon nicht mit anderen Medikamenten, die ebenfalls das QTc-Intervall verlängern, kombiniert werden. Eine EKG-Aufzeichnung wird vor Behandlungsbeginn und bei signifikanter Dosissteigerung empfohlen. Ziprasidon kann zu einer sehr gering ausgeprägten Gewichtszunahme führen. Es sind Fälle von durch Ziprasidon ausgelösten Spätdyskinesien berichtet. Dennoch wird das Risiko für das Auftreten von EPMS unter Ziprasidon als gering eingeschätzt.

Sertindol ist ein Reserve-Antipsychotikum, das nur unter Auflagen verwendet werden darf, da es schwere kardiovaskuläre Nebenwirkungen aufweist. Insbesondere verlängert Sertindol das QTc-Intervall. Todesfälle in Zusammenhang mit Sertindol sind beschrieben. **Zotepin** wird aufgrund ausgesprochen ausgeprägter vegetativer Nebenwirkungen, eines erhöhten Risikos für zerebrale Krampfanfälle und auch dank besserer Alternativen immer zurückhaltender eingesetzt.

8.1.4 Unerwünschte Arzneimittelwirkungen der Antipsychotika

Die Nebenwirkungen der Antipsychotika der ersten und zweiten Generation sind mit ihrer Häufigkeit in den Tab. 8.3 und Tab. 8.4 wiedergegeben.

EPMS. Insbesondere die durch die Antipsychotika ausgelösten Bewegungsstörungen (Tab. 8.3) führen nicht selten zu einer **Stigmatisierung** der Patienten. EPMS werden nach vier Prägnanztypen – **Frühdyskinesie**, **Antipsychotika-induziertes Parkinsonoid**, **Akathisie** und **Spätdyskinesie** – unterteilt. Nach dem Zeitpunkt ihres Auftretens nach Therapiebeginn werden diese weiterhin in akut (Frühdyskinesie, Parkinsonoid, Akathisie) und verzögert (tardiv) auftretende Bewegungsstörungen unterschieden. Zu den letzteren werden die Spätdyskinesie (auch als tardive Dyskinesie bezeichnet) und neuerdings auch die **tardive Dystonie** (Spätdystonie) gezählt. Letztere äußert sich – wie bei der Frühdyskinesie – durch eine Tonuserhöhung bestimmter Muskelgruppen, tritt aber wesentlich später unter Behandlung mit Antipsychotika auf und spricht auf therapeutische Maßnahmen schlechter an.

Die Akathisie ist wahrscheinlich die häufigste, sowohl unter Antipsychotika der ersten und zweiten Generation auftretende EPMS. Diese Nebenwirkung wird von Patienten oft subjektiv als sehr quälend empfunden. Differenzialdiagnostisch ist an das Restless-legs-Syndrom und an eine Verschlechterung der psychotischen Symptomatik zu denken. Das Auftreten einer Akathisie scheint mit einem höheren Risiko für das Auftreten eines Antipsychotika-induzierten Parkinsonoids assoziiert zu sein. Die Akathisie sollte mit Benzodiazepinen behandelt werden oder auch mit einem β-Adrenozeptor-Antagonisten.

Das Antipsychotika-induzierte Parkinsonoid sollte zur Dosisreduktion des Antipsychotikums führen, wenn diese Maßnahme mit dem psychopathologischen Befund vereinbar ist.

Zerebrale Krampfanfälle. Diese Nebenwirkung tritt vor allem bei Antipsychotika der ersten Generation, sowie bei Clozapin und Zotepin häufiger auf als bei anderen Antipsychotika. Risikofaktoren sind vorbestehende hirnorganische Veränderungen, schnelle Dosissteigerung und eine hochdosierte Therapie.

Endokrine und sexuelle Funktionsstörungen. Ein dosisabhängiger Prolaktinanstieg ist unter Therapie mit hochpotenten Antipsychotika der ersten Generation, sowie unter Amisulprid und schwächer ausgeprägt unter Risperidon zu beobachten. Hieraus können Dys-, Amenorrhö, Galaktorrhö, Gynäkomastie und sexuelle Funktionsstörungen resultieren. Letztere führen nicht selten zum eigenmächtigen Absetzen des Medikamentes durch den Patienten und damit zur Gefahr eines Rezidivs. Sexuelle Funktionsstörungen treten bei fast allen Antipsychotika auf. Als Ursache wird neben der Hyperprolaktinämie ein Ungleichgewicht zwischen der dopaminergen und serotoninergen Neurotransmission diskutiert.

Gewichtszunahme. Fast alle Antipsychotika können zu einer mehr oder weniger ausgeprägten Zunahme des Gewichts führen. Das höchste Risiko weisen diesbezüglich vor allem Clozapin und Olanzapin auf, die eine zum Teil gravierende Gewichtszunahme auslösen, die meist nach 6–9 Monaten unter Therapie mit diesen Substanzen ihren Höhepunkt erreicht. Die Gewichtszunahme ist ebenfalls nicht selten Ursache für das eigenmächtige Absetzen der Medikation durch den Patienten.

Präventiv scheinen besonders diätetische und allgemeine Maßnahmen zur Gewichtsreduktion zu wirken. Der Patient sollte auf diese unerwünschte Wirkung hingewiesen und zu selbstständigen Gewichtskontrollen angehalten werden.

Kardiovaskuläre Nebenwirkungen. Unter Therapie mit Antipsychotika ist das Risiko für einen plötzlichen Herztod im Vergleich zu Unbehandelten signifikant erhöht. Vor allem den trizyklischen Erstgenerations-Antipsychotika, aber auch Haloperidol und Pimozid werden kardiale Nebenwirkungen zugeschrieben. Eine Verlängerung des QTc-Intervalls tritt mit unterschiedlicher Häufigkeit insbesondere bei Erstgenerations-Antipsychotika auf. Bei den Zweitgenerations-Antipsychotika Sertindol und Ziprasidon ist eine Verlängerung des QTc-Intervalls bereits seit geraumer Zeit bekannt. Mittlereile wurde jedoch auch für Clozapin, Olanzapin, Quetiapin und Risperidon ein erhöhtes Riskio für gravierende kardiale Rhythmusstörungen bis hin zum plötzlichen Herztod nachgewiesen.

Von besonderer therapeutischer Relevanz ist der Einsatz von Antipsychotika bei Patienten mit demenziellen Syndromen. Die verschiedenen Formen der Demenz gehen gehäuft einher mit wahnhaften Syndromen, die wiederum mit Antipsychotika behandelt werden, obwohl die meisten Präparate – mit Ausnahme von **Risperidon** – für diese Indikation nicht zulassen sind (off-label-use) und die erzielten Erfolge zumeist begrenzt sind. Bereits 2005 wurde explizit davor gewarnt, dass ältere Patienten, die an einer Demenz erkrankt sind, unter Therapie mit Antipsychotika der zweiten Generation einer erhöhten Schlaganfall- und Sterberate ausgesetzt sind. Insbesondere fortgeschrittene Demenz, hohes Alter und Begleiterkrankungen scheinen das Risiko für unerwünschte Arzneimittelwirkungen der Zweitgenerations-Antipsychotika bei diesen Patienten zu steigern. Dieses Risiko ist bereits ab Tag 30 nach Behandlungsbeginn deutlich erhöht. Infolgedessen wurde für die Therapie demenzbedingter psychotischer Symptome verstärkt auf Antipsychotika der ersten Generation zurückgegriffen. Jedoch zeigten kürzlich weitere Studien, dass die Anwendung von Erstgenerations-Antipsychotika ein mindestens genauso hohes, wenn nicht sogar ein noch höheres Risiko im Vergleich zu den neueren Antipsychotika für das

Auftreten dieser Komplikationen birgt. Daher sind Antipsychotika für diese Indikation derzeit nur als ultima ratio anzusehen, wenn alle anderen Interventionen versagt haben. Die Anwendung dieser Substanzen soll möglichst kurz und in der niedrigsten Dosierung erfolgen, es sollte nach derzeitigem Kenntnisstand Zweitgenerations-Antipsychotika der Vorzug gegeben werden. Bei Patienten mit kardiovaskulären Grunderkrankungen ist besondere Vorsicht geboten. Der Patient und/oder der Betreuer müssen hinsichtlich dieser Nebenwirkung aufgeklärt werden, die Indikation sollte schriftlich detailliert begründet und dokumentiert werden.

Blutbildveränderungen. Patienten sollten darauf hingewiesen werden, Symptomen wie beispielsweise Fieber oder Halsschmerzen besondere Beachtung zu schenken. Eine Agranulozytose tritt am häufigsten unter Clozapin auf, wobei Frauen und ältere Patienten häufiger betroffen zu sein scheinen. Wesentlich seltener tritt eine Agranulozytose unter Olanzapin auf. Im Falle des Auftretens einer Agranulozytose muss das auslösende Antipsychotikum unverzüglich abgesetzt werden. Transiente Leukopenien können mit Beginn der Therapie bei vielen Antipsychotika auftreten.

Malignes neuroleptisches Syndrom. Das Auftreten dieser lebensbedrohlichen Komplikation unter Therapie mit Antipsychotika muss zum unverzüglichen Absetzen des Antipsychotikums führen. In den meisten Fällen tritt das maligne neuroleptische Syndrom, das unter anderem durch gravierende EPMS, Bewusstseinsstörungen und eine Myoglobinämie bedingt durch eine massiver Rhabdomyoloyse gekennzeichnet ist, in den ersten Wochen nach Behandlungsbeginn auf. Anzumerken ist, dass dieses Syndrom eine der seltensten Nebenwirkungen (0,02–0,5%) einer Therapie mit Antipsychotika ist, aufgrund der hohen Letalität (heute ca. 10%) jedoch frühzeitig diagnostiziert werden muss. Bei gesicherter Diagnose sollen – neben intensivmedizinisch symptomatischer Therapie – in erster Linie Dantrolen (alternativ Bromocriptin) und adjuvant Benzodiazepine eingesetzt werden.

Routine-Untersuchungen, die bei der Anwendung von Antipsychotika durchgeführt werden sollten, sind in ◘ Tab. 8.5 aufgeführt.

◘ Tab. 8.5. Empfohlene Untersuchungen vor und während der Therapie mit Antipsychotika. (Nach Behandlungsleitlinie Schizophrenie [DGPPN 2006] und Holsboer et al. 2008)

Laborparameter	Vorher	Monate nach Therapiebeginn						Monatlich	Vierteljährlich	Halbjährlich
		1	2	3	4	5	6	Nach Therapiebeginn		
Blutdruck, Puls										
Alle Antipsychotika	•		•		•			•		•
Blutbild										
Trizyklische Antipsychotika[a] ▼	••		•	•	•	•	•		•	

◻ **Tab. 8.5** (Fortsetzung)

Laborparameter	Vorher	Monate nach Therapiebeginn						Monatlich	Vierteljährlich	Halbjährlich
		1	2	3	4	5	6	Nach Therapiebeginn		
Clozapin, Thioridazin	▪	▪▪▪▪	▪▪▪▪	▪▪▪▪	▪▪▪▪	▪▪	▪	▪		
Andere Antipsychotika	▪	▪		▪			▪		□	
Blutglukose, Blutlipide[b]										
Clozapin, Olanzapin	▪	▪		▪			▪		□	
Andere Antipsychotika	▪	▪		▪			▪			o
Körpergewicht, BMI[c]										
Alle Antipsychotika	▪	▪	▪	▪	▪	▪	▪			▪
Leberenzyme										
Trizyklische Antipsychotika	▪	▪	▪	▪			▪			
Andere Antipsychotika	▪	▪	▪				▪		□	
Kreatinin, Harnstoff										
Alle Antipsychotika	▪	▪		▪			▪			▪
EKG, QTc-Intervall[d]										
Clozapin[e]	▪	▪▪		▪			▪			
Pimozid, Sertindol, Thioridazin	▪	▪▪	▪	▪	▪		▪	▪		
Andere Antipsychotika[f]	▪	▪							▪	▪[g]
EEG[h]										
Clozapin, Zotepin	▪			▪			▪		□	
Schwangerschaftstest										
Alle Antipsychotika	▪									

▪ Kontrolle notwendig.

□ Kontrolle notwendig bei pathologischen Ausgangswerten, ansonsten halbjährliche Kontrollen meist ausreichend.

o Kontrolle notwendig bei pathologischen Ausgangswerten, ansonsten jährliche Kontrollen meist ausreichend.

[a] Chlorprothixen, Flupentixol, Fluphenazin, Perazin, Perphenazin, Levomepromazin, Perphenazin, Promethazin, Thioridazin, Zuclopenthixol. Die Zweitgenerations-Antipsychotika Olanzapin, Quetiapin und Zotepin sind ihrer Struktur nach ebenfalls Trizyklika.

[b] Besonders bei Anwendung von Clozapin und Olanzapin gegebenenfalls Blutzuckertagesprofil, Glukosetoleranztest und HbA_{1c}.

[c] Zusätzliche monatliche Gewichtskontrollen durch den Patienten werden empfohlen.

[d] Eine absolute Zunahme des frequenzkorrigierten QT-Intervalls (QTc-Intervall) auf >450 ms bei Frauen, beziehungsweise auf >440 ms bei Männern gilt derzeit als auffällig. Ein erhöhtes Risiko für Herzrhythmusstörungen besteht desgleichen bei einer relativen Verlängerung des QTc-Intervalls um mehr als 60 ms durch Medikamente.

[e] Unter Therapie mit Clozapin werden im Falle des Auftretens kardialer Symptome und/oder von Fieber, sowie 14 Tage nach Behandlungsbeginn zusätzliche EKG-Kontrollen empfohlen.

[f] Eine kardiologische Untersuchung ist bei bereits vorliegenden oder neu aufgetretenen kardialen Symptomen notwendig. Hieraus wird die Häufigkeit von EKG-Kontrollen festgelegt.

[g] Kontrolle empfohlen bei Patienten >60 Jahren und mit kardiovaskulären Begleiterkrankungen. Häufigere EKG-Kontrollen sind außerdem angezeigt bei Therapie mit Fluspirilen, Perazin, anderen hochpotenten Butyrophenon-Derivaten, sowie Ziprasidon.

[h] Häufigere EEG-Kontrollen werden generell empfohlen bei Vorliegen einer zerebralen Vorschädigung, einer erhöhten Krampfbereitschaft und bei unklarer Bewusstseinsveränderung vor und während der Therapie mit Antipsychotika.

8.1.5 Spezielle Aspekte der Pharmako-therapie der Schizophrenie

Grundlagen

Schizophrene Psychosen sind komplexe Erkrankungen, die durch Denk- und Wahrnehmungsstörungen, Veränderungen der Affektivität, des Antriebs und der Persönlichkeit gekennzeichnet sind. Bei den **positiven Symptomen** leiden die Patienten unter Wahnvorstellungen und Halluzinationen, welche häufig bei akuten Episoden auftreten.

Affektverflachung, Sprachverarmung und Apathie werden zu den **negativen Symptomen** gerechnet, welche akute Episoden der Psychose überdauern können.

Im Verlauf der Erkrankung treten zudem **kognitive Defizite** auf, die sich unter anderem in zerfahrener Sprache, Konzentrations- und Gedächtnisstörungen äußern.

Die **Prävalenz** der Schizophrenie liegt weltweit zwischen 1,4 und 6,4 Patienten/1000 Einwohner. Fasst man die Definition der Schizophrenie sehr eng, dann liegt die **Neuerkrankungsrate** innerhalb eines Jahres bei 0,01%. Schizophrene Psychosen treten meistens zwischen dem 15. und 35. Lebensjahr auf, bei 65% der Erkrankten sogar vor dem 30. Lebensjahr. Die **Geschlechtsverteilung** betrifft gleichermaßen Frauen und Männer, wobei Männer ca. 4 Jahre früher als Frauen erkranken. **Prognostisch** ungünstig gepaart sind ein sehr frühes Erkrankungsalter (<30 Jahre) und männliches Geschlecht.

Hinsichtlich der Pathophysiologie wurde zunächst von einer Störung der zentralen dopaminergen Übertragung ausgegangen (»Dopamin-Hypothese«), da vor allem **Antipsychotika der ersten Generation** die Wirkungen von Dopamin reduzieren und besonders die Positivsymptomatik schizophrener Patienten reduzieren. Mittlerweile ist klar, dass auch Veränderungen einer ganzen Reihe anderer Transmittersysteme wie z. B. das Serotoninsystem an der Krankheitsentstehung beteiligt sind, womit die Wirksamkeit der Zweitgenerations-Antipsychotika bei Schizophrenie erklärt wird. In letzter Zeit richtet sich die Aufmerksamkeit zunehmend auch auf die glutamaterge Neurotransmission, welche vermutlich eine wichtige Rolle bei der Entstehung der Negativsymptomatik und der kognitiven Defizit spielt.

Ein erhöhtes **genetisches Risiko**, an Schizophrenie zu erkranken, wurde nachgewiesen. So erhöht sich das Morbiditätsrisiko bei Kindern mit zwei betroffenen Elternteilen auf ca. 46%, während Kinder mit einem erkrankten Elternteil ein Risiko von 13% haben.

Die **Lebenserwartung** von schizophrenen Patienten ist im Vergleich zur Gesamtbevölkerung deutlich reduziert, was unter anderem auf der relativ hohen Suizid- und Unfallrate dieser Patienten beruht. Auch kardiovaskuläre und respiratorische Erkrankungen treten häufiger auf. Bedeutsam für die Pharmakotherapie ist außerdem der Umstand, dass 15–65% der Erkrankten an einer komorbiden Substanzabhängigkeit leiden. Insbesondere der Konsum von Nikotin, Alkohol und Cannabis spielt bei Patienten mit Schizophrenie eine große Rolle.

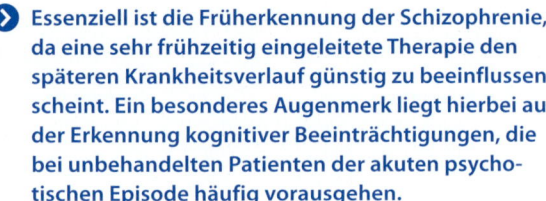 Essenziell ist die Früherkennung der Schizophrenie, da eine sehr frühzeitig eingeleitete Therapie den späteren Krankheitsverlauf günstig zu beeinflussen scheint. Ein besonderes Augenmerk liegt hierbei auf der Erkennung kognitiver Beeinträchtigungen, die bei unbehandelten Patienten der akuten psychotischen Episode häufig vorausgehen.

Therapie

Die Pharmakotherapie, die neben Psychotherapie und Soziotherapie einen wesentlichen Baustein des integrativen Gesamtbehandlungskonzepts der Schizophrenie darstellt, verfolgt das Ziel, die Symptome des Patienten zu minimieren und ihm zu einer selbst bestimmten Lebensführung zu verhelfen. Er soll aktiv in die therapeutischen Maßnahmen einbezogen werden, damit er Nutzen und Risiko seiner Therapie selbst abzuwägen lernt.

Bedingt durch die teilweise sehr häufigen und starken Nebenwirkungen sollte vor Beginn der Pharmakotherapie eine Routineuntersuchung erfolgen, die dazu dient, das individuelle Risiko der Therapie abzuschätzen und gegebenenfalls zu minimieren (◘ Tab. 8.5).

Bei der Pharmakotherapie unterscheidet man eine Akuttherapie von der Langzeittherapie bzw. Rezidivprophylaxe.

Akuttherapie. Patienten mit einer Erstmanifestation zeigen im Vergleich zu mehrfach Erkrankten
- eine höhere Ansprechrate auf die antipsychotische Pharmakotherapie;
- niedrigere Rückfallraten während der Erhaltungstherapie;
- ein Ansprechen bereits auf eine niedrigere antipsychotische Dosierung und
- eine höhere Empfindlichkeit für unerwünschte Arzneimittelwirkungen, insbesondere für EPMS.

Da Antipsychotika der zweiten Generation eine geringere Rate an EPMS aufweisen, sollten sie bei der akuten Schizophrenie den Erstgenerations-Antipsychotika vorgezogen werden, es sei denn, der Patient bevorzugt die Antipsychotika der ersten Generation. Es sollte darauf geachtet werden, dass in der Akuttherapie bereits die Antipsychotika angewendet werden, die auch für die Langzeittherapie vorgesehen sind. Wurde eine Entscheidung für diese Antipsychotika getroffen, sollten **Haloperidol**[5], **Flupentixol**[2], **Fluphenazin**[3] oder **Perazin**[10] bevorzugt werden, da für diese eine hohe Evidenz für die Anwendung vorhanden ist. Dosierungen in der Akuttherapie ◘ Tab. 8.2.

Bei der akuten Schizophrenie sollte die Monotherapie bevorzugt werden. Stehen als Symptome krankhafte Erregung, Angst oder innere Unruhe im Vordergrund, so empfiehlt sich eine zeitlich befristete Kombination mit Benzodiazepinen (Augmentation). Ist der Patient suizidgefährdet, kann Lithium als Komedikation eingesetzt werden. Ansonsten können zur Wirkungsverstärkung Valproat oder Carbamazepin verabreicht werden.

Ist der Patient mit einem Antipsychotikum der ersten Generation gut kontrolliert eingestellt, dann sollte nicht ohne zwingenden Grund auf ein Präparat der zweiten Generation umgestellt werden. Bei mangelnder Wirksamkeit sollte man frühestens nach 2–4 Wochen die Dosis erhöhen bzw. auf ein anderes Antipsychotikum umstellen. Empfohlen wird die regelmäßige Überprüfung der Compliance, insbesondere bei Nichtansprechen auf die Medikation.

Der Patient sollte, wenn es die Symptomatik erlaubt, in die Entscheidungsfindung für ein Antipsychotikum aktiv mit einbezogen werden (shared decision making). Ist der Patient nicht kooperationsfähig, kann die parenterale Applikation des Antipsychotikums erforderlich sein. Depot-Antipsychotika sind in der Akuttherapie wegen ihrer langen Eliminationszeit und dem langsamen Erreichen wirksamer Plasmaspiegel nicht sinnvoll. In Betracht zu ziehen sind Depot-Antipsychotika bei Problemen mit der Compliance des Patienten.

Langzeittherapie/Rezidivprophylaxe. Hauptziel der Langzeittherapie ist neben der Unterdrückung der Symptome die Verhinderung von Rezidiven. Auch für die Langzeittherapie sollten Antipsychotika Verwendung finden, wobei dem Medikament der Vorzug gegeben werden sollte, mit dem bei der Akuttherapie eine Remission bei guter Verträglichkeit erzielt werden wurde. Es sollte daran gedacht werden, dass viele Patienten mit Schizophrenie rauchen, was wiederum zu einer Induktion von CYP1A2, über welches einige Antipsychotika (z. B. Clozapin, Olanzapin) metabolisiert werden, führt.

Bei der Erstmanifestation sollte die Pharmakotherapie mindestens ein Jahr lang erfolgen, nach einem ersten Rezidiv dagegen 2–5 Jahre. Die Dosierungen der Antipsychotika in der Langzeittherapie werden patientenindividuell festgelegt, daher gibt es diesbezüglich keine gesicherten Dosierungsempfehlungen. Es sollte versucht werden, mit einer niedrigeren Dosierung als in der Akuttherapie auszukommen. Die Umstellung von einem auf ein anderes Antipsychotikum sollte Fachleuten überlassen bleiben.

In Kürze

- Aufgrund der nicht unerheblichen unerwünschten Arzneimittelwirkungen sollten bei allen Antipsychotika Nutzen und Risiko für den Patienten sehr sorgfältig abgewogen werden.
- Antipsychotika sind ohne dringende Indikation nicht zur Ruhigstellung von Patienten oder als Ersatz für Benzodiazepine indiziert.
- Antipsychotika haben unter allen Psychopharmaka bei medizinischen Laien den schlechtesten Ruf (»chemische Zwangsjacke«, »chemische Keule«). Antipsychotika sind neben der Psycho- und Soziotherapie aber derzeit das einzig effektive Therapieprinzip bei Schizophrenie - insbesondere bei akuten psychotischen Zuständen.
- Patienten müssen auf Wechselwirkungen von Antipsychotika mit Alkohol oder anderen zentral wirksamen Pharmaka (z. B. mit frei verkäuflichen Antihistaminika der ersten Generation) hingewiesen werden.

8.2 Antidepressiva und Phasenprophylaktika

8.2.1 Übersicht

Antidepressiva werden bei depressiven Störungen verschiedener Genese eingesetzt und wirken meist stimmungsaufhellend. Ihr Wirkspektrum geht allerdings über die reine Stimmungsaufhellung hinaus, so dass sie auch bei anderen Störungen eingesetzt werden und daher der Begriff ›Antidepressivum‹ nur eine Wirkungskomponente dieser Pharmaka beschreibt. Antidepressiva können antriebssteigernd, antriebsneutral, antriebsdämpfend sowie sedierend und anxiolytisch wirksam sein. Anzumerken ist, dass eine Reihe von Medikamenten aus dem psychiatrischen und nichtpsychiatrischen Bereich eine depressive Symptomatik als Nebenwirkung auslösen kann.

Pharmaka, die psychische Störungen auslösen können

- Risikofaktoren
  - Pharmakotherapiebedingte **Risikofaktoren sind beispielsweise**
    - Überdosierung, Intoxikation
    - plötzliches Absetzen
    - Interaktionen mit anderen Medikamenten
    - Psychische Störungen als spezifische Nebenwirkung des Pharmakons
  - Patientenbedingte Risikofaktoren sind beispielsweise
    - Höheres Lebensalter
    - Hirnorganische Veränderungen
    - Multimorbidität
    - Eingeschränkte Leber- und/oder Nierenfunktion
- Medikamente, die eine psychotische Symptomatik auslösen können (Auswahl)
  - Analgetika
    - Nicht-steroidale Antiphlogistika (besonders im höheren Alter), z. B. Ibuprofen, ASS
    - Opioide: Buprenorphin, seltener Morphin, Tramadol
  - Antiarrhythmika: Amiodaron, Lidocain nach i.v. Gabe
  - Antibiotika: Cefuroxim, Ciprofloxacin, Clarithromycin, Gentamicin, Penicillin G u. a.
  - Antihypertensiva: lipophile β-Rezeptorenblocker
  - Antirheumatika: Chloroquin
  - Glukokortikoide
  - Histamin-H_2-Antagonisten: Ranitidin
  - Medikamente zur Therapie des Morbus Parkinson
    - Amantadin
    - Zentrale Dopaminagonisten, z.B. Bromocriptin, Lisurid, Pergolid
    - L-Dopa

▼

- Medikamente, die Symptome einer Depression aus-
  lösen können (Auswahl)
  - Analgetika: Opiode, z. B. Fentanyl, Tramadol
  - Antiarrhythmika: z. B. Amiodaron, Lidocain
  - Antibiotika: Isoniazid, Sulfonamide
  - Antihypertensiva: Clonidin, seltener lipophile
    β-Rezeptoren-Blocker, Calcium-Antagonisten
  - Antipsychotika der ersten Generation
  - Glukokortikoide
  - Histamin-H_2-Antagonisten: z. B. Famotidin,
    Ranitidin
  - Medikamente zur Therapie des Morbus Parkinson
    - Amantadin
    - Zentrale Anticholinergika, z. B. Biperiden
    - L-Dopa
  - Virustatika: z. B. Aciclovir, Ganciclovir

Einteilung der Antidepressiva

Antidepressiva werden nach ihrer chemischen Struktur,
ihren pharmakologischen Angriffspunkten und Wirk-
spektren eingeteilt (◘ Tab. 8.6), im Einzelnen in
- Trizyklische Antidepressiva (chemische Struktur, TzAD)
- Tetrazyklische Antidepressiva (chemische Struktur,
  TezAD)
- Selektive Noradrenalin-Wiederaufnahmehemmer
  (NARI)
- Selektive Serotonin-Wiederaufnahmehemmer (SSRI)
- Selektive Serotonin-Noradrenalin-Wiederaufnahme-
  hemmer (SNRI)
- Dual serotinerge Antidepressiva (DSA)
- Monoaminooxidase-Hemmer (MAO-Hemmer, MAOI)
- Phytopharmaka

Das tetrazyklische Antidepressivum Mirtazapin wird nach
seinem Angriffspunkt auch als Noradrenalin-Serotonin-selektives Antidepressivum (NaSSA) klassifiziert. Bupropion,
das vor kurzem für die Therapie von Depressionen in Deutschland zugelassen wurde, ist ein Noradrenalin-Dopamin-Wie-
deraufnahmehemmer.

Der Begriff »atypisches Antidepressivum«, der Antidepressiva bezeichnete, die die Konzentration von Serotonin im
synaptischen Spalt erhöhen, indem sie die Autorezeptoren
blockieren, die physiologischerweise die weitere Freisetzung
des Transmitters vermindern, wird nicht mehr verwendet. Zu
den »atypischen Antidepressiva« wurden Mianserin, Trazodon und von einigen Autoren auch Mirtazapin gerechnet.

Vor kurzem wurde Agomelatin[27] zur Behandlung von Depressionen zugelassen, ein Agonist an Melatonin MT_1- und
MT_2-Rezeptoren. Agomelatin wird daher ein günstiger Einfluss auf die bei Depressionen häufig beeinträchtigte Schlafar-
chitektur nachgesagt. Außerdem entfaltet Agomelatin an
Serotonin 5-HT_{2C}-Rezeptoren eine antagonistische Wirksamkeit. Eine Bewertung hinsichtlich des künftigen Stellenwerts
von Agomelatin in der klinischen Therapie kann zu diesem
Zeitpunkt noch nicht getroffen werden.

8.2.2 Trizyklische Antidepressiva (TzAD)

Der erste Vertreter der TzAD war **Imipramin**[28], das sich von
Chlorpromazin ableitet und ursprünglich als Antipsychotikum
entwickelt wurde. Die stimmungsaufhellende Wirkung von
Imipramin wurde 1957 von dem Schweizer Psychiater Roland
Kuhn entdeckt. Trizyklische Antidepressiva wirken auf mehrere Neurotransmittersysteme. Sie hemmen unspezifisch die
neuronale Wiederaufnahme von Noradrenalin und Serotonin
und steigern damit deren Konzentration im synaptischen Spalt
und an den Rezeptoren (◘ Tab. 8.6 und ◘ Tab. 8.7). Entsprechend den Affinitäten zu ihren Zielstrukturen resultieren unterschiedliche psychomotorische Wirkqualitäten.

Der **Amitryptilin**[29]-Typ zeichnet sich durch eher beruhigen-
de und dämpfende Wirkungen aus, die durch den Antagonismus
an zentralen Histamin H_1-Rezeptoren erklärt werden. Der
Imipramin-Typ dagegen wirkt eher antriebsneutral, während
Antidepressiva vom **Desipramin**[30]-Typ wachmachende und antriebssteigernde Effekte auslösen. Diese werden auf die vorwie-
gende Hemmung von Noradrenalin-Transportern zurückgeführt. Trizyklische Antidepressiva werden bei Depressionen
heute seltener als Mittel der ersten Wahl eingesetzt, da ihre Nebenwirkungen aufgrund der multiplen Angriffspunkte beträchtlich sind (◘ Tab. 8.8). Sie spielen aber nach wie vor eine wichtige
Rolle bei schweren und chronischen Depressionen und in Fällen,
in denen die moderneren Substanzen weniger wirksam sind.

Die Anzahl und Schwere der Nebenwirkungen der TzAD
sind beträchtlich. Im Vordergrund stehen dabei **anticholinerge**, **antiadrenerge** und substanzabhängig sedierende unerwünschte Wirkungen (◘ Tab. 8.8). Außerdem treten unter
TzAD in 10–25% der Fälle ein **Libidoverlust** und eine **erektile
Dysfunktion** auf, die wiederum zum eigenmächtigen Absetzen des Medikaments seitens des Patienten führen können.
Gravierende Nebenwirkungen sind **Miktionsstörungen**, Akkommodationsstörungen, **Subileus** und ein pharmakogen bedingtes **Delir**. Vor allem noradrenerg wirksame TzAD bergen
ein Risiko für **Erregungszustände** bishin zur Auslösung zerebraler **Krampfanfälle**. Die durch TzAD ausgelösten chinidin-
artigen **Herzrhythmusstörungen** werden auf die Blockade
kardialer Na^+-Kanäle zurückgeführt.

Die meisten TzAD besitzen ein **hohes Toxizitätsrisiko**.
Daher sollte eine potenzielle Suizidgefährdung ausgeschlossen sein, bevor Patienten eine komplette Medikamentenpa-
ckung mit TzAD ausgehändigt wird. Ältere Patienten sollten,
wenn möglich nicht mit TzAD behandelt werden, da bei diesen ein besonders hohes Risiko für die Auslösung gravierender
Nebenwirkungen besteht. Kombinationen von TzAD mit anderen anticholinerg wirksamen Pharmaka sollten vermieden
werden. Zudem sind zahlreiche Interaktionen mit anderen
Pharmaka zu beachten.

Eine weiterhin steigende Verordnungshäufigkeit wird bei
Opipramol[31] beobachtet, das strukturell ebenfalls ein TzAD

---

27 Valdoxan®
28 z. B. Imipramin-neuraxpharm®, Tofranil®
29 z. B B Amineurin®, Saroten®
30 Petylyl®
31 z. B. Insidon®, Opipramol HEXAL®

◻Tab. 8.6. Übersicht über die in Deutschland häufig verordneten Antidepressiva (Stand November 2008). Die Einteilung der trizyklischen/tetrazyklischen Antidepressiva hinsichtlich ihrer chemischen Struktur wurde der besseren Übersicht wegen beibehalten, obwohl diese Einteilung der klinischen Wirkung dieser Antidepressiva nur teilweise gerecht wird. Ansonsten werden Antidepressiva nach ihrem Angriffspunkt eingeteilt.

Internationaler Freiname (INN)	HWZ [h]	Elimination	Beteiligte Cytochrom(CYP)-P450-Isoenzyme	Postulierte Rezeptorantagonismen und/oder andere Wirkmechanismen[a]
Trizyklische Antidepressiva (TzAD)				
Amitriptylin[32b]	10–28	Hepatisch	u. a. 2C8, 3A4	H_1, M_{1-5}, $\alpha_{1/2}$; NA^c, 5-HT
Amitriptylinoxid[33d]	2	Hepatisch	n.b.[e]	H_1, $\alpha_{1/2}$, geringer M_{1-5}; NA, 5-HT
Clomipramin[34]	12-36	Hepatisch	u. a. 2D6, 3A4	H_1, $M_{1/2}$, α_1, gering 5-HT_2; 5-HT>NA
Desipramin[35f]	15–27	Hepatisch	2D6	Vergleichsweise gering $M_{1/2}$; NA
Doxepin[36]	8–25	Hepatisch	2C19, 2D6	H_1, geringer M_{1-5}, α_1; NA>5-HT
Imipramin[37f]	4–25	Hepatisch	1A2, 2D6, 3A4	$M_{1/2}$, α_1; NA≥5-HT
Nortriptylin[38b,d]	28–30	Hepatisch	n.b.	$M_{1/2}$, H_1; NA>5-HT
Opipramol[39g]	8–12	>70% renal	2D6	H_1, Sigma-1; –[g]
Trimipramin[40]	23–24	Vorwiegend renal	2C19, 2D6	H_1, M_{1-5}, geringer 5-HT_2, D2; –
Tetrazyklische Antidepressiva (TezAD)				
Maprotilin[41h]	20–58	Hepatisch	1A2, 2D6	H_1, α_1, geringer $M_{1/2}$; NA
Mirtazapin[42i]	20–40	Hepatisch, renal	1A2, 2D6, 3A4	H_1, 5-HT_2, 5-HT_3; –[i]
Selektive Noradrenalin-Wiederaufnahmehemmer (NARI)				
Reboxetin[43]	13	Hepatisch, renal	3A4	–; NA
Selektive Serotonin-Wiederaufnahmehemmer (SSRI)				
Citalopram[44]	33	Vorwiegend hepatisch	2C19, 2D6, 3A4	–; 5-HT
Escitalopram[45j]	30	Vorwiegend renal	2C19, 2D6, 3A4	–; 5-HT
Fluoxetin[46]	96–384	Vorwiegend renal	2D6	–; 5-HT
Paroxetin[47]	24	Hepatisch, renal	2D6, 3A4	Gering M_{1-5}; 5-HT
Sertralin[48]	26	Hepatisch	2D6, 3A4	–; 5-HT
Selektive Serotonin-/Noradrenalin-Wiederaufnahmehemmer (SNRI)				
Duloxetin[49]	8–17	Hepatisch, renal	1A2, 2D6	–; 5-HT, NA
Venlafaxin[50] ▼	5–11	Hepatisch, renal	2D6, 3A4	–; 5-HT, NA

---

32 z. B Amineurin®, Saroten®
33 Amioxid-neuraxpharm®, Equilibrin®
34 z. B Anafranil®, Clomipramin-CT
35 Petylyl®
36 z. B. Aponal®, Doxepin Holsten
37 z. B. Imipramin-neuraxpharm®, Tofranil®
38 Nortrilen®
39 z. B. Insidon®, Opipramol HEXAL®
40 z. B. Herphonal®, Stangyl®
41 z. B. Ludiomil®, Maprotilin-ratiopharm®

42 z. B. MirtaLich®, Remergil®
43 Edronax®, Solvex®
44 z. B. Cipramil®, Serital®
45 Cipralex®
46 z. B. FLUCTIN®, Fluxet®
47 z. B. ParoLich®, Tagonis®
48 z. B. Gladem®, Zoloft®
49 CYMBALTA®
50 Trevilor®

☐ Tab. 8.6 (Fortsetzung)

Internationaler Freiname (INN)	HWZ [h]	Elimination	Beteiligte Cytochrom(CYP)-P450-Isoenzyme	Postulierte Rezeptorantagonismen und/oder andere Wirkmechanismen[a]
Dual serotinerge Antidepressiva (DSA)				
Trazodon[51]	5–8	Hepatisch, renal	n.b.	5-HT$_{2A}$, α$_1$, geringer H$_1$; 5-HT
Monoaminoxidase (MAO) - Inhibitoren (MAOI)				
Tranylcypromin[52]	3–5 [k]	Hepatisch, renal	-	MAO-A, MAO-B[k]; -
Phytopharmaka				
Johanniskraut[53]	–	–	–	n.b.; 5-HT, NA, DA

[a] In therapeutischer Dosierung. D: Dopaminrezeptoren; 5-HT: Serotoninrezeptoren; H: Histaminrezeptoren; M: muskarinerge Acetylcholin-Rezeptoren (mACh); α: α-Adrenozeptoren.
[b] Aktiver Metabolit von Amitriptylin: Nortriptylin.
[c] Reuptake inhibition durch Neurotransmitter-Transporterblockade in therapeutischer Dosierung. NA: Noradrenalin; 5-HT (5-Hydroxytryptamin=Serotonin); DA: Dopamin.
[d] Aktive Metaboliten von Amitriptylinoxid: Amitriptylin, Nortriptylin.
[e] Nicht bekannt (unzureichende und/oder widersprüchliche Datenlage).
[f] Aktiver Metabolit von Imipramin ist Desipramin.
[g] Antidepressive Wirkung fraglich. Indiziert nur bei generalisierten Angst- und somatoformen Störungen, dennoch Off-label-Gebrauch mit steigender Verordnungsanzahl über die vergangenen Jahre. Dem Sigma-1-Rezeptor wird u. a. eine Bedeutung hinsichtlich der Pathogenese psychiatrischer Erkrankungen nachgesagt.
[h] Von einigen Autoren auch den trizyklischen Antidepressiva zugeordnet.
[i] Nach seinem Angriffspunkt auch als Noradrenalin-Serotonin-selektives Antidepressivum (NaSSA) klassifiziert. Zusätzlich antagonistisch an zentralen, präsynaptischen α$_2$-Rezeptoren wirksam.
[j] S-Enantiomer des razemischen Gemisches Citalopram.
[k] Die Bindung an MAO-A und MAO-B ist irreversibel.

darstellt. Opipramol ist nur für die Indikationen »generalisierte Angststörungen« und »somatoforme Störungen« zugelassen, eine antidepressive Wirksamkeit ist wenig belegt. Dennoch wird es bei depressiven Erkrankungen zunehmend häufiger angewandt. Ein Vorteil dieser Substanz liegt in dem Umstand, dass Opipramol im Rahmen der Behandlung von Angststörungen gegenüber Benzodiazepinen kein Abhängigkeitspotenzial aufweist.

8.2.3 Tetrazyklische Antidepressiva (TezAD)

Zu diesen werden Maprotilin[41], Mianserin und Mirtazapin[42] gezählt (☐ Tab. 8.6). **Mirtazapin**, ein Derivat von Mianserin, nimmt in dieser Gruppe mittlerweile eine herausragende Stellung ein, die Verwendungshäufigkeit betreffend. Mirtazapin wird auch als Noradrenalin-Serotonin-selektives Antidepressivum (NaSSA) klassifiziert, weil es simultan sympathische und serotonerge Strukturen beeinflusst. Mirtazapin blockiert ausgeprägt zentrale präsynaptische α$_2$-Adrenozeptoren, was in einer erhöhten Freisetzung von Noradrenalin resultiert. Zusätzlich antagonisiert Mirtazapin postsynaptische Serotonin 5-HT$_2$- und 5-HT$_3$-Rezeptoren und führt auf diese Weise zu einer vermehrten Serotonin-Ausschüttung. Daneben hat Mirtazapin eine ausgesprochene Affinität zu zentralen His-tamin H$_1$-Rezeptoren, welche die sedierende Wirkung dieses Antidepressivums erklärt. Mirtazapin wird vorwiegend bei Schlaf- und Angststörungen, sowie ängstlich-agitierten Depressionen eingesetzt. Hinsichtlich der unerwünschten Arzneimittelwirkungen gilt Mirtazapin als sehr gut verträglich, insbesondere, da es in therapeutischer Dosierung keine anticholinergen Nebenwirkungen aufweist. Daher spielt Mirtazapin auch im gerontopsychiatrischen Bereich eine große Rolle. Eine häufige Nebenwirkung ist neben **Müdigkeit**, **Benommenheit**, Schwindel und **Kopfschmerzen** eine **Gewichtszunahme**, die aber nicht mit metabolischen Störungen (z. B. Hyperglykämie) verbunden ist. Obwohl der Gebrauch von Mirtazepin – im Gegensatz zu Mianserin – vermutlich nicht mit hämatologischen Veränderungen assoziiert ist, sollte auf klinische Zeichen einer Agranulozytose geachtet werden.

Maprotilin weist ein ähnliches Wirkspektrum wie die TzAD auf und wirkt über einen Antagonismus an zentralen H$_1$-Rezeptoren vor allem bei Therapiebeginn sedierend. Anticholinerge Nebenwirkungen sind vorhanden, jedoch schwächer ausgeprägt als bei vielen TzAD. Neuerdings werden

---

51 z. B. Thombran®, Trazodon-neuraxpharm®
52 Jatrosom®
53 z. B. Jarsin®, Laif®

◼ Tab. 8.7. Dosierungen häufig verordneter Antidepressiva (Stand November 2008)

	Dosis/Tag [mg]	Klassifikation[a]	TDM empfohlen[b]	Therapeutischer Blutspiegel [ng/ml]
Amitriptylin[29]	75–150 (300)[c]	TzAD	++++	80–200
Amitriptylinoxid[33]	75–150 (300)	TzAD	++++	80–200
Citalopram[44]	20–40 (60)	SSRI	+	30–130
Clomipramin[34]	50–150 (250)	TzAD	++++	175–450
Desipramin[35]	50–150 (300)	TzAD	++	100–300
Doxepin[36]	25–150	TzAD	+	50–150
Duloxetin[49]	30–120	SNRI	–	20–80
Escitalopram[45]	10–20	SSRI	–	15–80
Fluoxetin[46]	20–60 (80)	SSRI	+	120–300
Imipramin[37]	50–150 (300)	TzAD	++++	175–300
Johanniskraut[53d]	900	Phytopharmakon	–	–
Maprotilin[41]	25–150 (225)	TezAD	+	125–200
Mirtazapin[42]	15–45	TezAD, NaSSA	+	40–80
Nortriptylin[38]	30–150 (200)	TzAD	++++	70–170
Paroxetin[47]	20–60	SSRI	+	70–120
Reboxetin[43]	2–12	NARI	–	10–100
Sertralin[48]	50–200	SSRI	+	10–50
Tranylcypromin[52]	10–40	MAOI	–	–[e]
Trazodon[51]	50–400	DSA	+	650–1500
Trimipramin[40]	50–150 (300)	TzAD	+	150–350
Venlafaxin[50]	37,5–375	SNRI	++	195–400

[a] TzAD: trizyklische Antidepressiva, SSRI: selektive Serotonin-Wiederaufnahmehemmer, SNRI: selektive Serotonin-Noradrenalin-Wiederaufnahmehemmer, TezAD: tetrazyklische Antidepressiva, NaSSA: Noradrenalin-Serotonin-selektive Antidepressiva, MAOI: Monoaminoxidase-Hemmer, NARI: Noradrenalin-Wiederaufnahmehemmer, DSA: Dual serotinerge Antidepressiva.
[b] Therapeutic drug monitoring. Abschätzung des Nutzens für die Optimierung der Dosis: ++++ sehr empfohlen, +++ empfohlen, ++ sinnvoll, + eventuell sinnvoll. Davon unabhängig kann TDM z. B. bei Non-respondern zur Überprüfung der Compliance oder bei Verdacht auf Medikamenteninteraktionen sinnvoll sein.
[c] Tageshöchstdosis im ambulanten Bereich, () Tageshöchstdosis unter stationären Bedingungen.
[d] Bei leichter bis mittelgradiger Depression, bei schwerer Depression ist Johanniskraut derzeit kontraindiziert.
[e] Irreversible Hemmung von MAO-A und MAO-B.

Maprotilin und die TzAD auch als nichtselektive Monoamin-Rückaufnahme-Inhibitoren (NSRMI) klassifiziert.

Mianserin gilt aufgrund der Auslösung von Agranulozytosen und aplastischer Anämien, die regelmäßige Kontrollen des Blutbilds erforderlich machen, sowie angesichts des Vorhandenseins besserer therapeutischer Alternativen als entbehrliches Antidepressivum.

8.2.4 Noradrenalin-Wiederaufnahme-Hemmer (NARI)

Noradrenalin-Wiederaufnahme-Hemmer blockieren selektiv den Noradrenalintransporter (NAT), der Noradrenalin aus dem synaptischen Spalt in die sympathischen Nervenendigungen zurückpumpt (◼ Tab. 8.6 und ◼ Tab. 8.7). Als Folge davon wird die Noradrenalinkonzentration im synaptischen Spalt erhöht und die Wirkung an den Adrenozeptoren gesteigert. In Deutschland ist **Reboxetin**[43] das einzig verfügbare Antidepressivum dieser Gruppe. NARI werden bevorzugt bei leichten bis mittelschweren Depressionen, die mit Antriebsstörungen verbunden sind, verwendet.

Reboxetin weist ein günstiges Nebenwirkungsprofil auf, da es nicht mit mACh-, Histamin H_1-Rezeptoren und α-Adrenozeptoren interagiert (Tab. 8.8). Durch die noradrenerge Wirkkomponente treten häufiger zu Behandlungsbeginn **Schlafstörungen**, **Schwitzen** und orthostatische Dysregulation auf. Seltener ist unter Reboxetin ein **Harnverhalt** zu beobachten. Es wird empfohlen, bei Patienten mit einer positiven Anamnese für zerebrale Krampfanfälle Reboxetin nur mit Vorsicht einzusetzen.

8.2.5 Selektive Serotonin-Wiederaufnahme-Hemmer (SSRI)

Sie blockieren selektiv den Serotonintransporter (SERT), was zu einer erhöhten Verfügbarkeit von Serotonin im synaptischen Spalt und an Serotoninrezeptoren führt (Tab. 8.6 und Tab. 8.7). Viele SSRI werden u. a. auch zur Therapie von Angst- und Panikstörungen, sowie bei Zwangserkrankungen eingesetzt. Daneben sind SSRI zurzeit immer noch die am häufigsten bei Depressionen eingesetzten Antidepressiva. Die momentan verfügbaren SSRI unterscheiden sich untereinander nur unwesentlich, ihre Effizienz betreffend. Hinsichtlich des Interaktionspotenzials, das CYP_{450}-System betreffend, und der Nebenwirkungen bestehen jedoch wesentliche Unterschiede (Tab. 8.8).

In Deutschland ist mittlerweile Citalopram[44] das mit Abstand am häufigsten verschriebene SSRI, was u. a. auf das relativ geringe Interaktionspotenzial von Citalopram zurückzuführen ist. Seit kurzem ist auch das pharmakologisch eigentlich aktive Enantiomer Escitalopram[45] zugelassen, das möglicherweise einen schnelleren Wirkeintritt als Citalopram aufweist. Fluoxetin und vor allem Fluvoxamin werden aufgrund ihrer inhibierenden Wirkung auf mehrere CYP_{450}-Enzyme mittlerweile zurückhaltend eingesetzt. Fluoxetin weist zudem mit 4–6 Tagen die längste Halbwertszeit unter den SSRI auf, aktive Metabolite können bis zu 16 Tagen nachweisbar sein. Diese Eigenschaft muss hinsichtlich potenzieller Interaktionen bei einem Wechsel auf ein anderes Antidepressivum berücksichtigt werden.

SSRI gelten im Vergleich zu TzAD als besser verträglich, da sie keine kardiotoxischen, anticholinergen oder orthostatischen Nebenwirkungen auslösen. Wie alle Antidepressiva mit serotonerger Wirkkomponente erzeugen auch SSRI in 10–30% der Fälle **sexuelle Funktionsstörungen** (v. a. Libidoverlust, Anorgasmie, verzögerte Ejakulation, erektile Dysfunktion), die ein Absetzen des Medikaments durch den Patienten zur Folge haben können. Andere häufige, vor allem bei Therapiebeginn auftretende unerwünschte Arzneimittelwirkungen sind Unruhe, Schlaflosigkeit und Angst. Diese Nebenwirkungen treten besonders stark ausgeprägt unter Fluoxetin auf. Daneben sind häufig Kopfschmerzen und vor allem gastrointestinale Beschwerden, wie Übelkeit, Erbrechen und Diarrhoe (seltener auch Obstipation), zu beobachten.

Die gastrointestinalen Nebenwirkungen führen nicht selten zu einem Gewichtsverlust. Zu erklären sind diese Nebenwirkungen unter anderem durch die Stimulation peripherer $5\text{-}HT_3$- und $5\text{-}HT_4$-Rezeptoren. Abgesetzt werden sollten SSRI in den seltenen Fällen, in denen extrapyramidal-**motorische Störungen**, wie Parkinsonismus oder Akathisie, eintreten. Seit kurzem ist nachgewiesen, dass SSRI –wahrscheinlich über Blockade der Serotonintransporter in den Thrombozyten – zu einer Funktionsstörung der Thrombozyten und damit zu einer **verlängerten Blutungszeit** führen können. Daher sollte bei Anwendung von SSRI verstärkt auf klinische Zeichen einer Thrombozytenfunktionsstörung geachtet werden. Kombinationen von SSRI mit anderen, die Gerinnung beeinflussenden Medikamenten sollten nach Möglichkeit vermieden werden.

Nach wie vor kontrovers wird eine mögliche **suizidalitätsverstärkende Wirkung** von SSRI diskutiert, die dadurch bedingt sein soll, dass bei SSRI häufig der antriebssteigernde vor dem stimmungsaufhellenden Effekt eintritt. Neuere Studien konnten diese potenzielle Nebenwirkung nicht bestätigen, jedoch ist die Datenlage insgesamt noch nicht hinreichend für eine abschließende Bewertung dieses Risikos. Daher sollten vor allem Patienten, die an ängstlich-agitierten Depressionen leiden, unter Therapie mit SSRI engmaschig überwacht werden. SSRI lösen besonders in den ersten Wochen nach Behandlungsbeginn und bei älteren Patienten eine **Hyponatriämie** aus, die durch eine inadäquate Sekretion von ADH erklärt wird.

Vor allem bei abruptem Absetzen von SSRI kann es zu einem Absetzsyndrom kommen, welches sich in Schwindel, Übelkeit, Kopfschmerzen, Unruhe, Angst und Schlafstörungen äußern kann. Risikofaktoren für das Auftreten sind unter anderem hohe Dosierungen und eine lange Therapiedauer. Pharmakologisch ist das Absetzsyndrom nicht als ein Entzugssyndrom, sondern vermutlich als ein Rebound-Phänomen zu interpretieren.

Serotonin-Syndrom (auch serotonerges Syndrom). Diese seltene, aber potenziell lebensbedrohliche unerwünschte Arzneimittelwirkung wird durch serotinerg wirksame Pharmaka, vor allem durch die Kombination derselben, verursacht. Ein Serotonin-Syndrom äußert sich in vielfältigen Symptomen. Als Zeichen der vegetativ-autonomen Dysfunktion treten beispielsweise Tachykardie, Hypertension, Schwitzen, Fieber, beschleunigte Atmung, Übelkeit, Diarrhö und eine Mydriasis auf. Zeichen der motorischen Dysfunktion sind unter anderem Tremor, gesteigerte Reflexe, Myoklonien, Akathisie und Krämpfe. Zusätzlich sind psychische Symptome, wie Reizbarkeit, Unruhe, Angst und Halluzinationen zu beobachten. Differenzialdiagnostisch sind vor allem eine akute Verschlechterung der Grunderkrankung, ZNS-Infektionen und das maligne neuroleptische Syndrom in Betracht zu ziehen.

❶ **Das Serotonin-Syndrom muss frühzeitig diagnostiziert werden, da es unbehandelt zum Tod durch Multiorganversagen führen kann. Die Behandlung ist rein symptomatisch ausgerichtet, das auslösende Medikament muss abgesetzt werden.**

8.2.6 Selektive Serotonin-Noradrenalin-Wiederaufnahme-Hemmer (SNRI)

Serotonin-Noradrenalin-Wiederaufnahme-Hemmer hemmen simultan die neuronale Wiederaufnahme von Noradrenalin und Serotonin (◘ Tab. 8.6 bis ◘ Tab. 8.8). SNRI sind im Vergleich zu TzAD besser verträglich und werden hauptsächlich bei Depressionen und Angststörungen eingesetzt. SNRI gelten auch als effektiv bezüglich der Wirksamkeit auf die somatischen Symptome einer Depression. In Deutschland sind derzeit **Duloxetin**[44] und **Venlafaxin**[45] verfügbar.

Bei Venlafaxin ist in niedriger Dosierung die Hemmung des Serotoninrücktransports vorherrschend, erst in höherer Dosierung kommt es zur Noradrenalin-Wiederaufnahmehemmung. Daher ist das Nebenwirkungsprofil von Venlafaxin dem der SSRI relativ ähnlich, was bedeutet, dass unter Venlafaxin vor allem **Übelkeit**, **Erbrechen** und **sexuelle Funktionsstörungen** auftreten. Duloxetin dagegen weist, die Hemmung der Wiederaufnahme von Serotonin und Noradrenalin betreffend, ein ausgewogenes Verhältnis auf, weshalb es auch als »dual wirksames Antidepressivum« bezeichnet wird. Als häufigste Nebenwirkungen werden **Kopfschmerzen**, **Mundtrockenheit**, **Übelkeit** und **Schlaflosigkeit** genannt, sexuelle Funktionsstörungen treten seltener als bei Venlafaxin oder den SSRI auf.

Duloxetin ist auch zur Therapie der schmerzhaften diabetischen Polyneuropathie zulassen. Aufgrund der noradrenergen Wirkung auf das Urogenitalsystem wird Duloxetin vom selben Hersteller auch unter dem Handelsnamen »YENTREVE« vertrieben. Einzige Indikation für dieses Präparat ist die Belastungsinkontinenz bei Frauen.

8.2.7 Monoaminoxidasehemmer (MAO-Hemmer, MAOI)

Sie hemmen den neuronalen Abbau verschiedener Transmitter wie Dopamin, Noradrenalin und Serotonin (◘ Tab. 8.6 und ◘ Tab. 8.7). Dadurch steht eine höhere Transmitterkonzentration in der Nervenendigung und für die Freisetzung zur Ver-

fügung. Man unterscheidet zwei Typen des Enzyms, MAO-A und MAO-B. Während Substanzen, die die MAO-A hemmen, zur Behandlung von Depressionen eingesetzt werden, finden Medikamente, welche die MAO-B hemmen, Verwendung bei der Therapie des Morbus Parkinson.

> ❶ **Kombinationen von MAOI mit SSRI, Clomipramin, SNRI und Triptanen sind aufgrund der Gefahr des Auftretens eines Serotonin-Syndroms kontraindiziert.**

Soll von einem SSRI auf ein MAOI umgestellt werden, muss eine Wartezeit von mindestens 2, im Falle von Fluoxetin von mindestens 5 Wochen einkalkuliert werden. MAOI gelten als die mit am stärksten antriebssteigernden Antidepressiva.

Man unterscheidet reversible von irreversiblen MAO-Hemmern. **Tranylcypromin**[47] ist schon seit langer Zeit auf dem Markt und wird als irreversibler und nicht selektiver MAO-Hemmer charakterisiert. Diese Substanz zeichnet sich durch schwerwiegende Interaktionen mit **tyraminhaltigen** Lebensmitteln wie Wein und Käse aus, da bei gleichzeitiger Einnahme **Blutdrucksteigerungen** auftreten, die in hypertensiven Krisen münden können. Beim Wechsel von Tranylcypromin auf ein anderes Antidepressivum muss eine Wartezeit von mindestens zwei Wochen eingehalten werden, um ernste Wechselwirkungen zu vermeiden (◘ Tab. 8.8).

Moclobemid ist ein reversibler MAO-A Hemmer und zeigt vergleichsweise weniger schwere Nebenwirkungen und Interaktionen.

Trotz dieser Unterschiede wird Tranylcypromin, das aufgrund seiner Anwendung bei therapieresistenten Depressionen eine Nischenposition einnimmt, wesentlich häufiger verschrieben als Moclobemid.

8.2.8 Duale serotonerge Antidepressiva (DSA)

Duale serotonerge Antidepressiva hemmen postsynaptische 5-HT$_{2A}$ Serotoninrezeptoren und blockieren weniger stark und nichtselektiv die Wiederaufnahme von Serotonin

---

◘ Tab. 8.8. Unerwünschte Arzneimittelwirkungen von Antidepressiva

	Nebenwirkungen
TzAD[a]	Mundtrockenheit, Schwitzen, Obstipation, Hypotension (bei vorwiegend noradrenergen TzAD Hypertension), Miktionsstörungen, Akkommodationsstörungen, Subileus, Delir, sexuelle Dysfunktion, Schlaflosigkeit, substanzabhängig Sedierung, Krampfanfälle, Herzrhythmusstörungen, Transaminasenanstieg, feinschlägiger Tremor, Exantheme
SSRI	Gastrointestinale Störungen, innere Unruhe, Angst, sexuelle Dysfunktion
NARI	Schlaflosigkeit, Schwitzen, Tachykardie, Miktionsbeschwerden, Schwindel
SNRI	Übelkeit, Schwindel, Tremor, Nervosität, sexuelle Dysfunktion
TezAD	Wie TzAD, jedoch weniger ausgeprägte anticholinerge NW (Maprotilin), ausgeprägte dämpfende Komponente (Mirtazapin)
MAOI	Schlafstörungen, Übelkeit, Kopfschmerzen, häufig Mundtrockenheit, Hypertension; Tranylcypromin: Krampfanfälle, Hepatitiden

[a] TZAD: trizyklische Antidepressiva, SSRI: selektive Serotonin-Wiederaufnahmehemmer, NARI: selektive Noradrenalin-Wiederaufnahmehemmer, SNRI: selektive Serotonin-Noradrenalin-Wiederaufnahme-Hemmer, TezAD: tetrazyklische Antidepressiva, MAOI: Monoaminoxidase-Hemmer

(◘ Tab. 8.6 und ◘ Tab. 8.7). Daher werden DSA neuerdings auch als »serotonin antagonist/reuptake inhibitors« (SARI) klassifiziert. In Deutschland ist als einziges DSA **Trazodon**[51] auf dem Markt. Es hat im Vergleich zu SSRI ein günstigeres Nebenwirkungsprofil, Schlafstörungen und sexuelle Funktionsstörungen betreffend. Trazodon ist eines der wenigen prosexuell wirksamen Antidepressiva, das die sexuelle Leistungsfähigkeit und das sexuelle Empfindungsvermögen steigern kann. Dieser Effekt wird auf die Affinität von Trazodon zu α_1- und α_2-Adrenozeptoren zurückgeführt, ebenso wie die vor allem zu Behandlungsbeginn auftretende orthostatische Dysregulation. Als sehr seltene Komplikation, die einen urologischen Notfall darstellt, kann unter Trazodon ein Priapismus auftreten.

8.2.9 Noradrenalin-Dopamin-Wiederaufnahmehemmer

Aus dieser Gruppe ist in Deutschland nur das **Bupropion** verfügbar, das vor kurzem zur Behandlung von Depressionen zugelassen wurde. Bekannt ist Bupropion vor allem als »Raucherentwöhnungsmittel«. Als Nebenwirkungen treten besonders Kopfschmerzen, innere Unruhe, Schlafstörungen und Obstipation auf. Zu beachten ist, dass Bupropion insbesondere bei hoher Dosierung Krampfanfälle auslösen kann.

8.2.10 Phytopharmaka

Johanniskraut (Hypericum perforatum) wird zunehmend zur Behandlung leichter und mittelschwerer depressiver Episoden eingesetzt. Bei schweren depressiven Episoden sind Johanniskrautextrakte bislang kontraindiziert. Es wird angenommen, dass Hyperforin eine der wirksamen Verbindungen im Johanniskraut ist. Jedoch scheinen mehrere Inhaltsstoffe für die Wirkung verantwortlich zu sein, da Hyperforin alleine nicht, sondern nur der Gesamtextrakt eine antidepressive Wirkung in vollem Ausmaß entfaltet. Der genaue Wirkmechanismus von Johanniskraut ist nicht bekannt, sehr wahrscheinlich hemmen die verschiedenen Inhaltsstoffe unselektiv die Wiederaufnahme von Serotonin, Noradrenalin, Dopamin und Glutamat. Die klinische Wirksamkeit von Johanniskraut ist immer noch umstritten, obwohl neuere klinische Studien eine Wirksamkeit bei leichten und mittelschweren Depressionen zu belegen scheinen. Anzumerken ist, dass eine aktuelle Metaanalyse zeigt, dass Johanniskraut-Präparate auch bei schweren Depressionen eine ähnliche Wirksamkeit aufweisen wie die TzAD und SSRI, zugleich verbunden mit einem günstigeren Nebenwirkungsprofil.

Wahrscheinlich spielt die Dosierung eine entscheidende Rolle, denn in Studien, die eine Wirksamkeit nachgewiesen haben, wurden Extrakte von 900 mg bis zu 1800 mg eingesetzt worden. Die meisten Zubereitungen, die auch in Drogerien oder Supermärkten frei verkauft werden, sind Präparate mit ca. 180 mg Extrakt. Diese Präparate liegen daher vermutlich weit unter der Wirksamkeitsgrenze. Seit kurzem sind Johanniskraut-Präparate, die explizit für die Indikation ›mittelschwere Depression‹ zugelassen sind, der Verschreibungspflicht unterstellt worden. Alle anderen Präparate bleiben frei verkäuflich oder apothekenpflichtig.

Obwohl Johanniskraut als Phytopharmakon bei medizinischen Laien als harmlos gilt, ist es nicht frei von Neben- und Wechselwirkungen. Entgegen der weit verbreiteten Auffassung tritt eine **Photosensibilisierung** durch Johanniskrautpräparate jedoch nur selten auf. Diese Nebenwirkung ist beispielsweise unter Therapie mit trizyklischen Antidepressiva, besonders bei Amitriptylin, das zudem photoallergische Reaktionen auslösen kann, wesentlich häufiger zu beobachten. Im Vordergrund der unerwünschten Wirkungen von Johanniskraut steht eine ausgeprägte **Induktion von CYP3A4** durch Johanniskraut in der Leber, die zu einem beschleunigten Abbau anderer Pharmaka, z. B. Cumarinderivate, Ciclosporin, Tacrolimus, HIV-Proteasehemmstoffe, Theophyllin, Digoxin, aber auch hormoneller Kontrazeptiva führt. Bedeutsam sind auch Interaktionen mit Antidepressiva (Wirkungsverstärkung von z. B. Paroxetin, Sertralin, MAO-Hemmer), die zu verstärkten serotonergen Effekten führen können. In Einzelfällen resultierte aus der Kombination von Johanniskraut mit anderen Antidepressiva ein Serotonin-Syndrom. Es wird empfohlen, unter Therapie mit Johanniskraut-Präparaten keine weiteren Medikamente einzunehmen, insbesondere nicht solche, die Substrate von CYP3A4 sind.

8.2.11 Spezielle Aspekte der Pharmakotherapie affektiver Erkrankungen

Affektive Störungen lassen sich zunächst in zwei große Gruppen, unipolar depressive Störungen (ohne manische oder hypomanische Episoden) und bipolare Störungen unterteilen.

Unipolare Depressionen

Symptomatik. Depressionen sind psychische Störungen, die sich durch Antriebslosigkeit, Interessenslosigkeit, gedrückte Stimmung und Freudlosigkeit, gestörtes Selbstwertgefühl und erhöhte Ermüdbarkeit bemerkbar machen. Neben diesen Hauptsymptomen können als Zusatzsymptome außerdem Minderwertigkeitsgefühle, Beeinträchtigung der Konzentration und Aufmerksamkeit, Schuldgefühle, verringerte Konzentrations- und Entscheidungsfähigkeit, negative Zukunftsperspektiven, suizidale Gedanken, Denkverlangsamung, Reizbarkeit und verringertes sexuelles Interesse hinzutreten. Sehr häufig werden außerdem Schlafstörungen, die sich als Ein- und Durchschlafstörungen, frühmorgendliches Aufwachen und Tagesmüdigkeit äußern können, beobachtet.

Depressionen können sich auch vorwiegend somatisch äußern wie z. B. in Schlafstörungen, Appetitlosigkeit, Gewichtsabnahme oder -zunahme, Schmerzempfindungen am ganzen Körper oder einer verlangsamten Motorik.

Epidemiologie. Man nimmt an, dass in Deutschland der überwiegende Teil der ca. 12.000 Suizide pro Jahr auf Depressionen zurückgeführt werden kann, d. h., in Deutschland sterben pro Jahr mehr Menschen an einer Depression als an Autounfällen. Fast jeder Zehnte, der in Deutschland eine Praxis besucht, leidet an Depressionen. Damit ist die Depression eine der am häufigsten gestellten Diagnose. Bei Frauen wird die Diagnose »Depression« etwa doppelt so häufig wie bei Männern gestellt, dafür sterben signifikant mehr Männer an depressionsbedingten Suiziden. In den entwickelten Ländern und ganz besonders in den industrialisierten Ländern wurde in den letzten Jahren ein starker Anstieg depressiver Erkrankungen beobachtet.

Einteilung. Es werden unterschiedliche Formen von Depressionen beschrieben, die sich an analytisch ausgerichteten Theorien orientieren wie endogene Depression, neurotische Depression oder auch reaktive Depression (ältere Diagnoseschemata). Neue Diagnoseschemata sind eher deskriptiv und unterscheiden Episoden von rezidivierenden Störungen. Der Schweregrad der Erkrankung wird dabei mit leicht, mittelgradig und schwer charakterisiert.

Ätiopathogenese. Als Ursache einer Depression spielen verschiedene Faktoren wie Genetik, entwicklungsgeschichtliche Erlebnisse und aktuelle Ereignisse eine Rolle. Wie bei vielen Erkrankungen ist auch bei der Depression die Ursache multikausal, letztlich aber ist sie nicht vollständig aufgeklärt. Diskutiert werden psychische und physische Ursachen sowie Depressionen als Begleiterscheinung anderer Erkrankungen und genetische Dispositionen. Ähnlich wie bei der Schizophrenie ist das Risiko für Kinder, bei denen ein Elternteil erkrankt ist 10–15%; während bei Erkrankung beider Elternteile das Risiko auf 30–40% ansteigt. Neurobiologische und pathophysiologische Betrachtungen der Depressionen gehen von einem Defizit der Neurotransmitter Serotonin, Noradrenalin und Dopamin im Gehirn aus. Dabei wird dem Serotonin eine mehr stimmungsaufhellende Wirkung, dem Noradrenalin dagegen ein antriebssteigernder Effekt zugeschrieben. Der Wirkungsmechanismus der verschiedenen Antidepressiva führt zu einer vermehrten Verfügbarkeit der diversen Neurotransmitter im synaptischen Spalt, sei es durch Hemmung ihrer neuronalen Wiederaufnahme oder durch Hemmung ihres abbauenden Enzyms, der MAO. Die Wirkungsmechanismen sind gleichzeitig auch für die meisten Nebenwirkungen verantwortlich, denn die Effekte der Antidepressiva sind nicht nur auf das ZNS beschränkt, sondern auch in der Peripherie lokalisiert.

Bipolare Störung (Zyklothymie)

Die bipolare Störung wurde früher **manische Depression** genannt. Sie ist durch eine affektive Störung gekennzeichnet, die sich durch Schwankungen der Stimmung zwischen extremer Hochstimmung und schwerer Depression bemerkbar macht. In der manischen Phase werden die Patienten durch stark gehobenen Antrieb, aggressives Verhalten, Reizbarkeit, Rededrang, hemmungsloses und unkritisches Verhalten, gesteigerte Impulsivität und Spontaneität, gesteigertes Selbstbewusstsein und wenig Schlafbedürfnis auffällig. Während der depressiven Phase leiden die Patienten unter einer niedergedrückten Stimmung, vermindertem Antrieb, Schlafstörungen, Appetitlosigkeit mit Gewichtsverlust, fehlendem Selbstbewusstsein, Selbstvorwürfen und suizidalem Denken. Die bipolare Störung tritt ebenfalls meist vor dem 30. Lebensjahr auf und kann sich erstmals im

jugendlichen Alter entwickeln. Die manischen Phasen sind häufig etwas kürzer als die depressiven, mit fortschreitender Dauer nehmen jedoch die depressiven Phasen zu und die manischen ab. Zwillings- und Familienforschungen deuten auf eine gewisse Vererblichkeit der Erkrankung hin.

Therapieziele und Therapiestrategien

Die Eckpfeiler der antidepressiven Therapie sind die Pharmako- und Psychotherapie. Häufig werden beide miteinander kombiniert.

> **Kriterien für die Auswahl eines Antidepressivums**
> - Prägnanztyp und Ausprägung der Symptomatik
> - Wirksamkeit des Antidepressivums
> - Verträglichkeit des Antidepressivums
> - Behandlungsvorgeschichte

Der Prägnanztyp umfasst gehemmte, agitiert-ängstliche, larvierte, zwanghafte und wahnhafte Depressionen. Neben der klinischen Symptomatik sind der Verlauf und Schweregrad maßgeblich für die Auswahl des Medikaments. Antidepressiva lassen sich grob in sedierende und nicht-sedierende Pharmaka unterscheiden. Es gibt bisher allerdings keinen wissenschaftlich belegten Vorteil für sedierende Antidepressiva bei der agitierten Depression oder bei Depressionen mit Suizidalität. Nicht sedierend wirkende Antidepressiva sollten bei diesen Formen der Depression kurzfristig mit sedierend wirksamen Substanzen wie Benzodiazepinen kombiniert werden. Depressive Patienten mit Schlafstörungen können dagegen mit sedierend wirksamen Antidepressiva behandelt werden (z. B. **Amitryptilin**, **Doxepin** oder **Mirtazapin**). Sollten diese Patienten ein nicht sedierendes Antidepressivum verordnet bekommen, dann ist auch hier an den nächtlichen Einsatz eines Hypnotikums zu denken. Bei Suizidalität sollte immer an eine sedierende Begleitmedikation gedacht werden.

Alle Antidepressiva besitzen ausreichende antidepressive Wirkungen. Gesicherte Unterschiede in der Wirksamkeit mit Ausnahme der Zwangsstörungen und atypischen Depression existieren nicht. Es gibt bisher auch keine Untersuchungen, die eine Überlegenheit in der antidepressiven Wirkung der neueren Antidepressiva gegenüber den klassischen trizyklischen Antidepressiva berichtet hätten. Allerdings weisen neuere Antidepressiva Vorteile bezüglich der Nebenwirkungen, Verträglichkeit und Compliance auf, was sich in geringeren Therapieabbruchraten bemerkbar macht.

Die Antidepressiva zeigen hinsichtlich der antidepressiven Wirkung eine Wirklatenz von 1–3 Wochen, bei Zwangsstörungen dauert sie sogar bis zu 10 Wochen an. Mit Schlafentzug kann man die Wirkung des Antidepressivums verbessern und den Wirkeintritt beschleunigen.

Behandlungsdauer. Die Behandlung der Depression differenziert sich in eine Akuttherapie und eine Erhaltungstherapie sowie Rezidivprophylaxe. Nach Stellung der Diagnose ›Depression‹ sollte die Pharmakotherapie möglichst umgehend beginnen. Da die Wirklatenz ca. 3 Wochen dauert, ist auch eine Beurteilung der Wirksamkeit bzw. Unwirksamkeit frühestens nach drei Wochen möglich und bei Zwangsstörungen erst nach ca. 10 Wochen. Daher sollte ein frühzeitiges Absetzen oder Umstellen auf eine andere Substanz nur bei schwerwiegenden Nebenwirkungen vorgenommen werden. Man sollte beachten, dass zu Beginn einer antidepressiven Therapie zunächst vor allem die Nebenwirkungen auftreten, die sich im Verlauf der Therapie zurückbilden.

> **Ist die Therapie mit einem bestimmten Antidepressivum unwirksam, dann sollte auf ein Antidepressivum mit einem anderen Wirkmechanismus umgestellt werden.**

Handelt es sich bei der Erkrankung um eine Erstmanifestation, dann sollte eine Erhaltungstherapie über 6 Monate mit gleich bleibender Dosierung erfolgen.

Unipolare Episoden. Bei entsprechender Indikation, also bei Suizidversuchen in der Anamnese oder bei einer entsprechenden Familienanamnese, kann sich an die Erhaltungstherapie die Rezidivprophylaxe anschließen. Man verwendet dazu das gleiche Antidepressivum, mit dem auch eine Remission erreicht wurde.

Bipolare Episoden. Nach Remission einer Depression im Rahmen einer bipolaren Störung wird das Antidepressivum

◼ Tab. 8.9. Empfohlene Routineuntersuchungen vor und während der Therapie mit Antidepressiva. (Nach Holsboer et al. 2008)

	Vorher	1	2	3	4	5	6	Viertel-jährlich	Halb-jährlich
		Monate nach Therapiebeginn							
Blutbild									
Trizyklische Antidepressiva	•	••	••	••	•	•	•	•	
Mianserin	•	••••	••••	••••	••••	••	•	•	
Andere Antidepressiva	•	•					•		•
GOT, GPT, γ-GT									
Trizyklische Antidepressiva	•	•	•	•			•	•	
Andere Antidepressiva	•	•					•		•
Kreatinin									
Trizyklische Antidepressiva	•	•		•			•	•	
Andere Antidepressiva		•					•		•
Puls, Blutdruck									
Trizyklische Antidepressiva	•	•	•	•				•	
Andere Antidepressiva	•			•			•	•	
EKG									
Trizyklische Antidepressiva	•	•				□			•
Andere Antidepressiva	•	•							
EEG									
Trizyklische Antidepressiva	•	•							
Schwangerschaftstest									
Alle Antidepressiva	•								

• Kontrolle notwendig.
□ Kontrolle notwendig bei pathologischen Ausgangswerten, ansonsten jährliche Kontrollen meist ausreichend.

meist abgesetzt und die Phasenprophylaxe mit **Lithium**, beziehungsweise auch mit **Carbamazepin**, **Lamotrigin** oder **Valproat** weitergeführt. Unter Umständen muss bei diesen Patienten die Therapie über mehrere Jahre beibehalten werden, bevor man einen Absetzversuch wagen kann.

Therapieresistenz. Wird eine akute Depression mit zwei Antidepressiva aus zwei verschiedenen Substanzklassen in ausreichender Dosierung und Plasmakonzentration nach vier bis sechs Wochen nur wenig oder gar nicht gebessert, gilt sie als therapieresistent. Diese Resistenz tritt in 20–30% der Fälle auf. Trizyklische Antidepressiva sollen dann auf hochnormale Plasmakonzentrationen für zwei Wochen eingestellt werden. SSRI, NARI, SNRI und NaSSA erfahren solange eine Dosissteigerung, bis die Verträglichkeitsgrenze bzw. die in ◘ Tab. 8.7 angegebenen oberen Dosisgrenzen erreicht sind. Falls damit kein ausreichender Effekt erzielt werden kann, ist die Kombination mit einem zweiten Antidepressivum, eine Augmentation mit beispielsweise Lithium oder die Umstellung auf Tranylcypromin in Erwägung zu ziehen.

Empfohlene **Kontrolluntersuchungen** vor und während der Therapie mit Antidepressiva sind in ◘ Tab. 8.9 aufgeführt.

Therapie der bipolaren Störungen (Zyklothymie)

Für die Therapie der **Phasenprophylaxe affektiver und schizoaffektiver Depressionen** werden Lithium und Carbamazepin und andere Antikonvulsiva wie Valproat oder Lamotrigin verordnet. Ist die Ansprechbarkeit auf Lithium und Carbamazepin nur gering, kommen auch Antipsychotika in Betracht. Lithium besitzt einen ausreichend belegten suizid- und mortalitätsreduzierenden Effekt.

Auch die **akute Manie** kann mit Lithium und Carbamazepin behandelt werden. Hier ist aber häufig die Kombination mit einem Antipsychotikum oder einem Benzodiazepin notwendig. Lithium wird so dosiert, dass ein Plasmaspiegel zwischen 0,6 und 0,8 mmol/l erreicht wird. Der phasenprophylaktische Effekt tritt allerdings erst nach einigen Monaten ein. Die Therapie beginnt einschleichend mit zunächst 10–20 mmol/Tag, wobei aufgrund der geringen therapeutischen Breite der Lithium-Spiegel kontinuierlich kontrolliert werden muss. Bei der akuten Manie wird der Plasmaspiegel zwischen 1,0 und 1,2 mmol/l eingestellt, wobei Lithium rasch aufdosiert wird. Man beginnt mit 30–40 mmol/Tag und kontrolliert den Spiegel im Abstand von 2–3 Tagen.

Lithium löst zahlreiche Nebenwirkungen aus. Charakteristisch ist der **feinschlägige Tremor**, der auf β-Adrenozeptor-Antagonisten anspricht. Daneben können eine euthyreote **Struma**, eine **Polyurie** durch die hemmende Wirkung von Lithium auf ADH und eine **Gewichtszunahme**, bedingt durch einen gesteigerten Appetit, auftreten. Da Lithium und Natrium in der Niere um die tubuläre Rückresorption konkurrieren, können Zustände, die zu einem Salz- und Flüssigkeitsverlust führen (z. B. starkes Schwitzen, Diuretika), bei gleich bleibender Dosierung zu erhöhten Lithiumspiegeln führen.

Die wichtigsten Kontraindikationen der Antidepressiva sind in ◘ Tab. 8.10 aufgeführt.

◘ **Tab. 8.10.** Kontraindikationen für verschiedene Antidepressiva

Antidepressivum*	Kontraindikation
TzAD	Ileus, Pylorusstenose, frischer Myokardinfarkt, akute Ischämiezeichen im EKG, instabile Angina pectoris, AV-Block II und III, Rechtsschenkelblock, ventrikuläre Arrhythmie nach Therapiebeginn, Engwinkelglaukom, iMAOI in den letzten 14 Tagen, Krampfanfälle, Herz-Kreislauf-Störungen
SSRI	iMAOI in den letzten 14 Tagen, Moclobemid in den letzten 2 Tagen, gleichzeitige Antikoagulanzien-Therapie, relative Kontraindikationen: gleichzeitige Lithiumtherapie, Sick-Sinus-Syndrom
NARI	Schwangerschaft und Stillzeit, ▶ SSRI
SNRI	Gleichzeitige Einnahme von MAOI, ▶ SSRI
MAOI	Phäochromozytom, Thyreotoxikose, Karzinoid, opiatartige Narkoanalgetika (Pethidin), SSRI in den letzten 2 Wochen (Fluoxetin: 5 Wochen), Clomipramin oder anderes serotonerges Pharmakon
Alle AD	Akute Alkohol-, Schlafmittel-, Analgetika- und Psychopharmaka-Intoxikationen; akute Delirien; akute Harnverhaltung; relevante Herz-Kreislauf-Erkrankungen; schwere Leberschäden; schwere Nierenschäden bzw. eingeschränkte GFR; relevante Blutbildstörungen Relative Kontraindikationen: Schilddrüsen- und Stoffwechselstörungen, hirnorganische Schädigungen, Störungen der Harnentleerung, Blutbildstörungen, Schwangerschaft und Stillzeit

* Abkürzungen: TZAD = trizyklische Antidepressiva, SSRI = selektive Serotonin-Wiederaufnahme-Hemmer, NARI = Noradrenalin-Wiederaufnahme-Hemmer, SNRI = Serotonin-Noradrenalin-Wiederaufnahme-Hemmer, NaSSA = Noradrenalin-Serotonin-selektive Antidepressiva, AAD = atypische Antidepressiva, MAOI = Monoaminoxidase-Hemmer, AD = Antidepressiva

In Kürze

- Allen Antidepressiva ist gemein, dass sie die Verfügbarkeit der Neurotransmitter Noradrenalin und/oder Serotonin im synaptischen Spalt erhöhen. Antidepressiva haben hierbei unterschiedliche Angriffspunkte:
    - Blockade der Noradrenalin-Transporter (NARI, TzAD)
    - Blockade der Serotonin-Transporter (SSRI, TzAD)
    - Simultane Blockade der Noradrenalin- und Serotonin-Transporter (SNRI)
    - Simultaner Antagonismus an präsynaptischen zentralen α_2-Adrenozeptoren und 5-HT$_2$-Rezeptoren (TezAD)
    - Simultane Blockade der Serotonin-Transporter und Antagonismus an 5-HT2-Rezeptoren (DSA)
    - Blockade des Abbaus der Neurotransmitter (MAO-Hemmer)

- Wie bei Antipsychotika sollten aufgrund der nicht unerheblichen unerwünschten Arzneimittelwirkungen bei allen Antidepressiva der Nutzen und das Risiko für den Patienten sehr sorgfältig abgewogen werden.
- Eine therapieresistente Depression tritt in bis zu 30% der Fälle auf.
- Trizyklische Antidepressiva sollten aufgrund ihrer Risiken eher zurückhaltend verordnet werden. Eine Neueinstellung mit diesen Antidepressiva sollte nur bei Therapieresistenz oder einem vorangegangenem guten Ansprechen bei guter Verträglichkeit erfolgen.
- Besondere Aufmerksamkeit bei der antidepressiven Therapie erfordert das Zeitfenster zwischen dem Eintreten der Antriebssteigerung und dem Eintreten der Stimmungsaufhellung.
- Auch Antidepressiva sind ohne dringende Indikation nicht zur Ruhigstellung von Patienten oder als Ersatz für Benzodiazepine indiziert.
- Patienten müssen auf Wechselwirkungen von Antidepressiva mit Alkohol oder anderen zentral wirksamen Pharmaka (z. B. frei verkäufliche Johanniskrautpräparate) hingewiesen werden.

Weiterführende Literatur ▶ www.springer.com

9 Therapie mit Antikoagulanzien, Thrombozytenfunktionshemmern und Thrombolytika

A. Greinacher, A.A. Weber

9.1   Gerinnungsphysiologische Grundlagen

9.1.1   Blutgerinnung

> Die Blutgerinnung (Hämostase) ist eine Vitalfunktion des Organismus. Verletzungen der Gefäßwand erfordern rasch wirksame, innerhalb von Sekunden aktivierbare Sofortmechanismen, die die Verletzungsstelle durch Thrombusbildung verschließen und gleichzeitig sicherstellen, dass die Thrombusbildung auf den Verletzungsort beschränkt bleibt.

Im arteriellen System sind vor allem Thrombozyten bedeutsam, im venösen System die plasmatischen Gerinnungsfaktoren.

Thrombozyten adhärieren an die verletzte Gefäßwand (Kollagen), setzen vasoaktive und thrombozytenaktivierende Faktoren (Adenosindiphosphat, Thromboxan A$_2$) sowie Gerinnungsfaktoren (FV, FVIII, Fibrinogen) frei. Für die Thrombozytenaggregation ist die Aktivierung des GPIIb/IIIa-Rezeptors und die nachfolgende Bindung von Brückenmolekülen (Fibrinogen, vWF) erforderlich (◘ Abb. 9.1). Aktivierte Thrombozyten schnüren Mikropartikel ab, auf deren negativgeladenen Phospholipid-Oberflächen die plasmatische Gerinnungskaskade katalysiert wird.

Die Aktivierung der **plasmatischen Gerinnungsfaktoren** erfolgt über den Gewebefaktor (**tissue factor**, TF), der im Subendothel in hoher Konzentration vorliegt, und FVIIa. FVIIa ist der einzige Gerinnungsfaktor, der unter physiologischen Bedingungen bereits in geringen Mengen aktiv im Blut zirkuliert und damit sofort zur Verfügung steht. TF/FVIIa aktiviert weiteren FVII und Faktor X zu Faktor Xa, der Prothrombin (FII) zu Thrombin (FIIa) umwandelt. Thrombin spaltet Fibrinogen zu Fibrin (◘ Abb. 9.2a), verstärkt im Sinne einer positiven Rückkopplung über FV, FVIII und FXI die Gerinnungsaktivierung um das ca. 1000-fache (◘ Abb. 9.2b) und aktiviert ebenfalls die Thrombozyten. Als Ergebnis entsteht an der Ver-

letzungsstelle ein **Thrombozyten-Fibrin-Thrombus**, der über Adhäsionsproteine am Subendothel haftet. Thrombin aktiviert auch FXIII, dieser vernetzt das Fibrin und stabilisiert so den Thrombus. Ein lokaler Vasospasmus, verstärkt durch vasokonstriktorische Faktoren aus dem Thrombus, verhindert die Mobilisation des Thrombus und fördert seine Fixierung.

Thrombin induziert auch eine negative Rückkopplung. Wenn es an endotheliales **Thrombomodulin** bindet, kann Thrombomodulin **Protein C** aktivieren (aPC). Aktiviertes Protein C inaktiviert FVa und FVIIIa. Neben Protein C ist **Antithrombin** (AT) das wichtigste antikoagulatorische Enzym. Heparansulfat auf der Endothelzelloberfläche katalysiert die Hemmung von Thrombin durch AT (◘ Abb. 9.2c).

9.1.2   Fibrinolyse

Thrombin und aPC aktivieren die Fibrinolyse. Schlüsselvorgang ist hier die Aktivierung von Plasminogen zu Plasmin, das Fibrinogen und Fibrin spaltet. Die dabei entstehenden Spaltprodukte, wie D-Dimer, haben große Bedeutung bei der Diagnostik thromboembolischer Erkrankungen. Die Fibrinolyse verhindert ein unkontrolliertes Thrombuswachstum und eröffnet die Gefäße wieder.

9.1.3   Pathophysiologische Vorbemerkungen

Das unter physiologischen Bedingungen gut aufeinander abgestimmte Gleichgewicht zwischen den zahlreichen Komponenten des hämostatischen Systems und ihren ebenso zahlreichen Kontrollmechanismen ist bei degenerativen **Veränderungen der Gefäßwand** gestört. Eine pathologische Endothelzellfunktion mit der Expression von Adhäsionsmolekülen, der Aktivierung des plasmatischen Gerinnungssystems und einer Thrombozytenhyperreaktivität fördern die Entstehung von Gefäßverschlüssen. Gleichzeitig ist die Bildung von antithrombotischen, fibrinolytischen und vasodilatierenden Fak-

◘ **Abb. 9.1.** Thrombozytenaggregation und deren pharmakologische Beeinflussung. Bei Verletzung der Gefäßwand wird Kollagen freigesetzt. Hieran bindet von-Willebrand-Faktor (vWF). Thrombozyten adhärieren zunächst durch Bindung des Glykoproteins Ib (GPIb) sowie des Glykoproteins VI (GPVI) an Kollagen. Dies führt zur Aktivierung des Thrombozyten, zu Verstärkungsmechanismen (Freisetzung von ADP und Thromboxan A$_2$) und zur Strukturänderung des GPIIb/IIIa, das die Brückenmoleküle vWF und Fibrinogen bindet, wodurch Thrombozytenaggregate entstehen. Aktivierte Thrombozyten setzen auch Mikropartikel frei, auf deren Oberflächen die plasmatische Gerinnung (Aktivierung von FII) stattfindet

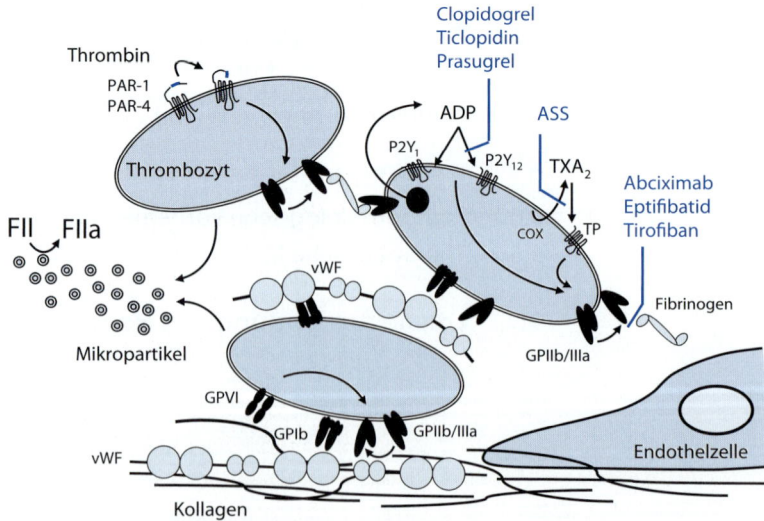

◻ Abb. 9.2a–c. Gerinnungskaskade.
a Startphase. Der zentrale Beginn der Gerinnungsaktivierung ist die Bindung von
FVIIa an den Gewebefaktor (tissue factor,
TF). Dieser Komplex aktiviert FVII und FX.
FXa aktiviert Prothrombin zu Thrombin
(FIIa). **b** Amplifikationsphase. Entsteht
Thrombin, verstärkt dies die Gerinnungskaskade um mindestens den Faktor 1000
über die Rückkopplung der Aktivierung
von FV, FVIII, FXI und FIX. Die früher als
intrinsischer Gerinnungsweg bezeichnete Aktivierung über FXII hat für die Blutgerinnung klinisch wahrscheinlich keine
Bedeutung (Patienten mit FXII-Mangel
haben keine erhöhte Blutungsneigung).
Thrombin aktiviert auch den FXIII, der
die entstandenen Fibrinfäden vernetzt
und den Thrombus darüber stabilisiert.
c Regulationsphase. Thrombin bindet
auch an Thrombomodulin und ist hier
der Cofaktor zur Aktivierung von Protein
C zu aPC. Dieses spaltet zusammen mit
Protein S FVIIIa und FVa und hemmt so
die Gerinnungskaskade. Antithrombin
wird über endothelzellständiges Heparansulfat katalysiert und hemmt darüber
FXa, FXIa und Thrombin. Tissue factor
pathway inhibitor (TFPI) hemmt die
Funktion des Gewebefaktors. Die Fibrinolyse wird durch Thrombin und aPC aktiviert, wodurch die entstandenen Fibrin-
moleküle gespalten werden

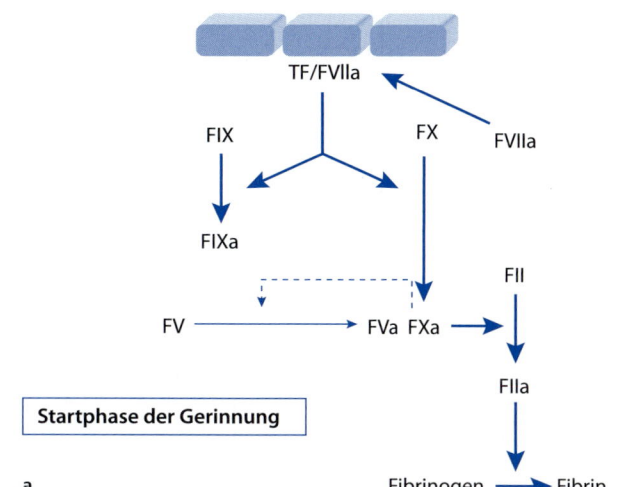

a   Startphase der Gerinnung

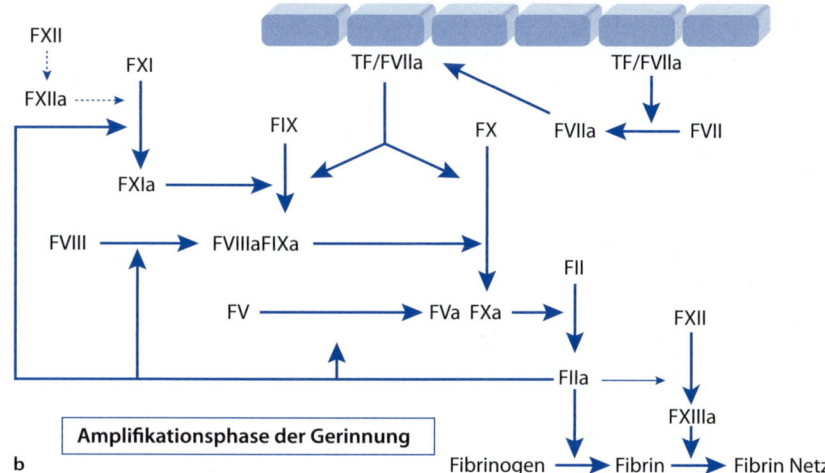

b   Amplifikationsphase der Gerinnung

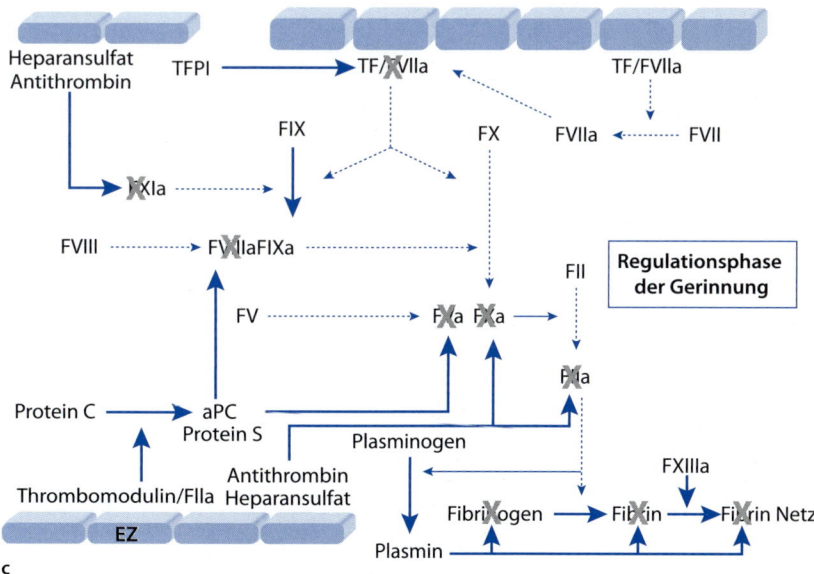

c

toren reduziert. Daraus resultiert eine weitere Verschiebung des Hämostasegleichgewichts in Richtung einer **Hyperkoagulabilität**.

Ein erhöhtes Risiko **arterieller Thrombosen** besteht bei fortgeschrittenen Stadien der **Artherosklerose**, bei **Lipidstoffwechselstörungen** und bei **Diabetes mellitus**. Im Vordergrund steht bei arteriellen Thrombosen eine **Hyperreaktivität** der Thrombozyten mit Aktivierung der Thromboxansynthese, Freisetzung von Thrombozyteninhaltsstoffen (Serotonin, Wachstumsfaktoren) und Externalisierung bzw. Aktivierung von Adhäsionsmolekülen (P-Selektin, Integrine), die eine Anlagerung der Thrombozyten an die Gefäßwand und Bildung von Thrombozytenaggregaten fördern. Wichtige Komplikationen akutthromboembolischer arterieller Gefäßverschlüsse sind Myokardinfarkt und (ischämischer) Schlaganfall sowie die kritische Extremitätenischämie bei peripheren arteriellen Durchblutungsstörungen (▶ Kap. 20.3.2).

Tiefe Venenthrombosen sind durch die Aktivierung der plasmatischen Gerinnung bedingt. Die Aktivierung der plasmatischen Gerinnung erfolgt durch den tissue factor der auf glatten Muskelzellen, aktivierten Monozyten, thrombozytären Mikropartikeln und im artheromatösen Plaque exprimiert wird. Risikofaktoren für die Entstehung tiefer Beinvenenthrombosen sind größere operative Eingriffe bzw. Verletzungen, Tumorerkrankungen, intravaskuläre Katheter und Immobilisation von Extremitäten, hohe Konzentrationen von Gerinnungsfaktor VIII und Fibrinogen, niedrige Konzentrationen an AT, Protein C und Protein S, sowie Mutationen, die zu erhöhten Spiegeln an Prothrombin führen bzw. die Spaltung von FVa durch aPC erschweren (FV-Leiden). Eine lebensbedrohliche akute Komplikation der tiefen Venenthrombose ist die Lungenembolie, eine wichtige Spätkomplikation das postthrombotische Syndrom.

Zur Beeinflussung der Hyperkoagulabilität stehen 2 Hauptgruppen von Pharmaka zur Verfügung:

- Hemmstoffe der Thrombozytenfunktion
- Hemmstoffe der plasmatischen Gerinnung

Neben diesen Substanzgruppen kommen bei der Akuttherapie thrombotischer Ereignisse Aktivatoren der Fibrinolyse zum Einsatz.

9.2 Hemmung der Thrombozytenfunktion

9.2.1 Acetylsalicylsäure

Acetylsalicylsäure (ASS) ist die Standardsubstanz zur Hemmung der Thrombozytenfunktion (◘ Tab. 9.1). Der Wirkungsmechanismus besteht in einer **irreversiblen Hemmung der Thromboxansynthese** durch Blockade der Cyclooxygenase (COX)-1. Eine Thrombozytenfunktionshemmung ist nach Absetzen noch über 4–5 Tage vorhanden, was bei operativen Eingriffen mit einem besonderen Blutungsrisiko (z. B. bei neuro- oder augenchirurgischen Eingriffen) berücksichtigt werden muss.

ASS[1] ist die Basistherapie für die **Sekundärprophylaxe nach Myokardinfarkt** bzw. akutem Koronarsyndrom und perkutanen Koronarinterventionen (PTCA, Stentimplantation), sowie nach ischämischem Schlaganfall (▶ Kap. 17.3.6 und ▶ Kap. 20.1.2).

Unerwünschte Wirkungen. Zu den unerwünschten Wirkungen von ASS zählen – neben einer Blutungsneigung – **Reizungen der Schleimhaut im Magen-Darm-Trakt** mit einem **erhöhten Risiko für Magen-Darm-Ulcera**. Insbesondere bei Erwachsenen mit einem Asthma bronchiale kann eine Bronchokonstriktion ausgelöst werden (sog. **Analgetikaasthma**).

---

1   ASS-ratiopharm® 100 mg, ASS-100 HEXAL
2   Ticlopidin-ratiopharm®
3   Reopro®

◘ Tab. 9.1. Wichtige Eigenschaften von Hemmstoffen der Thrombozytenfunktion

Parameter	Acetylsalicylsäure[1]	Ticlopidin[2], Clopidogrel, Prasugrel	Abciximab[3], Tirofiban, Eptifibatid
Mechanismus der Funktionshemmung	Hemmung der Thromboxanbildung (irreversible COX-1-Hemmung)	Hemmung der ADP-Wirkung am $P2Y_{12}$-Rezeptor	Hemmung der Fibrinogenbindung an den GPIIb/IIIa-Rezeptor
Thrombozytenspezifisch	Nein	Ja	Ja
Wirkung reversibel	Nein	Nein	Ja
Orale Therapie möglich	Ja	Ja	Nein
Wichtige UAW	Gastrointestinale Intoleranz, Blutung, Analgetikaasthma	Gastrointestinale Intoleranz, Blutung, selten thrombotisch-thrombozytopenische Purpura nur Ticlopidin: Neutropenie (Blutbildkontrollen!)	Blutung, Thrombozytopenie

Pharmakokinetik. Die orale Bioverfügbarkeit von ASS beträgt ca. 50% (bei Retardformulierungen deutlich niedriger), die Eliminationshalbwertszeit etwa 20 min. Die rasche Metabolisierung (▶ Kap. 7.3.1) beeinträchtigt die antithrombotische Wirkung nicht, weil die Acetylierung der COX-1 der Thrombozyten im Wesentlichen bereits im **Pfortaderkreislauf** stattfindet. Das Risiko für Magen-Darm-Ulcera ist deutlich reduziert (>50%) bei dünndarmlöslichen Formulierungen (z. B. Aspirinprotect®).

> **Bei einigen Patienten ist trotz einer ASS-Therapie die Thrombozytenfunktion nicht ausreichend gehemmt und es treten weitere Gefäßverschlüsse auf. Der häufigste Grund für diese »Aspirin-Resistenz« ist eine unzuverlässige Einnahme (»Resistenz gegenüber Aspirin« anstatt »Aspirin-Resistenz«). Praktisch wichtig ist, dass die gleichzeitige Gabe anderer COX-Inhibitoren (z. B. Ibuprofen) oder von Metamizol die thrombozytenfunktionshemmende Wirkung von ASS herabsetzen kann, weil diese die Bindung von ASS hemmen (ASS nicht mit diesen Wirkstoffen kombinieren!).**

Dosierung

Antithrombotische Dosierung von ASS:
- 1-mal 75–300 mg täglich zu den Mahlzeiten

9.2.2 Thienopyridine

Clopidogrel (Clopidogrelhydrogensulfat)[4] und Ticlopidin[2] sind chemisch eng verwandte Thienopyridinderivate und hemmen die Thrombozytenfunktion **irreversibel**. Die Substanzen selbst sind **Prodrugs** und werden nach oraler Gabe in der Leber zu kurzlebigen aktiven Metaboliten bioaktiviert. Sie hemmen irreversibel die Bindung von ADP an den thrombozytären ADP-Rezeptor $P2Y_{12}$; (◪ Abb. 9.1). Clopidogrel wird zur Sekundärprävention bei Patienten nach akutem Koronarsyndrom, ischämischem Schlaganfall und peripherer arterieller Verschlusskrankheit eingesetzt. Bei Patienten mit einem akuten Koronarsyndrom wird in der Regel eine Aufsättigungsdosis appliziert, um einen schnelleren Wirkungseintritt zu erreichen.

Clopidogrelbesilat[5] ist eine alternative Versalzungsform von Clopidogrel, die – beruhend auf einer sog. Bioäquivalenzstudie, in der die Konzentrationen eines inaktiven Metaboliten bei gesunden Probanden bestimmt wurden – für die Therapie zugelassen wurde. Klinische Vergleichsstudien mit Clopidogrelhydrogensulfat wurden bislang nicht publiziert.

Prasugrel[6] hat einen schnelleren Wirkeintritt als Clopidogrel und hemmt die Thrombozyten stärker mit geringeren interindividuellen Unterschieden. Es hemmt die Thrombozytenfunktion irreversibel. In einer randomisierten Vergleichsstudie war Prasugrel effektiver als Clopidogrel (insbesondere bei Patienten mit Diabetes mellitus), es verursachte aber auch mehr Blutungen. Prasugrel hat eine längere Halbwertszeit als Clopidogrel (bis zu 15 Stunden).

Arterielles System – Thrombozytenfunktionshemmung

Wirkstoffe zur Sekundärprophylaxe thromboembolischer Ereignisse im arteriellen System sind ASS oder/und Clopidogrel/Ticlopidin bzw. Prasugrel. Gesicherte Indikationen sind:
- Sekundärprävention bei koronarer Herzkrankheit (ASS, Clopidogrel, Prasugrel)
- Sekundärprävention nach transitorischer ischämischer Attacke bei zerebralen Durchblutungsstörungen (ASS, Clopidogrel, Ticlopidin)
- Periphere arterielle Verschlusskrankheit (ASS, Clopidogrel)
- Perkutane Koronarinterventionen (ASS, Clopidogrel, Prasugrel)
- Bypassoperationen im arteriellen Stromgebiet (ASS, Clopidogrel)

Unerwünschte Wirkungen. Thienopyridine erhöhen das Blutungsrisiko und können gastrointestinale Beschwerden (Durchfall, Bauchschmerzen) und – selten – thrombotisch-thrombozytopenische Purpura verursachen. Ticlopidin führt bei bis zu 1% der Patienten zu Leukopenien (z. T. Agranulozytosen), was 2-wöchige Blutbildkontrollen in den ersten drei Therapiemonaten erforderlich macht.

Dosierung

Clopidogrel:
- 75 mg 1-mal täglich, Aufsättigungsdosis zum raschen Wirkungseintritt 300–600 mg an Tag 1

Ticlopidin:
- 250 mg 2-mal täglich
- Prasugrel 60 mg Aufsättigungsdosis, dann 10 mg/Tag (<60 kg i.v. mg/Tag)

9.2.3 GPIIb/IIIa-Antagonisten

Abciximab[3] ist das chimäre (Maus/Mensch) Fab-Fragment eines monoklonalen Antikörpers gegen den GPIIb/IIIa-(Fibrinogen)-Rezeptor der Thrombozyten. **Tirofiban**[7] ist ein synthetischer und nicht-peptidischer GPIIb/IIIa-Rezeptorantagonist, der den Rezeptor reversibel blockiert und eine kurze Halbwertszeit bzw. Wirkdauer hat. **Eptifibatid**[8] ist ein synthetisches zyklisches Heptapeptid, das den thrombozytären GPIIb/IIIa-Rezeptor ebenfalls reversibel hemmt.

GPIIb/IIIa-Inhibitoren verhindern die Bindung von Brückenmolekülen (Fibrinogen, vWF) und führen – ab einer kritischen Rezeptorbesetzung von etwa 80% – zu einer vollstän-

---

4 Plavix®, Iscover®
5 Clopidogrel HEXAL®
6 Efient®
7 Aggrastat®
8 Integrilin®

digen Hemmung der Thrombozytenaggregation, unabhängig vom Mechanismus der Thrombozytenaktivierung.

Die Substanzen werden beim **akuten Koronarsyndrom** – insbesondere bei Hochrisiko-Patienten und bei periinterventionell beobachteter koronarer Thrombusbildung –zusätzlich zu Acetylsalicylsäure und Heparin eingesetzt.

Pharmakokinetik. Die Substanzen werden intravenös appliziert. Die Plasmahalbwertszeiten sind kurz (Abciximab ca. 0,5 h; Tirofiban ca. 1,5 h; Eptifibatid ca. 2,5 h). Allerdings normalisiert sich die Thrombozytenfunktion nach Absetzen von Abciximab erst innerhalb von etwa zwei Tagen. Dies liegt an der pseudoirreversiblen Bindung an thrombozytäre GPIIb/IIIa-Rezeptoren. Bei Niereninsuffizienz muss für Tirofiban eine Dosisreduktion vorgenommen werden (Akkumulationsgefahr).

> ❗ **Eptifibatid darf bei Niereninsuffizienz nicht gegeben werden.**

Unerwünschte Wirkungen. GPIIb/IIIa-Inhibitoren erhöhen das Blutungsrisiko. Alle drei Substanzen können eine Pseudothrombozytopenie (Aggregation der Thrombozyten im Röhrchen nach Blutentnahme und Kalzium Entzug durch EDTA) und eine richtige Thrombozytopenie induzieren (Abciximab >> Tirofiban > Eptifibatid). Antidot bei schweren Blutungen ist die Transfusion von Thrombozytenkonzentraten.

Dosierung

Abciximab:
- 0,25 mg/kg i.v. Bolus, nachfolgend 0,125 µg/kg/min (maximal 10 µg/min) für 12–24 h

Eptifibatid:
- 180 µg/kg als Bolus; Dauerinfusion 2 µg/kg/min bis zu 72 h

Tirofiban:
- 0,4 µg/kg/min über 30 min; Dauerinfusion 0,1 µg/kg/min für 48–108 h

---

9.3   Hemmung der plasmatischen Gerinnung

Die plasmatische Gerinnung ist vor allem für venöse Thrombosen von Bedeutung. Zentraler Mechanismus der plasmatischen Gerinnung ist die Bildung von Thrombin (◘ Abb. 9.2). Für die Hemmung der Gerinnungskaskade werden zurzeit fünf pharmakologische Ansätze verfolgt:

- Indirekte Hemmung des Thrombins durch Aktivierung von Antithrombin
- Indirekte Hemmung des Faktor Xa durch Aktivierung von Antithrombin
- Direkte Hemmung des Thrombins
- Direkte Hemmung des Faktor Xa
- Hemmung der Carboxylierung der Gerinnungsfaktoren (FX, FIX, FVII, FII; Merkhilfe »1972«) durch Vitamin-K-Antagonisten

9.3.1   Indirekte Hemmung von Thrombin und FXa

Heparin

Heparin (**unfraktioniertes Heparin**, UFH)[9] wird aus Schweinedarmmukosa gewonnen. Es ist ein Gemisch sulfatierter Glykosaminoglykane mit einem medianen Molekulargewicht von 15 kDa (entspricht einer Kette von ca. 45 Zuckermolekülen) aber einer breiten Verteilung der Molekülgrößen. Ungefähr ein Drittel der Heparinmoleküle enthält eine spezifische Sequenz aus fünf Zuckern, das Pentasaccharid. Nur über diese Sequenz bindet Heparin an Antithrombin (AT) und katalysiert die Reaktion zwischen AT und Gerinnungsfaktoren (insbesondere Thrombin und Faktor Xa). Ohne AT haben Heparine praktisch keine antikoagulatorische Wirkung. Heparinmoleküle binden aufgrund ihrer stark negativen Ladung an sehr viele Moleküle. Sie können z. B. durch Freisetzung einer Lipoproteinlipase aus dem Gewebe die Auflösung von Chylomikronen im Blut bewirken, aber auch durch Komplexbildung mit positiv geladenen Proteinen, wie z. B. Plättchenfaktor-4-Immunreaktionen auslösen.

> ❗ **Heparin und Heparinoide dürfen nie mit anderen Arzneistoffen außer Elektrolyten in einer Spritze aufgezogen oder in einer Infusion verabreicht werden.**

Die biologische Funktion von Heparin, das in menschlichen Leber- und Mastzellen vorkommt, ist unklar. Seine wichtigste therapeutisch genutzte Eigenschaft ist die Hemmung der plasmatischen Gerinnung durch **Aktivierung von AT**. Heparin ist damit ein indirekt wirkendes Antikoagulans. Die Länge des Heparinmoleküls ist wichtig für seine biologischen Eigenschaften. Zur Inaktivierung von Thrombin muss das Heparinmolekül sowohl an AT als auch an Thrombin binden (◘ Tab. 9.2). Dies können nur Heparinmoleküle ab einer Kettenlänge von 18 Zuckern (ab ca. 6 KDa Molekulargewicht). Diese inaktivieren FXa und FIIa (Thrombin). Kleinere Heparinmoleküle katalysieren nur die Inaktivierung von Faktor Xa durch AT.

Grundsätzlich hemmen alle Heparine »nur« die weitere Aktivierung der Gerinnungskaskade. Heparine können bestehende Gerinnsel nicht auflösen (dies erfolgt über die endogene Fibrinolyse). Sie können nur freies Thrombin im Plasma inaktivieren, aber nicht Thrombus-gebundenes Thrombin, da die Heparin-AT-Komplexe zu groß sind, um in den Thrombus zu diffundieren. Außerdem ist die Heparin-Bindungsstelle des Thrombins durch Fibrin im Thrombus bereits besetzt.

Zunehmend werden fraktionierte Heparinmoleküle verwendet, die sog. **niedermolekularen Heparine**. Diese werden durch verschiedene chemische und enzymatische Verfahren aus unfraktioniertem Heparin hergestellt. Je nach Verfahren sind diese Moleküle unterschiedlich lang und unterscheiden sich auch in ihren pharmakologischen Eigenschaften. Allen niedermolekularen Heparinen gemeinsam ist, dass der größte Teil der Moleküle kürzer als 18 Zuckermoleküle ist. Niedermolekulare Heparine katalysieren daher vor allem die Inakti-

---

9 Heparin-ratiopharm, Liquemin®, Heparin-Natrium Braun®

□ Tab. 9.2. Eigenschaften von Heparin, niedermolekularem Heparin und Fondaparinux

	Unfraktioniertes Heparin	Niedermolekulares Heparin	Fondaparinux
Mittleres Molekulargewicht	~15.000 Da	~ 5000 Da	1727 Da
Bindung an Proteine außer AT	+++	+	((+))
Halbwertszeit	i.v. ~1 h s.c. ~4 h	i.v. ~2 h s.c. ~8 h	s.c. ~14 h
Bioverfügbarkeit	ca. 20%	~90%	~99%
Wirkspiegel nach Festdosis	Sehr variabel	Konstant	Konstant
Wirkeintritt nach s.c. Gabe	20–60 min	60–120 min	60–120 min
Monitoring (Therapie)	+++	(+)	(+)
Effekt auf die PTT	+++	(+)	–
Effekt auf Anti-FXa-Test	+++	+++	+++
HIT	+++++	(+)(+)	((+))–
Antagonisierbarkeit	+++	(+)	–
Akkumulation bei Niereninsuffizienz	–	++	+++

unfraktioniertes Heparin

niedermolekulares Heparin und Fondaparinux

vierung von FXa durch AT aber nur zu einem geringen Teil die Inaktivierung von Thrombin.

Das biologische Ausgangsmaterial bedingt, dass Heparine uneinheitliche Molekülgemische sind. Jede Charge wird deshalb anhand ihrer Gerinnungsaktivität im Vergleich zu einem WHO-Standard standardisiert. Für unfraktionierte Heparine werden **Anti-Thrombin-Einheiten** und für niedermolekulare Heparine **Anti-FXa-Einheiten** verwendet. Während unfraktionierte Heparine verschiedener Hersteller vergleichbar sind, bieten die Anti-FXa-Einheiten für niedermolekulare Heparine nur einen Richtwert, erlauben aber keinen direkten Vergleich der Präparate. Für jedes niedermolekulare Heparinpräparat muss daher, vor der Zulassung, seine biologische Wirksamkeit in der jeweiligen Indikation in klinischen Studien gezeigt werden. Alle Messparameter für Heparine (PTT und Anti-FXa-Einheiten) sind Surrogatmarker, die nur einen Anhaltspunkt für die Stärke der Antikoagulation darstellen. Es gibt bislang keinen Parameter, der eine genaue Einschätzung der Gerinnungssituation des Patienten erlaubt. Dieser müsste neben dem plasmatischen Gerinnungspotential auch die Funktion von Thrombozyten und Endothelzellen erfassen.

Pharmakokinetik. Unfraktioniertes und niedermolekulares Heparin werden aufgrund ihrer Molekülgröße und negativen Ladung nur sehr schlecht aus dem Darm oder von anderen Schleimhäuten resorbiert und müssen parenteral zugeführt werden. Heparine passieren die Plazentaschranke nicht. Durch lokale Anwendung auf der Haut lassen sich keine systemischen Heparinwirkungen erzielen. Aufgrund der Gefahr der Entstehung ausgedehnter Hämatome sollen Heparine nicht intramuskulär, sondern intravenös infundiert oder tief (zur Vermeidung von Blutungen aus dem Stichkanal) subkutan injiziert werden. Bei letzterer Anwendungsweise entsteht eine Depotwirkung. Zwischen Calcium- und Natrium-Salzen des unfraktionierten Heparins besteht kein Wirkungsunterschied. Die Elimination von großen Heparinmolekülen erfolgt zum Teil durch Phagozytose und teilweise durch Spaltung in der Leber. Kleine Heparinmoleküle werden bis zu 50% von der Niere ausgeschieden/abgebaut. Der Abbau des Heparins ist sättigbar. Seine Halbwertszeit ist daher abhängig von der applizierten Dosis und der Größe der Heparinmoleküle. Je höher die Dosis und je kleiner das Molekül, desto länger ist die Halbwertszeit.

Die ladungsabhängige Bindung von großen Heparinmolekülen an zahlreiche Proteine des Blutes und der Gefäßwand bedingt eine relativ kurze Halbwertszeit (0,5–2,5 h) (□ Tab. 9.2). Da diese Bindung von der Konzentration der Plasmaproteine abhängig ist, kann sie zwischen verschiedenen Patienten und auch im Verlauf einer Behandlung bei dem gleichen Patienten (Akute-Phase-Proteine) sehr unterschiedlich sein. Deshalb muss unfraktioniertes Heparin durch Messung der Partiellen Thromboplastinzeit (PTT) überwacht und gesteuert werden, wenn es in therapeutischer Dosierung gegeben wird. Die Verwendung eines Nomogramms erleichtert die Dosisfindung (□ Tab. 9.3).

◘ Tab. 9.3. Nomogramm zur Dosierung von unfraktioniertem Heparin

Dosierung i.v. Heparin (Bolus: 80 IE/kg KG, dann 18 IE/kg×h i.v.)

aPTT (sec)	Änderung der Dosierung (IE/kg/h)	Zusätzlich	Kontrolle der aPTT nach
<35	+4	Rebolus mit 80 IE/kg	6 h
35–45	+2	Rebolus mit 40 IE/kg	6 h
46–70	0	–	6 h (aPTT alle 6 h während der ersten 24 h)
71–90	–2	–	6 h
>90	–3	Stoppen der Infusion für 1 h	6 h

Für die Anwendung eines Nomogramms ist es zwingend erforderlich, dass das Labor die PTT an den Anti-Faktor-Xa-Einheiten kalibriert 1,5- bis 2,5-fache PTT-Verlängerung = 0,3–0,7 Anti-FXaE.

Im Extremfall binden alle großen Heparinmoleküle an andere Proteine als AT. Dies führt dazu, dass trotz hoher Heparingaben keine PTT-Verlängerung zu messen ist (PTT-Resistenz). Hierbei akkumulieren jedoch die kleineren Heparinmoleküle, die die PTT nicht beeinflussen. Ab einer Dosis von 35.000 IE unfraktioniertem Heparin/Tag sollte die Therapie daher mit einem Anti-FXa-Test überwacht werden, wenn die PTT eine unzureichende Verlängerung zeigt. Sonst besteht die Gefahr schwerer Blutungskomplikationen durch eine Akkumulation der kleineren (niedermolekularen) Heparinmoleküle, die über ihre Anti-FXa-Aktivität die Gerinnungskaskade hemmen (◘ Tab. 9.2).

Die Elimination der niedermolekularen Heparine erfolgt langsamer (Halbwertszeit ca. 2–4 h) als die des unfraktionierten Heparins. Sie haben aufgrund ihrer kürzeren Kettenlänge und homogeneren Zusammensetzung eine wesentlich bessere Bioverfügbarkeit (ca. 90%) und konstantere Kinetik.

Für die **prophylaktische (niedrigdosierte) Antikoagulation** wird für alle Patienten eine fixe Dosis verwendet sowohl für unfraktioniertes, als auch für niedermolekulares Heparin. In therapeutischer Dosierung wird niedermolekulares Heparin, je nach Präparat und Studienlage, entweder in einer fixen Dosis für alle Patienten, oder körpergewichtsbezogen dosiert. Das Antikoagulationsniveau unter niedermolekularem Heparin ist stabiler als unter unfraktioniertem Heparin. Eine Bestimmung der Wirkspiegel anhand des Anti-FXa-Spiegels ist bei den meisten Patienten nicht notwendig. Ausnahmen sind: niereninsuffiziente Patienten (reduziertes Clearance); stark übergewichtige Patienten (Heparine verteilen sich im Intravasalraum, da Fettgewebe verhältnismäßig schlecht durchblutet ist, führt die körpergewichtsbezogene Dosierung zu hohen Spiegeln); Schwangerschaft (erhöhter Heparinabbau).

Ein großer Vorteil des unfraktionierten Heparins ist seine Antagonisierbarkeit durch **Protamin**. Protamin ist stark positiv geladen und komplexiert/inaktiviert dadurch Heparin. Aufgrund ihrer geringen Wechselwirkungen mit positiv geladenen Molekülen können niedermolekulare Heparine nur zu einem geringen Teil (bis zu ca. 30% der antikoagulatorischen Wirkung) durch Protamin antagonisiert werden. Die Antagonisierbarkeit ist der wichtigste Grund, unfraktioniertes Heparin für die **therapeutische Antikoagulation** bei einigen Patientengruppen bevorzugt einzusetzen. Typische klinische Situationen sind Operationen an der Herz-Lungen-Maschine, die therapeutische Antikoagulation bei blutungsgefährdeten Patienten oder bei Patienten, bei denen innerhalb der nächsten 24 h ein größerer invasiver Eingriff geplant ist. Es gibt keine überzeugenden Argumente für eine Antikoagulation in prophylaktischer Dosierung mit unfraktioniertem Heparin.

❗ **Weder unfraktioniertes Heparin, noch niedermolekulares Heparin passieren die Plazentaschranke und können in der Schwangerschaft und bei stillenden Frauen angewendet werden.**

Unerwünschte Wirkungen von unfraktioniertem Heparin

— Prophylaktische Dosierung: Heparin-induzierte Thrombozytopenie (bis zu 3%; Wechselwirkungen mit Plättchenfaktor 4)
— Therapeutische Dosierung: Blutungen (bis zu 10%) >> Heparin-induzierte Thrombozytopenie (bis zu 2%) > Osteoporose (aber bei langfristiger Gabe >50%; Wechselwirkung mit Osteoklasten)

Unerwünschte Wirkungen von niedermolekularem Heparin

— Prophylaktische Dosierung: Heparin-induzierte Thrombozytopenie (<0,1%)
— Therapeutische Dosierung: Blutungen >> Heparin-induzierte Thrombozytopenie (<0,5%)

Weitere unerwünschte Wirkungen

— Reversibler, klinisch unbedeutender Anstieg von Transaminasen (GOT, GPT), γ-GT, LDH, Diaminoxydase und Lipase im Serum (bis zu 10%)
— Reversibler Haarausfall, der nach 4–12 Wochen Langzeittherapie auftritt (5–40%)

Heparin-induzierte Thrombozytopenie. Die Interaktionen von Heparin und Thrombozyten kann zu einem nicht-immunologischen (harmlos; HIT Typ I) und einem immunologisch (gefährlich; HIT Typ II) verursachten Thrombozytenabfall führen. Bei der immunologischen Form der Heparin-induzierten Thrombozytopenie bilden Patienten Antikörper gegen Komplexe aus negativ geladenem Heparin und dem positiv geladenen Thrombozytenprotein-Plättchenfaktor 4. Diese Antikörper aktivieren Thrombozyten intravasal. Auf der Oberfläche der aktivierten Thrombozyten (und Endothelzellen) wird die Gerinnungskaskade massiv aktiviert und Thrombin entsteht. Damit wirkt das Antikoagulans Heparin paradoxerweise prothrombotisch. Je mehr Heparin gegeben wird und je stärker die Thrombozyten aktiviert werden, desto höher ist das Risiko für eine neue Thrombose. Da B-Zellen einige Tage benötigen um Antikörper zu bilden manifestiert sich die HIT typischerweise zwischen Tag 5 und 14 nach Beginn der Heparintherapie mit einem Abfall der Thrombozytenwerte >50% und/oder neuen Thrombosen; Blutungen sind sehr selten. Die HIT tritt häufiger unter Heparin in prophylaktischer als in therapeutischer Dosierung auf, und unter unfraktioniertem Heparin 10-mal häufiger als unter niedermolekularem Heparin.

> ❯ Die Letalität beträgt bei zu spät erkannter HIT bis zu 20% mit einem ebenso hohen Risiko für einen Schlaganfall oder den Verlust einer Extremität. Frühzeitige Diagnose und Wechsel auf ein anderes Antikoagulans (z. B. Lepirudin, Danaparoid, Argatroban) sind entscheidend für die Prognose.

Heparinoide und synthetische indirekte Inhibitoren des aktivierten Faktor X

Danaparoid[10] ist eine Mischung aus niedermolekularem Heparansulfat, Dermatansulfat und Chondroitinsulfat. Es hat vor allem Anti-FXa-Wirkung mit einer langen Halbwertszeit (22 h für die Anti-FXa-Aktivität). Danaparoid ist ein Reservemedikament für die weitere Antikoagulation bei HIT.

Fondaparinux[11] ist die vollsynthetische Pentasaccharidsequenz des Heparins und hat ausschließlich Anti-FXa-Aktivität. Die Substanz ist ebenso wirksam (therapeutische Antikoagulation) oder wirksamer (prophylaktische Antikoagulation) als niedermolekulares Heparin. Fondaparinux hat eine lange Halbwertszeit (17–21 h) und es steht kein Antidot zur Verfügung. Bei Einschränkung der Nierenfunktion muss die Dosis reduziert werden, da Fondaparinux stark akkumuliert. Alle unerwünschten Wirkungen, die durch die Bindung der Heparine an andere Proteine als AT bedingt sind (HIT, Osteoporose, variable Dosis-Wirkungsbeziehung), sind unter Fondaparinux zu vernachlässigen (◘ Tab. 9.2). Fondaparinux kann auch für die therapeutische Antikoagulation in einer einmal Dosis pro Tag gegeben werden.

Idraparinux[12] (2009 in der Phase III der klinischen Prüfung) ist eine modifizierte Form des Pentasaccharids mit einer sehr langen Halbwertszeit (80 h), die mit einer Dosis subkutan eine Vollantikoagulation für eine Woche ermöglicht. Da es auch hier kein Antidot gibt, ist an Idraparinux eine Biotin-Gruppe gekoppelt, so dass durch die intravenöse Gabe von Streptavidin Idraparinux über die Biotin-Streptavidin Bindung abgefangen werden kann.

9.3.2 Direkte Hemmung von FXa

Rivaroxaban[13] ist ein oral applizierbarer, synthetischer FXa-Inhibitor, der den FXa direkt (unabhängig von AT) hemmt. Die maximale Wirkung ist ca. 3 h nach Einnahme zu messen, die terminale Halbwertszeit beträgt 7–11 h. Die Substanz wird über die Leber verstoffwechselt und über die Niere als Metabolit oder unverändert ausgeschieden. Wechselwirkungen mit anderen Medikamenten sind gering, die Dosis-Wirkungsbeziehung ist linear und zwischen verschiedenen Patienten sehr vergleichbar. Im Gegensatz zu den indirekten FXa-Inhibitoren erhöht Rivaroxaban auch die INR und beeinflusst die meisten funktionellen Gerinnungsteste. In klinischen Studien zur Thromboseprophylaxe nach großen orthopädischen Eingriffen war Rivaroxaban effektiver als niedermolekulares Heparin bei vergleichbarer Rate an Blutungskomplikationen. Die Substanz wird derzeit bei Patienten mit Thrombosen und bei Vorhofflimmern in therapeutischer Dosierung geprüft. Es steht kein Antidot für die Substanz zur Verfügung.

9.3.3 Direkte Hemmung von Thrombin

Dabigatran[14] ist ein oral applizierbarer, synthetischer Thrombin-Inhibitor, der Thrombin direkt (unabhängig von AT) hemmt. Die maximale Wirkung ist ca. 2–3 h nach Einnahme zu messen, die terminale Halbwertszeit beträgt 12–17 h. Die Bioverfügbarkeit von Dabigatran ist mit ~5% gering. Die Substanz ist eine Prodrug, die über die Leber in den aktiven Metaboliten verstoffwechselt wird. Dabigatran bzw. sein Metabolit werden zu 80% über die Niere ausgeschieden und akkumuliert bei Niereninsuffizienz. Wechselwirkungen mit anderen Medikamenten sind gering. In klinischen Studien zur Thromboseprophylaxe nach großen orthopädischen Eingriffen war Dabigatran ebenso effektiv wie niedermolekulares Heparin bei vergleichbarer Rate an Blutungskomplikationen. Bei Patienten mit Thrombosen ist Dabigatran 150 mg zweimal täglich ebenso wirksam wie Vitamin-K-Antagonisten, bei vergleichbarer Rate schwerer Blutungen. Bei Patienten mit Vorhofflimmern war die Dosis von 110 mg zweimal täglich ebenso effektiv wie Vitamin-K-Antagonisten bei einer geringeren Rate von Blutungen. Die Dosis von 150 mg zweimal täglich war effektiver als Vitamin-K-Antagonisten bei einer vergleichbaren Rate an Blutungen. Es steht kein Antidot für die Substanz zur Verfügung.

Rekombinante **Hirudine** (Desirudin, Lepirudin) sind rekombinante, direkte, bivalente, parenteral anwendbare Thrombininhibitoren und führen zur irreversiblen Hemmung des Thrombins. Die Substanzen sind für die Prophylaxe tiefer Beinvenenthrombosen bei Patienten nach Hüft- oder Kniegelenksersatzoperationen (Desirudin) oder für die Behandlung von Patienten mit Heparin-induzierter Thrombozytopenie Typ II (Lepirudin) zugelassen. Hirudine wirken unabhängig von AT und inaktivieren auch Thrombin im Throm-

---

10 Orgaran®
11 Arixtra®
12 in Entwicklung
13 Xarelto
14 Pradaxa

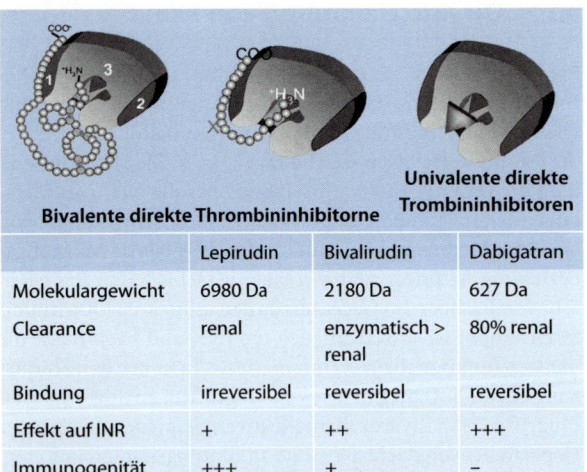

	Lepirudin	Bivalirudin	Dabigatran
Molekulargewicht	6980 Da	2180 Da	627 Da
Clearance	renal	enzymatisch > renal	80% renal
Bindung	irreversibel	reversibel	reversibel
Effekt auf INR	+	++	+++
Immunogenität	+++	+	–

◨ Abb. 9.3. Direkte Thrombininhibitoren. 1 = Fibrinogenbindungsstelle; 2 = Heparinbindungsstelle; 3 = katalytisches Zentrum des Thrombins

bus. Die Halbwertszeit von Hirudin beträgt 1–2 h. Da Hirudin zu >90% über die Niere ausgeschieden wird, muss die Dosis bereits bei geringer Einschränkung der Nierenfunktion deutlich reduziert werden. Der Hirudinwirkspiegel sollte engmaschig überwacht werden (PTT, Standardlabortest); Ecarin Clotting Time (hohe Dosierung); chromogener, Prothrombin-unabhängiger Test [Intensivpatienten]). Für Hirudin steht kein Antidot zur Verfügung. Als Fremdprotein (Blutegel) können Hirudine zur Bildung von Antikörpern führen (>50%), die die Halbwertszeit des Wirkstoffs im Plasma verlängern und damit die Wirkung meist verstärken, selten auch reduzieren. Die für die therapeutische Antikoagulation zugelassene Dosierung ist zu hoch und sollte deutlich reduziert werden (Dosierung ▶ Übersicht).

Bivalirudin[15] (◨ Abb. 9.3): ist ein synthetischer direkter, bivalenter Thrombininhibitor bei dem die Bindungssequenzen für seine beiden Bindungsstellen an Thrombin über einen Spacer verbunden sind. Der Spacer wird durch Thrombin gespalten und das Medikament so inaktiviert. Daher ist die Gefahr der Akkumulation geringer als bei Hirudin. Bivalirudin wird anhand der PTT oder Activated Clotting Time (ACT) überwacht. Es ist für die Antikoagulation bei perkutanen Koronar-Interventionen zugelassen.

Argatroban[16] ist ein niedermolekularer, synthetischer, univalenter Thrombininhibitor, der reversibel an das katalytische Zentrum des Thrombins bindet. Seine Halbwertszeit beträgt ca. 45 min. Da Argatroban über die Leber abgebaut wird, ist seine Halbwertszeit bei Leberinsuffizienz und -minderdurchblutung verlängert. Argatroban wird über die PTT überwacht (es erhöht auch die INR!). Es ist für die Antikoagulation bei HIT zugelassen. Die in der Zulassung angegebene Dosierung ist zu hoch und sollte auf 25–50% reduziert werden (Dosierung ▶ Übersicht).

---

15 Angiox®
16 Argatra®

Dosierung

Heparin:
- Unfraktioniertes Heparin
- Thromboseprophylaxe: Indikation fraglich
- Therapeutische Antikoagulation:
  - Zur Thrombosetherapie 800–1200 IE/h PTT-gesteuert (◨ Tab. 9.3)
  - Bei schwerer Lungenembolie Bolus von 10.000 IE, dann 1000–1500 IE/h PTT gesteuert
  - Kinder erhalten ca. 20 IE/kg KG/h
  - In der Regel wird eine Verlängerung der PTT auf das 2- bis 3-fache der Norm angestrebt (Therapie der Heparin-Überdosierung ▶ Kap. 9.2.5)
- Niedermolekulares Heparin
- Thromboseprophylaxe: 1-(Europa)- bis 2-(Nordamerika) mal 2500–5000 Anti-FXa IE, je nach Zulassung des Präparates
- Therapeutische Antikoagulation: 100 Anti-FXa-Einheiten/kg KG, 2×/Tag subkutan, oder 175 Anti-FXaE/kg KG, 1×/Tag subkutan, oder 8000 Anti-FXa-Einheiten, 2×/Tag subkutan (je nach Zulassung des Präparates)

Fondaparinux:
- Prophylaktische Antikoagulation: 2,5 mg, 1×/Tag subkutan (Dosisreduktion bei Niereninsuffizienz)
- Therapeutische Antikoagulation: 7,5 mg, 1×/Tag subkutan (Dosisreduktion bei Niereninsuffizienz)

Danaparoid:
- Prophylaktische Antikoagulation: 750 Anti-FXaE, 2–3×/Tag subkutan
- Therapeutische Antikoagulation: Bolus i.v. 2500 Anti-FXaE, dann 400 E/h für 4 h i.v., dann 300 E/h für 4 h i.v., dann 200 IE/h Erhaltungsdosis

Rivaroxaban:
- Prophylaktische Antikoagulation: 10 mg oral, 1×/Tag
- Therapeutische Antikoagulation: 15 mg oral, 2×/Tag

Hirudine:
- Prophylaktische Antikoagulation: 15–20 mg, 2×/Tag subkutan
- Therapeutische Antikoagulation: 0,05–0,1 mg/kg KG×h i.v. (PTT Kontrolle alle 4 h bis Steady State erreicht ist)

Dabigatran:
- Prophylaktische Antikoagulation: 150 mg oral, 1×/Tag
- Therapeutische Antikoagulation: 110/150 mg oral, 2×/Tag

Argatroban:
- Therapeutische Antikoagulation: 0,5–1 µg/kg KG/min i.v.

9.3.4 Hemmung der Carboxylierung von Gerinnungsfaktoren (Phenprocoumon, Warfarin)

Die Vitamin-K-Antagonisten **Warfarin**[17] oder die Derivate des 4-Hydroxycumarins **Phenprocoumon**[18] hemmen kompetitiv die Vitamin-K_1-Epoxidreduktase in der Leber und damit die Regeneration von Vitamin-K_1-Hydrochinon, das zur Carboxylierung N-terminaler Glutaminsäurereste der Gerinnungsfaktoren X, IX, VII und II sowie der antikoagulatorischen Proteine C und S nötig ist. Die nicht carboxylierten Gerinnungsfaktoren sind zwar als Proteine vorhanden, können aber keine Calcium-Ionen mehr binden, da ihnen die negativ geladenen Carboxylgruppen fehlen. Deshalb können sie die für ihre Aktivierung notwendige Komplexbildung mit Phospholipiden auf Zellmembranoberflächen nicht mehr eingehen.

Eine klinisch relevante Hemmung der Blutgerinnung tritt ein, wenn die im Blut zirkulierende Menge aktiver Faktoren auf mindestens 20% vermindert ist. Dies ist abhängig von der Dosis des verwendeten Arzneistoffs. Cumarinderivate haben **keinen direkten Effekt** auf bereits vorhandene Thromben. Sie hemmen aber das weitere Thromboswachstum und verhindern damit sekundäre thromboembolische Komplikationen.

Unerwünschten Wirkungen. Die wichtigsten unerwünschten Wirkungen der Vitamin-K-Antagonisten sind Blutungen (zerebrale Blutungen, Nasen- und Gingivablutungen, Hämaturie), die auch bei korrekt eingestelltem INR-Wert auftreten können. Dabei scheinen insbesondere starke Schwankungen der INR-Werte für Blutungen zu prädestinieren. Schwere Blutungen treten bei 3% der Patienten/Jahr auf. Im ersten Jahr der Therapie ist die Blutungsrate höher, als in den Folgejahren bei stabil eingestellten Patienten (Selektion von Patienten mit niedrigerem Risiko). Vor allem cerebrale Blutungen sind als Komplikation gefürchtet (ca. 0,5%/Behandlungsjahr). Weitere seltenere unerwünschte Wirkungen sind Hepatitis, Netzhautblutungen, reversibler Haarausfall, Urticaria und Dermatitis.

Wegen der komplexen Pharmakokinetik von Vitamin-K-Antagonisten können zahlreiche **Arzneimittelinteraktionen** eintreten, die die antikoagulatorische Wirkung verstärken oder abschwächen. Die Wirkung der Vitamin-K-Antagonisten wird durch den Vitamin-K-Gehalt der Nahrung direkt beeinflusst (z. B. Wirkungsverminderung durch Grünkohl oder Spinat und Wirkungserhöhung durch Papaya). Um die Gefahr der Überdosierung von Vitamin-K-Antagonisten zu reduzieren, werden zwei viel versprechende Ansätze zur Zeit klinisch geprüft:

- Kombinierte Gabe von geringen Mengen Vitamin K zusammen mit Vitamin-K-Antagonisten (verringert die Schwankungen der Vitamin-K-Aufnahme mit der Nahrung)
- Die Genotypisierung von Vitamin-K_1-Epoxidreduktase-Polymorphismen, die mit einer unterschiedlichen Enzymaktivität assoziiert sind (z. B. benötigen Asiaten viel geringere Dosen von Vitamin-K-Antagonisten als Europäer)

Wechselwirkungen mit Vitamin-K-Antagonisten

- Wirkungsverstärkung (verstärkte Blutungsbereitschaft): Acetylsalicylsäure, Pyrazol-Derivate, Piroxicam[19], Clofibrat[20] und Bezafibrat[21], Chloramphenicol[22], Tetracycline, Sulfonamide, Imidazol-Derivate, Allopurinol[23], Disulfiram[24], anabole Steroide, Amiodaron[25], Schilddrüsenhormone, Chinidin[26] und Propafenon[27], Sulfonylharnstoffe, Cephalosporine
- Wirkungsabschwächung (unzureichende therapeutische Wirkung): Barbiturate, Carbamazepin[28], 6-Mercaptopurin[29], Thiouracil, Colestyramin[30], Alkohol (chronisch), Phenytoin[31]

Pharmakokinetik. Die Vitamin-K-Antagonisten werden nach oraler Gabe rasch und vollständig resorbiert. Die Plasmaproteinbindung beträgt >97%. Schon eine geringe Verdrängung der Substanzen aus der Plasmaproteinbindung kann daher akut zu einem erheblichen Anstieg der freien Konzentration im Blut und damit zu einer Verstärkung der antikoagulatorischen Wirkung führen. Phenprocoumon[17] und Warfarin[18] werden in der Leber metabolisiert (◘ Tab. 9.4).

---

17 Coumadin®
18 Marcumar®, Falithrom®
19 Piroxicam-ratiopharm®, Piroxicam AL, Piroxicam HEXAL
20 Clofibrat STADA®
21 Bezafibrat-ratiopharm®, Bezafibrat AL
22 Paraxin pro injectione®
23 Allopurinol-ratiopharm®, Allopurinol AL, Allopurinol HEXAL
24 Antabus®
25 Cordarex®, Amiodaron-ratiopharm®
26 Chinidin Duriles®, Cordichin®
27 Rytmonorm®, Propafenon-ratiopharm®
28 Zegretal®, Timonil, Carbamazepin-HEXAL®
29 Puri-Nethol®
30 Quantalan®, Colestyramin-ratiopharm®
31 Zentropil, Phenhydan®, Phenytoin AWD®

◘ Tab. 9.4. Vitamin-K-Antagonisten. Pharmakodynamische Daten und Dosierung

Arzneistoff	Dosis initial [mg/Tag]	Eliminations-halbwertszeit [h]	Spitzeneffekt nach Gabe [h]	Wirkungsdauer [Tage]	Eliminationsweg
Phenprocoumon[18]	6–18	150	48–72	4–7(–14)	Umsatz (Leber)
Warfarin[17]	15–20	36	36–72	4–6	Umsatz (Leber)
Acenocoumarol	4–12	24	24–48	2–4	Unverändert im Urin

Cumarine passieren die Plazentaschranke und können aufgrund ihrer Teratogenität ein sog. **fetales Warfarin-Syndrom** verursachen. Daher ist ihre Anwendung im ersten Trimenon der Schwangerschaft kontraindiziert und sie sollten im weiteren Verlauf der Schwangerschaft nur nach sorgfältiger Nutzen-Risiko Abwägung gegeben werden. Epidemiologische Untersuchungen deuten darauf hin, dass Kinder, deren Mütter im 2. und 3. Trimenon der Schwangerschaft Vitamin-K-Antagonisten eingenommen haben, Aufmerksamkeitsstörungen zeigen. Cumarine gehen in die Muttermilch über und sind bei stillenden Frauen kontraindiziert.

Therapie und Therapiekontrolle. Die Wirkungskontrolle einer Therapie mit Vitamin-K-Antagonisten erfolgt durch die Bestimmung der Gerinnungszeit im Thromboplastintest (Thromboplastinzeit nach Quick). Wegen der unterschiedlichen Thromboplastinpräparate sollte statt des sog. Quick-Wertes in % grundsätzlich nur noch die INR (International Normalized Ratio) verwendet werden. Nur die INR erlaubt einen Vergleich der Antikoagulationsstärke unter Cumarinen in verschiedenen Laboratorien (Zielbereich: INR Wert von 2,0–3,5 je nach Indikation). Die Cumarintherapie sollte unter konsequentem Schutz eines parenteralen Antikoagulanz (z. B. Heparin) begonnen werden und nur mit maximal 6 mg Phenprocoumon/Tag. Zu Beginn der Phenprocoumon-Gabe kommt es aufgrund der mit 8 h kurzen Halbwertszeit des Protein C (wichtiges antikoagulatorisches Protein) zu einem iatrogenen Protein-C-Mangel. Ohne gleichzeitige parenterale Antikoagulation wird durch diesen passager induzierten Protein-C-Mangel bei noch nicht verminderten prokoagulatorischen Gerinnungsfaktoren (die eine längere Halbwertszeit haben: Faktoren X und II: 40 und 60 h) das Risiko für die Bildung mikrovaskulärer Thrombosen und von Hautnekrosen (selten) erhöht. Daher sollte die parenterale Antikoagulation frühestens nach 5 Tagen und erst nach Erreichen einer therapeutischen INR abgesetzt werden. Wird eine therapeutische INR bereits vor Tag 5 der Cumaringabe erreicht, liegt meist ein Laborartefakt durch einen isolierten FVII-Mangel vor.

Verschlechtert sich nach Beginn der oralen Antikoagulation eine vorbestehende Thrombose akut, oder treten Hautnekrosen auf, sollte unbedingt Vitamin K (z. B. 20 mg oral) gegeben werden, um den Protein-C-Spiegel zu normalisieren und gleichzeitig ein parenterales Antikoagulans. Bei folgenden Grunderkrankungen sind diese Komplikationen zu erwarten (nach Häufigkeit im klinischen Alltag): Adenokarzinome > HIT > angeborener Protein-C-Mangel. Diese Differenzialdiagnosen sollten in entsprechenden Fällen ausgeschlossen werden.

Ist die Ziel-INR erreicht, benötigen die meisten Patienten 1,5–3 mg Phenprocoumon/Tag (0,5–1 Tablette à 3 mg). Dosisänderungen lassen sich bei Phenprocoumon oft erst 3–4 Tage später aus den Gerinnungstests sicher ablesen. Abrupte Veränderungen der Dosis sollten vermieden werden. Die INR-Bestimmung muss anfangs täglich, später alle 2–4 Wochen durchgeführt werden. Die Überwachung kann vom Patienten selbst durchgeführt werden, mit einem mobilen Bestimmungsgerät. Durch die Selbstüberwachung kann die Anzahl der Komplikationen unter Cumarintherapie reduziert werden.

 Die Wirkung von Vitamin-K-Antagonisten kann sofort aufgehoben werden durch die Transfusion von Vitamin-K-abhängigen Gerinnungsfaktor-Konzentraten (PPSB-Konzentrate: 1E/kg KG erhöht den Quick Wert um 1–2%).

Indikationen. Indikationen für Vitamin-K-Antagonisten sind vor allem die Sekundärprophylaxe und die Therapie venöser Thrombosen, die Prävention einer zerebralen Embolie bei Vorhofflimmern, künstliche Herzklappenprothesen, sowie ggf. periphere Bypass-Operationen.

9.4 Hypokoagulabilität (hämorrhagische Diathesen)

9.4.1 Pathophysiologische Vorbemerkungen

Eine verminderte Gerinnungsfähigkeit des Blutes beruht auf einem Mangel an:
- Funktionsfähigen Thrombozyten
- Funktionsfähigen plasmatischen Gerinnungsfaktoren
- Mangel an Vitamin K (bei ungenügender Aufnahme oder Überdosierung von Vitamin-K-Antagonisten einschließlich Vergiftungen mit Pestiziden (Mäuse- und Rattengift auf Cumarin-Basis)
- Zu starkem Umsatz von Gerinnungsfaktoren (z. B. Sepsis, Verlust- und Verbrauchskoagulopathie)
- Inaktivierung von Gerinnungsfaktoren (z. B. bei Immunkoagulopathie, Amyloidose)

 Eine Hypokoagulabilität des Blutes besteht, wenn ein Gerinnungsfaktor auf unter 20% der Norm reduziert ist.

Thrombozytär bedingte hämorrhagische Diathesen beruhen entweder auf einer Hemmung der Thrombopoese, einem erhöhten Thrombozytenumsatz oder einer Thrombozytopathie. Erworbene Thrombozytopenien können entstehen durch:
- Knochenmarksdepression (häufige unerwünschte Wirkung einer Zytostatikatherapie; Virusinfekte; Medikamente)
- Erhöhter Thrombozytenverbrauch (bei disseminierter intravasaler Gerinnungsaktivierung bei großen Operationen)
- Immunologisch (Autoantikörper, medikamenteninduzierte Antikörper (Häufigkeit: Heparin-induzierte Antikörper > GPIIb/IIIa-Inhibitor-induzierte Antikörper > alle anderen medikamenteninduzierten Antikörper) bedingt sein

Die häufigste Ursache für erworbene Thrombozytopathien sind Medikamente (z. B. Acetylsalicylsäure).

Plasmatisch bedingte hämorrhagische Diathesen können angeboren (Hämophilie) oder erworben sein. Zu Letzteren gehört Vitamin-K-Mangel bei vollständig parenteral ernährten Patienten, besonders wenn gleichzeitig eine Therapie mit Breitspektrumantibiotika erfolgt. Grund ist die therapiebedingte Elimination der Vitamin-K-bildenden Darmflora.

Eine schwerwiegende erworbene Gerinnungsstörung ist die **Verbrauchskoagulopathie** mit intravasaler Thrombinbildung und reaktiver Steigerung der Fibrinolyse. Die hämorrhagische Diathese resultiert aus der Kombination von verstärkter Aktivierung der Gerinnung, bei gleichzeitig verstärkter Fibrinolyse, wodurch Gerinnungsfaktoren verbraucht werden und nebeneinander Mikrothromben und diffuse Blutungen entstehen.

9.4.2 Prinzipien der Behandlung

Bei hereditärer oder irreversibler erworbener Hypokoagulabilität muss häufig, vor allem in Notfällen, eine Substitutionsbehandlung vorgenommen werden (für einzelne Behandlungsregimes siehe Leitlinien der Bundesärztekammer zur Hämotherapie).

Hierfür kommen neben der Behandlung der Grunderkrankung in Frage:

- Bei Thrombozytopenien: Transfusion von Thrombozytenkonzentraten
- Bei Thrombozytenfunktionsstörungen: Desmopressin[33]
- Bei Mangel an einzelnen Gerinnungsfaktoren: Transfusion von Gerinnungsfaktor-Konzentraten
- Bei generalisiertem Mangel aller Gerinnungsfaktoren (Verbrauchskoagulopathie, Verlustkoagulopathie, Lebersynthesestörung): Transfusion von Frischplasma
- Bei Hyperheparinämie mit lebensbedrohlicher Blutung: Neutralisierung des Heparins mit Protaminsulfat (▶ Kap. 9.3.5)
- Bei Intoxikation mit Cumarinen: Vitamin K; bei schweren Blutungen Gerinnungsfaktoren
- Bei Immunkoagulopathien (Hemmkörper): rFVIIa[32]

Behandlung mit Desmopressin

Für **keinen** der klinisch verwendeten Thrombozytenfunktions-Hemmer gibt es ein spezifisches **Antidot**. Bei nicht aufschiebbaren operativen Eingriffen, z. B. bei Patienten unter einer Behandlung mit Acetylsalicylsäure, kann eine symptomatische Therapie mit **Desmopressin**[33] versucht werden. Allerdings stehen größere kontrollierte klinische Studien, die den Erfolg einer derartigen Maßnahme zweifelsfrei belegen, aus. Desmopressin ist ein Vasopressin Analogon. Es führt aber auch zur Freisetzung von Gerinnungssubstanzen aus den Granula der Endothelzellen, z. B. von-Willebrand-Faktor. Es führt bei den meisten Formen erworbener (auch durch Medikamente) oder angeborener Thrombozytopathien zu einer ausreichenden Blutstillung. Wichtigste unerwünschte Wirkungen sind Hypotonie bei zu schneller Infusion, sowie venöse und arterielle (Indikation für ASS) Gefäßverschlüsse und Überwässerung (Vasopressin Effekt; Grundregel: der Patient

darf nach der Infusion erst wieder trinken, wenn er Wasser gelassen hat).

> ┌─ **Dosierung** ─────────────────
> **Desmopressin:**
> - 0,3 µg/kg als i.v. Infusion über 20–30 min
>
> Der Effekt ist 1–2 h nach Gabe maximal und bis etwa 4 h nach Substanzgabe nachweisbar. Die Gabe kann im Abstand von 12–24 h maximal zweimal wiederholt werden, dann sind die Speichergranula der Endothelzellen erschöpft.

Behandlung mit Vitamin K

Vitamin K[34] wirkt als Cofaktor der Synthese der Gerinnungsfaktoren II, VII, IX und X und ist nur bei Vitamin-K-Mangel bzw. beim Neugeborenen indiziert. Die natürlichen Vitamine K_1 und K_2 sind fettlöslich und werden aus dem Darm nur bei Anwesenheit von Gallensalzen resorbiert. Vitamin K wird im Organismus nicht nennenswert gespeichert. Nach Einnahme von Vitamin K beginnen die Werte für die Thromboplastinaktivität nach einigen Stunden dosisabhängig anzusteigen (INR-Wert fällt); nach 8–24 h ist die Gerinnungsfähigkeit des Blutes in der Regel normalisiert.

Vitamin K wird bei therapeutischer Indikation fast immer oral in Tropfenform verabreicht, lediglich bei Schwangeren und Neugeborenen kann Vitamin K prophylaktisch (s. Dosierung) gegeben werden. Bei intravenöser Gabe können Blutdruckabfälle und schwere allergische Reaktionen ausgelöst werden.

> ┌─ **Dosierung** ─────────────────
> **Vitamin K:**
> - Prophylaxe der **Neugeborenen**: 1–2 mg oral am 1., zwischen dem 4. und 6. Tag sowie nach 4 Wochen
> - Bei **Schwangeren**, die Antikonvulsiva oder Tuberkulostatika einnehmen: 10–20 mg oral oder 2–5 mg parenteral 2 Tage bis einige Stunden vor der Entbindung
> - Bei allen übrigen Indikationen: initial 10–20 mg parenteral, zur Erhaltung 1–10 mg
> - Bei Cumarin-Intoxikationen (Rattengift!) bis 60 mg, bei akuten Blutungen i.v. Gabe

9.4.3 Behandlung mit Heparinantagonisten

Unfraktioniertes Heparin bindet aufgrund seiner stark negativen Ladung an positiv geladene Proteine wie **Protamin**[35]. Die Wirkung von Heparin kann mit ausreichenden Dosen solcher Polybasen sofort aufgehoben werden (von nieder-

---

32 Novo Seven
33 Minirin®, Nocutil, Desmogalen® Nasenspray
34 Konakion®, Kanavit®
35 Protamin Valeant®

molekularem Heparin maximal 30%). Üblicherweise wird hierfür Protamin verwendet, ein Arginin-reiches Protein, das i.v. gegeben werden muss.

Protamin wird nach Wirkung dosiert, wobei bei Heparinüberdosierung die Regel gilt, dass 1 E Protamin die Wirkung von 1 IE Heparin neutralisiert. Protamin soll nur in abgestimmter Dosierung zum Heparin verabreicht werden, da bei Überdosierung des Protamins die Fibrinolyse aktiviert wird. Die Halbwertszeit von Protamin ist kürzer, als die von Heparin. Daher sollte bei Heparinüberdosierung ca 60–90 min nach Protamingabe die PTT nochmals kontrolliert und ggf. erneut Protamin gegeben werden.

9.4.4 Rekombinanter aktivierter Faktor VII (rFVIIa)

Rekombinanter FVIIa[32] ist zugelassen für die Behandlung von Patienten mit Antikörpern gegen FVIII und für die Behandlung von Blutungen bei Patienten mit einer sehr seltenen, schweren Thrombozytenfunktionsstörung, bei der den Patienten der Fibrinogenrezeptor auf den Thrombozyten fehlt (Glanzmannsche Thrombasthenie). rFVIIa ermöglicht bei diesen seltenen Blutungsursachen eine ausreichende Blutgerinnung, wahrscheinlich über verstärkte Thrombinbildung auf der Thrombozytenoberfläche, die in Anwesenheit hoher Konzentrationen von FVIIa auch ohne FVIII Aktivierung erfolgen kann.

rFVIIa kann als Ultima ratio bei schweren traumatischen Blutungen (90 μg/kg KG als Bolus i.v.) angewendet werden. Hierfür besteht keine Zulassung (off label use). In seltenen Fällen kann dies zu schweren Thrombosen/Lungenembolie führen.

9.5 Fibrinolyse

9.5.1 Pathophysiologische Vorbemerkungen

Mit der Bildung des Thrombozyten-Fibrin-Thrombus und dessen Vernetzung durch FXIII ist die (lokale) Blutgerinnung abgeschlossen. Eine Auflösung oder zumindest Rekanalisierung bereits bestehender Thromben erfolgt durch die endogene Fibrinolyse. Hierzu ist **aktives Plasmin** erforderlich (❑ Abb. 9.2c). Die Aktivierung von Plasminogen zu Plasmin ist der Schlüsselvorgang der Fibrinolyse und erfolgt durch zwei natürliche Plasminogenaktivatoren: **Urokinase** (urokinase-type plasminogen activator, u-PA) und **Gewebeplasminogenaktivator** (tissue-type plasminogen activator, t-PA).

Die Plasminogenaktivierung sollte möglichst auf den Ort der Fibrinbildung, d. h. den Thrombus, begrenzt sein. Dies wird durch endogene Serin-Protease-Inhibitoren erreicht. Spezifische Inhibitoren von t-PA und Urokinase sind Plasminogenaktivator-Inhibitor (PAI-I) und α_2-Antiplasmin.

9.5.2 Fibrinolytika

Folgende Stoffe sind als Plasminogenaktivatoren in klinischem Gebrauch (❑ Tab. 9.5).
- **Streptokinase**[36], ein Protein aus hämolysierenden Streptokokken, hat keine direkte fibrinolytische Wirkung, sondern stimuliert über die Bildung eines Plasminogen/Aktivatorkomplexes die Bildung von Plasmin. Streptokinase spaltet Fibrin im Thrombus aber auch freies Fibrinogen im Plasma.
- **Urokinase**[37] aktiviert Plasminogen direkt zu Plasmin.
- **Alteplase**[38] (t-PA) ist eine rekombinante Serinprotease. Die Plasminogenaktivierung durch t-PA ist 100- bis 1000fach effektiver in Gegenwart von Fibrin, da dieses die Affinität von t-PA zu Plasminogen erhöht. Dies bedeutet eine gewisse Thrombusspezifität und eine reduzierte systemische Fibrin(ogen)olyse.
- **Reteplase**[39] ist eine Serinprotease mit vergleichbarer Wirkung und therapeutischer Aktivität wie t-PA. Wegen ihrer

---

36 Streptase®
37 Urokinase HS Medac lokal, Urokinase medac®, rheothromb®
38 Actilyse®
39 Rapilysin®
40 Metalyse®

❑**Tab. 9.5.** Gebräuchliche Fibrinolytika zur Revaskularisierung thrombotischer Gefäßverschlüsse

Arzneistoff	Dosierung	Infusionsdauer	Eliminationshalbwertszeit [min]
Streptokinase[36]	1,5-mal 10^6 IE	1 h	23
Anistreplase[41]	30 IE	2–5 min	88
Alteplase[38]	80–150 mg	~6 h	3–5
(Pro-)Urokinase[37]	3-mal 10^6 IE	90 min	15
Tenecteplase[40]	0,5 mg/kg als i.v. Bolus	5–10 sec	17–20

Die angegebenen Dosierungen sind mittlere Erfahrungswerte und bedürfen der individuellen Einstellung. Initiale Bolusgabe bzw. höhere Dosierung ist vor allem bei Streptokinase zur Absättigung evtl. vorhandener Streptokinase-Antikörper im Plasma erforderlich.

längeren Halbwertszeit kann sie als Doppelbolus im Abstand von 30 min appliziert werden.

- **Tenecteplase**[40] ist eine rekombinante, gentechnisch modifizierte Mutante des t-PA. Sie hat eine höhere Spezifität für Fibrin, eine geringere Affinität für ihre natürlichen Antagonisten (PAI-I) und eine längere Halbwertszeit. Dies ermöglicht eine therapeutische Applikation als einmaligen Bolus.

Unerwünschte Wirkungen. Unerwünschte Wirkungen der Fibrinolytika sind Blutungen durch die Spaltung von Fibrin, Fibrinogen sowie der Gerinnungsfaktoren V und VIII.

Die Fibrin- und Fibrinogenabbauprodukte können Thrombozyten und das plasmatische Koagulationssystem aktivieren und dadurch initial eine paradoxe Zunahme der Gerinnungsaktivität verursachen. Bei **Streptokinase** können bei Patienten die sich aufgrund vorangegangener Streptokokkeninfektionen gegen Streptokokkenproteine immunisiert haben, allergische, selten anaphylaktische Reaktionen auftreten.

9.5.3 Fibrinolytische Behandlung

Indikationen. Indikationen für Fibrinolytika und schwere Lungenembolie mit Rechtsherzbelastung, ggf. frühzeitige Therapie des akuten Schlaganfalls und eventuell akute Verschlüsse der Extremitätenarterien sind **akuter Herzinfarkt**, nur wenn eine Koronarstent-Behandlung nicht möglich ist (► Kap. 17.3.3).

Absolute Kontraindikationen. Hierzu zählen alle schweren hämorrhagischen Diathesen, manifeste oder kurz zurückliegende Blutungen, Therapie mit Vitamin-K-Antagonisten, therapieresistente Hypertonie (>200/110 mmHg), Streptokokkensepsis, Endocarditis lenta, Perikarditis, Schwangerschaft, intrazerebrale Eingriffe innerhalb der letzten 14 Tage, latente lokale Blutungsbereitschaft (z. B. Ulcera oder Karzinome im Respirations- oder Verdauungstrakt, postoperativ), zerebrale Hämorrhagie, kurz zurückliegende Lumbalpunktion oder Punktionen nicht komprimierbarer Gefäße.

Relative Kontraindikationen. Relative Kontraindikationen sind weit fortgeschrittene Atherosklerose, diabetische Retinopathie, kurz zurückliegende Reanimation mit nachgewiesener Verletzung innerer Organe, schwere Lebererkrankungen, frische Lungen-Tbc (vorhergegangene Gabe von Streptokinase, Anistreplase oder Antistreptokinase >300 IE/ml Blut), Operationen in den letzten 14 Tagen.

In Einzelfällen kann bei kritischem Zustand des Patienten trotz bestehender Kontraindikationen eine Lysetherapie gerechtfertigt sein.

Durchführung. Alle Fibrinolytika müssen i.v. zugeführt werden, entweder als Bolus oder als Dauerinfusion (▢ Tab. 9.5). Die Inaktivierung des Streptokinase-Plasminogenkomplexes erfolgt durch Bindung an α_2-Antiplasmin und Proteolyse, die Inaktivierung von t-PA im Plasma durch Bindung an einen

zirkulierenden Plasminogen-Aktivator-Inhibitor (PAI-I). Urokinase und t-PA werden in der Leber abgebaut. Die klinische Wirksamkeit dieser Fibrinolytika wird deshalb auch entscheidend vom Aktivitätszustand des antifibrinolytischen Systems (α_2-Antiplasmin; PAI-I) sowie, im Falle von t-PA und Urokinase, vom Leberstatus bestimmt.

Die Fibrinolyse bei akuter Lungenembolie und Herzinfarkt erfolgt in hoher Dosierung über eine kurze Zeit, so dass keine Therapiekontrolle möglich ist.

Thrombolyse bei tiefer Beinvenenthrombose: Standardtherapie der tiefen Beinvenenthrombose ist die lokale Kompression und Antikoagulation. In klinischen Studien zur Lyse bei tiefen Venenthrombosen war das Risiko schwerer Blutungskomplikationen deutlich erhöht gegenüber der alleinigen Antikoagulation.

9.6 Hyperfibrinolyse

9.6.1 Pathophysiologische Vorbemerkungen

Plasmin aktiviert die Fibrinolyse. Plasmin wird aktiviert durch Thrombin, Gewebezerstörung in Prostata und Uterus, und Freisetzung aus Pro-Myelozyten bei der AML. Bei Lebersynthesestörungen sind die Inhibitoren des Plasmins vermindert (PAI, α_2-Antiplasmin). Eine Hyperfibrinolyse kann schwere Blutungen verursachen. Diese beruhen jedoch nicht auf der Auflösung von Thromben, sondern auf einer Verminderung der Thrombozytenaggregation sowie auf der Spaltung von Fibrinogen und der Gerinnungsfaktoren VIII und V. Verstärkt wird dieser Effekt durch die gerinnungshemmenden Eigenschaften der anfallenden Fibrinogen- und Fibrin-Spaltprodukte.

9.6.2 Therapeutische Maßnahmen

Von zahlreichen Substanzen, die die Umwandlung von Plasminogen zu Plasmin hemmen, haben **Tranexamsäure**[41] und **p-Aminomethylbenzoesäure**[42] therapeutische Bedeutung erlangt. **Indikation** sind Hyperfibrinolyse bei Leberzirrhose, nach Operationen an der Prostata und Uterus; diffuse Blutung bei unauffälliger Thrombozytenfunktion und normalen Globalparametern der plasmatischen Gerinnung (Quick, PTT), sowie nachgewiesene Hyperfibrinolyse.

Unerwünschte Wirkungen. Bei der Verbrauchskoagulopathie ist der Nutzen einer antifibrinolytischen Therapie gegen das Risiko von unter Umständen bedrohlichen **Fibrinablagerungen** im Bereich der Mikrozirkulation abzuwägen. Die übrigen unerwünschten Wirkungen dieser Stoffe sind gering und beschränken sich auf gelegentliche Diarrhöen oder leichte Schwindelzustände. Bei schwerer **Niereninsuffizienz** besteht allerdings **Kumulationsgefahr**. Die Substanzen sollten

---

41 Cyklokapron®
42 Gumbix®, Pamba®

Patienten mit Thromboseneigung und Schwangeren nur bei strengster Indikationsstellung gegeben werden.

Pharmakokinetik. Die Fibrinolysehemmstoffe werden nach oraler Gabe gut resorbiert und rasch, teilweise nach Glucuronidierung, wieder über die Nieren ausgeschieden.

Dosierung

Fibrinolysehemmstoffe:
- **Tranexamsäure:** initial 500 mg langsam i.v., dann als Infusion 250 mg/h oder 3-mal 500–1000 mg/Tag oral
- **p-Aminomethylbenzoesäure:** 50–150 mg langsam i.v. oder 300–600 mg/Tag oral

Bei Blutungen nach Zahnextraktionen bei Patienten mit Lebersynthesestörungen, kann Tranexamsäure lokal angewendet werden. 500 mg auf 1 Glas Wasser; alle 30 min Mundspülungen.

9.7   Lokale Anwendung von Heparin

Heparinhaltige Salben werden seit vielen Jahren zur lokalen Behandlung sehr unterschiedlicher Beschwerden angeboten. Die Wirksamkeit der Heparinbeimengungen ist umstritten. Systemische Wirkungen treten nicht auf.

> **In Kürze**
>
> Zur Sekundärprophylaxe thromboembolischer Ereignisse im arteriellen System haben sich Hemmstoffe der Thrombozytenfunktion wie ASS oder/und Clopidogrel und Prasugrel als wirksam erwiesen. Diese Substanzen sind nicht geeignet für die Therapie und Prophylaxe venöser Thrombosen.
>
> Zur Prophylaxe und Therapie venöser Gefäßverschlüsse sind Heparin, niedermolekulare Heparine, direkte Thrombininhibitoren, direkte FXa Inhibitoren und Vitamin-K-Antagonisten geeignet. Für unfraktioniertes Heparin und Vitamin-K-Antagonisten stehen Gegenmittel zur Verfügung, mit denen die antikoagulatorische Wirkung innerhalb kürzester Zeit aufgehoben werden kann.

Weiterführende Literatur ► www.springer.com

10 Therapie mit Antibiotika und Chemotherapeutika (Infektionen)

B. Drewelow, E.C. Reisinger

10.1   Bakterielle Erkrankungen

10.1.1 Allgemeine Prinzipien der antibakteriellen Therapie

Indikationsstellung

Für den Erfolg einer antibakteriellen Therapie ist die exakte Indikationsstellung ausschlaggebend. Zu berücksichtigen sind die klinische Situation, der Schweregrad der Erkrankung und damit die Dringlichkeit einer antibakteriellen Therapie, die mikrobiologische Verdachtsdiagnose oder das Ergebnis mikrobiologischer Untersuchungen wie Mikroskopie, Antibiogramm, Antigennachweis sowie klinisch-chemischer Untersuchungen und bildgebender Verfahren. Vor Therapiebeginn sollte nach Möglichkeit Untersuchungsmaterial für Erregernachweis und Antibiogramm abgenommen werden. Es ist zu bedenken, dass Fieber und allgemeine uncharakteristische Symptome nicht immer bakteriellen Ursprungs sind und daher nicht immer einer Antibiotikatherapie bedürfen. So sind akute respiratorische Infekte meist viralen Ursprungs und keine Indikation für den Antibiotikaeinsatz.

Kalkulierte und gezielte Therapie

Bei klinischer Notwendigkeit des Therapiebeginns vor dem Vorliegen der Ergebnisse der Erregerdiagnostik oder des Antibiogramms, z. B. bei septischen Infektionen, wird eine kalkulierte **antimikrobielle Chemotherapie** durchgeführt, d. h. das für die Erkrankung relevante Erregerspektrum wird unter Berücksichtigung der aktuellen Resistenzlage kalkuliert und ein geeignetes Antibiotikum auf Grundlage der Kenntnis des Wirkungsspektrums ausgewählt. Dabei müssen unter Berücksichtigung der pathophysiologischen Situation des Patienten, z. B. Nierenschäden, die Nebenwirkungen der auszuwählenden Substanz beachtet werden.

Bei der **gezielten Chemotherapie** ist der Infektionserreger durch mikrobiologische Untersuchungsmethoden (**Erregernachweis** und **Antibiogramm**) bekannt und es können gegebenenfalls auch Antibiotika mit schmalerem Wirkspektrum gezielt eingesetzt werden, um dem allgemeinen Grundsatz zu entsprechen: Wirkspektrum so schmal wie möglich und so breit wie nötig. Nachteilig ist hierbei häufig, dass der mikrobiologische Befund z. T. erst nach Tagen vorliegt, wobei ggf. auch Schnelltestungen durchgeführt werden können.

In der ambulanten Praxis ist die kalkulierte Therapie die Hauptstrategie; häufig auch in der Klinik. Bei bestimmten Konstellationen und Indikationen ist die mikrobiologische Diagnostik jedoch nahezu zwingend erforderlich.

> **»Zwingende« Indikationen und Befunde für die mikrobiologische Untersuchung (Erregernachweis und Antibiogramm)**
>
> — Septische Temperaturen/Sepsis
> — Jedes »trübe« Punktat, insbesondere trüber Liquor
> — Chirurgische Wundinfektionen
> — Chronische/komplizierte Harnwegsinfektionen
> ▼

> — Purulentes Sputum bei komplizierten Atemwegsinfektionen/beatmeten Patienten
> — Eitrige/chronisch-rezidivierende Sinusitis und Otitis externa
> — Unklare Durchfallerkrankungen (insbesondere bei epidemischem Auftreten)
> — Verdacht auf Infektionen mit hämolysierenden Streptokokken im Kindesalter
> — Verdacht auf Staphylokokkenangina

> ❯ **Wirkspektrum des gewählten Antibiotikums so schmal wie möglich und so breit wie nötig.**

Selbst wenn im Sinne der gezielten Therapie das Chemotherapeutikum nach dem Antibiogramm (Resistogramm) wirksam sein müsste, kann es zum Therapieversagen kommen.

> **Gründe für klinischen Misserfolg bei Empfindlichkeit des Erregers**
>
> — Zu geringe Konzentrationen des Antibiotikums am Infektionsort durch Unterdosierung
> — Mangelnde Compliance
> — Erschwerte Diffusion in die Zielkompartimente
> — Immundefekte
> — Schwere Grunderkrankungen
> — Resistenzentwicklung unter Therapie
> — Möglicher Antagonismus von Antibiotikakombinationen
> — Erregerwechsel unter der Behandlung
> — Interaktionen mit anderen Arzneimitteln
> — Fehlende bakterizide Aktivität des Antibiotikums, die im Einzelfall notwendig sein kann
> — Falsch-positive bakteriologische Befunde

Transportzeit und bakteriologischer Befund

> ❯ **Lange Transportzeiten können zu falschen mikrobiologischen Befunden, z. B. im Sputum, führen. Deshalb:** Die Gefahr des Absterbens von Erregern, z. B. Pneumokokken, oder ihrer Überwucherung, z. B. durch Enterobacteriaceae, muss durch raschen Transport (maximal 2–3 h) vermieden werden. **Oder:** In Ausnahmefällen Sputum bis zum Versand in das mikrobiologische Labor gekühlt bei +4°C lagern.

Therapie-Grundsätze

Orale Therapie bei leichteren Infektionen, die meist ambulant behandelt werden.

Sequenztherapie bei mittelschweren bis schweren Infektionen parenteral (hohe initial wirksame Konzentration) beginnen und nach 2 bis 3 Tagen bei klinischer Besserung auf orale Therapie umstellen.

Parenterale Therapie ist nötig bei schweren und lebensbedrohlichen Infektionen wie Sepsis, Peritonitis, Meningitis,

Endokarditis und bei immunsupprimierten Patienten. Es sollen in solchen Fällen bakterizid wirkende Antibiotika mit breitem Wirkspektrum ausgewählt werden, die die zu erwartenden Erreger im Sinne einer kalkulierten Therapie erfassen. Nach vorheriger Asservierung von Untersuchungsmaterial für den Erregernachweis und das Antibiogramm, kann man auf die gezielte Therapie wechseln, wenn die isolierten Erreger nicht die erwartete Empfindlichkeit zeigen.

Dosierung und Verteilung

Nicht selten werden Antibiotika aus Furcht vor Nebenwirkungen unterdosiert, was zu Therapieversagen führen kann und die Resistenzentwicklung begünstigt. Deshalb sollte insbesondere bei schwereren Verläufen der Erkrankung unter Berücksichtigung der pathophysiologischen Besonderheiten des Patienten (z. B. Nieren- und Leberfunktionsstörungen) und der Komedikation (z. B. intensive Infusionstherapie mit Vergrößerung des Verteilungsvolumens) eine ausreichend hohe Dosierung gewählt werden. Insbesondere bei der Behandlung von Infektionen, die sich in Geweben und Organen (Kompartimenten; ◘ Tab. 10.1) manifestieren, wo Penetrationsbarrieren das Eindringen von Antiinfektiva behindern, ist eine ausreichend hohe Dosierung und längere Anwendung für das Erreichen therapeutischer Gewebskonzentrationen und die klinische Heilung notwendig. So ist es für ein und dasselbe Antibiotikum z. T. notwendig, indikationsabhängig unterschiedliche Dosierungen zu wählen. Stark renal eliminierte Substanzen können niedriger bei Harnwegsinfektionen dosiert werden (z. B. Levofloxacin) als bei Atemwegsinfektionen.

Für einen ausreichenden therapeutischen Effekt müssen viele Antiinfektiva aufgrund ihrer relativ kurzen Halbwertszeit mehrmals am Tag verabreicht werden. Für einige Substanzen ist jedoch eine **Einmalgabe pro Tag** aufgrund pharmakokinetischer Eigenschaften (längere Halbwertszeit >6 h) und z. T. bedingt durch den postantibiotischen Effekt (PAE) sowie entsprechender klinischer Studienergebnisse möglich. Beispiele dafür sind: Aminoglykoside (PAE), Ceftriaxon, Ceftibuten (Bronchitis, Harnwegsinfektion), Teicoplanin, Doxycyclin, Moxifloxacin, Levofloxacin (längere Halbwertszeit).

Kombinationstherapie

Kombinationen von Chemotherapeutika können sinnvoll sein zur Erweiterung des Spektrums (z. B. bei kalkulierter Chemo-

therapie schwerer Infektionen), zur Vermeidung von schneller Resistenzentwicklung (z. B. antituberkulöse Therapie; antiretrovirale Therapie bei HIV) und wenn synergistische Effekte nachgewiesen sind (z. B. Co-trimoxazol, β-Lactam-Antibiotika plus Aminoglykoside). Die Kombination eines **β-Lactamase-Inhibitors** wie Clavulansäure, Sulbactam oder Tazobactam mit einem Penicillin verhindert die Inaktivierung durch β-Lactamase bildende Erreger. Bei etwa 70% der nosokomialen Infektionen sind β-Lactamase-bildende Erreger beteiligt. Die Kombination des Carbapenems Imipenem mit Cilastatin führt zur Blockade der Dehydropeptidase I im renalen Bürstensaum und erhöht damit die Wirksamkeit bei gleichzeitiger Verminderung der Nephrotoxizität von Imipenem. Bei Mischinfektionen mit aeroben und anaeroben Keimen können β-Lactam-Antibiotika mit Metronidazol kombiniert werden. Auch die Kombination von Acylureido-Penicillinen mit β-Lactamase-Inhibitoren ist bei derartigen Infektionen i. d. R. wirksam und eine Kombination mit Metronidazol ist nicht erforderlich.

Bakteriologische Gründe für eine Kombinationstherapie können sein: Enterokokken-, Pseudomonas-Infektion, Tuberkulose oder Toxoplasmose.

Klinische Indikationen für eine Kombinationstherapie können sein:

- Fremdkörperinfektionen (z. B. Ciprofloxacin + Rifampicin)
- Endokarditis (infizierte Herzklappen sind ebenso schwer zu sanieren wie ein Fremdkörper)
- Hochgradige Abwehrschwäche (z. B. Leukämie, Infektionen bei hämatologisch-onkologischen Patienten, Immunsuppression)
- Mischinfektionen (z. B. bei Peritonitis oder Bronchiektasen)
- Initiale Chemotherapie bei schweren, z. B. septischen Infektionen

Bei immungeschwächten Patienten kann eine Infektion mit normalerweise harmlosen (apathogenen) Erregern zu schweren und tödlichen Verläufen führen. Daher muss man meist Antibiotikakombinationen einsetzen, die ein breites Erregerspektrum erfassen und bakterizid wirken. Sinnvoll ist z. B. die Kombination von β-Lactam-Antibiotika mit Aminoglykosiden zur Erfassung des grampositiven und gramnegativen Bereichs. Außerdem haben diese beiden Gruppen von Antibiotika einen synergistischen Effekt, da β-Lactam-Antibiotika die intrabakterielle Konzentration von Aminoglykosiden erhöhen. Gegebenenfalls müssen auch Carbapeneme wie Imipenem, Meropenem oder Doripenem oder Fluorchinolone, wie Ciprofloxacin oder Levofloxacin und zusätzlich bei systemischen Mykosen Antimykotika, wie die Azole Fluconazol, Voriconazol, Itraconazol, die Echinocandine Caspofungin, Micafungin, Anidulafungin oder auch das heute weniger therapeutisch relevante Amphotericin B verabreicht werden.

◘ **Tab. 10.1.** Verteilung von Antibiotika in unterschiedliche Kompartimente

Ordinary Sites (leichte Erreichbarkeit)	Specialized Sites (schwere Erreichbarkeit)
Bindegewebe	Abszesse
Intraabdominalorgane	Glaskörper des Auges
(z. B. Leber)	Herzklappen
Lunge	Knochen/Knochenmark
Muskel	Pankreas
Niere	Prostata
Peritoneum	ZNS (Liquor)
u. a.	

Chemoprophylaxe

Seltene, aber sinnvolle Indikationen einer Chemoprophylaxe

- Malaria bei Reisen in Epidemiegebiete
- Streptokokken-Prophylaxe nach rheumatischem Fieber, Rezidivprophylaxe
- Tuberkulose bei tuberkulinnegativen, beruflich und familiär Exponierten; bei tuberkulinpositiven Immungeschwächten Personen (z. B. auch bei hochdosierter Glukokortikoid-Therapie)
- Heimbewohnern und Familienmitgliedern bei Meningokokken-Infektionen
- Endokarditis-Prophylaxe bei zahnmedizinischen Eingriffen (auch andere invasive Eingriffe)
- Chirurgische Eingriffe, insbesondere in der Abdominalchirurgie, Gynäkologie, Urologie, Kardiochirurgie, Gefäßchirurgie
- Eingriffe und Reiseprophylaxe bei Abwehrgeschwächten
- Darmerkrankungen bei schwerer Grundkrankheit, Immunschwäche oder HIV

Wirkungstyp von Antibiotika (Bakteriostase und Bakterizidie). Bakterizidie (Abtötung der Keime durch Antibiotika) sollte grundsätzlich angestrebt werden. Bei bakteriostatisch (Wachstumshemmung erzeugend) wirkenden Antibiotika muss die körpereigene Immunabwehr die Antibiotikawirkung zur Infektionsüberwindung ergänzen. Deshalb sollten bei immunsupprimierten und Risiko-Patienten stets Bakterizida eingesetzt werden.

Die minimale Hemmkonzentration (MHK) und die minimale bakterizide Konzentration (MBK) sind **in vitro** Maße für die antibakterielle Aktivität, die durch spezielle mikrobiologische Methoden bestimmt werden können und deren Kenntnis im Einzelfall hilfreich für die optimale Dosierung sein kann.

In ◘ Tab. 10.2 sind die Antibiotikaklassen mit wichtigen Vertretern der Bakterizida und Bakteriostatika zusammengestellt. Die bakterizide Wirkung hängt jedoch u. a. wesentlich ab von der Höhe der Dosierung und der Konzentration am Wirkort, sowie der Wachstumsphase der Keime und der Einwirkzeit der Antibiotika.

Pharmakoökonomische Betrachtungen der antiinfektiven Therapie

Die Frage, ob und wann eine intravenöse Therapie in eine per orale Behandlung überführt werden kann (Sequenztherapie), ist auch unter wirtschaftlichen Betrachtungen in den Vordergrund gerückt. In pharmaökonomischen Studien wurde für eine Vielzahl von Indikationen die höhere Wirtschaftlichkeit der Sequenztherapie bei äquivalentem klinischem Ergebnis belegt. Die Vorteile liegen dabei vor allem in geringeren Personal- und Arzneimittelkosten sowie einer niedrigeren Komplikationsrate mit kürzeren Krankenhausaufenthalten begründet.

Bei der Diagnostik im Rahmen des **Therapeutic Drug Monitoring** (Blutspiegel-gestützte Dosierung), kommt es auch durch die Verbilligung der instrumentellen Arzneistoffanalytik zu einer Verbesserung der Wirtschaftlichkeit technisch aufwendiger Verfahren.

Unerwünschte Wirkungen (UAW)

Zu den so genannten unerwünschten biologischen Wirkungen gehören **Entwicklung und Ausbreitung** resistenter Popula-

◘ Tab. 10.2. Einteilung der Antibiotikaklassen mit wichtigen Vertretern nach Wirkungstyp (antibakterielle Chemotherapeutika)

Bakterizida	Bakteriostatika
β-Lactam-Antibiotika - Penicilline (mehrere Untergruppen) - Cephalosporine (4 Generationen; orale/parenterale) - Carbapeneme, z. B. Imipenem; Meropenem, Doripenem - Monobactame, z. B. Aztreonam	Makrolide/Ketolide z. B. Erythromycin, Clarithromycin, Azithromycin, Telithromycin
Chinolone (Gyrasehemmer) - Nichtfluorierte Chinolone - Fluorierte Chinolone Gruppe I–IV, z. B. Ciprofloxacin (II), Levofloxacin (III), Moxifloxacin (IV)	Tetracycline z. B. Doxycyclin Lincosamide z. B. Clindamycin Glycylcycline z. B. Tigecyclin
Aminoglykoside z. B. Gentamicin, Tobramycin, Amikacin, Streptomycin (nur bei Tuberkulose)	Rifamycine z. B. Rifampicin
Glykopeptide z. B. Vancomycin, Teicoplanin	Folsäuresynthesehemmer z. B. Sulfamethoxazol; Trimethoprim (Co-trimoxazol), Kombination aus beiden wirkt z. T. bakterizid
Lipopeptide z. B. Daptomycin	Oxazolidinone z. B. Linezolid
Fosfomycin	(Polymyxine, Chloramphenicol, wegen starker Nebenwirkungen kaum noch therapeutisch relevant)

Substanzen ohne klinisch relevante antibakterielle Eigenwirkung sind β-Lactamase-Inhibitoren: Sulbactam, Clavulansäure und Tazobactam (ausschließlich zur Kombination mit β-Lactamase-labilen β-Lactam-Antibiotika).

tionen beim Patienten als Veränderung der Standortflora (z. B. Darm- und Hautflora) oder der Infektionsflora (Erregerwechsel) sowie im Krankenhaus resultierend aus dem Selektionsdruck durch übermäßigen und einseitigen Einsatz von Antibiotika. Dies führt schließlich zum »Nachlassen« der Wirksamkeit von Antibiotika. Es besteht eine Korrelation zwischen Häufigkeit und Intensität des Antibiotikaeinsatzes und dem Ausmaß des Auftretens von Resistenzen. Zur Vermeidung bzw. Reduktion der Resistenzentwicklung wird deshalb auch das alternierende Therapieregime empfohlen (z. B. Wechsel der »Standardmedikamente« alle 3–6 Monate auf einer Station bzw. in einem Krankenhaus).

Durch die Selektion resistenter Populationen kann für den Patienten unmittelbar Gefahr entstehen, wenn besonders pathogene Erreger, wie z. B. Clostridium difficile, selektioniert werden, die eine pseudomembranöse Enterokolitis hervorrufen können. Sehr häufig treten diese schweren, z. T. lebensbedrohlichen Enteritiden unter Aminopenicillinen (auch in Kombination mit β-Lactamase-Inhibitoren), Clindamycin und Cephalosporinen auf. Bis zu 25% dieser Patienten müssen medikamentös (z. B. mit Metronidazol und/oder Vancomycin oral) behandelt werden.

Zu den unerwünschten biologischen Wirkungen zählt auch die massive inflammatorische Reaktion durch bakterielle Lyse und Endotoxinfreisetzung bei Therapie mit bakteriziden Antibiotika. Klassischerweise in der Luestherapie (Herxheimer Reaktion) beschrieben, spielt sie auch eine Rolle bei anderen Endotoxinbildnern wie Shigellen, Salmonellen, Brucellen, Leptospiren und Enterobakteriaceae. Klinisch kommt es zur Temperaturerhöhung, Tachykardie und ggf. zur Organbeteiligung bis zum Endotoxinschock.

Wie alle Medikamente haben Antibiotika **dosisabhängige unerwünschte Wirkungen**, die sowohl von der Spitzen- oder Talkonzentration als auch von der verabreichten Gesamtdosis abhängen können. Ein Beispiel ist die dosisabhängige Hemmung der Kaliumkanäle u. a. durch Fluorchinolone mit der Folge einer QT-Verlängerung im EKG und der Gefahr von Herzrhythmusstörungen (Torsades de pointes) bis hin zum Kammerflimmern. Die individuelle Patientendisposition, wie Leber- und/oder Nierenfunktionsstörungen, kardiologische Vorerkrankungen, begünstigen die Entwicklung toxischer unerwünschter Wirkungen und sind bei der Dosierung des Antibiotikums zu beachten. Akut-toxische Wirkungen (z. B. neurologische Störungen bei Fluorchinolonen) haben häufig eine bessere Rückbildungstendenz als chronisch-toxische Schädigungen (z. B. Innenohrschwerhörigkeit und Nierenversagen bei Aminoglykosiden).

Allergische unerwünschte Wirkungen schränken relativ häufig die Auswahl von Antibiotika ein. Hier kommen die Sofortreaktionen vom anaphylaktischen Typ, insbesondere bei Anwendung von Penicillin G (Benzylpenicillin), als auch beschleunigte allergische Reaktionen sowie allergische Spätreaktionen (80–90% der allergischen Reaktionen) vor (siehe auch Arzneimittel-Allergie).

Eine weitere wichtige Ursache für unerwünschte Nebenwirkungen können **Interaktionen** mit anderen Arzneimitteln sein. Insbesondere die Hemmung hepatischer Monooxygenasen, der Cytochrom-P450-Enzyme, z. B. durch einige Makro-

lide und Fluorchinolone sowie Azol-Antimykotika, bedingen meist ein höheres Nebenwirkungsrisiko. Weitere wichtige Beispiele für interaktionsbedingte Nebenwirkungen sind in ◘ Tab. 10.3 dargestellt.

Resistenz, Persistenz, Superinfektion

Bei der **natürlichen Resistenz** (Speziesresistenz) hat das Antibiotikum bei einer gegebenen Erregerart keine Wirkung, d. h. der Erreger gehört nicht zum Wirkspektrum des Chemotherapeutikums, z. B. wirkt Penicillin G nicht gegenüber Enterobakteriaceae.

Eine **sekundäre Resistenz** entwickelt sich durch die Behandlung mit Antibiotika. Die Mechanismen können sein:
- Bildung bakterieller Enzyme, die den Wirkstoff inaktivieren (z. B. Spaltung des β-Lactam-Ringes durch β-Lactamasen)
- Verringerte Aufnahme in die Bakterienzelle oder Zunahme des Efflux aus dem Erreger (z. B. Tetracycline, Makrolide, Fluorchinolone) und
- Molekulare Veränderungen am Angriffsort des Antibiotikums (z. B. Fluorchinolone, Tetracycline, β-Lactam-Antibiotika).

Kreuz- oder Parallelresistenz besteht häufig bei pharmakologisch bzw. chemisch verwandten Antibiotika. Auch Multiresistenzen (extrachromosomal durch Plasmide übertragen) gegen völlig unterschiedliche Chemotherapeutika kommen bevorzugt bei Mykobakterien, aber auch bei Enterokokken und Pseudomonas-Arten vor. Relevant ist z. B. die Übertragung von Mehrfachresistenzen zwischen Enterobakterien und anderen gramnegativen Erregern. Sie spielt besonders bei Erregern nosokomialer Infektionen eine Rolle.

Persister sind Bakterien, die trotz einer Antibiotikatherapie überlebt haben, aber nicht resistent geworden sind. Von ihnen kann ein Rezidiv ausgehen. Beispielsweise setzt die erfolgreiche Therapie von intrazellulär lebenden Keimen (z. B. Chlamydien, Listerien, Mykobakterien, Legionellen, Treponemen, Salmonellen, Brucellen) voraus, dass eine ausreichend hohe intrazelluläre Konzentration des Chemotherapeutikums erreicht wird. Aufgrund ihrer molekularen Eigenschaften erreichen z. B. β-Lactam-Antibiotika und Aminoglykoside keine ausreichend hohe intrazelluläre Konzentration und sind daher meist unwirksam.

Die antimikrobielle Chemotherapie kann das mikrobiologische Gleichgewicht stören und so **Superinfektionen** hervorrufen, wie z. B. die pseudomembranöse Kolitis durch Clostridium difficile (s. o.). Auch Pilz-Infektionen durch Candida albicans und anderen Spezies sind häufig und nehmen besonders in den Intensivtherapiebereichen mit hohem Antibiotikaverbrauch deutlich zu.

Niereninsuffizienz und Chemotherapie

Renal eliminierte Chemotherapeutika müssen bei **eingeschränkter Nierenfunktion** niedriger dosiert werden, da bei höheren Konzentrationen mit vermehrten unerwünschten Wirkungen gerechnet werden muss. Auch eine Verlängerung des Dosierungsintervalls kommt in Frage. Bei Aminoglykosiden, insbesondere bei Kombination mit Glykopeptiden, trifft dies wegen der Nephro- und Ototoxizität besonders zu.

◻Tab. 10.3. Interaktionen von Antibiotika mit anderen Arzneimitteln und deren Folgen (Auswahl)

Antibiotika	Komedikation	Folge
Aminoglykoside	Nichtdepolarisierende Muskelrelaxanzien	Begünstigung/Auslösung/Potenzierung einer neuro-muskulären Blockade
	Nephro- oder ototoxische Pharmaka, z. B. Vancomycin, Colistin, Amphotericin B, Ciclosporin A, Cisplatin, Schleifendiuretika	Gesteigertes Risiko von Gehör- und/oder Nierenschäden
Cephalosporine (nur einige)	Nephrotoxische Substanzen, z. B. Amino-glykoside	Verstärkung der Nephrotoxizität
Penicilline	Saure Pharmaka, z. B. Probenecid, Salicylate, Indometacin, Sulfinpyrazon, Phenylbutazon	Verminderung der tubulären Penicillin-Sekretion, Penicil-lin-abhängige ZNS-Reaktionen können bei hoher Dosie-rung zunehmen (erhöhte Krampfneigung)
Tetracycline (Doxycyclin)	Barbiturate, Phenytoin, Carbamazepin	Beschleunigter Tetracyclin-Abbau durch Enzyminduktion
	Substanzen mit hoher Proteinbindung, z. B. Sulfonylharnstoffe, Cumarin-Analoga (z. B. Phenprocoumon)	Wirkungsverstärkung von stark proteingebundenen Substanzen. Das etwa zu 95% an Plasmaproteine gebun-dene Doxycyclin verdrängt diese Komedikamente aus ihrer Eiweißbindung
Makrolide (außer Azithromycin)	Theophyllin	Gefahr einer Theophyllin-Intoxikation durch reduzierten Theophyllin-Metabolismus
	Ciclosporin A	Erhöhte Nephrotoxizität durch reduzierten Metabolismus von Ciclosporin A
Lincosamide	Nichtdepolarisierende Muskelrelaxanzien	Verstärkte neuromuskuläre Blockade mit Atemdepression
Glykopeptide	Nephro- oder ototoxische Pharmaka, z. B. Aminoglykoside, Amphotericin B, Ciclosporin A, Cisplatin, Schleifendiuretika	Gesteigertes Risiko von Gehör- und Nierenschäden
Fluorchinolone z. B. Ciprofloxacin	Nichtsteroidale Antiphlogistika	Erhöhte Krampfneigung
	Mineralische Antazida, H_2-Rezeptor-Antagonisten	Verminderung der Resorption von allen Chinolonen mit Wirkungsverlust
	Warfarin	Verstärkung der Warfarin-Wirkung. Manche Fluorchinolone hemmen die hepatische Elimination der R-Form des Warfarins
	Theophyllin, Koffein, Duloxetin	Verstärkte Nebenwirkungen von Theophyllin, Koffein und Duloxetin. Wechselwirkung ist substanzabhängig unter-schiedlich stark ausgeprägt. Ursache ist die Hemmung der Metabolisierung über Cytochrom P4501A2
Glycylcycline	Orale Antikoagulanzien	Gelegentlich erhöhte INR-Werte

Zu den vorwiegend renal eliminierbaren Antibiotika, bei denen eine Dosisanpassung bei Niereninsuffizienz notwendig ist, gehören z. B. Aminoglykoside, Penicilline, die meisten Cephalosporine, Glykopeptide, Levofloxacin, Carbapeneme u. a.

Leberschädigung und Chemotherapie

Bei Vorliegen von Leberschäden sollten hepatotoxische Substanzen nur nach sorgfältigem Abschätzen von möglichem therapeutischen Nutzen und Risiko bei nicht anders thera-pierbaren Infektionen in Erwägung gezogen werden. Dabei sollte eine enge Kontrolle der Leberwerte (z. B. ASAT, ALAT) erfolgen. Cholestatische Leberveränderungen treten bei Ver-wendung von Erythromycin-Estolat-Präparationen beim Er-wachsenen relativ häufig auf.

– Chemotherapeutika, deren Einsatz bei gestörter Leber-funktion möglichst vermieden werden sollen (potenziell hepatotoxisch): Clavulansäure, Clindamycin, Griseoful-vin, Isoniazid, Ketoconazol, Linezolid, Miconazol, Nitro-furantoin, Pyrazinamid und Rifampicin.

- Chemotherapeutika, deren Einsatz mit Vorsicht angewendet werden sollte bei gestörter Leberfunktion (stärkere biliäre Ausscheidung oder Metabolisierung): Cefotaxim, Ceftriaxon, Chloramphenicol, Co-trimoxazol, Doxycyclin, Flourchinolone, Erythromycin-Esolat, Fusidinsäure, Metronidazol, Mezlocillin, Sulfonamide u. a.

Therapeutisches Drug Monitoring von Antibiotika (Blutspiegel-gestützte Dosierung)

Viele Antibiotika sind durch erhebliche interindividuelle Unterschiede der pharmakokinetischen Eigenschaften, vor allem im Eliminationsverhalten und Verteilungsvolumen, gekennzeichnet. Dies trifft im besonderen Maße auf Intensivpatienten mit Multiorganversagen und starken Veränderungen in den Verteilungsräumen, z. B. durch Infusionsbehandlungen, zu. Dadurch können die resultierenden Plasmakonzentrationen nach Standarddosen in weiten Bereichen streuen, wodurch einerseits die Gefahr der Unterdosierung mit unzureichender therapeutischer Wirkung, andererseits überhöhte Plasmaspiegel mit dem Risiko unerwünschter toxischer Wirkungen drohen.

Ziel des therapeutischen Drug Monitoring (TDM) ist es, unter Nutzung pharmakokinetischer Prinzipien und Messungen der Arzneimittelkonzentration im Patientenblut die individuell optimale Dosierung für den Patienten zu finden.

Voraussetzung und Indikationen für die Durchführung eines TDM ist vor allem, dass die betreffenden Substanzen

- signifikante Konzentrations-Wirkungs-Beziehungen für therapeutische und toxische Effekte aufweisen,
- einen engen therapeutischen Bereich (geringe therapeutische Breite) haben und sie anhand klarer klinischer Wirkungen nicht sicher dosiert werden können.

Zu den Arzneimitteln, für deren sicheren Einsatz ein TDM dringend empfohlen wird, gehören die Aminoglykosid- und Glykopeptidantibiotika. Darüber hinaus kann ein TDM auch für Antimykotika und Virustatika sinnvoll sein.

Das TDM für Antibiotika ist besonders für schwerkranke, intensivmedizinisch betreute Patienten indiziert, deren arzneimittelausscheidende Organe (Leber, Niere) in der Regel eingeschränkt funktionsfähig bzw. funktionsuntüchtig sind. Wichtig ist das TDM auch für immunsupprimierte Patienten aufgrund ihrer verminderten Infektionsabwehr, bei Langzeittherapie oder wenn trotz Standarddosierung kein therapeutischer Erfolg erzielt wird bzw. toxische, insbesondere nephrotoxische, Effekte auftreten.

Für die meisten Antibiotika, wie zum Beispiel Penicilline, Cephalosporine, Makrolide oder Fluorchinolone, ist die Gefahr toxischer Wirkungen geringer, da sie eine relativ große therapeutische Breite besitzen. Für diese Antibiotika ist eine blutspiegelorientierte Therapie im Sinne des TDM nur selten notwendig.

10.1.2 Therapie mit antibakteriellen Chemotherapeutika

Chemotherapeutika im engeren Sinne sind chemisch synthetisch hergestellte Substanzen, die entweder antimikrobiell (antimikrobielle Chemotherapie) oder antineoplastisch (antineoplastische Chemotherapie) wirksam sind. Die antimikrobielle Chemotherapie kann sich gegen Bakterien, Viren, Pilze oder Protozoen richten. Antibiotika im eigentlichen Sinne sind Substanzen, die von Mikroorganismen gebildet und gewonnen werden und als Naturstoffe antibakteriell wirksam sind. Da viele Antibiotika auch chemisch synthetisch oder halbsynthetisch hergestellt werden können, ist eine Abgrenzung zwischen den Begriffen Chemotherapeutika und Antibiotika zunehmend schwierig. Der Begriff Antibiotika wird in der Regel bevorzugt. Die Begriffe Antibiotika und Chemotherapeutika werden hier synonym verwendet.

β-Lactam-Antibiotika

Zu den β-Lactam-Antibiotika werden die Penicilline, Cephalosporine, Carbapeneme und Monobactame gerechnet. Strukturell werden dieser Gruppe auch die β-Lactamase-Inhibitoren (z. B. Sulbactam, Tazobactam) zugerechnet, die jedoch über keine klinisch relevante antibakterielle Aktivität verfügen und stets mit einem Penicillin-Antibiotikum kombiniert werden müssen. Die Gruppe der β-Lactam-Antibiotika umfasst eine Vielzahl von Stoffen mit unterschiedlichem antibakterielleM Wirkspektrum sowie unterschiedlicher Pharmakokinetik Zu den wichtigsten β-Lactam-Antibiotika in Klinik und Praxis gehören:

Penicilline

Benzylpenicillin (Penicillin G[1]) kann aufgrund seiner Säurelabilität nur intravenös oder in Bindung an schwache organische Basen (Benzathin-Benzylpenicillin, Procain-Benzylpenicillin, Clemizol-Benzylpenicillin) intramuskulär als Depot verabreicht werden. Indikationen können sein Infektionen mit Streptokokken (z. B. Erysipel), Meningokokken (z. B. Meningitis), Pneumokokken (z. B. akute Exazerbation einer chronischen Bronchitis, Pneumonie) und Gonokokken (z. B. Gonorrhö; Resistenzen beachten).

Oralpenicilline (Penicillin V[2], Propicillin[3]) sind säurefest und daher auch nach oraler Gabe wirksam. Das Wirkspektrum ist gleich dem des Benzylpenicillins, wegen der nur geringen Bioverfügbarkeit mit i. d. R. niedrigen Plasmakonzentrationen sind sie jedoch nur für leichtere ambulante Infektionen, z. B. Atemwegsinfektionen, Tonsillitis, indiziert.

Isoxazolylpenicilline (Oxacillin, Flucloxacillin[4]) sind i. d. R. gegen β-Lactamase-bildende Staphylokokken und Enterokokken wirksam, da der β-Lactamring nicht von Penicillinase gespalten werden kann. Sie sind oral und parenteral anwendbar.

Aminopenicilline (Ampicillin[5], Amoxycillin[6]) haben ein erweitertes Spektrum im gramnegativen Bereich. Sie sind zusätzlich wirksam gegen H. influenzae und Enterokokken. Unterschiedlich empfindlich sind E. coli und Proteus mirabilis. Sie sind nicht β-Lactamase-fest, aber säurestabil und daher

---

1 Penicillin Grünenthal®
2 Penicillin V-ratiopharm®
3 Baycillin® mega
4 Staphylex®, Fluclox Stragen®
5 Unacid®
6 Amoxypen®, Amoxicillin-ratiopharm®

oral wirksam. Durch Zugabe der β-Lactamase-Inhibitoren Clavulansäure oder Sulbactam wird deren Wirkspektrum gegen Staphylokokken und gramnegative Bakterien, auch für Penicillin G, erweitert. Amoxycillin wird im Gegensatz zu Ampicillin (Resorption 30–40%) zu ca. 80% aus dem Darm resorbiert und verursacht daher weniger gastrointestinale unerwünschte Wirkungen (z. B. Diarrhöen) als Ampicillin.

Acylaminopenicilline (Mezlocillin[7], Piperacillin[8]) haben gegenüber Aminopenicillinen ein zusätzlich erweitertes Spektrum im gramnegativen Bereich. Mezlocillin ist besonders gegen Proteus vulgaris wirksam. Mezlocillin und Piperacillin sind teilweise noch wirksam gegen Pseudomonas aeruginosa. Die ß-Lactamase-Inhibitoren Tazobactam und Sulbactam können in Kombination zur Erweiterung des Spektrums führen, z. B. Tazobactam in fixer Kombination mit Piperacillin. Sulbactam steht zur freien Kombination mit β-Lactam-Antibiotika als Monosubstanz zur Verfügung.

Unerwünschte Wirkungen. Die Häufigkeitsangaben über das Auftreten allergischer Reaktionen schwanken in einem weiten Bereich von 0,6–10%. Anaphylaktische Schockreaktionen treten bei 1–5 von 10.000 mit Penicillin behandelten Patienten auf. Es können alle Allergieformen auftreten (Arzneimittelallergien ▶ Kap. 36).

Schwere anaphylaktische Reaktionen können mit einer Häufigkeit von 1:7000 und tödlich verlaufende Schocks mit einer Inzidenz von 1:50.000 auftreten.

Die Sensibilisierung kann auch ohne vorherige Therapie mit Penicillinen, z. B. durch Kontakt mit Schimmelpilzen, auftreten. Die lokale Anwendung soll wegen der hohen Allergisierungsrate vermieden werden. Bei Oralpenicillinen treten schwere unerwünschte Wirkungen seltener auf, z. B. sehr selten Blutbildveränderungen, interstitielle Nephritis, pseudomembranöse Enterokolitis. Neurotoxische unerwünschte Wirkungen mit Krampfbereitschaft treten nur bei hochdosierter i.v. Gabe oder bei intrathekaler Applikation (Niereninsuffizienz und Krampfbereitschaft!) und 12–72 h nach Beginn der Therapie auf. Herxheimer-Reaktionen treten insbesondere bei Behandlung von Lues und Meningitis druch Endotoxin-Freisetzung auf. Nach hochdosierter parenteraler Gabe von Penicillin-Kaliumpräparaten ist eine Hyperkaliämie mit Herzrhythmusstörungen möglich. Hohe i.v. Dosen zusammen mit Antikoagulanzien und Thrombozytenaggregationshemmern können zu Blutungskomplikationen führen. In Einzelfällen wurde bei i.v. Gabe über das Auftreten einer Hepatitis und/oder Cholestase berichtet.

Cephalosporine

Cephalosporine sind β-Lactam-Antibiotika mit hoher Wirkstärke und Stabilität gegenüber β-Lactamasen von Staphylokokken, relativ geringer Toxizität und großer therapeutischer Breite. Aufgrund ihres breiten Spektrums gehören sie im Krankenhausbereich zu den am häufigsten eingesetzten Antibiotika. Allerdings sind Enterokokken, Listerien und Methicillin-resistente Staphylokokken (MRSA, MRSE) gegenüber sämtlichen Cephalosporinen resistent. Sie wirken wie Penicilline bakterizid auf proliferierende Keime durch Hemmung der Zellwandsynthese.

> ### Einteilung der Cephalosporine nach Generationen
> - Erst-Generations-Cephalosporine wie Cefazolin[9], Cefadroxil und Cefalexin haben gute antimikrobielle Aktivität im grampositiven Bereich.
> - Zweit-Generations-Cephalosporine wie Cefuroxim[10] und Cefaclor sind besser wirksam gegen gramnegative Erreger aber geringer gegen grampositive Erreger.
> - Dritt-Generations-Cephalosporine wie Cefotaxim und Ceftriaxon[11] sind generell weniger aktiv gegen grampositive Kokken, aber deutlich aktiver gegen Enterobacteriaceae inklusive ß-Lactamase produzierende Stämme. Ceftazidim ist auch aktiv gegen Pseudomonas aeruginosa, Serratia, Neisseria gonorrhoeae. Die Aktivität gegenüber den anaeroben Bacteroides-Arten ist geringer als bei Zweit-Generations-Cephalosporinen.
> - Viert-Generations-Cephalosporine wie Cefepim haben gegenüber Dritt-Generations-Cephalosporinen hauptsächlich eine verbesserte β-Lactamase-Festigkeit gegenüber β-Lactamasen chromosomalen und Plasmid-Ursprungs. Sie kommen zum Einsatz bei schweren Infektionen durch aerobe gramnegative Bakterien, die resistent gegenüber Dritt-Generations-Cephalosporinen sind.

Die pharmakodynamischen Eigenschaften (Wirkungsmechanismus) parenteraler Cephalosporine entsprechen denen der Penicilline. Bei den pharmakokinetischen Parametern zeigen sich teilweise erhebliche Unterschiede bei einzelnen Substanzen in der Elimination. Die meisten Cephalosporine werden überwiegend unverändert renal ausgeschieden, die durchschnittlichen Halbwertszeiten bei nierengesunden Patienten liegen bei etwa 2 h. Davon abweichende pharmakokinetische Parameter zeigt Ceftriaxon mit einer durchschnittlichen Halbwertzeit von etwa 8 h und etwa 50%iger biliärer Elimination. Cephalosporine verteilen sich extrazellulär wie die Penicilline mit einem relativen Verteilungsvolumen von 0,2–0,4 l/kg KG.

Unerwünschte Wirkungen. In der Regel treten nur selten (~5%) Kreuzallergien mit Penicillin auf. Gelegentlich werden allergische Reaktionen – teilweise schon nach Erstanwendung – beobachtet. Ähnlich wie bei Penicillinen können alle Allergieformen auftreten (Arzneimittelallergien ▶ Kap. 36). In Einzelfällen kann es zum lebensbedrohlichen anaphylaktischen Schock kommen. Auswirkungen auf das Blutbild sind toxischer und allergischer Art (hämolytischer Anämie, Neutro-, Granulo-, Thrombo-, Leukozytopenie und Eosinophilie). Diese treten selten auf und sind reversibel (z. B. unter Cefazolin, Cefuroxim, Ceftazidim und ältere Oralcephalosporine). Orale Cephalosporine und starke biliär eliminierte, β-Lactamase-stabile Vertreter, wie z. B. Ceftriaxon führen häufiger

---

7 Baypen®
8 Piperacillin Fresenius®
9 Cephazolin Fresenius®, Cefazolin HEXAL®
10 Elobact®, Cefuroxim-ratiopharm®
11 Rocephin®, Ceftriaxon-ratiopharm®

zu gastrointestinalen Beschwerden (Erbrechen, Diarrhö) sowie zur Beeinträchtigung der physiologischen Darmflora (zunehmend auch pseudomembranöse Enterokolitis durch C. difficile).

Bei Anwendung von Cefazolin wurden eine Verlängerung der Prothrombinzeit und eine erhöhte Blutungsneigung beobachtet. Eine Substitution mit Vitamin K kann erforderlich werden. Thromboplastinzeit und Blutungszeit müssen bei Anwendung dieser Cephalosporine kontrolliert werden. Vorsicht bei der Anwendung von Antikoagulanzien. Störungen der Leber- (z. B. Transaminasenanstieg) und Nierenfunktion sowie Cholestase werden in Einzelfällen beobachtet.

Probenecid kann die Serumspiegel von Cefazolin, Cefuroxim und Cefotaxim erhöhen. Dieser Effekt wird heute klinisch kaum noch ausgenutzt.

Carbapeneme

Carbapeneme sind im Allgemeinen gut verträgliche Substanzen, die aufgrund ihres Wirkungsspektrums in 2 Gruppen eingeteilt werden. Sie zeigen ein sehr breites Wirkungsspektrum im gramnegativen und grampositiven Bereich einschließlich der Anaerobier und eine hohe β-Lactamase-Stabilität. Zur **Gruppe 1** zählen die **Imipenem/Cilastatin**[12] und **Meropenem**[13] sowie das im Jahr 2008 neu zugelassene **Doripenem**[14]. Zur **Gruppe 2** zählt das im Jahr 2002 eingeführte **Ertapenem**[15], das sich von den anderen Carbapenemen durch eine geringere Wirksamkeit auf Pseudomonas spp. und Acinetobacter spp. unterscheidet. Imipenem wird in der Niere durch eine renale Dipeptidase (Dehydropeptidase I) in einen nephrotoxischen Metaboliten umgewandelt. Durch die Kombination mit dem Dihydropeptidase-Inhibitor Cilastatin (im Zienam in Kombination mit Imipenem) werden die Hydrolyse und damit die Nephrotoxizität vermindert. Meropenem und Ertapenem sind stabil gegenüber diesem Enzym und brauchen keinen Kombinationspartner. Alle Carbapeneme sind weitestgehend β-Lactamase-stabil. Auf Methicillin-resistente Staphylokokken (MRSA) zeigen sie keine Wirkung.

Pharmakokinetik. Ein weiteres Unterscheidungsmerkmal sind die pharmakokinetischen Parameter. Die Verteilung der Carbapeneme erfolgt überwiegend extrazellulär, das relative Verteilungsvolumen liegt zwischen 0,1 l/kg KG (Ertapenem) und 0,25 l/kg KG (Imipenem, Meropenem, Doripenem). Die Proteinbindung wird für Ertapenem mit >90%, für Imipenem/Cilastatin, Doripenem und Meropenem deutlich niedriger mit 8% bzw. 2% angegeben. Alle Carbapeneme werden teilweise metabolisiert und vorzugsweise renal eliminiert. Die Halbwertszeit bei nierengesunden Patienten liegt bei den älteren Carbapenemen und Doripenem bei einer Stunde. Ertapenem zeigt wegen der höheren Pharmaproteinbindung eine längere Halbwertszeit von etwa 4 h und kann daher 1× täglich dosiert werden. Carbapeneme wirken wie alle β-Lactam-Antibiotika bakterizid und zeigen eine zeitabhängige Pharmakodynamik.

Indikationen. Carbapeneme sind für folgende Indikationen zugelassen: Pneumonien, intraabdominelle und gynäkologische Infektionen, Sepsis (nur Meropenem und Imipenem),

Haut- und Weichgewebeinfektionen, kalkulierte Behandlung neutropenischer Patienten bei Verdacht auf bakterielle Infektionen (nur Meropenem und Imipenem), Knochen- und Gelenkinfektionen (nur Imipenem), Meningitis in Kombination mit Dexamethason (nur Meropenem) und Infektionen der Niere und ableitenden Harnwege. Doripenem ist für nosokomiale Pneumonien (einschließlich Beatmungspneumonie), komplizierte intraabdominelle Infektionen sowie komplizierte Harnwegsinfektionen zugelassen, auch als 4stündige Infusion.

Unerwünschte Wirkungen. Die wichtigste unerwünschte Wirkung besteht in der Selektion von resistenten Mikroorganismen aufgrund der breiten Wirksamkeit. Auch Hefen können selektioniert werden und zur sekundären Infektionsgefahr für den Patienten werden (z. B. orale Candidiasis). Weiter können Allergien (auch Kreuzallergien mit Penicillinen!) auftreten. Krampfanfälle sind in erster Linie auf Cilastatin zurückzuführen und treten daher unter Meropenem, Ertapenem und Doripenem seltener auf. Außerdem treten Übelkeit, Erbrechen und Durchfälle auf. Phlebitiden an der Injektionsstelle, Veränderungen des Blutbildes und der Blutgerinnung, Erhöhung der Transaminasen (häufiger während der Behandlung bei Kindern, bes. bei Älteren beobachtet) und pseudomembranöse Kolitis können vorkommen.

Monobactame

Aztreonam[16] ist ein Monobactam mit spezieller Wirkung gegen Enterobactericeae. Die Aktivität gegen Pseudomonas aeruginosa ist unterschiedlich. Gegen grampositive Erreger ist Aztreonam nahezu unwirksam und muss bei Verdacht auf eine Mischinfektion mit einem entsprechenden Präparat kombiniert werden. In Deutschland findet es relativ selten Anwendung.

Unerwünschte Wirkungen. Hautreaktionen und gastrointestinale Beschwerden stehen im Vordergrund. In Einzelfällen wurden pseudomembranöse Enterokolitis, neurologische Nebenwirkungen (Kopfschmerz, Schwindel, Verwirrtheit), Blutbildveränderungen, Leber- und Nierenfunktionsstörungen und EKG-Veränderungen beobachtet.

Fluorchinolone

Norfloxacin war das erste in 6-Stellung fluorierte Chinolon. Es wird seit Anfang der achtziger Jahre zur Behandlung bakterieller Infektionen eingesetzt. Da durch die Fluorierung eine Aktivitätssteigerung erreicht wird, ist es sinnvoll, die heute üblichen Substanzen dieser Arzneimittelgruppe als »Fluorchinolone« zu bezeichnen. Wegen ihres Hemmeffekts auf die **bakterielle DNA-Gyrase** werden Chinolone auch als »Gyrasehemmer« bezeichnet, jedoch wirken die neueren Derivate nicht nur auf die Gyrase, sondern auch auf andere bakterielle Enzyme (z. B. Topoisomerase IV), so dass diese

---

12 Zienam®
13 Meronem®
14 Doribax®
15 Invanz®
16 Azactam®

Nomenklatur nicht mehr empfehlenswert und international unüblich ist.

Fluorchinolone wirken in Abhängigkeit von der Dosis rasch bakterizid und haben gegenüber einigen Bakterien einen »**postantibiotischen Effekt**«, d. h. sie hemmen die Profileration der Erreger trotz Absinken der Wirkkonzentration. Der Anteil resistenter Bakterienstämme hat in den letzten Jahren kontinuierlich zugenommen (z. B. bei E. coli). Bedenklich ist in diesem Zusammenhang auch die übermäßig häufige Verwendung von Fluorchinolonen bei Bagatellinfektionen und in der Veterinärmedizin. Seit kurzem werden Generika angeboten, die z. T. stark unterdosiert sind und dadurch auftretende subtherapeutische Konzentrationen zu einer weiteren **Verschlechterung der Resistenzsituation** führen können. Fluorchinolone haben ein großes Verteilungsvolumen. Sie erreichen hohe Gewebespiegel und wirken teilweise auch gegen intrazellulär gelagerte Bakterien, wie Chlamydien, Mykoplasmen, Listerien und Legionellen (bedeutsamer Unterschied zu β-Lactam-Antibiotika und Aminoglykosiden!). Von der Paul-Ehrlich-Gesellschaft für Chemotherapie e.V. ist eine Einteilung der Fluorchinolone in die folgenden vier Gruppen vorgeschlagen worden, die auch die Einordnung weiterer Derivate zulässt.

- **Gruppe I:** Orale Fluorchinolone mit im Wesentlichen auf Harnwegsinfektionen eingeschränkter Indikation (z. B. Norfloxacin)
- **Gruppe II:** Systemisch anwendbare Fluorchinolone mit breiter Indikation (z. B. Ciprofloxacin, Ofloxacin, Enoxacin)
- **Gruppe III:** Fluorchinolone mit verbesserter Aktivität gegen grampositive und »atypische« Erreger (z. B. Levofloxacin)
- **Gruppe IV:** Fluorchinolone mit verbesserter Aktivität gegen grampositive und »atypische« Erreger sowie gegen Anaerobier (z. B. Moxifloxacin)

Gruppe I. Norfloxacin[17] besitzt eine hohe Aktivität gegen gramnegative Bakterien (z. B. Enterobakterien). Aufgrund der antibakteriellen und pharmakokinetischen Eigenschaften kommt es bevorzugt zur Therapie von Harnwegsinfektionen. Norfloxacin sollte nur bei leichteren Harnweginfektionen angewandt werden. Auch bei bakterieller Enteritis, Gonorrhö und Prostatitis wird es eingesetzt.

Gruppe II. Ciprofloxacin[18] und **Ofloxacin**[19] verfügen über eine sehr hohe In-vitro-Aktivität gegen Enterobakterien und Haemophilus influenzae. Sie besitzen jedoch nur mittlere bzw. relativ schwache antibakterielle Aktivität gegen Staphylokokken, Pneumokokken, Enterokokken und Chlamydien und Mykoplasmen. Ciprofloxacin ist derzeit das wirksamste Fluorchinolon gegen Pseudomonas aeruginosa. Beide Fluorchinolone sind sowohl oral als auch parenteral anwendbar und daher zur Sequenztherapie geeignet. Ciprofloxacin ist das einzige Antibiotikum zur oralen Therapie von Infektionen durch Pseudomonas aeruginosa; dieser Keim tritt häufig bei chronischer Otitis media und externa sowie bei Mukoviszidose-Patienten mit Atemwegsinfektionen auf. In diese Gruppe wird auch Enoxacin eingeordnet, das allerdings gegen viele Bak-

terien schwächer wirksam ist und eine vergleichsweise ungünstige Nutzen-Risiko-Relation aufweist. Ciprofloxacin und Ofloxacin besitzen im Gegensatz zu den Substanzen der Gruppe I ein wesentlich breiteres Indikationsspektrum. Hauptindikationen sind neben den komplizierten Harnwegsinfektionen auch Infektionen der Atemwege (z. B. nosokomiale Pneumonie), insbesondere verursacht durch gramnegative Erreger, Haut-, Weichteil- sowie Knocheninfektionen (Osteomyelitis) und Sepsis. Ciprofloxacin ist das Mittel der Wahl bei schweren typhösen Salmonellenerkrankungen und bei symptomatischen Dauerausscheidern. Auch bei Shigellen-Infektionen und Cholera ist Ciprofloxacin klinisch oft wirksam. Es ist für viele Infektionen zur Sequenztherapie vorgeschlagen worden. Bei der ambulanten Pneumonie (meist durch Pneumokokken hervorgerufen) ist es aufgrund ungenügender Aktivität gegen diese Erreger nicht geeignet, wird aber oft falsch indiziert eingesetzt. Dies ist einer der häufigsten Fehler in der Antibiotikaanwendung überhaupt.

> ❗ **Bei der akuten Exazerbation einer COPD und ambulanten Pneumonie ist Ciprofloxacin aufgrund ungenügender Aktivität gegen Pneumokokken nicht geeignet. Außerdem ist aufgrund des häufigen Einsatzes eine deutliche Resistenzentwicklung zu verzeichnen.**

Gruppe III. Levofloxacin[20] weist im Gegensatz zu den Fluorchinolonen der Gruppe II eine verbesserte Aktivität gegen grampositive Erreger wie Staphylokokken, Streptokokken, Pneumokokken und Enterokokken auf, bei vergleichbarer Aktivität gegen Chlamydien und Mykoplasmen. Levofloxacin wirkt auch gegen Mykobacterium tuberculosis (Reservemittel bei Tuberkulose). Levofloxacin stellt den antibakteriell wirksamen Anteil von Ofloxacin dar (Ofloxacin ist ein racemisches Gemisch, Levofloxacin das L-Enantiomer). Die Indikationen von Levofloxacin entsprechen im Wesentlichen denen von Ofloxacin, darüber hinaus kann es auch bei Pneumokokken-Infektionen (ambulant erworbene Pneumonie, akute Exazerbation der chronischen Bronchitis) angewandt werden.

Gruppe IV. Moxifloxacin[21] ist derzeit das einzig verfügbare Fluorchinolon aus dieser Gruppe. Es ist das aktivste Chinolon gegen Pneumokokken und andere grampositive Erreger. Außerdem besitzt es auch eine hohe Aktivität gegen »atypische« Erreger und Anaerobier sowie gegen M. tuberkolosis. Neben den bakteriellen Infektionen der Atemwege kommt Moxifloxacin aufgrund seines antibakteriellen Spektrums auch für Infektionen durch Anaerobier in Betracht (abdominelle Infektionen, Infektionen der Haut- und Weichgewebe). Weitere klinische Erfahrungen sind bei einigen Indikationen notwendig, um den therapeutischen Stellenwert der hochpotenten Substanz in der Therapie weiterer Krankheitsbilder zu definieren.

---

17 Barazan®, Norfloxacin-ratiopharm®
18 Ciprobay®, Ciprohexal®
19 Tarivid®, Oflohexal®
20 Tavanic®
21 Avalox®

Unerwünschte Wirkungen. Unerwünschte Wirkungen der Fluorchinolone betreffen insbesondere den Gastrointestinal-Trakt und das Zentralnervensystem (z. B. Kopfschmerzen, Schwindel, Benommenheit, Schlaflosigkeit, Verwirrung, Halluzinationen). Allergische Hautreaktionen kommen selten vor, doch besitzen alle Fluorchinolone ein **phototoxisches Potenzial**. Bei allen Fluorchinolonen sind auch **EKG-Veränderungen** (Verlängerung des QT-Intervalls) beobachtet worden. Sparfloxacin ist aufgrund des photo- und kardiotoxischen Potenzials vor wenigen Jahren vom Markt genommen worden. Die Kombination von Fluorchinolonen mit Antiarrhythmika, die Einfluss auf die QT-Zeit haben (Antiarrhythmika der Klassen Ia, z. B. Chinidin, Disopyramid, und III, z. B. Amiodaron, Sotalol) ist zu vermeiden. Außerdem ist aus diesem Grund auch die Komedikation mit einigen Neuroleptika, z. B. Phenothiazinen, Haloperidol und trizyklischen Antidepressiva, kontraindiziert. Funktionsstörungen der Leber und Niere treten gelegentlich auf; Trovafloxacin wurde 1999 wegen schwerer, z. T. tödlicher hepatischer Reaktionen vom Markt genommen. Auch bei anderen Vertretern sind Leberschäden beobachtet worden. Dies muss beim Einsatz, insbesondere bei bereits vorbestehenden Leberschädigungen beachtet werden. Fluorchinolone können zu **Tendopathien** führen; während oder auch noch mehrere Wochen nach Abschluss der Therapie wurden Entzündungen und Rupturen der Achillessehne und anderer Sehnen beobachtet. Die Therapie mit Glukokortikoiden ist ein zusätzlicher Risikofaktor für Tendopathien.

Fluorchinolone wirken toxisch auf die Entwicklung des Gelenk- und Epiphysenknorpels (bisher nur tierexperimentell nachgewiesen). Sie sind daher bei Kindern und Jugendlichen kontraindiziert. Unter sorgfältiger Abwägung von Nutzen und Risiko kann Ciprofloxacin jedoch zur Behandlung von Infektionen bei Kindern und Jugendlichen mit zystischer Fibrose eingesetzt werden, da die bisherigen Erfahrungen zeigen, dass unter diesen Bedingungen das Risiko für Arthropathien nicht erhöht ist und Ciprofloxacin die beste Option für die orale Behandlung der meist durch Pseudomonas aeruginosa verursachten respiratorischen Infektionen bei Mukoviszidose-Patienten darstellt. Enoxacin und in geringem Maße auch Ciprofloxacin hemmen den Abbau von Theophyllin durch Inhibition hepatischer Monooxygenasen (CYP 1A2). Bei gleichzeitiger Gabe ist ein Therapeutisches Drug Monitoring von Theophyllin sinnvoll. Unter Levofloxacin ist eine Verlängerung der Halbwertzeit von Ciclosporin A um 30–40% beobachtet worden. Die Wirkung von Vitamin-K-Antagonisten, z. B. Phenprocoumon, ist unter Levofloxacin und anderen Flourchinolonen verstärkt (Erhöhung der INR/Abfall des Quick-Wertes) und es können Blutungen auftreten. Da Fluorchinolone mit mehrwertigen Metallkationen Chelatkomplexe bilden, ist die Resorption aus dem Gastrointestinaltrakt bei gleichzeitiger Einnahme von mineralischen Antazida und anderen metallhaltigen Medikamenten (Eisenpräparate, Vitaminpräparate mit Zinkzusatz) unter Umständen so stark reduziert, dass mit einem **Therapieversagen** gerechnet werden muss. Deshalb sind mindestens 2–3 h zwischen der oralen Einnahme von Präparaten aus diesem Grund einzuhalten. Bisherige Erfahrungen geben keinen Hinweis auf teratogene Wirkungen einer Chinolontherapie, doch sollten **Schwangere** und **Stillende** nicht mit Fluorchinolonen behandelt werden.

Makrolide

Makrolid-Antibiotika **inhibieren die Proteinsynthese**, wirken bakteriostatisch und in Abhängigkeit von Keim, Substanz und Konzentration z. T. bakterizid. Sie wirken hauptsächlich gegen grampositive Stäbchen und Kokken, Bordetellen, Mykoplasmen, Legionellen, Spirochäten, Corynebakterien, Helicobacter pylori, und Actinomyceten. Azithromycin ist deutlich besser wirksam gegen Haemophilus influenzae und andere gramnegative Erreger. Gegen grampositive Erreger ist es weniger wirksam als andere Makrolide aber i. d. R. ausreichend.

Makrolide (Erythromycin[22], Roxithromycin[23], Clarithromycin[24] oder Azithromycin[25]) sind indiziert bei ambulant erworbenen Pneumonien und akuter Exerbationen chronischer Bronchitiden, bei Keuchhusten und Legionellosen. Bei Scharlach, Erysipel und Diphtherie sind sie Alternativen bei Penicillinallergie.

Pharmakokinetik. Makrolide erreichen intrazellulär wirksame, z. T. sehr hohe Konzentrationen. Azithromycin wird besonders stark, vor allem auch in Phagozyten, angereichert aufgrund seines großen Verteilungsvolumens. Dadurch bleiben lang anhaltende hohe Gewebespiegel besonders in entzündeten Arealen bestehen. Dies ermöglicht eine Kurzzeitbehandlung als sog. Dreitagetherapie mit je 500 mg/Tag. Die Liquorgängigkeit ist nicht hoch. Sie treten in die Muttermilch und den fetalen Kreislauf über. Die Makrolide werden überwiegend in der Leber metabolisiert und können durch Hemmung der Cytochrom-P450-abhängige Monooxygenasen (z. B. CYP 3A4 und 2E1) die Metabolisierung, z. B. von Carbamazepin, Ciclosporin A und Theophyllin blockieren. In diesen Fällen sollten Blutspiegelkontrollen im Sinne des TDM durchgeführt werden. Diese Interaktion tritt nicht bei Azithromycin auf und ist bei Roxithromycin geringer ausgeprägt.

Unerwünschte Wirkungen. Unter Makrolid-Therapie kommt es nur gelegentlich zu allergischen Reaktionen. Schwere Hauterscheinungen wurden vor allem von Kindern aller Altersstufen entwickelt. Gastrointestinale Störungen (häufig) mit Übelkeit, Erbrechen, Durchfällen und pseudomembranöse Enterokolitis sowie allergische Hauterscheinungen und dosisabhängig Ohrensausen und reversibler Hörverlust kommen vor. Besonders bei längerer Gabe von Erythromycin wurden **Leberfunktionsstörungen** mit intrahepatischer Cholestase beobachtet. Erythromycin hat im Darm **prokinetische Wirkung**, die zu einer Verstärkung der gastrointestinalen Symptome führt. Wegen der besseren gastrointestinalen Verträglichkeit sollten bei der oralen Therapie die neueren Makrolide bevorzugt werden. Auch mit zentralnervösen Stö-

---

22 Eryhexal®, Erythro von CT®
23 Rulid®
24 Klacid®, Biaxin® HP
25 Zithromax®

rungen (Kopfschmerzen, Schwindel, Benommenheit) ist zu rechnen. Nebenwirkungen durch Arzneimittelinteraktionen: siehe auch Telithromycin. Makrolide können bei Patienten mit verlängertem QT-Intervall im EKG gefährliche **ventrikuläre Arrhythmien** (Torsade de pointes) und ventrikuläre Tachykardien hervorrufen. Die kardialen Nebenwirkungen sollten bei gleichzeitiger Gabe von potenziell arrhythmogenen Substanzen, incl. Antiarrythmika (besonders Klassen Ia und III) beachtet und ggf. die Komedikation vermieden werden.

Ketolide

Telithromycin[26] ist ein orales, konzentrationsabhängig bakterizid wirkendes Antibiotikum und das erste zugelassene Präparat dieser Klasse, welche aus den Makroliden hervorgegangen ist. Es blockiert den Translationskanal und damit die Proteinsynthese durch Wirkung auf die Ribosomen. Durch seinen dualen Wirkmechanismus war eine schnelle Resistenzentwicklung relativ unwahrscheinlich. Jedoch sind unter Praxisbedingungen bereits Resistenzen nachgewiesen worden.

Sein Wirkspektrum umfasst sowohl grampositive als auch gramnegative Erreger. Empfindlich sind Streptococcus pneumoniae, Streptokokken, Staphylococcus aureus und Enterokokken bei den Grampositiven, sowie Moraxella catarrhalis, Legionellen und Bordetella pertussis bei den Gramnegativen. Intermediär empfindlich sind Haemophilus influenzae und parainfluenzae. Weiterhin werden erfasst Chlamydia pneumoniae, Chlamydia psittaci und Mykoplasma pneumoniae, also v. a. Erreger, die bei Atemwegsinfektionen als »atypische Erreger« eine wesentliche Rolle spielen.

Indikationen bei Erwachsenen sind die Behandlung von leichten bis mittelschweren ambulant erworbenen Pneumonien, akute Exazerbation einer chronischen Bronchitis, akute Sinusitis und Tonsillitis/Pharyngitis, verursacht durch β-hämolysierende A-Streptokokken, sofern β-Lactam-Antibiotika nicht geeignet sind. Letzteres gilt auch für Patienten im Alter von 12 bis 18 Jahren.

Unerwünschte Wirkungen. Bei mehr als 10% der Patienten kommt es zu Durchfällen, die größtenteils leicht verlaufen. Weitere häufige unerwünschte Nebenwirkungen sind Übelkeit, Erbrechen, Schwindel, Bauchschmerzen, Kopfschmerzen und Geschmacksstörungen. Es kann zu einem Anstieg der Leberenzyme kommen. Neuesten Publikationen zufolge traten auch schon nach kurzfristiger Therapie mit Telithromycin[26] schwerste Leberschäden auf.

Telithromycin ist ein stärkerer Inhibitor des CYP 3A4-Enzyms und ein schwacher Inhibitor von CYP 2D6. Es kann die Plasmaspiegel z. B. von Mutterkornalkaloiden, Pimozid, einigen Statinen, Benzodiazepinen und Ciclosporin A erhöhen. Eine gleichzeitige Anwendung mit einigen Antiarrythmika (s. a. Fluorchinolone) ist kontraindiziert, da diese zu einer QT-Verlängerung und zu kardialen Arrhythmien führen kann.

Es darf nicht gleichzeitig eingenommen werden mit Simvastatin, Atorvastatin und Lovastatin. Da unter Telithromycin-Einnahme auch Fälle von Exazerbationen der Myasthenia gravis auftraten, ist die Komedikation mit Statinen streng kontraindiziert. Eine Behandlung mit diesen Arzneimitteln

(»Statine«) muss während der Einnahme von Telithromycin unterbrochen werden.

Das Antibiotikum ist kontraindiziert bei Patienten mit angeborenem QT-Syndrom in der Anamnese oder Familienanamnese und bei Patienten mit erworbener QT-Intervall-Verlängerung, bei bekannter Überempfindlichkeit gegen Telithromycin oder Makrolide und in der Schwangerschaft und Stillzeit.

Da Ketolide möglicherweise wie die Makrolide die QT-Zeit verändern, ist besondere Vorsicht geboten bei Patienten mit koronarer Herzkrankheit, bekannten ventrikulären Arrhythmien, nicht ausgeglichener Hypokaliämie oder Hypomagnesiämie, Bradykardie oder bei gleichzeitiger Anwendung von anderen Substanzen, die die QT-Zeit verlängern (s. oben). Insbesondere auf Grund der Nebenwirkungen sowie des Interaktionspotenzials hat Telithromycin in der Praxis an Bedeutung verloren.

Tetracycline

Doxycyclin[27] und **Minocyclin**[28] sind die klinisch relevantesten Tetracycline und werden aufgrund ihrer hohen Bioverfügbarkeit heute bevorzugt. Tetracycline wirken bakteriostatisch gegen eines breites Spektrum grampositiver und gramnegativer Erreger wie Staphylokokken, Streptokokken, Pneumokokken, Actinomyceten und gegen intrazelluläre Erreger wie Rickettsien, Chlamydien, Legionellen und Mykoplasmen. Allerdings bestehen heute z. T. erhöhte Resistenzraten, so dass sie bei einer Reihe von klinisch relevanten Infektionen zurückhaltend, bzw. nach Resistenztestung eingesetzt werden sollten. Eine Therapie mit Tetracyclinen als Mittel der ersten Wahl kommt in Frage bei Infektionen durch Borrelien, Rickettsien, Bartonellen, Brucellen (in Kombination mit Gentamicin), Chlamydien, Helicobacter pylori, Burkholderia, Vibrionen. Für die Therapie von Atemwegsinfektionen (AECB, ambulante Pneumonie) sind sie nach den aktuellen Leitlinien eine akzeptierte Alternative. Minocyclin wird in niedriger Dosierung bei der Akne vulgaris und schweren Formen der Rosacea eingesetzt. Die älteren Tetracycline Oxytetracyclin (Oxytetracyclin) und Chlortetracyclin (Aureomycin) werden wegen der unsicheren Bioverfügbarkeit kaum noch systemisch eingesetzt. Sie stehen z. T. noch zur topischen Anwendung bei Haut- und Augeninfektionen zur Verfügung.

Pharmakokinetik. Doxycyclin und Minocyclin werden zu über 90% enteral resorbiert und die Bioverfügbarkeit wird, anders als bei den älteren Tetracyclinen, durch die Nahrungsaufnahme, insbesondere von Milchprodukten, nicht wesentlich (zu beachten wären Aluminium, Calcium, Magnesium, Colestyramin) beeinträchtigt. Die Halbwertszeit von Doxycyclin beträgt 15–24 h, die Wirkdauer bis zu 24 h und die Plasmaeiweißbindung 80–93%. Doxycyclin hat eine recht hohe Gewebegängigkeit und verteilt sich gut in Galle, Milz, Pankreas, Knochen, Zähnen und Synovialflüssigkeit. Wegen der geringen Konzentration im Liquor ist es zur Therapie der

---

26 Ketek®
27 Supracyclin®, Doxycyclin AL®
28 Minocyclin®, Minocyclin-ratiopharm®

Meningitis nicht geeignet. Doxycyclin wird zu 40% in der Leber konjugiert und mit der Galle in den Darm ausgeschieden (durch Enzyminduktion beschleunigter Abbau). 35–60% werden über die Niere eliminiert, davon ca. 40% unverändert. Bei Niereninsuffizienz ist jedoch keine Dosisanpassung erforderlich. Doxycyclin kann auch intravenös verabreicht werden (möglichst der Sequenztherapie).

Dosierung

Doxycyclin:
- Initial 0,2 g/d, dann 100 mg/d.
- Häufig wird es in Sequenztherapie (initial i.v., nach 2–3 Tagen oral) eingesetzt.

Unerwünschte Wirkungen. Gastrointestinale Störungen durch Schleimhautreizung (besonders bei oraler Gabe) und Beeinträchtigung der Darmflora mit Superinfektionen (pseudomembranöse Enterokolitis!) kommen vor. Aufgrund von Chelatbildung mit mehrwertigen Kationen (Calcium!) findet eine **Einlagerung in Knochen und Zähnen**, mit Störungen des Knochenwachstums und Schmelzhypoplasie sowie **Gelbfärbungen der Zähne** (keine Gabe an Kinder unterhalb des 8. Lebensjahres!) statt. Photodermatose mit Onycholyse, Fetteinlagerung in der Leber, evtl. mit Ikterus, Azotämie, Azidose mit Schock als Folge sind in seltenen Fällen möglich. Selten sind Blutbildveränderung, wie Leukozytose, thrombozytopenische Purpura und reversible Leukopenie sowie allergische Hauterscheinungen und Angioödem. Wegen des ulzerogenen Potenzials sollten oral Tetracycline mit reichlich Flüssigkeit (keine Milchprodukte) eingenommen werden. Leberschäden traten bei Überdosierungen oder in Kombination mit potenziell lebertoxischen Substanzen und in der Schwangerschaft auf. Tetracycline können renale Schäden verursachen oder bestehende Nierenfunktionsstörungen verstärken.

Glycylcycline

Tigecyclin[29] ist ein neues Breitspektrum-Antibiotikum, das 2006 zugelassen wurde. Es leitet sich strukturell von den Tetracyclinen ab und wirkt wie diese nur bakteriostatisch. Es hat eine hohe Aktivität gegen grampositive Erreger, einschließlich MRSA, Penicillin-resistenter Pneumokokken, Vancomycin-resistenter Enterokokken, gramnegativer Erreger mit ESBL-Bildung sowie Anaerobier. Unwirksam ist es gegenüber Pseudomonas aeruginosa. Es liegt nur für die parenterale Applikation vor (30–60 minütige Infusion). Startdosis: 100 mg gefolgt von 50 mg alle 12 h (i.v.). **Indikationen:** Komplizierte Haut- und Weichgewebsinfektionen und komplizierte intraabdominale Infektionen. Reserve-Antibiotikum für schwere Infektionen; es sollte jedoch beachtet werden, dass es nur bakteriostatisch wirksam ist und bei pulmonalen Infektionen nach dem derzeitigen Stand nicht ausreichend wirksam ist. **Kontraindikation und Nebenwirkungen:** Schwangerschaft und Stillzeit sowie bekannte Überempfindlichkeit, auch gegenüber Tetracyclinen, stellen Kontraindikationen dar. Ebenso Kinder bis zu 8 Jahren (Verfärbung und Verlust der Zahnschmelzes). Übelkeit und Erbrechen, besonders bei Therapiebeginn. Leberenzyme können erhöht seine, gelegentlich erhöhte INR-Werte insbesondere in Kombi-

nation mit oralen Antikoagulanzien: Dann engmaschige **Überwachung der Gerinnungsparameter**.

Aminoglykoside

Zu den Aminoglykosiden zählt **Streptomycin**[30], das nur für die Therapie der Tuberkulose eingesetzt wird und hier deshalb nicht berücksichtigt wird (► Kap. 10.2). Weiterhin gehören dazu **Gentamicin**[31], **Tobramycin**[32], **Amikacin**[33], **Netilmicin** und **Neomycin**[34] sowie das nur am Auge angewendete Kanamycin.

Sie sind wirksam im gramnegativen Bereich, vor allem gegen Enterobakterien. Bei Pseudomonas-Infektionen, eine der Hauptanwendungsgebiete für Aminoglykoside, besitzen Tobramycin und Amikacin einen Vorteil gegenüber anderen Aminoglykosiden. Die Wirkung auf grampositive Erreger ist wenig ausgeprägt, doch werden sie auch für Infektionen mit Enterokokken in Kombination mit β-Lactam-Antibiotika eingesetzt, um deren Wirkung zu verstärken und den **Eagle-Effekt** aufzuheben.

Die Substanzen zeigen eine ausgeprägte, schnell einsetzende Bakterizidie und eine konzentrationsabhängige Abtötungskinetik. Der Serum- bzw. Gewebespiegel sollte dabei nach Möglichkeit mindestens das 5-fache der MHK des Erregers überschreiten. Der postantibiotische Effekt der Aminoglykoside kann in Abhängigkeit vom Serumspiegel, dem Kombinationspartner und dem Immunstatus des Patienten mehrere Stunden andauern. Die Wirkung der Aminoglykoside ist abhängig vom pH-Wert; im sauren anaeroben Milieu sind sie unwirksam, z. B. in Abszessen, in die sie aufgrund ihrer Struktur ohnehin nur in geringem Maße penetrieren.

Pharmakokinetik. Aminoglykoside verteilen sich extrazellulär. Das relative Verteilungsvolumen liegt bei etwa 0,25 l/kg mit einer Schwankungsbreite von 0,1–0,8 l/kg. Die Halbwertszeit der unverändert, ausschließlich renal eliminierten Substanzen, liegt bei nierengesunden Patienten bei etwa 2 h, doch können bei Patienten mit eingeschränkter Nierenfunktion deutlich höhere Werte erreicht werden. Eine Berücksichtigung der Kreatinin-Clearance und ein therapeutisches Drug Monitoring (TDM) sind daher insbesondere bei Risikopatienten erforderlich. Einer einmal täglichen Gabe der Gesamttagesdosis sollte der Vorzug vor allem in der Kombinationstherapie mit β-Lactam-Antibiotika gegenüber der konventionellen 3× täglichen Dosierung gegeben werden, um einen möglichst hohen Spitzenspiegel zu erreichen. Es gibt Hinweise auf eine geringere Toxizitätsrate bei günstigeren klinischen Erfolgen unter der 1× täglichen Dosierung. Als therapeutische Zielbereiche innerhalb eines 24-h-Dosierungsintervalls werden **Talspiegel** von <1 mg/l und (extrapolierte) **Spitzenspiegel** von 15–20 mg/l für Gentamicin und Tobramycin, >20 mg/l für Netilmicin und etwa 60 mg/l für Amikacin bei Patienten mit normaler Nierenfunktionsleistung angestrebt. Bei der Behandlung von Endokarditiden und neutropenischen Patienten ist die Datenlage für die Einmalgabe noch nicht aus-

---

29 Tygacil®
30 Strepto-Fatol®
31 Genta CT®
32 Tobramaxin®
33 Amikacin Fresenius®
34 Uro-Nebacetin®

reichend, so dass in diesen Fällen i. d. R. weiterhin konventionell behandelt werden sollte.

Indikationen. Aminoglykoside sind Antibiotika mit einem ausgeprägten oto- und nephrotoxischen Potenzial, die nur nach strenger Indikationsstellung eingesetzt werden sollten (Reserve-Antibiotika). Bei sachgerechter Anwendung (1× täglich, kurze Behandlungsdauer, therapeutisches Drug Monitoring) sind sie auch heute noch als wertvolle Substanzen, insbesondere bei schweren septischen Infektionen und Pseudomonas-Infektionen, mit akzeptabler Verträglichkeit anzusehen.

Zugelassene **Indikationen** sind schwere (nosokomiale) Infektionen durch gramnegative Stäbchen, Fieber bei Neutropenie und Pseudomonas-Infektionen bei zystischer Fibrose. Aminoglykoside dürfen bei diesen Indikationen niemals in Monotherapie gegeben werden. Nach Möglichkeit werden sie mit einem β-Lactam-Antibiotikum kombiniert, um einen additiven Effekt zu erzielen. Möglich ist auch die Kombination mit Fluorchinolonen. In der Regel (außer bei der Behandlung der Endokarditis) werden die Aminoglykoside nur zur **Kurzzeittherapie** (3–5 Tage) eingesetzt.

Geeignet sind sie je nach Erreger- und Resistenzsituation auch zur Behandlung von schweren Infektionen wie Pyelonephritis, Sepsis, Peritonitis, Endokarditis, Pneumonie, Meningitis, Osteomyelitis durch gramnegative Bakterien. Wegen ihrer geringen therapeutischen Breite sollen sie nur angewendet werden, wenn die Erreger gegen besser verträgliche Antibiotika resistent sind oder bei lebensgefährlichen Infektionen. Ihre Anwendung ist der Klinik vorbehalten. Wegen der geringen therapeutischen Breite ist eine Blutspiegel-gestützte Therapie (»**therapeutic drug monitoring**«) anzuraten, wobei die Spitzenspiegel entscheidend für die therapeutische Wirkung sind (s. o.) und die Talspiegel zur Vermeidung der Toxizität bestimmt werden sollen Alle Aminoglykoside werden gastrointestinal nur geringfügig resorbiert, wirken im Darm desinfizierd im Sinne der selektiven Darmdekontamination, und müssen für systemische Wirkung parenteral gegeben werden. Die inhalative Anwendung von Tobramycin kann bei Patienten mit cystischer Fibrose (Mukoviszidose) erwogen werden.

Unerwünschte Wirkungen. Die wichtigsten und schwerwiegendsten unerwünschten Wirkungen bestehen in **Ototoxizität** durch Schädigung des 8. Hirnnerven und in **Nephrotoxizität**, deren Häufigkeit und Schweregrad unter anderem davon abhängen, wie häufig diese Antibiotika pro Tag gegeben werden. Die Einmalgabe erwies sich als günstiger als eine fraktionierte Verabreichung der Tagesdosis. Deshalb sollten vor und während der Therapie in regelmäßigen Abständen die Kreatinin-Clearance überprüft und ggf. Audiogramme aufgenommen werden. Das Risiko für toxische Wirkungen steigt auch mit der Behandlungsdauer deutlich an (deshalb möglichst nur maximal 3–5 Tage mit Aminoglykosiden behandeln!).

Da Aminoglykoside im Nierengewebe in den Zellen des proximalen Tubulus über mehrere Wochen nach Abschluss der Behandlung persistieren, stellt eine vorangegangene Aminoglykosid-Therapie einen wichtigen Risikofaktor für

Nierenschäden dar. Allergische Reaktionen treten seltener, dann meist bei lokaler Anwendung auf. Bei gleichzeitiger Anwendung von Muskelrelaxanzien und Anästhetika muss mit Atemstillstand durch Verstärkung der neuromuskulären Blockade gerechnet werden.

Lipopeptide

Daptomycin[35] wirkt konzentrationsabhängig bakterizid und ist das erste Antibiotikum dieser neuen Klasse, das 2006 zugelassen wurde. Es hat einen neuartigen Wirkungsmechanismus: Irreversible Bindung an die Zellmembran mit konsekutiver schnellen Depolarisierung der unter Kalium-Efflux schnellen Abtötung der Bakterienzellen. Es wirkt ausschließlich gegen grampositive Erreger, einschließlich MRSA und ist nur parenteral anwendbar. Bei Verdacht auf Beteiligung gramnegativer Erreger ist eine entsprechende Kombination mit einem weiteren entsprechend wirksamen Antiinfektivum notwendig. Aufgrund der langen Halbwertszeit (8–9 h) wird es einmal täglich als Infusion über 30 min (4–6 mg/kg) dosiert; die Dosierung muss wegen der hohen (~80%) renalen Elimination, an die Nierenfunktion angepasst werden. Creatinin-Clearance ≤30 ml/min: Dosierungsintervall 24 → 48 h.

Indikationen. Komplizierte Haut- und Weichtgewebsinfektionen (sSSTI), rechtsseitige infektiöse Endokarditis durch Staphylococcus aureus sowie Staphylokococcus aureus-Bakteriämie. Für die Therapie von Atemwegsinfektionen ist Daptomycin nicht geeignet, da es durch Surfactant inaktiviert wird.

Unerwünschte Wirkungen. Kreatinphosphokinase (CPK)-Erhöhung mit Muskelschmerzen, Muskelschwäche und Myositis: Deshalb mindestens 1×/Woche Kontrolle der CPK, bei Werten oberhalb des fünffachen des Normwertes 2tägliche Kontrolle, bes. bei Patienten mit Cl_{krea} <30 ml/min sowie Komedikation mit Statinen, Fibraten und Ciclosporin A. Außerdem periphere Neuropathie, Auftreten von Niereninsuffizienz (cave: Dosisanpassung), Antibiotika-assoziierte Diarrhö.

Glykopeptide (Vancomycin[36], Teicoplanin[37])

Diese großmolekularen Antibiotika wirken relativ schwach bakterizid auf grampositive Bakterien. Sie werden überwiegend bei Penicillinallergie und bei Staphylokokken-Infektionen, insbesondere durch die Problemkeime MRSA und MRSE, eingesetzt.

Vancomycin und Teicoplanin haben ausschließlich **Wirkung im grampositiven Bereich**. Sie hemmen die Zellwandsynthese und sind dadurch bakterizid wirksam gegen Staphylokokken, auch Methicillin-resistente Stämme, Enterokokken und Pneumokokken sowie Clostridium difficile (bei pseudomembranöser Kolitis). Sie werden zur parenteralen Therapie bei schweren Staphylokokken-Infektionen, die gegen andere Antibiotika resistent sind oder bei Patienten, die gegen andere

---

35 Cubicin®
36 Vancomycin® CP, Vancomycin-ratiopharm®
37 Targocid®

Antibiotika allergisch sind, und oral bei pseudomembranöser Kolitis, die gegen Metronidazol therapierefraktär ist, eingesetzt. Ein wichtiges Anwendungsgebiet sind Infektionen bei hämatologisch-onkologischen Patienten in Kombination mit Breitband-β-Lactam-Antibiotika (z. B. Carbapeneme); bei Verdacht auf Pilzinfektionen mit Antimykotika (Therapie von Mykosen, ► Kap. 10.4). Wegen der Toxizität sind therapiebegleitend Blutspiegelkontrollen mit entsprechender Dosisanpassung (»therapeutic drug monitoring«) indiziert.

Unerwünschte Wirkungen. Allergien mit Fieber, Urticaria und Exanthem und Thrombophlebitiden treten häufig auf (5–10%). Interstitielle Nephritis, Nierenschädigung und Hörverlust (insbesondere bei Kombination mit Aminoglykosiden), Schwindel, Ohrensausen und Neutropenie sowie Thrombopenie sind möglich. Das sog. **Red-man-Syndrom** (Hautrötung des Oberkörpers) wird wahrscheinlich durch Hyperosmolarität bedingte Histaminausschüttung bei Infusion hervorgerufen und ist bei den neueren Zubereitungen kaum noch von Bedeutung. Teicoplanin ist besser verträglich (keine Thrombophlebitis, kein Red-man-Syndrom), hat aber auch ototoxisches Potenzial. Bei Patienten mit ausgedehnter Schädigung der Darmschleimhaut und gleichzeitiger Nierenfunktionsstörung ist bei oraler Therapie mit klinisch bedeutsamen Serumkonzentrationen zu rechnen (Nebenwirkungen wie nach i.v. Infusion). Akutes Nierenversagen, Schwerhörigkeit und Schwangerschaft (parenterale Therapie) sind ebenfalls Kontraindikationen.

Lincosamide (Lincomycin[38], Clindamycin[39])

Lincosamide blockieren das Enzym Peptidyltransferase und unterbrechen dadurch die Kettenverlängerung während der Proteinbiosynthese. Sie wirken, je nach Konzentration, bakteriostatisch bis bakterizid und sind bezüglich des Wirkmechanismus und des Wirkspektrums den Makroliden ähnlich. Eine Kombination mit Aminoglykosiden oder Chinolonen ist möglich. Vorsicht gilt bei gleichzeitiger Gabe von Ganglienblockern, da eine Verstärkung der Wirkung dieser eintreten kann (Muskelrelaxation).

Die Resistenzrate in Deutschland liegt für Staphylococcus aureus bei nosokomialen Infektionen um etwa 10–15% und für MRSA bei 50–60%. Es gibt kaum Resistenzen bei Staphylococcus aureus bei ambulanten Infektionen und sehr selten bei Streptokokken.

Clindamycin ist das semisynthetische Derivat von Lincomycin (dem ersten Präparat dieser Gruppe) mit einer besseren Wirksamkeit (2- bis 10-fach stärker als Lincomycin). Es hat eine sehr gute Gewebegängigkeit vor allem in die Knochen, allerdings eine schlechte Liquorgängigkeit. Seine Bioverfügbarkeit liegt bei 80%, die Halbwertzeit beträgt 2–3 h und die Plasmaeiweißbindung liegt bei 80–90%. Clindamycin wird vorwiegend biotransformiert, teilweise zu wirksamen Metaboliten. 10–40% werden im Urin ausgeschieden. Es besteht eine Kreuzresistenz zu Makroliden.

Clindamycin erfasst hauptsächlich Staphylokokken, Streptokokken und Anaerobier. Empfindlich sind auch Diphtheriebakterien, Milzbrandbazillen, Gardnerella vaginalis und Mykoplasma hominis.

Die Hauptindikationen sind auch hier Staphylokokken- und Anaerobier-Infektionen bei Penicillin-Allergie oder Resistenz gegen andere Antibiotika. Weiterhin wird Clindamycin eingesetzt zur oralen Nachbehandlung der Staphylokokken-Osteomyelitis und zur Therapie der ZNS- und Augen-Toxoplasmose (besonders bei AIDS).

Dosierung

Clindamycin:
- 600–1800 mg pro Tag aufgeteilt auf 3–4 Dosen. Es kann sowohl oral als auch i.v. verabreicht werden.
- Für Kinder wird auch hier die Dosis nach Körpergewicht (ca. 8–25 mg/kg) berechnet.
- In der Schwangerschaft und Stillzeit sowie bei Magen-Darm-Erkrankungen und schweren Leberfunktionsstörungen ist es kontraindiziert.

Unerwünschte Wirkungen. Gelegentlich treten Bauchschmerz, Übelkeit, weiche Stühle, Diarrhö und Erbrechen (5–20%) auf (die nach Absetzen meistens abklingen), selten allergische Haut-Reaktionen, Leukopenie und pathologische Leberfunktionswerte (mit Ikterus). Eine zu schnelle i.v. Gabe kann zu Blutdruckabfall führen. Clindamycin kann die Wirkung von Muskelrelaxanzien verstärken. Die gefährlichste Komplikation der Therapie ist die **pseudomembranöse Enterokolitis**, die im Vergleich zu anderen Antibiotika relativ häufig auftritt.

Im ersten Lebensmonat darf Clindamycin wegen möglicher Atemstörungen durch das Lösungsmittel Benzylalkohol nicht parenteral gegeben werden. Bei schwererer Niereninsuffizienz kann eine Dosisanpassung oder Intervalländerung erforderlich werden.

Oxazolidinone (Linezolid[40])

Linezolid ist der einzige Vertreter dieser neuartigen Strukturklasse antibakterieller Chemotherapeutika. Es greift in den Translationsprozess der bakteriellen Proteinsynthese bei der Bildung des Initiationskomplexes ein und wirkt bakteriostatisch. Auf Grund des Wirkungsmechanismus ist eine rasche Resistenzentwicklung wenig wahrscheinlich. Dennoch sind erste resistente Mutanten beschrieben worden.

Das Wirkungsspektrum umfasst ausschließlich **grampositive Bakterien:** Enterokokken, auch bei Vancomycin-Resistenz, Staphylokokken, auch Methycillin-resistente Keime (MRSA, MRSE), sensible und resistente Streptokokken sowie Listerien und Mykobakterien.

Indikationen sind schwere Infektionen mit nachgewiesenen resistenten Erregern aller Lokalisationen und bei begründetem Verdacht auf Beteiligung solcher Keime, z. B. nosokomialer Pneumonie, schweren Haut- und Weichgewebsinfektionen. Die Behandlung sollte derzeit nur im Klinikumfeld nach Konsultation eines Infektiologen begonnen werden.

---

38 Albiotic®
39 Sobelin®, Clinda-saar®
40 Zyvoxid®

> **Dosierung**
>
> **Linezolid:**
> - 2-mal 600 mg über 10–14 Tage.
> - Linezolid ist gut zur Sequenztherapie geeignet, da es als i.v. und orale Darreichungsform verfügbar ist und eine hohe Bioverfügbarkeit (~95%) besitzt.
> - Eine Dosisanpassung bei Niereninsuffizienz ist nicht erforderlich.

Unerwünschte Wirkungen. Die häufigsten Nebenwirkungen, die während klinischer Studien beobachtet wurden, waren Kopfschmerzen, Diarrhö, Übelkeit und Candidiasis. Unter Anwendung von Linezolid tritt bei einigen Patienten eine **Myelosuppression** (einschließlich Leukopenie, Panzytopenie, Anämie und Thrombozytopenie) auf, die nach Absetzen reversibel ist. Diese Nebenwirkung korreliert offensichtlich mit der Dauer der Anwendung und tritt bei Niereninsuffizienz häufiger auf. Deshalb sind dann häufiger (mindestens wöchentlich) eine **Blutbildkontrollen** erforderlich und die Anwendungsdauer ist auf 30 Tage beschränkt.

Bei Leberinsuffizienz ist Linezolid möglichst zu meiden. Häufiger als bei anderen Antibiotika (ca. 3% der Patienten) tritt eine arzneimittelbedingte Candidiasis auf. Weiterhin können periphere und optische Neuropathien mit Visuseinschränkungen teilweise mit nachfolgender Erblindung auftreten (opthalmologische Abklärung erforderlich).

Da Linezolid ein reversibler, nichtselektiver MAO-Hemmer ist, sollte die Kombination mit Antidepressiva von MAO-Hemmer-Typ (z. B. Moclobemid, Selegelin, Isocarboxacid, Phenelzin) gemieden werden. Der Blutdruck muss bei schwerer Hypertonie engmaschig kontrolliert werden, insbesondere bei psychischen Erkrankungen und entsprechender medikamentöser Therapie.

Streptogramine (Quinupristin/Dalfopristin)

Quinupristin (30%) und Dalfopristin (70%) sind in Synercid® in Kombination im Handel. Sie wirken synergistisch (bakterizid) gegen Staphylokokken, Streptokokken und Pneumokokken. Auch Methicillin-resistente Staphylokokken, Vancomycin-resistente Enterokokken und Penicillin-resistente Pneumokokken werden erfasst. Das Präparat ist ein absolutes Reserve-Antibiotikum und spielt therapeutisch aufgrund der Nebenwirkungen (s. u.) kaum noch eine Rolle. Die Halbwertszeit beträgt 1 h.

Unerwünschte Wirkungen. Häufige unerwünschte Wirkungen sind Venenreizung mit Thrombophlebitis an der Infusionsstelle, Hautreaktionen, Gelenk- und Muskelschmerzen, Übelkeit und Erbrechen. Transaminasen- und Bilirubin-Anstieg sind häufig. Eine Hemmung Cytochrom-P450-abhängiger Monooxygenasen kann zu Interaktionen mit anderen hepatisch metabolisierten Pharmaka führen, insbesondere solcher Substanzen, die über das CYP 3A4 (z. B. Ciclosporin A, Benzodiazepine) metabolisiert werden. Aufgrund der Verfügbarkeit besser wirksamer und verträglicher Alternativen (z. B. Linezolid, Daptomycin) werden Streptogramine nur noch selten eingesetzt.

Fosfomycin

Fosfomycin[41], ein Derivat der Phosphorsäure, ist ein bakterizides Breitspektrumantibiotikum ohne strukturelle Verwandtschaft zu anderen Antibiotika.

Es hemmt die Pyruvyltransferase, die für einen frühen Schritt der Bakterienzellwandsynthese nötig ist. Es dient in erster Linie als **Reserveantibiotikum** bei Infektionen mit empfindlichen Erregern, z. B. bei Penicillin- oder Cephalosporinallergie und z. B. bei Staphylokokken-Osteomyelitis. Die orale Zubereitung Fosfomycin-Trometamol wird zur oralen Therapie unkomplizierter Harnwegsinfekte eingesetzt. Sekundäre Resistenzentwicklung ist möglich.

Fosfomycin hat eine Halbwertszeit von ca. 2–3 h und eine orale Bioverfügbarkeit von ca. 40%, ist gut gewebegängig, penetriert in den Liquor cerebrospinalis und ist deshalb auch zur **Therapie der Meningitis** geeignet. Ca. 90% werden renal eliminiert, weshalb es in der Dosierung an die Nierenfunktion angepasst werden soll.

> **Dosierung**
>
> **Fosfomycin:**
> - Bei Erwachsenen 6–16 g auf 2–3 Dosen verteilt als Infusion oder 1-mal 3 g als Einmaldosis (oral).

Unerwünschte Wirkungen. Die wichtigsten unerwünschten Wirkungen sind gastrointestinale Symptome (z. B. Brechreiz), allergische Reaktionen und reversible Erhöhung von Transaminasen. Wegen des Natriumgehalts der i.v. Zubereitung ist Vorsicht geboten bei Herzinsuffizienz, Ödemen und sekundärem Hyperaldosteronismus. Schwangerschaft gilt als Kontraindikation:

Folsäureantagonisten (Sulfonamide und Trimethoprim)

Sulfonamide sind in Monotherapie durch Resistenzentwicklung praktisch nicht mehr ausreichend antibakteriell wirksam. Als Monotherapeutika finden sie nur noch bei der Behandlung der Nocardiose und leichten Harnwegsinfektionen Verwendung. Sulfonamide werden heute in Kombination mit Trimethoprim angewandt. Am verbreitetsten ist die Kombination aus Sulfamethoxazol und Trimethoprim (Co-trimoxazol). Die Kombination aus Pyrimethamin mit Sulfonamiden findet bei der Therapie der Malaria (▶ Kap. 10.5.1) Anwendung.

Co-trimoxazol

Trimethoprim und Sulfamethoxazol, die Kombinationspartner in Co-trimoxazol, weisen ähnliche pharmakokinetische Eigenschaften auf. Trimethoprim sollte nicht allein zur Therapie verwendet werden, da es rasch zur Resistenzentwicklung kommen kann. Co-trimoxazol wird heute überwiegend zur Therapie von Harnwegsinfektionen eingesetzt; es kann auch als Alternativ-Präparat bei Salmonellen- und Shigellen-Infektionen angewandt werden. Der jahrzehntelange häufige Gebrauch hat allerdings zu ausgeprägten Resistenzen bei klinisch wichtigen Erregern geführt (z. B. Salmonellen, Shigellen

---

41 Infectofos pro infusione®

und E. coli). Co-trimoxazol wird zur Prophylaxe und Therapie der Pneumocystis-jiroveci-Pneumonie bei AIDS-Patienten angewandt.

Unerwünschte Wirkungen. Unerwünschte Wirkungen der Sulfonamid-Komponente bestehen insbesondere in Form von allergischen Reaktionen. Außerdem kommen gastrointestinale Beschwerden und Hauterscheinungen vor. Das oftmals letal verlaufende Lyell-Syndrom (toxische epidermale Nekrolyse) gehört zu den seltenen aber fatalen unerwünschten Wirkungen der Sulfonamid-Komponente. Als Folge des Folat-Mangels kann es bei bis zu 4% der Behandlungsfälle zu reversiblen Thrombozytopenien, hyperchromen, makrozytären Anämien und Leukopenien kommen, die in seltenen Einzelfällen bis zur reversiblen Agranulozytose führen können. Die Rate an Unverträglichkeiten ist bei AIDS-Patienten besonders hoch. Teratogene Wirkungen wurden im Tierversuch beobachtet; eine Therapie mit Co-trimoxazol sollte daher während der Schwangerschaft nicht erfolgen. Bisher gibt es allerdings keine Hinweise auf ein erhöhtes Fehlbildungsrisiko beim Menschen bei unbeabsichtigter Exposition im ersten Trimenon.

Nitroimidazole (Metronidazol)

Metronidazol[42] ist wirksam gegen **Protozoen** (z. B. Trichomonas vaginalis, Entamoeba histolytica, Giardia lamblia, Balantidum coli) und wirkt darüber hinaus rasch bakterizid gegen **anaerobe Bakterien**, wie z. B. Bacteroides fragilis, Fusobakterienarten, anaerobe grampositive und gramnegative Kokken und Clostridien. Metronidazol weist ein hohes Verteilungsvolumen auf (ca. 80% des Körpergewichts). Wegen seiner guten Penetrationseigenschaften ist seine klinische Anwendung bei Gehirnabszessen, Anaerobier-Meningitis, intraabdominalen Abszessen, Peritonitiden und gynäkologischen Infektionen (unspezifische Vaginitis) sowie Anaerobier-Infektionen des Knochens und der Gelenke von Bedeutung. Metronidazol kann zur Behandlung der pseudomembranösen Kolitis durch Clostridium difficile eingesetzt werden (anwendung i. d. R. oral).

Unerwünschte Wirkungen. Unerwünschte Wirkungen von Metronidazol sind gastrointestinale Störungen, wie Bauchschmerzen, Übelkeit, Erbrechen, sowie **Reaktionen des Nervensystems** (z. B. Schwindel, Krampfanfälle, Parästhesien) und in Einzelfällen Pankreatitis. Wegen der Entwicklung einer Leuko- und Granulozytopenie sind regelmäßige Blutbildkontrollen empfohlen. Selten werden anaphylaktische Reaktionen, pseudomembranöse Enterokolitis, Leberfunktionsstörungen, Dysurie, Zystitis oder Candida-Superinfektionen beschrieben. Bei gleichzeitigem Alkoholgenuss kann es zum sog. »**Antabus-Syndrom**« kommen. Im Tierexperiment wurden mutagene und karzinogene Wirkungen beobachtet. Beobachtungen beim Menschen gaben bisher keinen Anhalt auf ein derartiges Risiko. Es wird aber empfohlen, die Behandlungsdauer auf maximal 10 Tage zu begrenzen.

Chloramphenicol

Chloramphenicol wirkt bakteriostatisch auf grampositive und gramnegative Bakterien und erfasst auch Rickettsien, Spiro-

chäten und Chlamydien. Wegen schwerwiegender **Knochenmarkstoxizität** (reversible und irreversible Formen mit letalem Ausgang) ist es heute nur noch ein absolutes Reserve-Antibiotikum.

10.1.3 Lokale antibakterielle Chemotherapie

Die Verwendung von Antibiotika auf Schleimhäuten, z. B. bei Pharyngitiden, Sinusitiden, Anginen, Tonsillitiden, Infektionen der oberen Atemwege und des Mittelohres (Otitis media), ist sinnlos und stellt i. d. R. eine grundsätzliche Kontraindikation dar. Analoges gilt für die Anwendung auf der Haut bei Abszessen, Furunkeln und Mastitiden. Angesichts der besonders häufigen Resistenzentwicklung und Allergisierung (besonders häufig bei topischer Anwendung) sollten systemisch wirksame Antibiotika nur in Ausnahmefällen lokal angewandt werden.

> **Antiseptika wie Polyvidon-Iod sowie Chlorhexidin sind zu bevorzugen.**

Polyvidon-Iod[43] kann bei oberflächlichen Wunden und zur Hautinfektion vor Inzisionen die meisten Keime stark reduzieren. Gegenüber Staphylococcus aureus, Escherichia coli und Pseudomonas aeruginosa ist die Wirkung mangelhaft. Für die Behandlung offener Wunden, für Körperhöhlenspülungen, zur Mund- oder Vaginalspülung sowie zur Händedesinfektion ist Polyvidon-Iod ungeeignet. Im Frühgeborenen-, Neugeborenen- und Säuglingsalter sowie bei Schilddrüsenkranken ist es kontraindiziert.

Chlorhexidin[44] ist ebenfalls ein gut verträgliches Hautantiseptikum, das 0,1- bis 0,5%-ig angewendet werden kann. Es ist für Händedesinfektion, Vaginalspülungen und Katheterpflege besonders gut geeignet. Hospitalkeime können resistent sein. Es können Kontaktdermatitiden sowie Photosensibilität auftreten. Lebensbedrohliche anaphylaktische Reaktionen durch Chlorhexidin sind beschrieben worden.

Taurolidin[45] bzw. sein Abbauprodukt wirkt gegen aerobe und anaerobe Bakterien und ihre Sporen sowie gegen Endo- und Exotoxine. Die klinische Wirksamkeit ist umstritten.

Der Wirkungsbereich von **Bacitracin**[46] umfasst grampositive Bakterien und Kokken sowie gramnegative Kokken. Wegen seiner ausgesprochenen Nephrotoxizität kann Bacitracin nur lokal appliziert werden. Bei oraler Gabe ist keine Resorption zu erwarten.

Das Aminoglykosid **Neomycin** wirkt gegen grampositive und gramnegative Bakterien. Es wird gelegentlich noch vor Darmoperationen oder bei Leberkoma oral zur Keimzahlreduktion verabreicht (nur geringe Resorption). Risiken bestehen durch die mangelnde Wirksamkeit und Toxizität der Substanz durch unerwartet hohe Resorption, z. B. bei bestehenden Schädigungen der Darmschleimhaut.

---

42 Clont®, Metronidazol-rationpharm®
43 Betaisodona®, PVP-Jod-rationpharm®
44 Chlorhexamed®, Chlorhexidinpuder
45 Taurolin®
46 Nebacetin®

Mupirocin[47] (Pseudomoninsäure A) ist ein topisches, antibakteriell wirksames Antibiotikum mit einem einzigartigen Wirkmechanismus. Dieser beruht auf einer kompetitiven Hemmung der bakteriellen Isoleucyl-RNA-Synthetase.

Es zeigt keine Kreuzresistenzen gegenüber anderen Antibiotika und auch sonst ist das Risiko einer Resistenzentwicklung bei vorschriftsmäßiger Anwendung gering.

Sein Wirkspektrum umfasst hauptsächlich Staphylococcus aureus und Staphylococcus epidermidis, auch Methicillin-resistente Stämme (MRSA, MRSE). **In vivo** hat es sich als wirksam gegen β-hämolysierende Streptokokken erwiesen und **in vitro** werden auch Koagulase-negative Staphylokokken und Streptococcus ssp. erfasst.

Eingesetzt wird Mupirocin als Wirkstoff in einer **Nasensalbe** zur Elimination von Staphylokokken, einschließlich Methicilin-resistenter Stämme auf der Nasenschleimhaut.

Dosierung

Mupirocin:
- Bei Kindern und Erwachsenen über 5–7 Tage 2- bis 3-mal täglich Einbringen einer streichholzkopfgroßen Menge (maximal 30 mg Salbe) in den vorderen Bereich der Nase.

Unerwünschte Wirkungen sind selten. Gelegentlich kommt es unter Mupirocin-Anwendung zu Unverträglichkeitsreaktionen der Nasenschleimhaut und sehr selten zu systemischen Überempfindlichkeitsreaktionen. Im Falle einer schweren lokalen Reaktion sollte die Behandlung abgebrochen werden. Wechselwirkungen mit anderen Mitteln sind nicht bekannt. Es liegen keine Erfahrungen für die Anwendung beim Menschen in Schwangerschaft und Stillzeit vor, daher sollte diese mit Vorsicht erfolgen.

10.1.4 Wichtige Antibiotika zur Anwendung in der Praxis

Im Sinne einer kalkulierten Infektionstherapie im ärztlichen Praxisalltag haben sich die folgenden Antiinfektiva als gut wirksame Mittel bewährt und sind bei den genannten Erkrankungen zu empfehlen:

Antibiotika

- **Phenoxymethylpenicillin (Penicillin V):** Streptokokken-Angina (7–10 Tage lang), Erysipel, Scharlach, Zahninfektionen; auch prophylaktisch bei Zahnextraktion bei bestehendem Endokarditis-Risiko.
- **Amoxicillin:** Infektionen der Atemwege: Akute Exazerbation der chronischen Bronchitis, Otitis media, Sinusitis; bei Infektionen der Harnwege nicht mehr Mittel der ersten Wahl wegen häufiger Resistenz der wichtigsten Erreger; bei Verdacht auf β-Lactamase-bildende Bakterien zusammen mit Clavulansäure

▼

(alternativ: Sultamicillin, Verbindung aus Ampicillin und Sulbactam, die bei der Resorption in beide Bestandteile gespalten wird).
- **Clarithromycin, Roxithromycin, Azithromycin:** Infektionen der Atemwege: Akute Exazerbation der chronischen Bronchitis, Otitis media, Sinusitis; ambulant erworbene Pneumonien (einschließlich Legionellen, Mykoplasmen und Chlamydien); Keuchhusten; Eradikation von Helicobacter-pylori-positiven Ulkuserkrankungen im Rahmen der »Tripeltherapie« (in Kombination mit Protonenpumpeninhibitor und einem zweitem Antibiotikum)
- **Doxycyclin:** nicht-gonorrhische Urethritis.
- **Co-trimoxazol:** Harnwegsinfektionen, Salmonellosen; Pneumocyctis carinii-Infektionen.
- **Moxifloxacin:** Atemwegsinfektionen bei Älteren und Risikopatienten; Infektionen von Haut- und Weichgewebe (z. B. infiziertes diabetisches Fußsyndrom).
- **Levofloxacin:** Kompliziertere Harnwegsinfektionen und Atemwegsinfektionen

---

10.1.5 Differenzialindikationen bei verschiedenen bakteriellen Erkrankungen

Infektionen der Atemwege und der Lunge sind die häufigsten bakteriellen Erkrankungen und werden deshalb ausführlich entsprechend der aktuellen Leitlinien dargestellt.

Akute Exazerbation einer chronischen Bronchitis (AECB)

Bei ambulanten Patienten mit relativ kurzer Bronchitis-Anamnese herrschen Pneumokokken und Haemophilus influenzae vor. Therapie: **Amoxicillin**. Wegen zunehmender Häufigkeit von resistenten Pneumokokken sind Makrolide und Doxycyclin heute nur noch als Alternative bei leichten bis mittelschweren Exazerbationen geeignet.

Bei Vorliegen einer Indikation zur Antibiotikatherapie (Zunahme von Luftnot, erhöhtes Sputumvolumen und vermehrte Sputumpurulenz) muss die Antibiotikatherapie dem Schweregrad der Lungenfunktionseinschränkung angepasst und das Risiko der Beteiligung von Pseudomonas aeruginosa berücksichtigt werden.

Zur AECB-Therapie bei schwerer Einschränkung der Lungenfunktion (FEV_1 <50% des Solls) ohne Risikofaktoren für eine Infektion durch P. aeruginosa stehen die Antiinfektiva Ampicillin + Clavulansäure, Sultamicillin (Ampicillin + Sulbactam), Ceftriaxon und Cefotaxim zur Verfügung. Als Reserveantibiotika darüber hinaus noch Levofloxacin und Moxifloxacin.

Bei Therapie der AECB bei schwerer Einschränkung der Lungenfunktion mit Risikofaktoren für eine Infektion durch P. aeruginosa sollte mit Antiinfektiva wie Piperacillin/Tazobactam, Cefepim, Ceftazidim, Imipenem, Meropenem oder

---

47 Turixin®, InfectoPyoderm®

als Reserveantibiotika Levefloxacin oder Ciprofloxacin behandelt werden.

Eine intravenöse Therapie wird nur empfohlen, wenn der Patient nicht schlucken kann, unsichere Resorptionsverhältnisse bestehen oder eine schwere AECB vorliegt. Oft ist dann eine stationäre Behandlung erforderlich.

Pneumonie

Bei der Therapie der Pneumonie muss die ambulant erworbene Pneumonie (CAP = »community acquired pneumonia«) von der nosokomialen (NAP = »nosocomial acquired pneumonia«) unterschieden werden.

Ambulant erworbene Pneumonien (CAP). Die Behandlung richtet sich nach dem Alter des Patienten und dem Schweregrad der Erkrankung. Bei Patienten ohne Risikofaktoren unter 60 Jahren ist Amoxicillin Mittel der Wahl. Falls eine Grunderkrankung vorliegt oder der Patient älter ist, kommen Aminopenicilline mit β-Lactamase-Inhibitoren oder Cephalosporine in Frage. Gegebenenfalls kann ein Makrolid (z. B. Erythromycin) zusätzlich gegeben werden, um atypische Erreger zu erfassen. Auch Pneumokokken-wirksame Fluorchinolone (Levofloxacin, Moxifloxacin), die auch gegen atypische Erreger wirken, stellen eine Alternative dar. Diese Patienten können i. d. R. ambulant behandelt werden.

Bei der Behandlung der **CAP bei hospitalisierten Patienten** muss man bei der Auswahl der Antibiotika neben dem Schweregrad der Erkrankung berücksichtigen, ob ein Risiko besteht, dass Pseudomonas aeruginosa beteiligt ist. Risikofaktoren dafür sind pulmonale Komorbidität, z. B. Bronchiektasen, vorangegangener stationärer Aufenthalt, Glukokortikoidtherapie, Aspiration, antibiotische Vorbehandlung und Malnutrition. In diesen Fällen ist die intravenöse Therapie über 8–10 (–15) Tage mit Pseudomonas-wirksamen ß-Lactam-Antibiotika (z. B. Piperacillin/Tazobactam, Cefepim, Imipenem, Meropenem) jeweils plus Makrolid oder auch in Kombination mit Levofloxacin oder Ciprofloxacin erforderlich.

Nosokomiale Pneumonien (NAP). Die Anfangsbehandlung schwerer nosokomialer Pneumonien, die eine Letalität von 20–70% aufweisen, wird unter Berücksichtigung von Schweregrad und Zeitpunkt des Auftretens der Infektion sowie zusätzlichen Risikofaktoren ausgerichtet.

Die initiale antimikrobielle Therapie muss in Unkenntnis des zugrunde liegenden Erregers als kalkulierte Therapie begonnen werden. Für die kalkulierte antmikrobielle Therapie ist zunächst die Tatsache entscheidend, ob ein Patient spontan atmet oder maschinell (invasiv oder nichtinvasiv) beatmet wird. Bei spontan atmenden Patienten werden seltener multiresistente Erreger gefunden (typisches frühes Erregerspektrum bei diesen Patienten: Staphylococcus aureus, Streptococcus pneumoniae, Enterobacteriaceae). Zusätzliche Faktoren, die das Erregerspektrum beeinflussen sind: Alter, strukturelle Lungenerkrankungen, eine antibiotische Vorbehandlung sowie der Schweregrad der Pneumonie. Prinzipiell kommen Acylaminopenicilline in Kombination mit einem ß-Laktam-Inhibitor (Piperacillin mit Tazobatam), Cephalosporine, Flourchinolone und Carbapeneme zum Einsatz.

Eine Kombinationstherapie (vorzugsweise mit Aminoglykosiden) wird bei schweren Fällen empfohlen. Bei Nachweis von Pseudomonas spp., Acinetobacter spp. oder MRSA sollte immer eine geeignete Kombinationstherapie durchgeführt werden.

Infektionen des Mund- und Rachenraumes sowie der Nasennebenhöhlen

Otitis media. Bei leichter, meist viraler Otitis kann auf Antibiotika verzichtet werden. Erforderlich ist die antibiotische Therapie bei bakterieller Otitis media. Bei fehlendem Erregernachweis entsprechend dem zu erwartenden Erregerspektrum Aminopenicilline oder orale Cephalosporine, Therapiedauer 7–10 Tage. Bei Verdacht auf Infektion mit Staphylococcus aureus oder Moxarella catarrhalis: Aminopenicillin mit β-Lactamase-Hemmer. Bei Penicillinallergie Makrolidantibiotika.

Akute Otitis media. Typische Erreger sind Streptococcus pneumoniae, Haemophilus influenzae, Moraxella catarrhalis und Staphylokokken. Mittel der Wahl sind Cephalosporine Gruppe 2/3 oder ein Aminopenicillin in Kombination mit einem β-Lactamase-Inhibitor (Sulbactam + Clavulansäure) für 7–10 Tage. Alternative Mittel: Makrolide, Doxycyclin.

Chronische Otitis media und externa. Typische Erreger sind Staphylokokken, Pseudomonas aeruginosa, Proteus und andere Enterobacteriaceae. Mittel der Wahl sind Aminopenicillin + β-Lactamase-Inhibitor, Cephalosporin Gruppe 2/3, Fluorchinolon Gruppe 2/3/4 (außer Enoxacin). Therapiedauer nach mikrobiologischem Befund; Pseudomonas-Infektionen erfordern häufig eine längere Kombinationstherapie, z. B. bestehend aus Ciprofloxacin und einem Pseudomonas-wirksamen β-Lactam (z. B. Ceftazidim), ggf. auch mit einem Aminoglykosid: Ototoxizität beachten! Die Otitis externa maligna ist durch Pseudomonaden hervorgerufen und sollte bis zu 6 Monaten in Sequenztherapie mit Ciprofloxacin und einem Pseudomonas-wirksamen β-Lactam-Antibiotikum (z. B. Ceftazidim) behandelt werden.

Akute Sinusitis. Bei dringendem Verdacht auf bakterielle Infektion ist eine antibiotische Behandlung notwendig; ist kein Erregernachweis möglich, ist eine kalkulierte Antibiotikatherapie nach erwartetem Erregerspektrum erforderlich. Typische Erreger sind Streptococcus pneumoniae, Haemophilus influenzae, Moraxella catarrhalis, Staphylokokken und A-Streptokokken. Mittel der Wahl sind Cephalosporine Gruppe 2/3, ein Aminopenicillin mit einem β-Lactamase-Inhibitor. Alternative Mittel sind Makrolide, Ketolide und Fluorchinolone Gruppe 3/4; bei Penicillinallergie: Makrolide. Die Therapiedauer beträgt 2 (–3) Wochen.

Chronische Sinusitis. Typische Erreger sind Staphylokokken, Haemophilus influenzae, Streptokokken und vermehrt Mischinfektionen mit anaeroben Keimen. Mittel der Wahl sind Makrolide und Ketolide. Alternative Mittel sind Aminopenicillin + β-Lactam-Inhibitor, Fluorchinolone Gruppe 2/3/4 (außer Enoxacin) sowie Cephalosporine Gruppe 2/3. Die

Therapiedauer richtet sich nach dem mikrobiologischen Befund, ggf. endoskopischer Eingriff.

Tonsillitis. Die typischen Erreger sind A-Streptokokken. Mittel der Wahl ist Phenoxymethylpenicillin (Penicillin V) mit einer Therapiedauer von 10 Tagen; alternativ kommen Cephalosporine der Gruppe 2/3, ein Makrolid oder Telithromycin in Frage.

Diphtherie. Penicillin G (600.000 I.E. täglich für 7 Tage) oder Erythromycin (40–60 mg/kg/Tag für 7–10 Tage) dienen der Erreger-Elimination, beeinflussen aber nicht die produzierten Toxine und ihre Wirkungen:

Haut- und Weichgewebe-Infektionen

Erysipel. Typische Erreger sind A-Streptokokken (Streptococcus pyogenes). Mittel der Wahl ist Penicillin G (10–20 Mio. I.E. i.v.); bei leichteren Verläufen Penicillin V oral. Als alternative Mittel gelten Cephalosporine Gruppe 1/2, Clindamycin sowie Makrolide. Die Therapiedauer sollte etwa 2 Wochen betragen.

Furunkel/Karbunkel. Typischer Erreger ist Staphylococcus aureus. Mittel der Wahl sind Isoxazolylpenicilline, z. B. Flucloxacillin, Cephalosporine Gruppe 1/2 und Clindamycin. Alternative Mittel sind Aminopenicilline + β-Lactam-Inhibitor, z. B. Sultamicillin. Die Therapiedauer beträgt etwa 7–10 Tage. Primär ist eine chirurgische Intervention indiziert.

Tier- und Menschenbisse

Typische Erreger sind Streptokokken, Staphylokokken, Pasteurella multocida, Bartonellen und Anaerobier. Mittel der Wahl ist ein Aminopenicillin + β-Lactam-Inhibitor. Alternative Mittel sind Fluorchinolon der Gruppe 4, Cephalosporin der Gruppe 2, Clindamycin sowie Doxycyclin.

Diabetisches Fußsyndrom/Gangrän bei arterieller Verschlusskrankheit

Es sind meist Mischinfektionen. Typische Erreger sind Staphylococcus aureus, Anaerobier, Escherichia coli und Pseudomonas aeruginosa. Mittel der Wahl sind Clindamycin, Aminopenicillin + β-Lactam-Inhibitor, Cephalosporin der Gruppe 2 und Ciprofloxacin. Alternatives Mittel ist ein Fluorchinolon der Gruppe 3/4.

Lyme-Borreliose/Erythema migrans

Typischer Erreger ist Borrelia burgdorferi. Mittel der Wahl sind Amoxicillin, Penicillin V, Cefuroximaxetil und Doxycyclin. Alternative Mittel sind Makrolide. Die Therapiedauer beträgt etwa 21 Tage.

Knochen- und Gelenkinfektionen

Bei diesen Infektionen ist neben interventionellen Maßnahmen auch eine Antibiotikabehandlung indiziert. Sie sollte initial hoch dosiert parenteral erfolgen. Eine Sequenztherapie ist möglich, wenn mit der oralen Medikation adäquate Wirkspiegel in den infizierten Arealen sichergestellt werden können. Das therapeutische Vorgehen sollte entsprechend den Empfehlungen der PEG (◘ Tab. 10.4) erfolgen.

Magen-Darm- und intraabdominale Infektionen

Akute Enteritis. Typische Erreger sind Salmonellen, Campylobacter jejuni, Yersinien und Shigellen. Erkrankungen mit diesen Erregern sind oft selbstlimitierend und eine Antibiotikatherapie ist dann meist nicht erforderlich. Mittel der Wahl ist Ciprofloxacin. Alternative Mittel sind Aminopenicillin, Trimethoprim/Sulfonamid (Co-trimoxazol) und Makrolid nur bei Campylobacter.

Infektionen durch Salmonellen, Campylobacter oder Yersinien sind beim Erwachsenen nur in Ausnahmefällen antibakteriell zu behandeln. Es ist für einen ausgeglichenen Elektrolyt- und Flüssigkeitshaushalt zu sorgen.

Ulcus duodeni/ventriculi. Typischer Erreger ist Helicobacter pylori. Mittel der Wahl sind Amoxicillin + Clarithromycin (Azithromycin) + Protonenpumpenhemmer, wie Pantoprazol oder Omeprazol. Alternative Mittel sind Clarithromycin + Metronidazol + Protonenpumpenhemmer. Die Therapiedauer beträgt etwa 1 Woche.

Divertikulitis. Typische Erreger sind Escherichia coli, Enterokokken und Anaerobier, insbesondere Bacteroides fragilis. Mittel der Wahl sind Amoxicillin + β-Lactamase-Inhibitor, Amoxicillin + Metronidazol, Fluorchinolone der Gruppe 2/3 + Metronidazol oder Clindamycin. Alternatives Mittel ist ein Fluorchinolon der Gruppe 4.

Pseudomembranöse Enterokolitis. Dabei handelt es sich um eine z. T. lebensbedrohliche Erkrankung durch **Clostridium**

◘ Tab. 10.4. Therapieempfehlungen der PEG bei Knochen- und Gelenkinfektionen

Diagnose	Bakterielle Erreger	Initialtherapie	Therapiedauer
Hämatogene Osteomyelitis	Staphylococcus aureus Streptokokken	Aminopenicillin/BLI oder Cephalosporin Gruppe 2 + Clindamycin oder Fluorchinolon Gruppe 2 oder Gruppe 3 jeweils + Clindamycin oder Fluorchinolon Gruppe 4	1–4 Wochen i.v., gefolgt von 2–6 Wochen oral; insgesamt mindestens 8 Wochen
Bakterielle Arthritis	Staphylococcus aureus Streptokokken Enterokokken Anaerobier	Aminopenicillin/BLI oder Cephalosporin Gruppe 2 oder Clindamycin bei MRSA/MRSE Linezolid oder Daptomycin	

difficile, die meist nach Breitband-Antibiotikaanwendung auftritt. Therapie: Metronidazol (2–3×500 mg oral) oder Vancomycin (4–6×500 mg oral), bei schweren Verläufen beide Substanzen kombinieren.

Gallenwegsinfektionen. Typische Erreger sind Escherichia coli, Enterokokken, Klebsiellen, anaerobe und aerobe Streptokokken und selten Clostridium perfringens (–3%). Mittel der Wahl sind Fluorchinolone der Gruppe 2/3 (außer Enoxacin und Fleroxacin) und Aminopenicillin + β-Lactamase-Inhibitor.

Bei Steinen ist eine endoskopische bzw. chirurgische Therapie nötig! Endoskopische Untersuchungen der Gallenwege: Prophylaxe mit Ciprofloxacin.

Bei der Cholangitis kann nach chirurgischer Sanierung ein Carbapenem der Gruppe 1, Piperacillin/Tazobactam[48] oder ein Fluorchinolon (s. oben) oder ein Cephalosporin Gruppe 4 in Kombination mit Metronidazol gegeben werden. Bei Pseudomonas-Beteiligung sollte ein Aminoglykosid dazu gegeben werden.

Pankreatitis (sekundär infiziert bei hämorrhagisch-nekrotisierender Verlaufsform). Bei dieser primär abakteriellen Erkrankung steigt mit dem Schweregrad und der Dauer der Erkrankung das Risiko einer bakteriellen Superinfektion (nach 10 Tagen sind ca. 40% der Nekrosen bakteriell besiedelt) und einer septischen Verlaufsform. Etwa 60–80% der Todesfälle bei akuter Pankreatitis werden durch septische Komplikationen verursacht. Neben interventionellen und chirurgischen Maßnahmen besteht eine Indikation für Antibiotika bei nachgewiesenen infizierten Nekrosen (CT-gesteuerte Punktion), Abszessen und anderen extrapankreatischen Infektionen. Unter Berücksichtigung der Pankreasgängigkeit kommen Fluorchinolone der Gruppe 2/3, Metronidazol, Piperacillin/Tazobactam, Imipenem/Cilastatin und Meropenem in Betracht. Moxifloxacin kommt alternativ in Frage, besitzt jedoch in Deutschland noch keine Zulassung in dieser Indikation und wirkt nicht ausreichend auf Pseudomonaden.

Peritonitis. Die Peritonitis ist meist eine Komplikation der Perforation von intraabdominalen Hohlorganen, iatrogen oder traumatisch. Diese sekundäre Peritonitis ist zu 80% die häufigste Form; es ist fast immer eine Operation notwendig zum Anlegen einer Drainage und zur Beseitigung der Ursache. Meist handelt es sich um eine Mischinfektion. Typische Erreger sind Enterobacteriaceae, Enterokokken sowie Anaerobier, seltener Staphylokokken.

Von der PEG wird als Initialtherapie ein Cephalosporin Gruppe 3 + Metronidazol für 3–5 Tage, in Abhängigkeit vom klinischen und bakteriologischen Befund empfohlen. Alternativ kommt ein Carbapenem Gruppe 1 oder Piperacillin/Tazobactam[42] oder ein Cephalosporin Gruppe 4 + Metronidazol in Betracht.

Harnwegsinfektionen

Zystitis. Typische Erreger sind **Escherichia coli** 75–85%, Proteus mirabilis 10–15%, Staphylokokken 5–15%. Andere Erreger z. B. Enterokokken sind seltener. Mittel der Wahl sind Trimethoprim (leichte Formen), Co-trimoxazol, Fluorchinolone, u. a. das vorwiegend renal ausgeschiedene Levofloxacin (hohe Urinkonzentrationen), Fosfomycin-Trometamol und Pivmecillinam (Österreich). Alternatives Mittel ist ein Cephalosporin der Gruppe 2/3. Aminopenicilline sind Mittel der Wahl, wenn eine Schwangerschaft nicht ausgeschlossen ist. Bei typischen Beschwerden (akute Dysurie) und Leukocyturie sollte die Therapie als Kurzzeittherapie (bis 3 Tage) erfolgen. Kontrolle nach 1–2 Wochen empfohlen.

Akute unkomplizierte Pyelonephritis. Typische Erreger sind Escherichia coli, Proteus mirabilis, Klebsiella pneumoniae, Enterobacteriaceae sowie Staphylokokken und Enterokokken. Andere Erreger sind selten. Mittel der Wahl sind Ciprofloxacin, Levofloxacin, Trimethoprim/Sulfonamid oder Trimethoprim. Alternative Mittel sind Cephalosporine Gruppe 2/3, Aminopenicillin + β-Lactamase-Inhibitor. Bei typischem klinischem Bild (Flankenschmerz, Fieber) und Leukozyturie kann die Therapie (Dauer 7–14 Tage) ggf. ohne mikrobiologische Untersuchung begonnen werden. Bei atypischem und rezidivierendem Verlauf ist eine mikrobiologische Untersuchung (Antibiogramm) erforderlich.

Komplizierte Harnwegsinfektionen. Typische Erreger sind Escherichia coli 30–50%, Proteus mirabilis 10–15%, sonstige Enterobacteriaceae 10–20%, Pseudomonas aeruginosa 5–10%, Enterokokken 10–20% sowie Staphylokokken 10–20%. Mittel der Wahl nach Testung ist ein Cephalosporin Gruppe 2/3. Alternative Mittel sind Trimethoprim/Sulfonamid, Ciprofloxacin, Levofloxacin, Aminopenicillin + β-Lactam-Antibiotika. Die Therapiedauer sollte mindestens 7–10 Tage und länger (bis zu 6 Wochen) betragen. Wegen der Multiresistenz vieler Erregerarten sollte die antiinfektiöse Therapie grundsätzlich nur nach Resistenztestung erfolgen; in Ausnahmefällen (Fieber etc.): Therapie nach Uringewinnung (zur bakteriologischen Untersuchung) mit einem Breitband-Antiinfektivum beginnen und nach Antibiogramm ggf. korrigieren; gleichzeitig ist die Wiederherstellung der Urodynamik anzustreben.

Akute Prostatitis/Prostataabszess. Typische Erreger sind Escherichia coli, andere Enterobakterien, Pseudomonaden, Enterokokken sowie Staphylokokken. Die Initialtherapie besteht in einem Fluorchinolon Gruppe 2/3; alternativ ein Cephalosporin Gruppe 3/4. Die Therapiedauer beträgt 2–4 Wochen.

Genitalinfektionen

Lues. Typischer Erreger ist Treponema pallidum. Mittel der Wahl ist Benzylpenicillin parenteral. Alternative Mittel sind Doxycyclin oder ein Makrolid. Die Therapiedauer beträgt etwa 14 Tage.

Gonorrhö. Typische Erreger sind Gonokokken. Mittel der Wahl sind Cefixim oder ein Cephalosporin Gruppe 2/3 parenteral. Alternativen sind Doxycyclin und Ciprofloxacin. Die Therapiedauer beträgt i. d. R. 10–14 Tage.

---

48 Tazobac®

Unspezifische Urethritis. Typische Erreger sind Chlamydia trachomatis. Mittel der Wahl ist Doxycyclin. Alternativ kommt ein Makrolid in Betracht. Die Therapiedauer beträgt etwa 14 Tage.

Gynäkologische Infektionen

Kolpitis. Typische Erreger sind Candida albicans, Staphylokokken, Streptokokken und Escherichia coli. Mittel der Wahl sind Clotrimazol, Aminopenicillin, Clindamycin, Metronidazol. Alternative Mittel sind Nystatin und Cephalosporin Gruppe 2.

Endometritis. Typische Erreger sind Streptokokken, Anaerobier sowie Enterobacteriaceae. Mittel der Wahl ist Aminopenicillin + β-Lactamase-Inhibitor. Alternative Mittel sind Makrolid + Metronidazol, Ciprofloxacin + Clindamycin oder Metronidazol, Levofloxacin + Clindamycin oder Metronidazol. Die Therapiedauer beträgt etwa 10 Tage bis 2 Wochen.

Salpingitis. Typische Erreger sind Chlamydia trachomatis, Streptokokken, Anaerobier sowie Enterobakteriaceae. Mittel der Wahl sind Doxycyclin + Metronidazol. Alternative Mittel sind Aminopenicillin + β-Lactamase-Inhibitor. Die Therapiedauer beträgt 10 Tage bis 2 Wochen.

Therapieempfehlungen zur Behandlung der Sepsis

> Insbesondere im Bereich der Intensivmedizin kommt der Sepsis und dem septischen Schock aufgrund der unverändert hohen Letalität von 40–60% eine besondere Bedeutung zu. Deshalb muss die parenterale hochdosierte bakterizide Initialtherapie unverzüglich beginnen.

Es gibt einen klaren Zusammenhang: Die Letalität steigt mit der Dauer der Verzögerung des Therapiebeginns (je 30 min Verzögerung → 6% höhere Sterblichkeit). Vor Therapiebeginn müssen jedoch Blutkulturen für das Antibiogramm entnommen werden, damit ggf. eine Korrektur einer initial kalkulierten Therapie vorgenommen werden kann. Bei Sepsis mit bekanntem Infektionsherd, z. B. mit Ursprung bei Infektionen der Atemwege, Gallenwege, gynäkologischen Organe, Haut/Weichgewebe, des Harntrakts, Darms und von Fremdkörpern, z. B. Katheter, sind bei der Auswahl der Antibiotika die jeweiligen Haupterreger der jeweiligen Grunderkrankung zu berücksichtigen. Konkrete Handlungsanleitungen finden sich in den »Empfehlungen zur kalkulierten parenteralen Initialtherapie Bakterieller Erkrankungen bei Erwachsenen« der Paul-Ehrlich-Gesellschaft für Chemotherapie e.V. (www.P-E-G.de).

Therapieempfehlungen zur Behandlung der Meningitis

Die Prognose der Meningitis ist Alters- und Erreger-abhängig. Die häufigsten Erreger sind Pneumokokken und Meningokokken, die häufig mit foudroyanten Verläufen verbunden sind. Daher muss eine Initialtherapie der Meningitis ohne Verzögerung einsetzen, das heißt unmittelbar nach der Lumbalpunktion, spätestens aber in den ersten 30 Minuten nach Eintreffen des Patienten in der Klinik.

> **Frühtherapie der Meningitis!**

Bei unbekanntem Erreger wird kalkuliert unter Berücksichtigung des Alters des Patienten, der prädisponierenden Faktoren und der damit wahrscheinlichsten Bakterien behandelt. Bei eitrigem Liquor gibt man initial sofort 2 g Ceftriaxon i.v. als Kurzinfusion. Vorher muss Liquor zur mikrobiologischen Diagnostik entnommen werden; nach Antibiogramm soll die intravenöse Antibiotikatherapie ggf. entsprechend angepasst werden.

Die intraventrikuläre Gentamicinapplikation (5–10 mg/Tag bei Erwachsenen) bleibt Einzelfällen vorbehalten:
- bei einer Meningitis durch gramnegative Stäbchen,
- wenn ein Aminoglykosid-empfindlicher Erreger nachgewiesen ist,
- eine externe Liquordrainage aufgrund einer Liquorabflussstörung bereits gelegt wurde,
- eine Ventrikulitis nachgewiesen ist,
- ein schweres klinisches Bild vorliegt (z. B. komatöser Patient) oder
- keine klinische und mikrobiologische Besserung unter intravenöser Antibiotikatherapie zu erkennen ist.

Therapieempfehlungen zur Behandlung der Endokarditis

Die Endokarditis ist eine lebensbedrohliche Erkrankung mit einer immer nochhohen Letalität. Sie ist abhängig vom Alter, der Grundkrankheit, dem Erreger, der Dauer der Erkrankungsvorbehandlung und der infizierten Klappe (Lokalisation, Nativklappe, Prothese). Die Prothesen-Endokarditis stellt stets ein sehr schweres Krankheitsbild mit einer altersabhängigen Letalität von 30–50% dar.

Die Endokarditis wird meist durch Streptococcus viridans oder bovis, Enterokokken und Staphylokokken hervorgerufen. Die Behandlung der Infektion sollte möglichst nach Absprache mit einem Infektiologen erfolgen. In jedem Fall ist ein Erregernachweis anzustreben, wozu i. d. R. mehrfach Blutkulturen abzunehmen sind.

Folgende Antibiotikakombinationen sind zur Therapie bei unbekannten Erregern empfohlen: Vancomycin + Gentamicin (cave: Nephrotoxizität) + Cefotaxim oder Ceftriaxon (Nativklappen) oder Vancomycin + Gentamicin oder + Rifampicin (Klappenprothesen).

Zur Therapie der Endokarditis durch Viridans-Streptokokken (Endokarditis lenta) wird Benzylpenicillin oder Ceftriaxon, jeweils in Kombination mit Gentamicin, empfohlen (siehe auch die aktuellen Leitlinien der PEG; www.p-e-g.de).

10.2   Behandlung der Tuberkulose

Grundsätzlich wird die medikamentöse Therapie der Tuberkulose mit der kombinierten Anwendung von drei oder vier Chemotherapeutika (Antituberkulotika) mit unterschiedlichen Wirkungsmechanismen eingeleitet, um eine Resistenzentwicklung der Erreger zu begegnen.

◘ **Tab. 10.5.** Ausgewählte Chemotherapeutika zur antiviralen Therapie

Arzneistoff	Gruppe (Wirkungs-mechanismus)	Wirksam bei	Unerwünschte Wirkungen	Dosis (pro Tag)
Aciclovir[53]	Nukleosidanalogon	Herpesviren	Kristallurie	i.v.: 3-mal 5–10 mg/kg
				oral: 5-mal 0,2–0,8 g
Famciclovir[54]	Nukleosidanalogon	Herpesviren	Gastrointestinal	oral: 2-mal 0,25 g
Ganciclovir[55]	Nukleosidanalogon	Cytomegalieviren	Hämatotoxizität	i.v.: 7,5–15 mg/kg
Foscarnet[56]	Pyrophosphat	Cytomegalieviren	Gastrointestinal Nephrotoxizität	i.v.: 200 mg/kg
Ribavirin[57]	Nukleosidanalogon	RS-Viren, Hepatitis-C-Viren	Bronchospasmen, Hämatotoxizität	2% als Aerosol
				oral: 2-mal 500 mg
Peginterferon β-2b[58]	Immunmodulator	Hepatitis C	Depression, Husten, Hypothyreose, Leukopenie	s. c.: 1-mal 120 µg/Woche
Adefovir[59]	Nukleosidanalogon NRTI	Hepatitis B	Gastrointestinal	oral: 1-mal 10 mg
Oseltamivir[60]	Neuraminidase-Inhibitor	Influenzaviren A und B	Gastrointestinal	oral: 2-mal 75 mg
Zanamivir[61]	Neuraminidase-Inhibitor	Influenzaviren A und B		per Inhalation: 2-mal 10 mg
Zidovudin[62]	Nukleosidanalogon (NRTI)	HIV	Gastrointestinal, Hämatotoxizität	2-mal 250 mg
Lamivudin[63]	Nukleosidanalogon (NRTI)	HIV, Hepatitis B	Gastrointestinal Hauterkrankung	2-mal 150 mg
Indinavir[64]	Protease-Inhibitor (PI)	HIV	Fettstoffwechsel, Kristallurie, Gastrointestinal, Haut, Niere	3-mal 800 mg
Efavirenz[65]	Nicht-nukleosidischer Inhibitor der reversen Transkriptase (NNRTI)	HIV	Gastrointestinal, Exantheme, psychiatrische Nebenwirkungen, ZNS-Symptome	1-mal 600 mg

---

49 Rifa®, Eremfat®
50 Myambutol®
51 Isozid®, tebesium®
52 Pyrafat®
53 Zovirax®, Aciclovir AL®
54 Famvir®
55 Cymeven®
56 Foscavir®, Triapten®
57 Virazole®, Copegus®
58 PegIntron®
59 Hepsera®
60 Tamiflu®
61 Relenza®
62 Retrovir®
63 Epivir®, Zeffix®
64 Crixivan®
65 Sustiva®

Bis zum Vorliegen des Antibiogramms wird mit einer empirischen 4-fach Therapie begonnen. Als so genannte Standardmedikamente gelten **Rifampicin**[49] (RMP), **Ethambutol**[50] (EMB), **Isoniazid**[51] (INH), **Pyrazinamid**[52] (PZA) und **Streptomycin** (SM). Die Wahl der einzelnen Kombinationspartner soll grundsätzlich nach der Empfindlichkeit des betreffenden Mykobakterien-Stammes erfolgen. Eine primäre Resistenz gegen eines der Antituberkulotika liegt in Deutschland in etwa 5–10% vor. Entscheidend für die Wahl der Kombinationspartner sind neben der Wirksamkeit gegen Mycobacterium tuberculosis (INH, RMP, PZA > EMB, SM > übrige), bakterizide Eigenschaften bei großen Bakterienmengen (INH > RMP, EMB, SM), sterilisierende Eigenschaften bei langsamem Wachstum (PZA > INH) oder bei Wachstumsschüben (RMP > INH) bzw. bei persistierenden Bakterien (RMP > INH, SM) sowie die intrazelluläre Wirksamkeit (nicht: SM; schlecht: Rifabutin) und die unerwünschten Wirkungen:

Grundsätzlich wird jedes Antituberkulotikum nur einmal am Tag gegeben und nach Körpergewicht dosiert. Als Reservemittel gelten: Rifabutin, Fluorchinolone, Protionamid, Terizidon, Paraaminosalizylsäure (PAS) u. a.

In der Initialphase werden 3 oder 4 Präparate für 2 Monate kombiniert, in den darauf folgenden 4 Monaten (Kontinuitätsphase, Sicherungsphase) werden 2 Präparate kombiniert (Gesamtdauer der Behandlung 6 Monate).

Unerwünschte Wirkungen. Als unerwünschte Wirkungen von Isoniazid treten periphere Polyneuropathien und zentralnervöse Störungen wie herabgesetzte Merkfähigkeit, seltener Psychosen und Krämpfe auf. Wegen seines Antagonismus zu Vitamin B_6 ist die Zufuhr von Vitamin B_6 (40–80 mg/Tag) insbesondere bei Diabetikern und Alkoholikern notwendig. Erhöhungen der Serumtransaminasen nach INH sind nach Absetzen des Medikamentes meist reversibel.

Leberfunktionsstörungen und gastrointestinale Beschwerden gehören zu den häufigsten unerwünschten Wirkungen des Rifampicin (RMP), während neurologische Reaktionen seltener sind. Bei intermittierender Therapie können Thrombozytopenien und reversible Nierenschädigungen vorkommen. Wegen teratogener Wirkungen (Tierexperiment), darf Rifampicin in der Schwangerschaft nicht verwendet werden. Rifampicin induziert Cytochrom-P450-abhängige Monooxygenasen. Gleichzeitig gegebene Arzneimittel, die über diesen Weg eliminiert werden, müssen unter der Therapie mit Rifampicin u. U. höher dosiert (z. B. hormonelle Kontrazeptiva) oder abgesetzt werden.

Bei Rifabutin (RB), das lipophiler als RMP ist, stehen gastrointestinale und hämatotoxische unerwünschte Wirkungen im Vordergrund. Pyrazinamid (PZA) kann bei $^2/_3$ der Patienten eine reversible Hyperurikämie hervorrufen und die gleichzeitige Gabe von Allopurinol erfordern. Hepatotoxische Reaktionen sind nicht selten.

Als seltene (0,001–0,3%), aber gravierende Nebenwirkung nach Ethambutol (EMB) sind irreversible Schäden des N. opticus beschrieben worden (Verlust des Grünsehens). Die Gefahr nimmt bei eingeschränkter Nierenfunktion zu. Bei niereninsuffizienten Patienten sollte daher vor und während der Therapie der Visus und das Farbsehen kontrolliert werden. Seltener treten Allergien, Hyperurikämie und gastrointestinale Störungen auf. Nach Streptomycin (SM) sind ototoxische Nebenwirkungen wegen Anreicherung in der Perilymphe möglich. Daher sollte die Vestibularisfunktion regelmäßig überprüft werden. Weitere unerwünschte Wirkungen von Aminoglykosid-Antibiotika sind Nierenschäden (siehe Abschnitt 10.1).

10.3 Behandlung von Virusinfektionen mit Chemotherapeutika

Die Chemotherapie von Viruserkrankungen hat in den vergangenen Jahren große Fortschritte gemacht. Die enge Beziehung von Virus und Wirtszelle macht eine wirksame und gut verträgliche Therapie, die selektiv die Virusfunktionen hemmt, sehr schwierig. Die wichtigsten Virustatika und deren Charakteristika sind in ◻ Tab. 10.5 zusammengefasst.

10.3.1 Behandlung von Herpes-Infektionen

Herpes-Infektionen haben die Neigung rezidivierend zu Virusaktivierungen zu führen.

Aciclovir[53] ist ein Nukleosidanalogon und Prodrug, das nach Phosphorylierung zum Triphosphat als kompetitiver Hemmer der DNA-Polymerase zum Abbruch neu gebildeter DNA führt. Es hat eine weitgehend selektive Wirkung gegen **Herpes-simplex**- (HSV)- und **Varizella-Zoster-Viren** (VZV). Trotz einer oralen Bioverfügbarkeit von nur 20% kann es oral angewendet werden, bei schweren Infektionen ist allerdings die i.v. Behandlung nötig. Aciclovir wird auch lokal bei Herpesbläschen (z. B. Herpes labiales) angewandt. Die Behandlung sollte innerhalb der ersten 72 h nach Auftreten der Symptomatik beginnen. Die neuralgischen Schmerzen bei Gürtelrose können auch nach erfolgreicher Therapie weiterbestehen. Aciclovir ist im Tierversuch bei sehr hohen Dosen teratogen, daher ist die Indikation insbesondere in der Frühschwangerschaft sehr streng zu stellen. Bei HSV und VZV in der Schwangerschaft sollte die Schwangere zur Vermeidung einer maternofetalen Transmission peripartal systemisch behandelt werden. Bei Verdacht auf konnatale Infektion muss das Neugeborene sofort i.v. mit Aciclovir behandelt werden.

Unerwünschte Wirkungen. Unerwünschte Wirkungen sind u. a. gastrointestinale Beschwerden und Überempfindlichkeitsreaktionen der Haut. Nach intravenöser Gabe kann es zum Auskristallisieren in der Niere (ausreichende Hydratation beachten) und in der Folge zur Erhöhung von Kreatinin und Harnstoff im Serum kommen. In hoher Dosierung können Krämpfe, Halluzinationen und Tremor auftreten.

Valaciclovir[66] hat eine ca. 4-fach bessere orale Bioverfügbarkeit als Aciclovir. **Famciclovir**[67] ist eine »Prodrug«, das in Penciclovir umgewandelt wird und die Dauer postherpetischer Zosterschmerzen verringern kann. Famciclovir hat eine hohe Virusselektivität und gelegentlich treten Kopfschmerzen, Übelkeit und Verwirrtheit auf. Zu Aciclovir besteht meist Kreuzresistenz.

10.3.2 Behandlung von Cytomegalievirus-Infektionen

Ganciclovir[55] unterscheidet sich von Aciclovir durch eine Hydroxymethyl-G, die aber sowohl das Erregerspektrum als auch die unerwünschten Wirkungen deutlich verändert. Die orale Bioverfügbarkeit beträgt nur ca. 10%, deshalb sollte Ganciclovir oral nur zur Prophylaxe bzw. zur Erhaltungstherapie der CMV-Retinitis eingesetzt werden. Alle manifesten Erkrankungen Immunsupprimierter müssen intravenös behandelt werden. Von vielen Transplantationszentren wird eine sog. präventive Therapie bei positiver CMV-Antigenämie durchgeführt. Wegen renaler Elimination muss die Dosis bei Niereninsuffizienz reduziert werden. Die Konzentration im Liquor kann 40–70% der Plasmakonzentration betragen.

66 Valtrex®
67 Famvir®

An unerwünschten Wirkungen kommen Übelkeit, Erbrechen, Verwirrtheit, Krampfanfälle und Nephrotoxizität vor. Wegen Myelodepression sollte es nicht gemeinsam mit Zidovudin verwendet werden. Es kann die Spermatogenese hemmen.

Foscarnet[56] ist kein Nukleosidanalogon. Es hat ein breites Spektrum und wird nicht durch die Phosphorylierung durch Thymidinkinasen aktiviert. Es ist daher auch bei Aciclovir- und Ganciclovir- resistenten Stämmen wirksam und wird bei Immunsupprimierten bei CMV und Aciclovir-resistenten HSV-Infektionen eingesetzt.

Zu den unerwünschten Wirkungen der renal eliminierten Substanz gehört vor allem die Nephrotoxizität, die durch Infusion von je 500 ml Kochsalz vor und nach der Infusion von Foscarnet vermindert werden kann. Die regelmäßige Kontrolle der Nierenfunktion ist indiziert. Fieber, Schüttelfrost, Exantheme, Blutbildveränderungen (bei Kombination mit Co-trimoxazol vermehrt Neutropenie und Anämie), Unruhe, Kopfschmerz, Tremor, psychotische Episoden und Ulzerationen am Penis und an der Vulva sind möglich.

Cidofovir[68] ist ein Nukleotidanalogon das bei AIDS-Patienten mit CMV-Retinitis als Alternative eingesetzt werden kann. Eine ausgeprägte Nephrotoxizität mit Kreatininanstieg im Serum und Proteinurie ist dosislimitierend und schränkt die Anwendung ein. Die intravenöse Hydratation mit NaCl wird zusammen mit hochdosiertem oralem Probenicid durchgeführt. Daher kann es auch zu Interaktionen mit anderen Arzneimitteln kommen. Seltener sind Neutropenien und Übelkeit. Im Tierversuch ist Cidofovir teratogen und kanzerogen. Daher muss bei behandelten Männern und Frauen eine Antikonzeption sichergestellt sein.

10.3.3 Behandlung der chronischen Hepatitis B und C

Die Hepatitis B manifestiert sich in den meisten Fällen als akute Hepatitis. Bei Verläufen über 6 Monate spricht man von chronischer Hepatitis B. Bei Transaminasen-Erhöhung über das 1,5-fache der Normalwerte erfolgt die Therapie mit pegyliertem **Interferon-α** (s. c.) oder mit den **Nukleosidanaloga** Lamivudin[63], Entecavir[69] und Telbivudin[70] oder mit dem **Nukleotidanalogon** Adefovir. Die Nukleosid- und Nukleotidanaloga werden täglich verabreicht. Die Erfolgsrate nach 24 Wochen liegt bei pegyliertem Interferon-α bei 30%, bei den Nukleosid- und Nukleotidanaloga liegt die Erfolgsrate nach einem Jahr bei HBe-Antigen-negativen Patienten zwischen 50 und 90%, bei HBe-Antigen-positiven Patienten zwischen 20 und 70%. Die Nukleosid- und Nukleotidanaloga sind im Vergleich zu Interferon alpha relativ gut verträglich.

Die Nebenwirkungen von Interferon-α sind u. a. Schüttelfrost, Fieber, Gelenk-, Glieder- und Kopfschmerzen, Alopezie, Knochenmarkschädigung und Depressionen. Die Nukleosid- und Nukleotidanaloga können Kopfschmerzen, Übelkeit, Müdigkeit, Diarrhö, Asthenie, Husten und einen Anstieg des Serumkreatinins (außer Entecavir), Pankreatitis und Laktatazidose verursachen.

Ribavirin ist ein Nukleosidanalogon mit einem breiten Spektrum bei RNA und DNA-Viren. Es ist bei Hepatitis C in Kombination mit pegyliertem Interferon-α über 6–12 Monate indiziert. Hier werden in Abhängigkeit des Genotyps Ansprechraten von über 50–90% erreicht. Eine sorgfältige Nutzen/Risiko-Abschätzung unter Berücksichtigung des Alters des Patienten, des Risikos der Leber-Zirrhoseentstehung und des möglichen Therapieerfolges ist erforderlich. Es ist auch wirksam gegen Erreger viraler Atemwegserkrankungen (RSV, Influenza- und Parainfluenzaviren) und gegen einige hämorrhagische Fieber-Viren. Bei schwerkranken Kindern mit RSV-Infektionen wird es inhalativ angewendet. Ribavarin wird nach oraler Gabe nahezu vollständig resorbiert. Bei systemischer Anwendung kann es zu Hyperurikämie und zu Uratnephropathie mit Nephrolithiasis kommen. Es zeigt eine Kanzerogenität und Mutagenität im Tierversuch. Zu den unerwünschten Wirkungen gehören Kopfschmerzen, Bauchkrämpfe, Anämie und Erhöhung des Bilirubins.

10.3.4 Antiretrovirale (HIV) Therapie

Zur Hemmung des AIDS-Erregers HIV sind in den letzten Jahren eine Reihe von antiretroviralen Substanzen entwickelt worden. Ziel der Therapie ist eine vollständige Unterdrückung der Virusreplikation. Man unterscheidet zwischen nukleosidischen Inhibitoren (NRTI) und nicht-nukleosidischen Inhibitoren (NNRTI) der reversen Transkriptase, Protease Inhibitoren (PI), Korezeptor-Antagonisten, Fusions-Inhibitoren und Integrase-Inhibitoren.

Die wichtigste Ursache für das Versagen einer Therapie ist die Resistenzentwicklung. Je nach verwendetem Pharmakon führen Resistenzmutationen zu Aminosäurenaustausch in der reversen Transkriptase oder der HIV-Protease. Da bei Monotherapie eine rasche Resistenzentwicklung beobachtet wird, ist **grundsätzlich** eine **Kombinationstherapie** durchzuführen (hochaktive antiretrovirale Therapie = HAART). Die PI-basierte Kombination von 2 Nukleosid Analoga (z. B. Zidovudin plus Lamivudin) und 1–2 Protease Inhibitoren (z. B. Indinavir) ist Standard. Ein NNRTI-basiertes Schema zur Initialtherapie sieht 1 NNRTI und 2 NRTI vor. Daneben ist auch eine »triple NRTI« Kombination möglich. Die wissenschaftliche Entwicklung schreitet rasch voran; aktuelle Informationen sind im Internet erhältlich (http://www.hiv.net, http://www.aidsinfo.nih.gov).

Nukleosidische Reverse-Transkriptase-Inhibitoren (NRTI)

Zidovudin wird bei HIV-Infektion seit 1990 verwendet und ist nach wie vor ein Standardmedikament. Die Anwendung von Zidovudin in der zweiten Hälfte der Schwangerschaft und postnatal reduziert das Risiko einer HIV-Übertragung auf das Neugeborene auf unter 2%, insbesondere, wenn eine Sectio am noch wehenfreien Uterus erfolgt.

Anämien und Neutropenien treten häufig auf. In Kombination mit Ganciclovir, Pyrimethamin, Dapson und Sulfona-

---

68 Vistide®
69 Baraclude®
70 SEBIVO®

miden kann die Myelosuppression verstärkt sein. Darüber hinaus werden Kopfschmerzen, Schwindel, Übelkeit, Hautreaktionen, Muskelschmerzen, Parästhesien, Erhöhung der Leberenzyme und Hepatomegalie beobachtet.

Pharmakokinetik. Die Bioverfügbarkeit nach oraler Gabe beträgt etwa 60–70%. Zidovudin weist eine gute Gewebegängigkeit auf, die Konzentration im Liquor beträgt ca. 50% der Plasmakonzentration. Mit einer Halbwertzeit von etwa 1 h wird Zidovudin überwiegend als Glucuronid über die Niere ausgeschieden.

Nicht-nukleosidische Reverse-Transkriptase-Inhibitoren NNRTI

Mit **Nevirapin**[71] und **Efavirenz**[65] stehen Hemmstoffe der reversen Transkriptase zur Verfügung, die sich nicht von Nukleosiden ableiten. Sie lagern sich nicht an das katalytische Zentrum der Reversen Transkriptase, sondern an benachbarte Stellen an. Die genannten Substanzen weisen gute Aktivität gegen HIV-1 auf, wirken aber nicht ausreichend gegen HIV-2. Ihr Einsatz wird durch das Risiko von Arzneimittel-Interaktionen limitiert.

Protease-Inhibitoren

Hemmstoffe der HIV-Protease wie **Saquinavir**[72], **Ritonavir**[73], **Indinavir**[74] und **Nelfinavir**[75] stellen sinnvolle Kombinationspartner für die NRTI und NNRTI dar, weil sie die Virusvermehrung über einen anderen Mechanismus hemmen. Die HIV-Protease spaltet mehrere für die Replikation der Viren essenzielle Proteine aus einem Vorläuferprotein heraus. Durch Hemmung dieses virusspezifischen Enzyms wird der Zusammenbau der Viren in der Zelle unterdrückt.

Korezeptor-Antagonisten

HIV benötigt für den Eintritt in die Zelle neben dem CD4-Rezeptor auch Korezeptoren. Die wichtigsten Korezeptoren sind CCR-5 und CXCR-4. Die HIV-Viren haben einen Korezeptortropismus, d. h. sie bevorzugen den einen oder den anderen Korezeptor. Maraviroc ist ein CCR-5-Antagonist, der das Rezeptormolekül räumlich verändert, so dass die Funktion des Rezeptors behindert wird.

Fusions-Inhibitoren

Enfuvirtide[76] ist ein Peptidderivat des Gp41-Transmembranproteins. Es verhindert die Fusion von HIV mit der Zielzelle.

Integrase-Inhibitoren

Raltegravir[77] hemmt den Einbau der viralen DNA (nach reverser Transkription von Virus-RNA in DNA = Provirus) in die Wirts-DNA im Zellkern (Hemmung des Strangtransfer des viralen DNA-Präintegrationskomplexes).

Prophylaxe opportunistischer Infektionen bei AIDS

Bei Patienten mit Immunsuppression (z. B. AIDS) stellen opportunistische Infektionen mit Bakterien (Mykobakterien, Nocardia etc.), Protozoen (Toxoplasma, Cryptosporidien etc.), Pilzen (Candida, Pneumocystis jirovecii, Cryptococcus etc.) und Viren (Cytomegalieviren, Herpesviren etc.) häufige Komplikationen dar. Eine prophylaktische Gabe diverser Chemotherapeutika (z. B. Co-trimoxazol gegen Toxoplasmose und Pneumocystis jirovecii Pneumonie) ist bei fortgeschrittener Immunsuppression notwendig, um schwere Infekte zu verhindern. Dabei unterscheidet man die Primärprophylaxe vor dem ersten Auftreten einer Infektion (z. B. bei CD4+-Zellen unter 200/ìl) und die Sekundärprophylaxe nach dem Auftreten einer Infektion.

10.3.5 Therapie der Influenza und der Hühnergrippe

Die wichtigste Maßnahme gegen Influenza ist die jährliche Schutzimpfung von Personen mit erhöhtem Infektionsrisiko (ältere Menschen, Patienten mit chronischen Erkrankungen, Personen mit Publikumsverkehr etc.).

Therapeutische Möglichkeiten eröffnen sich durch die **Neuraminidase-Inhibitoren**. Das Enzym Neuraminidase ist ein essenzieller Bestandteil von Influenzaviren. Es erleichtert die Ausbreitung der Viren in den Epithelzellen des Respirationstraktes. Zanamivir und Oseltamivir sind Hemmstoffe dieses viralen Enzyms.

Zanamivir[61] liegt in Pulverform vor und wird mit Hilfe eines speziellen Gerätes (Diskhaler) inhaliert. Oseltamivir stellt eine »Prodrug« dar, die nach oraler Gabe rasch in den eigentlichen Wirkstoff metabolisiert wird. Die Plasmahalbwertszeit liegt bei 6–8 h.

Zanamivir und **Oseltamivir**[60] sind bei Influenza A und B wirksam. Bei frühzeitigem Behandlungsbeginn kann der Erkrankungsverlauf um 1–2 Tage verkürzt werden. Bei Patienten mit relativ milden Verläufen einer Influenza (kein Fieber) ist ein therapeutischer Nutzen nicht nachweisbar. Auch bei Infektionen durch andere Viren (»grippaler Infekt«) sind die Neuraminidase-Hemmstoffe unwirksam.

Zanamivir und Oseltamivir werden auch bei Hühnergrippe zur Therapie verwendet. Der prophylaktische Einsatz, insbesondere von Oseltamivir, ist wegen der raschen Resistenzentwicklung umstritten. **Unerwünschte Wirkungen:** Die Inhalation von Zanamivir ist i. d. R. gut verträglich. In klinischen Studien waren keine Unterschiede bzgl. der Nebenwirkungen zwischen Zanamivir und Placebo zu sehen. Auch Oseltamivir ist gut verträglich, gelegentlich kommt es zu Übelkeit, Erbrechen und Diarrhö.

Zur medikamentösen Prophylaxe und frühzeitigen Therapie der **Influenza A** steht seit langem auch orales **Amantadin** zur Verfügung. Es wird aufgrund unerwünschter zentralnervöser Wirkungen allerdings selten eingesetzt.

---

71 Viramune®
72 Invirase®
73 Norvir®
74 Crixivan ®
75 Viracept ®
76 Fuzeon®
77 Isentress®

10.4   Behandlung von Mykosen

10.4.1 Behandlung systemischer Mykosen

Die Häufigkeit invasiver Mykosen hat in den vergangenen Jahren stetig zugenommen, insbesondere bei Patienten mit prädisponierenden Faktoren.

> **Prädisponierende Faktoren für die Entwicklung einer systemischen Mykose**
> - Zustand nach Organtransplantation
> - Lang andauernde und schwere Neutropenie
> - Graft-vs-Host-Erkrankung
> - Aufenthalt auf der Intensivstation (Dauer der Intensivtherapie, Dauer der Beatmung)
> - Kolonisierung mit Pilzen
> - Längere Breitband-Antibiotikatherapie
> - Parenterale Ernährung
> - Hochdosierte Kortikosteroidtherapie
> - HIV-Infektion
> - Große chirurgische Eingriffe
> - Onkologische Patienten

Unter den am häufigsten isolierten nosokomialen Erregern im Blut nehmen **Candida** spp. die vierte Stelle ein. In einigen Ländern sind Candida-Stämme unter den Top 3 zu finden. 25–50% dieser nosokomialen Candidainfektionen passieren auf der Intensivstation. Candida albicans (Anteil ca. 50%) stellt weiterhin den häufigsten Erreger dar, allerdings nimmt der Anteil isolierter **Non-albicans-Candida-Stämme** (z. B. Candida glabrata, Candida krusei) zu. Neben Candida spp. ist **Aspergillus** spp. die zweithäufigste Erregergruppe invasiver Mykosen. Häufigstes Isolat ist Aspergillus fumigatus (Anteil 80–90%), seltener A. flavus, A. terreus und A. niger. Ein besonders hohes Risiko für eine invasive Aspergillose haben Patienten mit hämatologisch-onkologischen Erkrankungen, insbesondere bei antineoplastischer (zytostatischer) Therapie und nach Knochenmarktransplantation. Die infektionsbedingte Letalität invasiver Candidosen und besonders invasiver Aspergillosen ist hoch (>50%).

Zur Therapie invasiver Mykosen steht eine wachsende Zahl von Arzneimitteln (◘ Tab. 10.6) mit unterschiedlichem Wirkmechanismus und Angriffspunkt zur Verfügung.

Azolantimykotika

Alle Azolantimykotika (Fluconazol, Itraconazol, Voriconazol, Posaconazol; weitere sind in der Entwicklung, z. B. Ravuconazol) haben den gleichen Wirkmechanismus, ähnliche Wechselwirkungen und ein ähnliches Nebenwirkungsspektrum. Sie unterscheiden sich im Wirkspektrum und in den zugelassenen Indikationen.

Wirkungsmechanismus. Hemmung der fungalen Cytochrom-P450-abhängigen 14-α-Sterol-Demethylierung, einem essenziellen Schritt der Ergosterolsynthese. Angriffsort ist damit die Zellmembran.

Nebenwirkungen. Übelkeit, Bauchschmerzen, gelegentlich Anstieg der Transaminasen. Spezifisch für Voriconazol sind kurzzeitige, reversible visuelle Veränderungen.

Wechselwirkungen. Alle Azol-Antimykotika hemmen Cytochrom-P450-abhängige Monooxygenasen und können dadurch zu zahlreichen Interaktionen mit anderen hepatisch eliminierten Substanzen führen. Die Spiegel von Benzodiazepinen, Ca^{2+}-Kanal-Blockern, Immunsuppresiva (Ciclosporin A, Tacrolimus, Sirolimus), HMG-CoA-Reduktase-Hemmern, nicht-sedierenden Antihistaminika (z. B. Terfenadin, Astemizol), oralen Antikoagulanzien, Sulfonylharnstoffen, HIV-Protease-Hemmern, Vinca-Alkaloiden und vielen anderen Arzneistoffen sind bei gleichzeitiger Gabe erhöht. Voriconazol und Itraconazol werden selbst ebenfalls durch Cytochrom-P450-abhängige Monooxygenasen abgebaut. Dadurch können Induktoren von Cytochrom-P450, wie z. B. Rifampicin, Rifabutin und Phenytoin, zu einer Verringerung der Voriconazol- oder Itraconazol-Spiegel führen.

Fluconazol. Wirkspektrum: Candida spp. (insbesondere C. albicans, C. krusei ist intrinsisch resistent), keine Wirksamkeit gegenüber Aspergillus und Dermatophyten. Applikation: Intravenös oder oral möglich. Pharmakokinetik: Überwiegend renale Elimination, daher Dosierungsanpassung bei Niereninsuffizienz notwendig.

Itraconazol. Wirkspektrum: Candida spp, Aspergillus spp. und Dermatophyten. Applikation: Intravenös und oral (als Kapseln und als Liquid) möglich. Pharmakokinetik: Itraconazol wird extensiv hepatisch (Cytochrom-P450) metabolisiert, oral variable Bioverfügbarkeit.

Voriconazol. Wirkspektrum: Candida spp., Aspergillus spp., Fusarium und Scedosporum. Applikation: Intravenös und oral möglich. Pharmakokinetik: Cytochrom-P450-abhängige Metabolisierung.

Posaconazol. Wirkspektrum: Aspergillus spp., Coccidioides immitis, Fonsecaea pedrosoi und Fusarium spp. Applikation: Oral (Suspension zum Einnehmen). Pharmakokinetik: Posaconazol wird überwiegend glukuronidiert und über die Fäces ausgeschieden.

Polyen-Antimykotika: Amphotericin B

Amphotericin B ist das älteste der bei invasiven Mykosen verwendeten Antimykotika. Es hat zahlreiche, z. T. therapielimitierende Nebenwirkungen.

Wirkungsmechanismus. Einlagerung in die Zytoplasmamembran der Pilze durch Anlagerung an das Ergosterol; dadurch Störung der Membranpermeabilität, so dass die Zelle essenzielle zytoplasmatische Komponenten verliert.

Wirkspektrum. Candida spp., Aspergillus spp. und Cryptococcus neoformans.

Pharmakokinetik. Amphotericin B wird oral nicht resorbiert. Es reichert sich in parenchymatösen Organen an.

Nebenwirkungen. Nebenwirkungen sind häufig und teilweise therapielimitierend. Zu unterscheiden sind akute Nebenwirkungen, die bereits unter der Infusion auftreten, und chronische Nebenwirkungen nach längerer Anwendung. Akute Nebenwirkungen sind Fieber, Schüttelfrost, Hautausschläge, Übelkeit und Erbrechen. Unter den chronischen Nebenwirkungen ist insbesondere die Nephrotoxizität hervorzuheben, die ca. $^2/_3$ der Patienten betrifft und sich u. a. als Kreatinin- bzw. Harnstoffanstieg, Hypokaliämie oder Azotämie äußert. Weitere häufige Nebenwirkungen sind eine Anämie und Thrombophlebitis. Das Auftreten der Nephrotoxizität kann bei einigen Patienten durch eine Verlängerung der Infusionsdauer (6–9 h), gute Hydratation und Kochsalz-Infusion **vor** Gabe (s. Wechselwirkungen) von Amphotericin B vermindert werden.

Inkompatibiliäten und Wechselwirkungen. Amphotericin B fällt in elektrolythaltigen Lösungen (z. B. NaCL 0,9%, Ringer Laktat) aus, daher wird es in Glukose 5% aufgelöst. Die nephrotoxischen Wirkungen können durch Gabe anderer nephrotoxischer Substanzen (z. B. Cisplatin, Ciclosporin A, Aminoglykoside) bzw. durch Gabe von Diuretika verstärkt werden.

Applikation. Amphotericin B wird als Infusion über mindestens 6 h verabreicht. Da die Verträglichkeit sehr unterschiedlich ist, wird die maximal tolerierte Dosis bei jedem Patienten mehr oder weniger individuell eingestellt. Ziele bei invasiver Candidiasis sind 0,5–0,6 mg/kg/Tag und bei invasiver Aspergillose 1–1,5 mg/kg/Tag.

Liposomales Amphotericin B. Liposomales Amphotericin B ist eine spezielle Formulierung, in der der Wirkstoff Amphotericin B in einem Liposom verpackt wurde. Dieses zeichnet sich insbesondere durch eine bessere Verträglichkeit aus. Nachteil ist der deutlich höhere Preis.

Echinocandine

Caspofungin[78].**Wirkungsmechanismus:** Hemmung der Zellwandsynthese durch Hemmung der Synthese von (1,3)-β-Glukan (einem Glukose-Polymer, welches essenziell für die Integrität der Zellwand ist und kein Äquivalent beim Menschen hat). **Wirkspektrum:** Candida spp (auch, wenn resistent gegenüber Azolen oder Amphotericin B) und Aspergillus spp. **Pharmakokinetik:** Ausgeprägte Verteilungsphase, langsame Elimination, lange terminale Halbwertszeit (12–15 Tage). **Nebenwirkungen:** Leichtgradig: Phlebitis, Juckreiz, Fieber, Schüttelfrost, Anämie, Erhöhung der Leberwerte. **Inkompatibilitäten:** Caspofungin darf nicht mit glukosehaltigen Lösungsmitteln gemischt werden, da es in glukosehaltigen Lösungen nicht stabil ist. **Applikation:** Intravenös.

Anidulafungin[79]. Dieses neue halbsynthetische Echinocandin wurde im Jahr 2007 zugelassen. **Wirkungsmechanismus:** Siehe Caspofungin. Es ist aktiv gegen Regionen mit aktivem Zellwachstum in den Hyphen von Aspergillus fumigatus. **Wirkungsspektrum:** Candida spp. und C. glabrata, parapsilosis und tropicalis. **Pharmakokinetik:** Nach i.v. Applikation verteilt sich Anidulafungin schnell (0,5–1 h) im gesamten Körperwasser (Verteilungsvolumen: 30–50 l). Hohe Plasmaproteinbindung (>99%). Über die Verteilung in spezielle Gewebe und Kompartimente (z. B. Liquor) liegen bisher keine Untersuchungen vor. Eine hapatische Metabolisierung wurde nicht beobachtet; es ist kein Hemmer oder Induktor des Cytochrom-P450-Enzymsystems, so dass auf dieser Ebene auch keine Interaktionen erwartet werden müssen. Die Elimination erfolgt als inaktiver Metabolit. (Peptid mit offener Ringstruktur wird durch Peptidasen abgebaut und vorwiegend über die Galle ausgeschieden). Lange Halbwertzeit, die in eine schnellere Phase (24 h) und eine terminale Phase (40–50 h) unterteilt wird. Eine Dosisanpassung bei eingeschränkter Nierenfunktion ist nicht erforderlich. **Nebenwirkungen:** Anstieg der Leberenzymwerte; besonders Patienten mit schweren Grunderkrankungen und gleichzeitiger Gabe verschiedener Begleitmedikationen können klinisch relevante Störungen der Leberfunktion auftreten. Sonst keine Interaktionen mit anderen Arzneimitteln, außer mit Anästhetika (Ratte). Infusionslösung enthält Ethanol: cave – Gefährdung von Alkoholabhängigen und Alkohol-bedingte Leberschäden. **Indikationen:** Invasive Candidiasis bei Erwachsenen, nicht neutropenischen Patienten. **Dosierung:** Initial 200 mg, anschließend 100 mg täglich bis 14 Tage nach dem letzten positiven Erregernachweis.

Micafungin[80]. Das kürzlich eingeführte (Zulassung 2008) Echinocandin hat die gleichen Wirkungsmechanismen wie Caspofungin und Anidulafungin, jedoch breiteres Wirkungsspektrum. **Wirkungsspektrum:** Candida spp., incl. C. albicans, glabrata, tropicalis, krusei, kefyr, parapsilosis u. a. sowie Aspergillus fumigatus, flavus, niger, terreus, nidulans und versicolor. Außerdem die myzeliale Form dimorpher Pilze, z. B. Histoplasma capsularium, Blastomyces dermatitidis und Coccidioides immitis. **Pharmakokinetik:** Nur für die intravenöse Anwendung bestimmt. Lineare Kinetik bis 8 mg/kg; Steady state ist nach 4–5 Tagen erreicht. Verteilung erfolgt rasch; Verteilungsvolumen (Verteilungsvolumen im steady state ca. 18–19 l). Mittlere terminale Halbwertzeit: 10–17 h. Bei Patienten mit Nierenfunktionseinschränkungen sowie leichten bis mittelschweren Leberfunktionsstörungen ist keine Dosisanpassung erforderlich. Es treten keine klinisch relevanten Wechselwirkungen mit anderen Arzneimitteln auf. **Nebenwirkungen:** Allergieartige Symptome (Rigor und Hautausschlag), Leberschädigungen mit Erhöhung der Leberenzyme (regelmäßige Kontrollen der Leberwerte), Leuko- und Neutropenie sowie Anämie (regelmäßige Blutbildkontrollen), Übelkeit, Erbrechen, Durchfälle und Bauchschmerzen. Außerdem treten Tachykardien, Blutdruckschwankungen und Nierenfunktionstörungen auf. **Indikationen:** Invasive Candidose und ösophageale Candidose bei Patienten für die eine i.v. Be-

---

78 Cancidas®
79 Ecalta®
80 Mycamine®

■ Tab. 10.6. Zugelassene Anwendungsgebiete der Antimykotika zur Therapie systemischer Mykosen

Gruppe	Azole				Polyene		Echinocandine	Pyrimidinderivate
	Fluconazol	Itraconazol	Voriconazol	Posaconazol	Amphotericin B-Desoxycholat	Liposomales Amphotericin B	Caspofungin Anidulafungin* Micafungin*	Flucytosin
Zugelassene Indikationen	Invasive Candidiasis	i.v.: Aspergillose, Candidiasis, Cryptococcose bei Versagen/Unverträglichkeit anderer Substanzen	Invasive Aspergillose	Zweitlinienthe-rapie: invasive Aspergillose bei Versagen/Unver-träglichkeit der Vortherapie	Invasive Candidiasis	Zweitlinienthera-pie: invasive Mykosen bei Kontraindikation/ Unverträglichkeit von Amphotericin B-Desoxycholat	Invasive Candi-diasis (auch Micafungin und Anidulafungin)	Nur Kombinations-therapie (Amphote-ricin B):
	Kryptokokken-Meningitis		Candidämie bei nicht neutropeni-schen Patienten		Invasive Aspergillose		Zweitlinienthera-pie: invasive Asper-gillose bei Versa-gen/Unverträglich-keit der Vortherapie	Systemcandidiasis
	Prophylaxe bei immunkompromi-tierten Patienten	Endemische Mykose, Prophy-laxe bei Knochen-mark-Transplanta-tion	Invasive Candi-diasis (Fluconazo-resistent)	Zweitlinienthe-rapie: Fusariose, Chromoblastose, Kokzidioidomykose bei Versagen/ Unverträglichkeit der Vortherapie	Cryptococcose, Histoplasmose u. a. seltene/ endemische Mykosen	Empirische Thera-pie bei neutro-penischem Fieber mit Verdacht auf Mykose	Empirische Thera-pie bei neutrope-nischem Fieber mit Verdacht auf Mykose	Cryptococcose
			Schwere Mykose hervorgerufen durch Scedos-prium spp. und Fusarium spp.			Entsprechend auch für Säuglinge und Kinder		Chromoblastose

* Details dazu im Text

handlung angebracht ist. Prophylaxe von Candida-Infektionen bei Patienten, die sich einer Stammzelltransplantation unterziehen oder wenn eine Neutropenie von mindestens 10 oder mehr Tagen zu erwarten ist. Die Entscheidung, Micafungin anzuwenden, sollte in Betracht ziehen, dass ein Risiko zur Lebertumorbildung besteht. Micafungin ist daher nur anzuwenden, wenn andere Antimykotika nicht geeignet sind.

Pyrimidinderivate

Flucytosin[81]. Wegen schneller Resistenzentwicklung sollte der Einsatz von Flucytosin in Kombination mit anderen Antimykotika erfolgen. Insbesondere die Kombination mit Amphotericin B hat sich bei der Cryptokokken-Meningitis bewährt. **Wirkungsmechanismus:** Hemmung der Proteinsynthese durch Einbau in die RNS. Wirkspektrum: Candida spp. und Cryptococcus neoformans. **Pharmakokinetik:** Gute Liquorgängigkeit, renale Elimination (daher Dosisanpassung bei Niereninsuffizienz erforderlich). **Nebenwirkungen:** Dosisabhängige Knochenmarkdepression. Applikation: Flucytosin wird intravenös verabreicht.

Empirische antimykotische Therapie bei neutropenischen Patienten

Bei neutropenen Patienten mit persistierendem Fieber unklarer Ursache trotz einer geeigneten antibakteriellen Therapie für 3–5 Tage sollte spätestens eine antimykotische Therapie erfolgen. Die empirische Therapie sollte sowohl Candida spp. als auch Aspergillus spp. erfassen. Diese Therapie sollte bis zur Resolution der Neutropenie fortgeführt werden. (Liposomales) **Amphotericin-B** und **Caspofungin** sind geeignete (zugelassene) Therapiemöglichkeiten. **Fluconazol** ist aufgrund der Aspergillus-Lücke in dieser Situation nicht geeignet. **Voriconazol, Itraconazol, Anidulafungin oder Micafungin stellen rationale Alternativen dar**.

10.4.2 Behandlungen von Oberflächenmykosen

Typische Indikationen für eine topische Therapie von Mykosen in der Dermatologie sind Candidiasis, Dermatophytosen, Tinea versicolor, Tinea pedis und andere.

> Vor der Behandlung von lokalen Mykosen, besonders von Nagelmykosen, muss die Diagnose mikrobiologisch gesichert werden. Fadenpilz- und Sprosspilzerkrankungen heilen schneller durch gleichzeitige chirurgische (z. B. Nagelextraktion) und lokale antimykotische Maßnahmen ab.

Bei Nagelmykosen ist Terbinafin dem früher üblichen Griseofulvin überlegen. Als häufigste Schleimhautmykose ist der Soor durch Candida albicans anzusehen, der mit Nystatin oftmals lokal behandelt werden kann. Eine vulvovaginale Candidiasis wird überwiegend mit Clotrimazol, Miconazol oder einem anderen Azol-Antimykotikum behandelt (z. B. Bifonazol, Croconazol, Econazol, Fenticonazol, Isoconazol, Oxiconazol, Sertaconazol, Tioconazol). Darüber hinaus stehen mit Naftifin, sowie mit Amorolfin, Tolnaftat und anderen Wirk-

stoffen, zahlreiche weitere Substanzen zur lokalen antimykotischen Therapie zur Verfügung. Die meisten Zubereitungen sind nicht verschreibungspflichtig und stehen zur Selbstmedikation zur Verfügung, obwohl insbesondere bei chronischen Verläufen die fachärztliche Betreuung angebracht ist.

10.5   Behandlung von Erkrankungen durch Protozoen

10.5.1 Malaria

Die weltweite jährliche Inzidenz neuer Malariafälle wird auf 300–500 Millionen geschätzt, die der Todesfälle auf 1,5–2,7 Millionen. Eine Prophylaxe und Behandlung der Malaria muss die unterschiedlichen Malariaformen sowie die unterschiedliche Resistenz in den Verbreitungsgebieten der Malaria (Afrika, Mittel- und Südamerika, Asien) gegenüber den gebräuchlichen Arzneistoffen berücksichtigen.

Prophylaktische Maßnahmen. Für die Prophylaxe in Gebieten ohne Chloroquin-Resistenz wird **Chloroquin** empfohlen (z. B. Mittelamerika). Bei einem Aufenthalt in Endemiegebieten mit Chloroquin-Resistenz stehen **Mefloquin**[82], **Atovaquon plus Proguanil**[83] oder **Doxycyclin**[27] zur Verfügung, wobei Doxycyclin in Deutschland zur Malariaprophylaxe nicht zugelassen ist. Mefloquin, Atovaquone plus Proguanil und **Artemether plus Lumefantrin**[84] sind auch für die notfallmäßige Selbsttherapie (»stand-by treatment«) geeignet. Die Prophylaxe-Überlegungen müssen neben Reisedauer, Alter und Begleiterkrankungen der Reisenden sowie Ziel und Zweck der Reise auch einen Mückenexpositionsschutz (lange Bekleidung, Repellents, Moskitonetz) einbeziehen.

Therapeutische Maßnahmen. Chloroquin ist zur Therapie einer Malaria, die in Gebieten ohne Resistenz erworben wurde (in der Regel Malaria tertiana durch Plasmodium vivax und P. ovale oder M. quartana durch P. malariae) das Mittel der Wahl. Bei unkomplizierter Chloroquin-resistenter Malaria tropica (P. falciparum) werden Mefloquin oder Kombinationen wie Atovaquon plus Proguanil oder Artemether plus Lumefantrin eingesetzt. Artesunat und andere Derivate des Artemisinins, wie Dihydroartemisinin oder Artemether stellen wirkvolle Alternativen dar. Bei komplizierter Malaria (Parasitämie >5%, Organkomplikationen) kommen intravenös Chinin plus Doxycyclin (oder plus Clindamycin) oder Artemisinin Derivate zum Einsatz.

Unerwünschte Wirkungen. Chloroquin kann Kopfschmerzen, Sehstörungen, gastrointestinale Beschwerden und Hautfloreszenzen mit Juckreiz verursachen. Nach täglichen Dosen von mehr als 250 mg über mehrere Monate sind Retinopathien möglich. Mehr als 100 g Chloroquin sollten insgesamt nicht

---

81 Ancotil®
82 Lariam®
83 Malarone®
84 Riamet®

eingenommen werden. Bei **Mefloquin** kommen Übelkeit, Schwindel, Schlafstörungen und nicht selten neuropsychiatrische Störungen vor. Es ist im ersten Trimenon der Schwangerschaft und bei Kindern <15 kg Körpergewicht kontraindiziert. **Proguanil** wird in den zur Prophylaxe üblichen Dosierungen gut vertragen; in höheren Dosierungen kann es gastrointestinale Symptome und hämatologische Nebenwirkungen hervorrufen. **Atovaquon** ist relativ gut verträglich; die häufigsten unerwünschten Wirkungen sind Übelkeit, Erbrechen, Durchfall und Hautausschläge. **Artemisin**, **Artemether** und **Artesunat** können neurotoxische Erscheinungen, Blutbildveränderungen und einen Anstieg der Transaminasen verursachen. Artesunat ist in hohen Dosen kardiotoxisch und im ersten Trimenon der Schwangerschaft kontraindiziert. **Chinin** kann zu Tinnitus, Schwindel, Sehstörungen und Kopfschmerzen führen. **Primaquin** wird im Allgemeinen gut vertragen; es kann jedoch Bauchschmerzen, Methämoglobinämie oder Hämolyse (bei G6PD-Mangel) verursachen. Bei **Sulfadoxin** und **Pyrimethamin** sind Leber- und Hautschäden sowie allergische Reaktionen und Knochenmarkschädigungen beschrieben worden, deshalb wird diese Kombination in Europa nicht mehr zur Prophylaxe eingesetzt. **Halofantrin** wird wegen möglicher lebensbedrohlicher ventrikulärer Arrhythmien kaum noch verwendet.

10.5.2 Giardiasis (Lambliasis)

Giardia lamblia wird weltweit in menschlichen und tierischen Fäzes gefunden. Die Inzidenz ist bei Kindern und Reisenden gewöhnlich am höchsten. Ausbrüche treten in Kinder- oder Altenheimen auf.

Die Behandlung ist sowohl bei symptomatischen als auch bei asymptomatischen Patienten indiziert. **Metronidazol**[42] oder **Quinacrin** sind Mittel der Wahl mit Heilungsraten bis 95% nach einer einwöchigen Behandlung. Bei Immundefekt wird Metronidazol für 6–8 Wochen gegeben, in Ausnahmefällen bis 6 Monate. Rezidive können mit einer 2-wöchigen Kombination von Metronidazol mit Quinacrine geheilt werden. Da alle genannten Medikamente gastrointestinale Nebenwirkungen zeigen können, ist ein Therapieversagen erst nach Beendigung der Therapie zu erkennen.

10.5.3 Trichomoniasis

Infektionen mit Trichomonaden werden mit **Metronidazol** oder mit anderen Nitroimidazolen, z. B. **Tinidazol**, behandelt. Sexualpartner sollten gemeinsam behandelt werden.

10.5.4 Weitere Erkrankungen durch Protozoen

Toxoplasma gondii (Toxoplasmose)

Die Therapie richtet sich gegen die Protozoen im Vermehrungsstadium (Trophozoiten). Zysten werden nicht beeinflusst. Eine behandlungsbedürftige Toxoplasmose (z. B. eine zerebrale Toxoplasmose bei AIDS-Patienten wird kombiniert

mit **Pyrimethamin + Sulfonamiden** behandelt ▶ Kap. 10.1.2). Zur Vermeidung hämatotoxischer Nebenwirkungen kann zusätzlich 5–20 mg Folinsäure pro Tag gegeben werden.

Alternativ kann bei zerebraler Toxoplasmose eine Therapie mit Clindamycin durchgeführt werden. Aufgrund der starken Rezidivneigung ist bei Immunsupprimierten eine Rezidivprophylaxe (sekundäre Prophylaxe) mit Co-trimoxazol oder mit Clindamycin erforderlich.

Bei der Behandlung der Toxoplasmose in der Schwangerschaft besteht die Gefahr von Aborten und teratogenen Schäden durch Pyrimethamin. Daher wird die Therapie in der Schwangerschaft vorzugsweise mit Spiramycin bis zur 16. Schwangerschaftswoche, danach mit Pyrimethamin und mit Sulfonamiden durchgeführt. Spiramycin kann gastrointestinale Störungen und Allergien auslösen.

Cryptosporidium parvum (Kryptosporidiose)

Cryptosporidien sind bei Tieren, insbesondere bei Kälbern, weit verbreitet. Gewöhnlich ist die Cryptosporidiose bei Immunkompetenten innerhalb von 2 Wochen selbstlimitierend. Bei Immunsuppression findet man schwere und lange Verläufe der Durchfälle.

Eine wirksame Behandlung der Kryptosporidiose ist nicht bekannt. Paromomycin verringert die Symptome und die Zahl der Parasiten für kurze Zeit. Spiramycin und Octreotid zeigten keinen Nutzen.

Isospora belli (Coccidiose)

Isospora belli ist beim Menschen weltweit verbreitet und wird durch kontaminierte Nahrungsmittel und Wasser aufgenommen, selten erfolgt eine sexuelle Übertragung.

Die Erkrankung ist gewöhnlich nach Wochen oder Monaten selbstlimitierend. Trimethoprim-Sulfamethoxazol gilt als Therapie erster Wahl, jedoch kommt es bei 50% zu Rezidiven. Die wiederholte Behandlung ist sinnvoll. Heilungen wurden auch mit Pyrimethamin plus Sulfadiazine, Primaquine plus Chloroquine, Metronidazol, Tetracyclin oder Furazolidinon beschrieben.

Pneumocystis jirovecii (früher: P. carinii)

Pneumocystis-jirovecii-Pneumonien werden in Abhängigkeit von der Sauerstoffsättigung in drei Schweregrade eingeteilt und stellen häufige Komplikationen bei AIDS-Patioenten dar.

Bei mittelschwerer und schwerer P.-jirovecii-Pneumonie ist die intravenöse Gabe von Co-trimoxazol Mittel der Wahl. Die Heilungsrate bei der ersten Episode liegt bei über 95%. Bei Unverträglichkeit von Co-trimoxazol (oft Neutropenie) wird als Alternative Pentamidin in 5% Glucoselösung intravenös gegeben. Die Wirkung ist gleichwertig, aber schwere Nebenwirkungen wie Niereninsuffizienz, Transaminasenanstieg, Hypotension und Blutzuckerentgleisungen werden mit Pentamidin häufiger beobachtet. Alternativ können Atovaquone, Dapsone/Trimethoprim oder Clindamycin/Primaquin verabreicht werden. Bei ausgeprägter Leukopenie kann Atovaquone/Clindamycin gegeben werden.

Auch bei leichten Verlaufsformen ist Co-trimoxazol Mittel der ersten Wahl und kann zur ambulanten Therapie oral verabreicht werden.

Bei Unverträglichkeit von Co-trimoxazol (meist Sulfonamid-Allergie) wird die Kombination von Trimethoprim 20 mg/kg/Tag und Dapson 100 mg/Tag empfohlen. Diese Kombination kann auch oral gegeben werden. Die Inhalation von Pentamidin 200 mg/Tag ist durch eine hohe Rezidivrate gekennzeichnet.

Als Reservemedikamente sind Clindamycin, Atovaquon und Primaquin zu nennen. Die Versagerquote und die Rezidivraten sind bei diesen Medikamenten bzw. Kombinationen höher als bei Co-trimoxazol, Pentamidin i.v. oder Trimethoprim/Dapson.

Eine klinische Besserung sollte unter Therapie nach spätestens fünf Tagen eintreten. Die Behandlung sollte für die Dauer von 3 Wochen erfolgen. Bei einer kürzeren Therapiedauer steigt die Rezidivrate. Die frühzeitige Gabe von Steroiden bei mittelschwerer bis schwerer P. jirovecii Pneumonie (pO_2 <70 mmHg) vermindert das Nebenwirkungsrisiko und die Letalität.

10.6   Behandlung von Wurmerkrankungen

Große Teile der Weltbevölkerung sind von Würmern befallen. Die Häufigkeit des Befalls mit dem Spulwurm (Ascariasis) wird auf 30%, die mit dem Hakenwurm (Ancylostomiasis) auf 25% der Weltbevölkerung geschätzt. In unseren Breiten sind v. a. Spulwürmer (Ascaris lumbricoides), Madenwürmer (Enterobius vermicularis) und Bandwürmer (Cestoden) anzutreffen.

Gebräuchliche **Anthelminthika** mit ihren Indikationen, Kontraindikationen und ausgewählten unerwünschten Arzneimittelwirkungen (UAW) sind im Folgenden zusammengefasst.

Praziquantel wird bei Befall durch Trematoden, bes. Schistosomen sowie Bandwürmern eingesetzt. Die Eignung für eine Hochdosistherapie der durch ein frühes Larvenstadium von Taenia solium ausgelösten Neurozystizerkose wird kontrovers diskutiert. Kontraindikationen sind die okuläre Zystizerkose (irreversible Schädigung des Auges), Schwangerschaft und Laktationsperiode. UAW (gastrointestinale Beschwerden, Benommenheit u. a.) sind meist von geringer Intensität.

■ **Tab. 10.7.** Anthelminthika

Indikation	Substanz (INN)	Dosierung
Taeniasis	Praziquantel	1-mal 10 mg/kg
	Niclosamid	1-mal 2 g
Zystizerkose (Taenia solium)	Praziquantel	50 mg/kg in 2–3 Gaben 15 Tage lang (außer intraokuläre Zystizerkose)
Echinokokkose	Mittel der Wahl: radikale chirurgische Resektion	
	Albendazol	2-mal 400 mg 4 Wochen (Wiederholung nach 2 Wochen)
	Mebendazol	1. bis 3. Tag: 2-mal 1 g
		4. bis 6. Tag: 3-mal 1 g
		Anschließend: 3-mal 1 bis 1,5 g
Enterobiasis (früher Oxyuriasis) Ascariasis	Mebendazol	1-mal 100 mg (Wdhlg. nach 2–4 Wochen)
	Pyrantel	1-mal 10 mg Base/kg
	Mebendazol	2-mal 100 mg an 3 d
	Pyrantel	1-mal 10 mg Base/kg
Trichinose	Mebendazol	1. Tag: 3-mal 250 mg
		2. Tag: 4-mal 250 mg
		3. bis 14. Tag: 3-mal 0,5 g
	Albendazol	2-mal 400 mg 6 d lang
Ancylostomiasis	Mebendazol	2-mal 100 mg an 3 d
	Pyrantel	1-mal 10 mg Base/kg
Filariose	Diethylcarbamazin	2- bis 3-mal 2 mg 3–4 Wochen einschleichende Dosierung
Schistosomiasis	Praziquantel	1-mal 40–80 mg/kg

Niclosamid ist neben Praziquantel Mittel der Wahl bei intestinalem Befall durch alle Zestodenarten, aber wegen fehlender intestinaler Resorption unwirksam bei Zystizerkose durch Taenia solium oder Echinokokkose. UAW sind selten, es werden vor allem Leibschmerzen, Übelkeit und eine verminderte Alkoholtoleranz unter der Therapie berichtet.

Die Breitband-Anthelminthika **Mebendazol** und **Albendazol** wirken auf Larvenstadien und adulte Nematoden (Ascariden, Enterobien, Ankylostomen, Trichinen) und werden auch bei inoperablem bzw. nicht radikal operierbarem Organbefall durch Echinococcus und gemischtem Wurmbefall angewendet. Kontraindikationen bestehen bei Kindern <2 Jahren bzw. hochdosiert bei Kindern <14 Jahren, bei vorgeschädigter Leber, im 1. und 2. Trimenon der Schwangerschaft und in der Stillperiode. Selten auftretende UAW sind Fieberschübe, allergische Reaktionen, Leber- und Darmfunktionsstörungen, Blutbildveränderungen sowie zentralnervöse Störungen.

Pyrantel wirkt bei Befall durch Ascaris, Enterobius und Ankylostoma und ist in der Schwangerschaft kontraindiziert. UAW sind selten und äußern sich als gastrointestinale Störungen, Kopfschmerz, Schwindel, Müdigkeit, Schlafstörungen und Hauterscheinungen.

Diethylcarbamazin findet Anwendung bei tropischen Nematodeninfektionen, v. a. bei Filariosen durch Wuchereria und Onchocerca und führt zur Reduktion und zum Absterben der Mikrofilarien bei nur geringer Wirkung auf adulte Parasiten.

Tribendimidine ist ein neues Anthelminthikum mit vergleichbarem Wirkungsspektrum wie Mebendazol und Albendazol.

Darüber hinaus kommen Wirkstoffe wie Levamisol, Pyrvinium, Ivermectin (vor allem Nematoden), Triclabendazol (Fasciola hepatica) oder Suramin (adulte Filarien) zum Einsatz.

Die wichtigsten parasitären Erkrankungen und Therapievorschläge mit gebräuchlichen Anthelminthika sind in ◘ Tab. 10.7 zusammengestellt.

In Kürze

Zur Therapie von Infektionskrankheiten steht dem behandelnden Arzt eine große Zahl von Wirkstoffen zur Verfügung. Entsprechend der Wirksamkeit gegen die jeweilige Gruppe der Zielorganismen werden Antibiotika (Bakterien; eine spezielle Untergruppe sind die Antituberkulotika), Antimykotika (Pilze), Virustatika (Viren), Antiprotozoika (Protozoen) und Anthelminthika (Würmer) unterschieden.

Die Auswahl der geeigneten Substanz erfolgt in den meisten Fällen im Sinne einer »kalkuliertenTherapie«, d. h. nach entsprechender Diagnosestellung auf Grundlage der klinischen Symptome und der Befundkonstellation (z. B. aus der Laboratoriumsmedizin und Radiologie), dem vermuteten Krankheitserreger sowie unter Berücksichtigung der Eigenschaften (Wirkspektrum und Nebenwirkungen) der Antiinfektiva. Insbesondere bei schweren Infektionen, z. B. Sepsis, Tuberkulose, sollte ein Erregernachweis aus dem jeweils geeigneten Untersuchungsmaterial erfolgen und möglichst eine Resistenzbestimmung durchgeführt werden (»gezielte Therapie«). Bei lebensbedrohlichen Infektionen, z. B. Sepsis, ist der unverzügliche Therapiebeginn (nach Abnahme von Blut zur mikrobiologischen Untersuchung) prognoseentscheidend.

Hilfreich sind dabei auch die Empfehlungen der Fachgesellschaften (z. B. der Paul-Ehrlich-Gesellschaft für Chemotherapie; www.p-e-g.de), die auf der Basis von klinischen Studien, empirischen Daten, anerkannter Expertenmeinung (»externe Evidenz«) für die Behandlung der jeweiligen Erkrankung beruhen.

Die Auswahl des richtigen Antiinfektivums, der möglich rasche Therapiebeginn, die ausreichend hohe Dosierung und der Schwere der Infektion angepassten Therapiedauer sind sowohl für die Wirksamkeit als auch für die Prävention von Resistenzentwicklungen von entscheidender Bedeutung. Dabei müssen die wirkstoffspezifischen unerwünschten Arzneimittelwirkungen, das Interaktionspotential der Substanzen bei gleichzeitiger Anwendung mehrerer Medikamente und die Dosisanpassung bei Risikopopulationen (ältere Patienten, Kinder, Patienten mit Insuffizienz der Arzneimittel-eliminierenden Organe, wie Niere und Leber) berücksichtigt werden.

Aufgrund der Resistenzentwicklung spielen neben den bereits etablierten Substanzklassen einige neu zugelassenen Antibiotika (z. B. Daptomycin, Linezolid, Tigecyclin, Doripenem), Antimykotika (z. B. Anidulafungin, Micafungin), Virustatika (z. B. Telbivudin, Maraviroc, Raltegravir) und Anthelminthika (z. B. Tribendimidin) eine zunehmende Rolle.

Der rationale Einsatz von Antiinfektiva ist neben der Beachtung von Hygienevorschriften und ggf. Isolierungsmaßnahmen Voraussetzung für die erfolgreiche Behandlung und Prävention von Infektionskrankheiten.

Die überarbeitete Version dieses Kapitels entstand auf der Basis des in der 12. Auflage von Herrn Prof. W. Schmitz, Münster, erstellten Textes. Einige Aspekte und Details wurden auch in dieser aktualisierten Version des Kapitels übernommen.

Weiterführende Literatur ► www.springer.com

11 Pharmakotherapie von Tumoren

M.F. Fromm, M. Gramatzki

11.1 Grundzüge der medikamentösen Tumortherapie

Neben chirurgischen und strahlentherapeutischen Maßnahmen ist die Pharmakotherapie die dritte Säule der Tumorbehandlung. Die besonders auf stark proliferierende Tumoren wirkende **klassische Chemotherapie** (◘ Tab. 11.1) nützt die häufig größere Empfindlichkeit des malignen gegenüber dem normalen Gewebe.

Heute wird die herkömmliche Chemotherapie um die Immuntherapie von Tumoren mit **monoklonalen Antikörpern** (► Kap. 11.4) und spezifische, intrazellulär eingreifende, meist Signalwege blockierende, sog. **»kleine Moleküle«**, erweitert (◘ Tab. 11.2).

◘ Tab. 11.1. Zentrale Wirkmechanismen bei der klassischen Chemotherapie von Tumoren

Substanzgruppe	Wirkmechanismus	Beispiel
Antimetabolite	Hemmung der Dihydrofolat-Reduktase	Methotrexat
	Purin-Analoge	6-Mercaptopurin
	Pyrimidin-Analoge	5-Fluorouracil
Alkylanzien	DNA-Interkalation	Cyclophosphamid
Mitosehemmstoffe	Hemmung der Mikrotubulifunktion	Vincristin, Paclitaxel
Topoisomerasehemmstoffe	Hemmstoffe der Topoisomerase I	Irinotecan
	Hemmstoffe der Topoisomerase II	Etoposid
Antibiotikaderivate	DNA-Interkalation, Topoisomerasehemmung	Doxorubicin
Enzyme	Aminosäureabbau	Asparaginase

◘ Tab. 11.2. Therapeutika für die Targeted Therapy

Substanzgruppe	Konstruktkomponenten	Freiname	Zielstruktur	Indikation
Antikörper				
		Rituximab[1]	CD20-Antigen auf B-Lymphozyten	B-Non-Hodgkin-Lymphome
		Trastuzumab[2]	Her2-Antigen	Mammakarzinom
		Alemtuzumab[3]	CD52-Antigen auf B- und T-Lymphozyten	B-Chronische lymphatische Leukämie
		Cetuximab[4] Panitumumab[5]	EGF-Rezeptor exprimierende Zellen	Kolorektales Karzinom
		Bevacizumab[6]	Gefäßendothelwachstumsfaktor (VEGF)	Kolorektales Karzinom, Nierenzellkarzinom
Immunkonjugate				
Radioimmunkonjugat	90Yttrium x Anti-CD20-Antikörper	Ibritumomab Tiuxetan[7]	CD20-Antigen auf B-Lymphozyten	B-Non-Hodgkin-Lymphome
Chemoimmunkonjugat ▼	Calicheamicin × Anti-CD33-Antikörper	Gemtuzumab Ozogamicin[8]	CD33-Antigen auf myeloischen Zellen	Akute myeloische Leukämie

1 MabThera®
2 Herceptin®
3 MabCampath®
4 Erbitux®

5 Vectibix®
6 Avastin®
7 Zevalin®
8 Mylotarg®

Tab. 11.2 (Fortsetzung)

Substanz-gruppe	Konstruktkom-ponenten	Freiname	Zielstruktur	Indikation
Fusionsproteine				
	IL-2 × Diphtherie-toxin	Denileukin Diftitox[9]	IL-2-Rezeptor (CD25) auf T- und B-Lymphozyten	Kutanes T-Zelllymphom, Haarzellleukämie
Tyrosinkinaseinhibitoren				
		Imatinib[10] Dasatinib[11] Nilotinib[12]	Philadelphia-Chromosom-positive Leukämiezellen, CD117-positive intestinale Stromazellen	Chronische myeloische Leukämie, gastrointestinale Stromazelltumoren
		Sorafenib[13]	Verschiedene Kinasen	Leber-, Nierenzellkarzinom
		Sunitinib[14]	Verschiedene Tyrosinkinasen	Nierenzellkarzinom, gastro-intestinale Stromazelltumoren
		Erlotinib[15]	EGF-Rezeptor-Tyrosinkinase	Bronchialkarzinom, Pankreas-karzinom
		Lapatinib[16]	EGF- und HER2-Rezeptor-Tyrosinki-nasen	Mammakarzinom
Proteasomeninhibitoren				
		Bortezomib[17]	26S-Proteasom	Multiples Myelom
Histondeacetylaseinhibitoren				
		Vorinostat[18]	Histondeacetylase	T-Zell-Non-Hodgkin-Lymphome
mTOR-Inhibitoren				
		Temsirolimus[19]	FKBP-12/mTOR	Nierenzellkarzinom

> **Antikörpertherapie maligner Tumoren und Hemmung der Signalerkennung in der Zelle werden unter dem Begriff der »Targeted Therapy« zusammengefasst.**

Schließlich ist die **Hormonabhängigkeit** mancher Tumorentitäten, wie etwa des Mamma- oder Prostatakarzinoms, lange bekannt und integraler Bestandteil der Therapie dieser Tumoren.

Häufig reichen einzelne Therapiemaßnahmen zur Tumorbekämpfung nicht aus, sondern ein multimodales Vorgehen ist sinnvoll. Eine qualifizierte Tumortherapie (Indikationsstellung, Therapiezusammenstellung, zeitliche Durch-

9 Ontak®
10 Glivec®
11 Sprycel®
12 Tasigna®
13 Nexavar®
14 Sutent®
15 Tarceva®
16 Tyverb®
17 Velcade®
18 Zolinza®
19 Torisel®

führung) erfordert einen fachlich besonders ausgebildeten Arzt. Andererseits sollten die Grundprinzipien der medikamentösen Tumortherapie jedem mit onkologischen Patienten konfrontierten Arzt geläufig sein. Gerade unpräzise Vorstellungen und Erwartungen dritter Ärzte können für einen Tumorkranken eine erhebliche Belastung, sogar Gefahr darstellen.

> **Bevor eine Pharmakotherapie von Tumorpatienten begonnen wird, müssen die Tumorentität und die Ausbreitung des Tumors genau geklärt sein. Die Therapie muss die körperliche und psychische Verfassung des Patienten berücksichtigen. Das Behandlungsziel (kurativ/palliativ) ist festzulegen. Leider sind kurative Ansätze (Ziel: komplette Remission) allein mit Medikamenten nur bei wenigen Tumoren wie Hodentumoren, Leukämien und Lymphomen möglich. Häufig ist aber das Ziel der Therapie eine Palliation, d. h. eine Verbesserung der Lebensqualität und eine Verlängerung der Lebenszeit.**

Für optimale Ergebnisse ist oft eine Kombination verschiedener Pharmaka erforderlich, schon um bei gleicher Antitumorwirkung die unterschiedlichen Nebenwirkungen möglichst gering zu halten. Die individuelle Therapie muss auf die

Ergebnisse klinischer Studien gestützt bleiben und darf nicht ohne Notwendigkeit abgeändert werden.

Ein wichtiges Problem der medikamentösen Tumortherapie ist die Unempfindlichkeit (**Resistenz**) von Tumoren gegenüber den eingesetzten Arzneimitteln. Mittlerweile ist eine Vielzahl von Resistenzmechanismen bekannt, beispielsweise der aktive Auswärtstransport von Arzneimitteln aus den Tumorzellen, eine beschleunigte enzymatische Inaktivierung in den Tumorzellen, Veränderungen in der Expression und Aktivität von Zielmolekülen, vermehrte Expression antiapoptotischer Proteine sowie eine verstärkte DNA-Reparatur.

Die Komplexität der Tumortherapie erlaubt nicht, konkrete Behandlungsstrategien für die jeweilige Tumorentität in diesem Kapitel einzeln darzustellen. Aus diesem Grund wurde auch auf Details wie Dosisangaben und Therapieschemata weitgehend verzichtet.

11.2   Behandlung mit zytostatischer Tumortherapie

Unter antitumoröser Chemotherapie wird die Behandlung mit Substanzen zusammengefasst, die Tumorzellen stärker hemmen als das Wachstum gesunder Zellen. Es besteht dabei häufig nur eine begrenzte Spezifität für eine bestimmte Tumorentität. Da es sich meist um Blockierungen des Zellteilungszyklus handelt, können schnell proliferierende Gewebe oft besser inhibiert werden als solche, die sich von normalen Zellen in ihrem Wachstum nur wenig unterscheiden. Es ist auch verständlich, dass solche Zytostatika eine substanzielle Toxizität auf gesundes Gewebe haben. Zytostatika sind durch lange In-vitro- und präklinische Tests hinsichtlich ihrer zellteilungshemmenden Eigenschaften selektioniert. Die Einteilung von Zytostatika in verschiedene Substanzklassen (⦿ Tab. 11.1) hat daher mehr ordnenden Charakter als therapeutische Bedeutung.

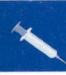

Einige **unerwünschte Arzneimittelwirkungen** sind, wenn auch in unterschiedlicher Ausprägung, bei vielen Zytostatika zu finden. Aufgrund der Hemmung besonders der schnell proliferierenden Zellen sind als allgemeine Nebenwirkungen **gastrointestinale Beschwerden** (Übelkeit, Erbrechen, Diarrhö), **Haarausfall**, **Hämatotoxizität** (speziell Neutro- und Thrombozytopenie) und **Mutagenität** zu nennen. Andere sind hingegen unterschiedlich ausgeprägt: Typische unerwünschte Arzneimittelwirkungen sind die **Polyneuropathie** bei Vinca-Alkaloiden (z. B. Vincristin) oder die **Nephrotoxizität** bei Cisplatingabe.

Um die Nebenwirkungen bei gleichem antiproliferativem Potenzial zu vermindern, wird statt einer Monotherapie häufig eine **Polychemotherapie** mit mehreren Substanzen zu einem Protokoll kombiniert. Bezeichnungen für diese Chemotherapieprotokolle sind frei gewählt und oft nicht eindeutig. So steht CHOP für Cyclophosphamid, Doxorubicin (H, weil chemisch Hydroxydaunorubicin), Vincristin (O, weil USA-Handelsname Oncovin®) und Prednison.

Die Chemotherapie wird in genau bestimmten Abständen wiederholt. Die Dosierung ist in ihren Maximaldosen im jeweiligen Schema festgelegt und oft pro m² Körperoberfläche

genau angegeben. Toxische Effekte des vorherigen Behandlungszyklus, beispielsweise ein ausgeprägter Nadir (= tiefster Wert nach Chemotherapie) der Leukozyten und Thrombozyten, oder individuelle Patientenfaktoren können zur Dosisreduktion oder zum Verschieben eines vorgesehenen Kurses zwingen. Weitere wichtige Aspekte der Durchführung einer antitumorösen Pharmakotherapie werden exemplarisch im ► Kap. 11.8 dargestellt.

11.2.1 Antimetabolite

Methotrexat

Methotrexat (MTX)[20], das sich von der Folsäure lediglich durch den Ersatz einer Hydroxygruppe durch eine Aminogruppe und durch eine zusätzliche Methylgruppe unterscheidet, ist ein Folsäureanalogon. Methotrexat wirkt durch diese strukturelle Ähnlichkeit als kompetitiver Hemmstoff der Dihydrofolatreduktase, die Dihydrofolsäure zu Tetrahydrofolsäure reduziert. Konsequenz ist eine reduzierte Synthese von Tetrahydrofolatverbindungen, die wiederum zu einer gestörten Nukleinsäuresynthese führt. An diesen Wirkungen sind auch entscheidend die im Normal- und Tumorgewebe gebildeten Methotrexat-Polyglutamate beteiligt, die ebenfalls die Dihydrofolatreduktase sowie die Thymidylatsynthase hemmen. Methotrexat wird unter anderem bei Akuten Leukämien, Lymphomen, Mammakarzinomen, Osteosarkomen sowie bei nichtneoplastischen Erkrankungen (z. B. rheumatoide Arthritis) eingesetzt.

Zur Begrenzung der Wirkungsdauer und damit auch zur Reduktion von Toxizitäten, wird bei höheren Dosen oder bei hohen gemessenen Methotrexat-Serumkonzentrationen, das Antidot **Folinsäure**[21] zu definierten Zeitpunkten eingesetzt (Leucovorin-Rescue). Dadurch wird der Pool an Tetrahydrofolatverbindungen vor allem in normalen Körperzellen wieder aufgefüllt. Da MTX renal eliminiert wird, dürfen bei eingeschränkter Nierenfunktion auch geringe Mengen Methotrexat nicht gegeben werden! Bei Überdosierung, auch bei intrathekaler, können hohe Dosen (5–8 g) Folinsäure[22] lebensrettend wirken. Vorsicht auch bei Methotrexatumverteilung aus dritten Räumen wie Pleuraergüssen und dadurch verlängerter Elimination! Nichtsteroidale Antiphlogistika verstärken die toxischen Methotrexateffekte durch Reduktion der renalen Methotrexatclearance.

Purinanaloga

Die Purin- und Pyrimidinanaloga werden nach Aufnahme in die Zelle zu entsprechenden phosphorylierten Nukleotidanaloga bioaktiviert (Ausnahme: Pentostatin). Diese hemmen an verschiedenen Stellen die Purin- bzw. Pyrimidinbiosynthese. Zudem werden die Triphosphate der Nukleotide als »falsche« Substrate in die DNA eingebaut, was zu einer Hemmung der DNA-Replikation führt. Die folgenden Medikamente zählen zu den Purinanaloga:

20 Metex®, Lantarel®
21 Leucovorin®, Calciumfolinat-GRY®
22 Rescuvolin®

6-Mercaptopurin[23] ist das strukturelle Analogon von Hypoxanthin. Es wird bei der Therapie der akuten lymphatischen Leukämie eingesetzt. 6-Mercaptopurin wird über die Xanthinoxidase zu einem inaktiven Stoffwechselprodukt metabolisiert und renal eliminiert. Dies erklärt, warum das als Hemmstoff der Xanthinoxidase wirkende Urikostatikum Allopurinol die Elimination von 6-Mercaptopurin erheblich verzögert. Daher muss bei gleichzeitiger Einnahme von Allopurinol die 6-Mercaptopurindosis deutlich reduziert werden. Ein weiterer wichtiger Abbauweg wird durch das Enzym Thiopurin-Methytransferase (TPMT) katalysiert. Die TPMT-Aktivität ist bei einem Teil der Patienten durch genetische Polymorphismen erheblich eingeschränkt und kann bei diesen nach Gabe von 6-Mercaptopurin zu einer ausgeprägten Myelosuppression führen. Weitere Purinanaloga sind **6-Thioguanin** (Tioguanin)[24], **Fludarabin**[25], **Cladribin** (2-CDA)[26], **Pentostatin**[27] und **Nelarabin**[28].

Pyrimidinanaloga

Zu den Pyrimidinanaloga zählen die folgenden Verbindungen:

5-Fluorouracil (5-FU)[29] ist ein selbst inaktives, fluoriertes Pyrimidinderivat. Die phosphorylierten, aktiven Metabolite wirken antineoplastisch über die Hemmung der Thymidilatsynthetase und den Einbau als »falsche« Nukleotide in RNA und DNA. Indikationen sind unter anderem gastrointestinale Karzinome, HNO-Tumoren sowie das Mammakarzinom. Auch in der simultanen Radiochemotherapie wird es oftmals angewendet. Die Inaktivierung erfolgt über das Enzym Dihydropyrimidindehydrogenase (DPD), das wie die TPMT genetischen Polymorphismen unterliegt. Neuere Forschungsergebnisse zeigen allerdings, dass Mutationen im DPD-Gen nur relativ selten eine schwere 5-FU-bedingte Toxizität erklären können.

Je nach Applikationsschema zeigt sich eine unterschiedliche Betonung von Nebenwirkungen: Bei Bolusapplikation steht die Knochenmarkshemmung, bei der Dauerinfusion möglicherweise mehr die Mukositis mit Diarrhöen im Vordergrund. 5-FU ist zudem kardiotoxisch und kann zu einer Hand- und Fuß-betonten Dermatitis führen. Die gleichzeitige Gabe von Folinsäure erhöht die zytoreduktive Wirksamkeit von 5-FU durch verstärkte intrazelluläre Bildung eines Cofaktors (5,10-Methylen-Tetrahydrofolat), der für eine ausgeprägte Hemmung der Thymidilatsynthetase erforderlich ist.

Das Fluoropyrimidincarbamat **Capecitabin**[30] ist ein Prodrug, das zu 5-Fluorouracil verstoffwechselt wird. Indikationen sind das kolorektale Karzinom und das Mammakarzinom. Die orale Gabe ist ein nicht zu unterschätzender Vorteil.

Gemcitabin[31] ist ebenfalls ein Pyrimidinanalogon (Difluor-Cytarabin). Intrazellulär wird es zu den wirksamen Diphosphat- (dFdCDP) und Triphosphat-Nukleosiden (dFdCTP) metabolisiert. dFdCDP hemmt die Ribonukleotidreduktase, die Desoxynukleosidtriphosphate für die DNA-Synthese liefert. dFdCTP konkurriert zudem mit dCTP um den Einbau in die DNA. Eingesetzt wird Gemcitabin unter anderem zur Behandlung von Pankreas-, Blasen- und Bronchialkarzinomen. Die Hämatotoxizität ist die wichtigste Nebenwirkung.

Zu den Pyrimidinanaloga gehören außerdem **Cytarabin** (Cytosin-Arabinosid, Ara-C)[32] und **Hydroxyharnstoff**[33].

11.2.2 Alkylierende Zytostatika

Die Wirkung dieser Arzneimittelgruppe beruht auf einer Alkylierung der DNA. Durch kovalente Bindung, zum Beispiel an Guanin, kommt es zu DNA-Veränderungen wie Einzelstrangbrüchen, Vernetzung von DNA-Strängen und abnormen Basenpaarungen. Dies beeinträchtigt die DNA-Replikation und damit die Zellteilung.

Mit der Gabe von Stickstofflost begann die Ära der Chemotherapie aufgrund von Beobachtungen an durch Kampfgas verletzten Soldaten im Zweiten Weltkrieg. Ein häufig eingesetztes Stickstofflost-Derivat ist **Cyclophosphamid**[34]. Die Substanz ist selbst inaktiv und wird erst im Körper über Cytochrom-P450-Enzyme bioaktiviert, ist also eine Prodrug. Über mehrere enzymatische und nichtenzymatische Schritte wird in der Leber das eigentliche zytotoxische Agens, nämlich das stark alkylierende Chlorethylphosphorsäurediamid gebildet. Interessant ist, dass es nach mehrmaliger Cyclophosphamidgabe zu einer Zunahme der Clearance durch eine Autoinduktion des Cytochrom-P450-vermittelten Metabolismus kommt. Cyclophosphamid wird breit in der Tumortherapie, bei Mamma-, Ovarial- und Bronchialkarzinomen ebenso wie bei Lymphomen und Leukämien eingesetzt.

Zur Konditionierung des Empfängers vor Knochenmarktransplantation werden hohe Dosen gegeben. Dabei wird nicht nur die myelotoxische, sondern auch die immunsuppressive Wirkung der Substanz genutzt. Eine häufige, unerwünschte Wirkung ist das Auftreten einer hämorrhagischen Zystitis, die durch den Cyclophosphamid-Metaboliten Acrolein verursacht wird. Reduzieren kann man diese Nebenwirkung durch Hydrierung und die Gabe von **Mesna**[35], einer hydrophilen Thiolverbindung, die mit Acrolein im Urin reagiert und so das Urothel schützt. Auch die akute Kardiotoxizität von Cyclophosphamid ist zu beachten.

Ifosfamid[36] ist ein Cyclophosphamid-Isomer, das ebenfalls bioaktiviert wird. Wie Cyclophosphamid wird es bei einer Vielzahl von Tumoren eingesetzt, hat speziell auch bei Sarkomen Aktivität. Auch hier muss einer hämorrhagischen Zystitis durch Mesna vorgebeugt werden.

Chlorambucil[37] ist ein aromatisches Stickstofflost-Derivat, das zwei alkylierende Zentren besitzt. Mithilfe einer chemischen Verknüpfung innerhalb eines DNA-Strangs oder zwischen den einzelnen DNA-Strängen werden die DNA-Re-

23 Puri-Nethol®
24 Thioguanin-GSK®
25 Fludara®
26 Leustatin®, LITAK®
27 Nipent®
28 Atriance®
29 5-Fluorouracil-biosyn®, 5-FU HEXAL®
30 Xeloda®
31 Gemzar®
32 Alexan®, ARA-cell®
33 Litalir®, Syrea®
34 Endoxan®
35 Uromitexan®, MESNA-cell®
36 Holoxan®, IFO-cell®
37 Leukeran®

plikation und damit die Zellproliferation gehemmt. Es wird aufgrund seiner guten Verträglichkeit gerne bei indolenten Lymphomen angewendet.

Melphalan[38] führt wie Chlorambucil durch bifunktionelle Alkylierungen zu DNA-Quervernetzungen. Es wird im Besonderen beim Multiplen Myelom angewendet, ist zudem in oraler Form erhältlich und auch bei alten Patienten gut verträglich und wirksam.

Das Alkylans **Busulfan**[39] wurde früher bei myeloproliferativen Erkrankungen eingesetzt, ist aber hinsichtlich der Knochenmarksuppression schlecht steuerbar. Zur Konditionierungstherapie vor Knochenmarkstransplantation wird es in Kombination mit Cyclophosphamid häufig angewendet. Nach Busulfangabe wird gelegentlich eine diffuse interstitielle Lungenfibrose beobachtet. Es können zudem epileptische Anfälle (unter hohen Dosen) und eine Lebervenenverschlusserkrankung (VOD) auftreten.

N-Nitrosoharnstoff-Derivate **Carmustin** (BCNU)[40], **Lomustin** (CCNU)[41] sowie **Nimustin** (ACNU)[42] führen ebenfalls zu Alkylierungen und DNA-Quervernetzungen. Zerfallsprodukte der N-Nitrosoharnstoff-Derivate beeinflussen außerdem über eine Carbamoylierung die Funktion zelleigener Proteine. Aufgrund ihrer hohen Lipophilie sind diese Substanzen gut ZNS-gängig und werden deshalb unter anderem bei Hirntumoren, Hirnmetastasen oder bei manchen Lymphomen eingesetzt.

Die Platinverbindungen Cisplatin, Carboplatin und Oxaliplatin können ebenfalls zu den Alkylanzien gerechnet werden. Die wesentliche pharmakologische Wirkung wird über den intrazellulär gebildeten, elektrophilen Aquokomplex vermittelt. Es kommt zu Vernetzungen der DNA-Stränge und einer Störung der Zellteilung. **Cisplatin** (CDDP)[43] und **Carboplatin**[44] werden bei einem breiten Spektrum solider Tumoren eingesetzt und sind etwa bei Hodentumoren wichtiger Bestandteil auch kurativer Chemotherapieschemata. Beide Substanzen sind sehr emetogen.

> ❗ **Bei Cisplatingabe muss mittels einer ausreichenden Prä- und Posthydratation eine ansonsten schwere Nephrotoxizität vermieden werden.**

Außerdem kann Cisplatin ototoxisch wirken. Carboplatin ist weniger nephro- und ototoxisch und führt eher zu Thrombo- als zu Neutropenien. Hingegen ist **Oxaliplatin**[45] zur First-line-Behandlung des metastasierenden kolorektalen Karzinoms in Kombination mit 5-Fluorouracil und Folinsäure zugelassen, verursacht sehr häufig eine dosislimitierende Neuropathie, die mit Dysästhesien und Parästhesien besonders bei Kälte einhergeht.

Procarbazin[46] und **Dacarbazin** (DTIC)[47] wirken nach ihrer Bioaktivierung ebenfalls alkylierend. Eingesetzt werden sie zur Therapie des M. Hodgkin und Dacarbazin zusätzlich beim Malignen Melanom. Procarbazin hemmt die Aldehyddehydrogenase und führt daher bei Alkoholkonsum zu Antabus-ähnlichen Wirkungen.

11.2.3 Mitosehemmstoffe

Mitosehemmstoffe im engeren Sinne sind pflanzlichen Ursprungs und beeinflussen über unterschiedliche Mechanismen den Aufbau des Spindelapparates, der unter anderem für die Chromosomentrennung während der Mitosephase verantwortlich ist. Mikrotubuli werden in der Zelle durch Polymerisation des Cytoskelettproteins Tubulin gebildet. Vinca-Alkaloide binden an Tubulin und hemmen dessen Polymerisation. Taxane wirken hingegen als Mitosehemmstoffe über eine Förderung der Tubulin-Polymerisation und eine Hemmung der Depolymerisation. Alle Mitosehemmstoffe sind Substrate für den Effluxtransporter P-Glykoprotein. Eine P-Glykoproteinexpression kann also die intrazellulären Arzneimittelkonzentrationen in bestimmten Tumoren reduzieren und somit als ein Resistenzmechanismus die Wirkung dieser Zytostatika vermindern.

Vinca-Alkaloide

Die Vinca-Alkaloide Vincristin und Vinblastin kommen in Immergrünarten vor; Vindesin und Vinorelbin sind partialsynthetische Derivate. **Vincristin**[48] wird gerade bei lymphatischen Tumoren häufig in Kombination eingesetzt, da es relativ wenig knochenmarkstoxisch ist. Beachtet werden muss aber die ausgeprägte Induktion einer peripheren Neuropathie (Sensibilitätsstörungen, Obstipation), die zu einer Dosisbegrenzung führt. **Vinblastin**[49] ist zwar weniger neuro-, jedoch dafür stärker myelotoxisch. Es wird bei einer Reihe von soliden Tumoren eingesetzt.

Taxane

Taxane werden von Eiben gebildet. **Paclitaxel**[50] wurde zunächst aus der Rinde der pazifischen Eibe gewonnen, wird aber mittlerweile semisynthetisch gewonnen. Paclitaxel hat eine breite Wirkungspalette einschließlich des Ovarial-, Bronchial- und Mammakarzinoms. **Docetaxel**[51] hat ein ähnliches Wirkungsspektrum. Taxane können anaphylaktische Reaktionen auslösen, die jedoch durch entsprechende Prämedikation zu vermeiden sind.

11.2.4 Topoisomerase-Hemmstoffe

Topoisomerasen sind eine Familie von Enzymen, die für die Replikation von DNA eine wichtige Rolle spielen. Sie er-

---

38 Alkeran®
39 Myleran®, Busilvex®
40 Carmubris®
41 Cecenu®
42 ACNU®
43 Cis-GRY®, Cisplatin medac®
44 Carboplat®, Carboplatin HEXAL®
45 Eloxatin®
46 Natulan®
47 Detimedac®
48 Farmistim®
49 Vinblastinsulfat-GRY®, Vinblastin HEXAL®
50 Taxol®, Paclitaxel-ratiopharm®
51 Taxotere®

leichtern die DNA-Replikation bei der Zellteilung, indem sie DNA-Stränge vorübergehend unterbrechen und diese nach DNA-Replikation wieder ligieren. Topoisomerase I-Aktivität führt dabei zu vorübergehenden Einzelstrangbrüchen, Topoisomerase II-Aktivität zu Doppelstrangbrüchen. Eine Hemmung der Topoisomerase-Aktivitäten durch die verschiedenen Arzneimittel bewirkt vor allem eine Stabilisierung des Topoisomerase-DNA-Komplexes, damit DNA-Strangbrüche und schließlich den Zelltod.

Hemmstoffe der Topoisomerase I

Die Hemmstoffe der Topoisomerase I, Irinotecan und Topotecan, sind Derivate des Alkaloids Camptothecin. **Irinotecan**[52] wird durch Carboxylesterasen zu SN-38 metabolisiert, das die Topoisomerase I noch stärker hemmt als die Ausgangssubstanz. Irinotecan wird beim Kolon- und Rektumkarzinom eingesetzt. Dosislimitierend sind häufig Diarrhöen. **Topotecan**[53] kann neben Hämatotoxizität und Alopezie ebenfalls gastrointestinale Beschwerden auslösen, ist liquorgängig und wird etwa beim Ovarialkarzinom und kleinzelligen Bronchialkarzinom eingesetzt.

Hemmstoffe der Topoisomerase II

Etoposid (VP-16)[54] und **Teniposid** (VM-26)[55] sind partialsynthetische Podophyllotoxin-Derivate, die die Topoisomerase II hemmen. Beide stehen den Vincaalkaloiden nahe. Etoposid wird bei einer Vielzahl von Tumorerkrankungen eingesetzt, insbesondere bei hämatologischen Tumoren, Bronchialund Ovarialkarzinomen sowie Keimzelltumoren.

11.2.5 Zytostatisch wirksame Antibiotika

Eine wichtige Säule der Chemotherapie sind die **Anthracycline** Doxorubicin, Epirubicin, Daunorubicin sowie Idarubicin. Zu ihrer zytostatischen Wirkung tragen verschiedene Mechanismen bei. Zum einen interkalieren die Moleküle mit der DNA und RNA mit der Folge einer Störung der DNA- und RNA-Synthese. Durch Bildung von Radikalen sowie durch Hemmung der Topoisomerase II werden zudem DNA-Strangbrüche induziert.

Doxorubicin (Adriamycin)[56] wird bei einer Vielzahl von Tumoren eingesetzt, und zwar nicht nur bei Karzinomen, sondern auch bei Sarkomen und Lymphomen. **Daunorubicin**[57], das sich von Doxorubicin nur durch das Fehlen einer OH-Gruppe unterscheidet, ist wichtig bei der Therapie akuter Leukämien.

Epirubicin[58] soll etwas weniger kardiotoxisch sein und hat gerade bei gynäkologischen Tumoren Eingang in viele Protokolle gefunden. In der Tat ist die Kardiotoxizität eine der wichtigsten Nebenwirkungen der Anthracycline, vermutlich verursacht durch Bildung freier Sauerstoffradikale in den Myokardzellen.

> ❶ Zu beachten ist auch die Gefährlichkeit von Paravasaten dieser Substanzgruppe, die zu schwersten Gewebsnekrosen führen können. Deshalb dürfen
> ▼

sie nur bei sicher intravenösem Zugang durch den Arzt gegeben werden bzw. verlangen bei länger dauernder Applikation einen zentralen Zugang.

Idarubicin[59] kann im Gegensatz zu den anderen Anthracyclinen auch oral eingenommen werden und hat beim multiplen Myelom und den akuten Leukämien breitere Anwendung gefunden.

Mitoxantron[60] ist ein synthetisches Anthracyclinanalog, das dem Doxorubicin ähnlich ist. Es wird bei soliden Tumoren wie Mamma- und Bronchialkarzinom, aber auch bei hämatologischen Tumoren breit angewandt.

Weitere, in dieser Gruppe zu nennende Substanzen sind **Mitomycin**[61], **Dactinomycin** (Actinomycin D)[62] und **Bleomycin**[63].

11.2.6 Andere Zytostatika

Das Enzym **L-Asparaginase**[64] oder seine polyethylenglykosilierte Form spaltet die Aminosäure L-Asparagin in Asparaginsäure und Ammoniak. Bestimmten Tumorzellen fehlt die Fähigkeit einer ausreichenden L-Asparaginsynthese. Diese sind daher für den nach Asparginaseapplikation eintretenden L-Asparaginmangel sensitiv, was zu einer Hemmung der Proteinsynthese und zum Zelltod führt. Indikationsgebiete sind die Akute Lymphatische Leukämie sowie manche Non-Hodgkin-Lymphome. Zu beachten sind Gerinnungsstörungen, verzögert auftretende neurologische Störungen, Hyperglykämien, Pankreatitis und schwerste Leberschäden. Verschiedene Präparate scheinen nicht wirkungs- und nebenwirkungsgleich zu sein.

11.3   Zytokine (▶ Kap. 12)

Von der modernen Immunologie ausgehend ist in den letzten 25 Jahren eine Vielzahl von für die Zell-Zell-Interaktion wichtigen Zellhormonen, sog. Zytokinen, charakterisiert und gentechnisch hergestellt worden. Die Zytokine **G-CSF** (Granulozyten Kolonie-stimulierender Faktor; Filgrastim[65]), **GM-CSF** (Granulozyten-Makrophagen Kolonie-stimulierender Faktor; Molgramostim) und **Erythropoetin**, die zur Verbesserung der

---

52 Campto®
53 Hycamtin®
54 Vepesid®, Etoposid HEXAL®
55 VM 26-BRISTOL®
56 Adriblastin®, Doxorubicin HEXAL®
57 Daunoblastin®, DaunoXome®
58 Farmorubicin®, Epirubicin HEXAL®
59 Zavedos®
60 Novantron®, Mitoxantron-GRY®
61 Mitomycin medac®, Mitem
62 Lyovac-Cosmegen®
63 Bleomedac®, BLEO-cell®
64 Oncaspar®
65 Neupogen®

Hämatopoese genutzt werden können, werden unter ▶ Kap. 11.8 besprochen.

11.3.1 Interferon-α und Interferon-β

Interferon-α[66] oder Interferon-β[67] sind bei einer Vielzahl von Tumoren eingesetzt worden. Die Nebenwirkungen sind mit Fieber, Abgeschlagenheit und Muskelschmerzen grippeähnlich. Eine einschleichende Dosierung kann helfen, diese Problematik zu mildern, ebenso wie die abendliche Applikation und gleichzeitige Einnahme von Paracetamol oder NSAR. Bei längerer Gabe kann es zudem zu anorektischen Bildern und psychischen Veränderungen kommen. Eine ZNS-Metastasierung ist ebenso wie arteriosklerotische Veränderungen, speziell koronare Herzerkrankung oder arterielle Verschlusskrankheit, als Kontraindikation zu sehen. Tumortherapeutisch wird Interferon-α zur Behandlung des malignen Melanoms, des Nierenzellkarzinoms, von Lymphomen und früher häufiger bei der Chronischen Myeloischen Leukämie eingesetzt.

11.3.2 Interleukin-2

Interleukin-2 (IL-2; Aldesleukin)[68] ist rekombinant hergestelltes, humanes IL-2 und kann in Kombination mit Interferon bei auf immunologische Effekte besonders sensiblen Tumoren wie Melanom und Nierenzellkarzinom angewandt werden. Zu beachten ist, dass die IL-2-Therapie in höherer Dosierung zu Flüssigkeitsretentionen mit prärenalem Nierenversagen und Lungenödem sowie peripheren Ödemen führen kann. Gegenmaßnahmen können etwa die Gabe von 5% Albuminlösung und eine gleichzeitige diuretische Therapie umfassen.

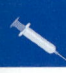

11.4   Monoklonale Antikörper

Es war ein lang gehegter Wunsch die Waffen des Immunsystems gegen Tumoren einzusetzen, umso mehr, als es Zusammenhänge zwischen Tumorentwicklung und Versagen der Immunüberwachung gibt. Die von Köhler und Milstein Ende der 1970er-Jahre entwickelte Zellfusionstechnologie (Hybridomatechnologie) erlaubt, monoklonale Antikörper, die für eine bestimmte Zelloberflächenstruktur (Antigen) spezifisch sind, rein und in praktisch unbegrenzten Mengen herzustellen. Der erste für die Tumortherapie weltweit klinisch zugelassene Antikörper war Rituximab, der gegen das CD20-Antigen auf B-lymphatischen Zellen gerichtet ist. Um Probleme der Immunisierung durch das ursprüngliche Nager-Immunglobulin zu vermeiden und auch um eine längere Halbwertszeit und bessere Immunzellaktivierung durch den humanen Fc-Teil zu erreichen, werden Antikörper heute überwiegend humanisiert, d. h. zumindest die konstanten Immunglobulinregionen werden mit menschlicher Aminosäuresequenz hergestellt.

Mittels aufwendiger gentechnologischer Verfahren oder der Entwicklung der Antikörperinformation in für humanes

Immunglobulin transgenen Mäusen, können Antikörper sogar so hergestellt werden, dass sie vom humanen Protein nicht mehr unterscheidbar sind.

 Antikörper binden spezifisch an ihr Zielantigen und haben verschiedene Möglichkeiten, tumorizid zu wirken, nämlich durch Apoptoseinduktion, Komplementanlagerung oder Heranführen von Immunzellen, z. B. natürlichen Killerzellen. Zudem können Antikörper wichtige Wachstumsfaktoren bzw. deren Rezeptoren blockieren.

Wichtig ist, dass eine effektive Antikörperdosis von der Zahl der Zielantigene und somit bei tumorbindenden Antikörpern auch von der Tumorlast des Patienten abhängig ist. Da Antikörper als große Moleküle eine eingeschränkte Gewebspenetranz aufweisen, werden derzeit auch kleinere Antikörperfragmente entwickelt. An solche Antikörper oder Antikörperfragmente kann ein zytotoxisches Prinzip angekoppelt werden, etwa ein Radionuklid, ein Toxin oder ein Chemotherapeutikum.

11.4.1 Rituximab

Der heute bei praktisch allen B-Non-Hodgkin-Lymphomen angewandte monoklonale Antikörper Rituximab[1] erkennt das CD20-Antigen auf normalen B-Lymphozyten wie auch praktisch alle Immunglobulin-exprimierenden B-Zell-Lymphome. Rituximab wird heute primär meist mit einer Chemotherapie kombiniert. Nebenwirkungen wie Fieber und Schüttelfrost, die insbesondere bei der ersten Applikation auftreten, können mit Corticosteroidgabe gut unterbunden werden; eine Knochenmarksuppression bewirkt Rituximab nicht. Obwohl nach Rituximabtherapie im Blut und Knochenmark normale B-Zellen für etwa 6 Monate fehlen, sind Infektionen in der Praxis eher selten. Allergische Reaktionen im engeren Sinne sind ebenfalls sehr selten. Gelegentlich kommt es zum Auftreten von der progressiven, multifokalen Leukenzephalopathie (PML, tödlich).

11.4.2 Alemtuzumab

Das CD52-Antigen, das von Alemtuzumab[3] erkannt wird, befindet sich nicht nur auf B-, sondern auch auf T-Lymphozyten, ja sogar außerhalb der Lymphopoise. Der Antikörper ist für die Behandlung der B-chronischen Lymphatischen Leukämie eingesetzt, kann jedoch auch bei Lymphomen vom T-Zell-Typ, wie etwa der T-Prolymphozytenleukämie oder kutanen T-Zell-Lymphomen Remissionen induzieren. Der Antikörper wird in seiner Dosis aufgrund von Schüttelfrost, Fieber und Kreislaufreaktionen langsam erhöht; eine subkutane Gabe ist besser verträglich. Alemtuzumab führt zu einer erheblichen Immunsuppression und einer ausgeprägten Infektneigung

---

66 Roferon®, Intron A®
67 Rebif, Betaferon®·Avonex
68 Proleukin®

(v. a. Virusinfekte). Eine prophylaktische antibiotische Begleittherapie ist sinnvoll. Virologische Kontrolluntersuchungen, gerade im Hinblick auf eine Zytomegalovirusinfektion, sind unerlässlich.

11.4.3 Trastuzumab

Trastuzumab[2] ist ein monoklonaler Antikörper gegen das HER2-Protein, den epidermalen Wachstumsfaktorrezeptor 2. Eine Überexpression von HER2 ist bei etwa einem Viertel aller Mammakarzinompatientinnen zu beobachten und muss vor Therapieeinleitung immunhistochemisch nachgewiesen sein. Ist HER2 überexprimiert, bedeutet dies häufig ein aggressiveres Tumorwachstum. Trastuzumab wird bei metastasiertem Mammakarzinom oftmals mit einer Chemotherapie kombiniert eingesetzt. Neben typischen, infusionsbedingten Nebenwirkungen ist die Kardiotoxizität eine charakteristische, unerwünschte Herceptinwirkung, die eventuell durch Anthracycline verstärkt wird.

11.4.4 Cetuximab und Panitumumab

Der monoklonale Antikörper Cetuximab[4] und das vollkommen humane Panitumumab[5] bindet an den epidermalen Wachstumsfaktor-Rezeptor (EGFR), der bei einer Reihe von Tumoren exprimiert ist, und hemmt damit die Bindung endogener EGFR-Liganden. Überzeugende Daten haben zur Zulassung des Antikörpers für die Therapie des kolorektalen Karzinoms geführt. Die Antikörper sind allerdings nur bei einer Subgruppe von Patienten mit unmutiertem K-RAS effektiv. Als Nebenwirkung können akneiforme Hauterscheinungen auftreten. Interessanterweise korreliert das Auftreten dieser Nebenwirkungen mit der Antitumorwirkung der Substanz.

11.4.5 Bevacizumab

Mit dem gegen den gefäßendothelialen Wachstumsfaktor (VEGF) gerichteten monoklonalen Antikörper Bevacizumab wurde das Konzept verwirklicht, den Tumoren die Blutversorgung zu erschweren. Bevacizumab[6] ist beim kolorektalen Karzinom, aber auch bei anderen Tumoren (Bronchial-, Mamma- und Nierenzellkarzinom) effektiv.

11.4.6 Radionuklid-gekoppelte Antikörper

CD20-Antikörper sind auch an Radionuklide gekoppelt worden. **Yttrium-90 Ibritumomab Tiuxetan**[7] ist in Deutschland zugelassen. Damit kann eine interne zielgerichtete Bestrahlung durchgeführt werden. Radioimmunkonjugate haben sich gegenüber Rituximab bei Lymphompatienten als potenter erwiesen. Man muss allerdings betonen, dass Rituximab inzwischen oft mit Chemotherapeutika kombiniert wird und dass die Radioimmunkonjugate mit erheblicher Knochen-

marktoxizität aufwarten und insofern schwer kombiniert werden. Speziell in der Konditionierungsphase vor Knochenmarkstransplantation erscheinen Radioimmunkonjugate aber interessant.

11.4.7 Chemotherapeutika-gekoppelte Antikörper

In den USA ist auch ein Chemotherapie-Immunkonjugat, nämlich Gemtuzumab Ozogamicin[8], beim Rezidiv der akuten myeloischen Leukämie zugelassen. Es handelt sich hierbei um ein Konjugat des hochtoxischen Karbohydrattoxins Calicheamicin mit einem Antikörper gegen CD33. Das CD33-Antigen ist auf einem Teil der normalen myeloischen Zellen und bei den Blasten der meisten Patienten mit akuter myeloischer Leukämie exprimiert. Während die Hämatoxizität von Gemtuzumab Ozogamicin der einer konventionellen Polychemotherapie der AML vergleichbar ist, ist das Nebenwirkungsspektrum günstiger, wenn man von einer nennenswerten Lebertoxizität absieht.

Fusionsproteine gegen CD25

Denileukin Diftitox[9] ist kein Antikörper-Immunkonjugat, sondern ein gentechnisch hergestelltes Fusionsprotein aus dem Zytokin IL-2 und einem Teil des Diphtherietoxins. Es bindet somit an das CD25-Antigen, gegen das im Übrigen auch der CD25-Antikörper **Daclizumab** bzw. Basiliximab[69] gerichtet ist. Es ist speziell zur Behandlung von kutanen T-Zell-Lymphomen erfolgreich eingesetzt worden.

> **In Kürze**
>
> Durch monoklonale Antikörper können gezielt molekulare Strukturen auf Tumorzellen attackiert werden. Die Dosis hängt grundsätzlich von der Zahl der Antigen-tragenden Tumorzellen ab und wird im Protokoll vorgegeben. Aktivierung von Komplement und Immunzellen sowie Apoptosesignale sind die tumoriziden Wirkungsmechanismen, es sei denn ein toxisches Molekül wird zusätzlich gekoppelt. Viele weitere Antikörper sind in der klinischen Erprobung. Das Potenzial von Antikörpern kann noch grundsätzlich optimiert werden; dabei sind sowohl Modifikationen am Molekül, die ein besseres Heranführen an Immunzellen erlauben, wie auch das Explorieren von kleinen, gut penetrierenden Immunfragmenten notwendig.

11.5   Signaltransduktionshemmer

In den letzten Jahren sind immer mehr für die Tumorzellen wichtige Signalwege identifiziert worden. Mit Hilfe der Entwicklung sog. »kleiner Moleküle« können diese Signalwege gehemmt werden. Der Prototyp war Imatinib.

---

69 Zenapax® bzw. Simulect®

11.5.1 Imatinib, Dasatinib, Nilotinib, Sorafenib und Sunitinib

Der Tyrosinkinaseinhibitor **Imatinib**[10] brachte einen erheblichen Fortschritt in der Behandlung der Philadelphia-Chromosom-positiven chronischen myeloischen Leukämie. Durch reziproke Translokation zwischen den Chromosomen 9 und 22 entsteht ein neuer Genort, der für eine neue Tyrosinkinase kodiert. Bei CML und Philadelphia-Chromosom-positiver ALL haben die Tumorzellen damit einen Wachstumsvorteil. Imatinib hemmt diese bcr-abl-Tyrosinkinase. Imatinib wird über CYP3A4 metabolisiert. Eine verzögerte Elimination von Imatinib ist also bei gleichzeitiger Gabe von CYP3A4-Inhibitoren wie Erythromycin und Voriconazol möglich. Die Nebenwirkungen von Imatinib sind gering. Imatinib führt in der großen Mehrzahl der Fälle zu einer kompletten Remission (CR), muss aber langfristig eingenommen werden.

Für die wenigen resistenten Patienten stehen mit **Dasatinib**[11] und **Nilotinib**[12] weitere bcr-abl-Blocker seit kurzem zur Verfügung. Aufgrund ähnlicher Signalhemmung können auch die schwer therapierbaren Patienten mit gastrointestinalen Stromazelltumoren mit Imatinib eine verbesserte Prognose erreichen.

Der Multi-Kinase-Inhibitor **Sorafenib**[13] hat sowohl antiproliferative als auch antiangiogene Eigenschaften. Sorafenib ist für die Behandlung des Leber- und Nierenzellkarzinoms zugelassen. Auch **Sunitinib**[14] hemmt verschiedene Rezeptor-Tyrosinkinasen und hemmt dadurch z. B. die PDGF-Rezeptoren (»platelet-derived growth factor«) und die VEGF-Rezeptoren. Zugelassen ist Sunitinib beim Nierenzellkarzinom und gastrointestinalen Stromazelltumoren.

11.5.2 Erlotinib

Erlotinib[70] hemmt die intrazelluläre Phosphorylierung der EGFR (»epidermal growth factor receptor«)-Tyrosinkinase. Die EGFR-Familie ist für die medikamentöse Tumortherapie ein attraktives Ziel, da sie bei Tumorerkrankungen häufig überexprimiert ist, viele essenzielle Zellprozesse reguliert und häufig mit einer schlechteren Prognose assoziiert ist. Erlotinib greift also von intrazellulär in den Pathway ein, den der Antikörper Panitumomab extrazellulär attakiert. Auch die akneformen Hautveränderungen treten bei Therapieansprechen als Nebenwirkung auf. Die Substanz wird zurzeit zur Therapie des nicht kleinzelligen Bronchialkarzinoms und beim Pankreaskarzinom eingesetzt.

11.5.3 Lapatinib

Lapatinib[16] hemmt die Tyrosinkinase-Domänen sowohl des EGFR- als auch des ErbB2 (HER2)-Rezeptors. Es ist für die Behandlung von Patientinnen mit fortgeschrittenem oder metastasierten Brustkrebs zugelassen, die HER2 überexprimieren.

11.6 Andere Antitumorsubstanzen

11.6.1 Retinolsäure und Arsen

Die **Retinolsäure** (ATRA, all-trans-Retinoinsäure, Tretinoin)[71] erlaubt die malignen Promyelozyten der akuten Promyelozytenleukämie zu Granulozyten reifen zu lassen und dann einen normalen apoptotischen Absterbeprozess einzuleiten, also Tumorabtötung durch Differenzierung. Da diese AML-Untergruppe durch eine disseminierte intravasale Gerinnung bei zusätzlicher Thrombopenie häufig initial vital bedrohend ist, sollte unverzüglich selbst bei Verdacht Retinolsäure eingesetzt werden. Nebenwirkungen können speziell Thrombosen sowie ein auf Steroide gut ansprechendes Atemnotsyndrom (ATRA-Syndrom sein). Einen starken differenzierenden Effekt hat bei der Promyelozytenleukämie auch **Arsentrioxid**[72].

11.6.2 Thalidomid und Lenalidomid

Das als Contergan® in Verruf geratene Hypnotikum Thalidomid[73] zeigt durch seine immunmodulierende und antiangiogenetische Wirkung klinische Nützlichkeit insbesondere bei Patienten mit Plasmazelltumoren (multiples Myelom). Periphere Polyneuropathie ist der limitierende Faktor. Ein anderes Präparat der gleichen Gruppe ist **Lenalidomid**[74] mit hoher anti-Myelomaktivität und weniger Neuro-, aber mehr Hämatotoxizität.

11.6.3 Proteasominhibitoren

Das 26S-Proteasom wird durch **Bortezomib**[17] blockiert. Diese führt zu einer Störung des Transkriptionsfaktors NF-κB sowie zu direkter Apoptoseinduktion durch Anreicherung von defekten ribosomalen Produkten. Deshalb wird Bortezomib auch oft in Kombination angewandt und ist hochaktiv beim Multiplen Myelom, wird zurzeit aber auch bei Lymphomen und soliden Tumoren evaluiert. Diarrhö, Thrombopenie und periphere Neuropathien sind die wichtigsten Nebenwirkungen.

11.6.4 Histondeacetylasehemmer

Histondeacetylaseinhibitoren wie **Vorinostat**[18] haben eine Vielzahl von Effekten an der DNA, interferieren mit Transkriptionsprozessen und führen letztlich zu Zellzyklusarrest, Apoptose und Aggresominhibition. Die Zulassung für T-Zelltumoren ist erfolgt, die Indikation Multiples Mylom in Kombination mit Bortezomib wird untersucht.

---

70 Tarceva®
71 Vesanoid®
72 Trisenox®
73 Thalidomide Pharmion®
74 Revlimid®

11.6.5 mTOR-Inhibitoren

Mit dem mTOR-Inhibitor (targets of rapamycin) **Temsirolimus**[19] wurde kürzlich eine neue Behandlungsoption für das Nierenzellkarzinom zugelassen. Temsirolimus bindet an ein intrazelluläres Protein (FKBP-12), und der Protein-Temsirolimus-Komplex bindet an und hemmt die Aktivität von mTOR, das die Zellteilung kontrolliert. Ein zweiter, wie Rapamycin (Sirolimus) zur Prophylaxe und Therapie von immunologischen Reaktionen nach allogener Transplantation (z. B. Niere, Herz, Leber, Knochenmark) angewandter mTOR-Inhibitor, Everolimus, scheint ebenfalls u. a. beim Nierenzellkarzinom das progressionsfreie Überleben zu verbessern

11.7 Hormone und Hormonantagonisten

Diese Substanzgruppe kann bei Tumorpatienten einerseits antiproliferativ, und andererseits zur supportiven Therapie eingesetzt werden. Tumoren, deren Wachstum hormonabhängig ist, sind z. B. Prostata-, Mamma- und Endometriumkarzinom. Verwendet werden entweder physiologische Hormone, Hormonanaloga, Hormonantagonisten sowie Hemmstoffe der Hormonsynthese. Man unterscheidet dabei eine **ablative** Ausschaltung der Hormonproduktion, eine **additive** Gabe gegengeschlechtlicher Hormone, die die endogene Hormonproduktion hemmen und eine kompetitive Behandlung mit Hormonantagonisten.

11.7.1 Gonadotropin-releasing-Hormon-Analoge

Gonadotropin-releasing-Hormon (= GnRH = LHRH) stimuliert die Freisetzung von LH/FSH aus der Hypophyse. Eine Bindung von GnRH an seine hypophysären Rezeptoren führt zwar primär zu einer Steigerung der LH/FSH-Freisetzung (Flare-Phänomen), bei lang dauernder Besetzung dieser Rezeptoren kommt es jedoch zu einer Rezeptor-Desensibilisierung mit der Konsequenz eines Abfalls der LH/FSH-Ausschüttung und damit der Testosteronspiegel. Die GnRH-Analoga **Buserelin**[75], **Goserelin**[76] und **Leuprorelin**[77] werden zur Behandlung des fortgeschrittenen Prostatakarzinoms bzw. des Mammakarzinoms eingesetzt.

11.7.2 Antiöstrogene (▶ Kap. 13)

Zu dieser Substanzgruppe gehören die Östrogenrezeptor-Antagonisten sowie Hemmstoffe der Östrogensynthese.

Östrogenrezeptor-Antagonisten

Der Östrogenrezeptor-Antagonist **Tamoxifen**[78] blockiert die peripheren Östrogenwirkungen durch Bindung an die Östrogenrezeptoren. Dadurch wird die Expression östrogenregulierter Gene (z. B. von Wachstumsfaktoren) gehemmt. Die Wirksamkeit ist beim hormonrezeptorpositiven Mammakarzinom in adjuvanter Situation unabhängig vom Menopausen-

status gut belegt (Reduktion des Rezidivrisikos, Verlängerung der Überlebenszeit). Zu beobachten ist dabei eine Zunahme der Häufigkeit eines Endometriumkarzinoms, bei allerdings gleichzeitig deutlicher Reduktion der Häufigkeit des kontralateralen Mammakarzinoms. Tamoxifen wird außerdem zur Palliativbehandlung metastasierter Mammakarzinome eingesetzt.

Aromatasehemmer

Das Enzym Aromatase katalysiert einen wichtigen Schritt der Östrogensynthese. Es wird im Ovar, in verschiedenen anderen peripheren Geweben (Fett, Muskulatur), aber auch im Mammakarzinom exprimiert. Bei postmenopausalen Frauen wird Östradiol hauptsächlich in peripheren Geweben unter Mitwirkung der Aromatase gebildet. Durch Gabe von Aromatase-Hemmstoffen kommt es somit zu reduzierten Plasmakonzentrationen von Östradiol im Blut. Vermutlich spielt für die Antitumorwirkung von Aromatase-Hemmstoffen auch die verminderte intratumorale Östradiolbildung eine Rolle. Die Aromatasehemmer können in die nichtsteroidalen Substanzen (**Aminoglutethimid**[79], **Anastrozol**[80], **Letrozol**[81]), die reversible Hemmstoffe sind, sowie die steroidalen Substanzen (**Exemestan**[82]), die irreversibel die Aromatase hemmen, unterteilt werden. Indiziert sind sie beim fortgeschrittenen Mammakarzinom bei postmenopausalen Frauen.

11.7.3 Gestagene

Gestagene können das Wachstum bestimmter Tumore (Mamma- und Endometriumkarzinom) hemmen. Der zugrunde liegende Mechanismus ist komplex und noch nicht komplett verstanden. Eine wesentliche Rolle scheinen die antiöstrogenen Wirkungen (z. B. Abnahme der Östrogen-Rezeptoren an den Tumorzellen) zu spielen. Beobachtet wird auch ein direkter, Östrogen-unabhängiger, wachstumshemmender Effekt. Die Substanzen **Megestrolacetat**[83] und **Medroxyprogesteronacetat**[84] werden zur palliativen Behandlung von Mamma- und Endometriumkarzinomen eingesetzt.

11.7.4 Antiandrogene

Antiandrogene unterbinden den Androgenstimulus auf die Prostatakarzinomzelle. Zur palliativen Therapie des fortgeschrittenen Prostatakarzinoms werden das steroidale Anti-

---

75 Profact®
76 Zoladex®
77 Eligard®, Enantone-Gyn®
78 Tamoxifen HEXAL®, Tamoxifen AL®, Tamoxifen-ratiopharm®
79 Orimeten®
80 Arimidex®
81 Fra®
82 Aromasin®
83 Megestat®
84 Climopax®, Indivina®

androgen **Cyproteronacetat**[85] sowie die nicht-steroidalen Antiandrogene **Bicalutamid**[86] und **Flutamid**[87] eingesetzt.

11.7.5 Glucocorticoide

Glucocorticoide finden in der medikamentösen Tumortherapie einen breiten Einsatz. Dies beruht zum einen auf der antiproliferativen Wirkung bei einigen Tumoren (multiples Myelom, Leukämien, Lymphome). Zum anderen haben sie eine antiemetische Wirkung. Bei tumorbedingten Schwellungen, wie etwa Hirnödem, können sie ebenfalls eingesetzt werden.

11.8   Supportivtherapie

Die internistisch-onkologische Behandlung setzt einen in der Tumortherapie einschließlich der Palliativmedizin speziell ausgebildeten Arzt voraus. Eine Vielzahl von Faktoren einschließlich der supportiven und Schmerztherapie müssen beachtet werden. So ist etwa bei der intravasalen Gabe mancher Zytostatika ein verlässlicher Venenzugang unabdingbar, ein Zytostatikanotfallset sollte zur Hand sein.

Diese beginnt mit einer ausreichenden **Hydrierung** vor der Chemotherapie zur Verhinderung eines Tumorlyse-Syndroms. Bei bestimmten Substanzen erfolgt eine **Urinalkalisierung** und bei Tumoren mit hoher Zellzahl und schnellem Zerfall die Gabe von **Allopurinol**[88]. Corticosteroide (**Prednison**[89], **Dexamethason**[90]) werden gern wegen ihrer antiödematösen und antiemetischen Wirkung mitgegeben; zu beachten ist neben psychischen und diabetogenen Effekten auch eine lymphozide Wirkung, ein bedrohlich schneller Zellzerfall kann jedoch bei einschleichender Dosierung meist vermieden werden.

Eine **suffiziente Antiemese** ist auch für eine kontinuierliche, weitere Therapiedurchführung von hohem Wert, nimmt sie der Chemotherapie für den Patienten ganz wesentlich den Schrecken. 5-HT3-Serotoninantagonisten wie **Ondansetron**[91] haben das größte antiemetische Potenzial und können bei Bedarf um Steroide und Benzodiazepine ergänzt werden. NK1 (Neurokinin 1)-Rezeptorenblocker bereichern mittlerweile das Spektrum der antiemetischen Therapie (**Aprepitant**[92]). Allerdings sollte das bewährte **Metoclopropamid**[93] mit seiner propulsorischen Wirkung nicht unterschätzt werden. Der obstipierenden, bei neutropenischen Patienten nicht ungefährlichen Wirkung der 5-HT3-Serotoninantagonisten, kann so begegnet werden.

Bei manchen Patienten müssen Immunglobuline substituiert werden, bei Neutropenie rasch eine Antibiose bei Infekten eingeleitet werden. Die Zytokine G-CSF (Granulozyten-Kolonie-stimulierender-Faktor; **Filgrastim**) und GM-CSF (Granulozyten-Makrophagen-Kolonie-stimulierender-Faktor; **Molgramostim**) dienen zur **Rekonstitution der Granulopoese** nach intensiver Chemotherapie. **Erythropoetin** kann unter gewissen Umständen auch bei Tumoranämie indiziert sein. Palifermin[94] schützt bei hochdosierter Chemotherapie vor Mukositis. Bei osteolytischen Läsionen kann mit Bisphosphonaten (z. B. **Pamidronat**, **Zoledronat**), die sich

bereits bei hyperkalzämischer Krise bereits bewährt haben, Skelettkomplikationen vorgebeugt werden.

> **In Kürze**
>
> Die Pharmakotherapie ist zusammen mit der chirurgischen Behandlung und strahlentherapeutischen Maßnahmen eine sehr wichtige Säule der Tumorbehandlung.
>
> Bevor eine Pharmakotherapie von Tumorpatienten begonnen wird, muss die Tumorentität und die Ausbreitung des Tumors genau geklärt sein.
>
> Therapieziele können eine komplette Remission oder eine Pallation (d. h. eine Verbesserung der Lebensqualität und eine Verlängerung der Überlebenszeit) sein.
>
> Bei vielen Tumorentitäten werden die besten Ergebnisse durch Kombination von Arzneimitteln mit unterschiedlichen Wirkmechanismen erreicht.
>
> Die Immuntherapie von Tumoren mit monoklonalen Antikörpern und spezifische, intrazellulär eingreifende, meist Signalwege blockierende Arzneimittel bedeuten einen erheblichen Fortschritt in der medikamentösen Tumortherapie.

Weiterführende Literatur ▶ www.springer.com

---

85 Androcur®, Cyproteronacetat-GRY®
86 Casodex®
87 Fugerel®
88 Allopurinol-ratiopharm®, Allopurinol AL®, Allopurinol HEXAL®
89 Decortin®, Prednison HEXAL®
90 Fortecortin®, Dexamethason-ratiopharm®
91 Zofran®
92 Emend®
93 Paspertin®, MCP-ratiopharm®
94 Kepivance®

12 Therapie mit Immunsuppressiva und Immunmodulatoren

K. Resch, M. Szamel

12.1   Pathophysiologische Vorbemerkungen

Alle Lebewesen stehen in einer ständigen Auseinandersetzung mit ihrer Umwelt. Diese bietet nicht nur Nahrung und nimmt Stoffwechselprodukte auf, sondern enthält auch Gifte oder Krankheitserreger. Das Immunsystem hat die Aufgabe, in den Organismus eingedrungene Fremdstoffe zu erkennen und auf geeignete Weise unschädlich zu machen. Dabei reagieren Lymphozyten mit der großen Vielfalt ihrer spezifischen Rezeptoren ($>10^8$) sehr präzise mit Antigenen und lösen so eine sehr spezifische Immunantwort aus. Die Elimination des Antigens geschieht durch Aktivierung humoraler (zum Beispiel Antikörper, Komplement) oder zellulärer (zum Beispiel zytotoxische T-Lymphozyten, aktivierte Monozyten/Makrophagen, Granulozyten) Effektormechanismen, die sich häufig als Entzündung äußern. Alle diese Mechanismen sind sehr wirksam und werden daher physiologisch in engen Grenzen gesteuert und geregelt. Dabei ist es wichtig, dass sie begrenzt bleiben und sich nicht gegen das Lebewesen selbst richten und dieses schädigen.

Die Kontrolle kann gestört sein, und dann können Immunreaktionen schwere Krankheiten, wie **Allergien** oder **Autoimmunerkrankungen**, hervorrufen. Immunreaktionen sind auch unerwünscht, wenn sie den Erfolg ärztlicher Eingriffe, wie bei Transplantation von Fremdorganen oder -zellen, zunichte machen. Hier wird die Notwendigkeit einer **immunsuppressiven Therapie** unmittelbar verständlich. Immer mehr wird klar, dass auch bei allen chronisch-entzündlichen Erkrankungen Immunreaktionen die entzündliche Reaktion auslösen und perpetuieren. Wenngleich bei diesen Erkrankungen zunächst die Beeinflussung der Entzündung durch Antiphlogistika im Vordergrund steht, stellen Immunsuppressiva zumindest bei schweren Verlaufsformen eine sinnvolle Ergänzung dar.

Immunreaktionen können auch **defizient** sein und keinen ausreichenden Schutz gegen z. B. ubiquitäre Infektionserreger bieten. Dies ist bei allen angeborenen oder erworbenen Immundefekterkrankungen der Fall. Wichtigstes therapeutisches Ziel ist hier die Wiederherstellung einer ausreichenden Abwehrleistung. Eine **Immunstimulation** bei normalem Immunsystem geschieht in der Vorstellung, bei schwer beherrschbaren Infekten oder malignen Tumoren Abwehrleistungen gegen schwache Antigene zu ermöglichen oder zu verstärken.

12.2   Behandlung mit Immunsuppressiva

12.2.1 Prinzipien der Behandlung

Bei jeder Immunreaktion reagieren von allen vorhandenen Lymphozyten lediglich einige wenige spezifische Lymphozytenklone. Das ideale therapeutische Ziel wäre daher, diese Klone gezielt auszuschalten. Dies ist wegen der großen Vielfalt der Lymphozyten mit mehr als 10^8 unterschiedlichen Rezeptoren, z. B. durch Rezeptor-Antagonisten, nur sehr schwer möglich. Damit ergibt sich für die Immunsuppression vor allem die Möglichkeit, Lymphozyten unspezifisch zu treffen. Dies stellt einen schweren Eingriff in den Organismus dar, da neben der erwünschten Suppression, beispielsweise bei einer Autoimmunerkrankung, auch lebensnotwendige Abwehrleistungen in Mitleidenschaft gezogen werden. Die Folge kann eine verminderte Abwehr von Infektionen mit evtl. letalem Ausgang sein.

Als Immunsuppressiva werden insbesondere die in ◘ Tab. 12.1 aufgeführten Arzneistoffe genutzt. Ein Teil gehört zu den Zytostatika, die aufgrund ihrer allgemeinen Wirkungsweise **zytotoxisch** wirken und daher auch die Zahl von Lymphozyten vermindern; Glucocorticoide und die moderneren Immunsuppressiva sind für Lymphozyten **nicht zytotoxisch**, sondern hemmen deren Aktivierung oder Vermehrung. Bei allen Immunsuppressiva ist die Häufigkeit von Malignomen und lymphoproliferativen Erkrankungen erhöht.

12.2.2 Immunsuppressiva aus der Gruppe Zytostatika

Cyclophosphamid

Cyclophosphamid gehört zu den alkylierenden Zytostatika (▶ Kap. 11.2). Durch kovalente Quervernetzung von DNA-Strängen kommt es zur Hemmung der Replikation aller sich teilenden Zellen, nachfolgend zu Funktionsverlust und Zelltod. Lymphozyten reagieren sehr empfindlich auf Cyclophosphamid.

Durch Cyclophosphamid wird die Zahl von T- und B-Lymphozyten gleichermaßen vermindert; dadurch werden sowohl humorale (= Antikörperproduktion) wie auch zelluläre Immunreaktionen beeinflusst; bei niedriger Dosierung scheinen die T-Lymphozyten bevorzugt gehemmt zu werden. Bei Dosen unter 1 mg/kg/Tag kann es zu einer Verstärkung von Immunreaktionen kommen, da suppressive T-Lymphozyten besonders empfindlich gegenüber Cyclophosphamid sind.

Unerwünschte Wirkungen. Als wichtigste unerwünschte Wirkung kommt es zur allgemeinen **Knochenmarkdepression** und damit zur Verminderung aller zellulären Blutelemente (Panzytopenie); relativ selten werden Thrombozytopenien gefunden. Zudem können auftreten: reversibler Haarausfall, Störungen der Funktion des ZNS, Stomatitis und Gastroenteritis. Durch die Anhäufung toxischer Metaboliten kommt es bei Gesamtdosen von mehr als 500 mg zu therapieresistenter hämorrhagischer Zystitis, die prophylaktisch durch **Mesna** gemildert werden kann (▶ Kap. 11.2).

Azathioprin

Die Substanz wird in vivo rasch in 6-Mercaptopurin umgewandelt. Dieses hemmt als Antimetabolit die physiologische Biosynthese der Purinnukleotide; zudem wird es in DNA und RNA eingebaut und stört als falscher Baustein deren Funktion. Dies führt zu Funktionsverlust und Tod der Zelle.

Azathioprin (bzw. 6-Mercaptopurin) trifft stärker T- als B-Lymphozyten; daher beeinflusst es bevorzugt zelluläre Immunreaktionen. Auf die Antikörpersynthese hatte Azathioprin in mehreren klinischen Studien keinen nachweisbaren Einfluss.

◨ Tab. 12.1. Wichtige Immunsuppressiva – Bioverfügbarkeit und Dosierung

Wirkstoff	Handelsname (Beispiele)	Bioverfügbarkeit (oral) [%]	Halbwertszeit	Mittlere Tagesdosis
Cyclophosphamid	Endoxan®	70–80	7,5 h	2–10 mg/kg KG
Azathioprin	Imurek®	90	2 h	1,5–3 mg/kg KG
Methotrexat	Methotrexat Lederle®	Variabel	2–4 h	0,1 mg/kg KG
Methotrexat niedrig dosiert	MTX-Hexal®	Variabel	2–4 h	7,5–25 mg/Woche
Mycophenolat mofetil	CellCept®	94	16 h	2 g
Prednison	Decortin®	85	1,5–2 h	Nach den allgemeinen Richtlinien für Glucocorticoide
Ciclosporin	Sandimmun®	20–50	19 h	4–8 mg/kg KG
Tacrolismus	Prograf®	5–55	12–16 h	0,1–0,2 mg/kg KG
Sirolismus	Rapamune®	14–18	62 h	2 mg
Everolimus	Certican®	Variabel	28 h	1,5 mg in 2 Einzeldosen
Muromonab-CD3	Orthoclone OKT3®	Nur i.v.	n. b.	5 mg
Basiliximab	Simulect®	Nur i.v.	7 Tage	20 mg (2-mal gesamt)
Daclizumab	Zenapax®	Nur i.v.	20 Tage	1 mg/kg KG (5-mal gesamt)
Rituximab	MabThera®	Nur i.v.	20 Tage	2-mal 1000 mg im Abstand von 2 Wochen
Abatacept	ORENCIA®	Nur i.v.	13 Tage	60–100 kg KG 750 mg alle 4 Wochen
Alefacept	Amevive®	Nur i.m	10 Tage	15 mg einmal wöchentlich über 12 Wochen
Efalizumab	Raptiva®	Nur s.c.	4–6 Tage	2 mg/kg KG wöchentlich, 12 Wochen
Natalizumab	Tysabri®	Nur i.v.	16 Tage	300 mg alle 4 Wochen

Unerwünschte Wirkungen. Azathioprin trifft alle sich teilenden Zellen. Die wichtigsten unerwünschten Wirkungen betreffen das Knochenmark. Durch Hemmung der Schleimhautproliferation wird Nausea, Erbrechen und Anorexie hervorgerufen; seltener ist eine cholestatische Hepatose.

Methotrexat

Es hemmt als Antimetabolit der Folsäure die Dihydrofolatreduktase (▸ Kap. 11.2). Dadurch wird vermindert Tetrahydrofolsäure gebildet, die zur Übertragung von Methylgruppen gebraucht wird. Als Folge ist die Bildung von Thymidin und der Purin-Basen vermindert, was zu Funktionsverlust und Tod der Zelle führt. Durch (indirekte) Hemmung von Adenosin- und AMP-Desaminasen kommt es zudem zur Freisetzung von Adenosin, das über Adenosin-Rezeptoren immunsuppressiv und entzündungshemmend wirkt.

B-Lymphozyten scheinen gegenüber Methotrexat empfindlicher als T-Lymphozyten zu sein. Dementsprechend wurde eine größere Wirksamkeit bei der Antikörperbildung als bei den zellulären Immunreaktionen gefunden.

Methotrexat hemmt in niedriger Dosierung (z. B. 7,5–25 mg 1-mal pro Woche) die Aktivität von Entzündungszellen und wirkt damit antiinflammatorisch, ohne messbar das Immunsystem zu supprimieren. Dies wird bei der »Basistherapie« der chronisch-rheumatischen Arthritis ausgenutzt (▸ Kap. 23.3).

Unerwünschte Wirkungen. Die wichtigste unerwünschte Wirkung ist eine allgemeine Knochenmarkdepression. Häufig sind Leberschäden, Magenulzeration und hämorrhagische Enteritis. Wegen des hohen Anteils von Methotrexat, der unverändert renal ausgeschieden wird, sind Nierenschädigungen häufig. Besonders gefährlich sind Lungenschäden.

Mycophenolat mofetil, Mycophenolat

Das Prodrug Mycophenolat mofetil wird in vivo rasch in Mycophenolsäure metabolisiert. Mycophenolsäure hemmt die Inosinmonophosphatdehydrogenase, ein Schlüsselenzym bei der De-novo-Synthese von Purinbasen, auf die T- und B-Lymphozyten angewiesen sind, während andere Zellen einen großen Teil ihrer Purinbasen wiederverwerten können. Dadurch wird die DNA-Synthese von Lymphozyten bevorzugt (»selektiv«) gehemmt.

Unerwünschte Wirkungen. Unerwünschte Wirkungen sind Diarrhö, Erbrechen, Harnwegs- und andere Infektionen, Leukopenie, Anämie sowie Hypertonie.

12.2.3 Aktivierungshemmende Antikörper

Muromonab-CD3

Die Anzahl von Lymphozyten kann durch Antikörper gegen Antigene vermindert werden, die auf allen Lymphozyten einer Klasse vorkommen. Der murine monoklonale Antikörper Muromonab-CD3 richtet sich gegen invariable Bestandteile des Antigenrezeptor-Komplexes humaner T-Lymphozyten (CD3). Es hemmt die Aktivierung und vermindert durch Komplementlyse selektiv diese Klasse von Lymphozyten. Muromonab-CD3 wird bei Abstoßungskrisen nach Organtransplantation eingesetzt. Eine wichtige Indikation ist die **postoperative Phase nach Lebertransplantation**, wenn aufgrund der noch nicht stabilisierten Leberfunktion keine konstanten Blutspiegel von Immunsuppressiva, z. B. von Ciclosporin oder Tacrolimus, erreicht werden.

Unerwünschte Wirkungen. Wichtige unerwünschte Wirkung ist das **Zytokin-Freisetzungs-Syndrom**, das durch die initiale Aktivierung der Lymphozyten verursacht wird (bevor sie durch Aktivierung von Komplement zerstört werden) und mehrere Stunden anhalten kann. Die Symptome reichen von grippeähnlichen Erscheinungen bis zu schockähnlichen Reaktionen mit schwerwiegender Beteiligung von Atmung, Herz und Kreislauf. Daneben treten reversible neuro-psychiatrische Reaktionen auf.

Als muriner Antikörper führt Muromonab-CD3 sehr rasch zur Bildung von Anti-Antikörpern. Neben humanen Anti-Maus-Antikörpern (HAMA) werden häufig auch anti-idiotypische Antikörper gebildet. Die rasche immunologische Blockade begrenzt die Therapie auf 10–14 Tage.

Rituximab

Rituximab ist ein chimärer (Mensch/Maus) monoklonaler Antikörper, der gegen das nur auf reifen B-Lymphozyten exprimierte Oberflächen-Antigen CD20 gerichtet ist und dadurch selektiv B-Lymphozyten eliminiert. Der Antikörper gehört zur Standardtherapie von Non-Hodgkin-Lymphomen. Seine immunsuppressive Wirkung bei der Therapie der rheumatoiden Arthritis beruht vorwiegend darauf, dass B-Lymphozyten bei chronisch entzündlichen Prozessen die wichtigsten Antigen-präsentierenden Zellen für autoimmune T-Lymphozyten sind: Die Verminderung ihrer Zahl führt daher zu einer Hemmung der Aktivierung der T-Lymphzyten, die eine zentrale Rolle bei der Auslösung und Perpetuierung der rheumatoiden Arthritis spielen. Die Plasmaspiegel von

Autoantikörpern werden durch Rituximab nur wenig beeinflusst. Der Bahandlungszyklus – zwei Infusionen im Abstand von zwei Wochen – kann in Intervallen von >16 Wochen wiederholt werden.

Unerwünschte Wirkungen. Unerwünschte Wirkungen sind Schmerzen, Ödeme und Infektionen (einschließlich Sepsis) sowie grippeähnliche Symptome bis hin zu schockartigen Reaktionen mit Beteiligung von Herz. Kreislauf, Darmtrakt und Atemwegen (Asthma). Neuerdings sind Fälle von progressiver, multifokaler Leukenzephalopathie (PML) aufgetreten. Sie führt zum Tode.

Abatacept

Abatacept ist ein Fusionsprotein aus der extrazellulären Domäne des humanen CTLA-4 (zytotoxisches T-Lymphozyten-Antigen-4) und humanem IgG 1.Durch Blockade von stimulatorischen Korezeptoren verhindert es die Aktivierung von T-Lymphozyten durch den Antigenrezeptor. Indikation ist die schwere aktive rheumatoide Arthritis.

Unerwünschte Wirkungen. Häufige unerwünschte Wirkungen sind Kopfschmerzen, gastrointestinale Beschwerden, Erhöhung des Blutdrucks, Hauterscheinungen und Infektionen (besonders der Atemwege).

12.2.4 Glucocorticoide

Wie sämtliche Glucocorticoide binden **Prednison** und **Prednisolon** an den spezifischen zytosolischen Glucocorticoid-Rezeptor. Nach der Translokation des Rezeptor-Glucocorticoid-Komplexes in den Zellkern wird die Transkriptionsrate der mRNA von 50–100 Proteinen verändert. Neben der gesteigerten Synthese vor allem von Enzymproteinen kann auch die Synthese anderer Proteine abgeschaltet werden. Auf dem letzten Mechanismus beruht die immunsuppressive wie auch die antiphlogistische Wirkung. Bedeutsam für die immunsuppressive Wirkung ist v. a. die Hemmung der Synthese von Zytokinen, wie Interleukin-1, Interleukin-2 und Tumornekrosefaktor, die an der Aktivierung von Lymphozyten beteiligt sind.

Glucocorticoide hemmen bevorzugt die Aktivierung von T-Lymphozyten; dadurch haben sie eine starke suppressive Wirkung auf zelluläre Immunreaktionen (▶ Kap. 23.1.4). Die Antikörpersynthese wird nicht oder nur bei sehr hohen Konzentrationen geringfügig beeinflusst.

Unerwünschte Wirkungen. Die unerwünschten Wirkungen hängen von der Dosis der Glucocorticoide und der Behandlungsdauer ab und resultieren aus der zu starken Ausprägung ihrer physiologischen Wirkungen. Die häufigsten sind Osteoporose, Wachstumsstörungen bei Kindern, Manifestation oder Entgleisen eines Diabetes mellitus (weitere Einzelheiten ▶ Kap. 24.3).

12.2.5 Calcineurin-Inhibitoren

Ciclosporin

Ciclosporin ist ein wasserunlösliches zyklisches Peptid aus 11 Aminosäuren, das von dem Pilz **Tolypocladium inflatum** gebildet wird. Es hemmt die Bildung von Interleukin-2 (und anderen Zytokinen), sodass die Vermehrung antigenreaktiver T-Lymphozyten unterbleibt. Ein zytosolischer Rezeptor (Cyclophilin) wurde als das Enzym Prolin-cis/trans-Isomerase identifiziert. Als molekularer Mechanismus der Wirkung wurden gefunden: Eine direkte Beeinflussung der Transkription von mRNA für z. B. Interleukin-2 durch Hemmung der Proteinphosphatase Calcineurin (Calcineurin-Inhibitor), wodurch der Transkriptionsfaktor NFAT nicht in den Kern translozieren kann, und die Blockierung der Signaltransduktion bei der Aktivierung durch den Antigenrezeptor.

Ciclosporin hemmt vorwiegend die Aktivierung von T-Lymphozyten; dadurch werden bevorzugt zelluläre Immunreaktionen unterdrückt. Die Antikörpersynthese wird nur wenig vermindert.

Unerwünschte Wirkungen. Bei Konzentrationen im therapeutischen Bereich führt Ciclosporin zu (reversiblen) Nierenfunktionsstörungen. Es ist bei hoher Dosierung, bei Vorliegen einer Nierenschädigung oder in Kombination mit anderen nephrotoxischen Arzneistoffen (z. B. Aminoglykosiden) akut nephrotoxisch. Andere unerwünschte Wirkungen sind Störung der Leberfunktion, mit Hyperlipidämie und Hypercholesterinämie, Tremor, Hypertrichose und Hypertrophie der Gingiva, selten Ödeme und Bluthochdruck.

> ❯ Wegen der unsicheren Bioverfügbarkeit und Metabolisierung muss die Therapie mit Ciclosporin unter fortlaufender Kontrolle der Blut- (oder Plasma-)Konzentration erfolgen. Angestrebt werden Talspiegel in einem sog. »therapeutischen Fenster« zwischen 100 und 200 ng/ml Vollblut.

Tacrolimus

Das Makrolid-Antibiotikum Tacrolimus (FK 506) hemmt nach Bindung an einen zytosolischen Rezeptor (**FK-binding protein** = FKBP) durch einen Mechanismus, der dem von Ciclosporin sehr ähnlich ist, die Aktivierung von T-Lymphozyten. Tacrolimus ist 50- bis 100-fach potenter als Ciclosporin. Angestrebte Talspiegel liegen bei 4–12 ng/ml. Es verhindert wirksamer als Ciclosporin schwere Abstoßungsreaktionen bei Nieren-, Leber- und Herztransplantation; allerdings treten mehr schwere unerwünschte Wirkungen auf.

Unerwünschte Wirkungen. Ähnlich wie Ciclosporin führt die Gabe von Tacrolimus im therapeutischen Dosisbereich zu reversiblen Nierenfunktionsstörungen. Bei hohen Wirkspiegeln, dem Vorliegen einer Nierenschädigung oder bei der Kombination mit anderen nephrotoxischen Arzneimitteln wirkt es ebenfalls akut nephrotoxisch. Tacrolimus führt häufig zu zentralnervösen Störungen, selten zu neurotoxischen Symptomen. Andere unerwünschte Wirkungen sind Hyperlipidämie und Hypercholesterinämie, Hyperglykämie, Blut-

hochdruck, Herzrhythmusstörungen, Herzinsuffizienz, Leuko- und Thrombopenien sowie selten allergische Reaktionen.

> ❯ Wegen der unsicheren Bioverfügbarkeit muss die Therapie anhand klinischer Parameter und Vollblut-Talkonzentrationen erfolgen.

Pimecrolimus

Pimecrolimus[1] ist ein Ascomycinderivat, das wie Tacrolimus nach Bindung an FKBP-12 die Synthese von IL-2 hemmt. Es ist nur für die topische Anwendung bei entzündlichen Hauterkrankungen zugelassen.

12.2.6 Hemmstoffe der Interleukin-2 abhängigen Zellproliferation

Sirolimus und Everolimus

Sirolimus[2], häufig auch als Rapamycin bezeichnet, ist ein Makrolidlacton, das aus dem Ascomyceten **Streptomyces hygroscopicus** isoliert wurde und große strukturelle Ähnlichkeit mit Tacrolimus aufweist. Nach Bindung an seinen zytosolischen Rezeptor FKBP-12 wirkt es jedoch nicht als Calcineurininhibitor. Stattdessen wird die multifunktionelle Serin-/Threonin-Kinase **mTOR** (mammalian target of rapamycin) inhibiert. Dadurch wird die für die Zellproliferation notwendige Aktivierung der S6-Kinase unterbunden. Sirolimus hemmt zusätzlich die durch Wachstumsfaktoren induzierte Proliferation verschiedener Nicht-Immunzellen und vermindert Tumorwachstum und Angiogenese.

Sirolimus wird nach oraler Gabe interindividuell sehr variabel resorbiert, maximale Blutspiegel werden nach etwa einer Stunde erreicht. Seine Halbwertszeit beträgt 62 h, so dass ein Steady State trotz erhöhter Initialdosis erst nach mehr als einer Woche erreicht wird. Sirolimus wird durch CYP3A4 vollständig metabolisiert und fast ausschließlich über die Galle ausgeschieden.

Sirolimus wird initial in Kombination mit Ciclosporin und Glucocorticoiden verabreicht. Nach 2–3 Monaten kann das Ciclosporin stufenweise abgesetzt werden. Die Dosis wird individuell angepasst, um Vollblut-Talspiegel von 4–12 ng/ml zu erzielen.

Unerwünschte Wirkungen. Ein deutlicher Vorteil von Sirolimus im Vergleich zu den Calcineurin-Inhibitoren Ciclosporin und Tacrolimus ist die fehlende Nephro- und Neurotoxizität. Als wichtigste unerwünschte Wirkungen wurden beobachtet: Hypercholesterinämie, Hypertriglyzeridämie, Anämie und Thrombozytopenie, Lymphozele, Wundheilungsstörungen.

Das synthetisch hergestellte Rapamycinderivat **Everolimus** (40-O-(2-Hydroxyethyl)rapamycin[3]) zeigt die gleichen Wirkungen wie Sirolimus. Seine deutlich kürzere Halbwertszeit bei verbesserter oraler Resorption, aber auch schnellerer

---

1 Elidel®, Douglan®

2 Rapamune®

3 Certican®

Ausscheidung, könnte sich als vorteilhaft bei der Einstellung der individuellen Dosierung erweisen.

Basiliximab und Daclizumab

Basiliximab und Daclizumab sind mit humanen Antikörpern chimärisierte murine monoklonale Antikörper, die spezifisch gegen einen Anteil des Interleukin-2-Rezeptors gerichtet sind und die Bindung des T-Lymphozyten-Wachstumsfaktors Interleukin-2 an seinen Rezeptor unterbinden. In Kombination mit Ciclosporin und Steroiden senken sie die Inzidenz der **akuten Abstoßungen** bei leber- und nierentransplantierten Patienten.

Basiliximab und Daclizumab führen nicht zu einem Zytokin-Freisetzungssyndrom. Da die Gesamtzahl an Lymphozyten nicht vermindert wird, spricht dies dafür, dass die Antikörper vorwiegend den IL-2-Rezeptor blockieren, ohne die T-Zellen zu zerstören.

Unerwünschte Wirkungen. Bei allen therapeutisch eingesetzten murinen monoklonalen Antikörpern kommt es sehr rasch zur Bildung von humanen **Anti-Maus-Ig-Antikörpern**, die die Therapie begrenzen. Die Bildung dieser Antikörper ist bei mit humanen Antikörpern chimärisierten oder humanisierten Antikörpern deutlich vermindert.

> **Dosierung**
>
> **Basiliximab:**
> - Verabreichung am Tag der Transplantation und am vierten Tag danach
> - Jeweils 2-mal 20 mg
>
> **Daclizumab:**
> - Verabreichung innerhalb von 24 h vor der Transplantation sowie weitere 4-mal im Abstand von 14 Tagen
> - Jeweils 1 mg/kg KG

12.3 Hemmstoffe der Lymphozytenmigration

Efalizumab

Efalizumab[4] bewirkt eine Blockade bestimmter Adhäsionsmoleküle auf T-Lymphozyten (Lymphozyten-Funktionsantigen 1, LFA-1), sodass in der Folge die Interaktion mit ICAM-1 auf Endothelzellen und somit das Eindringen von T-Lymphozyten in entzündetes Gewebe verhindert wird. Sein Einsatz ist bei der Behandlung schwerer Fälle von Psoriasis vorgesehen. Die Verwendung bei rheumatoider Arthritis wird zurzeit in klinischen Studien geprüft.

Alefacept

Alefacept[5] ist ein rekombinantes Fusionsprotein aus dem Integrin CFA-3 und IgG. Nach Bindung an den CD2-Rezeptor wird der LFA-3/CD2-Signalweg, der an der Aktivierung von T-Lymphozyten beteiligt ist, blockiert. Alefacept soll wie Efalizumab (s. oben) zur Behandlung der Psoriasis eingesetzt werden.

Natalizumab

Natalizumab[6] ist eine humanisierter (Mensch/Maus) monoklonaler Antikörper der gegen das Intergrin-Molekül α4 gerichtet ist. Einzige Indikation ist die schubförmige multiple Sklerose. Die Wirkung beruht darauf, dass Natalizumab das Eindringen autoreaktiver aktivierter T-Lymphozyten in das ZNS an der Blut-Hirn-Schranke hemmt. Wegen des Auftretens einiger tödlich verlaufender Fälle von progressiver multifokaler Leukenzephalopathie (PML) darf Natalizumab nur unter besonderen Sicherheitsauflagen angewandt werden.

Unerwünschte Wirkungen. Häufig sind Harnwegsinfekte, Nasopharyngitis, Urtikaria, Kopfschmerz, Arthralgie und Müdigkeit.

12.3.1 Indikationen für eine immunsuppressive Therapie

Die **Transplantation** fremder Organe (z. B. Niere, Herz, Leber, Lunge) oder Zellen (z. B. Knochenmark) stellt eine Indikation für eine lebenslange Behandlung mit Immunsuppressiva dar.

Autoimmunerkrankungen kommen in einem Spektrum vor, das von organspezifischen Störungen bis zu systemischen Krankheiten reicht, die den ganzen Organismus betreffen. Die systemischen Autoimmunerkrankungen führen ohne Therapie in kurzer Zeit zum Tod oder zum Siechtum; sie stellen daher eine **absolute Indikation für Immunsuppressiva** dar. Hierzu gehören systemischer Lupus erythematodes (SLE), mixed connective tissue disease (MCTD), systemische Vaskulitiden und systemische Sklerose. Auch bei den nur ein Organ (oder die Organfunktion) betreffenden Autoimmunerkrankungen sind Immunsuppressiva indiziert, wenn der (Funktions-)Verlust des Organs schwere Folgen hat und nicht, wie z. B. bei der perniziösen Anämie, substituiert werden kann.

> **Beispiele für den Einsatz von Immunsuppressiva bei Autoimmunerkrankungen**
>
> - Blutkrankheiten: autoimmunhämolytische Anämie, idiopathische thrombozytopenische Purpura, idiopathische Leukämie
> - Nierenerkrankungen: Goodpasture-Syndrom, Lipoidnephrose
> - Erkrankungen des Gastrointestinaltrakts: autoimmun-chronisch-aktive Hepatitis, autoimmunatrophische Gastritis, Colitis ulcerosa
> - Neurologische Erkrankungen: Myasthenia gravis, multiple Sklerose, Landry-Guillain-Barré-Syndrom, chronische Polyradikulitiden
>
> ▼

---

4 Raptiva®
5 Amevive®
6 TYSABRI®

- Endokrine Erkrankungen: Basedow-Orbitopathie, Addisonsche Krankheit, primäres Myxödem, Thyreotoxikose
- Erkrankungen des Auges: sympathische Ophthalmie, Uveitis
- Hauterkrankungen: einige bullöse Dermatosen, z. B. Pemphigus

Nach der Verfügbarkeit nicht-zytostatisch wirkender Immunsuppressiva, wie Ciclosporin oder Tacrolimus, werden zurzeit auch Indikationen klinisch geprüft, bei deren Pathogenese (Auto-)Immunprozesse eine zunehmend erkannte Rolle spielen, die aber auch in anderer Weise behandelt werden können. Hierzu gehört beispielsweise Psoriasis.

Eine systematische Abgrenzung chronisch entzündlicher Erkrankungen von den Autoimmunerkrankungen ist nicht möglich. Bei den chronisch entzündlichen Erkrankungen steht zunächst die Therapie mit Antiphlogistika oder anderen Maßnahmen im Vordergrund. Schwere Verlaufsformen oder die Induktion von oft lang anhaltenden Remissionen stellen Indikationen für Immunsuppressiva dar. Dabei ist bei einigen Pharmaka eine antiphlogistische Wirkung nicht von der immunsuppressiven abgrenzbar (Glucocorticoide, Methotrexat ► Kap. 23.4). Zu diesem Indikationsbereich gehören: rheumatoide Arthritis, chronisch progrediente Glomerulonephritis, Morbus Crohn und Colitis ulcerosa (► Kap. 21.2.4), Dermatomyositis und Polymyositis.

In seltenen Fällen können allergische Reaktionen zu Manifestationen führen, die denen von Autoimmunerkrankungen sowie chronisch entzündlichen Erkrankungen vergleichbar sind, so z. B. bei einigen Nephritiden, Dermatomyositiden, Polyarthritiden, bis hin zum systemischen Lupus erythematodes. Hier können Immunsuppressiva indiziert sein. Bei allergischen Erkrankungen, die durch T-Lymphozyten verursacht werden (Typ IV, z. B. Kontaktekzem), wird die immunsuppressive Wirkung von Glucocorticoiden ausgenutzt.

12.4 Bewertung von Immunstimulanzien

Eine spezifische Abwehr (Immunität), beispielsweise gegen bestimmte Infektionserreger, wird bei der Impfung angestrebt. Hierbei werden antigene Bestandteile, in Form von attenuierten Lebendkeimen, nicht-infektiösen Antigenzubereitungen oder ungiftigen Toxoiden prophylaktisch verabreicht, die bei erfolgreicher Immunisierung zu einem lang dauernden Schutz führen, der sich ausschließlich auf die im Impfstoff enthaltenen Bestandteile richtet.

Im Gegensatz dazu sollen bei der **Immunstimulation** Wirkstoffe eingesetzt werden, die keine Antigenverwandtschaft mit den Krankheitserregern besitzen, gegen die die körpereigene Abwehr verstärkt werden soll. Diese verstärkte Abwehr gegen Infektionserreger oder Tumoren könnte deshalb lediglich über eine allgemeine Steigerung von Reaktionen des

Immunsystems erreicht werden. Das birgt die Gefahr in sich, dass auch die physiologisch unterdrückten Immunreaktionen manifest werden und so Autoimmunreaktionen oder chronisch entzündliche Krankheiten entstehen. Verführerische Schlagworte wie »Steigerung der körpereigenen Abwehrkräfte« verschleiern diese möglichen schwerwiegenden unerwünschten Wirkungen. Nutzen und Risiko eines jeden Bestandteils eines Immunstimulans müssen in sorgfältig geplanten kontrollierten klinischen Studien ermittelt werden, ehe derartige Aussagen gerechtfertigt wären. Bis heute gibt es mehr gesicherte Kenntnisse über unerwünschte Wirkungen als über eine tatsächliche Verbesserung der Leistungen des Immunsystems.

Immunstimulanzien sind eine Untergruppe der **Immunmodulatoren**, die im Angelsächsischen oft als biological response modifiers bezeichnet werden. Die Zahl von Substanzen ist unübersehbar groß, von denen In-vitro-Modellen eine

◻ Tab. 12.2. Immunmodulatoren

Wirkstoffe	Indikationen
Mediatoren des Immunsystems	
Hämatopoetische Wachstums- und Differenzierungsfaktoren	
Kolonie-stimulierende-Faktoren	Leukopenien, insbes. Neutro-Leukopenie
Erythropoetin	Anämie
Thrombopoetin	Thromozytopenie
Interleukin-7, IL-11	Lymphopenie in klinischer Prüfung
Aktivierungs- und Effektorfaktoren	
Immunglobuline	A-, Hypogammaglobulinämie
Interleukin 2	Immundefekte, Tumoren
Tumornekrosefaktor	Tumoren
Interferone	Viruserkrankungen, Tumoren
Immunstimulanzien	
Natürlich vorkommende Stoffe	
Bestandteile von Mikroben (z. B. Lipopolysaccharide, Oligo-, Polysaccharide)	Keine gesicherten Indikationen
Bestandteile von Pflanzen (z. B. aus Echinacea, Mistel)	
Kleinmolekulare natürliche Stoffe (z. B. Muramyldipeptid)	
Chemisch synthetisierte Stoffe	
Levamisol	Adjuvans bei Kolonkarzinom

stimulierende Wirkung auf Teilschritte von Immunreaktionen beschrieben wurde. Zu einem großen Teil handelt es sich um wenig definierte Wirkstoffe, beispielsweise Extrakte aus Pflanzen. Im unteren Teil der ◘ Tab. 12.2 sind einige Stoffe oder Stoffgemische zusammengestellt, von denen immunpharmakologische Wirkungen im Tierversuch oder in klinischen Studien nachgewiesen sind; es sollte dabei nicht übersehen werden, dass eine immunpharmakologische Wirkung (z. B. Erhöhung der Zahl einer bestimmten T-Lymphozyten-Population) nichts über die klinische Wirksamkeit bei Erkrankungen aussagt (► Kap. 1.4). Der therapeutische Nutzen von Immunmodulatoren aus Bakterien, Pflanzen oder chemischer Synthese ist durch klinische Studien nicht ausreichend belegt.

12.5 Behandlung mit Mediatoren des Immunsystems

12.5.1 Prinzipien der Behandlung

Während Immunstimulanzien mit ausreichend gesicherter Wirksamkeit nicht zur Verfügung stehen, können physiologische Mediatoren des Immunsystems als Immunmodulatoren (◘ Tab. 12.2) therapeutisch eingesetzt werden.

Mit ihnen werden unterschiedliche **Therapieziele** verfolgt:

- Substitution bei Immundefekterkrankungen: Angeborene Immundefekte, durch Erkrankungen (z. B. AIDS), Noxen (z. B. Bestrahlung) oder Therapie (z. B. Zytostatika) erworbene Immundefekte; Knochenmarktransplantation
- Steigerung der körpereigenen Abwehrleistungen bei normalem Immunsystem gegen Infektionserreger (Viren, Bakterien, Parasiten) oder maligne Tumoren
- Beeinflussung von pathologischen Immunreaktionen, die zu Krankheiten (Autoimmunerkrankungen, chronisch-entzündliche Erkrankungen) führen

12.5.2 Immunglobuline und spezifische Antikörperpräparationen

Zur Therapie mit Immunglobulinen werden heute v. a. IgG-Präparate verwendet, die aus dem gesammelten Blut vieler (mindestens 2000) Normalspender vorwiegend durch Alkoholfraktionierung gewonnen werden. Dieses »Standard-IgG« (SIG) enthält natives und damit biologisch aktives Immunglobulin mit sämtlichen in der Spenderbevölkerung regelmäßig vorkommenden Antikörpern. Neben den Monomeren kommen aufgrund unvermeidlicher Denaturierungs-Artefakte bei der Aufreinigung polymere Aggregate vor. Da diese auch ohne Antigen Komplement aktivieren, kann es bei intravenöser Gabe zu anaphylaktoiden Reaktionen kommen. Standard-IgG darf daher nur intramuskulär verabreicht werden.

Aus einem Muskeldepot werden Antikörper nur langsam resorbiert, maximale Blutspiegel werden nach 4–6 Tagen erreicht. Zudem ist die injizierbare Antikörpermenge begrenzt. Um schnell und in großer Menge Antikörper intravenös zuführen zu können, wurden daher verschiedene Verfahren angewandt, die eine Aggregatbildung verhindern (IV-IgG). Die wichtigsten sind die Verhinderung von Aggregatbildung während der Fraktionierung sowie die Entfernung der Aggregate durch Ausfällung (z. B. durch Polyethylenglykol), die chemische Modifikation des IgG-Moleküls und die proteolytische Abspaltung des F_c-Teils vom IgG-Molekül mit dem Ziel, die (spontane) Komplementaktivierung zu verhindern. Bei den schonenden Verfahren (z. B. Entfernung der Aggregate) wird die biologische Aktivität voll erhalten, die weitere Bildung von Aggregaten bei der Lagerung wird aber nicht verhindert; auf der anderen Seite führen drastische (z. B. enzymatische) Verfahren, die eine weitere Aggregatbildung sicher ausschließen, zu einem Wirkungsverlust.

In ausreichender Menge passiv zugeführte Antikörper wirken, wenn ihre Struktur erhalten ist, wie natürlich gebildete. Von E. von Behring wurde daher der Begriff der »passiven Immunisierung« eingeführt.

Indikationen. Indikationen der Zufuhr von Immunglobulinen sind die Substitution bei allen klinisch relevanten **Antikörpermangelzuständen**, bei **bakteriellen Infektionen** in Kombination mit Antibiotika. Bei immunologisch Gesunden dienen Immunglobuline der Prophylaxe gegen Virusinfektion oder Risikoexpositionen (z. B. Tetanus). Hierzu stehen auch spezielle Immunglobuline mit hohen Antikörper-Titern (sog. **Hyperimmunglobuline**) zur Verfügung. SIG-Präparate werden heute nur noch prophylaktisch gegeben.

Unerwünschte Wirkungen. Unerwünschte Wirkungen von Immunglobulinen sind neben lokalen Reaktionen (bei i.m. Gabe) Überempfindlichkeitsreaktionen, v. a. bei i.v. Präparaten, die bis hin zu anaphylaktischen Schockreaktionen reichen können (Maßnahmen ► Kap. 19.3). Patienten, die eine Immunglobulin-Infusion erhalten, müssen daher überwacht werden.

In klinischen Studien erwiesen sich hochdosierte i.v. verabreichte Immunglobuline (IV-IgG, 400 mg/kg für 5 Tage) auch bei einigen Autoimmunerkrankungen als wirksam, so bei idiopathischer Thrombozytopenie (ITP), aplastischer Anämie und einigen Kollagenosen.

Nach i.v. Injektion beträgt die Eliminationshalbwertszeit 30 min, nach s.c. Injektion mehrere Stunden.

12.5.3 Zytokine und deren Einteilung

Die Reaktionen des Immunsystems werden sehr eng reguliert. Eine zentrale Rolle spielen Proteinmediatoren, die als Zytokine zusammengefasst werden. Von ihnen sind heute über 100 in ihrer molekularen Struktur bekannt. Zytokine steuern die Differenzierung der Zellen des Immunsystems (Lymphozyten, Monozyten, Granulozyten), sie regulieren ihre Aktivierung und sind für einen großen Teil ihrer Effektorfunktionen verantwortlich.

Wichtige Gruppen sind: Interferone, Interleukine, Chemokine, Tumornekrosefaktoren und Kolonie-stimulierende-Faktoren (◘ Tab. 12.3). Nach Bereitstellung ausreichender Mengen durch gentechnologische Verfahren wurden sie als Arzneimittel verfügbar.

◻Tab. 12.3. Therapie mit Zytokinen

Arzneistoff	Handelsname (Beispiele)	Verabreichung	Halbwertszeit	Mittlere Tagesdosis
Interferon-α-2a	Roferon-A®	s.c., i.m.	30–40 min	2,5–5 Mio. I.E./m² 3-mal pro Woche
Interferon-α-2b	IntronA®	s.c.	3–4 h	5–10 Mio. I.E.3-mal pro Woche
Peginterferon-α-2a	Pegasys®	s.c.	50–130 h	180 μg 1-mal pro Woche
Peginterferon-α-2b	PegIntron®	s.c.	40 h	1,5 μg/kg KG 1-mal pro Woche
Interferon-β-1a	AVONEX®	i.m.	10 h	30 μg 1-mal pro Woche
Interferon-β-1b	Betaferon®	s.c.	5 h	0,25 mg jeden 2. Tag
Filgrastim	Neupogen®	i.v., s.c.	3–4 h	5–10 μg/kg KG
Lenograstim	Granocyte®	i.v., s.c.	3–4 h	5–10 μg/kg KG
Pegfilgrastim	Neulasta®	s.c.	Tage[a]	6 mg 1-mal[b]
Aldesleukin	Proleukin®	i.v.	n. b.	18 Mio. I.E./m² als Dauerinfusion für 5 Tage

[a] Therapeutische Spiegel für die Dauer der Neutropenie nachweisbar; [b] nach jedem Chemotherapiezyklus.

Um langfristige Plasmaspiegel zu erreichen, wurden einige Zytokine mit 12–40 kDa-Polyethylenglykol kovalent konjugiert. Diese »pegylierten« Zytokine werden langsam aus s.c.-Depots resorbiert und verzögert eliminiert. Dies führt zu gleichmäßig hohen Wirkspiegeln.

12.5.4 Interferone

Unter dem Begriff »Interferone« wird eine Familie von (Glyko-)Proteinen zusammengefasst, die Zellen vor der Infektion mit Viren schützen. Neben der antiviralen Schutzwirkung besitzen sie antiproliferative Eigenschaften und sind an Differenzierung sowie Aktivierungsvorgängen von Zellen des Immunsystems beteiligt. Man kennt drei Klassen menschlicher Interferone, die alle molekular kloniert sind:

- Interferone (IFN)-α mit 15 Subspecies
- Interferon-β und Interferon-γ

Als Arzneimittel werden sowohl aus Zellkulturen hergestellte Interferone, z. B. Gemische aus verschiedenen Interferonen, wie vor allem die rekombinanten Einzelproteine eingesetzt.

Klinisch gesicherte **Indikationen** für die Interferone-α und -β sind schwerwiegende Viruserkrankungen, wie rekurrierende ausgedehnte Varicella-Zoster-Infektion, Herpes-simplex-Keratitis des Auges oder die chronische Virushepatitis B und C. Interferone sind auch bei einigen virusinduzierten menschlichen Tumoren, wie der laryngealen Papillomatose wirksam.

Interferone α. Natürliches Interferon-α[7], Interferon-α-2a und Interferon-α-2b. Klinisch gesicherte Indikationen für die Therapie mit Interferonen-α sind: chronisch aktive Hepatitis B und C, Haarzellenleukämie, chronisch myeloische Leukämie, kutanes T-Zell-Lymphom und einige andere Lymphome, malignes Melanom, Nierenzellkarzinom und Kaposi-Sarkom bei Patienten mit AIDS. Bei den meisten anderen Karzinomen sind sie unwirksam.

Dosierung

Nicht pegylierte Interferone:
- 2,5–5-mal 106 I.E./m² (3-mal pro Woche)
- In klinischen Studien mit malignen Tumoren bis >50-mal 106 I.E./Tag
---

Peginterferon-α. Indikationen für Peginterferon-α-2a und Peginterferon-α-2b sind Hepatitis B und C, die letzte im Allgemeinen in Kombination mit Ribavirin.

Interferon β. Indikationen für natürliches Interferon-β[8] sind schwere, unbeherrschbare, virusbedingte Erkrankungen wie ausgedehnte Varicellen- und Zoster-Infektionen. Eine lokale Anwendung erfolgt bei der Herpes-simplex-Keratitis und dem Nasopharynxkarzinom.

Dosierung

Interferon β:
- 0,5 bis maximal 25-mal 10⁶ I.E./kg KG/Tag
- Bei lokaler Anwendung 2-mal täglich 0,75-mal 10⁶ I.E.

Interferone β-1a und β-1b. Die Indikation für Interferon-β-1a und -β-1b ist die schubförmige multiple Sklerose. Die

7 CYTOFERON®

8 Fiblaferon

Dosierung beträgt bei Interferon-β-1a 30 µg/ Woche (i.m.) bzw. bei Interferon-β-1b 0,25 mg jeden zweiten Tag.

Interferon γ-1b. Indikation für Interferon-γ-1b[9] ist die chronische Granulomatose; dabei wird die Häufigkeit schwerer Infektionen gesenkt. Die Dosierung beträgt 5 µg/m^2 (3-mal pro Woche s.c.).

Eine Wirkung von Interferon-β und Interferon-γ bei menschlichen Tumorerkrankungen ist nicht gesichert.

Unerwünschte Wirkungen. Grippeähnliche Symptome mit Fieber, Müdigkeit, Schüttelfrost, Appetitlosigkeit sind die häufigsten unerwünschten Wirkungen bei der Therapie mit Interferonen. Andere oft auftretende unerwünschte Wirkungen sind passagere Leukopenie, Anstieg von Lebertransaminasen, Somnolenz, seltener Tachykardien, Blutdruckabfälle und Leukopenien.

12.5.5 Kolonie-stimulierende Faktoren (CSF)

Die Bildung von Zellen des Immunsystems, aber auch von Erythrozyten und Thrombozyten, muss lebenslang erfolgen. Die Differenzierung aus hämatopoetischen Stammzellen wird mit Hilfe von zellspezifischen Glykoproteinen gesteuert, die unter dem Begriff Kolonie-stimulierende Faktoren zusammengefasst werden. Die am besten charakterisierten sind solche, die die Differenzierung von Monozyten und Granulozyten steuern, sowie Erythropoetin; sie alle sind molekular kloniert (◘ Tab. 12.3).

G-CSF (Granulozyten-CSF). Das rekombinant in Säugerzellen hergestellte **Lenograstim** entspricht in Aminosäuresequenz und Glykosylierung dem natürlichen humanen G-CSF. Das in Bakterien hergestellte **Filgrastim** unterscheidet sich durch ein zusätzliches Methionin und Fehlen der O-Glykosylierung. Die biologischen Wirkungen sind identisch; beide induzieren selektiv die Reifung von Granulozyten. Dadurch wird die Dauer von Neutropenien verkürzt und die damit verbundene Häufigkeit und Schwere bakterieller Infektionen vermindert.

Indikationen. Indikationen für G-CSF sind klinisch relevante angeborene und erworbene Neutropenien, insbesondere auch bei Tumorpatienten, die mit Chemotherapeutika behandelt wurden. Bei Pegfilgrastim, das möglicherweise über neutrophilen Granulozyten eliminiert wird, bestehen nach einmaliger Gabe therapeutische Plasmaspiegel für die Zeit der Neutropenie.

Unerwünschte Wirkungen. Unerwünschte Wirkungen sind oft Knochenschmerzen, Splenomegalie und Haut-Rötungen, seltener Stomatitis, Nausea und Erbrechen. Vereinzelt wurden Vaskulitiden und reversibles Nierenversagen beobachtet.

12.5.6 Erythropoetin (Epoetin)

Epoetin induziert die Bildung von Erythrozyten aus unreifen erythrozytären Vorläuferzellen. Es findet die therapeutische Anwendung bei Anämien; Dosierung und unerwünschte Wirkungen ▶ Kap. 19.2.

12.5.7 Interleukin-2 (IL-2)

IL-2 ist ein von T-Lymphozyten gebildetes (Glyko-)Protein, das an der Aktivierung von T-Lymphozyten, NK-Zellen und Monozyten beteiligt ist. Als Arzneistoffe werden rekombinante Proteine verwendet (Aldesleukin).

Indikationen. Interleukin-2 kann bei angeborenen und erworbenen (AIDS) Immundefekten vorübergehend die Immunreaktion verbessern. Es ist wirksam bei metastasierendem Nierenkarzinom. Der Nutzen bei weiteren Tumorerkrankungen wird klinisch geprüft. Erste klinische Versuche werden auch mit Patientenzellen durchgeführt, die in vitro so mit dem Interleukin-2-Gen transfiziert werden, dass nach ihrer Rückinfusion lokal große Mengen von IL-2 produziert werden (Gentherapie).

Unerwünschte Wirkungen. Eine charakteristische unerwünschte Wirkung ist ein **Kapillar-Leck-Syndrom** mit Flüssigkeitseinlagerung, einschließlich eines interstitiellen Lungenödems. Die übrigen unerwünschten Wirkungen ähneln denen von Interferonen.

12.5.8 Tumornekrosefaktor (TNF)

Dies sind vorwiegend von Makrophagen (**TNF-α**) oder T-Lymphozyten (**TNF-β**) gebildete verwandte Zytokine, die eine wichtige pathophysiologische Rolle bei Entzündung und Schock spielen. Rekombinantes TNF besitzt in vitro antitumorale Aktivität. Klinische Studien mit systemisch verabreichtem TNF verliefen bisher eher enttäuschend. TNF ist palliativ wirksam bei Peritonealcarcinose mit Aszitesbildung, wo es lokal verabreicht, zum Verschwinden des Aszites führt. Wie mit IL-2 wird auch mit TNF eine Gentherapie klinisch erprobt.

12.5.9 Hemmung von Zytokinen

Zytokine wie Interleukin-1 oder Tumornekrosefaktor spielen eine zentrale pathophysiologische Rolle bei chronisch entzündlichen Erkrankungen wie der Rheumatoiden Arthritis oder Morbus Crohn (▶ Kap. 23). Die therapeutische Wirkung von Glucocorticoiden bei solchen Erkrankungen beruht vorwiegend auf der Hemmung der Synthese dieser (und weiterer) Zytokine. Neue Arzneimittel blockieren direkt die Wirkung einzelner proinflammatorischer Zytokine.

Infliximab. Der humanisierte (ursprünglich murine) monoklonale Antikörper gegen TNF-α, hemmt die Funktion dieses

Zytokins. Indikationen für Infliximab[10] sind Morbus Crohn und rheumatoide Arthritis.

Adalimumab. Anders als Infliximab ist Adalimumab[11] ein vollständig humaner Antikörper gegen TNF-α der durch phage display technology gewonnen und gentechnisch hergestellt wird. Eigenschaften und unerwünschte Wirkungen gleichen denen von Infliximab.

Etanercept. Etanercept[12] ist ein Fusionsprotein der extrazellulären Domäne des humanen TNF-Rezeptors mit der Fc-Domäne des menschlichen IgG_1, das gentechnisch in CHO-Zellen hergestellt wird. Es blockiert die Wirkung von TNF-α und TNF-β. Indikationen sind aktive rheumathoide Arthritis, einschließlich der polyartikulären juvenilen chronischen Arthritis und die aktive Psoriasis-Arthopathie. Unerwünschte Wirkungen und Vorsichtsmaßnahmen sind ähnlich wie bei Infliximab.

Dosierung

Etanercept:
- s.c. in Dosen von 25 mg (bei Kindern und Jugendlichen 0,4 mg/kg) s.c. zweimal wöchentlich
---

Anakinra. Anakinra[13] ist ein gentechnisch in E. coli hergestellter, physiologisch vorkommender, humaner Interleukin-1-Rezeptor-Antagonist (IL-1Ra). Es hemmt kompetitiv die Wirkung von IL-1α und -β an IL-1-Rezeptoren. Indikation ist die rheumatoide Arthritis, wobei es mit Methotrexat kombiniert wird. Anakinra wird in Dosen von 100 mg einmal pro Tag subkutan verabreicht. Sehr häufig werden an der Einstichstelle Reaktionen beobachtet. Wichtige unerwünschte Wirkungen sind ein erhöhtes Auftreten von schwerwiegenden Infektionen und Neutropenie. Die gleichzeitige Gabe von Anakinra mit TNF-Inhibitoren ist kontraindiziert.

Weiterführende Literatur ▶ www.springer.com

---
10 Remicade®
11 Humira®
12 Enbrel®
13 Kineret®

13 Therapie mit Sexualhormonen

T. Gudermann, O. Ortmann

13.1 Definitionen und Therapieprinzipien

Sexualhormone gehören in Deutschland zu den am häufigsten verordneten Arzneimitteln. Sexualhormone werden zur Therapie, Prophylaxe und Diagnostik verschiedener Störungen der Sexualfunktion bei Mann und Frau eingesetzt. Ein wichtiges Einsatzgebiet von Sexualsteroiden ist die Behandlung von Symptomen im Klimakterium und in der Postmenopause, die auf eine verminderte Synthese ovarieller Steroide zurückzuführen sind. Weiterhin werden Sexualhormone verabreicht, um gezielt durch Beeinflussung der zentralen Regelkreise auf der Ebene des Hypothalamus und der Hypophyse die endogene Hormonproduktion zu hemmen. Darüber hinaus stellen Sexualhormone und ihre Derivate das Rückgrat der endokrinen Therapie hormonabhängiger Tumoren dar.

Bei den weiblichen Sexualhormonen wird zwischen **Östrogenen** und **Gestagenen** unterschieden; die männlichen Hormone werden als **Androgene** bezeichnet. Östrogene, Gestagene und Androgene werden nicht nur in den Keimdrüsen, sondern auch in der Plazenta und in den Nebennieren gebildet. Ferner können Östrogene in der Körperperipherie durch Umwandlung aus Androgenen entstehen. Östrogen-Gestagen-Kombinationen werden in großem Umfang für die hormonelle Kontrazeption, aber auch im Rahmen der Hormontherapie im Klimakterium und in der Postmenopause eingesetzt. Die wichtigste Indikation für Androgene ist die Substitutionstherapie bei manifestem Hypogonadismus des Mannes.

13.2 Östrogene

13.2.1 Östrogenpräparate

Das wirksamste natürlich vorkommende Östrogen ist das **Östradiol**. **Östron** hat nur etwa 30%, **Östriol** etwa 10% der biologischen Aktivität des Östradiols.

Diese biologischen Eigenschaften sind auf unterschiedliche Bindungsaffinitäten zu den Östrogenrezeptoren zurückzuführen. Während die biologische Wirkung des Östrons fast ausschließlich auf seiner Konversion zu Östradiol beruht, wirkt Östriol aufgrund seiner hohen Konzentration, z. B. in der Schwangerschaft, als vollwirksames Hormon.

Aufgrund jüngerer, randomisiert kontrollierter Studien, die Risiken der Hormontherapie (HT) im Klimakterium und in der Postmenopause nachweisen konnten, hat die Verordnung von Östrogenen in den letzten Jahren deutlich abgenommen.

Bei den **Östrogenmonopräparaten** kommen Östrogenpflaster und andere auf die Haut applizierbare Präparate zur Anwendung, die eine transdermale Aufnahme von Östradiol in Dosierungen von 25–100 µg/Tag Östradiol bei ein- bis zweimaliger Gabe pro Woche ermöglichen. Bei transdermaler Applikation werden aufgrund der Umgehung des **First-pass-Effekts** in der Leber deutlich geringere Tagesdosen als bei oraler Gabe benötigt. Daher hängt das Muster der Hormonwirkung bei den therapeutisch eingesetzten Östrogenen entscheidend von der Applikationsform der Substanzen ab. Die östrogenabhängige Stimulation der Synthese hepatischer Proteine bleibt bei parenteraler oder transdermaler Darreichungsform weitestgehend aus (◘ Tab. 13.1).

Durch Alkyl-Substitution wurden oral wirksame Derivate synthetisiert: **17α-Ethinylöstradiol** und **Mestranol**, die vor allem als Östrogenkomponenten in oralen Kontrazeptiva Einsatz finden und in einer Dosierung von 30–50 µg/Tag verabreicht werden.

Durch Veresterung der Hydroxylgruppe am Kohlenstoffatom 17 oder 3 mit ungesättigten Fettsäuren verschiedener Kettenlänge gelangt man zu injizierbaren Depotpräparaten, z. B. dem **Östradiolvalerat**. Die letztgenannte Substanz kann wie auch equine **konjugierte Östrogene** oral verabreicht werden. Bei den wichtigsten Östrogenen, die im Substanzgemisch der aus dem Harn trächtiger Stuten gewonnenen konjugierten Östrogene enthalten sind, handelt es sich um die wasserlöslichen Sulfate des Östrons, Equilins und 17α-Dihydroequilins, die zusammen fast 85% der konjugierten Östrogene in den üblichen Handelspräparaten ausmachen. Die Verordnung der letztgenannten Substanzgruppe hat unter allen Östrogenen in den letzten Jahren am stärksten abgenommen.

Dosierung

Übliche postmenopausale Östrogenmonotherapie:
- Konjugierte Östrogene: 0,6 mg/Tag
- Östradiolvalerat: 1–2 mg/Tag
- Mikronisiertes 17β-Östradiol: 1–2 mg/Tag (◘ Tab. 13.2)

◘ **Tab. 13.1.** Beispiele für die östrogenabhängige Produktion von Leberproteinen in Abhängigkeit von der Applikationsform

Beeinflusstes Leberprotein	Effekt bei transdermaler Applikation	Orale Applikation	Potenzielle Auswirkungen
Angiotensinogen	Keine Veränderung	↑	Natriumretention, Vasokonstriktion
C-reaktives Protein	Keine Veränderung	↑	Erhöhtes Atheroskleroserisiko, Schlaganfall
Wachstumshormon-induziertes IgF-1	Keine Veränderung	↓	Abnahme der fettfreien Körpermasse
Transportproteine	Keine Veränderung	↑	Änderungen der Bioverfügbarkeit von Hormonen
Aktiviertes Protein C	Keine Veränderung	↑	Gesteigerte Gerinnungsneigung

◘Tab. 13.2. Beispiele für Östrogenmonopräparate, die für die Hormonsubstitution eingesetzt werden

Substanz	Handelsname	Tagesdosis [mg]	Applikation
Östradiol	Estraderm TTX/MX®	0,025–0,1	Transdermal
	Estrifam®	2–4	p.o.
	Estring®	0,0075	Vaginalring
Östradiolvalerat	Progynova®	0,5-2	p.o.
Konjugierte Östrogene	Presomen®	0,3–1,25	p.o.
Östriol	Estriol Ovulum®	0,5	Vaginal
	Ovestin Creme®	0,15–0,5	Vaginal

Im Blut liegt Östradiol zu etwa 69% im Komplex mit dem **Sexhormon bindenden Globulin** (SHBG) vor. Etwa 30% sind an Albumin gebunden, so dass **nur etwa 1% des Östradiols frei** vorliegt und damit eine biologische Wirkung in der Zelle entfalten kann. Unter dem Einfluss von Schilddrüsenhormonen und Östrogenen kommt es in der Leber zu einer gesteigerten Bildung von Transportproteinen. Deshalb sind die SHBG-Konzentrationen im Blut bei Hyperthyreose, in der Schwangerschaft sowie nach Verabreichung exogener Östrogene erhöht. Kortikosteroide, Androgene, Progesteron sowie Wachstumshormon, Insulin und IGF-I erniedrigen die peripheren SHBG-Spiegel und erhöhen damit den freien Anteil von Sexualsteroiden im Blutkreislauf.

Geringere Mengen Östradiol werden in der Leber, aber auch im Hypothalamus und in der Hypophyse und der Brustdrüse zu 2-OH-Katecholöstrogenen oxidiert. Geringe Mengen der Katecholöstrogene werden zu reaktiven Chinonen und Semichinonen umgewandelt; diese sind in der Lage, sog. DNA-Addukte* und reaktive Sauerstoffspezies zur DNA-Oxidierung zu bilden. Neben verschiedenen Cytochrom-$P_{450-Enzyme}$n (CYP1B1, CYP1A1) in der Phase-I-Reaktion sind die Catechol-O-Methyltransferase (COMT) sowie die Glutathion-S-transferase als Phase-II-Enzyme am oxidativen Stoffwechsel der Östrogene beteiligt. Es wird postuliert, dass die oxidativen Metabolite des Östrogens genotoxisches, mutagenes, transformierendes und karzinogenes Potenzial haben. Erste Untersuchungen weisen darauf hin, dass genetische Varianten der abbauenden Enzyme (COMT, CYP1B1,

CYP1A1) mit verringerter Aktivität mit einem erhöhten Brustkrebsrisiko assoziiert sein könnten. Es wird daher diskutiert, ob die direkte Kanzerogenität der Östrogene einer kritischen Neubewertung unterzogen werden muss.

13.2.2 Wirkmechanismus von Östrogenen

Steroidhormone wirken nach Bindung an intrazelluläre Hormonrezeptoren, die zur Familie der Steroidhormonrezeptoren gehören. Die klassischen Östrogenwirkungen werden durch zwei **Östrogenrezeptoren** (ER), ERα und ERβ, vermittelt (◘ Abb. 13.1), bei denen es sich um ligandenaktivierte Transkriptionsfaktoren handelt.

Im Zellkern kommt es zur Interaktion zwischen dem Hormon-Rezeptor-Komplex und der DNA. Dabei bindet der Komplex als Dimer an Östrogen-responsive Elemente (ERE) bestimmter Gene. Durch die Hormonbindung kommt es in der Ligandenbindungstasche der E/F-Domäne (◘ Abb. 13.1) zur Umlagerung von α-helikalen Bereichen und der Ausbildung einer hydrophoben Andockstelle mit nachfolgender Rekrutierung von Coaktivator-Proteinen.

Andere Rezeptorliganden, z. B. sog. **Anti-Östrogene**, bedingen eine Konformation des AF-2-Bereichs, die sich von agonistbesetzten Rezeptoren unterscheidet. Somit definiert die qualitative Ausstattung einer Zelle mit Aktivator- und Repressorproteinen sowie ihr quantitatives Verhältnis zueinander und ihre posttranslationale Regulation ganz

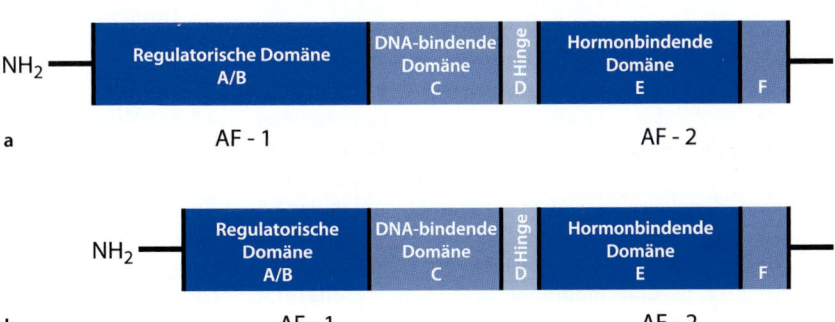

◘Abb. 13.1a,b. Domänenstruktur der Östrogenrezeptoren. **a** Östrogenrezeptor-α (ERα); **b** Östrogenrezeptor-β (ERβ). AF =Transkriptions-Aktivierungsfunktion; Hinge = Verbindungsregion. Weitere Erläuterungen finden sich im Text

wesentlich die Spezifität der zellulären Antwort auf Sexualsteroide.

13.2.3 Biologische Wirkungen von Östrogenen

Als eine der **sexualspezifischen Hauptwirkungen** induzieren Östrogene die Expression von Progesteronrezeptoren und schaffen damit erst die Voraussetzungen für die genomische Wirkung von Progesteron oder anderen Gestagenen. Im Reproduktionstrakt haben Östrogene eine anabole Wirkung. Sie sind beteiligt an der neuroendokrinen Kontrolle des weiblichen Zyklus und wirken auf Uterus, Zervix, Vagina und Mamma. Zusammen mit Progesteron erhalten sie die Schwangerschaft.

Östrogene haben neben den Funktionen in reproduktiven Organen multiple Wirkungen. Sie entfalten beispielsweise proteinanabole und antiresorptive Wirkungen am **Knochen**. In der **Leber** werden verschiedene Transportproteine für Hormone (z. B. SHBG) vermehrt gebildet. Durch gesteigerte Produktion von Fibrinogen und verschiedener Gerinnungsfaktoren resultiert eine prokoagulatorische Wirkung, während gleichzeitig durch herabgesetzte Bildung des Plasminogen-Aktivator-Inhibitors I die fibrinolytische Aktivität steigt. Jede Störung des östrogenabhängigen Gleichgewichts von **Gerinnung und Fibrinolyse** zieht daher unerwünschte Wirkungen nach sich. Über eine Beeinflussung des **Lipidstoffwechsels** werden die Triglyzeride leicht erhöht, während das Gesamtcholesterin gesenkt wird. Es kommt durch Östrogene zu einem Abfall der LDL- und LP(a)-Konzentrationen, während die HDL-Werte ansteigen. Insgesamt resultiert daraus ein antiatherogener Effekt. Östrogene wirken sich günstig auf **Nüchtern-Blutzuckerwerte** und die **Insulinkonzentration** aus. Den Östrogenen werden ferner **psychotrope Effekte** zugeschrieben, die sich positiv auf kognitive Fähigkeiten auswirken sollen.

13.3   Gestagene

13.3.1 Gestagenpräparate

Unter dem Begriff Gestagene wird eine Hormonklasse zusammengefasst, die nur z. T. ähnliche Eigenschaften wie das Progesteron haben. Nahezu alle biologischen Gestageneffekte werden im Zusammenwirken mit Östrogenen ausgelöst. Die Reaktion hängt dabei von einer ausreichenden Östrogenwirkung (Östrogene induzieren Progesteronrezeptoren), von dem Östrogen-Gestagen-Verhältnis und von der zeitlichen Sequenz des Zusammenwirkens ab.

Die verschiedenen synthetischen Gestagene unterscheiden sich in Wirkungsstärke und -qualität stark voneinander. Progesteron selbst entsteht hauptsächlich im Corpus luteum des Ovars, daneben aber auch in der Plazenta und in der Nebenniere.

Die Derivate des Progesterons und des 17α-Hydroxyprogesterons (z. B. **Chlormadinonacetat, Cyproteronacetat, Drospirenon, Dydrogesteron, Medroxyprogesteronacetat,**

Megestrolacetat, Quingestron) haben keine signifikanten oder nur minimale androgene oder anabole Restwirkungen. **Drospirenon** ist ein neuartiges Gestagen, das als erstes synthetisches Gestagen in pharmakotherapeutisch relevanter Dosierung sowohl eine antiandrogene als auch eine antimineralocorticoide Wirkkomponente in einer Substanz vereint. Fast alle anderen synthetischen Gestagene haben keine antimineralocorticoide Aktivität und können somit dem salz- und wasserretinierenden Effekt von Östrogenen nicht entgegenwirken. Drospirenon hat keinerlei androgene, östrogene, glucocorticoide oder antiglucocorticoide Wirkung. Das pharmakologische Profil des Drospirenons ist dem des natürlichen Progesterons sehr ähnlich (◘ Tab. 13.3).

Die gestagenen Abkömmlinge des 19-Nortestosterons (z. B. **Norethisteron, Dienogest, Ethynodioldiacetat, Lynestrenol, Norethynodrel**) haben nach wie vor große praktische Bedeutung. Sie sind als Gestagenanteil in vielen oralen Kontrazeptiva enthalten. Fast alle gestagenwirksamen Abkömmlinge des Testosterons und des 19-Nortestosterons haben in hohen Dosen anabole Restwirkungen. Norethisteron, Norethynodrel und Ethynodioldiacetat werden, zumindest zu einem geringen Prozentsatz, in Östrogene metabolisiert. Sie weisen eine schwache Bindung an den Östrogenrezeptor auf und entfalten eine östrogene Restwirkung. **Dienogest** ist zwar ein 19-Nortestosteronderivat, pharmakologisch verhält es sich aber wie ein Hydroxyprogesteronderivat. Es ist nicht androgen, sondern deutlich antiandrogen wirksam.

Die dritte große Gruppe der Gestagene (z. B. **Levonorgestrel, Gestoden, Desogestrel, Norgestimat, Norelgestromin**) leitet sich vom Norgestrel ab. Levonorgestrel ist das aktive Isomer des Norgestrels. Neuere Gestagene, die sich vom Norgestrel ableiten, sind Gestoden, Norgestimat und Desogestrel. Sie unterscheiden sich von den anderen Substanzen durch ihre nahezu vollständig fehlende androgene Wirkkomponente in therapeutischer Dosierung. Sie werden als gestagene Komponente in den oralen Kontrazeptiva der sog. 3. Generation eingesetzt.

Das große Spektrum an therapeutisch einsetzbaren und im Handel erhältlichen Gestagenen ist therapeutisch gezielt nutzbar, wenn man neben dem eigentlichen therapeutischen Ziel die bekannten Partialwirkungen Beachtung finden.

Im Blut liegen normalerweise etwa 2% freies Progesteron vor. 80% sind an Albumin, 18% an Transcortin gebunden. Der mit SHBG interagierende Anteil beträgt weniger als 1%.

> **Die wichtigsten Indikationen für den Einsatz von Gestagenen sind die hormonelle Kontrazeption und die Hormontherapie in der Peri- und Postmenopause.**

13.3.2 Wirkmechanismus von Gestagenen

Progesteron übt seine klassische genomische Wirkung nach Bindung an den Progesteronrezeptor aus, der zur großen Familie der Steroidhormonrezeptoren gehört. Im menschlichen Genom ist ein einziges Progesteronrezeptor (PR)-Gen vorhanden, das allerdings aufgrund zweier unterschiedlicher östrogenabhängiger Promotoren als zwei verschiedene Iso-

□ **Tab. 13.3.** Beispiele für Partialwirkungen von Gestagenen

Gestagen	Östrogener Effekt	Antiöstrogener Effekt	Androgener Effekt	Antiandrogener Effekt	Glucocorticoider Effekt	Antimineralocorticoider Effekt
Progesteron	–	+	–	(+)	(+)	+
Megestrolacetat	–	+	–	–	+	
Clormadinonacetat	–	+	–	+	+	–
Medroxyprogesteron-acetat	–	+	(+)	–	+	
Drospirenon	–	+	–	+	–	+
Norethisteron	(+)	+	+	–	–	–
Norethynodrel	+	–	(+)	–	–	–
Levonorgestrel	–	+	+	–	–	–
Norgestimat	–	+	+	–		
Desogestrel	–	+	+	–		–
Gestoden	–	+	+	–	(+)	–

formen, PR-A und PR-B, exprimiert werden kann. Eine zell- und gewebsspezifische Progesteronwirkung wird wesentlich durch das PR-A/PR-B-Expressionsverhältnis bestimmt.

13.3.3 Biologische Wirkungen von Progesteron

Eine wichtige **sexualspezifische Wirkung** des Progesterons besteht im Zusammenspiel mit Östrogenen in der neuroendokrinen Steuerung des weiblichen Zyklus. Am Uterus hat Progesteron wesentlichen Anteil am Auf- und Abbau des Endometriums im Verlauf des Zyklus. Das Hormon ist an der Regulation nahezu aller Vorgänge der weiblichen Reproduktion beteiligt.

Ein charakteristischer Progesteroneffekt jenseits der Sexualorgane ist die **thermogenetische Wirkung**, d. h. die Erhöhung der Körpertemperatur um 0,6–1,0°C in der zweiten Zyklushälfte. Progesteron hat ferner gewisse antimineralocorticoide Wirkungen. Im Gegensatz zu Östrogenen hat Progesteron in hohen Konzentrationen eine katabole Wirkung. Eine Dauermedikation kann zur verminderten Glucosetoleranz führen und den Fettstoffwechsel ungünstig beeinflussen. Derivate des Progesterons haben als Neurosteroide anästhetische Wirkungen, die mit **Alfaxalon**, einem 11-Keto-Derivat des Pregnanolons, in der Vergangenheit auch therapeutisch genutzt wurden.

13.4 Hormontherapie im Klimakterium und in der Postmenopause

Die Perimenopause (Klimakterium, Wechseljahre) sind eine natürliche Lebensphase, die bei den meisten Frauen am Ende des 5. Lebensjahrzehnts einsetzt. In diesem Lebensabschnitt und in der darauf folgenden Postmenopause können folgende behandlungsbedürftige Störungen auftreten:
- Vasomotorische, vegetative Symptome (Hitzewallungen, Schweißausbrüche, Schwindel, Herzklopfen u. a.)
- Atrophische Veränderungen von Vagina und Vulva
- Osteoporose
- Psychische Veränderungen (depressive Verstimmung, Nervosität, Schlaflosigkeit, rasche Ermüdbarkeit, emotionale Labilität, Vergesslichkeit, Libidoverlust)

Die individuelle Ausprägung der Symptome ist variabel. Man kann deshalb keinesfalls davon ausgehen, dass bei jeder postmenopausalen Frau ein behandlungsbedürftiger Hormonmangel vorliegt, der im Sinne einer Hormonersatztherapie substituiert werden muss. Hinzu kommen die weit verbreiteten gesellschaftlichen Defizitstereotypen des Alterns, die zur Medikalisierung eines physiologischen Vorgangs beitragen können. Aufgrund dieser Überlegungen und der Tatsache, dass therapeutisch beim Menschen physiologischerweise nicht vorhandene Substanzen wie equine Östrogene und synthetische Gestagene eingesetzt werden, soll der Begriff **Hormontherapie** in der Peri- und Postmenopause (HT) und nicht Hormonersatztherapie verwendet werden.

In Deutschland wenden etwa 4–5 Millionen Frauen eine HT an. Darunter findet man unterschiedliche Substanzen wie equine Östrogene, Östradiol, Östriol, verschiedene synthe-

⬛Tab. 13.4.   Beispiele von Präparaten, die zur HT eingesetzt werden

Präparate	Applikationsform (geringste verfügbare Tagesdosis)	Applikationsschemata
Östrogene als Einzelsubstanzen		
Östradiol	Transdermal: 25 µg	Kontinuierlich, sequenziell
	Gel: 0,5 mg	Kontinuierlich, sequenziell
Konjugierte equine Östrogene	Oral: 0,3 mg	Kontinuierlich, sequenziell
Kombinationen von Östrogenen und Gestagenen		
Konjugierte equine Östrogene + Medrogeston	Oral: 0,3 mg + 5 mg	Sequenziell
Östradiolvalerat + Norethisteron	Oral: 1 mg + 1 mg	Sequenziell
Östradiol + Norethisteron	Oral: 1 mg + 0,5 mg	Kontinuierlich
Östradiol + Norethisteron	Transdermal: 50 µg + 250 µg	Sequenziell
Östradiol + Norethisteron	Transdermal: 25 µg + 125 µg	Kontinuierlich
Östradiol + Dydrogesteron	Oral: 1 mg + 10 mg	Sequenziell
Östradiol + Dydrogesteron	Oral: 1 mg + 5 mg	Kontinuierlich
Östradiolvalerat + Medroxyprogesteronacetat	Oral: 1,25 + 5 mg	Sequenziell
Gestagene als Einzelsubstanzen		
Dydrogesteron	Oral: 10 mg	Kontinuierlich, sequenziell
Lynestrenol	Oral: 5 mg	Kontinuierlich, sequenziell
Medroxyprogesteronacetat	Oral: 2,5 mg	Kontinuierlich, sequenziell
Norethisteron	Oral:1 mg	Kontinuierlich, sequenziell

tische Gestagene und Tibolon, ein 19-Nortestosteron-Derivat mit östrogenen, gestagenen und androgenen Partialwirkungen (▶ Kap. 13.5), die in unterschiedlichen Darreichungsformen (oral, transdermal, intramuskulär) und Applikationsschemata (sequenziell, kontinuierlich) eingesetzt werden. Am häufigsten werden in Deutschland Kombinationspräparate (Östrogen + Gestagen) verordnet (⬛ Tab. 13.4). Die am häufigsten verschriebenen Östrogenpräparate sind oral wirksame Östrogene und transdermales Östradiol.

Nicht wirksam zur Osteoporoseprophylaxe ist **Östriol**. Es wird zur lokalen Behandlung der Vaginalatrophie eingesetzt.

❯ **Bei nichthysterektomierten Frauen erhöht die alleinige Gabe von Östrogenen das Endometriumkarzinomrisiko zeit- und dosisabhängig bis auf den Faktor 5–15. Deshalb ist in Deutschland die Östrogenmonotherapie bei Frauen mit Gebärmutter nicht zugelassen.**

Zur Vermeidung dieses Risikos ist es erforderlich, über mindestens 10, besser 12–14 Tage pro Behandlungsmonat Östrogene mit einem Gestagen zu kombinieren (sequenziell) oder die Kombination jeden Tag (kontinuierlich) zu verabreichen.

Mit der HT wurde primär ein therapeutisches Ziel verfolgt, nämlich die Behandlung des sog. klimakterischen Syndroms. Später wurde die langfristige Anwendung u. a. zur Prävention der Osteoporose und der koronaren Herzkrankheit befürwortet. Die im Mai 2002 veröffentlichten ersten Daten aus der **Women's Health Initiative** (WHI) führten jedoch zu einer Neubewertung dieser Vorstellungen. Nutzen und Risiken einer HT müssen heute differenzierter betrachtet werden.

Women's Health Initiative (WHI)

Die Women's Health Initiative (WHI) ist eine prospektive, randomisierte, placebokontrollierte Studie mit über 16.000 Teilnehmerinnen. Das Durchschnittsalter betrug 63 Jahre, und die Menopause lag durchschnittlich 10 oder mehr Jahre zurück. Obwohl geplant war, eine durchschnittliche Behandlungsdauer von 8,5 Jahren zu erreichen, wurde die Studie vorzeitig abgebrochen, da sich in der Zwischenauswertung ein ungünstiges Nutzen-Risiko-Verhältnis ergab. Es wurde der Östrogen/Gestagen-Arm (0,625 mg **konjugierte Östrogene** + 2,5 mg **Medro-**

▼

xyprogesteronacetat versus Placebo) vorzeitig beendet, da folgende Risiken in der Hormongruppe in Vergleich zur Placebogruppe erhöht waren: Zunahme kardiovaskulärer Komplikationen (Schlaganfall, koronare Herzerkrankung, Thromboembolien) und insbesondere zusätzliches Auftreten von Mammakarzinomfällen.

Im März 2004 wurde der zweite WHI-Studienarm (**Östrogenmonotherapie** bei postmenopausalen Patientinnen mit Hysterektomie versus Placebo), in den fast 11.000 Frauen eingeschlossen waren, nach 6,8 Jahren ebenfalls vorzeitig beendet. Es ergab sich kein Nutzen hinsichtlich des primären Endpunktes Herzinfarkt, jedoch ein erhöhtes Schlaganfallrisiko. Ein erhöhtes Brustkrebsrisiko wurde nicht beobachtet.

Obwohl die WHI-Studie als erste qualitativ hochwertige Primärpräventionsstudie neue Standards in der Bewertung der HT gesetzt hat, wird mit den vorliegenden Ergebnissen noch nicht das Ende der Diskussion über Nutzen und Risiken der Anwendung von Sexualhormonen erreicht sein. Das durchschnittliche Alter der Patientinnen in der Studie war signifikant höher als das, in dem üblicherweise in Deutschland mit einer HT begonnen wird und über dem der Kollektive vorausgehender Beobachtungsstudien (z. B. **Nurses' Health Study**). Viele der Patientinnen hatten deutliches Übergewicht und weitere kardiovaskuläre Risikofaktoren. Zusätzlich ist durch die WHI-Ergebnisse streng genommen lediglich eine Aussage über die konkret verwendeten Substanzen (konjugierte equine Östrogene + Medroxyprogesteronacetat) in der gewählten Applikationsform und dem Applikationsschema (kontinuierliche orale Gabe) zulässig.

Wie bereits erläutert (◘ Tab. 13.1) unterscheiden sich die biologischen Wirkungen von Östrogenen nach transdermaler Applikation deutlich von denen nach oraler Gabe. Die gestagene Komponente, Medroxyprogesteronacetat, ist in ihren pharmakologischen Eigenschaften nicht identisch mit dem natürlicherweise vorkommenden Progesteron (◘ Tab. 13.3). So aktiviert Medroxyprogesteronacetat z. B. den Glucocorticoid-Rezeptor, während Progesteron nur minimale glucocorticoide Wirkungen hat. Es ist deshalb denkbar – aber zurzeit noch durch keinerlei belastbare Daten nachgewiesen – dass andere Wirksubstanzen und veränderte Applikationsformen und -schemata möglicherweise der komplexen physiologischen Wirkung der Sexualsteroide besser entsprächen als das Vorgehen der WHI-Studie. Zum gegenwärtigen Zeitpunkt allerdings muss die letztgenannte Studie, deren wesentliche Ergebnisse durch eine groß angelegte britische Beobachtungsstudie, die **Million Women Study**, bestätigt wurden, das entscheidende Kriterium bei der Therapieentscheidung sein, da es keine qualitativ gleichwertigen Daten zur Wirksamkeit und Sicherheit der HT gibt.

Million Women Study

Die britische Million Women Study, eine 2003 veröffentlichte prospektive bevölkerungsbasierte Kohortenstudie, bestätigte die Ergebnisse der amerikanischen WHI-Studie, wonach die Kombinationsbehandlung mit Östrogenen und Gestagenen nach der Menopause das Mammakarzinomrisiko steigert. In dieser Untersuchung wurden Daten von über 1 Mio. Frauen im Alter von 50–64 Jahren ausgewertet. Untersuchungen über einen Zeitraum von 10 Jahren ergaben, dass durch die Therapie mit Östrogenen und Gestagenen das Risiko, an Brustkrebs zu erkranken, nach 10 Behandlungsjahren verdoppelt ist. Ferner wird deutlich, dass das in der WHI-Studie verwendete Gestagen Medroxyprogesteronacetat nicht riskanter ist als andere Gestagene. Auch die Auswahl der Östrogenpräparate (z. B. konjugierte Östrogene oder Östradiolderivate), die Anwendungsform (oral oder parenteral) und das Anwendungsschema (sequenziell oder kontinuierlich) hatten kaum Einfluss auf das relative Mammakarzinomrisiko.

Klimakterische Beschwerden

Umfangreiche placebokontrollierte klinische Studien zeigen eindeutig, dass Östrogene sowie Kombinationen von Östrogenen und Gestagenen, Hitzewallungen und Schweißausbrüche verringern können. Es handelt sich hierbei um eine wichtige Indikation der HT, die im Rahmen der kritischen Auseinandersetzung mit diesem Thema nicht unterschätzt werden sollte.

Urogenitalatrophie

Die orale, transdermale und lokale Gabe von Östrogenen führt zur Minderung der Vaginalatrophie und zur Linderung ihrer Symptome. Lokal wirksame Östrogene können zur Behandlung rezidivierender Harnwegsinfekte eingesetzt werden. Eine Besserung der Harninkontinenz durch eine Östrogentherapie ist nicht belegt.

Osteoporose

In einer Vielzahl von Beobachtungsstudien zeigt sich eine präventive Wirkung einer langfristig angewendeten Hormontherapie. Auch in der WHI wird der osteoprotektive Effekt der Östrogene deutlich. Es kommt unter Therapie zu einem Anstieg der Knochendichte und zur Senkung der Frakturhäufigkeit. Die WHI ist die erste placebokontrollierte Studie, in der das Schenkelhalsfrakturrisiko reduziert werden konnte. Auch im Monotherapiearm (alleinige Östrogentherapie) bestätigte sich die Reduktion der Hüftfrakturen. Im Gegensatz hierzu konnte in der **Heart and Estrogen/Progestin Replacement Study** (HERS) keine Frakturreduktion nachgewiesen werden.

Kardiovaskuläre Erkrankungen

Tierexperimentelle Untersuchungen, Beobachtungsstudien mit Surrogatparametern für kardiovaskuläres Risiko und große Beobachtungsstudien wie die Nurses' Health Study (NHS) mit 122.000 Teilnehmerinnen hatten die protektive Wirkung von Östrogenen in Bezug auf die koronare Herzerkrankung (KHK) klar herausgestellt. Aus einer Metaanalyse aus über 40 Beobachtungsstudien für postmenopausale Hormonanwenderinnen ergab sich eine Reduktion des KHK-Risikos um 36–50%.

Bemerkenswerterweise konnte ein solcher protektiver Effekt in randomisierten, placebokontrollierten prospektiven Studien wie der WHI und der HERS nicht mehr nachgewiesen werden. Im Östrogen-Gestagen-Arm der WHI-Studie zeigte sich, dass das relative Risiko für die KHK deutlich erhöht war und zwar zu allen Zeitpunkten des Beobachtungszeitraums. Auch im Östrogenmonotherapiearm der WHI ergab sich kein Nutzen hinsichtlich des primären Endpunktes Herzinfarkt. Jüngere Metaanalysen konnten die positive Wirkung der Hormontherapie ebenfalls nicht mehr nachweisen. Es gibt Anhaltspunkte dafür, dass der frühe Beginn einer HT bei perimenopausalen Frauen das KHK-Risiko senken kann.

Die HERS war die erste umfangreiche doppelblinde placebokontrollierte prospektive Studie zur **Östrogen-Gestagen-Therapie** (wie in der WHI 0,625 mg konjugierte equine Östrogene + 2,5 mg Medroxyprogesteronacetat) für die Sekundärprävention kardiovaskulärer Ereignisse bei postmenopausalen Frauen mit manifester KHK. Nach vorzeitigem Abbruch der Studie ergaben sich keine Unterschiede zwischen Hormon- und Placebogruppe für die primären Zielparameter. Darüber hinaus fanden sich Hinweise für ein erhöhtes Risiko für Myokardinfarkt und Koronartod im ersten Jahr der Hormoneinnahme und eine Tendenz in Richtung eines reduzierten Risikos in den Folgejahren. Die Ergebnisse der als unverblindeter Studie weitergeführten HERS-II-Studie erbrachten nach im Median 6,8 Jahren keine signifikante Reduktion primärer oder sekundärer kardiovaskulärer Ereignisse zwischen Hormon- und Placebogruppe. Ähnliche Ergebnisse ergab die kardiovaskuläre Sekundärprävention mit Östrogen als **Monotherapie** (2 mg Östradiolvalerat/Tag) im Rahmen der ESPRIT-Studie.

> ❯ Die HT ist weder zur Primär- noch zur Sekundärprävention kardiovaskulärer Ereignisse geeignet.

In einer Metaanalyse von Beobachtungsstudien wurde auf einen signifikanten Anstieg **zerebraler Insulte** bei Anwenderinnen einer Hormontherapie hingewiesen. Auch in der WHI-Studie waren Schlaganfälle nach Gabe der Östrogen-Gestagen-Kombination deutlich erhöht. Das relative Risiko stieg um den Faktor 2–3. Auch im Östrogenmonotherapiearm der WHI war das Schlaganfallrisiko erhöht. Aus der HERS-Sekundärpräventionsstudie ergab sich jedoch kein erhöhtes Risiko für zerebrale Insulte.

Unter einer HT steigt das Risiko für **thromboembolische Ereignisse** wie Lungenembolien, besonders im ersten Jahr der Anwendung. Diese Aussage wird sowohl durch Metaanalysen von Beobachtungsstudien als auch durch die Ergebnisse der WHI-Studie und der HERS klar belegt.

Karzinome

Bereits in den Anfangsjahren der HT bestand die Furcht vor der Entwicklung hormonabhängiger maligner Tumoren. In diesem Zusammenhang sind vor allem das **Mammakarzinom** und das Endometriumkarzinom von Bedeutung.

Die Metaanalyse der **Collaborative Group on Hormonal Factors in Breast Cancer** weist ein relatives Risiko von 1,35 bei einer Östrogentherapie von mindestens 5 Jahren aus. Jüngere Beobachtungsstudien haben eine deutlichere Steigerung des Brustkrebsrisikos nach Anwendung von Östrogen-Gestagen-Kombinationen gefunden. In der prospektiven bevölkerungsbasierten Kohortenstudie **Million Women Study** war das relative Risiko für Mammakarzinom bei einer Östrogenmonotherapie mit 1,30 und bei Östrogen-Gestagen-Kombinationen mit 2,0 deutlich gesteigert. Bemerkenswert ist, dass die Risikoerhöhung weitgehend unabhängig vom verabreichten Östrogen, der Applikationsweise, dem Applikationsschema oder der Gestagenkomponente war. In der WHI-Studie kam es bei den Östrogen-Gestagen-Anwenderinnen zu einer Zunahme vom Mammakarzinomfällen von 26%. Die in der Östrogen-Gestagen-Gruppe diagnostizierten Mammakarzinome waren außerdem weiter fortgeschritten als in der Placebogruppe. Während die meisten unerwünschten Wirkungen innerhalb der ersten 1–2 Behandlungsjahre auftraten, nahm die Brustkrebsinzidenz erst im dritten Jahr deutlich zu und stieg dann kontinuierlich über den gesamten Beobachtungszeitraum weiter an. Im Falle alleiniger Östrogengabe fand man im Gegensatz hierzu nach einer fast siebenjährigen Beobachtungsphase keine Erhöhung des Brustkrebsrisikos.

> ❯ Aufgrund der derzeitigen Datenlage muss man davon ausgehen, dass die kombinierte HT mit Östrogenen und Gestagenen das Brustkrebsrisiko deutlicher steigert als die Monotherapie mit Östrogenen.

Wie bereits oben erwähnt, erhöht die alleinige Östrogengabe das **Endometriumkarzinomrisiko** deutlich. Durch die Gabe eines Gestagens über mindestens zehn, besser 12–14 Tage während eines Behandlungsmonats, kann der Risikoanstieg aufgehoben werden. In der britischen **Million Women Study** zeigte sich, dass die kontinuierlich-kombinierte Anwendung von Östrogenen/Gestagenen zur HT bei Frauen mit Uterus, besonders bei übergewichtigen Frauen, das Risiko für ein Endometriumkarzinom sogar reduziert. Zyklisch eingesetzte Östrogene-Gestagene sind in dieser Hinsicht neutral. Östrogene allein oder Tibolon (▶ Kap. 13.5) erhöhen jedoch das Karzinomrisiko signifikant. Sowohl in der WHI-Studie als auch in der HERS, in denen jeweils die gleiche kombiniert-kontinuierliche HT angewendet wurde, blieb das Endometriumkarzinomrisiko unbeeinflusst.

Zusammenfassend bedeutet dies, dass eine adäquat durchgeführte Hormontherapie keine Steigerung des Endometriumkarzinomrisikos zur Folge hat.

Die Datenlage zum **Ovarialkarzinom** ist beschränkter als zu den oben genannten Tumoren. Jüngere Kohortenstudien zeigten ein erhöhtes Karzinomrisiko. Unklar bleibt, ob eine Monotherapie oder die kombinierte Gabe von Östrogenen und Gestagenen einen stärkeren Effekt hat. In der WHI-Studie, der einzigen bisher vorliegenden kontrollierten prospektiven Studie zu diesem Thema, fand sich kein signifikanter Effekt der Östrogen-Gestagen-Gabe auf das Risiko eines Ovarialkarzinoms.

Verschiedene Metaanalysen von Beobachtungsstudien wiesen auf eine Reduktion des Risikos für **kolorektale Karzinome** nach längerfristiger HT hin. Dieser Effekt spiegelte sich auch in der WHI-Studie mit einem vergleichbaren Ausmaß der Risikoreduktion wieder. Allerdings erfolgte die Diagnose kolorektaler Karzinome bei den Hormonanwenderinnen in einem fortgeschritteneren Stadium. Im reinen Östrogenarm der gleichen Studie blieb das Risiko kolorektaler Karzinome unbeeinflusst.

Aus experimentellen Untersuchungen kann geschlossen werden, dass Östrogene die **Funktionen des zentralen Nervensystems** positiv beeinflussen können. Allerdings zeigen prospektive randomisierte placebokontrollierte Studien keine positiven Effekte von Östrogenen auf Aufmerksamkeit und Gedächtnis. Auch in der **Women's Health Initiative Memory Study** (WHIMS) wurden kognitive Funktionen durch die kombinierte HT nicht positiv beeinflusst, sondern es wurde sogar ein Anstieg der Diagnose »mögliche Demenz« festgestellt.

Die überwiegende Mehrheit der Beobachtungsstudien legt eine Reduktion der Alzheimer-Erkrankung nahe. Die Ergebnisse zur Wirkung der Hormontherapie bei Patientinnen mit bestehendem Morbus Alzheimer sind widersprüchlich, so dass zum jetzigen Zeitpunkt keine eindeutige Aussage getroffen werden kann.

> ❯ **Aufgrund der derzeitigen Datenlage ist eine differenzierte Indikationsstellung zur HT geboten. Die dargestellten Risiken sind gering bis moderat. Vor Beginn einer HT muss die ratsuchende Frau über Risiken und Nutzen aufgeklärt werden.**

Es ergeben sich die folgenden Schlussfolgerungen:
- Eine HT im Klimakterium und in der Postmenopause setzt eine strenge Indikationsstellung voraus. Zusammen mit der Patientin muss eine sorgfältige, regelmäßig überprüfte Nutzen-Risiko-Abwägung vor der Entscheidung zur Therapie erfolgen.
- Die Hormontherapie ist die wirksamste medikamentöse Behandlung für vasomotorische Symptome im Rahmen der Wechseljahre.
- Östrogene in vaginaler, oraler oder parenteraler Anwendungsform sind zur Prophylaxe und Therapie der Vaginalatrophie geeignet.
- Bei Frauen mit Uterus muss die systemische Östrogentherapie in geeigneter Weise mit ausreichenden Dosierungen von Gestagenen kombiniert werden.
- Die Östrogendosis ist so niedrig wie möglich zu wählen. Es gibt zurzeit keine ausreichende Hinweise darauf, bestimmte Östrogen- oder Gestagenpräparate oder bestimmte Darreichungsformen eindeutig zu bevorzugen.
- Prinzipiell ist die HT zur Prävention und Therapie der Osteoporose und damit assozierten Frakturen geeignet. Die dazu erforderliche Langzeitanwendung birgt Risiken. Die HT kann bei Unverträglichkeit oder Kontraindikation gegen Medikamente, die für diese Indikation zugelassen sind, eingesetzt werden.
- Die HT ist nicht zur Primär- oder Sekundärprävention der koronaren Herzkrankheit oder des Schlaganfalls geeignet.

13.5 Tibolon

Tibolon[1] ist ein 19-Nortestosteron-Derivat, das in der Leber zu Metaboliten mit östrogenen, gestagenen und androgenen Eigenschaften verstoffwechselt wird. Das Präparat ist zur Behandlung klimakterischer Beschwerden zugelassen, wird aber auch zur Prävention und Therapie der Osteoporose propagiert. Tibolon muss nicht mit einem Gestagen zusammen verabreicht werden. Die übliche Tagesdosis beträgt 2,5 mg. Tibolon zeigt östrogene Wirkungen auf den Knochen und das Vaginalepithel. Als biologische Effekte haben Tibolon selbst bzw. die verschiedenen Metabolite schwer kalkulierbare östrogene, gestagene und androgene Wirkungen. Zu Beginn der Postmenopause sind Abbruchblutungen unter Tibolon besonders häufig und werden bei mehr als 20% der Anwenderinnen beobachtet. Deshalb ist die Substanz nicht geeignet für die Anwendung in der Prämenopause sowie innerhalb des ersten Jahres nach Sistieren der natürlichen Regelblutung.

Aus der im August 2003 veröffentlichten britischen **Million Women Study**, einer prospektiven Kohortenstudie zu den Risiken der Hormontherapie in der Postmenopause, geht hervor, dass Tibolon wie andere weibliche Sexualhormone mit **erhöhtem Brustkrebsrisiko** einhergeht. Nach einer kürzlich veröffentlichten weitergehenden Auswertung der Studie, die mehr als 700.000 Frauen mit einem durchschnittlichen Alter von 60 Jahren umfasst, wird durch die Einnahme von Tibolon auch das **Endometriumkarzinomrisiko** erhöht. Die Gefährdung korreliert mit der Dauer der Anwendung, ist aber etwas geringer als die der Östrogen/Gestagen-Kombination. Diese Ergebnisse wurden nicht erwartet. Klinisch experimentelle Untersuchungen weisen auf Wirkungen von Tibolon hin, die eine Risikoreduktion von Mamma- und Endometriumkarzinomen plausibel machten.

13.6 Hormonelle Kontrazeption

13.6.1 Prinzipien und Präparateübersicht

Ziel der hormonellen Kontrazeption ist es, für eine definierte Zeitspanne eine funktionelle Sterilität herbeizuführen. Wesentliche Kriterien für die Anwendung hormoneller Kontrazeptiva sind Sicherheit, wenige unerwünschte Wirkungen, sichere Zykluskontrolle und gute Praktikabilität. Hormonelle Kontrazeptiva liegen als orale und parenterale Präparate vor.

Unter den oralen Kontrazeptiva finden sich reine Gestagenpräparate (»Minipille«) und verschiedene Östrogen-Gestagen-Kombinationen. Letztere lassen sich in verschiedene Präparatetypen unterteilen:

Einphasenpräparate sind die klassischen Kombinationspräparate, bei denen an jedem Tag dieselbe Östrogen- und Gestagendosis verabreicht wird (Abb. 13.2).

Als **Zwei- oder Dreistufenpräparate** (Abb. 13.2) bezeichnet man solche, die schon in der ersten Einnahmephase eine niedrige Gestagendosis enthalten, die in einer zweiten und dritten Zyklusphase erhöht wird. Die Östradioldosis

---

1 Liviella®

Einphasenpräparat

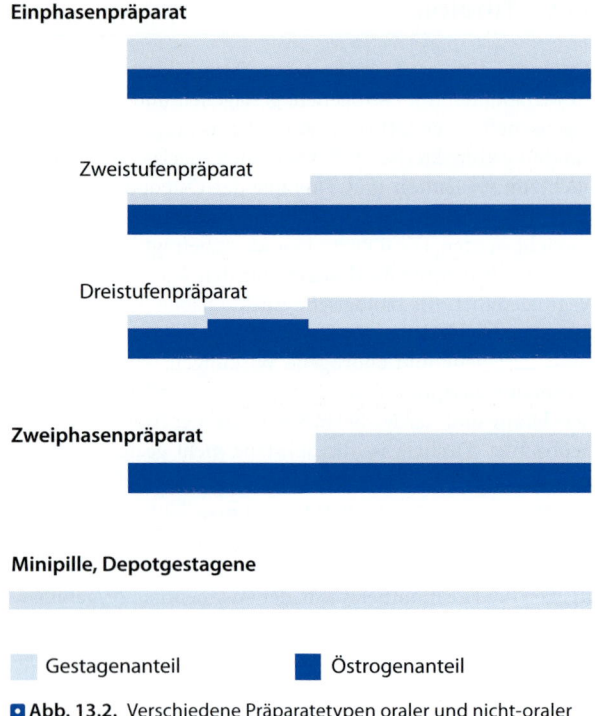

Zweistufenpräparat

Dreistufenpräparat

Zweiphasenpräparat

Minipille, Depotgestagene

☐ Gestagenanteil   ■ Östrogenanteil

▣ **Abb. 13.2.** Verschiedene Präparatetypen oraler und nicht-oraler hormoneller Kontrazeptiva

bleibt über den ganzen Einnahmezeitraum gleich oder wird mittzyklisch kurz für die Dauer von 5–6 Tagen erhöht. Das Ziel solcher Mehrstufenpräparate ist es, den Gesamtanteil an Gestagenen zu senken.

Zweiphasenpräparate enthalten nur in der zweiten Zyklusphase ein zusätzliches Gestagen, während die eingenommene Östrogenmenge gleich bleibt. Die Einwirkungsdauer des Gestagens beträgt 15 Tage.

Als **Östrogenkomponenten** in oralen Kontrazeptiva kommen **Ethinylöstradiol** und der 3-Methylether des Ethinylöstradiols, **Mestranol**, zum Einsatz. Durch die Einführung von Alkylgruppen in das Steroidmolekül ist es gelungen, oral wirksame Verbindungen mit guter Bioverfügbarkeit zu schaffen (▣ Tab. 13.5).

Die **Gestagenkomponente** besteht meistens aus **Norethisteron** bzw. einem Derivat (z. B. **Ethynodioldiacetat, Lynestrenol, Norethinodrel, Dienogest**) (▣ Tab. 13.3) oder aus **Norgestrel** bzw. einer verwandten Substanz (z. B. **Norgestimat, Desogestrel, Gestoden**). Erwünschte antiandrogene Effekte werden mit den Hydroxyprogesteron-Derivaten **Chlormadinonacetat** und **Cyproteronacetat** erzielt. Auch der Norethisteron-Abkömmling **Dienogest** hat antiandrogene Eigenschaften.

Während in der 1. Generation von oralen Kontrazeptiva noch 50 μg **Ethinylöstradiol** enthalten waren, wurde der Östrogenanteil in der 2. Generation auf 30 μg abgesenkt. Neue Gestagene wie **Desogestrel** und **Gestoden** wurden dann mit 20–30 μg Ethinylöstradiol in der 3. Generation kombiniert.

Der **Wirkmechanismus der klassischen Kombinationspräparate** ist hauptsächlich auf die Hemmung der Gona-

dotropinsekretion, insbesondere der mittzyklischen LH-Ausschüttung, zurückzuführen. Eine alleinige Gestagengabe wäre für die Ovulationsunterdrückung ausreichend, jedoch trägt die Östrogenkomponente noch zwei wichtige zusätzliche Wirkungen bei: Östrogene induzieren die Expression von Progesteronrezeptoren und schaffen somit erst die Voraussetzung für den effektiven Gestageneffekt und ferner verhindern sie Durchbruchblutungen. Darüber hinaus kommt es zur Beeinflussung des Endometriums und des Zervikalsekrets durch den Gestagenanteil. Es wird generell empfohlen, möglichst Präparate zu verordnen, die weniger als 50 μg Ethinylöstradiol enthalten (sog. Mikropille).

Unter den **parenteralen hormonellen Kontrazeptiva** werden Depot-Gestagene zur i.m. Injektion, als Implantat sowie die Gestagenabgabe aus Intrauterinpessars zusammengefasst (▣ Tab. 13.5). Das aus den Intrauterinpessaren freigesetzte Gestagen hat offensichtlich nicht ausschließlich topische Wirkungen, denn es liegen Berichte über ZNS-Störungen und Östrogenmangelerscheinungen bei jungen Frauen vor.

Die **Wirkung niedrig dosierter Gestagene** ist im Wesentlichen auf eine Veränderung des Zervixsekrets mit Behinderung der Spermatozoenpassage in den Uterus zurückzuführen. Nur bei etwa 1/3 der Anwenderinnen ist auch der Eisprung gehemmt. Einerseits ist bei diesen Präparaten die Hormonbelastung am niedrigsten; andererseits sind die kontrazeptive Sicherheit und die Zykluskontrolle eingeschränkt. Die »Minipille« hat deshalb ihre Hauptindikation nur noch bei Frauen, bei denen Östrogene kontraindiziert sind.

Eine Wirkungsdauer von 2–3 Monaten ist kennzeichnend für Depot-Gestagene. Der Wirkmechanismus entspricht im Wesentlichen dem der niedrig dosierten Gestagene. Auch in diesem Fall stehen dem offensichtlichen Vorteil – Schutz vor Einnahmefehlern – gravierende Nachteile wie unregelmäßige Zyklen mit Schmier- und Durchbruchblutungen gegenüber.

Seit vier Jahren ist auch erstmals ein Pflaster zur hormonellen Kontrazeption auf dem Markt[2]. Zusätzlich zum **Ethinylöstradiol** enthält es **Norelgestromin** als gestagene Komponente. Aus einem Pflaster, das 0,6 mg Ethinylöstradiol und 6 mg Norelgestromin enthält, werden täglich etwa 20 μg Ethinylöstradiol und 150 μg Norelgestromin abgegeben. Nach drei Pflaster-Trageperioden von jeweils 7 Tagen erfolgt eine Pause von ebenfalls 7 Tagen. Die kontrazeptive Sicherheit ist mit der oraler Präparate vergleichbar.

Eine jüngere Entwicklung in der hormonellen Kontrazeption sind intravaginal zu tragende Ringe[3]. Es handelt sich um dünne (4 mm), biegsame, weiche Silastic-Ringe. Diese setzen täglich 120 μg **Etonogestrel** und 15 μg **Ethinylöstradiol** frei. Der Wechsel der Ringe erfolgt alle 7 Tage durch die Anwenderin. Nach 3 Wochen folgt eine einwöchige Pause. Die Akzeptanz sowie die Zykluskontrolle sind sehr gut. Der Pearl-Index (Anzahl ungewollter Schwangerschaften pro 1300 Anwendungsmonate bzw. 100 Frauenjahre) der Methode liegt bei 0,65.

---

2 EVRA®

3 Nuva Ring

◻Tab. 13.5. Beispiele für hormonelle Kontrazeptiva

Handelsname (Beispiele)	Präparatezusammensetzung	Dosis [mg]			Applikationsform
Kombinationspräparate (Einphasenpräparate)					
Belara®	Ethinylöstradiol Chlormadinonacetat	0,03 2			Filmtbl.
Cilest®	Ethinylöstradiol Norgestimat	0,035 0,25			Tbl.
Diane®–35	Ethinylöstradiol Cyproteronacetat	0,035 2			Drg.
Femovan®	Ethinylöstradiol Gestoden	0,03 0,075			Drg.
Gestamestrol N®	Mestranol Chlormadinonacetat	0,05 2			Drg.
Marvelon®	Ethinylöstradiol Desogestrel	0,03 0,15			Filmtbl.
Petibelle®	Ethinylöstradiol Drospirenon	0,03 3			Filmtbl.
Valette®	Ethinylöstradiol Dienogest	0,03 2			Drg.
Yasmin®	Ethinylöstradiol Drospirenon	0,03 3			Filmtbl.
Zweistufenpräparate					
Biviol®	Ethinylöstradiol Desogestrel	0,04 0,025	0,03 0,125		Tbl.
Neo-Eunomin®	Ethinylöstradiol Chlormadinonacetat	0,05 1	0,05 2		Filmtbl.
Dreistufenpräparate					
NovaStep®	Ethinylöstradiol Levonorgestrel	0,03 0,05	0,04 0,075	0,03 0,125	Drg.
Novial®	Ethinylöstradiol Desogestrel	0,035 0,05	0,03 0,1	0,03 0,15	Filmtbl.
Trigoa®	Ethinylöstradiol Levonorgestrel	0,03 0,05	0,04 0,075	0,03 0,125	Drg.
Zweiphasenpräparate					
Lyn-ratiopharm-Sequenz®	Ethinylöstradiol Lynestrenol	0,05 	0,05 2,5		Kps.
Gestagenpräparate					
Cerazette®	Desogestrel	0,075			Filmtbl.
Depo-Clinovir®	Medroxyprogesteronacetat	150 für 3 Monate			Fertigspritze
Implanon®	Etonogestrel	68 für 3 Jahre			Implantat
Mirena®	Levonorgestrel	52 (Abgabe 0,02/Tag)			Intrauterinpessar

13.6.2 Notfallkontrazeption

In Deutschland wird seit 2000 ein hoch dosiertes Gestagen, **Levonorgestrel**[4] 750 µg, verordnet, um nach ungeschütztem Geschlechtsverkehr die Empfängnis zu verhindern. Es sollen zwei Tabletten á 750 µg innerhalb von 12 h (nicht später als nach 72 h) nach ungeschütztem Verkehr eingenommen werden. Je früher die Behandlung beginnt, desto größer ist die kontrazeptive Sicherheit, die etwa 95% innerhalb der ersten 24 h und nur noch etwa 60% nach 72 h beträgt. Möglicherweise hat die hohe Gestagendosis einen hemmenden Effekt auf die Ovulation als auch auf die Nidation. Es handelt sich bei dem Präparat nicht um ein Abortivum wie im Falle des Mifepristons (▶ Kap. 13.9), weshalb Duofem® der normalen Rezeptpflicht unterliegt. An unerwünschten Wirkungen können Übelkeit, Schwindel, Schmerzen im Unterleib und in der Brust und verzögerte Menstruation auftreten.

13.6.3 Erwünschte Wirkungen der hormonellen Kontrazeption

Die wichtigste zu erzielende Wirkung oraler oder parenteral zu verabreichender hormoneller Kontrazeptiva ist die **sichere und reversible Empfängnisverhütung**. Die kontrazeptive Zuverlässigkeit der hormonellen Verhütungsmethoden ist mit einem Pearl-Index (Anzahl ungewollter Schwangerschaften pro 1300 Anwendungsmonate bzw. 100 Frauenjahre) von 0,03–0,9 außerordentlich hoch.

Darüber hinaus gibt es eine Reihe weiterer erwünschter Wirkungen wie Verbesserung der Dysmenorrhö, Abnahme von Eisenmangelanämien sowie selteneres Auftreten von mastopathischen Beschwerden, Ovarialzysten und unspezifischen Adnexitiden. Der klinische Verlauf einer Endometriose wird günstig beeinflusst. In verschiedenen Studien wird auf eine deutliche Verringerung des Endometrium- und Ovarialkarzinomrisikos verwiesen.

13.6.4 Unerwünschte Wirkungen der hormonellen Kontrazeption

Die wichtigsten unerwünschten Wirkungen hormoneller Kontrazeptiva sind thromboembolische und kardiovaskuläre Komplikationen. Im konkreten Einzelfall muss das Verhältnis von Nutzen (hohe kontrazeptive Zuverlässigkeit im Vergleich zu anderen Methoden, um eine unerwünschte Schwangerschaft, eventuell eine Abtreibung zu verhindern) zum genannten Hauptrisiko kritisch zwischen Arzt und Patientin abgewogen werden.

Thromboembolische und kardiovaskuläre Komplikationen

Auf ein gehäuftes Auftreten thromboembolischer Komplikation wurde man bereits 10 Jahre nach der Einführung der oralen Kontrazeption aufmerksam. Als Konsequenz wurden

nur noch solche Kontrazeptiva zugelassen, die 50 µg oder weniger Ethinylöstradiol enthielten.

Alle oralen Kontrazeptiva bringen, unabhängig vom verwendeten Gestagen, ein erhöhtes Risiko **venöser Thromboembolien** mit sich. Während Nicotinabusus die Entwicklung venöser Thrombosen nicht beeinflusst, haben Rauchen und Östrogeneinnahme einen additiven Effekt auf das Risiko für **arterielle Thromboembolien** und für **Schlaganfälle**. Die heute üblichen Präparate mit niedrigem Östrogenanteil führen zu keinen signifikanten Blutdruckerhöhungen. Zu bedenken ist allerdings, dass eine bereits existierende Hypertonie ein wichtiger additiver Risikofaktor für einen Apoplex unter Therapie mit hormonellen Kontrazeptiva darstellt.

Verschiedene klinische Studien aus jüngerer Zeit zeigen, dass bei gesunden Nichtraucherinnen unabhängig vom Alter kein erhöhtes Risiko für Herzinfarkt oder Apoplex unter Einnahme von oralen Kontrazeptiva mit niedriger Östrogenkomponente besteht. Die Komplikationen Herzinfarkt und Schlaganfall treten meistens bei hoch dosierten Östrogenen (>50 µg Ethinylöstradiol) bei Frauen über 35 Jahren mit kardiovaskulären Risikofaktoren auf. Durch sorgfältige Voruntersuchungen älterer Patientinnen auf entsprechende Risikofaktoren, insbesondere Rauchen und Hypertonie, und die adäquate Verordnung moderner Präparate können die genannten Komplikationen vermieden werden.

Bei Anwendung des Verhütungspflasters EVRA® (▶ Kap. 13.6.1) liegen die Östrogenspiegel in der Fläche unter der Konzentrations-Zeitkurve (AUC) und auch im Steady State etwa 60% höher als nach Einnahme üblicher niedrig dosierter Kontrazeptiva. Höhere Östrogenspiegel können mit einem gesteigerten Thromboembolierisiko einhergehen, einschließlich Schlaganfälle und Herzinfarkte. Die US-amerikanische Arzneimittelbehörde FDA ordnete deshalb einen fettgedruckten Warnhinweis für die Produktinformation an.

Fett- und Kohlenhydratstoffwechsel

Hoch dosierte Gestagene mit androgener Partialwirkung können das Profil der Serumlipoproteine ungünstig beeinflussen (ungünstiges VLDL/HDL-Verhältnis). Weitere Gestagenpräparate wie Desogestrel, Norgestimat, Gestoden und Norgestrel sind hinsichtlich ihrer metabolischen Wirkungen in einer Reihe von Studien in niedrigen Dosierungen in Kombination mit Ethinylöstradiol überprüft worden. Bis auf eine leichte Erhöhung der Triglyzeridwerte erfolgt keine negative Beeinflussung des Fettstoffwechsels. Ebenso kann man davon ausgehen, dass niedrig dosierte orale Kontrazeptiva zu keiner nennenswerten Insulinresistenz führen. Die metabolischen Konsequenzen bei manifestem Diabetes mellitus sind schwer kalkulierbar, stellen aber keine absolute Kontraindikation dar.

Malignomrisiko

Hormonelle Kontrazeptiva schützen durch ihre Gestagenkomponente vor den verschiedenen Stadien der Endometriumhyperplasie und vor einem **Endometriumkarzinom** (▶ Kap. 13.4). Hierdurch kann das relative Endometriumkarzinomrisiko um 60% verringert werden. Auch das relative Risiko für das **Ovarialkarzinom** sinkt unter der Einnahme von

---

4 Duofem®

Ovulationshemmern zeitabhängig, und zwar nach mehr als 3- bis 4-jähriger Applikation unter 50%. Diese Schutzwirkung hält nach Absetzen der Medikation für lange Zeit an.

Als östrogenabhängiger Tumor ist das Mammakarzinom eine klassische Kontraindikation für orale Kontrazeptiva. Eine zentrale Frage für die Anwenderinnen ist daher, ob orale Kontrazeptiva das Risiko für Mammakarzinome erhöhen. Während eine große Fallkontrollstudie aus dem Jahr 1986, die **CASH (Cancer and Steroid Hormone)-Studie**, keine Beziehung zwischen Mammakarzinominzidenz und oralen Kontrazeptiva nachweisen konnte, deutete eine Metaanalyse von 54 epidemiologischen Studien darauf hin, dass orale Kontrazeptiva das Karzinomrisiko leicht erhöhen (relatives Risiko = 1,24).

In einer aktuelleren Fallkontrollstudie an über 4000 Patientinnen aus dem Jahr 2002, der **Women's Contraceptive and Reproductive Experiences (Women's CARE)-Studie**, konnte keinerlei Assoziation zwischen Brustkrebs und oralen Kontrazeptiva nachgewiesen werden. Die International Agency for Research on Cancer (IARC) der WHO konnte in einem systematischen Review zeigen, dass das Brustkrebsrisiko bei Pillenanwenderinnen erhöht ist. Diese Wirkung ist gering und wird besonders bei Einnahmebeginn vor der ersten Schwangerschaft beobachtet.

An der Entstehung seltener, zumeist gutartiger, seltener auch bösartiger **Lebertumoren** sind wahrscheinlich nicht nur synthetische Östrogene, sondern auch Gestagene beteiligt. Die Leberfunktion wird durch orale Kontrazeptiva ähnlich wie in der Schwangerschaft beeinflusst: Es werden Erhöhungen der Leberenzyme (selten) und der Transportproteine (für Sexualhormone (SHBG), Glucocorticoide (CBG), Schilddrüsenhormon (TBG) ▶ Kap. 13.2.3) beobachtet.

Weitere unerwünschte Wirkungen

Gewichtszunahme, Wasserretention, Ödeme, Appetitsteigerung, Übelkeit, Kopfschmerzen, Hyperpigmentierung, Wadenkrämpfe, Brustschmerzen mit Spannungsgefühl, Blutungsstörungen, Nervosität, Müdigkeit, Depressionen, Verminderung der Libido sind Beispiele für seltenere und weniger schwer wiegende unerwünschte Wirkungen.

Einige dieser Wirkungen werden den Östrogenen zugeschrieben, wie z. B. die Neigung zu Ödemen, Übelkeit und Erbrechen, Brustspannung; andere sollen gestagenbedingt sein, wie z. B. Dysmenorrhöen. Die erhöhte Neigung zu Seborrhoe und Akne sowie die Appetitsteigerung und Gewichtszunahme werden den androgenen und anabolen Restwirkungen der Gestagene (19-Nortestosteron-Derivate!) zugeschrieben.

Kontraindikationen für orale Kontrazeptiva
- Schwangerschaft
- Frühere Thrombosen und Thromboembolien
- Zustand nach Herzinfarkt oder Schlaganfall
- Manifeste Hypertonie
- Starkes Rauchen bei einem Alter von >35 Jahre
- Vorliegen bzw. Zustand nach Behandlung potenziell östrogenabhängiger Tumoren

▼

- Schwerwiegende Lebererkrankungen
- Störungen der Gallensekretion (z. B. Dubin-Johnson- und Rotor-Syndrom)
- Vaskuläre Erkrankungen bei Diabetes mellitus
- Starke Adipositas

13.7 Antiöstrogene

Die seit langem gebräuchliche Bezeichnung »Antiöstrogene« ist nach neueren Erkenntnissen nicht mehr geeignet, um alle zur Verfügung stehenden Substanzen mit antiöstrogenen Wirkkomponenten zutreffend zu charakterisieren. Es muss heute strikt zwischen **selektiven Östrogenrezeptor-Modulatoren** (SERM) und reinen **Östrogenrezeptor-Antagonisten** unterschieden werden.

13.7.1 Selektive Östrogenrezeptor-Modulatoren

Selektive Östrogenrezeptor-Modulatoren (SERM) zeichnen sich als Wirksubstanzen dadurch aus, dass sie **gewebsspezifische agonistische und antagonistische Östrogenwirkungen** haben. Bemerkenswerterweise sind die agonistischen und antagonistischen Effekte gewebs-, zell- und sogar zielgenspezifisch. Zurzeit sind **Tamoxifen, Toremifen und Raloxifen** die wichtigsten Vertreter dieser Wirkstoffklasse.

Clomifen ist prinzipiell den SERM zuzuordnen, funktionell überwiegt jedoch die antiöstrogene Wirkkomponente. Clomifen bindet für lange Zeit an den Östrogenrezeptor und leitet dessen proteolytischen Abbau ein. Hierdurch reagiert die Hypothalamus-Hypophysen-Achse nicht mehr im Sinne einer negativen Rückkopplung auf periphere Östrogene und es kommt zur gesteigerten Gonadotropinausschüttung und Follikelreifung. Die Hauptindikation ist daher die Ovulationsinduktion bei anovulatorischen Patientinnen mit intaktem Hypothalamus-Hypophyse-Ovar-Regelkreis und ausreichender endogener Östrogenproduktion. Unerwünschte Wirkungen sind die Reifung multipler Follikel, Mehrlingsschwangerschaften und Ovarialzysten.

Wirkmechanismus der SERM

Durch zellbiologische, biochemische und kristallographische Untersuchungen ist bekannt, dass Östradiol, **Tamoxifen, Raloxifen** und der reine Östrogenantagonist **Fulvestrant** unterschiedliche Konformationen des Östrogenrezeptors (◘ Abb. 13.1) stabilisieren. Die durch SERM stabilisierten spezifischen Konformationen unterscheiden sich im Spektrum der Interaktionspartner (Coaktivatoren und Corepressoren) und damit auch der biologischen Wirkung.

Tamoxifen

Tamoxifen wird zur **adjuvanten und palliativen Therapie bei östrogenabhängigem Mammakarzinomen** eingesetzt. Es hat eine antiöstrogene Wirkung am Brustgewebe. Allerdings hat Tamoxifen eine agonistische Wirkung am Östrogenrezeptor im Endometrium, so dass Endometriumhyperplasie, -polypen und auch -karzinome beobachtet werden. Agonistische Östrogenwirkungen sind ferner am Knochen zu beobachten. Das Lipidprofil wird günstig beeinflusst. Der mögliche Einfluss von Tamoxifen auf das kardiovaskuläre Risiko postmenopausaler Frauen ist noch unklar.

Tamoxifen (20 mg/Tag) wird bei Patientinnen mit östrogenrezeptorpositivem Mammakarzinom eingesetzt. In der adjuvanten Situation verbessert Tamoxifen das Überleben. Wahrscheinlich ist die Reduktion der Mortalität des Mammakarzinoms in den letzten 10 Jahren nicht unwesentlich auf den weltweiten Einsatz von Tamoxifen zurückzuführen. Mehr als die Hälfte der östrogenrezeptorpositiven, nicht vorbehandelten Patientinnen zeigen ein Ansprechen oder eine Stabilisierung der Tumorerkrankung unter Tamoxifen-Behandlung. Bedauerlicherweise erleiden nahezu alle Patientinnen in der palliativen, metastasierten Situation und etwa 40% der Patientinnen nach adjuvanter Therapie ein Rezidiv. Als Ursachen für die Resistenzentwicklung von Tumorzellen unter Tamoxifen-Therapie werden eine Herunterregulation von Östrogenrezeptoren, ein verändertes Expressionsspektrum von Koregulatoren, verstärkte Aktivität und Überexpression von Wachstumsfaktorrezeptoren (z. B. des EGF-Rezeptors HER2) sowie erhöhte Aromatase-Aktivität und damit gesteigerte lokale Östrogenbildung diskutiert.

Tamoxifen wurde vor wenigen Jahren in der First-line-Therapie des metastasierten Mammakarzinoms durch Aromataseinhibitoren der 3. Generation (**Letrozol, Anastrozol** und **Exemestan**) ersetzt. Auch in der adjuvanten endokrinen Therapie haben Aromatasehemmer eine bessere Effektivität als die 5-jährige Tamoxifenanwendung zeigt (▶ Kap. 13.8).

Tamoxifen ist auch zur **Prävention des Mammakarzinoms** geeignet. Es konnte zwar eindeutig nachgewiesen werden, dass bei Frauen mit erhöhtem Brustkrebsrisiko durch die Tamoxifengabe das Risiko reduziert werden kann, die Akzeptanz ist bisher allerdings gering. Da Tamoxifen wie alle SERM im Vergleich zum Östradiol nur schwache Östrogenagonisten sind, ist der Nutzen eines längerfristigen Einsatzes **vor** der Menopause unklar, da Tamoxifen die Wirkung endogener Östrogene am Knochen antagonisiert und eine Osteoporose in dieser Altersgruppe verursachen kann.

Toremifen

Toremifen spielt heute keine Rolle mehr in der Therapie des Mammakarzinoms. Seine Eigenschaften unterscheiden sich nur wenig von Tamoxifen.

Raloxifen

Raloxifen[5] wirkt am Knochen wie ein Östrogenagonist und hat eine antiresorptive Wirkung. Indikationen sind Prophylaxe und Therapie der postmenopausalen Osteoporose (EVISTA®, 60 mg/Tag). Im Gegensatz zum Tamoxifen verursacht Raloxifen keine Endometriumhyperplasie. Raloxifen senkt zusätzlich das Brustkrebsrisiko und wirkt sich günstig auf das kardiovaskuläre Risiko postmenopausaler Frauen aus. Zur abschließen-

den Bewertung wird man die Ergebnisse einer internationalen Primär- und Sekundärpräventionsstudie zur koronaren Herzkrankheit (**Raloxifen Use for the Heart, RUTH**) abwarten müssen, mit denen erst in einigen Jahren zu rechnen ist. Raloxifen kann allerdings keinen gleichwertigen Ersatz für Östrogene im Rahmen einer HT darstellen. Das Medikament hat keine positive Wirkung auf vasomotorische Wechseljahresbeschwerden, sondern kann sie sogar auslösen. Als weitere unterwünschte Wirkungen sind Beinkrämpfe und thromboembolische Komplikationen beschrieben worden.

Lasofoxifen

Lasofoxifen ist ein neuer SERM der 3. Generation zur Prävention und Therapie der Osteoporose. Aufgrund der Ergebnisse einer Phase-II-Studie an über 400 postmenopausalen Frauen könnte Lasofoxifen potenter als Raloxifen (60 mg/Tag) sein. Unter der Therapie mit Lasofoxifen kam es zusätzlich zur Absenkung des LDL-Spiegels. Zurzeit werden multizentrische Phase-III-Studien mit 0,25 und 0,5 mg/Tag Lasofoxifen durchgeführt. Mit der Markteinführung von Lasofoxifen ist in naher Zukunft zu rechnen.

13.7.2 Östrogenrezeptor-Antagonisten

Der kompetitive Antagonist **Fulvestrant** weist eine dem Östradiol vergleichbare Affinität zu ERα und ERβ auf, mehr als 30-fach höher als die des Tamoxifens. Es bewirkt eine Inhibition der östrogenabhängigen Gentranskription. Im Vergleich zu den SERM ist keinerlei agonistische Wirkung zu beobachten. Neben anderen Effekten inhibiert Fulvestrant die Dimerisierung und Translokation des Östrogenrezeptors. Daraufhin wird der labile Antagonist/Rezeptor-Komplex im Cytoplasma abgebaut und es resultiert eine Downregulation der Östrogenrezeptoren. Fulvestrant wird deshalb auch als selektiver Östrogenrezeptor-Downregulator (SERD) bezeichnet.

Fulvestrant wird zur Behandlung von postmenopausalen Frauen mit östrogenrezeptorpositivem, lokal fortgeschrittenem oder metastasiertem Mammakarzinom, bei Rezidiv während oder nach adjuvanter SERM-Therapie oder bei Progression unter der Behandlung mit SERM eingesetzt. Die Substanz wird in der Regel in einer Dosis von 250 mg einmal monatlich intramuskulär verabreicht. Die häufigsten unerwünschten Wirkungen sind Hitzewallungen, Übelkeit und lokale Reaktionen an der Injektionsstelle sowie venöse Thromboembolien.

13.8   Aromatasehemmstoffe

Aromatasehemmer der 3. Generation zeichnen sich durch eine höhere Selektivität und Potenz im Vergleich zum Aminoglutethimid aus. Es wird zwischen steroidalen Präparaten wie **Formestan** und **Exemestan** und nicht-steroidalen Substanzen wie **Anastrozol** und **Letrozol** unterschieden.

Die Präparate sind therapeutisch hoch relevant, da durch die neuen Aromatasehemmer die lokale Produktion von Östrogenen selektiv inhibiert und damit ein essenzieller Wachstumsstimulus hormonabhängiger Tumoren unterdrückt wer-

---

5 EVISTA®, Optruma®

den kann. Dieses Prinzip ist der Antagonisierung der Östrogenwirkung durch SERM überlegen.

In der **ATAC-Studie** (**A**rimidex, **T**amoxifen, **a**lone or in **c**ombination) wurde der Erfolg einer adjuvanten Therapie von über 9000 postmenopausalen Frauen mit lokalisiertem invasivem, überwiegend Hormonrezeptor-positivem Mammakarzinom nach Operation mit 20 mg/Tag **Tamoxifen** oder 1 mg/Tag **Anastrozol** über 5 Jahre miteinander verglichen. Anastrozol war im primären Endpunkt der Studie, dem erkrankungsfreien Überleben, dem Tamoxifen signifikant überlegen. Das Gesamtüberleben war in den beiden Gruppen nicht signifikant unterschiedlich.

Ähnliche Ergebnisse wurden in einer umfangreichen Studie mit Letrozol erzielt. Aromatasehemmer werden neben dem dargestellten Upfront-Einsatz auch in sequenziellen Regimen vor und nach Tamoxifeneinsatz in klinischen Studien geprüft. Frauen, die 2–3 Jahre Tamoxifen erhielten und danach mit Aromatasehemmern behandelt wurden, zeigten ein besseres krankheitsfreies und Gesamtüberleben im Vergleich zu denen, die 5 Jahre Tamoxifen erhielten. Die unterschiedlichen Regime mit Aromatasehemmern sind aufgrund jüngerer Studienergebnisse wahrscheinlich äquieffektiv.

Darüber hinaus konnte gezeigt werden, dass die Behandlung von Brustkrebspatientinnen, die über 5 Jahre mit Tamoxifen behandelt wurden, von einer verlängerten adjuvanten endokrinen Therapie mit Letrozol profitieren.

In der **postmenopausalen Situation** sind Aromatasehemmer der 3. Generation heute die erste Wahl in der palliativen endokrinen Therapie des metastasierten Mammakarzinoms. Aktuell liegen für Anastrozol und Letrozol die umfangreichsten Daten vor.

In der **Prämenopause** sollte eine Therapie mit Aromatasehemmern nur im Rahmen von klinischen Studien erfolgen. Die Gabe von Aromatasehemmern bei diesen Frauen führt zur inkompletten Inhibition der ovariellen Aromatase mit konsekutiv gesteigerter Gonadotropinsekretion, die wiederum die ovarielle Steroidproduktion stimuliert. Die Therapie mit Aromatasehemmern ist somit bei prämenopausalen Frauen nur in Kombination mit einer Ausschaltung der Ovarialfunktion (GnRH-Analoga, Ovarektomie) möglich.

In Kürze

Prinzipien der endokrinen Therapie des Mammakarzinoms
In der Postmenopause sind Aromatasehemmer der 3. Generation die Therapeutika der 1. Wahl für die palliative Therapie des metastasierten Mammakarzinoms. In der Folge kann bei mit dieser Substanz bisher unbehandelten Patientinnen Tamoxifen eingesetzt werden. Bei weiterem Progress kommen Fulvestrant, Gestagene und in ausgewählten Fällen hoch dosierte Östrogene zum Einsatz.

In der Prämenopause ist die Kombination von GnRH-Analoga und Tamoxifen der Therapieschritt der 1. Wahl. Bei weiterem Fortschreiten der Erkrankung kommen Aromatasehemmer, Fulvestrant und Gestagene in Analogie zur postmenopausalen Situation zum Einsatz.

13.9 Antigestagene

Wie bei den Antiöstrogenen so muss heute auch bei den Antigestagen-wirkenden Substanzen zwischen **selektiven Progesteronrezeptor-Modulatoren** (SPRM) und **reinen Gestagenantagonisten** unterschieden werden.

Während Antiöstrogene seit vielen Jahrzehnten auf dem Markt sind, wurde erst 1981 erstmals über den Glukokortikoid-Antagonisten RU 38486 berichtet, der sich durch antigestagene Eigenschaften auszeichnete. Die Substanz wurde unter den Namen RU 486 und **Mifepriston** als Abortivum bekannt. Eine weitere antigestagen wirksame Substanz ist das **Onapriston** (ZK 98 299), das strukturell dem Mifepriston verwandt ist. Die glucocorticoiden Eigenschaften des Onapristons sind geringer als die des Mifepristons.

Während Mifepriston in vivo ein reiner Gestagenantagonist ist, wurden in einigen In-vitro-Testsystemen agonistische Effekte beobachtet. Die Substanz ist daher mit Blick auf die SERM als selektiver Progesteronrezeptor-Modulator (SPRM) einzuklassifizieren. Mifepriston ist das bekannteste Mitglied einer aus vielen Substanzen bestehenden Familie von SPRM, die zurzeit getestet werden.

Onapriston verhält sich immer wie ein reiner Gestagenantagonist. Onapriston ist daher als reiner Antagonist zu klassifizieren.

Im Frühstadium der Schwangerschaft verursacht **Mifepriston** einen Frühabort. Vor der 7. Woche findet man bei rund 80% aller schwangeren Frauen einen kompletten Abort, nach der 8. Schwangerschaftswoche aber nur bei etwa 30% der Schwangeren. In Kombination mit Prostaglandinen ist bei nahezu 100% der behandelten Frauen ein kompletter Schwangerschaftsabbruch zu bewirken.

Dosierung
Mifepriston:
– 50–200 mg/Tag

Potenzielle künftige Indikationen für SPRM und reine Antigestagene sind die Weheneinleitung, die Kontrazeption und Postkoitalinterzeption, der Einsatz bei einigen Methoden der assistierten Reproduktion, aber auch Endometriose, Myome und eventuell Mammakarzinom.

13.10 Androgene

Produktionsort der Androgene sind vor allem die Leydig-Zellen des Hodens, darüber hinaus aber auch die Nebennieren und das Ovar. Das wichtigste zirkulierende Androgen des Mannes ist Testosteron.

Das Enzym 5α-Reduktase reduziert Testosteron zu **5α-Dihydrotestosteron** (DHT). Während in Nebenhoden, Vas deferens, Samenblase und Prostata DHT das wirksamere Androgen ist, wird der anabole Effekt auf die Muskulatur und den Knochen sowie die Stimulation des blutbildenden Systems hauptsächlich durch Testosteron vermittelt. Auf die meisten anderen androgensensitiven Gewebe wirken sowohl Testosteron als auch DHT ein.

Die Androgensynthese in den Leydig-Zellen des Hodens wird durch das hypophysäre LH gesteuert, wobei die Synthese und Ausschüttung von LH durch GnRH reguliert wird. Testosteron und seine biologisch wirksamen Metabolite, DHT und Östradiol, haben eine negative Rückkopplungswirkung auf die GnRH- und LH-Sekretion. Testosteron und DHT wirken auf den Hypothalamus und hemmen die GnRH-Pulsatilität. Östradiol supprimiert die Gonadotropinsekretion durch Angriff an der Hypophyse. Die negative Feedback-Wirkung von Androgenen hat praktische Bedeutung für die Entwicklung eines männlichen hormonellen Kontrazeptivums.

Testosteron und DHT lösen ihre biologischen Effekte nach Bindung an den **Androgenrezeptor** (AR) aus, der ebenfalls zur großen Familie der Steroidhormonrezeptoren gehört und eine den Östrogen- und Progesteronrezeptoren ähnliche Domänenstruktur aufweist (◘ Abb. 13.1).

13.10.1   Androgenpräparate

Um den Metabolismus während der Leberpassage zu vermeiden und zur Herstellung von Androgen-Depotpräparaten wird die OH-Gruppe in Position C-17 mit längerkettigen Fettsäuren, z. B. Enantat (7 C-Atome) oder Undecanoat (11 C-Atome), verestert.

Auch **19-Nortestosteron** ist ein wirksames Androgen. Allerdings ist es biologisch dem Testosteron nicht äquivalent, da es nur in geringerem Ausmaß zu Östradiol aromatisiert werden kann. Das in Position C-1 in α-Stellung methylierte DHT (**Mesterolon**) ist ein weiteres synthetisches Androgen.

Testosteron wird nach oraler Gabe durch den **First-pass-Metabolismus** in der Leber fast vollständig metabolisiert. Es kann jedoch unter Umgehung der Leber in Form eines transdermalen Testosteron-Pflasters appliziert werden. Eine weitere Applikationsform besteht in der Anwendung von Testosterongelen, die auf größere Hautpartien aufgetragen werden müssen[6].

Testosteronenantat[7] wird intramuskulär injiziert. Um den Testosteronspiegel innerhalb des Normbereichs zu halten, müssen in der Regel 250 mg Testosteronenanthat intramuskulär alle 2–3 Wochen verabreicht werden. Stärkere Schwankungen der Serumkonzentration lassen sich jedoch mit dieser Applikationsform kaum vermeiden.

Testosteronundecanoat[8] ist oral wirksam, weil es aufgrund seiner Seitenkette teilweise über die Lymphe, unter Umgehung der Leber, in die Zirkulation gelangt. Da maximale Serumkonzentrationen 2–6 h nach Einnahme erreicht werden, müssen zur Substitution 2–4 Kapseln à 40 mg über den Tag verteilt zugeführt werden.

13.10.2   Biologische Wirkungen von Androgenen

In der Embryonalphase determiniert Testosteron die sexuelle Differenzierung der Geschlechtsorgane, im heranwachsenden und erwachsenen Mann die Ausprägung der männlichen sekundären Geschlechtsmerkmale und des Geschlechtstriebs (Libido). Die stärkere Ausprägung der Muskelmasse beim Mann im Vergleich zur Frau ist androgenbedingt. Die männliche Glatzenbildung wird bei Vorhandensein einer genetischen Disposition ebenfalls durch Androgene verursacht oder gefördert.

Weitere sexualspezifische Wirkungen der Androgene sind die Steuerung der Funktion der Geschlechtsdrüsen (Prostata, Samenblasen) sowie der Spermatogenese. Wichtige sexualunspezifische Wirkungen sind die auf den Stoffwechsel (anabole Wirkung), auf Knochenreifung und das Längenwachstum. Androgene stimulieren die Hämatopoese und beeinflussen die Beschaffenheit der Muskulatur, der Haut und die Funktion der Talgdrüsen.

13.10.3   Indikationen für Androgene

Hypogonadismus des Mannes

Beim Hypogonadismus können durch eine geeignete Androgentherapie die sekundären Geschlechtsmerkmale, die Libido und die Funktion der akzessorischen Geschlechtsdrüsen aufrechterhalten werden. Es handelt sich um die **Hauptindikation** für Testosteron. Als wirksamste Präparate für die vollständige Substitutionstherapie bei völligem Ausfall der endogenen Testosteronproduktion haben sich injizierbare Depotpräparate erwiesen (**Testosteronenantat**). Das Ziel einer Testosteronsubstitution besteht darin, die Serumhormonkonzentration im Normalbereich zu halten. Die am besten geeignete Substanz ist das Testosteron selbst, da nur so das breite Wirkspektrum des Testosterons, bedingt durch 5α-Reduktion und Aromatisierung, erreicht werden kann.

Im Rahmen der Therapie müssen Psyche und Sexualität sowie somatische Parameter wie Körpergewicht, Behaarung, Fettverteilung und Serumproduktion überwacht werden. Ferner müssen zur Therapiekontrolle Testosteronkonzentrationen im Serum bestimmt werden. Bei der Bewertung müssen die unterschiedlichen pharmakokinetischen Eigenschaften der Präparate in die Beurteilung Eingang finden. In größeren Abständen sollten Blutbild, Gerinnungsparameter, Leberfunktion und Lipidstoffwechsel kontrolliert werden. Einmal jährlich sollte bei jedem Patienten über 40 Jahre eine Kontrolle der Prostata vorgenommen werden. Die Knochendichte ist für die Festlegung der Testosterondosis ebenfalls eine wichtige Bezugsgröße.

Übermäßiges Längenwachstum

Trotz fehlender Zulassung für diese Indikation wird Testosteron im Sinne eines Heilversuchs zu diesem Zweck eingesetzt. Zumeist werden im Alter von 12–16 Jahren bei einer erwarteten Körpergröße von über 2 m Testosteronenantat i.m. für ein Jahr verabreicht (250 mg i.m. wöchentlich oder 500 mg i.m. alle 2 Wochen). Die Dosis ist mindestens doppelt so hoch wie die Substitutionsdosis. Bisherige Nachuntersuchungen

---

6 Androtop® Gel 50 mg, Testogel® 25 mg/–50 mg Gel
7 Testoviron®-Depot-250, Testosteron-Depot-GALEN®
8 Nebido, Andriol®

haben keine langfristigen unerwünschten Wirkungen bei Anwendung hoher Testosterondosen in der Pubertät ergeben.

Seneszenz

Ein der Menopause entsprechender abrupter Funktionsverlust der Gonaden, ein »Climacterium virile«, gibt es beim Mann nicht. Testosteronkonzentrationen und Ejakulatparameter gesunder älterer Männer können den junger Männer entsprechen. Allerdings ist altersabhängig mit einer gewissen Funktionseinschränkung der endokrinen Hodenfunktion zu rechnen. Eine Testosterongabe ist dann indiziert, wenn ein **dokumentierter Hypogonadismus** vorliegt (morgendliche Testosteronserumkonzentration <12 nmol/l).

> **Die Androgengabe bei älteren Männern sollte, solange das langfristige Risiko/Nutzen-Profil noch nicht klar ist, für eine kleine Minderheit älterer Patienten reserviert bleiben, die deutliche klinische Zeichen des Hypogonadismus und klar dokumentierte erniedrigte Testosteronserumkonzentrationen vorweisen. Vor einer breiteren Anwendung von Androgenen bei Männern ist zum gegenwärtigen Zeitpunkt zu warnen.**

Bei Testosteronspiegeln im Normbereich gelingt es nicht, mit Androgenen eine Potenzsteigerung zu erreichen. Es gibt bisher keine gesicherten patientenrelevanten Daten für den Einsatz von Testosteronvorläufern wie Dehydroepiandrosteron (DHEA) oder Androstendion. Der tatsächliche Nutzen einer DHEA-Substitution bei altersbedingtem Abfall der adrenalen DHEA-Sekretion (DHEA als »anti-aging«-Medikament) ist mehr als fraglich und entbehrt bisher einer wissenschaftlichen Grundlage.

Libidomangel der Frau

Frauen, die aufgrund einer prämaturen Menopause (z. B. durch Ovarektomie) unter Libidomangel leiden, können mit einer transdermalen Testosterontherapie behandelt werden (Intrinsa®). Auch in der Postmenopause ist die Therapie wirksam. Eine längerfristige Anwendung muss allerdings kritisch betrachtet werden, da Androgene selbst oder durch Aromatisierung gebildete Östrogene multiple unerwünschte Wirkungen haben können.

13.10.4 Unerwünschte Wirkungen

Störungen der Leberfunktion treten unter der Therapie mit C-17-alkylierten, oral wirksamen Androgenen (z. B. Methyltestosteron) häufiger auf als bei Verwendung anderer oral oder parenteral wirksamer Androgene. Methyltestosteronhaltige Präparate sind deshalb in Deutschland nicht mehr im Handel.

Der Einfluss des Testosterons auf das **kardiovaskuläre System** wird intensiv untersucht. Da das Erkrankungsrisiko für eine Koronarsklerose bei Männern deutlich höher als bei Frauen ist, liegt es nahe, eine Verbindung zwischen Testosteron und Atherosklerose zu suchen. Erste Hinweise für einen Zusammenhang gründen sich auf Beobachtungen, dass die Suppression des Testosteronspiegels zu einem Anstieg der HDL-Cholesterinfraktion führt. Jedoch muss man zum jetzigen Zeitpunkt feststellen, dass bisher eine klare Assoziation zwischen endogenem Testosteronspiegel und koronaren Ereignissen bei Männern nicht nachgewiesen werden konnte.

13.10.5 Kontraindikationen für Androgene

Tumoren der Prostata (Prostatahyperplasie und -karzinom) stellen eine Kontraindikation für Androgene dar. In der Schwangerschaft dürfen Androgene wegen der Gefahr der Virilisierung des Feten ebenfalls nicht zum Einsatz kommen. Bei Frauen muss unter Androgentherapie mit Maskulinisierungserscheinungen gerechnet werden.

> **Die hormonelle männliche Kontrazeption**
>
> Der Einsatz von Androgenen steht im Zentrum aller Strategien der männlichen hormonellen Kontrazeption. Ziel des Einsatzes ist es, eine möglichst komplette Suppression der Gonadotropine zu erreichen, um eine Azoospermie herbeizuführen. Gleichzeitig soll zur Aufrechterhaltung der Virilität das ebenfalls supprimierte endogene Testosteron ersetzt werden. Während die alleinige Gabe von exogenem Testosteron zur Azoospermie bei Ostasiaten führt, muss bei Kaukasiern ein weiterer Wirkstoff hinzugegeben werden. In klinischen Studien werden neben GnRH-Rezeptorantagonisten vor allem Testosteron in Kombination mit verschiedenen Gestagenen (Depot Medroxyprogesteronacetat, Norethisteronenantat, Desogestrel, Etonogestrel) auf ihre Wirksamkeit hin überprüft. Um eine Fluktuation der Testosteronserumspiegel, die die Gonadotropinsuppression beeinträchtigen würde, zu verhindern, wird die Wirkstoffgabe (Testosteron + Gestagen) als Injektion oder Implantat favorisiert. Bisherige Versuche mit oraler oder transdermaler Gabe waren wenig erfolgreich.

13.11 Antiandrogene

Mit antiandrogen wirksamen Substanzen soll die Wirkung von Androgenen aufgehoben werden. Die antiandrogene Wirkung beruht entweder auf

- einem kompetitiven Antagonismus am Androgenrezeptor,
- einer selektiven Modulation der Androgenrezeptoren oder
- der Hemmung der Bildung des Dihydrotestosterons.

13.11.1 Androgenrezeptor-Antagonisten und selektive Androgenrezeptor-Modulatoren (SARM)

Einige Gestagene haben antiandrogene Wirkungen (◨ Tab. 13.3).

Flutamid[9] und **Bicalutamid**[10] sind nichtsteroidale Substanzen, die als Antagonisten des Androgenrezeptors wirken. Sie werden zusammen mit GnRH-Analoga in der Behandlung des metastasierenden Prostatakarzinoms eingesetzt. Während Flutamid zur Aufrechterhaltung eines ausreichenden Wirkstoffspiegels dreimal täglich appliziert werden muss, ist für Bicalutamid eine einmalige Gabe ausreichend. Zudem ist die hepatotoxische Wirkung des Bicalutamids deutlich geringer als die des Flutamids.

In mehreren prospektiven doppelblinden Placebo-kontrollierten Studien wurde im Rahmen der frühen Behandlung von Patienten mit lokalisiertem Prostatakarzinom mit 150 mg/Tag Bicalutamid ein Trend zu höherer Mortalität festgestellt. In diesen Fällen ist daher von einer Therapie des kontrollierten Abwartens unter Therapie mit 150 mg/Tag Bicalutamid abzuraten.

Im Rahmen der Entwicklung **selektiver Androgenrezeptor-Modulatoren (SARM)** ist es bereits gelungen, durch systematische Modifikation nichtsteroidaler Antiandrogene neue Derivate mit selektiven androgenen Eigenschaften zu entwickeln. Sie können in Arylpropionamid-, bizyklische Hydantoin-, Quinolin- und Tetrahydroquinolin-Analoga klassifiziert werden. Es ist das Ziel, neue gewebs-, zell- und zielgenspezifische Androgenrezeptor-Modulatoren zu entwickeln, deren androgene Wirkung gezielt zur Behandlung des Muskelverlusts, der Osteoporose und der Prostatahypertrophie sowie zur hormonellen männlichen Kontrazeption eingesetzt werden kann.

13.12 α-Reduktasehemmer

Die Reduktion von Testosteron zu DHT erfolgt durch das Enzym 5α-Reduktase, die in zwei Isoformen vorliegt:
- **Typ I** mit einem Aktivitätsoptimum im basischen pH-Bereich ist in Haut, Leber und Gehirn lokalisiert.
- **Typ II** mit saurem Aktivitätsoptimum ist in den klassischen androgenabhängigen Geweben wie Nebenhoden und Prostata exprimiert.

Finasterid[11] ist ein spezifischer Inhibitor der Typ-II-5-α-Reduktase. Finasterid wurde für die Behandlung der benignen Prostatahyperplasie entwickelt. Darüber hinaus wird die Substanz auch in niedrigerer Dosierung bei der Behandlung der androgenetischen Alopezie bei Männern eingesetzt.

In einer prospektiven Primärpräventionsstudie **Prostate Cancer Prevention Trial** (PCPT) über 7 Jahre wurden fast 19.000 gesunde Männer im Alter von >54 Jahren mit unauffälliger Prostata für eine Einnahme von 5 mg/Tag Finasterid oder Placebo randomisiert. In der Placebo-Gruppe wurde nach 7 Jahren eine hohe Zahl von Karzinomen diagnostiziert, deren Zahl durch Finasterid um ein Viertel re-

duziert werden konnte. Allerdings hatten die Karzinome in der Finasterid-Gruppe einen höheren histologischen Malignitätsgrad. Finasterid kann daher zur Prävention eines Prostatakarzinoms generell nicht empfohlen werden. Selten kann es unter Therapie mit Finasterid zur Gynäkomastie beim Mann kommen, die karzinomatös entarten kann. Durch Blockade der Verstoffwechselung zu Dihydrotestosteron könnte mehr Testosteron im Fettgewebe zu Estradiol umgewandelt werden.

13.12.1 Indikationen für Antiandrogene

Prostatakarzinom. Das Wachstum des Prostatakarzinoms ist teil- und zeitweise androgenabhängig. Es werden 200–300 mg/Tag **Cyproteronacetat**[12] p.o. oder 300 mg/Woche i.m. verabreicht. Nach Kastration wird niedriger dosiert. **Flutamid**[13] und **Bicalutamid**[14] werden nur in dieser Indikation eingesetzt. Vielfach werden Antiandrogene auch in Kombination mit GnRH-Analoga angewandt (Ausschaltung der testikulären Androgene durch nicht-pulsatile Gabe von GnRH und Hemmung der adrenalen Androgene durch das Antiandrogen), um eine maximale Androgenblockade zu erreichen.

> **Dosierung**
>
> **Cyproteronacetat:**
> - 200–300 mg/Tag (p.o.) oder
> - 300 mg/Woche (i.m.)

Benigne Prostatahypertrophie. Finasterid[11] in einer Dosierung von 5 mg wird in der Behandlung der benignen Prostatahypertrophie (BPH) eingesetzt.

Sexualdeviationen. Die Libido ist androgenabhängig und kann durch Antiandrogene unterdrückt werden. Antiandrogene stellen daher eine Alternative zur Kastration bei Sexualdelinquenten dar. **Cyproteronacetat**[12] wird p.o. in einer Dosis von 100–200 mg/Tag oder i.m. in einer Dosis von 300 mg/Woche appliziert.

Androgenetische Alopezie. Die Alopezie des Mannes spricht auf **Finasterid** an. In einer Dosierung von 1 mg/Tag über 2 Jahre kommt es zu einer signifikanten Zunahme der Haardichte und einem Rückgang der männlichen Glatzenbildung. Nebenwirkungen sind selten (Libido- und Potenzstörungen) und nach Absetzen des Medikamentes voll reversibel.

Weiterführende Literatur ▶ www.springer.de

---

9 Fugerel®, Fumid®
10 Casodex®
11 Proscar®, Propecia®
12 Androcur®, Cyproteronacetat-GRY
13 Fugerel®, Prostica®
14 Casodex®

14 Arterielle Hypertonie

R. Kreutz, R. Kolloch

14.1   Grundlagen

Die kardiovaskuläre und zerebrovaskuläre Morbidität und Mortalität ist umso größer, je höher der Blutdruck ist. Es gibt jedoch keinen kritischen Schwellenwert, ab dem das Risiko überproportional ansteigt. Die Grenze zwischen **normalen** und **erhöhten** Blutdruckwerten muss deshalb willkürlich festgelegt werden. Vor diesem Hintergrund muss eine operationale Definition und Klassifizierung der Hypertonie zur Verfügung stehen, damit eine rationale Therapie und Verlaufsbeobachtung von Patienten mit Bluthochdruck in der Praxis durchgeführt werden kann. Die antihypertensive Pharmakotherapie gehört zu den wirksamsten Maßnahmen, um die Manifestation und Progression von Herzkreislauferkrankungen zu verhindern.

14.1.1 Definitionen

> Eine chronische arterielle Hypertonie beim Erwachsenen liegt vor, wenn wiederholt systolische Blutdruckwerte von 140 mmHg oder darüber oder diastolische Blutdruckwerte von 90 mmHg oder darüber gemessen werden.

Diese Werte beziehen sich auf Messungen, die in der Praxis oder Klinik durchgeführt werden (Gelegenheitsblutdruck). Für die Selbstmessung oder die ambulante 24-h-Blutdruckmessung (ABDM) gelten niedrigere Normwerte (■ Tab. 14.1 und ▶ Kap. 14.4.1).

14.1.2 Epidemiologie und Bedeutung

Die Prävalenz der Hypertonie liegt in den westlichen Industrienationen zwischen 30% und 60%, mit starken nationalen und regionalen Unterschieden. Mit zunehmendem Alter kommt es zu einer weiteren Zunahme der Hypertonieprävalenz bis zu 80% in der Gruppe der über 65-Jährigen. Die Hypertonie ist der wichtigste modifizierbare Risikofaktor für den Schlaganfall und einer der wichtigsten Risikofaktoren für koronare Herzkrankheit und chronische Herzinsuffizienz, periphere arterielle Verschlusskrankheit (PAVK) und chronische Niereninsuffizienz. Quantitativ steht die hypertoniebedingte kardiale Sterblichkeit, gefolgt von der an Schlaganfall, im Vordergrund.

Obwohl jede Definition der Hypertonie letztlich willkürlich ist, haben zahlreiche Interventionsstudien gezeigt, dass durch medikamentöse Senkung der Blutdruckwerte unter 140/90 mmHg die blutdruckbedingte Risikosteigerung teilweise rückgängig gemacht werden kann. Mit der Definition der Hypertonie werden demnach die Blutdruckwerte als hyperton definiert, bei denen die antihypertensive Behandlung mehr nutzt als schadet.

Aus epidemiologischer Sicht ist es notwendig, ein besonderes Augenmerk auf die große Anzahl der Patienten mit leichter (Stadium 1) bis mittelschwerer Hypertonie (Stadium 2) zu lenken (▶ Kap. 14.1.3 und ■ Tab. 14.2), weil die absolute hypertoniebedingte Mortalität in dieser Gruppe am höchsten ist. Deshalb ist gerade bei diesen Hochdruckpatienten eine individuelle Entscheidung über die notwendige Therapie unter den Gesichtspunkten von Nutzen, Risiko und Kosten von besonderer Bedeutung.

14.1.3 Klassifizierung der Hypertonie

Die Klassifizierung der arteriellen Hypertonie ist relevant für die Therapie und erfolgt nach:
- Ätiologie
- Blutdruckhöhe
- Kardiovaskulärem Risiko

Einteilung nach der Ätiologie
Die häufigsten Hypertonieformen (ca. 95%) werden der **primären** oder **essenziellen Hypertonie** zugeordnet. Diesen Formen der Hypertonie liegt eine komplexe, multifaktorielle Ätio-

---

■ Tab. 14.1. Blutdrucknormalwerte (mmHg)

Methode	Systolisch	Diastolisch
Gelegenheitsblutdruck	<140	<90
Selbstmessung	<135[b]	<85
ABDM[a]:		
24-h-Mittelwerte[b]	<130[b]	<80
Nachtmittelwerte[c]	<120	<75[b]
Tagesmittelwerte	<135[b]	<85

[a] ABDM, ambulante 24-h-Blutdruckmessung; [b] in Deutschland empfohlen, international liegen die Grenzwerte bis zu 5 mmHg niedriger; [c] die nächtlichen Mittelwerte sollen mindestens um 10% gegenüber dem Tagesmittelwert absinken.

■ Tab. 14.2. Definition und Klassifikation von Blutdruckbereichen in mmHg beim Erwachsenen

Klassifikation	Systolisch	Diastolisch
Optimal	<120	<80
Normal	<130	<85
Hoch normal	130–139	85–89
Leichte Hypertonie (Schweregrad 1)	140–159	90–99
Mittelschwere Hypertonie (Schweregrad 2)	160–179	100–109
Schwere Hypertonie (Schweregrad 3)	≥180	≥110
Isolierte systolische Hypertonie	≥140	<90

pathogenese zu Grunde bei der genetische Ursachen und Umweltfaktoren eine Rolle spielen. Die Ursachen der primären Hypertonie sind immer noch unbekannt. Mit **sekundärer Hypertonie** werden ca. 5% der Hypertonieformen bezeichnet, bei denen eine Ursache der Hypertonie nachgewiesen werden kann. Die Mehrzahl der sekundären Hypertonien wird durch Nierenerkrankungen (renoparenchymatöse oder renovaskuläre) und endokrine Erkrankungen hervorgerufen. Arzneistoffe können ebenfalls für Blutdruckerhöhungen oder das verminderte Ansprechen einer antihypertensiven Therapie verantwortlich sein. Hierzu zählen u. a. Cocain, MAO-Hemmstoffe, Bromocriptin, Immunsuppressiva (Ciclosporin, Glucocorticoide), nichtsteroidale Antiphlogistika/Antirheumatika (NSAR), Erythropoetin, Mineralocorticoide und Anabolika.

Einteilung nach Blutdruckhöhe

Die Einteilung der Hypertonie richtet sich nach den systolischen und den diastolischen Blutdruckwerten, wobei die Einstufung immer nach dem Wert in der höheren Kategorie erfolgt (◘ Tab. 14.2). Das kardiovaskuläre Risiko steigt mit jedem mmHg ab einem Blutdruck von etwa 115/75 mmHg kontinuierlich an. Vor diesem Hintergrund werden innerhalb des normotensiven Blutdruckbereichs (<140/90 mmHg) Blutdruckbereiche mit **optimalem, normalem** und **hoch normalem** Blutdruck abgegrenzt (◘ Tab. 14.2). Im Bereich des **normalen** und **hoch normalen** Blutdruckes können sich bei bestimmten, zusätzlich vorliegenden Erkrankungen und bei hohem kardiovaskulärem Risiko bereits Indikationen für den Einsatz einer blutdrucksenkenden Pharmakotherapie ergeben. Falls der systolische Blutdruck erhöht ist (≥140 mmHg) und der diastolische Blutdruck noch unter 90 mmHg liegt

spricht man von **isoliert systolischer Hypertonie** (ISH). Im umgekehrten Fall (systolischer Blutdruck <140 mmHg und diastolischer Blutdruck ≥90 mmHg) handelt es sich um eine isoliert diastolische Hypertonie.

 Die ISH ist die häufigste Hypertonieform bei älteren Patienten.

Einteilung nach dem kardiovaskulären Risiko

Das **individuelle** kardiovaskuläre Risiko eines Patienten wird durch die Blutdruckhöhe und zusätzlich durch das Ausmaß von Organveränderungen, Begleiterkrankungen und anderen Risikofaktoren bestimmt. Infolgedessen ist es wichtig, eine individuelle, **integrative Gesamtrisikoeinschätzung** bei jedem Patienten vorzunehmen und die Behandlung entsprechend auszurichten (◘ Tab. 14.3). Bei den in ◘ Tab. 14.3 angegebenen Erkrankungen und Risikofaktoren handelt es sich um Kriterien, die zusammen mit der Blutdruckhöhe zur individuellen Risikoeinschätzung von Hypertoniepatienten herangezogen werden. Wenn neben einer positiven Familienanamnese mehrere Risikofaktoren wie z. B. erhöhtes Gesamtcholesterin und LDL-Cholesterin und/oder erniedrigtes HDL-Cholesterin, Rauchen und abdominelle Adipositas vorliegen, kommt es zu einem erheblichen Anstieg des kardiovaskulären Risikos. Sind bereits Endorganschäden nachweisbar oder liegen Folge- und Begleiterkrankungen vor, gilt das Risiko als hoch bzw. sehr hoch. Die Diagnose Diabetes mellitus nimmt dabei eine Sonderstellung ein, weil das assoziierte kardiovaskuläre Risiko bei Diabetikern per se deutlich erhöht ist und unabhängig von dem Vorliegen anderer Risikofaktoren niedrige Zielblutdruckwerte von <130/80 mmHg gelten.

◘ Tab. 14.3. Faktoren mit Einfluss auf die Prognose und Risikostratifizierung bei Hypertonie

Kardiovaskuläre Risikofaktoren		Endorganschäden	Folge- und Begleiterkrankungen
Beeinflussbar	**Nicht beeinflussbar**	**Gefäße**	
Schweregrad der Hypertonie	Positive Familienanamnese	Erhöhte Intima-/Mediadicke (Ultraschall der A. carotis), sonographischer oder radiologischer Nachweis atherosklerotischer Plaques, erhöhte Pulswellengeschwindigkeit, verminderter Knöchel-Arm-Index	Zerebrovaskuläre Erkrankung, periphere arterielle Verschlusskrankheit, Aortenaneurysma, Retinopathie (Blutungen, Exsudate, Papillenödem)
Diabetes mellitus Eingeschränkte Glucosetoleranz	Alter: ■ Männer: >55 Jahre ■ Frauen: >65 Jahre		
Dyslipidämie		**Herz**	
Abdominelle Adipositas		Linksventrikuläre Hypertrophie	Koronare Herzkrankheit (Myokardinfarkt, Angina pectoris, Revaskularisation), Herzinsuffizienz
		Niere	
Rauchen		Leichte Erhöhung der Serum-Kreatininkonzentration bzw. Abnahme der GFR, Mikroalbuminurie	Chronische Nierenerkrankung, Proteinurie, Niereninsuffizienz

14.1.4 Pathophysiologie

Der arterielle Blutdruck resultiert aus dem Produkt von Herzzeitvolumen [HZV = Schlagvolumen (SV) × Herzfrequenz (HF)] und totalem peripheren Gefäßwiderstand (TPW): [Blutdruck = HZV × TPW] (◘ Abb. 14.1). Daraus ergibt sich, dass bei der Hypertonie HZV und/oder TPW erhöht sein müssen.

Insbesondere in der Frühphase einer sich entwickelnden Hypertonie und bei Adipositas kann eine Stimulation der zentralen Hämodynamik in Ruhe mit Erhöhung des HZV infolge einer Erhöhung des Schlagvolumens und/oder der Herzfrequenz vorliegen, wobei der periphere Widerstand hierbei oft normal ist. Für die chronisch etablierte primäre Hypertonie ist eine Erhöhung des peripheren Widerstands charakteristisch; das Herzzeitvolumen ist oft normal, kann aber aufgrund einer hypertensiven Endorganschädigung des Herzens bei schwerer linksventrikulärer Dysfunktion im Verlauf erniedrigt sein.

Mit zunehmendem Alter kommt es während der Systole basierend auf ihrer erhöhten **Gefäßsteifigkeit** zu einer Abnahme der Dehnbarkeit der Aorta und großen Konduitarterien. Die großen Arterien verlieren dadurch ihre Windkesselfunktion, d. h. die Fähigkeit, durch Dehnung die Druckerhöhung während der Systole teilweise zu kompensieren und während der Diastole in das Gefäßsystem wieder zurückzugeben. Dadurch steigen im Alter die systolischen Blutdruckwerte, während die diastolischen Druckwerte fallen. Dies erklärt, warum die ISH die häufigste Hypertonieform im Alter darstellt.

14.2 Grundlagen der Therapie und Allgemeinmaßnahmen

Nur bei wenigen **sekundären Hochdruckformen** ist eine kausale Therapie möglich. Die primäre Hypertonie muss symptomatisch mit Allgemeinmaßnahmen und Arzneistoffen behandelt werden. Unter der antihypertensiven Therapie sollen Hochdruckkomplikationen vermieden und Endorganschäden – soweit möglich – zurückgebildet werden. Grundsätzlich ist eine Blutdrucknormalisierung anzustreben. Allgemeinmaßnahmen zur Behandlung der Hypertonie

Geeignete Allgemeinmaßnahmen zur Senkung des Blutdrucks sind:
- Gewichtsreduktion bei Übergewicht
- Obst- und gemüsereiche sowie fettreduzierte Kost
- Beschränkung der Kochsalzaufnahme auf weniger als 6 g/Tag
- Senkung des Alkoholkonsums unter 30 g/Tag
- Regelmäßige körperliche Betätigung
- Abbau von Stressfaktoren, Entspannungsverfahren

Das kardiovaskuläre Risiko wird zusätzlich vermindert durch:
- Aufgabe des Rauchens
- Beseitigung einer Fettstoffwechselstörung durch Diät und/oder medikamentöse Therapie
- Konsequente Behandlung eines Diabetes mellitus

Etliche Studien haben belegt, dass Veränderungen der Ernährungs- und Lebensgewohnheiten den Blutdruck signifikant reduzieren können. Diese Maßnahmen verstärken die antihypertensive Wirkung der Pharmaka und senken den Bedarf an Medikamenten. Umgekehrt kann der Verzicht auf diese Maßnahmen das Ansprechen auf die Pharmakotherapie abschwächen und zur Therapieresistenz beitragen. Somit ist die Anwendung von nicht-medikamentösen Maßnahmen ein elementarer Bestandteil der antihypertensiven Kombinationstherapie (► Kap. 14.4.3).

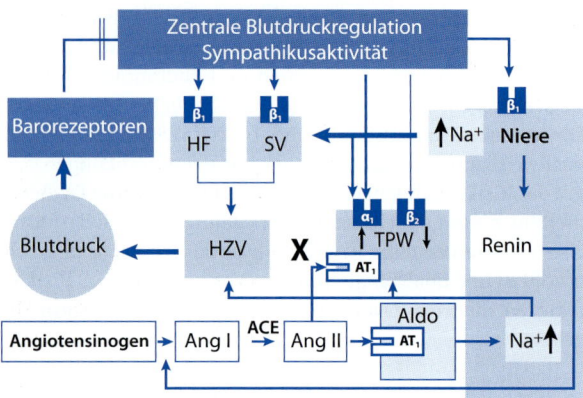

◘ **Abb. 14.1.** Neurohumorale Blutdruckregulation. Das sympathische Nervensystem und das Renin-Angiotensin-Aldosteron-System (RAAS) gehören unter Einbeziehung renaler Mechanismen zu den wichtigsten Faktoren der Blutdruckregulation. Ein Blutdruckanstieg führt normalerweise über eine Barorezeptorenaktivierung zu einer Hemmung der dargestellten Systeme. Dieser Mechanismus ist bei der Hypertonie abgeschwächt. Eine Aktivierung des RAAS und der renalen Natriumreabsorption ist bei der Pathogenese vieler Hypertonieformen beteiligt. Die dargestellten Regelkreise sind auch für die Pharmakotherapie der Hypertonie von besonderer Bedeutung. Bei jeder medikamentös induzierten Blutdrucksenkung kann es über eine Barorezeptorenaktivierung zur neurohumoralen Gegenregulation mit Sympathikusstimulation (Herzfrequenzanstieg, Vasokonstriktion) und RAAS-Stimulation (Vasokonstriktion, Natrium- und Volumenretention) kommen. Diese Gegenregulation kann die anfänglich erzielte Butdrucksenkung abschwächen oder sogar aufheben und insbesondere das kardiale Risiko ungünstig beeinflussen. β-Rezeptor-Antagonisten, ACE-Hemmstoffe, AT1-Rezeptor-Antagonisten und Renin-Inhibitoren induzieren keine Gegenregulation. Direkte Vasodilatatoren und α1-Rezeptor-Antagonisten führen zu einer ausgeprägten und Dihydropyridin Calcium-Kanal-Blocker zu einer weniger starken Gegenregulation. HF = Herzfrequenz; SV = Schlagvolumen; HZV = Herzzeitvolumen; TPW = totaler peripherer Widerstand; β_1 = β_1-Adrenozeptoren; α_1 = α_1-Adrenozeptoren, Ang I = Angiotensin I; Ang II = Angiotensin II; AT1 = Angiotensin-II-Typ-1-Rezeptor; Aldo = Aldosteron; Na^+ = Natrium

14.3 Behandlung mit Antihypertensiva

14.3.1 Allgemeine Vorbemerkungen und Wirkstoffe der ersten Wahl

Gründe für die immer noch unzureichende Blutdruckeinstellung bei der Mehrzahl der medikamentös behandelten Hypertoniker sind eine eingeschränkte Einnahmetreue (**Compliance** ► Kap. 3) als Folge von Unverträglichkeit und mangelnder

◘Tab. 14.4. Anforderungen an ein ideales Antihypertensivum

Anforderung	Beeinflusster Parameter
Gute Wirksamkeit bei Einmalgabe über 24 h	Compliance/kardiovaskuläres Risiko
Keine Arzneimittelinteraktionen	Sicherheit
Ohne negativen Einfluss auf den Glucose- und Lipidstoffwechsel	Kardiovaskuläres Risiko
Keine Induktion einer neurohumoralen Gegenregulation: — Stimulation des Sympathikus — Stimulation des Renin-Angiontensin-Systems	Kardiovaskuläres Risiko
Gute Verträglichkeit	Compliance
Protektion vor und Reduktion von hypertensiven Endorganschäden	Kardiovaskuläres Risiko
Reduktion der kardiovaskulären Morbidität und Mortalität	Prognose
Niedrige Therapiekosten	Budget

Wirksamkeit antihypertensiver Medikamente sowie Fehler bei der Durchführung der Pharmakotherapie. Die theoretischen Anforderungen an ein **ideales Antihypertensivum** (◘ Tab. 14.4) werden von den zur Einleitung der Monotherapie empfohlenen fünf Substanzklassen der ACE-Hemmstoffe und AT_1-Rezeptor-Antagonisten, β-Rezeptor-Antagonisten, Calcium-Kanal-Blocker und Diuretika jeweils nur unzureichend in unterschiedlicher Weise erfüllt. Deshalb ist es sinnvoll, weiterhin nach neuen therapeutischen Ansätzen zu suchen, die bei guter Wirksamkeit und Verträglichkeit die Behandlungsmöglichkeiten verbessern.

Bei der Wahl des Antihypertensivums sollte allerdings nicht allein auf die blutdrucksenkende Wirkung und subjektive Verträglichkeit geachtet werden. Ebenso wichtig ist, dass potenzielle Risiken bei der Langzeitbehandlung den möglichen Nutzen der Therapie nicht überschreiten. Nicht zuletzt müssen die Therapiekosten in Erwägung gezogen werden, die bei neu entwickelten Wirkstoffen in der Regel um ein Vielfaches höher liegen. Dieser Aspekt hat aufgrund der hohen Prävalenz und Notwendigkeit zur Langzeittherapie der Hypertonie eine sehr große gesundheitspolitische Bedeutung.

14.3.2 Diuretika

Bei der Therapie der unkomplizierten Hypertonie kommt es nicht darauf an, eine starke Diurese und Natriurese zu induzieren. Vielmehr ist es von Bedeutung, die diskrete Störung der Kochsalzhomöostase bei Patienten mit Hypertonie zu

behandeln und langfristig den peripheren Widerstand und damit den Blutdruck zu senken. Aus diesem Grund werden hypertensive Patienten mit normaler bis leicht eingeschränkter Nierenfunktion in erster Linie mit **Thiaziden** (z. B. **Hydrochlorothiazid**) oder **Thiazidanaloga** (z. B. **Chlorthalidon oder Indapamid**) behandelt (◘ Tab. 14.5). Der Mechanismus der blutdrucksenkenden Wirkung in der Langzeittherapie ist bislang nicht vollständig geklärt. Unter Thiaziden kommt es nur initial zu einer Abnahme des Herzzeitvolumens. Der periphere Widerstand kann aufgrund der Gegenregulation mit Aktivierung des Sympathikus und Renin-Angiotensin-Aldosteron-Systems vorübergehend ansteigen. Unter der Langzeittherapie kommt es aber zu der erwünschten Abnahme des peripheren Widerstandes.

Als Ursache für die Vasodilatation und Abnahme des peripheren Widerstandes unter chronischer Diuretikatherapie wird u. a. eine reduzierte Ansprechbarkeit der glatten Gefäßmuskelzellen auf Vasokonstriktoren (z. B. Noradrenalin, Angiotensin II) angenommen. Es gibt experimentelle Hinweise, dass einige Diuretika direkte vasodilatierende Effekte induzieren können. Ob diese direkten vaskulären Mechanismen in entscheidender Weise und unabhängig von der renalen Wirkung zur Blutdrucksenkung beitragen, ist bislang nicht geklärt.

Aufgrund ihrer kurzen Wirkdauer und Wirkstärke (▶ Kap. 5) sind **Schleifendiuretika** (◘ Tab. 14.5), insbesondere die sehr kurzwirksamen Substanzen **Furosemid** und **Bumetanid**, zur Behandlung der Hypertonie bei Patienten mit normaler Nierenfunktion nicht geeignet. Nach Verabreichen einer Einzeldosis eines Schleifendiuretikums setzt der diuretische Effekt schnell ein, hält jedoch nur relativ kurz an. Nach Abklingen der diuretischen Wirkung fällt die Natrium- und Harnausscheidung unter den Kontrollwert, was als postdiuretische Retention bezeichnet wird (Rebound-Phänomen) und auf die Aktivierung von Gegenregulationsmechanismen mit verstärkter Natriumrückresorption im proximalen Tubulus zurückzuführen ist. Hinzu kommt, dass **Furosemid** aufgrund seiner variablen Bioverfügbarkeit keine gezielte niedrigdosierte Therapie erlaubt, wie es bei der Therapie der Hypertonie bei Patienten mit normaler Nierenfunktion notwendig wäre.

Obwohl ein über 24 h wirksames Schleifendiuretikum nicht zur Verfügung steht, haben Studien gezeigt, dass mit den Schleifendiuretika **Torasemid** und **Piretanid** (◘ Tab. 14.5) die arterielle Hypertonie auch bei Patienten mit normaler oder leicht eingeschränkter Nierenfunktion behandelt werden kann. Dies wird dadurch ermöglicht, dass die hohe und konstante Bioverfügbarkeit und etwas längere Halbwertzeit der Substanzen eine niedrigdosierte Therapie erlaubt, die vermutlich eine aus hämodynamischer Sicht den Thiaziden vergleichbare Wirkung erzielt.

Allerdings ist der Einsatz der Thiaziddiuretika bei der Therapie der Hypertonie durch zahlreiche Interventionsstudien als sinnvoll im Sinne einer Prognoseverbesserung gesichert. Die Therapie mit niedrigdosierten Thiaziddiuretika führte bei Patienten mit Bluthochdruck zu einer signifikanten Abnahme der kardio- und zerebrovaskulären Morbidität und Mortalität. Die Therapie kann bis zu einer mittelgradig eingeschränkten Nierenfunktion bis zu einer glomerulären Filtra-

◪ Tab. 14.5. Diuretika für die Therapie der Hypertonie

INN-Name	Handelsname (Beispiele)	Gesamtdosis pro Tag [mg]*
Thiazide und Thiazidanaloga		
Chlortalidon	Hygroton®	12,5–25
Hydrochlorothiazid	Esidrix®, Disalunil®	12,5–25
Indapamid	Natrilix®SR, INDA-Puren®	1,5–2,5
Metolazon[a]	Metolazon Galepharm®	2,5–5
Xipamid	Aquaphor®, Xipamid AbZ®	10–40
Schleifendiuretika		
Bumetanid	Burinex®	0,5–5
Furosemid	Lasix®, Furo-CT®	20–80
Piretanid	Arelix®, Arelix®RR 6-Retard	3–12
Torasemid	Torem®, Unat®, Torasemid dura®	2,5–5
Aldosteron-Antagonisten		
Spironolacton	Aldactone®, Verospiron T®	50–100
Eplerenon[b]	Inspra®	50–200
Kombinationspräparate mit Kalium-retinierenden Diuretika		
Bemetizid + Triamteren	dehydro sanol tri®, diucomb®	5/10 + 10/20
Bendroflumethiazid + Amilorid	Tensoflux®	2,5 + 5
Hydrochlorothiazid + Amilorid	Moduretik mite®, Amiloretik®	25/50 + 2,5/5
Hydrochlorothiazid + Triamteren	Triamteren HCT beta®, Triamteren/HCT AL®	12,5/25 + 25/50
Primäre Kombinationstherapie		
Hydrochlorothiazid + Bisoprolol	Bisoplus AL®, Bisoplus STADA®	12,5/25 + 5/10
Indapamid + Perindopril	Preterax®, Bipreterax®	0,625/1,25 + 2,5/5

[a] nur in der Schweiz zugelassen; [b] Eplerenon: in Deutschland derzeit nur für die Therapie der Herzinsuffizienz zusätzlich zur Standardtherapie (+ β-Blocker) bei Patienten nach Myokardinfarkt zugelassen; [c]: zahlreiche weitere Fixkombination stehen zur Verfügung,
welche allerdings formal nicht für dien sofortigen Beginn der Therapie (= primäre Kombinationstherapie) zugelassen sind.
* Dosisanpassung und Differenzialtherapie bei Niereninsuffizienz.

tionsrate (GFR) von mindestens 30–40 ml/min durchgeführt werden. Erst bei Patienten mit höhergradiger Einschränkung der Nierenfunktion sollen dann aufgrund des Wirkverlustes der Thiazide langwirksame Schleifendiuretika eingesetzt werden.

In der Monotherapie sind Thiazide in niedriger Dosierung insbesondere bei älteren Patienten, bei denen eher eine salzsensitive Hypertonie vorliegt, gut wirksam. Für Hydrochlorothiazid ist eine Reduktion des Schenkelhalsfrakturrisikos bei älteren Patienten allerdings in höherer Dosis (50 mg) beschrieben worden. Darüber hinaus haben Diuretika eine überragende Bedeutung bei der Kombinationstherapie der arteriellen Hypertonie (▶ Kap. 14.4.3). Sie sind zusätzlich indiziert bei Begleiterkrankungen; hierzu zählen die systolische Herzinsuffizienz und die chronische Niereninsuffizienz.

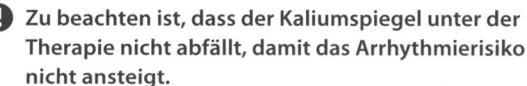 Zu beachten ist, dass der Kaliumspiegel unter der Therapie nicht abfällt, damit das Arrhythmierisiko nicht ansteigt.

Die Diuretika-induzierte **verminderte Glucosetoleranz** tritt ebenfalls als Folge der Hypokaliämie auf. Eine Hypokaliämie kann effektiv und kostengünstig durch eine Kombinationstherapie mit einem K^+-retinierenden Diuretikum verhindert werden. Hier empfiehlt sich aufgrund des pharmakologischen Profils der Einsatz von **Amilorid** (◪ Tab. 14.5). Der Einsatz eines K^+-retinierenden Diuretikums ist immer dann indiziert, wenn zu Beginn der Therapie die Ausgangskonzentration des Serumkaliums im niedrigen Normalbereich (<4,0 mmol/l) liegt oder wenn sich eine Hypokaliämie unter der Therapie mit einem Thiazid entwickelt. Wegen der Gefahr der Hyperkaliämie sollen K$^+$-retinierende Diuretika nur bis zu einem Serumkreatinin von 1,5 mg/dl (133 µmol/l) verordnet werden und nicht mit ACE-Hemmstoffen oder AT$_1$-Rezeptor-Antagonisten kombiniert werden. Hiervon ausgenommen ist der Einsatz der Aldosteron-Rezeptor-Antagonisten **Spironolacton** und **Eplerenon** (◘ Tab. 14.5) in Kombination mit diesen Substanzen bei schwerer systolischer Herzinsuffizienz bis zu einem Serumkreatinin von 2,5 mg/dl (220 µmol/l). Die Aldosteron-Rezeptor-Antagonisten können bei Verdacht oder bei nachgewiesenem Hyperaldosteronismus als Ursache einer sekundären Hypertonie zur kausalen Pharmakotherapie eingesetzt werden. Generell müssen vor der Auswahl der Diuretika und unter der Therapie die Nierenfunktion, der Volumenstatus und die Elektrolyte beurteilt bzw. überwacht werden. Eine fehlende oder gemessen an der Nierenfunktion unterdosierte Diuretikatherapie ist ein häufiger Grund für eine schlechte Blutdruckeinstellung (▶ Kap. 14.4.4).

Unerwünschte Nebenwirkungen. Häufigkeit und Schweregrad der unerwünschten Wirkungen der Diuretikatherapie sind eindeutig dosisabhängig. Hypokaliämie, verminderte Glucosetoleranz, Anstiege der LDL-Serumcholesterin- oder Serumharnsäurekonzentration sind wesentlich seltener bei Verordnung der heute üblichen niedrigen Tagesdosen (z. B. 12,5–25 mg Hydrochlorothiazid). Eine kochsalzarme Diät kann die Diuretikatherapie ersetzen bzw. eine Dosisreduktion ermöglichen und damit die Verträglichkeit verbessern. Bei Männern kommt es unter Thiaziddiuretika relativ häufig zu Störungen der Sexualfunktion (erektile Dysfunktion). Alle Diuretika sollen bei Patienten unter Lithiumtherapie vermieden werden. Andere zwingende Kontraindikationen gegen Diuretika sind ausgesprochen selten. Eine symptomatische Gicht kann unter der Diuretikatherapie exazerbieren. Patienten mit symptomatischer Gicht erhalten aber in der Regel ohnehin eine Harnsäuresenkende Therapie. Ein Diuretikum ist dann bei gegebener Indikation keineswegs kontraindiziert. Ein erhöhtes Nierenzellkarzinomrisiko nach langer Anwendung (v. a. bei Frauen) wird kontrovers diskutiert.

14.3.3 β-Rezeptor-Antagonisten

Auch β-Rezeptoren-Antagonisten (β-Blocker) sind in der Lage nach langfristiger Therapie, den erhöhten peripheren Widerstand und damit den Blutdruck bei Patienten mit arterieller Hypertonie zu senken. Der genaue Mechanismus ist nicht bekannt. Bei Therapiebeginn steht eine Abnahme der Herzfrequenz und des Herzzeitvolumens (◘ Abb. 14.1) im Vordergrund. Unter der längerfristigen Behandlung tragen vermutlich eine Hemmung der Reninsekretion, Hemmung der Noradrenalinfreisetzung aus sympathischen Neuronen und zentrale Effekte zur Blutdrucksenkung nach Wochen bei. Obwohl pharmakologische Unterschiede hinsichtlich β$_1$-Selektivität, Membranstabilisierenden Eigenschaften und intrinsischer sympathischer Aktivität (ISA) für die antihypertensive Wirkung offenbar nicht entscheidend sind, sollen β$_1$-selektive-Rezeptor-Antagonisten wegen der besseren Verträglichkeit und Sicherheit (z. B. **Bisoprolol, Metoprolol, Nebivolol;**

◘ Tab. 14.6) bevorzugt werden. Letztere besitzen im Vergleich zu nicht-selektiven Antagonisten eine relativ stärkere hemmende Wirkung auf die über β$_1$-Rezeptoren stimulierte Herzfunktionen und Reninsekretion. Zudem führen sie seltener zu unerwünschten Wirkungen, die durch eine Blockade von β$_2$-Rezeptoren verursacht werden (z. B. arterielle Durchblutungsstörungen und Verlängerung der Insulin-bedingten Hypoglykämie beim Diabetiker). Allerdings nimmt die klinische Bedeutung der Selektivität mit steigender Dosis der β$_1$-Rezeptor-Antagonisten ab, so dass ein manifestes Asthma bronchiale immer noch eine Kontraindikation darstellt.

Der Einsatz von β-Rezeptor-Antagonisten ohne ISA gilt heute als obligat. Zusätzlich können der nichtselektive β-Rezeptor-Antagonist **Carvedilol** und der β$_1$-selektive Rezeptor-Antagonist **Nebivolol** bei der Behandlung der Hypertonie eingesetzt werden (◘ Tab. 14.6). Beide Substanzen zeigen eine zusätzliche vasodilatierende Eigenschaft, die bei Carvedilol auf eine Blockade von vaskulären α-Rezeptoren und bei Nebivolol auf eine Freisetzung von NO in den Arterien zurückgeführt wird. β-Rezeptoren-Antagonisten sind besonders wirksam bei jüngeren Patienten sowie Patienten mit relativ hoher Herzfrequenz (>85/min) und indiziert bei kardialen Erkrankungen wie koronare Herzkrankheit mit Angina pectoris, nach Myokardinfarkt, bei tachykarden Herzrhythmusstörungen und chronischer systolischer Herzinsuffizienz (Bisoprolol, Carvedilol, Nebivolol und Metoprolol ▶ Kap. 17).

Unerwünschte Nebenwirkungen. Wichtige und häufige unerwünschte Nebenwirkungen der β-Rezeptor-Antagonisten lassen sich aufgrund der bekannten kardiovaskulären und bronchialen Wirkungen der β-Rezeptoren ableiten. Hierzu zählen die Sinusbradykardie, Verlängerung der AV-Überleitung, Vasokonstriktion (kalte Extremitäten, Verstärkung der Symptomatik bei PAVK), Potenzstörungen (erektile Dysfunktion) sowie Bronchokonstriktion bei Patienten mit obstruktiven Atemwegserkrankungen. Zentrale Nebenwirkungen wie Müdigkeit, Alpträume und depressive Verstimmung sind v. a. bei lipophilen Wirkstoffen, die gut ins ZNS penetrieren, beschrieben worden. Nichtselektive β-Rezeptor-Antagonisten können zu einer Verstärkung der Hypoglykämie bei insulinbehandelten Diabetikern und zu einer Abschwächung der Sympathikus-vermittelten Warnsymptome bei Hypoglykämie führen. In metabolischer Hinsicht können β-Rezeptor-Antagonisten zu einer Gewichtszunahme, zu einer eingeschränkten Glucosetoleranz und zur Dyslipidämie führen, was insbesondere bei Patienten mit metabolischem Syndrom und manifestem Typ-2-Diabetes mellitus ungünstig ist. Diese ungünstigen Nebenwirkungen werden verstärkt wenn β-Rezeptor-Antagonisten zusammen mit Thiaziden in der Zweifachkombination verordnet werden. Aus diesem Grund wird diese Kombination bei Patienten mit metabolischem Syndrom, Typ-2 Diabetes mellitus oder ungünstiger metabolischer Risikofaktorenkonstellation und bei fehlender zwingender Indikation aufgrund einer Begleiterkrankung bzw. -symptomatik nicht empfohlen (▶ Kap. 14.4.3, ◘ Abb. 14.2). β-Rezeptoren-Antagonisten sollen, falls notwendig, langsam abgesetzt werden, weil beim plötzlichen Absetzen bei Patienten mit koronarer Herz-

◻ Tab. 14.6. β-Rezeptor-Antagonisten zur Therapie der Hypertonie

INN-Name	Handelsname (Beispiele)	Bioverfüg-barkeit [%]	HWZ [h]	Gesamtdosis pro Tag [mg]	Anzahl der täg-lichen Verord-nungen [n]
Atenolol	Tenormin®, Jenatenol®	40	6–9*	50–100*	1–2
Betaxolol	Kerlone®	80	14–20	10–20	1
Bisoprolol	Concor®, Bisogamma®	90	10–12*	2,5–10*	1
Carvedilol	Dilatrend®, Querto®	30	6–7	12,5–50	2
Metoprolol konventionell retardiert	Metohexal®, Metobeta®	50	3–8	50–200	2
Metoprolol Zok bzw. ähnliche Retardierung als Succinat	Beloc-Zok®, Metohexal Succ®			47,5–190	1
Metoprolol Zok bzw. ähnliche Retardierung als Tartrat	Metoprolol ZOT STADA®, Metoprolol AbZ O.K.®			50–200	1
Nebivolol	Nebilet® Nebivolol Teva®	12		2,5–5	1

* Dosisanpassung bei Niereninsuffizienz

krankheit tachykarde Herzrhythmusstörungen, Angina pectoris oder sogar Myokardinfarkte auftreten können.

Kontraindikationen. Absolute Kontraindikationen sind Asthma bronchiale, AV-Block II. und III. Grades, Sinus-Knoten-Syndrom, SA-Block und die akute Herzinsuffizienz. **Relative Gegenanzeigen** sind COPD, PAVK, AV-Block I. und II. (Typ Wenckebach) Grades und anaphylaktische Reaktionen in der Anamnese sowie die Durchführung einer Hyposensibilisierung. Patienten mit COPD oder PAVK weisen häufig signifikante kardiale Begleiterkrankungen auf und profitieren prognostisch von der Therapie mit β-Rezeptor-Antagonisten, sodass letztere auch bei diesen Patienten eingesetzt werden können, falls die Patienten die Medikament ohne wesentliche Einschränkungen tolerieren.

❗ Die Calcium-Kanal Blocker Verapamil und Diltiazem (▶ Kap. 14.3.6 und ◻ Tab. 14.9) dürfen nicht mit β-Rezeptor-Antagonisten kombiniert werden, da es bei dieser Kombination zu schweren bradykarden Rhythmusstörungen (Sinusbradykardie, AV-Blockierungen) kommen kann.

Pharmakokinetik. In der Substanzklasse der β-Rezeptor-Antagonisten finden sich für die klinische Praxis wichtige pharmakokinetische Unterschiede. Metoprolol muss aufgrund seiner kurzen Halbwertzeit in retardierter Form verabreicht werden. Metoprolol steht in Deutschland in jeweils über 30 verschiedenen Präparaten als schnell freisetzende und retardierte Form zur Verfügung. Aufgrund der kurzen Wirk-

dauer eignen sich die nicht-retardierten Metoprololpräparate nicht zur Behandlung der Hypertonie. Bei den verschiedenen Retardierungen, die unter Verwendung von Metoprololsuccinat oder Metoprololtartrat hergestellt werden, erscheinen Formulierungen mit langsamer, konstanter Freisetzung des Wirkstoffs (sog. **ZOK = Zero-order-Kinetik**) aus chronopharmakologischer Sicht zur Hypertoniebehandlung als besonders geeignet (◻ Tab. 14.6). Ein Vorteil der letzteren Retardierungsform ist bei der Behandlung der Herzinsuffizienz nachgewiesen, für die Hypertoniebehandlung allerdings nicht belegt. Ansonsten ist die Halbwertzeit der übrigen genannten β-Rezeptor-Antagonisten, bis auf Carvedilol und ggf. Atenolol (◻ Tab. 14.6) ausreichend, um eine ausreichende Blutdrucksenkung bei einmaliger täglicher Gabe zu gewährleisten. Atenolol unterscheidet sich von den anderen genannten Wirkstoffen durch seine Hydrophilie und Abhängigkeit von der renalen Elimination, die eine Dosisanpassung bei Niereninsuffizienz notwendig macht. Die Bedeutung der β-Rezeptor-Antagonisten als Mittel der ersten Wahl bei der Behandlung von Patienten mit unkomplizierter Hypertonie wird derzeit aufgrund von Metaanalysen in Frage gestellt.

In vielen Studien, die Eingang fanden in die Gesamtbeurteilung der β-Rezeptor-Antagonisten als Substanzklasse, wurde Atenolol als β-Rezeptor-Antagonist eingesetzt. Wegen seiner spezifischen pharmakologischen Eigenschaften kann nicht ausgeschlossen werden, dass Atenolol in der Tat anderen lipophilen β-Rezeptor-Antagonisten und/oder anderen Wirkstoffklassen der Antihypertensiva unterlegen ist und somit die Ergebnisse der Metaanalyse nachhaltig negativ beeinflusst hat. Bisoprolol wird zu 50% renal eliminiert und muss bei einge-

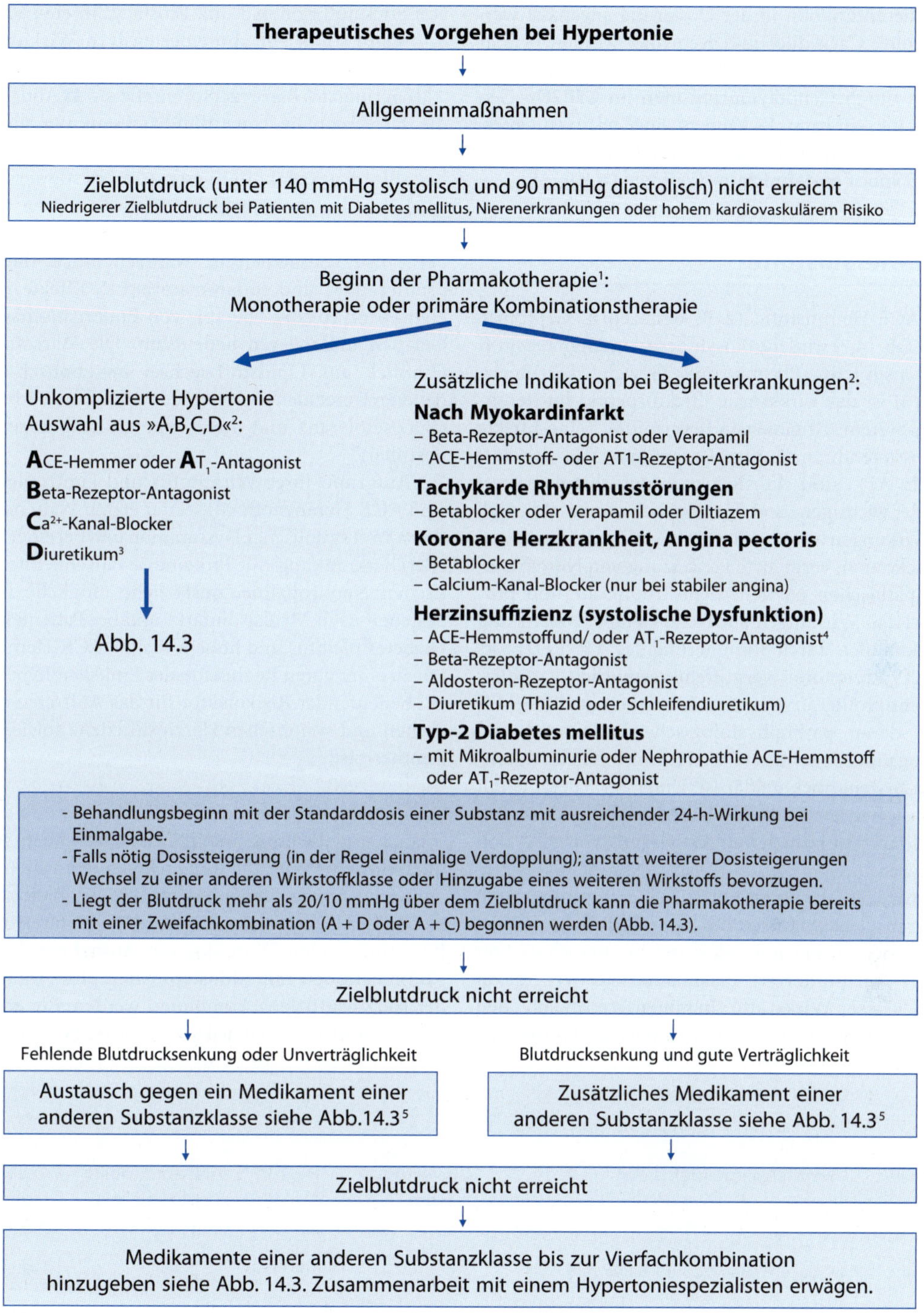

Therapeutisches Vorgehen bei Hypertonie

↓

Allgemeinmaßnahmen

↓

Zielblutdruck (unter 140 mmHg systolisch und 90 mmHg diastolisch) nicht erreicht
Niedrigerer Zielblutdruck bei Patienten mit Diabetes mellitus, Nierenerkrankungen oder hohem kardiovaskulärem Risiko

↓

Beginn der Pharmakotherapie[1]:
Monotherapie oder primäre Kombinationstherapie

Unkomplizierte Hypertonie
Auswahl aus »A,B,C,D«[2]:

ACE-Hemmer oder **A**T$_1$-Antagonist

Beta-Rezeptor-Antagonist

Ca^{2+}-Kanal-Blocker

Diuretikum[3]

↓

Abb. 14.3

Zusätzliche Indikation bei Begleiterkrankungen[2]:

Nach Myokardinfarkt
– Beta-Rezeptor-Antagonist oder Verapamil
– ACE-Hemmstoff- oder AT1-Rezeptor-Antagonist

Tachykarde Rhythmusstörungen
– Betablocker oder Verapamil oder Diltiazem

Koronare Herzkrankheit, Angina pectoris
– Betablocker
– Calcium-Kanal-Blocker (nur bei stabiler angina)

Herzinsuffizienz (systolische Dysfunktion)
– ACE-Hemmstoffund/ oder AT$_1$-Rezeptor-Antagonist[4]
– Beta-Rezeptor-Antagonist
– Aldosteron-Rezeptor-Antagonist
– Diuretikum (Thiazid oder Schleifendiuretikum)

Typ-2 Diabetes mellitus
– mit Mikroalbuminurie oder Nephropathie ACE-Hemmstoff
   oder AT$_1$-Rezeptor-Antagonist

- Behandlungsbeginn mit der Standarddosis einer Substanz mit ausreichender 24-h-Wirkung bei Einmalgabe.
- Falls nötig Dosissteigerung (in der Regel einmalige Verdopplung); anstatt weiterer Dosissteigerungen Wechsel zu einer anderen Wirkstoffklasse oder Hinzugabe eines weiteren Wirkstoffs bevorzugen.
- Liegt der Blutdruck mehr als 20/10 mmHg über dem Zielblutdruck kann die Pharmakotherapie bereits mit einer Zweifachkombination (A + D oder A + C) begonnen werden (Abb. 14.3).

↓

Zielblutdruck nicht erreicht

Fehlende Blutdrucksenkung oder Unverträglichkeit

Austausch gegen ein Medikament einer anderen Substanzklasse siehe Abb.14.3[5]

Blutdrucksenkung und gute Verträglichkeit

Zusätzliches Medikament einer anderen Substanzklasse siehe Abb. 14.3[5]

↓

Zielblutdruck nicht erreicht

↓

Medikamente einer anderen Substanzklasse bis zur Vierfachkombination hinzugeben siehe Abb. 14.3. Zusammenarbeit mit einem Hypertoniespezialisten erwägen.

◻**Abb. 14.2.** Synopsis des therapeutischen Vorgehens bei Hypertonie.

[1] Bei fehlenden Kontraindikationen.

[2] In der Regel durch kontrollierte Studien belegt (evidenzbasiert).

[3] In erster Linie werden Thiaziddiuretika oder Thiazid-ähnliche Substanzen in niedriger Dosis bis zu 25 mg Hydrochlorothiazid oder einer entsprechenden Äquivalenzdosis eines anderen Diuretikums bis zu einer GFR von mindestens 30–40 ml/min. eingesetzt.

[4] Die bisherige Datenlage deutet darauf hin, dass die in Studien nachgewiesenen günstigen Effekte der ACE-Hemmstoffe durch AT$_1$-Antagonisten reproduziert werden können (und wahrscheinlich vice versa).

[5] Bei der antihypertensiven Therapie sollen ACE-Hemmstoffe und AT$_1$-Antagonisten im Rahmen der Mehrfachkombinationstherapie nicht miteinander kombiniert werden, da bei ausreichender Dosierung einer Substanzklasse (z. B. ACE-Hemmstoff) durch Hinzugabe der anderen Substanzklasse (z. B. AT$_1$-Rezeptor-Antagonist) der synergistische Effekt kleiner ist, als bei Hinzugabe einer anderen Substanzklasse aus B, C oder D. Im Gegensatz dazu kann in bestimmten Situationen bei der Therapie der chronischen Herzinsuffizienz und bei Nierenerkrankungen mit starker Proteinurie eine Kombination von ACE-Hemmstoff und AT$_1$-Antagonisten sinnvoll sein

schränkter Nierenfunktion in der Dosierung angepasst werden. Metoprolol, Carvedilol und Nebivolol werden primär hepatisch eliminiert wobei eine unterschiedliche Metabolisierung bedingt durch Genpolymorphismen im **CYP2D6**-Gen klinisch relevant sein kann. Es kann zu einer relativen Unterdosierung bei »**ultrarapid metabolizern**« oder relativen Überdosierung bei »**poor metabolizern**« kommen (▶ Kap. 35).

14.3.4 ACE-Hemmstoffe

Durch ACE-Hemmstoffe (z. B. Benazepril, Captopril, Enalapril; ◘ Tab. 14.7) wird die Biosynthese von Angiotensin II aus Angiotensin I in Plasma und Gewebe verringert. Angiotensin II ist das wirksamste Effektorpeptid im Renin-Angiotensin-System. Angiotensin II vermittelt seine Effekte über mehrere membranständige Rezeptoren, von denen 2 Subtypen als AT_1- und AT_2-Rezeptor gut charakterisiert wurden. Alle wichtigen und bislang bekannten, klinisch relevanten Wirkungen von Angiotensin II wie Vasokonstriktion, Aldosteronsekretion, vermehrte Freisetzung von Noradrenalin aus sympathischen Nerven sowie trophische und proinflammatorische Wirkungen auf Herz, Gefäße, Nieren und Fettgewebe kommen durch Stimulierung des AT_1-Rezeptors zustande. AT_2-Rezeptoren vermitteln vermutlich vasodilatatorische, antiproliferative und anti-inflammatorische Effekte wobei deren pathophysiologische Bedeutung und Beeinflussung unter dem Einsatz von Hemmstoffen im Renin-Angiotensin-System noch unklar ist. Unter der Therapie mit ACE-Hemmstoffen kommt es durch die Abnahme der Angiotensin-II-Bildung zur reduzierten Aktivierung von AT_1- und AT_2-Rezeptoren.

Die Blutdrucksenkung beruht auf einer Verminderung des peripheren Gefäßwiderstandes und wird nicht nur bei hoher, sondern auch bei normaler und in abgeschwächter Form sogar verminderter Plasmarenin-Konzentration beobachtet. Diese Wirkstoffe hemmen zusätzlich den Bradykininabbau. Bradykinin vermittelt über die Freisetzung

von Stickstoffmonoxid und Prostacyclin eine Vasodilatation und kann somit zur antihypertensiven Wirkung der ACE-Hemmstoffe beitragen. ACE-Hemmstoffe führen nicht zur Aktivierung des Barorezeptorenreflexes (◘ Abb. 14.1), so dass die Herzfrequenz trotz Blutdrucksenkung nicht ansteigt. Die Nierendurchblutung und Na^+-Ausscheidung sind trotz der Blutdrucksenkung gesteigert. Besonders vorteilhaft erscheint die Senkung des postglomerulären Widerstands durch eine präferenzielle Vasodilatation des Vas efferens in der Niere. Zusätzlich ist wahrscheinlich die Hemmung proliferativer und inflammatorischer Effekte durch ACE-Hemmstoff für die Therapie von Endorganschäden in Herz, Gefäßen und Nieren bedeutsam. Die Wirkstoffe sind im Hinblick auf Lipidstoffwechsel metabolisch neutral. In neueren Untersuchungen werden sogar eine Verbesserung der Glucosetoleranz und damit eine antidiabetogene Wirkung postuliert.

Aufgrund ihres Wirkprofils und kontrollierter Studien sind ACE-Hemmstoffe Mittel der ersten Wahl bei Herzinsuffizienz mit systolischer Dysfunktion und bei einer chronischen Nierenerkrankung mit Proteinurie einschließlich der diabetischen Nephropathie. Zusätzliche mögliche Indikationen bestehen nach Myokardinfarkt und bei Patienten mit Typ-2-Diabetes mellitus und hohem Risiko. ACE-Hemmstoffe führen zu einer guten Regression der Linksherzhypertrophie, die ein bedeutender Risikofaktor für das Auftreten einer diastolischen und systolischen Herzinsuffizienz sowie von Vorhofflimmern ist.

Unerwünschte Wirkungen. ACE-Hemmstoffe sind gut verträglich und die Einnahmetreue ist relativ hoch. Als häufigste unerwünschte Wirkung tritt ein **Reizhusten** auf (ca. 10–20%), der nach Absetzen des Wirkstoffs wieder abklingt. Wegen der Gefahr der Hyperkaliämie sollen ACE-Hemmstoffe nicht mit K^+-retinierenden Diuretika, mit Ausnahme der etablierten Kombinationen mit Aldosteron-Rezeptor-Antagonisten bei der Herzinsuffizienz, kombiniert werden. Ein **angioneurotisches Ödem**, als potenziell lebensbedrohliche Nebenwirkung,

◘ Tab. 14.7. ACE-Hemmstoffe zur Therapie der Hypertonie

INN-Name	Handelsname (Beispiele)	Bioverfüg-barkeit [%]	HWZ [h]	Gesamtdosis pro Tag [mg]	Anzahl der täglichen Ver-ordnungen [n]
Benazepril	Cibacen®, Benazepril 1 A Pharma®	28	10–11	5–40	1–2
Captopril	Lopirin Cor®, tensobon®, Captopril AbZ®	70	2	50–150	2–3
Enalapril	Xanef®, Enahexal®	40	11	5–20	1–2
Fosinopril	dynacil®, Fosinorm®	36	12	10–20	1
Lisinopril	Acerbon®, Lisinopril AL®	25	12–13	5–20	1
Perindopril	Coversum®	65–70	6	4–8	1
Ramipril	Delix®, Vesdil®	50–60	13–17	2,5–10	1
Trandolapril	Gopten®, Udrik®	13	16–24	1–4	1

wird gelegentlich beobachtet und kann jederzeit auch noch Jahre nach Therapiebeginn auftreten. Patienten können über die Symptomatik dieses Krankheitsbildes, die Notwendigkeit des sofortigen Absetzens und der ärztlichen Konsultation aufgeklärt werden. Ein reversibler Anstieg des Serumkreatinins (>20%) und/oder eine schwere Hypotonie bis zum **akuten Nierenversagen** kann bei Zuständen mit ausgeprägter Reninstimulation auftreten. Dieses Risiko besteht bei intensiver Diuretikavorbehandlung und anderen Zuständen mit Volumendepletion (Diarrhö, Erbrechen) sowie bei bilateraler Nierenarterienstenose oder Stenose in einer funktionellen Einzelniere sowie bei chronischen Nierenerkrankungen.

Kontraindikationen. Kontraindikationen sind bilaterale Nierenarterienstenosen oder eine -stenose in einer funktionellen Einzelniere sowie der Hinweis auf ein angioneurotisches Ödem in der Vorgeschichte.

❗ **ACE-Hemmstoffe dürfen in Schwangerschaft und Stillzeit nicht angewendet werden und sollten deshalb bei Frauen im gebärfähigen Alter mit Kinderwunsch mit Zurückhaltung eingesetzt werden.**

Anwendung. Zur Behandlung der Hypertonie sind in Deutschland zahlreiche ACE-Hemmstoffe zugelassen. Klinisch bedeutsame pharmakodynamische Unterschiede zwischen den Substanzen sind derzeit nicht gesichert; allerdings finden sich wichtige Unterschiede in den Halbwertzeiten und der Wirkdauer der Arzneistoffe. Solche mit einer 24-h Wirkung nach einmaliger Gabe sollen bevorzugt werden (Verbesserung der Einnahmetreue, Vermeidung einer Rebound-Hypertonie). Da fast alle ACE-Hemmstoffe überwiegend renal eliminiert werden (Ausnahme **Fosinopril**; ▫ Tab. 14.7) könnte aus pharmakokinetischer Sicht bei Patienten mit Niereninsuffizienz eine Dosisreduktion erforderlich sein. Andererseits sind ACE-Hemmstoffe (oder ggf. AT_1-Rezeptor-Antagonis-

ten) bei vielen Patienten mit chronischen Nierenerkrankungen und Niereninsuffizienz besonders indiziert, da sie die Progression einer Niereninsuffizienz aufhalten können. Deshalb werden ACE-Hemmstoffe wie auch AT_1-Rezeptor-Antagonisten häufig ohne Dosisreduktion, ggf. sogar in hoher Dosis, bei diesen Patienten verordnet. Vorsicht ist allerdings geboten wenn die Nierenfunktion bereits stark eingeschränkt ist (ab Stadium 4, GFR <30 ml/min der chronischen Niereninsuffizienz bzw. Serumkreatinin-Konzentration etwa >3 mg/dl); es besteht die Gefahr, dass sich durch einen weiteren Abfall der GFR unter der Therapie mit einem ACE-Hemmstoff bzw. AT_1-Rezeptor-Antagonisten eine dialysepflichtige Niereninsuffizienz entwickelt.

14.3.5 AT_1-Rezeptor-Antagonisten (Sartane) und Renin-Inhibitor

Alle AT_1-Rezeptor-Antagonisten besitzen eine hohe AT_1-Rezeptorselektivität. Sie blockieren somit praktisch alle bislang bekannten, klinisch relevanten und bereits erwähnten (▶ Kap. 14.3.4) Wirkungen von Angiotensin II. Im Gegensatz zu ACE-Hemmstoffen haben sie keinen Einfluss auf den Bradykininstoffwechsel, so dass eine über Bradykinin vermittelte Vasodilatation nicht zur Blutdrucksenkung beiträgt. Jedoch könnte anstelle dieser fehlenden Wirkung die nach Blockade der AT_1-Rezeptoren weiter bestehende Stimulierung der AT_2-Rezeptoren vasodilatorische Effekte sowie antiproliferative und antiinflammatorische Effekte vermitteln; die klinische Relevanz dieser Wirkungen ist nicht gesichert.

Zur Behandlung der Hypertonie sind in Deutschland derzeit 7 Sartane zugelassen (▫ Tab. 14.8). Klinisch bedeutsame pharmakodynamische Unterschiede zwischen den Substanzen sind nicht gesichert. Bisherige Studien deuten darauf hin, dass die nachgewiesenen günstigen Effekte der ACE-Hemmstoffe und die daraus abgeleiteten zusätzlichen Indikationen

▫ **Tab. 14.8.** AT1-Rezeptor-Antagonisten zur Therapie der Hypertonie

INN-Name	Handelsname (Beispiele)	Bioverfügbarkeit [%]	HWZ [h]	Gesamtdosis pro Tag [mg]	Anzahl der täglichen Verordnungen [n]
Candesartan-Cilexitil	Atacand®, Blorpress®	42	6–13	4–16	1
Eprosartan	Teveten Mono®, Emestar Mono®	13	4,5–9	600–800[a]	1–2
Irbesartan	Aprovel®, Karvea®	60–80	11–15	75–300	1
Losartan	Lorzaar®	29–43	1–3	50–100	1–2
EXP 3174[b]		–	5–10		
Olmesartan-Medoxomil	Olmetec®, Votum®	25–30	11–15	10–40	1
Telmisartan	Kinzal®, Mycardis®	30–60	21–38	20–80	1
Valsartan	Diovan®, Provas®	23	6–9	80–160	1

[a] Eprosartan wird derzeit nur in einer 600 mg Dosierung angeboten; [b] aktiver Metabolit von Losartan

auf AT$_1$-Rezeptor-Antagonisten extrapoliert werden können (und vice versa). Der differenzialtherapeutische Einsatz von ACE-Hemmstoffen und Sartanen kann deshalb unter Berücksichtigung von Verträglichkeit, ökonomischen Aspekten und der aktuellen Studienlage bei Begleiterkrankungen erfolgen.

Unerwünschte Wirkungen. Alle Sartane zeichnen sich durch eine hervorragende Verträglichkeit aus und unterscheiden sich in dieser Hinsicht von allen anderen Substanzklassen. Der unter ACE-Hemmstoffen beobachtete trockene Reizhusten und die seltener beobachteten Angioödeme treten unter AT$_1$-Rezeptor-Antagonisten im Vergleich zu Placebo nicht gehäuft auf. Sartane sind somit eine Alternative für Patienten, die ACE-Hemmstoffe wegen quälendem Reizhusten nicht vertragen oder ein Angioödem entwickelt haben. Ansonsten gelten für die Anwendung von Sartanen dieselben Einschränkungen und Gegenanzeigen wie für ACE-Hemmstoffe. Dies betrifft auch den Ausschluss einer Anwendung in Schwangerschaft und Stillzeit.

Pharmakokinetik. Nach oraler Applikation erreichen Sartane nach ca. 4 h ihre maximale Wirkung wobei bei Einleitung der Therapie die maximale Blutdrucksenkung erst nach 3–6 Wochen eintritt. Sie dissoziieren nur sehr langsam vom Rezeptor, was die lang anhaltende Blutdrucksenkung von 24 h nach Einmalgabe erklärt. **Losartan** wird in der Leber zu einem **aktiven Metaboliten** mit längerer Wirkdauer und höherer Rezeptoraffinität umgewandelt. **Telmisartan** unterscheidet sich von den anderen Sartanen durch sein hohes Verteilungsvolumen und hohe Lipophilie. Der Wirkstoff wird fast ausschließlich in Galle und Fäzes ausgeschieden, während die anderen Sartane sowohl über Leber und Niere eliminiert werden.

Aliskiren[1], ein neu entwickelter direkter Renin-Inhibitor, hemmt die Enzymaktivität des Renins und damit die Bildung von Angiotensin I aus Angiotensinogen. Die Bioverfügbarkeit ist mit 2–3% gering und die Halbwertzeit mit im Mittel etwa 40 h relativ lang. In der Dosierung von 150 oder 300 mg einmal täglich wirkt der Wirkstoff antihypertensiv in einer Monotherapie und in Kombination mit einem Thiaziddiuretikum. Aliskiren hemmt das Renin-Angiotensin-System (RAS) bereits auf der Stufe des Renins (🔲 Abb. 14.1). Ein Vorteil der direkten Renin-Inhibition könnte sein, dass der unerwünschte Anstieg der Plasmareninkonzentration, der unter der Therapie mit allen RAS-Inhibitoren (ACE-Hemmstoff, AT1-Antagonist und Renin-Inhibitor) eintritt, durch die Hemmung der enzymatischen Reninaktivität mit Aliskiren funktionell ausgeglichen werden kann. Die Beurteilung des Stellenwerts dieser Substanz muss von Endpunktstudien abhängig gemacht werden. Die Verträglichkeit dieser neuen Substanz ist gut und die Kriterien der Anwendung sind analog zu den AT$_1$-Antagonisten.

14.3.6 Calcium-Kanal-Blocker

Die bei der Hypertoniebehandlung verwendeten Calcium-Kanal-Blocker (sog. Calciumantagonisten) hemmen in die glatten Gefäßmuskelzellen und am Herzen den Calcium-

ionen-Einstrom aus dem Extrazellulärraum. Dies führt zu einer Vasodilatation mit Absinken des peripheren arteriellen Widerstandes und damit zur Blutdrucksenkung. Zusätzlich induzieren Calcium-Kanal-Blocker eine natriuretische Wirkung und sind besonders wirksam bei älteren und/oder salzsensitiven Patienten.

Alle Calcium-Kanal-Blocker sind in der Lage, den Blutdruck relativ schnell und anhaltend zu senken. Am Herzen führen die Calcium-Kanal-Blocker theoretisch zu einer Abnahme von Frequenz, AV-Überleitung und Kontraktionskraft. Bei der klinischen Wirkung am Patienten fallen diese kardiodepressiven Wirkungen zwischen den Dihydropyridinen (z. B. **Nifedipin**) im Vergleich zu **Verapamil** und **Diltiazem** (🔲 Tab. 14.9) sehr unterschiedlich aus. Die kardiodepressive Wirkung ist bei Verapamil und Diltiazem – diese Wirkstoffe werden auch den Antiarrhythmika der Klasse IV (▶ Kap. 18) zugeordnet – sehr ausgeprägt.

Diese Arzneistoffe induzieren trotz Blutdrucksenkung eine Frequenzabnahme und Verzögerung der AV-Überleitung (Verapamil > Diltiazem). Im Gegensatz dazu besitzen die Dihydropyridine eine stärkere gefäßerweiternde Wirkung und geringere kardiodepressive Wirkung. Bei allen Dihydropyridinen kommt es bei der klinischen Anwendung zu einer mehr oder weniger stark ausgeprägten Aktivierung des Barorezeptorenreflexes (🔲 Abb. 14.1) mit konsekutiver Sympathikusaktivierung und Herzfrequenzanstieg. Dieser Effekt korreliert invers mit dem Wirkungseintritt und der Wirkdauer der Arzneistoffe. Er ist somit bei sehr kurz wirksamen Substanzen, v. a. bei nichtretardiertem **Nifedipin**[2], am stärksten ausgeprägt. Kurzwirksame Wirkstoffe stehen deshalb im Verdacht, das Risiko schwerwiegender, unter Umständen sogar tödlicher Herzkreislaufkomplikationen (z. B. Herzinfarkt) zu erhöhen und sollen zur Therapie der Hypertonie nicht verordnet werden und sind für diese Indikation in Deutschland nicht zugelassen.

Neuere lang wirkende Calcium-Kanal-Blocker aus der Gruppe der Dihydropyridine (🔲 Tab. 14.9) induzieren wegen des langsameren Wirkungseintritts bei der chronischen Anwendung eine geringere Sympathikusaktivierung. Der klinisch nachweisbare Herzfrequenzanstieg ist gering bzw. bleibt aus. Kontrollierte Studien bei älteren Patienten mit isoliert systolischer Hypertonie und mehrere neuere Studien bei Patienten mit systolisch-diastolischer Hypertonie belegen, dass Calcium-Kanal-Blocker die Morbidität und Mortalität bei Hypertonikern signifikant senken können. Sie gehören damit bei der Hypertoniebehandlung zu Recht zu den fünf Substanzklassen der ersten Wahl.

Indikationen. In der Monotherapie sind Dihydropyridine als Alternative zu Thiaziddiuretika bei älteren Patienten mit isoliert systolischer Hypertonie indiziert. Calcium-Kanal-Blocker sind zusätzlich indiziert bei Patienten mit stabiler Angina pectoris bei koronarer Herzkrankheit, Angina pectoris vom vasospastischen Typ (v. a. Verapamil und Diltiazem) und bei Linksherzhypertrophie ohne oder mit diastolischer Funktionsstörung. Verapamil und Diltiazem sind als Alternative zu

---

1 Rasilez®

2 NifeHEXAL®, Nifedipin-ratiopharm®, Nifedipin AL

◻ Tab. 14.9. Calcium-Kanal-Blocker zur Therapie der Hypertonie

INN-Name	Handelsname (Beispiele)	Bioverfüg-barkeit [%]	Gesamtdosis pro Tag [mg]	Anzahl der täglichen Ver-ordnungen [n]
Amlodipin	Norvasc®, Amlo-Q®	60–85	5–10	1
Diltiazem Retardformulierung	Dilzem®, Diltiazem Verla®	35–60	180–240	1
Felodipin	Modip®, Munobal®, Felodipin TAD®	12–16	5–10	1
Isradipin	Lomir SRO®, vascal uno®	17	2,5–5	1
Lercanidipin	Carmen®, Corifeo®	10	10–20	1
Manidipin	Manyper®	?	10–20	1
Nifedipin Retardformulierungen	Adalat®, Aprical®	65	20–60	1–2
Nilvadipin	Escor®, Nivadil®	14–19	8–16	1
Nitrendipin	Bayotensin®, Nitrepress®	20–30	10–40	1–2
Verapamil-Retardformulierung	Isoptin®, Veramex®	10–20	120–240	1

β-Rezeptor-Antagonisten (z. B. bei extrakardialen Kontraindikationen wie Asthma bronchiale) bei Patienten mit erhöhter Herzfrequenz (85/min) und bei kardiologischen Patienten mit tachykarden supraventrikulären Herzrhythmusstörungen indiziert.

Unerwünschte Wirkungen. Calcium-Kanal-Blocker führen relativ häufig bei ungefähr 10% der Patienten zu unerwünschten Nebenwirkungen. Am häufigsten werden Knöchel- bzw. prätibiale Ödeme beobachtet. Weitere häufige Nebenwirkungen sind Schwindel, Kopfschmerzen, Gesichtsröte (flush) und Herzklopfen. Die Ödeme entstehen vermutlich durch den erhöhten hydrostatischen Druck infolge Dilatation präkapillärer Arteriolen und reflektorischer bzw. persistierender postkapillärer Venenkonstriktion. Häufig verschwinden die Knöchelödeme bei Hinzugabe eines ACE-Hemmstoffs oder Sartans im Rahmen der Kombinationtherapie. Vielleicht sind diese Medikamente in der Lage, die durch Calcium-Kanal-Blocker induzierte Störung der Mikrozirkulation durch eine Blockade der postkapillären Venenkonstriktion wieder auszugleichen.

❶ Calcium-Kanal-Blocker vom Dihydropyridintyp sind 4 Wochen nach Myokardinfarkt und bei instabiler Angina pectoris sowie bei systolischer Herzinsuffizienz kontraindiziert. Kurzwirksame Calcium-Kanal-Blocker in schnell freisetzender Form sollen auch zur Behandlung der Hypertonie und der stabilen Angina pectoris nicht angewandt werden, da ein erhöhtes Risiko nicht ausgeschlossen werden kann. In der Schwangerschaft sind Calcium-Kanal-Blocker nur mit Einschränkung geeignet (▶ Kap. 14.5).

Pharmakokinetik. Obwohl die Halbwertzeiten bei einigen Calcium-Kanal-Blockern relativ kurz sind (z. B. Verapamil) gelang es durch die Herstellung retardierter Arzneistoffe die Wirkdauer zu verlängern, so dass die für die Hypertonie gewünschte einmal tägliche Anwendung möglich ist (◻ Tab. 14.9). Bei einigen Wirkstoffen werden nicht-retardierte und retardierte Formulierungen nebeneinander angeboten (z. B. Isradipin, Nifedipin, Diltiazem, Verapamil). Bei der Hypertoniebehandlung sollen nicht-retardierte Formulierungen nicht mehr eingesetzt werden. Alle Calcium-Kanal-Blocker werden in unterschiedlichen Ausmaß durch das Cytochrom-P450 3A4 (CYP3A4) Isoenzym in der Leber und bei der Resorption bereits im Dünndarm metabolisiert. Dies ist auch der Grund für den relativ starken **First-pass-Metabolismus**, so dass die orale Bioverfügbarkeit bei den meisten Wirkstoffen gering ist und individuell erheblich schwankt (◻ Tab. 14.9). Aus der gemeinsamen Verstoffwechslung über CYP3A4 können **Arzneimittelinteraktionen** bei der Anwendung anderer Arzneistoffe (z. B. Statine, Makrolide, Calcineurin-Inhibitoren, Johanniskraut) oder dem Genuss von **Grapefruitsaft** resultieren. Weiterhin können sich Kontraindikationen für die Hinzugabe von anderen Wirkstoffen, die CYP3A4 induzieren oder inhibieren (▶ Kap. 36) ergeben.

14.3.7 Zusätzliche Wirkstoffe: α₁-Rezeptorantagonisten, Antisympathotonika und direkte Vasodilatatoren

Zusätzlich zu den derzeit etablierten fünf Substanzklassen der ersten Wahl werden weitere Wirkstoffe ausschließlich in der Kombinationstherapie bei Patienten mit schwer einstellbarer Hypertonie (▶ Kap. 14.4.4) oder bei einer zusätzlichen Indikation im Rahmen der Differenzialtherapie eingesetzt. Hierzu zählen Wirkstoffe die den **α₁-Rezeptorantagonisten**, **Antisympathotonika** und **direkten Vasodilatatoren** zugeordnet

▣ Tab.14.10. Zusätzliche Wirkstoffe für die Kombinationstherapie und Differenzialtherapie der Hypertonie

INN-Name	Handelsname (Beispiele)	Gesamtdosis pro Tag [mg]	Anzahl der täglichen Verordnungen [n]
α1-Rezeptor-Antagonisten			
Bunazosin	Andante®	3–6	1
Doxazosin	Diblocin ® PP, Cardular ® PP, Doxazosin dura®	4-8	1
Terazosin	Heitrin®, Flotrin®, Terazosin ct®	1–10	1–2
Antisympathotonika			
Clonidin	Catapresan®, Clonidin retard-ratiopharm® 250	0,15–0,90	2–3
Moxonidin	Cynt®, Physiotens®	0,2–0,6*	1–2
Direkte Vasodilatatoren			
Dihydralazin	Nepresol®, Depressan®	25–100 (-150)	2–3
Minoxidil	Lonolox®	5–40 (–100)	1–2

* Moxonidin wird vorwiegend renal eliminiert; bei einer GFR <50 ml/min soll die maximale Tagesdosis 0,4 mg nicht überschreiten.

werden. Wichtige Beispiele sind in ▣ Tab.14.10 zusammengefasst. Diese Wirkstoffe erfüllen die in ▣ Tab. 14.4 genannten Anforderungen an ein ideales Antihypertensivum nur unzureichend. Dennoch spielen sie als **Reservemittel** eine wichtige Rolle bei der Behandlung von Patienten mit schwer einstellbarer Hypertonie bzw. sekundären Hypertonieformen (v. a. bei sekundärer renaler Hypertonie).

α1-Rezeptorantagonisten

Die selektive Blockade von postsynaptischen vaskulären α_1-Rezeptoren führt zur Erweiterung von Arteriolen und Venen, Abnahme des peripheren Widerstandes und Blutdrucksenkung. Bei Behandlungsbeginn kann es unter diesen Wirkstoffen aufgrund der Vasodilatation der Widerstandsgefäße und Einschränkung der vaskulären Gegenregulation über vaskuläre α_1-Rezeptoren zu Orthostase bis zur Synkope kommen (**First-dose-Phänomen**). Insbesondere bei dem sehr kurzwirksamen **Prazosin**[3] kommt es (trotz Retardierung) bei der Langzeittherapie zur neurohumoralen Gegenregulation durch Barorezeptorenaktivierung mit Stimulation des Sympathikus über β_1-Rezeptoren und des Renin-Angiotensin-Aldosteron-Systems mit konsekutiver Reflextachykardie und Volumenretention. Prazosin kann deshalb heute nicht mehr empfohlen werden. Bei den neueren ebenfalls in retardierter Formulierung angebotenen Wirkstoffen (z. B. **Bunazosin, Doxazosin, Terazosin;** ▣ Tab.14.10) mit späterem Wirkungseintritt, längerer Halbwertszeit und Wirkdauer sind diese Effekte weniger stark ausgeprägt. Durch die neurohumorale Gegenregulation wird nicht nur die antihypertensive Wirkung sondern möglicherweise auch die kardiovaskuläre Risikoreduktion im Rahmen der Blutdrucksenkung eingeschränkt.

In der **ALLHAT-Studie** wurde bei einer Langzeitbeobachtung von über 54-jährigen Hypertonikern in der Analyse der sekundären Studienziele beobachtet, dass Doxazosin weniger effektiv als Chlorthalidon vor Herzinsuffizienz und Schlaganfall schützt. Der Einsatz dieser Wirkstoffe beschränkt sich derzeit aufgrund des ungünstigen hämodynamischen Wirkprofils auf die Kombinationstherapie bei schwer einstellbarer Hypertonie, wobei sich zur Herzfrequenzkontrolle eine Kombination mit einem β_1-Rezeptor-Antagonisten oder alternativ Verapamil oder Diltiazem anbietet. Im Rahmen der Kombinationstherapie ergibt sich eine mögliche zusätzliche Indikation allenfalls bei Patienten mit Hypertonie und Miktionsstörungen bei Prostatahypertrophie. Bei älteren Männern mit orthostatischer Dysregulation ist allerdings Vorsicht geboten (► Kap. 14.4.6).

Urapidil[4] nimmt eine gewisse Sonderstellung ein. Der Wirkstoff blockiert ebenfalls vaskuläre α_1-Rezeptoren und wirkt gleichzeitig als Agonist an im Hirnstamm lokalisierten 5-HT-Rezeptoren (5-HT$_{1A}$ Subtyp). Durch letzteren Mechanismus wird der periphere Sympathikustonus erniedrigt und die beschriebene neurohumorale Aktivierung mit Reflextachykardie bleibt aus. Urapidil ist bedeutsam bei der Behandlung von hypertensiven Notfällen (► Kap. 14.6).

Antisympathotonika

Unter den Antisympathotonika besitzt **Reserpin**[5] heute keine große Bedeutung mehr für die Therapie der Hypertonie, da genügend andere Arzneistoffe mit einem besseren therapeutischen Profil (▣ Tab. 14.10) und v. a. einer besseren Verträglichkeit zur Verfügung stehen. Es kann allenfalls an Patienten weiter verordnet werden, die bisher mit einer niedrig dosierten Reserpin (Dosis: 0,1 mg/Tag)/Diuretikakombination vorbehandelt und bei guter Verträglichkeit auch gut eingestellt sind. Die häufigsten unerwünschten Wirkungen sind Müdig-

---

3 Prazosin-ratiopharm®
4 Ebrantil®
5 Triniton®

keit und depressive Verstimmung. Bei entsprechenden Nebenwirkungen und bei Patienten mit peptischen Ulcera und Colitis ulcerosa soll die Therapie allerdings beendet werden.

Clonidin (◻ Tab.14.10) als Antisympathotonikum spielt heute bei der Langzeittherapie der Hypertonie aufgrund seiner relativ schlechten Verträglichkeit nur noch eine untergeordnete Rolle. Der Wirkstoff verringert den Sympathikustonus vorwiegend durch Stimulation zentraler α_2-Rezeptoren. Die Blutdrucksenkung beruht anfänglich hauptsächlich auf einer Verminderung des Herzzeitvolumens. Bei langfristiger Anwendung kommt es auch zu einer Senkung des peripheren Widerstandes sowie zur unerwünschten Natriumretention. Letztere wird durch die gleichzeitige obligate Gabe eines Diuretikums bei der Durchführung der Kombinationstherapie ausgeglichen. Ursachen für die eingeschränkte Verträglichkeit sind Müdigkeit, Mundtrockenheit, Obstipation, Bradykardie, Abnahme von Libido und Potenz sowie Parotisschmerzen bei Nahrungsaufnahme. Alle genannten Nebenwirkungen können schon bei niedrigen therapeutischen Dosierungen auftreten und nehmen bei Dosissteigerungen an Intensität weiter zu. Nach plötzlicher Therapieunterbrechung (Achtung bei Patienten mit geringer Compliance!) kann es prinzipiell bei allen Antihypertensiva zu einem akuten Blutdruckanstieg kommen. Dieses sog. **Rebound-Phänomen** ist besonders häufig und ausgeprägt unter der Therapie mit Clonidin beobachtet worden. Abruptes Absetzen kann zu krisenhaftem Anstieg von Blutdruck und Herzfrequenz führen.

Im Vergleich zu Clonidin zeichnet sich die neuere Substanz **Moxonidin** (◻ Tab.14.10) durch eine bessere Verträglichkeit bei vergleichbarer antihypertensiver Potenz aus. Insbesondere die häufigen Nebenwirkungen wie Müdigkeit und Mundtrockenheit, die den Einsatz von Clonidin in der klinischen Praxis limitieren, sind bei Moxonidin geringer ausgeprägt. Neben zentralen α_2-Rezeptoren stimuliert Moxonidin zusätzlich verstärkt Imidazolin-Rezeptoren (I_1-Rezeptor). Moxonidin muss in Abhängigkeit der Nierenfunktion dosiert werden (◻ Tab. 14.10). Beide Arzneistoffe werden lediglich bei schweren Formen der Hypertonie zusammen mit anderen Antihypertensiva angewandt, wobei aufgrund der besseren Verträglichkeit Moxonidin bevorzugt werden kann. Clonidin kommt zusätzlich bei der Behandlung von hypertensiven Notfällen zum Einsatz. **Methyldopa**[6] führt ebenfalls zu einer zentral-induzierten Reduktion des Sympathikustonus. Wegen seiner schlechten Verträglichkeit (Müdigkeit, Orthostase, Beeinträchtigung der Leberfunktion) wird es heute nicht mehr eingesetzt. Der Wirkstoff wird nur noch aufgrund seiner nachgewiesenen Sicherheit bei der Behandlung der Hypertonie in der Schwangerschaft eingesetzt (▶ Kap. 14.5).

Direkte Vasodilatatoren

Bei der Langzeittherapie der Hypertonie muss der erhöhte periphere Widerstand gesenkt werden und alle Antihypertensiva vermitteln eine mehr oder weniger ausgeprägte Vasodilatation. Dies erreichen die verschiedenen Substanzklassen auf recht unterschiedliche Weise und bei einigen Wirkstoffen (z. B. β-Rezeptor-Antagonisten und Diuretika) sind die Mechanismen, die letztlich zur Vasodilatation und zur Abnahme des peripheren Widerstandes führen, bis heute noch nicht

eindeutig geklärt. Unter den **direkten Vasodilatatoren Dihydralazin**, **Minoxodil** (◻ Tab.14.10) und **Nitroprussidnatrium**[7] werden Substanzen zusammengefasst, die primär eine direkte Gefäßerweiterung durch Erschlaffung der glatten Gefäßmuskulatur, insbesondere im Bereich der Widerstandsgefäße induzieren. Diese Arzneistoffe vermitteln, wie zu erwarten (▶ Kap. 14.1.4 und ◻ Abb. 14.1), eine ausgesprochenen Aktivierung des Barorezeptorenreflexes mit konsekutiver neurohumoraler Aktivierung, Reflextachykardie und Volumenretention. Infolgedessen werden die Wirkstoffe Dihydralazin und Minoxodil, die in der Langzeittherapie von Patienten mit sehr schwer einstellbarer Hypertonie zur Anwendung kommen, immer mit einem β-Rezeptor-Antagonisten (oder Clonidin bzw. Moxonidin) und einem Schleifendiuretikum zur Vermeidung von Reflextachykardie und Flüssigkeitsretention kombiniert.

Die zellulären Mechanismen, über die **Dihydralazin** eine direkte Vasodilatation der Arteriolen vermittelt, sind nicht bekannt. Der Wirkstoff führt zu zahlreichen **unerwünschten Wirkungen** wie Kopfschmerzen, Übelkeit, Diarrhö, Schwindel, Palpitationen. Das Risiko, dass ein Lupus-erythematodes-disseminatus-ähnliches Zustandsbild auftritt ist bei hoher Dosierung, bei langsamen Acetylierern (NAT2-Polymorphismus ▶ Kap. 36) und bei Trägern des HLA-DR_4-Antigens erhöht. Bei langfristiger Anwendung sollten Tagesdosen von 50 mg ohne Ermittlung des Acetylator-Status nicht überschritten werden. Der Arzneistoff kann zusätzlich bei der Behandlung von hypertensiven Notfällen (▶ Kap. 14.6) und bei der Behandlung der Hypertonie in der Schwangerschaft (▶ Kap. 14.5) eingesetzt werden.

Minoxidil wirkt erschlaffend auf die Muskulatur der Widerstandsgefäße, indem es die Membranpermeabilität für Kalium-Ionen erhöht. Es ist ein sehr starkes und langwirkendes (24–75 h) Antihypertensivum, das aufgrund vieler unerwünschten Wirkungen wie Exantheme, Hypertrichose (reversibel, starke Ausprägung bis zu 10%), Perikarditis (3–5%), und T-Wellen Veränderungen im EKG (60%) nur bei selektierten Patienten und sonst therapierefraktärer Hypertonie (häufig bei schwerer renaler Hypertonie) indiziert ist. **Nitroprussidnatrium** wird als Notfallmedikament bei schwerer Hypertonie sowie zur gezielten Blutdrucksenkung in der operativen Medizin und Intensivmedizin verwandt. Durch sorgfältige, kontrollierte intravenöse Infusion von Nitroprussidnatrium kann der erhöhte Blutdruck gezielt auf das therapeutisch gewünschte Niveau gesenkt werden. Die Wirkung ist gut steuerbar, weil der hypotensive Effekt aufgrund einer Freisetzung von Stickstoffmonoxid sofort eintritt, beim einzelnen Patienten streng dosisabhängig ist und bei Infusionsende sogleich aufhört (▶ Kap. 14.6 und ◻ Tab. 14.12).

🛈 Eine akute Überdosierung kann zu einer Cyanid-Vergiftung führen. Cyanid wird in der Leber zu Thiocyanat umgewandelt, das zwar lediglich 1/100 der Toxizität von Cyanid besitzt, jedoch bei mehrtägiger An
▼

6 Presinol®, Methyldopa STADA®

7 nipruss®

wendung von Nitroprussidnatrium kumulieren und zu Vergiftungen Anlass geben kann (Muskelschwäche, Sprachstörungen, psychotische Reaktionen, Delir). Daher sollte bei einer mehr als zwei Tage dauernden Behandlung mit Nitroprussidnatrium die Thiocyaniat-Konzentration im Plasma kontrolliert werden. Dies gilt insbesondere bei Patienten mit eingeschränkter Nierenfunktion, da bei ihnen Thiocyanat nur verzögert ausgeschieden wird.

Die anfängliche Dosis beträgt 25 µg/min und wird dem einzustellenden Blutdruck entsprechend gesteigert (u. U. bis auf 1000 µg/min). Lösungen von Nitroprussidnatrium sind lichtempfindlich und auch im Kühlschrank nur 12 h haltbar.

14.4 Wahl der Antihypertensiva und Differenzialtherapie

14.4.1 Indikationen für die Pharmakotherapie und allgemeine Durchführung

Der Beginn und die Durchführung der Behandlung wird zunächst durch die initiale Höhe des Blutdruckes und das kardiovaskuläre Gesamtrisiko bestimmt (◘ Tab.14.11). Für alle Schweregrade wird die Anwendung nicht-medikamentöser Maßnahmen empfohlen. Eine Arzneimitteltherapie ist in je-

dem Fall beim Schweregrad 3 innerhalb weniger Tage indiziert, wobei Blutdruckwerte >210 mmHg systolisch bzw. >115 mmHg diastolisch in der Regel einen sofortigen Beginn der medikamentösen Therapie notwendig machen. Bei der Mehrzahl der Patienten liegt eine leichte bis mittelschwere Hypertonie vor (Schweregrad 1–2), bei der sich die Vorgehensweise an der Blutdruckentwicklung nach Anwendung von Allgemeinmaßnahmen und dem individuellen Risikoprofil des Patienten orientiert (◘ Tab.14.11). Berücksichtigt man die Höhe des Blutdruckes und weitere Risikofaktoren und Erkrankungen, lässt sich das kardiovaskuläre Gesamtrisiko abschätzen, das nach international anerkannten Vorschlägen in vier Klassen differenziert werden kann. Grundlage für diese Differenzierung ist die Prognose, die aufgrund großer epidemiologischer Studien als 10-Jahres-Risiko hinsichtlich kardiovaskulär bedingtem Tod, nichttödlichem Schlaganfall und Myokardinfarkt kalkuliert wurde. Die Wahrscheinlichkeit, eines dieser Ereignisse in den folgenden 10 Jahren zu erleiden, beträgt bei
- Leicht erhöhtem Risiko: etwa 10–15%
- Mäßig erhöhtem Risiko: etwa 15–20%
- Hohem Risiko: etwa 20–30%
- Sehr hohem Risiko: etwa 30% und mehr.

Bei hypertonen Patienten mit hohem oder sehr hohem Risiko ist eine Pharmakotherapie generell indiziert. Bei Patienten mit Hypertonie des Schweregrads 1 oder 2 und nur geringem oder mittlerem Risiko kann der Blutdruck zunächst über eine Mo-

---

◘ **Tab.14.11.** Risikostratifizierung zu Beurteilung von Prognose und Therapieindikation zur Blutdrucksenkung

Risikofaktoren (RF)/ Begleiterkrankungen/ Endorganschäden	Blutdruck (mmHg)				
	120–129 SBD oder 80–84 DBD	130–139 SBD oder 85–89 DBD	140–159 SBD oder 90–99 DBD	160–179 SBD oder 100–109 DBD	≥180 SBD oder ≥110 DBD
Keine anderen RF	Durchschnittliches Risiko[b]	Durchschnittliches Risiko[b]	Leicht erhöhtes Risiko, Medikation[a]	Mäßig erhöhtes Risiko, Medikation[a]	Hohes Risiko, Medikation
1–2 Risikofaktoren	Leicht erhöhtes Risiko, Monitoring	Leicht erhöhtes Risiko, Monitoring	Mäßig erhöhtes Risiko, Medikation[a]	Mäßig erhöhtes Risiko, Medikation[a]	Sehr hohes Risiko, Medikation
≥3 RF oder Endorganschäden oder Diabetes mellitus oder metabolisches Syndrom	Mäßig erhöhtes Risiko, Monitoring	Hohes Risiko, Medikation	Hohes Risiko, Medikation	Hohes Risiko, Medikation	Sehr hohes Risiko, Medikation
Klinisch manifeste kardiovaskuläre oder renale Begleiterkrankungen	Hohes Risiko[c]	Sehr hohes Risiko, Medikation	Sehr hohes Risiko, Medikation	Sehr hohes Risiko, Medikation	Sehr hohes Risiko, Medikation

[a] Medikamentöse Therapie nach erfolglosem Versuch mit Allgemeinmaßnahmen und Monitoring.
[b] Keine Maßnahmen; Monitoring = weitere Blutdruckkontrolle, über 3–12 Monate um ggf. veränderte Situation zu erfassen.
[c] Vorgehen in Abhängigkeit von Begleiterkrankung: bei Niereninsuffizienz und Proteinurie >1g/d Zielwert <125/75 mmHg und damit ggf. Behandlungsindikation, sonst Monitoring/Behandlung von Risikofaktoren/Begleiterkrankungen/Endorganschäden
Modifiziert nach den Leitlinien der European Society of Hypertension-European Society of Cardiology 2007 und der Deutschen Hypertonie Liga DHL® 2008

nitorisierungsphase von 3–12 Monaten kontrolliert werden und danach bei fehlender Blutdrucknormalisierung eine medikamentöse Therapie eingeleitet werden. Für die isolierte systolische Hypertonie (☐ Tab. 14.2), die besonders häufig beim älteren Patienten vorkommt, gilt die gleiche Vorgehensweise, da sie wie die systolisch-diastolische Hypertonie mit einem Anstieg des kardiovaskulären Risikos verbunden ist.

> **Die Evidenz aus einer Vielzahl von kontrollierten Studien ist, dass der Blutdruck unter die allgemein anerkannten Grenzwerte von unter 140/90 mmHg gesenkt werden soll. Die Zielblutdruckwerte sind Empfehlungen, die immer und gerade beim älteren Patienten individuell angepasst werden müssen. Ganz allgemein gilt, dass niedrigere Blutdruckwerte angestrebt werden sollen, falls die Patienten diese tolerieren.**

Bei Patienten mit hohem Risiko soll ein **Zielblutdruck von <130/80 mmHg** eingestellt werden. Empfohlen wird dieses Vorgehen bei Patienten mit Diabetes mellitus, chronischen Nierenerkrankungen oder Herzinsuffizienz mit systolischer Dysfunktion. Bei diesen Erkrankungen haben sich ACE-Hemmstoffe und/oder AT_1-Rezeptor-Antagonisten in kontrollierten klinischen Studien als prognostisch günstig erwiesen. Diese Wirkstoffe bilden somit die Basis einer Mehrfachkombinationstherapie, die fast immer notwendig ist, um die niedrigen Zielblutdruckwerte zu erreichen. Bei Patienten mit chronischen Nierenerkrankungen und Proteinurie über 1 g/Tag gilt eine weitere Absenkung des Blutdrucks auf **Zielwerte <125/75 mmHg** als prognostisch günstig, weil hierdurch die Progression der Nierenerkrankung bis hin zur terminalen Niereninsuffizienz signifikant verzögert werden kann.

Bei hypertensiven Notfällen muss die Therapie unmittelbar eingeleitet und in der Regel unter stationären Bedingungen fortgesetzt werden (▶ Kap. 14.6).

Kontrolle der Therapie durch ABDM und Blutdruckselbstmessung

Es sollten in der Regel langwirksame Medikamente mit einer 24-h-Wirksamkeit verordnet werden. Diese Medikamente müssen nur einmal am Tag genommen werden. Dies soll die Compliance der Patienten sicherstellen und die Blutdruckschwankungen während des Tages reduzieren und darüber die Entwicklung von hypertensiven Endorganschäden und die Rate von kardiovaskulären Ereignissen günstig beeinflussen (☐ Tab. 14.4). Zur besseren Therapieüberwachung und Differenzialtherapie ist es wünschenswert, dass die Gelegenheitsmessung durch die Blutdruckselbstmessung oder die ambulante 24-h-Blutdruckmessung (ABDM) ergänzt wird.

Der zirkadiane Blutdruckrhythmus mit einem physiologischen nächtlichen Blutdruckabfall um mehr als 10% findet sich beim Normotoniker wie beim Hypertoniker, allerdings auf höherem Niveau (☐ Tab. 14.1). Ein Absinken des Blutdruckes um weniger als 10% während des Nachtschlafes (**non-dipper**) oder sogar ein Blutdruckanstieg (**inverted-dipper**) ist differenzialdiagnostisch auffällig. Solche Blutdruckprofile findet man bei sekundärer Hypertonie, Patienten mit renalen, zerebrovaskulären und kardialen Hochdruckkomplikationen, bei Schwan-

gerschaftshypertonie, Schlafapnoesyndrom, autonomer Insuffizienz und nach Herz- oder Nierentransplantation. Außerdem liefert die ABDM einen Überblick über die mittlere Pulsfrequenz und kann einen überschießenden morgendlichen Blutdruckanstieg nachweisen. Letzterer hat wegen der Häufung von kardio- und zerebrovaskulären Ereignissen am Morgen eine besondere prognostische Bedeutung. Andererseits kann es auch unabhängig von der Behandlung sowie als Folge der antihypertensiven Therapie zu einem zu starken nächtlichen Blutdruckabfall (>20% des Tagesmittelwertes, **Super-Dipper**) kommen.

Somit können in der ABDM nachgewiesene unterschiedliche Blutdruckprofile zu einer verbesserten Differenzialtherapie, Therapieüberwachung und zur Vermeidung von Über- bzw. Unterbehandlung beitragen. Generell soll die antihypertensive Medikation so früh wie möglich (beim Aufstehen) eingenommen werden, um eine zu lange Latenz zwischen dem Aufstehen und dem Wirkungseintritt der Arzneistoffe zu vermeiden. Dies gilt insbesondere für Patienten mit einem überschießenden morgendlichen Blutdruckanstieg (>20 mmHg Anstieg des systolischen und/oder diastolischen Blutdruckes in der Zeit von 03:00 bis 09:00 Uhr). Eine primär abendliche oder kombinierte morgendliche und abendliche Medikation ist evtl. erforderlich bei schweren Hypertonieformen und unzureichender nächtlicher Blutdrucksenkung (bei **Non-Dippern** und **Inverted-Dippern**).

Obwohl größerer systematische Untersuchungen zum Vergleich der morgendlichen mit der abendlichen Gabe der Antihypertensiva fehlen, kann man davon ausgehen, dass zur nächtlichen Gabe prinzipiell alle Substanzklassen der ersten Wahl geeignet sind. Diuretika erscheinen allerdings, wegen der Provokation eines nächtlichen Harndrangs im Hinblick auf die Verträglichkeit am wenigsten geeignet zu sein. Calcium-Kanal-Blocker und ACE-Hemmstoffe sind in einigen Fällen als besonders wirksam beschrieben worden und waren in der Lage, eine fehlende Nachtabsenkung des Blutdruckes in ein physiologisches Blutdruckprofil zu überführen. ACE-Hemmer scheinen im Gegensatz zu Calcium-Kanal-Blockern bei Dippern bei abendlicher Gabe eher zu einem Super-Dipping zu führen. Weiterhin gibt es Hinweise, dass bei Non-Dippern die abendliche Gabe von Calcium-Kanal-Blockern nicht nur zu einer nächtlichen Blutdrucksenkung führen, sondern auch das pathologische Tag-Nachtprofil des Blutdrucks normalisieren können.

14.4.2 Monotherapie

In der Vergangenheit war die Diskussion über die Pharmakotherapie der Hypertonie von der Fragestellung dominiert, ob unabhängig von der Blutdrucksenkung zwischen den blutdrucksenkenden Substanzklassen per se Unterschiede hinsichtlich der Reduktion kardiovaskulärer Endpunkte bestehen. In der Gesamtschau der derzeitigen Studienlage ist davon auszugehen, dass für die Gesamtheit der Hochdruckpatienten per se keine signifikanten Unterschiede zwischen den für die Therapie der ersten Wahl empfohlenen Substanzklassen der **A**CE-Hemmstoffe und **A**T_1-Rezeptor-Antagonisten, β-Rezeptoren-Antagonisten, **C**alcium-Kanal-Blocker und **D**iuretika vorliegen. Für alle fünf Substanzklassen (**A/A, B, C, D**) der ersten Wahl wurde in mehreren Studien eine Senkung der kardiovaskulären Morbidität und Mortalität nachgewiesen. Sie sind deshalb Mittel der ersten Wahl bei Beginn der Hochdrucktherapie. Für die Verbesserung der Prognose scheint in erster Linie das Ausmaß der Blutdrucksenkung entscheidend zu sein. Allerdings scheinen β-Rezeptoren-Antagonisten aufgrund neuer Meta-Analysen insbesondere bei älteren Patienten mit unkomplizierter Hypertonie den anderen Substanzklassen besonderes im Hinblick auf die Schlaganfallprävention unterlegen zu sein.

Aus diesem Grund haben einige Autoren und internationale Fachgesellschaften vorschlagen, β-Rezeptoren-Antagonisten bei Patienten mit unkomplizierter Hypertonie nicht mehr primär einzusetzen. Es könnte sein, dass der nachteilige prognostische Effekt dieser Wirkstoffe bei älteren Patienten ohne kardiale Begleiterkrankung auf eine verminderte Beeinflussung der Gefäßsteifigkeit und geringere Senkung des zentralen Aortendrucks zurückzuführen ist. Bei der Auswahl der Medikamente orientiert man sich ansonsten an Kriterien wie Alter, Begleiterkrankungen, Befindlichkeitsstörungen sowie zu erwartende Verträglichkeit und den Therapiekosten. Hierbei kann man sich anhand der in ◻ Tab. 14.4 aufgeführten Kriterien und den für die einzelnen Wirkstoffklassen beschriebenen sowie in ◻ Abb. 14.2 zusammengefassten Zusatzindikationen orientieren.

Es lässt sich nicht voraussagen, auf welches Medikament ein Patient am besten anspricht. Generell liegt die Ansprechrate für die zur Monotherapie empfohlenen Substanzen zwischen 50 und 60%. Höhere Ansprechraten sind auch nicht zu erwarten aufgrund der komplexen Ätiopathogenese der primären Hypertonie, bei der die Wirksamkeit der Medikamente von der individuellen pathophysiologischen Konstellation und den individuellen Möglichkeiten der Gegenregulation abhängig ist (◻ Abb. 14.1). Deshalb ist man gezwungen, einen individuellen Behandlungsversuch bei jedem Patienten durchzuführen. Die meisten Substanzen werden bei der Hochdruckbehandlung in zwei (bis drei) Standarddosierungen eingesetzt. Es empfiehlt sich, die Behandlung mit einer Substanz in niedriger Dosis zu beginnen und anschließend – falls notwendig – die Dosis zu verdoppeln. Die volle blutdrucksenkende Wirkung wird in der Regel innerhalb von 2–6 Wochen erreicht. Bei Unwirksamkeit der Substanz sollte man eine weitere Dosissteigerung über den üblichen antihypertensiven Dosisbereich hinaus vermeiden, da der Zugewinn an Wirksamkeit gering ist, während die Unverträglichkeit des Medikamentes zunimmt. Stattdessen empfiehlt es sich, ein anderes Medikament mit einem unterschiedlichen Wirkprinzip zu versuchen, falls überhaupt eine Aussicht besteht, den Zielblutdruck mit nur einem Medikament zu erreichen..

14.4.3 Kombinationstherapie

Die Kombinationstherapie mit zwei Antihypertensiva ist generell indiziert, wenn mit einer Monotherapie der Zielblutdruck (<140/90 bzw. 130/80 mmHg bei Diabetes mellitus und anderen Hochrisikopatienten) nicht eingestellt werden kann.

Die maximal zu erwartende Blutdrucksenkung mit den empfohlenen Substanzenklassen in der Monotherapie beträgt etwa 20 mmHg systolisch und 10 mmHg diastolisch, so dass allenfalls bei Patienten mit leichter bis mittelschwerer Hypertonie (Schweregrad 1–2; ▶ Kap. 14.1.3 und ◻ Tab. 14.2) eine Blutdrucknormalisierung durch die Monotherapie erwartet werden kann. In vielen kontrollierten Endpunktstudien zur Pharmakotherapie bei der Hypertonie waren weniger als ein Drittel der Patienten mit einer Monotherapie behandelt.

Bei Patienten mit schwerer Hypertonie und/oder Endorganschäden ist sehr häufig eine Kombinationstherapie aus drei oder mehr Medikamenten nötig, um eine ausreichende Blutdruckeinstellung zu erreichen. Bei diesen Patienten kann die Pharmakotherapie direkt mit zwei Wirkstoffen (**initiale Kombinationstherapie**) begonnen werden. In Abhängigkeit von der Höhe des Ausgangsblutdruckes kann demnach bei Patienten mit einem Blutdruck, der mehr als 20/10 mmHg über dem Zielblutdruckwert liegt (entspricht >160/100 mmHg bzw. >150/90 mmHg bei Patienten mit erhöhtem Risiko) die Behandlung von Anfang an mit einer üblichen Zweierkombination (◻ Abb. 14.3) eingeleitet werden. Wegen der Gefahr einer orthostatischen Hypotonie ist bei Behandlungsbeginn mit einer Kombinationstherapie bei Patienten höheren Alters, autonomer Dysfunktion und Diabetikern besondere Vorsicht geboten. Bei diesen Patienten kann eine initiale Kombinationstherapie dennoch sinnvoll umgesetzt werden, in dem man zwar nicht sofort primär kombiniert aber im Gegensatz zur herkömmlichen Vorgehensweise die zweite Substanz **relativ früh** innerhalb von wenigen Tagen und nicht erst nach Wochen verordnet.

Thiaziddiuretika können bei Patienten ohne höhergradige Nierenfunktionseinschränkung (GFR>30–40 ml/min) in niedriger Dosierung bevorzugt in der Kombinationstherapie eingesetzt werden. In niedriger Dosierung haben sie aus folgenden Gründen als Kombinationspartner ein sehr gutes Wirkstoffprofil (▶ Kap. 14.3.1 und ◻ Tab. 14.4):

- Für Diuretika liegen überzeugende Daten hinsichtlich der Mortalitätsreduktion aus Interventionsstudien vor.
- Diuretika haben in Kombination mit fast allen Substanzklassen einen synergistischen antihypertensiven Effekt.
- Dieser Effekt ist schon bei niedriger Dosis nachweisbar (z. B. 12,5–25 mg Hydrochlorothiazid bzw. eine entsprechende Äquivalenzdosis einer anderen Substanz).
- In der niedrigen Dosierung von 12,5–25 mg Hydrochlorothiazid sind in Kombination mit einem Hemmstoff im RAS (ACE-Hemmstoff, AT$_1$-Antagonist oder Renin-Inhibitor) unerwünschte Wirkungen wie Hypokaliämie und Anstieg der Glucose selten oder geringer ausgeprägt.
- Die potenziell unerwünschten Effekte der diuretikainduzierten Reninstimulation können durch Kombination mit einem Hemmstoff im RAS ausgeglichen bzw. abgeschwächt werden (▶ Kap. 14.1.4 und ◻ Abb. 14.1).
- Entsprechende Fixkombinationspräparate sind verfügbar.
- Die Therapie ist kostengünstig.

Nur in der Kombination mit einem Calcium-Kanal-Blocker ist der synergistische Effekt der Thiaziddiuretika geringer,

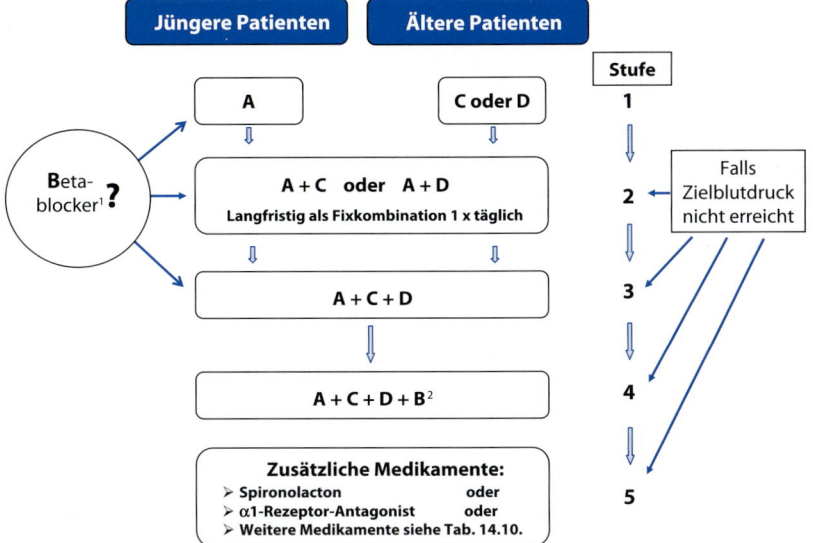

Abb. 14.3. Therapiebeginn und Kombinationstherapie bei neu diagnostizierter unkomplizierter Hypertonie. Die klinische Erfahrung zeigt, dass jüngere Patienten in der Monotherapie am ehesten auf einen Hemmstoff im RAS (**A**= ACE-Hemmer oder AT$_1$-Antagonist) oder einen Betablocker (**B**) ansprechen. Ältere Patienten hingegen haben eine niedrige Plasma-Reninaktivität und sind eher salzsensitiv, sodass sie in der Monotherapie eher auf einen Calcium-Kanal-Blocker (**C**) oder ein Diuretikum (**D**) ansprechen.

[1] Weil Betablocker wegen ungünstiger metabolischer Effekte insbesondere bei Patienten mit metabolischem Syndrom und Typ-2-Diabetes mellitus weniger geeignet sind sowie bei älteren Hypertonikern im Hinblick auf die Schlaganfallrisikoreduktion den anderen Substanzklassen vermutlich unterlegen sind, werden sie neuerdings v. a. bei älteren Patienten mit unkomplizierter Hypertonie

zurückhaltend eingesetzt. Demnach kann die Therapie bei der Mehrzahl der Patienten mit unkomplizierter Hypertonie mit den Wirkstoffklassen A, C oder D als Monotherapie begonnen werden und falls der Zielblutdruck nicht erreicht wird in der Kombinationstherapie bis zur Stufe 3 fortgeführt werden. Bei jüngeren Patienten und bei kardialen Begleiterkrankungen wie z. B. Angina pectoris bei koronarer Herzkrankheit, systolischer Herzinsuffizienz oder tachykarden Rhythmusstörungen können Betablocker bei Hypertonikern bereits in der Monotherapie und in der Kombinationstherapie sinnvoll eingesetzt werden (Abb. 14.2). Eine Kombination von ACE-Hemmer plus AT$_1$-Antagonist wird bei der Hypertoniebehandlung generell nicht empfohlen, kann aber in besonderen Fällen bei Patienten mit Begleiterkrankungen sinnvoll sein (Abb. 14.2).

[2] Nicht mit Verapamil oder Diltiazem kombinieren

weil erstere ebenfalls schwach natriuretisch wirksam sind. Aus diesem Grund ist eine Zweifachkombination aus Diuretikum plus Calcium-Kanal-Blocker nicht sinnvoll. Letztere sind in der Zweifachkombination mit einem ACE-Hemmstoff oder AT$_1$-Rezeptor-Antagonist (A+C) ebenfalls synergistisch wirksam und wie neuere Studienergebnisse belegen prognostisch günstig. Weil β-Rezeptor-Antagonisten aufgrund der neueren Untersuchungen bei fehlender kardialer Indikation eher nicht eingesetzt werden bieten sich für die Zweifachkombination prinzipiell zwei alternative Kombinationsmöglichkeiten an. Die Kombination eines RAS-Hemmstoffs mit einem Thiaziddiuretikum (A+D) oder mit einem Calcium-Kanal-Blocker (A+C) (Abb. 14.3). Eine Reihe von Präparaten mit fester Kombination dieser Antihypertensiva in einer Tablette steht für die Hochdrucktherapie zur Verfügung. Diese Kombinationspräparate sollten nach Möglichkeit eingesetzt werden, wenn bei einem Patienten die wirksamen und verträglichen Dosen von Kombinationspartnern ermittelt sind. Dieses Vorgehen vermindert die Zahl der einzunehmenden Tabletten und erhöht dadurch die Zuverlässigkeit der Medikamenteneinnahme (**Compliance** ► Kap. 3) gerade bei multimorbiden Patienten im Rahmen der Polypharmakotherapie.

Wird der Zielblutdruck mit einer Zweifachkombination nicht erreicht, können Dreifachkombinationen, falls möglich

immer unter Einsatz eines Diuretikums (z. B. A+C+D), und anschließend Vierfachkombinationen angewandt werden (Abb. 14.3). Bei Patienten mit leichter bis mittelschwerer Hypertonie kann mit der Kombinationstherapie bei der überwiegenden Mehrzahl der Patienten der Zielblutdruck bei sehr guter Verträglichkeit eingestellt werden.

14.4.4 Schwer einstellbare Hypertonie und Therapieresistenz

Bei einer relativ großen Zahl von Patienten mit schwerer Hypertonie (Schweregrad 3), ausgeprägter Adipositas, Diabetes mellitus und/oder ausgeprägten Endorganschäden ist nicht selten der Einsatz von 3–4 Wirkstoffen notwendig, um den Zielblutdruck zu erreichen. Vor diesem Hintergrund erscheint es heute nicht mehr sinnvoll, immer dann von therapieresistenter Hypertonie zu sprechen, wenn trotz einer ausreichend dosierten antihypertensiven Dreifachtherapie der Zielblutdruck nicht eingestellt werden kann. In den wenigsten Fällen, in denen es nicht gelingt, die Blutdruckzielwerte zu erreichen, liegt tatsächlich eine Therapieresistenz vor. Häufig findet sich entweder eine fehlerhafte Blutdruckmessung bzw. eine fehlerhafte Bewertung der Blutdruckmessung, eine ungenügende diagnostische Hochdruckabklärung, eine unzureichende Therapie oder eine mangelnde Patientencompliance. Gegenregulatorische Mechanismen als Ursache einer Therapieresistenz (► Kap. 14.1.4 und ◘ Abb. 14.1) können durch eine adäquate Kombinationstherapie weitgehend vermieden werden (◘ Abb. 14.1). In sehr seltenen Fällen liegt trotz einer hochdosierten, optimal ausgewogenen antihypertensiven Mehrfachtherapie eine Therapieresistenz vor. Häufige Ursachen für die ungenügende Blutdrucksenkung unter der antihypertensiven Therapie sind:

- Erhöhte Kochsalzzufuhr oder verstärkter Alkoholkonsum
- Wechselwirkungen mit anderen Arzneimitteln (nichtsteroidale Antiphlogistika/Antirheumatika, Glucocorticoide, Sympathomimetika, orale Kontrazeptiva, Erythropoetin, Psychopharmaka u. a.)
- Progressive Gewichtszunahme
- Bislang nicht erkannte sekundäre Hochdruckformen.

Wenn derartige Ursachen nicht vorliegen, können andere Substanzen wie α_1-Rezeptor-Antagonisten, Antisympathotonika oder direkte Vasodilatatoren in der Kombinationstherapie versucht werden (► Kap. 14.3.7 und ◘ Tab.14.10). Bei Patienten mit schwer einstellbarer Hypertonie kann durch die zusätzliche Gabe von **Spironolacton** in niedriger Dosierung oftmals eine gute Blutdruckeinstellung erzielt werden.

14.4.5 Verlaufsbeobachtung

Bei langfristig optimaler Blutdruckeinstellung unter 120 mmHg systolisch und 80 mmHg diastolisch über 1–2 Jahre kann ein sorgfältig kontrollierter Auslassversuch unternommen werden. Bei Patienten, deren Blutdruck sich allein unter Allgemeinmaßnahmen oder ohne Behandlung normalisiert, soll der Blutdruck in Abständen von 3–6 Monaten kontrolliert werden.

14.4.6 Besonderheiten der Therapie bei älteren Patienten

Die Hypertonie im höheren Lebensalter ist ebenso konsequent wie bei Jüngeren zu behandeln. Die höhere Inzidenz hypertonieabhängiger Komplikationen im Alter bedeutet, dass gerade ältere Hypertoniker in besonderem Maße von einer medikamentösen Blutdrucksenkung profitieren. Zusätzlich zu den allgemeinen Richtlinien sollen bei älteren Patienten die folgenden Prinzipien besonders berücksichtigt werden:

- Vorsichtige, **langsame** Blutdrucksenkung innerhalb von Wochen
- Regelmäßige **Blutdruckkontrollen, auch im Stehen** (nach 1 und 5 min) und postprandial, um einen zu starken Blutdruckabfall in diesen Situationen zu entdecken.

Über die Indikation, die Art der Behandlung und den angestrebten Zielblutdruck bei älteren Patienten muss im Einzelfall entschieden werden. Bei über 80-Jährigen liegt der Zielblutdruck bei <150/80 mmHg. Falls ein positiver Effekt der antihypertensiven Therapie auf die Prognose zweifelhaft er-

scheint, sollte die Behandlung mit Zurückhaltung und primär symptomorientiert erfolgen.

> **Orthostatische Dysregulationen aufgrund eines zu starken Blutdruckabfalls gehören zu den häufigsten Symptomen bei geriatrischen Patienten und erhöhen die Sturzgefahr und damit das Frakturrisiko. Unter der antihypertensiven Behandlung ist das Risiko ihres Auftretens potenziell erhöht. Unter den bei älteren Patienten indizierten Thiaziddiuretika (in niedriger Dosierung) und langwirksamen Dihydropyridin Calcium-Kanal-Blockern ist die Orthostasereaktion in der Langzeittherapie selten ausgeprägt. Allerdings erhöht ein durch zu intensive Diuretikatherapie induzierter Volumenmangel das Risiko. Eine starke Orthostasereaktion rufen direkte Vasodilatatoren hervor und sollten bei älteren Patienten nur im Notfall eingesetzt werden. Selektive α_1-Rezeptor-Antagonisten induzieren ebenfalls eine stärkere Orthostasereaktion, so dass der mögliche positive Effekt dieser Wirkstoffe auf die Miktionsstörungen bei Männern mit gleichzeitiger Prostatahypertrophie gegenüber den möglichen Risiken der Therapie balanciert werden muss. Um die Verträglichkeit zu erhöhen und Orthostasereaktionen zu vermeiden, kann es außer bei Diuretika sinnvoll sein, die Medikamente mit 24-h-Wirksamkeit einmal zum Abend zu verordnen.**

14.5   Antihypertensiva in der Schwangerschaft

Trotz allgemeiner Bedenken gegen die Anwendung von Arzneimitteln während der Schwangerschaft kann eine medikamentöse Blutdrucksenkung auch in der Schwangerschaft indiziert sein. Allerdings konnte ein Nutzen für die fetale Entwicklung und somit eine Verbesserung der kindlichen Prognose durch eine medikamentöse Blutdrucksenkung bisher nicht nachgewiesen werden. Eine jüngere Metaanalyse zahlreicher Studien zur medikamentösen Blutdrucksenkung in der Schwangerschaft ergab, dass diese mit einer erhöhten Rate wachstumsretardierter Neugeborener und einem verminderten Geburtsgewicht einherging.

Nach gegenwärtigem Wissenstand ist nur eine mütterliche Indikation zur Vermeidung kardiovaskulärer Komplikationen gesichert. Aufgrund der weiterhin unbefriedigenden Studienlage sind Therapieempfehlungen nur ein Kompromiss zur Vermeidung nachteiliger Effekte bei beiden Patienten (Mutter und Fetus). Die Pharmakotherapie bleibt hinsichtlich der fetalen Entwicklung weiterhin problematisch und sollte daher erst bei anhaltenden Blutdruckwerten >170/110 mmHg bzw. bei bekannten Erkrankungen (Nierenerkrankung, Diabetes mellitus) bei >160/100 mmHg begonnen werden. Die einzige kausale Therapie der schwangerschaftsbedingten Hypertonie ist die Entbindung. Die Einleitung einer medikamentösen Dauertherapie sollte mit Ausnahme von hypertensiven Notfällen ausschließlich Aufgabe der Klinik sein, da erst eine stationäre Beobachtung unter kontrollierten Bedingungen die Notwendigkeit einer medikamentösen Blutdrucksenkung ergeben kann.

Methyldopa gilt als Wirkstoff der 1. Wahl, weil seine Unbedenklichkeit für den Fetus in einer kontrollierten Studie wahrscheinlich gemacht wurde. Eingeschränkt geeignet sind:

β_1-**Rezeptor-Antagonisten** wie Metoprolol und Atenolol (potenzielle Verstärkung einer intrauterinen Wachstumsretardierung)

Dihydralazin (Reflextachykardie, Kopfschmerzen), **Nifedipin** (nicht indiziert im 1. Trimenon aufgrund embryotoxischer und teratogener Effekte im Tierversuch; keine ausreichenden Langzeiterfahrungen bei Mutter und Kind)

Verapamil (keine ausreichenden Erfahrungen in der Behandlung der Hypertonie, jedoch seit langem Anwendung bei Schwangeren mit tachykarden supraventrikulären Herzrhythmusstörungen und als Begleitmedikation für Tokolysebehandlung ohne Bekanntwerden von fetalen Schädigungen)

Diuretika (potenzielle Beeinträchtigung der uteroplazentaren Perfusion durch zusätzliche Plasmavolumenreduktion). Ein Thiaziddiuretikum ist indiziert bei Frauen mit mittelschwerer und schwerer Hypertonie, die bereits eine ausreichende Zeit vor Eintritt einer Schwangerschaft (>3 Monate) effektiv mit einem Thiaziddiuretikum eingestellt worden sind.

> ⓧ Kontraindiziert sind ACE-Hemmstoffe und AT_1-Rezeptor-Antagonisten aufgrund embryo- und fetotoxischer Effekte und alle anderen Antihypertensiva (ungenügende Informationen über Anwendung in der Schwangerschaft)!

14.6 Hypertensive Notfälle

14.6.1 Begriffsbestimmung und allgemeines Vorgehen

> ⊙ Ein hypertensiver Notfall liegt vor, wenn nach klinischen Kriterien eine hypertensive Krise (= Hochdruckkrise) diagnostiziert wird oder wenn stark erhöhte Blutdruckwerte mit akuter Linksherzinsuffizienz und Lungenödem, akutem Koronarsyndrom, intrazerebraler Blutung oder Subarachnoidalblutung sowie einem Aneurysma dissecans der Aorta einhergehen.

In solchen Fällen muss der Blutdruck innerhalb von Minuten oder allenfalls Stunden gesenkt werden. Unter einer hypertensiven Krise versteht man eine plötzliche beträchtliche Steigerung von systolischem und diastolischem (>120 mmHg) Blutdruck, die zusätzlich zu einer **klinischen Symptomatik** aufgrund einer Beeinträchtigung der Funktion des Zentralnervensystems, des Herzens oder der Nieren führt. Die Funktionsstörung des Zentralnervensystems äußert sich zunächst in heftigen Kopfschmerzen. Schließlich kommt es zu einer Hochdruckenzephalopathie, die gekennzeichnet ist durch Störungen der Bewusstseinslage bis zum Koma, durch Erbre-

chen, Atemstörungen sowie Krämpfe. Häufig findet sich bei der Spiegelung des Augenhintergrundes ein Papillenödem. Die hypertensive Krise kann sich zu einer akuten lebensbedrohlichen Situation entwickeln. Man beobachtet sie, in der Reihenfolge der Häufigkeit geordnet, bei folgenden Erkrankungen: Schwangerschaft mit Eklampsie, akute Glomerulonephritis, renal-parenchymatöse Hypertonie, primäre Hypertonie, renovaskuläre Hypertonie, Phäochromozytom.

Bei allen o. g. hypertensiven Notfällen ist die **sofortige Klinikeinweisung** unabdingbar; die Behandlung muss jedoch schon sofort, außerhalb der Klinik, begonnen werden. Das Therapieziel ist die sofortige und langsame Senkung des mittleren arteriellen Blutdruckes (MAD) um nicht mehr als 25% innerhalb der ersten zwei Stunden.

$$MAD = \text{diastolischer Druck} + \tfrac{1}{3}(\text{systolischer Druck} - \text{diastolischer Druck})$$

Während der nachfolgenden 2–6 h soll der Blutdruck dann im Bereich 160/100 mmHg stabilisiert werden. Bei einem zerebralen Insult kommt es häufig zu einem reaktiven Blutdruckanstieg und spontaner Normalisierung innerhalb weniger Stunden. Die Indikation für eine medikamentöse Blutdrucksenkung soll hierbei wegen der Beeinträchtigung der zerebralen Autoregulation nur sehr zurückhaltend bei Werten, die anhaltend über 200 mmHg systolisch und diastolisch über 110 mmHg liegen, erfolgen. Eine Blutdrucksenkung unter 160 mmHg systolisch ist bei frischem Schlaganfall wegen der dadurch möglichen Vergrößerung des Ischämiebezirks zu vermeiden.

Fehlen die oben genannten Folgeerscheinungen und Symptome bei stark erhöhten Blutdruckwerten, ist eine rasche Blutdrucksenkung in der Regel nicht notwendig. Die Patienten sollen beruhigt und beobachtet werden. Falls Blutdruckwerte >210/115 mmHg über 20–30 min anhalten, kann der Blutdruck mit den zur Monotherapie empfohlenen Medikamenten unter Verwendung der oralen Standarddosierungen gesenkt werden. Meistens genügt eine ambulante Kontrolle am nächsten Tag. Der großzügige und leichtsinnige Einsatz von rasch wirksamen Antihypertensiva (häufig als kurzwirksames Nifedipin in hoher 10 mg Dosis sublingual) bei sog. **hypertensiven Entgleisungen**, bei denen es sich nicht um hypertensive Notfälle im eigentlichen Sinne handelt, soll vermieden werden. Es besteht die Gefahr, dass es zu einem abrupten und unkontrollierbar starken Blutdruckabfall kommt.

14.6.2 Behandlung hypertensiver Notfälle

Da überzeugende Hinweise für die Überlegenheit bestimmter Wirkstoffe fehlen, richtet sich die Auswahl in erster Linie nach anerkannten Indikationseinschränkungen, den Begleitumständen und der persönlichen Erfahrung des Arztes. Prinzipiell können die in ⊡ Tab. 14.12 angegebenen Arzneistoffe eingesetzt werden. Bei allen ist eine wiederholte Applikation möglich. Die Behandlung kann mit der Verabreichung von 1,2 mg **Glyceroltrinitrat** als Spray oder Zerbeißkapsel begonnen werden. Glyceroltrinitrat ist das Mittel der Wahl bei

▫ Tab. 14.12. Für die Therapie von hypertensiven Notfällen geeignete Arzneimittel

Wirkstoff	Applikationsart	Dosis	Eintritt der Wirkung [min]	Dauer der Wirkung [h]
Nifedipin	s.l.	5 mg	5–10	4–6
Nitrendipin	s.l.	5 mg	5–10	4–6
Nitroglycerin	s.l.	1,2 mg	1	0,5
Clonidin	i.v. oder s.c.	0,075 mg	5–10 oder 20	6–8
Urapidil	i.v.	25 mg	5–10	4–6
Nitroprussid-Natrium	i.v. Infusion		Beginn der Infusion	Ende der Infusion

Lungenödem und akutem Koronarsyndrom. Sonst kommt bei einer hypertensiven Krise oder bei ungenügender Wirksamkeit von Glyceroltrinitrat die intravenöse Verabreichung von 25 mg des α_1-Rezeptor-Antagonisten **Urapidil** als Alternative in Frage. Ein Vorteil dieses Wirkstoffes besteht darin, dass er als α_1-Rezeptor-Antagonist ebenfalls bei Phäochromozytom wirksam ist.

Vorteile von **Clonidin** bestehen in der zusätzlichen sedierenden Wirkung und in der Möglichkeit, dass der Wirkstoff auch subkutan angewendet werden kann. Falls keine Zeichen eines Volumenmangels vorliegen, empfiehlt sich die intravenöse Applikation von **Furosemid** (20–40 mg). Insbesondere bei Niereninsuffizienz und Überwässerung sowie beim Hirnödem bietet sich diese Behandlung an. Bei Volumenmangel ist die Gabe von Diuretika kontraindiziert, weil es hierbei zu einer weiteren Stimulation des ohnehin aktivierten Renin-Angiotensin-Systems kommt.

Bei der Behandlung des hypertensiven Notfalls in der **Schwangerschaft** können **Dihydralazin** (5 mg i.v.) oder **Urapidil** (6,25 mg i.v.) angewandt werden; bei Krampfbereitschaft kommt zusätzlich Magnesiumsulfat (4 g i.v.) zum Einsatz. Magnesiumsulfat kann die Wirkung von Calcium-Kanal-Blockern potenzieren und dadurch zu einer abrupten schweren Hypotonie führen. Daher sind Calcium-Kanal-Blocker bei hypertensiven Notfällen in der Schwangerschaft möglichst nicht anzuwenden. Weitere zusätzliche pharmakologische und interventionelle therapeutische Maßnahmen bei hypertensiven Notfällen, z. B. Hämofiltration, geburtshilfliche Eingriffe, müssen in Abhängigkeit von der jeweiligen Situation erfolgen.

Weiterführende Literatur ▶ www.springer.com

15 Chronisch hypotone Kreislaufregulationsstörungen und akutes Kreislaufversagen (Schock)

U. Förstermann, N. Suttorp

15.1 Begriffsbestimmung der chronisch hypotonen Kreislaufregulationsstörungen

Der normale Blutdruck wird durch das **Herzzeitvolumen** einerseits und den **peripheren Widerstand** andererseits bestimmt. Voraussetzung für ein ausreichendes Herzminutenvolumen ist – neben dem Gesamtblutvolumen – eine hinreichende kardiale Vorlast. Dem venösen Kapazitätssystem (das über 80% des Gesamtblutvolumens enthält) kommt eine entscheidende Bedeutung für die Aufrechterhaltung des Blutdrucks bei Orthostase zu. Eine vom Sympathikus vermittelte rasche und effektive Kontraktion der großen Hohlvenen garantiert beim Gesunden nach dem Aufrichten einen weiterhin guten Füllungszustand des rechten Herzens und damit ein ausreichendes Herzminutenvolumen.

Die chronische arterielle Hypotonie ohne wesentliche Kreislaufregulationsstörungen und ohne fassbare organische Ursache (wie etwa myokardiale Insuffizienz, Herzrhythmusstörungen, Herzklappenfehler oder endokrine Störungen) stellt per se keine Erkrankung dar. Entsprechend gibt es auch keine Definition der unteren Grenzen des normalen Blutdrucks. Der manchmal angegebene Wert von 100/60 mmHg ist willkürlich. Über 3 Millionen Deutsche sollen systolische Blutdruckwerte unter 105 mmHg haben. Typischerweise mit niedrigem Blutdruck assoziierte Symptome wie Müdigkeit, Abgeschlagenheit und eingeschränkte Leistungsfähigkeit werden individuell sehr unterschiedlich empfunden, und nichtmedikamentöse Allgemeinmaßnahmen vermindern häufig diese Symptome auch ohne den Blutdruck messbar zu erhöhen. Von den chronischen Formen der Hypotonien sind akute Formen mit kritischer Verminderung der Perfusion lebenswichtiger Organe klar zu unterscheiden.

15.2 Pathogenetische Klassifikation der chronischen Hypotonieformen

Pathogenetisch lassen sich drei Hypotonieformen unterscheiden:
- Die **primäre (essentielle, konstitutionelle, lageunabhängige) Hypotonie**, bei der eine Blutdruckerniedrigung ohne erkennbare Ursachen vorliegt
- Die **sekundäre (symptomatische, lageunabhängige) Hypotonie**, der eine fassbare pathophysiologische Ursache zugrunde liegt (◘ Tab. 15.1)
- Die **orthostatische Dysregulation**, der eine inadäquate Antwort des vegetativen Nervensystems (v. a. des Sympathikus) auf einen Wechsel der Körperhaltung vom Liegen, Bücken oder Sitzen zum Stehen zugrunde liegt.

Zu den sekundären Hypotonien ist auch die **Hypotonie in der Schwangerschaft** zu rechnen. 5–10% der Schwangeren im dritten Trimenon haben systolische Blutdruckwerte unter 100 mmHg. Die stabile Hypotonie allein stellt wahrscheinlich kein Risiko für den Feten dar. Kommt es aber darüber hinaus zu orthostatischen Dysregulationen, so sind diese oftmals mit fetalen Herzfrequenz-Dezelerationen verbunden. Dies kann die erhöhte Rate von Plazentainsuffizienz, vorzeitiger Plazentalösung und fetaler Mangelentwicklung bei Patientinnen mit orthostatischen Dysregulationen erklären.

◘ **Tab. 15.1.** Wesentliche Ursachen sekundärer Hypotonien

Volumenmangel	Diarrhö, chronisches Erbrechen, Exsikkose, Blutung, Nebenniereninsuffizienz, Diabetes insipidus
Kardiale Ursachen	Herzinsuffizienz, Myokarditis, Myokardinfarkt, hämodynamisch wirksame Rhythmusstörungen, Aortenklappenstenose, Perikarderkrankungen
Vaskuläre Ursachen	Vena-cava-Kompression bei Gravidität, Lungenembolie, pulmonale Hypertonie, pharmakotherapeutische Senkung der kardialen Vorlast
Neurogene Ursachen	Dysfunktion des autonomen Nervensystems (Sympathikus), z. B. bei diabetischer Neuropathie, Alkohol-Neuropathie, Urämie, zerebralem Insult, multipler Sklerose, Morbus Parkinson, Shy-Drager-Syndrom (familiäre Dysautonomie)
Endokrine Ursachen	Hypothyreose, Morbus Addison, Hypophyseninsuffizienz, Bartter-Syndrom
Medikamentöse Ursachen	Antihypertensiva und Vasodilatatoren, Diuretika, primär vorlastsenkende Pharmaka (Nitrovasodilatatoren), trizyklische Antidepressiva (durch Blockade peripherer α_1-Adrenozeptoren), Neuroleptika (v. a. Phenothiazine und Clozapin[1], ebenfalls durch Blockade peripherer α_1-Adrenozeptoren), Tranquillanzien, Levodopa[2] und Dopaminrezeptor-Agonisten (Bromocriptin[3] und Pergolid[4])

15.3 Symptomatologie und Diagnostik hypotoner Kreislaufregulationsstörungen

Nach der Symptomatologie lassen sich hypotone Kreislaufregulationsstörungen in drei wesentliche Zustandsbilder einteilen:
- Die **asymptomatische chronische Hypotonie**, die (im Sinne einer primären Hypotonie). konstitutionell bedingt sein kann, durch körperliches Ausdauertraining erworben sein kann, oder auch fassbare organische Ursachen haben kann (sekundäre Hypotonie)
- Die **chronische Hypotonie** mit hypotonem Symptomenkomplex. Hierunter versteht man unspezifische, lästige

---

1 Leponex®, Clozapin-neuraxpharm®
2 Madopar®, Restex®
3 Pravidel®, Bromocriptin-ratiopharm®
4 Parkotil®, Pergolid-ratiopharm®

Beschwerden wie rasche Ermüdbarkeit, Konzentrationsschwäche, erhöhtes Schlafbedürfnis, depressive Verstimmung, Wetterfühligkeit, Kälteempfindlichkeit, Inappetenz etc.

— Die **orthostatische Dysregulation**, bei der Symptome wie Schwindelgefühl, Sehstörungen (»Schwarzwerden vor den Augen«, Augenflimmern), Gangunsicherheit und Gleichgewichtsstörungen nach plötzlichem Wechsel der Körperhaltung vom Liegen, Bücken oder Sitzen zum Stehen auftreten.

Die Diagnose einer chronischen Hypotonie ergibt sich aus wiederholt gemessenen niedrigen Blutdruckwerten (z. B. von unter 100/60 mmHg). Diagnostisch auszuschließen sind **sekundäre Hypotonien** (auf der Basis einer Grunderkrankung oder medikamenteninduziert) sowie **akute Hypotonieformen** (s. unten). Die Objektivierung der Diagnose einer **orthostatischen Dysregulation** wird v. a. mit dem **Stehtest nach Schellong** durchgeführt. Nach 5- bis 10-minütigem Liegen mit mindestens 3-maligem Blutdruck- und Herzfrequenzmessen schließt sich ein 7- bis 10-minütiges Stehen mit Blutdruck- und Pulsmessungen im Einminutenabstand an, gefolgt von erneutem Liegen über ca. 3 min.

Eine diagnostische Alternative ist der **Kipptisch-Versuch**, bei dem die orthostatische Belastung (besonders bei Suspension des Patienten) noch stärker ausgeprägt ist. Als normale Kreislaufreaktion nach dem Aufstehen/Aufrichten gilt ein Abfall des systolischen Blutdrucks von weniger als 15 mmHg und des diastolischen Drucks von weniger als 10 mmHg während der gesamten Stehzeit. Die Herzfrequenz sollte um nicht mehr als 20 Schläge/min ansteigen. Von dieser Reaktion abweichende Kreislaufregulationsstörungen werden nach Thulesius wie folgt eingeteilt (◘ Abb. 15.1):

— **Hypertone Orthostasereaktion:** Anstieg des systolischen und diastolischen Blutdrucks und Anstieg der Herzfrequenz

— **Sympathotone Orthostasereaktion** (häufigste Form, ca. 70% der Patienten): Abfall des systolischen Blutdrucks (>15 mmHg), geringer (oder kein) Abfall des diastolischen Blutdrucks und deutlicher Anstieg der Herzfrequenz (>20 Schläge/min)

— **Asympathotone Orthostasereaktion:** Deutlicher Abfall des systolischen Blutdrucks (>15 mmHg) und des diastolischen Blutdrucks bei weitgehend gleichbleibender Herzfrequenz

— **Neurokardiogene (neurovaskuläre) Synkope:** Als Synkope bezeichnet man einen plötzlichen, kurzzeitigen, reversiblen Bewusstseinsverlust durch zerebrale Minderperfusion. Bei empfänglichen Personen kann diese durch psychische Anlässe wie Erregung, Angst, Abscheu oder Schmerz ausgelöst werden. Dehydratation und Vasodilatatoren können das Auftreten fördern. Die Synkope wird häufig durch Prodromalsymptome wie Unwohlsein, Schwitzen, Erblassen (Zeichen der Sympathikuserregung) eingeleitet. Dann kommt es zu einem raschen Blutdruckabfall durch Erregung des Herzvagus, Verminderung der sympathisch vermittelten peripheren Vasokonstriktion und »Versacken« größerer Mengen Blutes in den Extremi

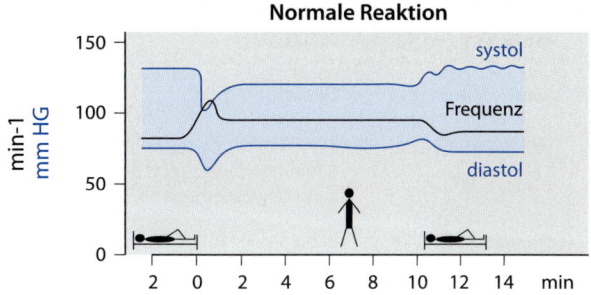

Normale Reaktion

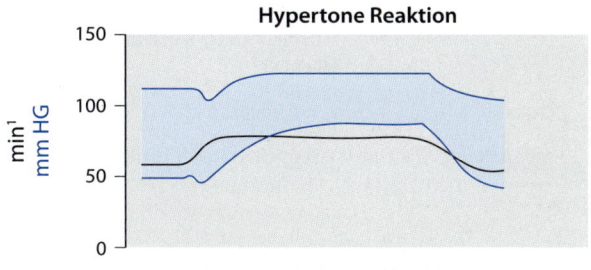

Hypertone Reaktion

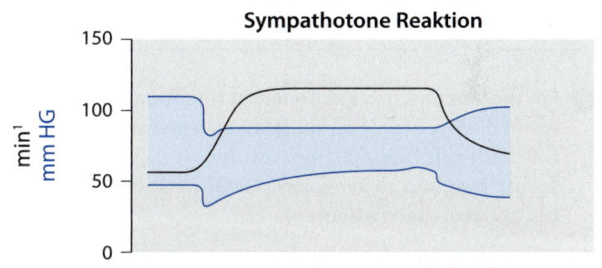

Sympathotone Reaktion

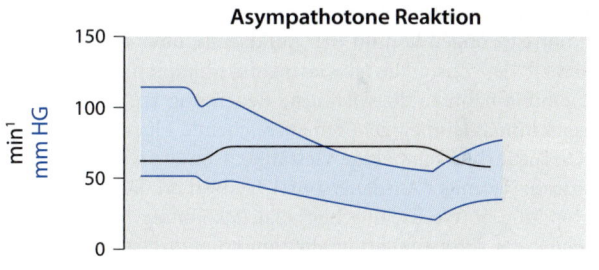

Asympathotone Reaktion

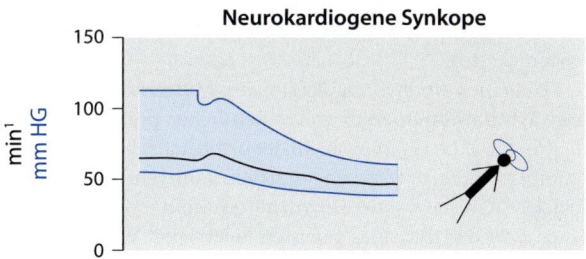

Neurokardiogene Synkope

◘ **Abb. 15.1.** Blutdruck- und Herzfrequenzdiagramme zur Differentialdiagnose orthostatischer Dysregulationen im Schellong-Test

täten. Die Synkope ist meist rasch reversibel, wenn die Hirndurchblutung in liegender Position wieder verbessert wird. Länger anhaltende Residualsymptome wie Übelkeit und Schwäche sind häufig. Diagnostisch abzugrenzen sind andere Störungen des Bewusstseins (Hypoglykämie, kardiale Rhythmusstörungen, Krampfanfälle etc.).

◘ Tab. 15.2. Wichtige Antihypotonika

Antihypotonikum	Dosierung (p. o.)	Bioverfügbarkeit	Eliminationshalbwertzeit
Dihydroergotamin	2-mal täglich 2,5 mg Dihydroergo-tamin retardiert[5] (oder 3-mal täglich 2 mg Dihydroergotamin[6])	ca. 15% (inkl. aktiver Metabolit 8-Hydroxy-dihydroergotamin)	ca. 1–2 h, retardiert bis zu 5 h, wirksamer Metabolit bis zu 20 h
Midodrin[7]	2- bis 3-mal täglich 2,5 mg	»Prodrug«; ca. 50% als aktiver Metabolit Desglymidodrin bioverfügbar	ca. 3 h (für Desglymidodrin)
Etilefrin	1- bis 2-mal täglich 25 mg Etilefrin retardiert[8] (oder 3-mal täglich 5-10 mg Etilefrin[9])	ca. 30–50%	ca. 3 h, retardiert bis zu 6 h
Oxilofrin[10]	2- bis 3-mal täglich 32 mg	ca. 50%	ca. 4 h
Amezinium[11]	1- bis 3-mal täglich 10 mg	40–70%	9–13 h

15.4 Therapeutische Maßnahmen bei chronischer Hypotonie

> Ein therapeutisches Eingreifen ist nur angezeigt, wenn die Hypotonie zu subjektiven Beschwerden führt oder als risikohaft einzustufen ist (Schwangerschaft, Neigung zu Synkopen, Gefahr von Insulten bei geriatrischen Patienten).

Bei sekundären Hypotonieformen gilt es, die Grunderkrankung zu behandeln. Bei primären hypotonen Kreislaufregulationsstörungen kommt der Aufklärung über die Harmlosigkeit des Zustandes sowie nichtmedikamentösen Allgemeinmaßnahmen die wichtigste Bedeutung zu. Zu den Allgemeinmaßnahmen gehören ausreichende Flüssigkeits- und Salzzufuhr, koffeinhaltige Getränke, isometrisches Muskeltraining (weniger Ausdauersport), Hydrotherapie (Kneippanwendungen, Wechselduschen), Zurückhaltung bei Alkoholgenuss etc. Dies mindert oft die Symptome, selbst dann, wenn der Blutdruck gar nicht messbar steigt. Erst bei Versagen dieser Möglichkeiten sollte eine medikamentöse Therapie erwogen werden.

Unter den Antihypotonika sind nur **Mutterkornalkaloide** und **Sympathomimetika** von wesentlicher praktischer Bedeutung. Da das Hauptproblem der orthostatischen Dysregulation in einem »Versacken« des Blutes im venösen Niederdrucksystem liegt, wird **Dihydroergotamin**[5,6] (◘ Tab. 15.2) eingesetzt, das mit einer gewissen Selektivität venöse Kapazitätsgefäße konstringiert und so die Blutzufuhr zum Herzen erhöht. Das Schlagvolumen des Herzens im Stehen wird erhöht und der Herzfrequenzanstieg wird reflektorisch gedämpft. Dihydroergotamin ist auch das Mittel der Wahl zur Besserung/Behebung von Hypotonie und orthostatischen Dysregulationen in der **Spätschwangerschaft** (in der Frühschwangerschaft ist es kontraindiziert).

Sympathomimetika sind v. a. bei **asympathotonen Dysregulationen** mit niedrigen Katecholaminspiegeln angezeigt (bei sympathotonen Formen mit hohen Katecholaminspie-

geln erscheinen sie wenig sinnvoll). Es stehen drei Substanzklassen zur Verfügung.
- Substanzen mit vorwiegend **α-Adrenozeptor-agonistischen** Eigenschaften:
- **Midodrin**[7] (◘ Tab. 15.2) ist eine »Prodrug«, aus dem nach Abspaltung von Glycin das aktive α-Mimetikum Desglymidodrin entsteht.
- α- und β-Adrenozeptoragonisten: Die α- und β-Adrenozeptoragonisten **Etilefrin**[8,9] und **Oxilofrin**[10] (◘ Tab. 15.2) erhöhen den Blutdruck durch periphere Vasokonstriktion und Steigerung des Herzminutenvolumens.
- Peripher angreifende **indirekte Sympathomimetika**: Die biologische Verfügbarkeit des peripher angreifenden indirekten Sympathomimetikums **Amezinium**[11] ist mit 40–70% besser als die der direkten Sympathomimetika. Seine Eliminationshalbwertzeit liegt bei 9–13 h (◘ Tab. 15.2).

Die **hypertone Orthostasereaktion** sollte nicht mit Antihypotonika behandelt werden; eher zu empfehlen sind **β-Adrenozeptor-Antagonisten (β-Blocker)**, besonders partielle Agonisten wie **Pindolol**[12] (3-mal täglich 5 mg). Niedrige Dosen von **β-Adrenozeptor-Antagonisten** können auch sympathotone Regulationsstörungen zum Teil positiv beeinflussen.

Bei therapieresistenten hypotonen Orthostasereaktionen stehen **Mineralocorticoide** wie etwa **Fludrocortison**[13] (1- bis 3-mal täglich 0,1 mg) zur Verfügung. Durch Retention von Natrium und Wasser wird das Blutvolumen erhöht und der Kreislauf im Stehen stabilisiert. Der Preis dafür kann eine Hy-

---

5 DHE-ratiopharm®, Angionorm® retard
6 Effortil® plus (gemeinsam mit Etilefrin)
7 Gutron®
8 Thomasin® retard
9 Etilefrin-ratiopharm®, in Dihydergot® plus (gemeinsam mit Dihydroergotamin)
10 Carnigen®
11 Regulton® (Tabletten), Supratonin® (Ampullen zur Injektion)
12 Visken®
13 Astonin® H

pertonie im Liegen sein mit möglichen Folgen wie Lungenödem, peripheren Ödemen und Herzinsuffizienz. Eine Daueranwendung verbietet sich daher (auch aufgrund der unerwünschten glucocorticoiden Wirkungen).

Die Therapie der **neurokardiogenen Synkope** besteht in Allgemeinmaßnahmen (Aufklären über die gutartige Natur der Erkrankung, vermehrte Salzzufuhr, Vermeiden auslösender Situationen, Kompressionsstrümpfe, Kipptischtraining). In der medikamentösen Therapie gilt die Wirkung von α-Adrenozeptor-Antagonisten (z. B. **Atenolol**[14], **Metoprolol**[15]), **Midodrin**[7] und **Serotonin-Wiederaufnahmehemmern** (z. B. **Fluoxetin**[16], **Paroxetin**[17] ▶ Kap. 8) als gesichert. In therapieresistenten Fällen kann auch **Fludrocortison**[13] zum Einsatz kommen. **Etilefrin**[8,9] scheint in der Behandlung der neurovaskulären Synkope hingegen nicht wirksam zu sein.

15.5 Begriffsbestimmung des akuten peripheren Kreislaufversagens (Schock)

Unter dem Begriff »**Schock**« im weiteren Sinne versteht man einen Zustand, bei dem die zelluläre Sauerstoffversorgung und/oder Sauerstoffverwertung zahlreicher Organe einen kritischen Grenzwert unterschreitet. Besteht dieser Zustand für längere Zeit, so führt er zum Multiorganversagen. Gemäß dieser Definition kann die kritische Begrenzung des aeroben Zellstoffwechsels prinzipiell drei Ursachen haben:

- Eine **Verminderung der pulmonalen Sauerstoffaufnahme** (Sauerstoffmangel, Verlegung der Atemwege, Versagen des Atemantriebes, Versagen der Gasaustauschfunktion der Lunge)
- Eine **Verminderung des Sauerstofftransportes** (z. B. bei Kohlenmonoxidvergiftung) oder der zellulären Sauerstoffverwertung (z. B. bei Cyanidintoxikation, evtl. auch bei Sepsis)
- Ein **Zusammenbruch der geregelten Druck-Flussverhältnisse im Herz-Kreislauf-System** (Kreislaufversagen)

Für das hier zu besprechende **Kreislaufversagen** lassen sich wiederum drei wesentliche Ätiologien unterscheiden:
- Ein plötzliches Pumpversagen des Herzens, **kardiogener Schock** (Infarkt, Myokarditis, Kardiomyopathie, hämodynamisch wirksame Herzrhythmusstörungen, Herzbeuteltamponade, akute Lungenembolie, akute Herzklappenschädigung, beispielsweise foudroyante Endokarditis, Ausriss einer künstlichen Herzklappe)
- Eine plötzliche Verminderung der zirkulierenden Blutmenge, **Volumenmangelschock** (Blutung, Flüssigkeitsverlust)
- Ein plötzliches Versagen der peripheren Kreislaufregulation, anaphylaktischer Schock, septischer Schock, neurogener Schock

---

14 Tenormin®, Atenolol-ratiopharm®
15 Beloc-Zok® Herz, MetoHEXAL®
16 Fluctin®, Fluoxetin-ratiopharm®
17 Seroxat®, Paroxat®

15.6 Pathophysiologie des akuten peripheren Kreislaufversagens

Die Pathophysiologie des akuten peripheren Kreislaufversagens kann man sich am besten am Beispiel des Volumenmangelschocks vor Augen führen. Besonderheiten beim kardiogenen Schock oder beim septischen Schock werden in ▶ Kap. 16 bzw. im entsprechenden Unterabschnitt dieses Kapitels erwähnt.

Ein akuter Blutdruckabfall führt (mit Ausnahme einiger Formen des neurogenen Schocks) durch Stimulation der Barorezeptoren zu einer reflektorischen Aktivierung des sympathoadrenalen Systems. Es kommt zu einer gesteigerten Freisetzung von Noradrenalin aus den noradrenergen Nervenendigungen und zu einer vermehrten Ausschüttung von Adrenalin und Noradrenalin aus dem Nebennierenmark. Unter ihrem Einfluss nehmen der periphere Gefäßwiderstand sowie der Venentonus (durch Stimulation von $α_1$-Adrenozeptoren) und die Herzfrequenz und das Herzminutenvolumen (durch Stimulation von $β_1$-Adrenozeptoren) zu. Auch der vermehrte venöse Rückfluss zum rechten Herzen trägt zur Steigerung des Herzzeitvolumens bei.

Gelingt eine ausreichende Angleichung der Kapazität des Gefäßraumes an das zirkulierende Blutvolumen nicht, so besteht die Hypotonie fort. Gleichzeitig wird die Durchblutung in den Teilkreisläufen der Haut, der Skelettmuskulatur, dem Splanchnikusgebiet und der Niere durch Stimulation von $α_1$-Adrenozeptoren gedrosselt (Kreislaufzentralisation). Ein Anhalten dieser Minderperfusion führt zur Ischämie in diesen Organen. Primär betroffen ist häufig die Niere aufgrund ihres hohen Anteils am Herzzeitvolumen (25–30%) und ihres hohen Sauerstoffbedarfs. So können die Kompensationsmechanismen der Kreislaufzentralisation, obwohl primär sinnvoll, sekundäre Folgeveränderungen bewirken, die das Schockgeschehen aggravieren. Der Sauerstoffmangel bewirkt eine Herabsetzung des aeroben Stoffwechsels und eine Steigerung des anaeroben Stoffwechsels mit Anhäufung des sauren Stoffwechselproduktes Lactat; es entsteht eine **metabolische Azidose**.

Die Anhäufung gefäßaktiver Metabolite und die zunehmende Azidose verursachen eine Erschlaffung der glatten Gefäßmuskulatur, wobei die präkapillären Widerstandsgefäße zuerst betroffen sind. Sie verlieren ihre Fähigkeit auf Noradrenalin und Adrenalin zu konstringieren, während die postkapillären Widerstandsgefäße ihre Reaktionsfähigkeit länger erhalten können. Das Versagen der präkapillären Widerstandsgefäße in Gegenwart noch intakter postkapillärer Widerstandsregulation führt zu einer gesteigerten Filtration von Flüssigkeit aus der Blutbahn. Es kommt zur **Hämokonzentration mit Zunahme des Hämatokritwertes, Erhöhung der Blutviskosität** und Verschlechterung der Fluidität. Im weiteren Verlauf anhaltender Hypoxie tritt eine Schädigung des Kapillarendothels auf. Die Kapillardurchlässigkeit steigt an, das heißt, der Flüssigkeitsverlust aus der Blutbahn wird größer und darüber hinaus kommt es zur Extravasation von Proteinen. Mangelnde Perfusion der Peripherie mit stark reduzierter Strömungsgeschwindigkeit des Blutes hat Aggregation von Erythrozyten (**Sludge-Phänomen**) und Thrombozyten zur Folge. Dies behindert die Mikrozirkulation zusätzlich. Schließlich kommt es zur **disseminierten intravasalen Koagulation**.

Der verminderte Zellmetabolismus aufgrund gestörter Substrat- und Sauerstoffversorgung führt zwangsläufig zu Organfunktionsstörungen, die bei anhaltendem Schockgeschehen in ein terminales Organversagen einmünden. Bei der Reperfusion vormals ischämischer Gewebe ist darüber hinaus mit **Zellschäden durch Sauerstoffradikale** und **Peroxynitrit** zu rechnen. Die »**Niere im Schock**« ist hauptsächlich gekennzeichnet durch eine Abnahme der glomärulären Filtrationsrate, eine Verminderung der tubulären Konzentrationsfähigkeit und eine Oligurie. Die »**Lunge im Schock**« zeigt einen gestörten Sauerstoffaustausch, die Sauerstoffdruckdifferenz zwischen Alveolarraum und Arteriolen nimmt zu, Lungenödem, Mikrothrombosen und Mikroatelektasen führen zu einem Missverhältnis von Ventilation und Perfusion. In der Frühphase des Schocks nimmt das Herzzeitvolumen aufgrund der sympathoadrenalen Stimulation zunächst zu. Mit fortschreitendem Schockgeschehen kommt es dann aber aufgrund makro- und mikrovaskulärer Minderperfusion und Sauerstoffmangel zur **myokardialen Insuffizienz**. Mit der verminderten kardialen Kontraktilität sinken Blutdruck und periphere Perfusion weiter ab. Auch der **Darm** zeigt frühzeitig **Mikrozirkulationsstörungen**, später kann die Mukosa ihre Barrierefunktion verlieren mit der Folge der Einschwemmung von Bakterien und Toxinen in die Blutbahn.

15.7   Klinisches Bild des akuten peripheren Kreislaufversagens

Die **klinischen Leitsymptome** des peripheren Kreislaufversagens sind einerseits eine Folge des Missverhältnisses zwischen zirkulierendem Blutvolumen und der Kapazität des Gefäßraumes und andererseits der reflektorisch gesteigerten Sympathikusaktivität. Hieraus erklären sich die folgenden Symptome:

- Hypotonie und Tachykardie
- kühle, blasse, kaltschweißige Haut
- fadenförmiger, leicht unterdrückbarer Puls;
- schnelle, vertiefte oder flache Atmung;
- Bewusstseinseintrübung, bei hochgradiger zerebraler Hypoxie Bewusstseinsverlust und
- Oligurie (bei niedrigem spezifischem Gewicht des Urins, 1010–1012) oder Anurie.

15.8   Basistherapie bei akutem peripheren Kreislaufversagen

Symptomatische Sofortmaßnahmen (Basistherapie) und Maßnahmen zur Bekämpfung der pathophysiologischen Ursachen müssen sich bei der Therapie des akuten Kreislaufversagens ergänzen. Zu den Sofortmaßnahmen, die unabhängig von der Ursache des Schocks zur Anwendung kommen, zählen:

- **Kardiopulmonale Reanimation** (▶ Kap. 38)
- **Sicherung der Atemwege**, Sauerstoffzufuhr, wenn nötig Intubation und Beatmung

- **Aufrechterhaltung eines minimalen Blutdrucks:** Volumenersatz mit **kolloidalen Plasmaersatzmitteln** (s. unten), möglicherweise in Kombination mit Elektrolytlösungen (**Ringerlösung, 0,9% NaCl-Lösung**). Ausnahme ist der kardiogene Schock, der nicht mit Volumenersatz behandelt wird (▶ Kap. 16). Die Auswahl des Plasmaersatzmittels ist für den Schockverlauf von untergeordneter Bedeutung. Die Infusionsrate beträgt etwa 250 ml/15 min; die Dosierung und Infusionsdauer richtet sich nach dem Verhalten des arteriellen Blutdrucks und des zentralen Venendrucks. Die Infusion sollte solange fortgesetzt werden, bis der zentrale Venendruck (bei Patienten ohne kardiale Vorschädigung) 4–9 mmHg erreicht.

- **Gabe von Katecholaminen:** Sie ist indiziert, wenn es nicht gelingt, den Blutdruck mit Volumenersatztherapie hinreichend schnell zu stabilisieren oder wenn sich die Volumenersatztherapie verbietet (z. B. im kardiogenen Schock). Dopamin[18] ist zunächst das Mittel der Wahl. Eine Infusion geringer Dosen von Dopamin (ca. 1–3 μg/kg/min) führt zu einer Verbesserung der Perfusion der Nieren und des Splanchnikusgebietes (relativ selektive Stimulation von D_1-Rezeptoren der glatten Gefäßmuskulatur in o. g. Gebieten). Bei Infusion höherer Dosen kommt es zur Steigerung des Herzzeitvolumens (ca. 4–7 μg/kg/min; Stimulation von β_1-Adrenozeptoren des Herzens) und später zur Steigerung des peripheren Widerstandes (ca. 8–10 μg/kg/min; Stimulation von α_1-Adrenozeptoren). Die Infusion von Dobutamin[19] (3–10 μg/kg/min) oder Dopexamin[20] (0,5–4 μg/kg/min) kommt zur weiteren Steigerung des Herzzeitvolumens in Betracht (Dobutamin oder Adrenalin sind Mittel der Wahl bei kardiogenem Schock). Steigt der Blutdruck trotz ausreichender Volumensubstitution und der Gabe von Dopamin/Dobutamin/Dopexamin nicht genügend an, so muss die zusätzliche Infusion von **Adrenalin**[21] (Epinephrin, 0,1–1 μg/kg/min; vor allem beim kardiogenen Schock, beim anaphylaktischen Schock und bei Reanimation) oder **Noradrenalin**[22] (Norepinephrin, 0,1–1 μg/kg/min; v. a. beim septischen Schock und auch beim neurogenen Schock) erfolgen. Die Stabilisierung des Blutdruckes (arterieller Mitteldruck > 65 mm Hg) wird u. U. mit einer Verschlechterung der Mikrozirkulation erkauft.

- Vorsichtige **Korrektur des Säure-Base-Haushaltes:** Liegt der arterielle pH <7,2 ist eine Behandlung der Azidose durch Infusion von **Natriumbikarbonatlösung** (1 M, 8,4%) unter häufiger Kontrolle der Blutgase und des pH-Wertes erforderlich.

- Nach Ausgleich des Volumendefizits Verabreichung von **Schleifendiuretika** (z. B. **Furosemid**[23]) zur Aufrechterhaltung der Diurese (▶ Kap. 5).

Die parallel einzuleitende **kausale Therapie** muss darauf gerichtet sein, die spezifischen schockauslösenden Ursachen

---

18 Dopamin Fresenius®, Dopamin-ratiopharm®
19 Dobutamin Liquid Fresenius®, Dobutamin-ratiopharm®
20 Dopacard®
21 Suprarenin®, Adrenalin JENAPHARM®
22 Arterenol®
23 Lasix®, Furosemid-ratiopharm®

zu beseitigen. Exemplarisch werden hier spezifische Therapieansätze bei Volumenmangelschock, kardiogenem Schock, septischem Schock, anaphylaktischem Schock und neurogenem Schock besprochen.

15.9 Spezifische Schockformen

15.9.1 Volumenmangelschock

Der Volumenmangelschock (**hypovolämischer Schock**) entsteht durch Verluste von **Blut** (z. B. nach traumatischer oder gastrointestinaler Blutung), **Plasma** (z. B. nach Verbrennungen) oder **Wasser** und **Elektrolyten** (z. B. nach schwerem Erbrechen, Diarrhö, Diabetes insipidus oder Diabetes mellitus). Die hämodynamische Situation ist gekennzeichnet durch eine Verminderung des arteriellen Drucks, des zentralen Venendrucks und des Herzminutenvolumens. Kompensatorisch erfolgt die Ausschüttung von Katecholaminen (Adrenalin und Noradrenalin), die über α_1-Adrenozeptoren zu einer peripheren Vasokonstriktion und über β_1-Adrenozeptoren zu einem Herzfrequenzanstieg führen. Die Vasokonstriktion spart die lebenswichtigen Organe (vor allem Herz und Gehirn) zunächst aus, da diese über eine Autoregulation ihrer Durchblutung verfügen.

Folgende spezifische Maßnahmen sind beim Volumenmangelschock indiziert:

- Primär sollten weitere Blut- oder Flüssigkeitsverluste verhindert werden (Stillung der Blutung, Bekämpfung der Diarrhö etc.). Durch Hochlagerung der Beine (»Schocklage«) kann peripheres Blut für das zentrale Kompartiment mobilisiert werden.
- Darüber hinaus besteht das konsequente Therapieziel in einer schnellen Volumenauffüllung des Kreislaufs. Die Wahl des Volumenersatzmittels richtet sich nach der Ursache des Volumenmangels. Zum Volumenersatz werden Lösungen künstlicher oder natürlicher Kolloide verwendet, die in der Lage sind, Plasmawasser in der Blutbahn zu halten. Zu den natürlichen Kolloiden zählen **Albumin-Lösungen**, pasteurisierte **Plasmaproteinlösungen** und **fresh frozen plasma**; künstliche Kolloide sind **Stärke- und Gelatine-Lösungen** (◘ Tab. 15.3).

Im akuten Kreislaufversagen wird vor allem **Hydroxyethylstärke-Lösung**[24] (60 g/l) angewandt (◘ Tab. 15.3). Dieses hat eine relativ lange Verweildauer im Intravasalraum (6–8 h). Die Verweildauer von Gelatinepräparaten (**Polygelin**[25]) ist kürzer, da sie mehr kleinmolekulare Anteile enthalten.

Blutpräparate werden nur bei hämorrhagischer Genese des Schockgeschehens verabreicht. Erst wenn der Hämatokrit unter 30% bzw. das Hämoglobin unter 8–10 mg/100 ml abgesunken ist, ist die Gabe von **Erythrozytenkonzentraten** angezeigt. Auch der routinemäßige Einsatz natürlicher Kolloidlösungen ist aus Kosten- und Verfügbarkeitsgründen nicht vertretbar; bei **fresh frozen plasma** und Blutpräparaten kommt das Risiko einer Übertragung von Hepatiden oder HIV hinzu. Es ist verständlich, dass je nach Ursache und Verlauf des Volumenmangelschocks verschiedene Volumenersatzmittel hintereinander zum Einsatz kommen können (bei Hämorrhagie Beginn mit kolloidalen Lösungen und Elektrolytlösungen, bei kritischem Abfall des Hämatokrits und Hämoglobins Erythrozytenkonzentrate, nach Massentransfusion vieler Erythrozytenkonzentrate Zugabe von fresh frozen plasma).

15.9.2 Kardiogener Schock

Der kardiogene Schock beruht auf einem Versagen der linksventrikulären Ejektion. Diese kann ausgelöst sein durch Herzinfarkt, hämodynamisch wirksame Bradykardie, Tachykardie/ Tachyarrhythmie oder akuter Herzklappenschädigung (z. B. bei foudroyanter Endokarditis oder Ausriss einer künstlichen Herzklappe). Auch bei nicht ausreichender linksventrikulärer Kammerfüllung (z. B. durch Lungenembolie oder Herzbeuteltamponade) kann es zum kardiogenen Schock kommen. Die spezifischen therapeutischen Maßnahmen beim kardiogenen Schock werden in ► Kap. 16 abgehandelt.

15.9.3 Septischer Schock

Bei der Sepsis kommt es zu einer systemischen Einschwemmung von Bakterien (seltener von Pilzen, Viren oder Protozoen) oder von mikrobiellen Produkten aus einem Infektionsherd in die Blutbahn. Diese aktivieren eine Vielzahl von Mediatorsystemen und Immunzellen. Unter den bakteriellen Toxinen kommt dem Endotoxin aus der Zellwand gramnegativer Bakterien eine besondere Bedeutung zu. Durch Aktivierung immunologischer Zielzellen bewirkt es eine Freisetzung von **Cytokinen** und **Lipidmediatoren** (z. B. platelet activating factor [PAF], Prostaglandinen, Leukotrienen). Diese aktivieren ihrerseits weitere Zellen, die wiederum Mediatoren wie beispielsweise NO freisetzen. So kommt es sekundär zu einer

24 Venofundin® 6%, HAES steril® 6%
25 Haemaccel®

◘ **Tab. 15.3.** Wichtige Volumenersatzmittel zur Anwendung im akuten Kreislaufversagen

Stoffgruppe	Mittlere Molekülmasse	Schwankungsbereich der mittleren Molekülmasse	Lösung [g/l]	Intravasale Verweildauer [h]
Hydroxyethylstärke (HES)[24]	70.000–200.000		60	6–8
Polygelin[25]	30.000	5000–50.000	35	2–3

massiven Vasodilatation und Gefäßschädigung in der Mikrozirkulation. Peptidoglykane aus der Zellwand grampositiver Bakterien können ein ähnliches Bild verursachen. Darüber hinaus können vor allem Staphylokokken durch sog. Superantigene zu einer massiven Aktivierung von T-Lymphozyten führen, was zu einer »Überschwemmung« der Zirkulation mit Zytokinen führt. Somit wird der septische Schock nur zum Teil durch direkte toxische Wirkungen mikrobieller Produkte verursacht; wichtige pathogenetische Faktoren sind die zahlreichen, sekundär aus Immunzellen freigesetzten Mediatoren. Die Letalität bei septischem Schock beträgt ca. 50%.

Folgende spezifische Maßnahmen sind beim septischen Schock indiziert:

- Suche und **Sanierung des verursachenden Infektionsherdes.** Wenn der septische Fokus bekannt ist, sollte er sobald als möglich chirurgisch saniert werden;
- Sofortige Einleitung von Maßnahmen zur Identifizierung des verursachenden Erregers, danach sofortige Gabe einer kalkulierten **antimikrobiellen Therapie** (▶ Kap. 10);
- Ausgleich des relativen oder absoluten Volumenmangels, u. a. zentralvenösen Druck von 10 cm Wassersäule anstreben (sog. early goal directed therapy). Aufgrund der beschriebenen Schädigung der Mikrozirkulation diffundieren Kolloide leicht in den Extravasalraum, sodass die angestrebte intravasale Volumenexpansion nur in geringem Maße erreicht wird. Daher ist die Anwendung kolloidosmotischer Lösungen im septischen Schock umstritten und die Flüssigkeitssubstitution sollte – zumindest initial – mit **Elektrolytlösungen** (s. oben) oder **Glucose-Lösungen** erfolgen. Beim Absinken des kolloidosmotischen Druckes unter 15 mmHg (normal sind ca. 25 mmHg) sind **Kolloide** indiziert. Bei Gerinnungsstörungen kann zusätzlich die Gabe von **fresh frozen plasma** notwendig werden.
- **Blockade inflammatorischer Mediatoren.** Es sind in den vergangenen Jahren große pharmakologische Anstrengungen unternommen worden, durch spezifische Mediatorblockade »kausal« auf das pathophysiologische Geschehen des septischen Schocks Einfluss zu nehmen. Eine neuere Studie zeigt, dass eine prolongierte Hydrocortison-Therapie bei Patienten mit therapierefraktärem septischem Schock eine signifikante Reduktion des Multiorganversagens und Besserung des Gesamtbildes bewirken kann. Das Therapieschema besteht in 3-mal 100 mg **Hydrocortison**[26] über 5 Tage oder 1-mal täglich 100 mg Hydrocortison, gefolgt von einer Dauerinfusion mit 0,18 mg/kg/h für 5–10 Tage.
- Bei schwerem septischem Schock besteht eine Indikation zur Gabe von **aktiviertem Protein C**[27], das nicht nur antikoagulatorisch, sondern auch antiinflammatorisch wirksam ist. Aktiviertes Protein C ist nur wirksam, wenn der APACHE-II-Score >25 ist, d. h., bei Vorliegen von Zwei- und Mehr-Organversagen.
- Weitere Therapieoptimierung. Die früher empfohlene forcierte Blutzuckeroptimierung ggf. durch eine intensivierte Insulintherapie mit dem Ziel, den Blutzucker in einen Bereich von 80–110 mg/100 ml zu halten, ist bei Sepsis sehr umstritten.
- Morbidität und Letalität können bei Sepsis und akutem Lungenversagen durch eine protektive Beatmung mit niedrigem Atemzugvolumen (6 ml/kg) bei hohem PEEP-Niveau (positive end-expiratory pressure) weiter vermindert werden.

15.9.4 Anaphylaktischer Schock

Der anaphylaktische Schock (▶ Kap. 36) ist eine schwere Verlaufsform allergischer (oder pseudoallergischer) Überempfindlichkeitsreaktionen. Im typischen Fall liegt der allergischen Reaktion eine IgE-vermittelte Typ-I-Immunreaktion zugrunde; doch können auch komplementbindende Antikörper beteiligt sein (Typ-II-Immunreaktion). Als auslösende Agenzien kommen in Frage: Arzneimittel (z. B. Penicilline, Cephalosprine, Lokalanästhetika, Antiphlogistika, Zytostatika), Röntgenkontrastmittel, kolloidale Plasmaersatzmittel, Vakzine, Bienen-, Wespen-, Hornissengifte und viele andere.

Anaphylaktoide (pseudoallergische) Reaktionen sind nichtimmunologischer Genese. Sie lassen sich jedoch oftmals von allergischen Reaktionen kaum unterscheiden, da sie eine gemeinsame Endstrecke haben (Freisetzung von Histamin sowie anderer Mediatoren v. a. aus Mastzellen). Auch können sie teilweise durch dieselben Agenzien ausgelöst werden; in Frage kommen Röntgenkontrastmittel, kolloidale Plasmaersatzmittel, Opiate, Antiphlogistika, Muskelrelaxanzien und weitere. Das klinische Bild des anaphylaktischen Schocks setzt meist rasch ein (Sekunden bis Minuten) und ist geprägt durch Weitstellung der Kreislaufperipherie und Flüssigkeitsverluste in das Interstitium durch Permeabilitätssteigerung der Kapillaren. Kompensatorisch kommt es zur Freisetzung von Katecholaminen und zur Tachykardie.

Folgende spezifische Notfallmaßnahmen sind beim anaphylaktischen Schock indiziert:

- Unterbindung der Antigenzufuhr
- Gabe von **Adrenalin**[21] (**Epinephrin**, 0,1 mg unter Puls- und Blutdruckkontrolle langsam i.v.); die Gabe kann wiederholt werden
- Gabe von Glucocorticoiden (z. B. **Prednisolon**[28], 250–1000 mg)
- rasche Volumensubstitution mit kolloidalen und/oder Elektrolytlösungen (z. B. **Hydroxyethylstärke-Lösung**[24])
- Gabe eines Histamin H_1-Rezeptorantagonisten (z. B. **Dimetinden**[29], 4–8 mg i.v.)
- Behandlung der häufig vorhandenen Bronchospastik mit **β_2-Adrenozeptoragonisten** (Salbutamol[30], Fenoterol[31], Terbutalin[32]) und/oder **Theophyllin**[33] (▶ Kap. 22)
- Freihalten der Atemwege, bei Larynxödem gegebenenfalls Intubation

---

26 Hydrocortison JENAPHARM, Hydrocortison Hoechst®
27 CEPROTIN®
28 Decortin® H, Prednisolon-JENAPHARM®
29 Fenistil®
30 Sultanol® (Inhalationslösung/Dosieraerosol), Salbutamol-ratiopharm®
31 Berotec® N (Dosieraerosol)
32 Bricanyl® (Injektionslösung), Aerodur® Turbohaler®
33 Solosin® (Infusionslösungskonzentrat), Bronchoretard®

◻ **Tab. 15.4.** Dynamik der Kreislaufsituation bei verschiedenen Schockformen

Schockform	Herzfrequenz	Herzzeit- volumen	Peripherer Widerstand	Zirkulierendes Blutvolumen
Volumenmangelschock	↑	↓	↑	↓
Kardiogener Schock (Linksherzversagen)	↑	↓	↑	↓
Septischer Schock, hyperdyname (frühe) Phase	↑	↑	↓[a]	→,↑[a]
Hypodyname (späte) Phase	↑	→,↓[b]	→,↑	↓
Anaphylaktischer Schock	↑	↑	↓	↓
Neurogener Schock	↓,→,↑[c]	↓	↓	↓

[a] Die Perfusionsfehlverteilung in der Peripherie führt trotz Hyperperfusion zu einer O_2-Schuld (Laktat); [b] bedingt durch myokardiale Schädigung in der Spätphase; [c] abhängig von der spezifischen Ursache.
→ = unverändert, ↑ = erhöht, ↓ = erniedrigt.

15.9.5 Neurogener Schock

Das neurogene Kreislaufversagen beruht auf einem (teilweisen) Ausfall des sympathischen Nervensystems. Die Ursache kann eine toxische, hypoxische oder traumatische Läsion des zentralen Nervensystems, eine zu hohe Spinalanästhesie oder auch eine zu tiefe Allgemeinnarkose sein.

Folgende spezifische Notfallmaßnahmen sind beim neurogenen Schock indiziert:

- Venendruckabhängige Volumensubstitution mit kolloidalen und/oder Elektrolytlösungen (z. B. **Hydroxyethylstärke-Lösung**) zum Ausgleich des relativen Volumenmangels
- Infusion vasokonstriktorischer und positiv-inotroper Substanzen wie **Noradrenalin**[22] (**Norepinephrin**, 0,1–1 µg/kg/min) oder **Dopamin**[18] 4–10 µg/kg/min in Elektrolytlösungen (z. B. 0,9% NaCl-Lösung) oder Monosaccharidlösungen (z. B. 5% Glucoselösung).

In Kürze

Die chronische arterielle Hypotonie ohne fassbare Ursache stellt per se keine behandlungsbedürftige Erkrankung dar. Therapeutisches Eingreifen ist nur bei subjektiven Beschwerden oder sekundären Risiken angezeigt. Neben Allgemeinmaßnahmen (Flüssigkeits- und Salzzufuhr, isometrisches Muskeltraining, etc.) kommen Mutterkornalkaloide und Sympathomimetika in Frage:

Beim akuten Kreislaufversagen lassen sich das akute Herzversagen (kardiogener Schock), der akute Flüssigkeitsverlust (Volumenmangelschock) und ein Versagen der peripheren Kreislaufregulation (septischer Schock, anaphylaktischer Schock und neurogener Schock) unterscheiden (◻ Tab. 15.4). Zu den Sofortmaßnahmen, die unabhängig von der Schockursache zur Anwendung kommen, zählen:

- Sicherung der Atemwege und Sauerstoffzufuhr
- Volumenersatz mit kolloidalen Plasmaersatzmitteln (vor allem Hydroxyethylstärke-Lösung), außer beim kardiogenen Schock
- Vorsichtige Korrektur des Säure-Base-Haushaltes (Natriumbikarbonatlösung)
- Nach Ausgleich des Volumendefizits Aufrechterhaltung der Diurese mit Schleifendiuretika

Bei hämorrhagischer Genese (Hämatokrit <30% oder Hämoglobin <8–10 mg/100 ml) kommen Erythrozytenkonzentrate zum Einsatz.

Beim kardiogenen Schock werden Katecholamine gegeben (Dobutamin, Adrenalin).

Der septische Schock erfordert zusätzlich die chirurgische Sanierung des verursachenden Infektionsherdes, konsequente mikrobiologische Diagnostik und dann sofortige antimikrobielle Behandlung, Ausgleich des Volumenmangels präferentiell mit Elektrolyt- oder Glucose-Lösungen, Gabe von Hydrocortison, evtl. aktiviertes Protein C.

Im anaphylaktischen Schock gilt es die Antigenzufuhr zu unterbinden, gefolgt von der Gabe von Adrenalin, Glucocorticoiden, einer raschen Volumensubstitution mit kolloidalen und/oder Elektrolytlösungen, der Gabe eines Histamin-H_1-Rezeptorantagonisten und der Behandlung der häufig vorhandenen Bronchospastik mit β_2-Adrenozeptoragonisten und/oder Theophyllin.

Im neurogenen Schock werden Volumensubstitution mit kolloidalen und/oder Elektrolytlösungen und die Infusion vasokonstriktorischer und positiv-inotroper Substanzen (Noradrenalin und Dopamin) kombiniert.

Weiterführende Literatur ► www.springer.com

16 Herzinsuffizienz

T. Eschenhagen, E. Erdmann

16.1 Begriffsbestimmung und pathophysiologische Vorbemerkungen

Unter einer Herzinsuffizienz versteht man die Unfähigkeit des Herzens, eine dem Bedarf der Peripherie und dem venösen Angebot entsprechende Förderleistung zu erbringen. Die wichtigsten Symptome sind **Stauungserscheinungen** im kleinen und großen Kreislauf (»Rückwärtsversagen«; beispielsweise Dyspnoe, Nykturie, Ödeme) und Zeichen **peripherer Minderperfusion** (»Vorwärtsversagen«; beispielsweise Hypotonie, kalte Extremitäten, Müdigkeit, Schwindel, Zyanose, pektanginöse Beschwerden und Tachykardie).

Der Herzinsuffizienz liegt meistens eine **Kontraktionsschwäche** der linken Kammermuskulatur zugrunde (Herzmuskelinsuffizienz, oder linksventrikuläre Dysfunktion), deren wichtigste Ursachen wiederum Untergang von kontraktilem Myokard und Sauerstoffmangel (Herzinfarkt, Koronarinsuffizienz), chronische Druck- und Volumenbelastung (Hypertonie, Klappenfehler), Kardiomyopathien im engeren Sinne (genetisch, viral) sowie Intoxikationen oder Stoffwechselanomalien sind. Davon zu unterscheiden sind Formen der Herzinsuffizienz, bei denen die Kontraktionskraft der Herzmuskulatur nicht eingeschränkt sein muss: mechanisch-hämodynamische Herzinsuffizienzen (z. B. Panzerherz, bei schwerer Mitralstenose, schwerer Aortenstenose) oder Herzinsuffizienzen bei hochgradigen Tachy- oder Bradyarrhythmien. Die gerade bei älteren Hypertonikern relativ häufige diastolische Herzinsuffizienz mit Relaxationsstörungen geht initial mit einer normalen systolischen linksventrikulären Funktion einher. Ihre Behandlung ist weniger gut standardisiert und wird hier nicht speziell behandelt.

Nach dem Grad der Einschränkung der Leistungsfähigkeit wird die chronische Herzinsuffizienz in vier Klassen eingeteilt. Die Einteilung erfolgt in Anlehnung an einen Vorschlag der **New York Heart Association** (NYHA).

I   Patienten mit eingeschränkter Ventrikelfunktion, jedoch ohne Einschränkung der körperlichen Leistungsfähigkeit

II   Geringe Einschränkung der körperlichen Leistungsfähigkeit, keine Beschwerden in Ruhe; ungewohnte körperliche Aktivität verursacht Symptome

III   Erhebliche Einschränkung der körperlichen Leistungsfähigkeit, keine Beschwerden in Ruhe; gewohnte körperliche Aktivität verursacht Symptome

IV   Beschwerden bereits in Ruhe; Unfähigkeit, jede Form körperlicher Aktivität auszuüben

Die Indikationsstellung zur Therapie in Abhängigkeit vom klinischen Stadium muss berücksichtigen, dass die klinische Symptomatik gerade zwischen den Stadien II–III schwanken kann und Patienten auch nach einer kardialen Dekompensation (NYHA IV) häufig ins Stadium II zurückkehren.

Bei der Herzinsuffizienz werden verschiedene **Kompensationsmechanismen** aktiviert, um möglichst lange eine ausreichende Organperfusion aufrechtzuerhalten. Eine Aktivierung des sympathischen Nervensystems hat eine Steigerung der Herzfrequenz, eine Erhöhung des venösen und arteriellen Gefäßtonus und eine gesteigerte Reninfreisetzung aus der Macula densa (β_1-Adrenozeptoren) zur Folge. Die Aktivierung

des Renin-Angiotensin-Aldosteron-Systems führt zu Vasokonstriktion, Salz- und Wasserretention und zu gesteigerter neuronaler Freisetzung von Norepinephrin. Beide neurohumoralen Systeme fördern die Ausbildung einer Herzhypertrophie, die zwar einerseits durch Verstärkung der kontraktilen Leistung als zunächst kompensatorisch anzusehen ist, andererseits aber mit einer schlechten Prognose assoziiert ist. Die neurohumorale Aktivierung mit ihren Folgen, d. h. Zunahme von Frequenz, Nachlast, Vorlast und Energieverbrauch, steht damit im Zentrum eines pathophysiologischen Teufelskreises, der eine weitere Abnahme der kontraktilen Funktion und einen beschleunigten Untergang von Herzmuskelzellen bewirkt. Die Verringerung der neurohumoralen Aktivierung ist daher ins Zentrum der Arzneimitteltherapie gerückt.

16.2 Ziele und Prinzipien der Behandlung

Im vorliegenden Kapitel wird vor allem die langfristige Therapie der chronischen systolischen Herzmuskelinsuffizienz besprochen. Diese orientiert sich an international weitgehend einheitlichen Leitlinien (http://www.dgk.org/leitlinien/LeitlinienHerzinsuffizienz.pdf). Zu den **kausalen** Therapiemöglichkeiten im Sinne des Entfernens einer verursachenden Bedingung gehört z. B. die Behandlung von Hypertonie, Hyperthyreose, Herzrhythmusstörungen, myokardialer Minderperfusion oder von Klappenfehlern. Die **nichtkausale** medikamentöse Therapie hat 2 Hauptziele: Erstens eine Symptomverringerung und eine Verbesserung der Belastbarkeit und zweitens eine Verbesserung der Prognose **quoad vitam**. Dabei ist zu berücksichtigen, dass ca. 50% der kardialen Todesfälle bei Patienten mit Herzinsuffizienz »plötzlich« auftreten und überwiegend arrhythmogen bedingt sind. Die Reduktion der Häufigkeit des plötzlichen Herztods, der relativ gesehen häufiger in frühen Stadien eintritt, gehört zu den wichtigsten Behandlungszielen. Kontrollierte Studien der letzten Jahre haben gezeigt, dass Arzneimittel, die symptomatisch wirken, nicht unbedingt auch lebensverlängernd wirken (◘ Tab. 16.1). Bei positiv-inotropen Substanzen scheint eher das Gegenteil zuzutreffen (Ausnahme Herzglykoside in niedrigen Dosen).

Allgemeine Maßnahmen für alle Stadien umfassen eine Normalisierung des Körpergewichts, eine Begrenzung der Kochsalzzufuhr (<3 g/Tag) und des Alkoholkonsums (maximal 30 g/Tag bei Männern, 20 g/Tag bei Frauen, absolute Karenz bei alkoholischer Kardiomyopathie), Rauchverbot und eine regelmäßige, moderate körperliche Bewegung (Bettruhe nur bei Dekompensation). Jede Herzinsuffizienz mit linksventrikulärer Dysfunktion wird heute zusätzlich medikamentös behandelt.

Die Prinzipien der medikamentösen Therapie der manifesten Herzinsuffizienz sind dreifach:

- Verminderung der neurohumoralen Aktivierung bzw. ihrer Folgen mit ACE-Hemmstoffen, β-Adrenozeptor-Antagonisten und Aldosteron-Rezeptor-Antagonisten
- Senkung der Vor- und Nachlast des Herzens mit ACE-Hemmstoffen oder AT1-Rezeptor-Antagonisten und Diuretika
- Steigerung der Kontraktionskraft des Herzens mit Herzglykosiden

▣ **Tab. 16.1.** Prospektive, randomisierte Studien zur Behandlung der chronischen Herzinsuffizienz

Studie	Substanz	Tagesdosis [mg]	Patientenzahl	NYHA-Stadium	Lebensqualität[a]	Veränderung Gesamtletalität versus Placebo
V-HeFT I	ISDN + Hydralazin	160 + 300	642	II–III	++	–34%
	Prazosin	20			+/–	+/–
CONSENSUS I	Enalapril	2,5–40	253	IV	++	–40%
SOLVD treatm.	Enalapril	2,5–20	2569	II–III	+	–16%
PROMISE	Milrinon	40	1088	III–IV	+/–	+28%
DIG	Digoxin	0,125–0,5	7688	II–IV	++	+/–
CIBIS II	Bisoprolol	(1,25–) 10	2647	II–IV	k. A.	–34%
MERIT-HF	Metoprolol	(25–) 200	3991	II–IV	k. A.	–34%
RALES	Spironolacton	25	1663	III–IV	+	–35%
ELITE II	Losartan	12,5–50	3152	II–III	k. A.	+/– vs. Captopril
Val-HeFT	Valsartan add-on	2-mal 160	5010	II–IV	+	+/–
COMET	Carvedilol vs. Metoprolol	2-mal 25 vs. 2-mal 50	3029	II–IV	k. A.	C vs. M: –17%

[a] Die Angaben zur Lebensqualität sind uneinheitlich und beziehen sich in der Regel auf eine Änderung der NYHA Stadien.
k. A. = keine Angaben.

Hinzu kommt bei lebensbedrohlichen Arrhythmien eine antiarrhythmische Therapie mit Amiodaron und/oder β-Adrenozeptor-Antagonisten oder zunehmend auch mit implantierbaren Defibrillatoren (ICD). Bei Patienten mit schwerer linksventrikulärer Dysfunktion, breitem QRS-Komplex im EKG und Kriterien für eine Asynchronie der Kammererregung hat sich die kardiale Resynchronisierung mit Hilfe eines biventrikulären 2-Kammer-Schrittmachersystems als lebensverlängernd (Sterblichkeit –34%) sowie Lebensqualitäts-verbessernd erwiesen.

16.3 Behandlung mit ACE-Hemmstoffen und AT$_1$-Rezeptor-Antagonisten

16.3.1 ACE-Hemmstoffe

ACE-Hemmstoffe (► Kap. 14.3.4) hemmen das **Angiotensin-Conversions-Enzym** (ACE), das Angiotensin I in wirksames Angiotensin II umwandelt. Dadurch kommt es zu einem Nachlassen aller Angiotensin II-Wirkungen, d. h. Senkung des arteriellen und venösen Gefäßwiderstandes (Senkung der Nach- und Vorlast), Verminderung der Aldosteronsynthese, Verminderung der Natriumrückresorption und Hemmung der neuronalen Norepinephrin-Freisetzung. Die Verminderung der Norepinephrin-Freisetzung verhindert die bei reinen Vasodilatatoren oft beobachtete reflektorische Tachykardie. Außerdem verzögern ACE-Hemmstoffe die Ausbildung einer Herzhypertrophie, einer interstitiellen Fibrose sowie einer

LV-Dilatation (**Remodeling**). Zu den erwünschten Wirkungen von ACE-Hemmstoffen trägt sehr wahrscheinlich die Bradykinin-Abbauhemmung bei. Bradykinin hat, vermittelt über Prostacyclin, Prostaglandin E$_2$ und NO, vasodilatatorische und antiarrhythmische Wirkungen. Entgegen früherer Annahmen ist der ACE-Hemmer-Husten wahrscheinlich nicht Bradykinin-, sondern Substanz-P-vermittelt.

Durch die Gabe von ACE-Hemmstoffen werden die Symptomatik der Herzinsuffizienz gebessert, die Zahl der Krankenhausaufenthalte reduziert und die Überlebenswahrscheinlichkeit bei Patienten mit leichter, mittlerer und schwerer Herzinsuffizienz erhöht (▣ Tab. 16.1). Die positiven Effekte der ACE-Hemmstoffe sind unabhängig von der Ätiologie der Herzinsuffizienz. ACE-Hemmstoffe sind daher bei jeder Form der manifesten Herzinsuffizienz und auch bei asymptomatischen Frühformen mit nachgewiesener Pumpfunktionsstörung indiziert.

Zur Therapie der Herzinsuffizienz sind zum Beispiel die ACE-Hemmstoffe **Captopril**[1], **Enalapril**[2], **Lisinopril**[3], **Perindopril**[4], **Ramipril**[5] und **Quinapril**[6] zugelassen (▣ Tab. 16.2). Von diesen wirkt Captopril relativ schnell und kurz. Die anderen ACE-Hemmstoffe haben einen langsameren Wirkungs-

---

1 CaptoHEXAL, Captopril Atid®
2 EnaHEXAL, Enalapril-ratiopharm®
3 Lisinopril-ratiopharm, LisiHEXAL
4 Coversum®
5 Ramipril beta, Ramipril AL®
6 Quinapril Hexal®

◻ Tab. 16.2. ACE-Hemmstoffe. Pharmakokinetische Daten und Dosierung

Wirkstoff	Orale BV [%]	Wirkungs-eintritt [min]	Eliminations-halbwertszeit [h]	Elimination	Startdosis [mg/Tag]	Zieldosis [mg/Tag]
Schneller Wirkungseintritt und kurze Wirkdauer						
Captopril[1]	60–75	15–30	1,7	95% renal	3-mal 6,25	3-mal 25–50
Langsamer Wirkungseintritt und lange Wirkdauer						
Enalapril[2]	40	60–120	11	90% renal	1-mal 2,5	2-mal 20
Fosinopril[7]	25–30	60	12	50% renal	1-mal 2,5	1-mal 20
Lisinopril[3]	25–50	60	30–40	95% renal	1-mal 2,5	1-mal 5–20
Perindopril[4]	20–35	60–120	9	65% renal	1-mal 2	1-mal 4
Quinapril[6]	38	60–120	26	60% renal	1-mal 2,5	1-mal 5–10
Ramipril[5]	45	60	13–17	60% renal	1-mal 1,25	1-mal 10

eintritt und eine längere Wirkungsdauer. In der Regel wird die Therapie mit kleinen Dosen des kurzwirksamen Captoprils eingeleitet (z. B. 2-mal 6,25 mg), bis zur Zieldosis von 3-mal 50 mg hochtitriert und dann wegen der besseren Compliance auf einen lang wirkenden ACE-Hemmstoff umgestellt. Es wird empfohlen, die relativ hohen Zieldosen aus Letalitätsstudien (◻ Tab. 16.2) anzustreben, auch wenn die Datenlage bezüglich einer Dosisabhängigkeit des Effekts nicht überzeugend ist. Dosisbegrenzend ist der Blutdruck.

Unerwünschte Wirkungen (▶ Kap. 14.3.4). ACE-Hemmstoffe können bei erstmaliger Gabe einen überschießenden Blutdruckabfall verursachen, v. a. bei diuretisch vorbehandelten Patienten (aktiviertes Renin-Angiotensin-Aldosteron-System). Daher ist bei Patienten mit Herzinsuffizienz die Therapie besonders vorsichtig zu beginnen. Nach erstmaliger Gabe von Captopril ist eine Überwachung von mindestens 3 h, nach den länger wirkenden ACE-Hemmstoffen von mindestens 6 h erforderlich. Wegen der Gefahr der **Hyperkaliämie** ist besondere Vorsicht bei Patienten mit Niereninsuffizienz und bei Kombination von ACE-Hemmstoffen und Kalium-retinierenden Diuretika, besonders den Aldosteron-Rezeptor-Antagonisten, geboten.

In ca. 10% der Fälle kommt es zu einem **Anstieg des Serum-Kreatinins**, der Ausdruck einer ACE-Hemmstoff-vermittelten Abnahme der glomerulären Filtrationsrate (GFR) ist. Mechanismus ist eine Dilatation des Vas efferens und dadurch bedingte Abnahme des glomerulären Filtrationsdrucks. Der Anstieg um bis zu 25% gilt als harmlos, zwischen 25% und 50% als kontrollbedürftig und >50% als Hinweis auf das Vorliegen einer Nierenarterienstenose, was zum sofortigen Absetzen zwingt. Andererseits können ACE-Hemmstoffe die Progression der Niereninsuffizienz insbesondere bei Diabetikern verlangsamen, wahrscheinlich ebenfalls über den o. g. Mechanismus. Die Wirkung von ACE-Hemmstoffen wird von nichtsteroidalen Antirheumatika, z. B. durch Acetylsalicylsäure abgeschwächt. Diese negative Interaktion gilt nicht für die in der

Sekundärprophylaxe eingesetzten niedrigen Dosen von 75–100 mg. Weitere unerwünschte Wirkungen sind **Husten** (in 5–10% der Fälle), Allergien (Exantheme, Leukopenien), Geschmacksstörungen und selten **angioneurotische Ödeme**. Kontraindikationen sind Nierenarterienstenose, terminale Niereninsuffizienz und Allergien gegen ACE-Hemmstoffe.

Kardiovaskuläre Wirkungen von ACE-Hemmstoffen

Hemmung der Bildung von Angiotensin II (in Plasma, Gefäßendothel und glatter sowie Herzmuskulatur) und des Abbaus von Bradykinin und dadurch:
- Wegfall der vasokonstriktorischen Wirkung von Angiotensin II
- Geringere Synthese von Aldosteron, Abnahme der Aldosteron-bedingten Salz- und Wasserretention
- Abnahme der präsynaptischen Norepinephrin-Freisetzung
- Abnahme der Myokardhypertrophie und -dilatation (günstige Beeinflussung des Remodeling)
- Abnahme des glomerulären Druckes und der GFR
- Verstärkte Bradykinin- und PGI2-vermittelte Vasodilatation
- Zunahme der Durchblutung der Skelettmuskulatur

16.3.2 AT$_1$-Rezeptor-Antagonisten

Die AT$_1$-Rezeptor-Antagonisten **Candesartan**[8], **Ebrosartan**[9], **Irbesartan**[10], **Losartan**[11], **Telmisartan**[12] sowie **Valsartan**[13]

---

7 Fosinopril BASICS®
8 Atacand®, Blopress®
9 Teveten®, Emestar®
10 Aprovel®, Karvea®
11 Lorzaar®
12 Micardis®, Kinzalmono®
13 Diovan®, Provas®

◻ Tab. 16.3. β-Adrenozeptor-Antagonisten zur Therapie der chronischen Herzinsuffizienz

Wirkstoff	β1/β2-Selektivität	Zusätzliche Eigenschaft	Orale BV [%]	$t_{1/2}$ [h]	VV [l/kg]	Hepatische Metabolisierung	Startdosis [mg/Tag]	Zieldosis [mg/Tag]
Bisoprolol[14]	β1-selektiv	–	82–94	10–12	2,9	ca. 50%	1-mal 1,25	1-mal 10
Carvedilol[15]	Unselektiv	α1-AR-ant.	25–35*	6–10	1,6–1,9	Extensiv	2-mal 3,125	2-mal 25
Metoprolol[16#]	β1-selektiv	–	65–70*	>12#	5,6	Extensiv	1-mal 12,5	1-mal 200
Nebivolol[17#]	β1-selektiv	NO-abhängige Vasodilatation	12–95*	24–48*	k. A.	Extensiv	1-mal 1,25	1-mal 10

* abhängig von CYP2D6; # bei Patienten >70 Jahre.
# ZOK = retardierte Zubereitung (zero order kinetics); Orale BV = orale Bioverfügbarkeit, $t_{1/2}$ = Eliminationshalbwertszeit; VV = Verteilungsvolumen; k. A. = keine Angaben.

hemmen die Wirkungen von Angiotensin II über eine hochselektive Verdrängung vom AT1-Rezeptor und wirken deshalb ähnlich wie ACE-Hemmstoffe. Zur Pharmakokinetik von AT1-Rezeptor-Antagonisten ◻ Tab. 14.6. Die Konzentrationen von Bradykinin, Substanz P und anderen Peptid-Gewebshormonen bleiben jedoch wahrscheinlich unbeeinflusst, was das **Fehlen von Husten** erklärt. Die Wirkungen von Angiotensin II auf den AT2-Rezeptorsubtyp nehmen zu. Diesem werden eher protektive Wirkungen zugeschrieben, deren Bedeutung für die Behandlung der Herzinsuffizienz jedoch offenbar unbedeutend ist. In der einzigen großen direkten Vergleichsstudie schnitt Losartan nicht günstiger ab als Captopril (ELITE II).

Die **zusätzliche Gabe** des AT1-Rezeptorantagonisten Valsartan zu einem ACE-Hemmer hatte keinen Effekt auf die Prognose, senkte aber geringgradig die Hospitalisierungsrate (VALHEFT). Ähnliche Daten wurden auch für Candesartan veröffentlicht (CHARM). Bei Patienten mit linksventrikulärer Dysfunktion nach Infarkt war die Kombination von Valsartan und Captopril der jeweiligen Monotherapie nicht überlegen, verursachte aber mehr renale unerwünschte Wirkungen (VALIANT). Die Kombination aus Telmisartan und Ramipril beschleunigte die Abnahme der Nierenfunktion, hatte aber gegenüber der jeweiligen Monotherapie keinen Nutzen in Bezug auf kardiovaskuläre Endpunkte (ONTARGET). Daher sind AT1-Rezeptor-Antagonisten nur bei Unverträglichkeit gegenüber ACE-Hemmstoffen (Husten, Allergie) als Alternative empfohlen (◻ Tab. 16.10).

Die erwünschten und unerwünschten Wirkungen von AT1-Rezeptor-Antagonisten entsprechen bis auf den Husten denen der ACE-Hemmstoffe, v. a. die Effekte auf Kalium und Kreatinin. Entgegen der Erwartungen ist inzwischen auch (selten) über angioneurotische Ödeme berichtet worden.

16.4 Behandlung mit β-Adrenozeptor-Antagonisten

β-Adrenozeptor-Antagonisten werden an dieser Stelle nur in Bezug auf ihre Bedeutung bei Herzinsuffizienz behandelt (weitere Einzelheiten ► Kap. 17). β-Adrenozeptor-Antagonisten hemmen die stimulierenden Wirkungen der sympathischen Neurotransmitter Norepinephrin und Epinephrin über eine Verdrängung von β-Adrenozeptoren und wirken daher am Herzen negativ-chronotrop, dromotrop, inotrop und bathmotrop. Bei der Herzinsuffizienz ist das sympathoadrenerge System charakteristischen Veränderungen unterworfen, die für die Therapie mit β-Adrenozeptor-Antagonisten von Bedeutung sind. Und zwar kommt es in Folge der dauerhaften Aktivierung des Sympathikus zu einer Abnahme der Dichte von myokardialen β-Adrenozeptoren und einer Wirkungsabschwächung von Katecholaminen. Das insuffiziente Myokard ist dadurch »katecholaminabhängig«, was erklärt, warum β-Adrenozeptor-Antagonisten beim herzinsuffizienten Patienten **akut zu einer kardialen Dekompensation** führen können. β-Adrenozeptor-Antagonisten sind deshalb ohne entsprechende sehr langsame Dosistitration (s. unten) bei Patienten mit Herzinsuffizienz kontraindiziert.

β-Adrenozeptor-Antagonisten haben jedoch einen inzwischen **sehr gut dokumentierten lebensverlängernden Effekt**, wenn sie in vorsichtig einschleichender Dosierung (◻ Tab. 16.3) zusätzlich zu ACE-Hemmstoffen, Diuretika und ggf. Herzglykosiden gegeben werden. Die Wirkung setzt langsam ein und ist erst nach mehreren Monaten zu beurteilen, ist aber bei allen Formen der chronischen Herzinsuffizienz, in allen Altersgruppen und wahrscheinlich auch bei allen Schweregraden gleich gut. Die Prognoseverbesserung lag bei allen Studien und allen Substanzen übereinstimmend bei etwa 35%. Dies ist mehr als bei allen anderen Substanzklassen.

Für die lebensverlängernde Wirkung spielen wahrscheinlich **antiarrhythmische**, **frequenzsenkende** und damit **energiesparende** und **antiapoptotische** Effekte eine wichtige

14 Bisoprolol-ratiopharm, Bisoprolol-corax
15 Carvedilol-ratiopharm, Carvedilol HEXAL®
16 Beloc ZOK®, Metoprolol Zot Stada®
17 Nebilet®

Rolle. Zusätzlich erlaubt die mit steigender Dosis zunehmende Abschirmung des Herzens gegen den aktivierten Sympathikus eine Durchbrechung der Katecholaminabhängigkeit mit der Folge einer Wiederansprechbarkeit auf endogene Katecholamine. Dies könnte erklären, warum die Ejektionsfraktion unter der Therapie mit β-Adrenozeptor-Antagonisten nach einem initialen Abfall langfristig zunimmt. β-Adrenozeptor-Antagonisten reduzieren effektiver als alle anderen Arzneimittelgruppen die Häufigkeit des plötzlichen Herztods (um ca. 40%) und gelten daher neben Amiodaron als die effektivsten Antiarrhythmika bei chronischer Herzinsuffizienz.

Zurzeit sind **Carvedilol**[15], **Bisoprolol**[14] und **Metoprolol**[16] in verzögerter Freisetzungsform und **Nebivolol**[17] (bei Patienten >70 J.) zur Therapie der Herzinsuffizienz zugelassen. Carvedilol ist ein unselektiver β-Adrenozeptor-Antagonist, der aufgrund einer zusätzlichen α_1-Adrenozeptor-antagonistischen Wirkung gefäßerweiternd wirkt. Metoprolol und Bisoprolol sind β_1-selektive Adrenozeptor-Antagonisten und, wie Carvedilol, ohne intrinsische sympathomimetische Aktivität. Die COMET-Studie hat einen kleinen Vorteil von Carvedilol gegenüber Metoprolol gemessen (4,5-Jahres-Letalität 34% vs. 40%), der allerdings auch durch eine zu geringe Zieldosis bzw. fehlende Retardierung von Metoprolol (2-mal 50 mg unretardiert) bedingt sein kann. Neuere Daten zeigen, dass auch der β_1-selektive Adrenozeptor Antagonist **Nebivolol**[17], der zusätzlich eine NO-abhängige Gefäßdilatation bewirkt, günstige Effekte bei im Schnitt 76-jährigen Patienten mit Herzinsuffizienz hatte. Allerdings war die Gesamtsterblichkeit gegenüber Placebo nicht signifikant verringert, was möglicherweise auf das fortgeschrittene Alter der Studienteilnehmer zurückzuführen ist.

Die Therapie wird bei stabiler klinischer Situation mit etwa $^1/_{10}$ **der Zieldosis** (◨ Tab. 16.3) begonnen, bei Patienten mit schwerster Herzinsuffizienz (NYHA III/IV) sollte dies stationär erfolgen. Patienten sollten in jedem Fall ausreichend und stabil mit ACE-Hemmstoffen (hohe Dosis) und Diuretika (Patient sollte »trocken« sein) und ggf. Herzglykosiden vorbehandelt sind. In Abhängigkeit von der Verträglichkeit wird eine Dosissteigerung über mehrere Monate vorgenommen, z. B. Dosisverdoppelung alle 2–4 Wochen (◨ Tab. 16.3). Die Herzfrequenzsenkung gilt als dosislimitierend, zeigt aber auch am besten eine effektive Dosierung an, die individuell sehr unterschiedlich sein kann. Klinisch zeigt sich eine Verbesserung in der Regel erst nach etwa 3–4 Monaten.

Unerwünschte Wirkungen. Bei Therapieeinleitung kann es trotz der sehr niedrigen Initialdosis in etwa 5% der Fälle zu Blutdruckabfall, Schwindel, Übelkeit, Ödemen und Luftnot als Zeichen der kardialen Dekompensation kommen. Als Konsequenz sollte die Substanz abgesetzt und die Diuretikadosis erhöht werden. Nach Stabilisation kann ein erneuter Therapieversuch mit noch niedrigerer Dosis gemacht werden. Möglicherweise ist ein Teil der überschießenden Reaktion bei Metoprolol und Carvedilol auf **genetisch determinierte Unterschiede** in der Verstoffwechselung dieser hepatisch abgebauten Substanzen zurückzuführen. So haben die etwa 7% **CYP2D6**-defizienten Langsam-Metabolisierer in der Bevölkerung 5-fach höhere Plasmaspiegel von Metoprolol als die Mehrheit der normalen Metabolisierer. Die üblichen Kontra-

indikationen müssen beachtet werden (Asthma bronchiale, AV-Block ohne Schrittmacher, Psoriasis). Diabetes Typ 2 und Hyperlipidämie sind keine Kontraindikationen, weil der Nutzen den fraglichen Nachteil klar übersteigt. Entgegen früherer Annahmen zeigen Studien, dass β-Adrenozeptor-Antagonisten auch bei Patienten mit chronisch obstruktiven Lungenerkrankungen und eingeschränkter Herzfunktion nach Infarkt die Letalität um 40% senken. In diesen Fällen sollten die Lungenfunktion und die Reaktion auf β-Adrenozeptor-Agonisten gemessen werden.

16.5   Behandlung mit Diuretika

Die Behandlung von Ödemen mit Diuretika wird ausführlich in ▸ Kap. 5 besprochen. An dieser Stelle werden daher nur die im Rahmen der Herzinsuffizienzbehandlung wesentlichen Gesichtspunkte noch einmal stichwortartig zusammengefasst.

Diuretika führen in den ersten Tagen zu einer **Abnahme des zirkulierenden Blutvolumens** und damit zu einer Herabsetzung von Füllungsdruck und Stauungserscheinungen. Bei der Dauerbehandlung kommt eine Senkung der Nachlast hinzu, die wahrscheinlich Folge der Abnahme des Gesamtkörper-Natriumbestands ist. Besonders bei hohen Dosen von Diuretika kommt es zu einer reflektorischen Aktivierung des Renin-Angiotensin-Aldosteron-Systems. Diuretika sollten deshalb bei NYHA II nur bei erhöhten Füllungsdrücken (Ödemen) eingesetzt werden. In fortgeschrittenen Stadien (NYHA III–IV) gehören sie immer zur Standardtherapie.

Präparate und Dosierung. Bei der Therapie der Herzinsuffizienz werden bei normaler Nierenfunktion zunächst die mittelstark, verzögert und lang wirkenden Diuretika aus der Benzothiadiazin-Gruppe eingesetzt. Die Dosierung erfolgt **symptomorientiert** (Ödeme) und in relativ niedrigen Dosen, z. B. 25 mg Hydrochlorothiazid/Tag, wodurch die unerwünschten Wirkungen auf Stoffwechsel und Kaliumhaushalt vermindert werden. Schnell, stark und kurz wirkende Schleifendiuretika, z. B. Furosemid (z. B. 20–80 mg/Tag, aufgeteilt in 2–3 Einzeldosen), sind zur Dauertherapie der Herzinsuffizienz in allen fortgeschrittenen Fällen oder gleichzeitig bestehender Niereninsuffizienz (Kreatinin >2 mg/dl) indiziert, wenn die Thiaziddiuretika nicht mehr wirken. Torasemid hat aufgrund seiner längeren Wirkdauer (6–8 h) Vorteile. Die bei Patienten mit terminaler Herzinsuffizienz nicht seltene (relative) Resistenz gegenüber Schleifendiuretika kann durch Kombination mit Thiaziden (z. B. 25 mg Hydrochlorothiazid) durchbrochen werden. Die chronische Therapie mit Schleifendiuretika führt zu einer kompensatorisch erhöhten Natrium-Rückresorption im distalen Tubulus und dadurch zu einem Nachlassen der Diurese. Die Hemmung des Ionentransports im distalen Tubulus durch Thiazide durchbricht diesen unerwünschten Kompensationseffekt (**sequenzielle Tubulusblockade**). Die Verwendung von Thiaziden/Schleifendiuretika ohne Zusatz von Kalium-retinierenden Diuretika ist mit einem höheren **Risiko für arrhythmogene Todesfälle** assoziiert. Die Indikation für die zusätzliche Gabe Kalium-retinierender Diuretika, z. B. Triamteren oder Amilorid, zu den Thiaziden/Schleifendiuretika ist daher großzügig zu stellen, insbesondere bei gleichzeitiger Therapie mit Herzglykosiden. In fortgeschrittenen Stadien wählt man wegen der prognoseverbessernden Wirkung primär Spironolacton oder Eplerenon als Kaliumretinierendes Diuretikum. Dabei muss das Risiko von Hyperkaliämien besonders beachtet werden.

16.6 Behandlung mit Aldosteron-Rezeptor-Antagonisten

Der Aldosteron-Rezeptor-Antagonist **Spironolacton**[18] nimmt eine Sonderstellung ein, weil er bei Patienten mit schwerer Herzinsuffizienz eine lebensverlängernde Wirkung hat, wenn er in niedriger Dosierung (25 mg/Tag) zusätzlich zu ACE-Hemmstoffen, Saluretika und Herzglykosiden gegeben wird (RALES-Studie). Aldosteron-Rezeptor-Antagonisten bewirken eine langsam einsetzende Abnahme der Amiloridsensitiven Natriumkanäle im distalen Tubulus. Die überraschend gute Wirksamkeit bei schwerer Herzinsuffizienz weist darauf hin, dass Spironolacton über die schwache diuretische Wirkung hinaus in den kardialen **Remodeling-Prozess** eingreift. So reduzierte Spironolacton die Rate an Todesfällen um 30%. Möglicherweise ist der Effekt auf eine direkte Hemmung der fibrosefördernden Wirkung von Aldosteron im Myokard zurückzuführen.

Eine Studie an Patienten mit linksventrikulärer Dysfunktion nach Myokardinfarkt mit dem Spironolacton-Derivat **Eplerenon**[19], das anders als Spironolacton keine Gynäkomastie verursacht, hat die Ergebnisse der RALES-Studie bestätigt. Wichtig ist, dass eine Abnahme der Gesamtsterblichkeit (relative Reduktion um 15%) auch auf der Basis einer optimierten Therapie mit ACE-Hemmern, Diuretika und β-Adrenozeptor-Antagonisten zu sehen war. Die deutlich seltenere Hypokaliämie in der Eplerenon-Gruppe (8,4% vs. 13,1%) könnte für die Bedeutung des Kaliumeffekts sprechen. In jedem Fall ist zu beachten, dass Aldosteron-Rezeptorantagonisten in Kombination mit ACE-Hemmern/AT_1-Rezeptorantagonisten, v. a. bei eingeschränkter Nierenfunktion, zu einer **gefährlichen Hyperkaliämie** führen können (schwere Hyperkaliämien 5,5% gegenüber 3,9% bei Placebo).

16.7 Behandlung mit Herzglykosiden

Herzglykoside werden hier trotz rückläufiger Verordnungshäufigkeit ausführlich behandelt, weil sie ganz überwiegend zur Therapie der Herzinsuffizienz eingesetzt werden und ihr Einsatz aufgrund der niedrigen therapeutischen Breite und der Schwere der unerwünschten Wirkungen eingehende Kenntnisse der Pharmakologie voraussetzt. Ob Herzglykoside überhaupt noch einen Platz in der Therapie der Herzinsuffizienz haben, ist umstritten, weil sie in der einzigen großen Endpunktstudie keinen Effekt auf die Prognose hatten, aber die Frequenz der Hospitalisierungen verringert haben (DIG-Studie 1997). Entgegen der klinischen Erfahrungen ließ sich in einer retrospektiven Auswertung der DIG-Studie kein eindeutiger Effekt auf die Lebensqualität nachweisen.

16.7.1 Pharmakodynamische Wirkungen

Herzglykoside wie **Digoxin**[20], **Acetyldigoxin**[21], **Metildigoxin**[22] und **Digitoxin**[23] stellen die einzige positiv-inotrope Intervention bei der chronischen Herzinsuffizienz dar, die **nicht** zu einer erhöhten Sterblichkeit führt. Ihre kontraktionssteigernde Wirkung am Herzen beruht auf einer Hemmung der membranständigen Natrium/Kalium-ATPase, die indirekt zu einem intrazellulären Calciumanstieg führt, der dann die Zunahme der Kraft bewirkt. Wahrscheinlich sind aber für den therapeutischen Effekt die schon in niedrigen Konzentrationen beobachtete indirekte und direkte Steigerung des Vagotonus und die Senkung des Sympathikotonus durch Sensitivierung der Barorezeptoren von größerer Bedeutung. Neuere Auswertungen der DIG-Studie weisen darauf hin, dass nur niedrige Plasmakonzentrationen von Digoxin (0,5–0,8 ng/ml) mit günstigen Effekten und sogar mit einer signifikant verbesserten Prognose einhergehen, während bislang als noch normal angesehene Plasmakonzentrationen (bis 1,2 ng/ml) mit einer Übersterblichkeit assoziiert sind (◘ Tab. 16.7). Dies sollte zu einer Änderung der Definition »therapeutischer« Plasmakonzentrationen führen (◘ Tab. 16.6).

Herzglykoside wirken am Herzen kontraktionskraftsteigernd (**positiv-inotrop**). Dies führt zu einer Verkleinerung des Herzens, Abnahme der Wandspannung, Zunahme der peripheren Durchblutung, Steigerung der Diurese, Abnahme des zentralen Venendrucks und einem Rückgang der Stauungserscheinungen. Die **negativ-chronotrope Wirkung** der Herzglykoside, die bei der Herzinsuffizienz besonders ausgeprägt und schon in niedrigen Dosierungen messbar ist, ist wahrscheinlich einerseits Ausdruck der direkten antiadrenergen Wirkungen, andererseits Folge der positiv -inotropen Glykosidwirkung: Zunahme des Schlagvolumens (Folge: Aktivitätssteigerung der Pressorezeptoren = Abnahme des Sympathikustonus und Zunahme des Vagustonus) und Verbesserung der ventrikulären Entleerung (Folge: Abnahme der Aktivität des **Bainbridge-Reflex** infolge Abnahme des zentralen Venendrucks) führen auf indirekt-reflektorischem Weg zu einer Senkung der Herzfrequenz. Die Zunahme der Kontraktionskraft und der Kontraktionsgeschwindigkeit führt zu einer **Zunahme des Sauerstoffverbrauchs**. Dies wird aber ausgeglichen, wenn sich das insuffiziente Herz unter dem Einfluss der Herzglykoside verkleinert (Abnahme der Herzgröße führt nach dem Laplace-Gesetz zu einer Verminderung der Myokardfaserspannung und damit des Sauerstoffverbrauchs). Zusätzlich verringern die Frequenzabnahme und die bei chronischer (im Gegensatz zur akuten) Gabe zu beobachtende Abnahme des peripheren Gefäßwiderstands den Gesamtsauerstoffverbrauch des Herzens.

Insgesamt gesehen steigern die Herzglykoside die Auswurfleistung also mehr als den Sauerstoffverbrauch, das Herz

---

18 Spironolacton-ratiopharm®, Spironolacton AAA Pharm®
19 Inspra®
20 Lanicor®, Dilanacin®
21 Novodigal®, Digostada®
22 Lanitop®
23 Digimerck®, Digitoxin AWD

leistet pro ml verbrauchten Sauerstoffs mehr Arbeit (Ökonomisierung). Herzglykoside senken die **Erregungsleitungsgeschwindigkeit** in dem spezifischen Erregungsleitungsgewebe und erhöhen die Refraktärzeit im AV-Knoten. Darauf beruht die Hemmung der atrioventrikulären Erregungsüberleitung (negativ-dromotrope Wirkung), die bei der Behandlung von tachykarden supraventrikulären Arrhythmien erwünscht ist, bei der Behandlung von Patienten mit Herzinsuffizienz im Sinusrhythmus jedoch meist eine unerwünschte Wirkung darstellt (AV-Blockierungen verschiedenen Grades). In Vorhof- und Kammermuskulatur führen Herzglykoside zu einer **Abnahme der Refraktärzeit** (im EKG: Verkürzung der QT-Zeit). Sie begünstigen eine Überladung des sarkoplasmatischen Retikulums mit Calcium und damit eine spontane Calcium-Freisetzung und **Zunahme der ektopen Erregungsbildung**.

Zeichen der Herzglykosidwirkung. Traditionell wurden Herzglykoside mehr oder weniger in Standarddosen unter Berücksichtigung der Nierenfunktion verabreicht, da klinische Effekte nicht sicher messbar waren. **EKG-Zeichen** wie Verlängerung der PQ-Zeit, Verkürzung der QT-Dauer, muldenförmige Senkung der ST-Strecke und Abflachung oder Negativierung der T-Welle zeigen lediglich an, dass Digitalis im Körper ist, nicht aber, wie viel bzw. in welcher Wirkdosis. Da neuere (wenn auch retrospektiv gewonnene) Erkenntnisse darauf hinweisen, dass eine niedrigere Dosierung als bisher gedacht besser hinsichtlich der Prognose zu sein scheint, sollte die Herzglykosid-Dosis heute möglicherweise primär nach der Plasmakonzentration eingestellt werden, die in etwa halbjährigen Abständen und natürlich in allen unklaren klinischen Situationen bestimmt werden sollte.

16.7.2 Therapeutische Anwendung

Indikationen. Bei der Indikationsstellung zur Therapie mit Herzglykosiden muss unterschieden werden zwischen Patienten im Sinusrhythmus und solchen mit Vorhofflimmern. Bei **Sinusrhythmus** werden Herzglykoside, wenn überhaupt, lediglich bei der mittelschweren bis schweren Herzinsuffizienz (NYHA III–IV) und nach Rekompensation aus Stadium III/IV eingesetzt, bei Patienten mit **Vorhofflimmern** unabhängig vom Herzinsuffizienzstadium zur Frequenzreduktion (◻ Tab. 16.10). Keine günstige Wirkung haben Herzglykoside bei Rechtsherzinsuffizienz und bei Hyperthyreose sowie bei Amyloidose und primären Erkrankungen des Myokards wie Myokarditis. Die Indikation für die Behandlung mit Herzglykosiden ist kritisch zu stellen. Eine prophylaktische Gabe von Herzglykosiden beispielsweise beim sog. Altersherz ist nicht gerechtfertigt. Es ist vermutlich vor allem auf unkritische Verordnungsgewohnheiten zurückzuführen, dass die Verordnungshäufigkeit für Herzglykoside, berechnet als sog. »definierte tägliche Dosis« (DDD) pro 1000 Einwohner und Tag, in Deutschland früher deutlich höher war als beispielsweise in Großbritannien, Frankreich oder Dänemark. Die Zahl der Verordnungen ist aber stark rückläufig und hat von 1991 bis 2007 um über 70% abgenommen (von 687 auf 194 Millionen DDD, Arzneiverordnungsreport 2008).

Kontraindikationen. Kontraindikationen sind Sinusknoten- und Carotis-Sinus-Syndrom (wegen unvorhersehbarer Bradykardien), WPW-Syndrom (aufgrund möglicher Zunahme der Kammerfrequenz) und obstruktive Kardiomyopathie. Zustände mit veränderter Glykosidempfindlichkeit sind vor Therapiebeginn möglichst zu beseitigen (z. B. Kaliummangel). Bei AV-Überleitungsstörungen oder symptomatischer Bradykardie ist eine Digitalistherapie häufig erst nach Implantation eines elektrischen Schrittmachers möglich (▶ Kap. 18.4.1).

16.7.3 Unerwünschte Wirkungen

Herzglykoside haben eine ausgesprochen geringe therapeutische Breite (◻ Tab. 16.7). Da außerdem Glykosidbedarf und Glykosidempfindlichkeit von Patient zu Patient, aber auch beim gleichen Patienten stark schwanken können (◻ Tab. 16.5), sind unerwünschte Wirkungen bei der Therapie mit Herzglykosiden häufig (5–10%; ◻ Tab. 16.4). Sie sind in den meisten Fällen Folge einer **absoluten** oder **relativen Überdosierung**. Es gibt keine bestimmte Reihenfolge, in der die toxischen Glykosidwirkungen auftreten. In über 50% der Fälle von Herzrhythmusstörungen werden diese beispielsweise manifest, ohne dass es vorher zu gastrointestinalen oder neurotoxischen Erscheinungen gekommen ist. Herzglykoside können alle bekannten Formen von **Herzrhythmusstörungen** auslösen. Typisch sind AV-Block I. Grades, Bradykardie bei Vorhofflimmern und ektope Erregungsbildungen im AV-Knoten und Ventrikelmyokard.

> **!** **Herzrhythmusstörungen sind die häufigsten und gefährlichsten unerwünschten Wirkungen der Herzglykoside; sie können lebensbedrohlich sein.**

Herzrhythmusstörungen beruhen auf einer Förderung v. a. der ektopen Erregungsbildung (**späte Nachdepolarisationen**) in Verbindung mit einer Zunahme der **Erregbarkeit** des Myokards wegen der verkürzten Refraktärzeit und/oder auf der **negativ-dromotropen Wirkung** der Herzglykoside. Die

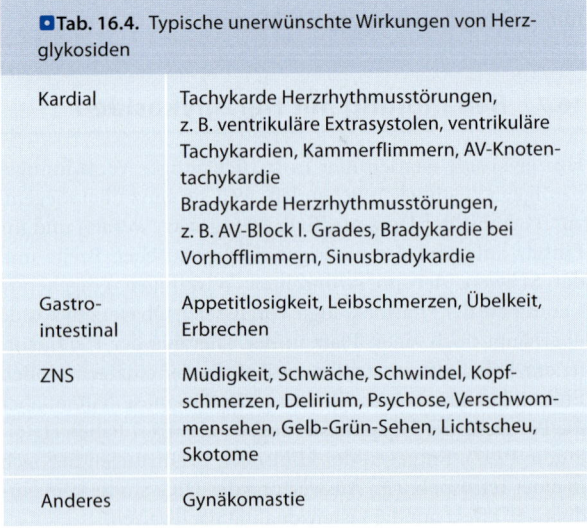

◻ Tab. 16.4. Typische unerwünschte Wirkungen von Herzglykosiden

Kardial	Tachykarde Herzrhythmusstörungen, z. B. ventrikuläre Extrasystolen, ventrikuläre Tachykardien, Kammerflimmern, AV-Knoten-tachykardie Bradykarde Herzrhythmusstörungen, z. B. AV-Block I. Grades, Bradykardie bei Vorhofflimmern, Sinusbradykardie
Gastro-intestinal	Appetitlosigkeit, Leibschmerzen, Übelkeit, Erbrechen
ZNS	Müdigkeit, Schwäche, Schwindel, Kopfschmerzen, Delirium, Psychose, Verschwommensehen, Gelb-Grün-Sehen, Lichtscheu, Skotome
Anderes	Gynäkomastie

gastrointestinalen Störungen sind die zweithäufigsten unerwünschten Wirkungen und sind Folge einer Wirkung auf die Area postrema. Möglicherweise spielt auch eine Vasospastik der Mesenterialarterien eine Rolle; Todesfälle aufgrund einer Herzglykosid-bedingten Darmgangrän sind beschrieben worden. Die **neurotoxischen Störungen** umfassen in erster Linie unspezifische Symptome, selten die typischen Sehstörungen, z. B. in Form von Grün-Gelb-Sehen.

16.7.4 Herzglykosidintoxikation

Die Diagnose der Glykosidintoxikation kann schwierig sein, weil keines der Symptome beweisend für eine Intoxikation ist und nicht auch bei der Herzinsuffizienz vorkäme. Sie ergibt sich normalerweise aus der Klinik (z. B. Übelkeit, Bradykardie), dem EKG (AV-Blockierungen, Bigeminus) und der Plasmakonzentration (◘ Tab. 16.6). Bei leichteren Formen genügt meistens das vorübergehende Absetzen der Glykoside für einige Tage und die spätere Weiterbehandlung mit niedrigeren Dosen (beachte unterschiedliche Eliminationsgeschwindigkeit ◘ Tab. 16.6). Bei bedrohlichen Rhythmusstörungen muss zusätzlich aktiv behandelt werden:

— Senkung der Glykosidkonzentration. Wegen des ausgeprägten enterohepatischen Kreislaufs kann bei Digitoxin die im Körper vorhandene Menge durch Adsorptionsmittel (medizinische Kohle, Colestyramin) gesenkt werden. Bei schweren Vergiftungen kann Hämoperfusion die Elimination von Digitoxin beschleunigen. Bei schwer verlaufenden Intoxikationen hat sich die Behandlung mit **Antikörpern** als lebensrettend erwiesen. Hämodialyse ist bei Digitalisvergiftungen nicht effektiv.

— Tachykarde Rhythmusstörungen. **Kalium** wirkt bei supraventrikulären und ventrikulären Tachykardien und Ektopien und ist nicht nur bei Hypokaliämie, sondern auch bei Normokaliämie indiziert. Kalium ist kontraindiziert bei Hyperkaliämie und bei AV-Block (Ausnahme: supraventrikuläre Tachykardie mit Block, die durch Kaliumzufuhr gebessert werden kann), weil Kalium wie die Herzglykoside die Erregungsüberleitung hemmt. **Antiarrhythmika** wie **Lidocain** sind indiziert, wenn Kalium kontraindiziert ist oder nicht wirkt. Die elektrische Therapie (Kardioversion) ist auf Notfälle beschränkt, z. B. Kammerflimmern.

— Bradykarde Herzrhythmusstörungen werden zunächst mit **Atropin** behandelt (0,5–1,0 mg i.v. oder s.c. ▶ Kap. 18.8.1). Bei Erfolglosigkeit ist ein Schrittmacher unumgänglich.

16.7.5 Pharmakokinetik

Die Herzglykoside unterscheiden sich nur in ihren pharmakokinetischen Eigenschaften. Die wichtigsten pharmakokinetischen Kenngrößen sind für **Digoxin** und **Digitoxin** in ◘ Tab. 16.6 zusammengefasst. Digoxin und seine Derivate haben den Vorteil, dass sie aufgrund einer kürzeren Plasmahalbwertszeit (35–50 h gegenüber 5–9 Tagen) schneller wieder ausgeschieden werden. Nachteilig ist die geringere und variablere Bioverfügbarkeit, was erklärt, warum Digoxin mehr Wechselwirkungen eingeht als Digitoxin. Außerdem besteht Kumulationsgefahr bei Einschränkungen der Nierenfunktion. Digitoxin hat den Vorteil einer sehr hohen und dadurch stabileren Bioverfügbarkeit sowie der fehlenden Kumulation bei Niereninsuffizienz. Daher muss die Erhaltungsdosis im Alter nicht angepasst werden.

◘ **Tab. 16.5.** Herzglykoside. Wechselwirkungen mit anderen Arzneistoffen

Erhöhte Wirkung	Verminderte Wirkung
Diuretika, Laxanzien, β₂-Sympathomimetika, Corticosteroide erhöhen positiv-inotrope und heterotope Wirkung wegen Hypokaliämie	
Kaliumsparende Diuretika und ACE-Hemmstoffe verstärken negativ-dromotrope Wirkung in Folge einer Hyperkaliämie	Kaliumsparende Diuretika und ACE-Hemmstoffe hemmen positiv-inotrope Wirkung in Folge einer Hyperkaliämie
Klasse-I-Antiarrhythmika, Calciumkanalblocker und β-Adrenozeptor-Antagonisten verstärken negativ-dromotrope und chronotrope Wirkung	Klasse-I-Antiarrhythmika, Calciumkanalblocker und β-Adrenozeptor-Antagonisten hemmen positiv-inotrope Wirkung
β₂-Sympathomimetika und Methylxanthine (Theophyllin, Coffein) verstärken heterotope Wirkung	
M-Cholinozeptor-Antagonisten verzögern Darmpassage und Erythromycin, Tetracycline hemmen intestinale Inaktivierung	Laxanzien, Metoclopramid (beschleunigte MD Passage), Antacida, Aktivkohle, Colestyramin, (Glykosidadsorption), Neomycin, Phenytoin, p-Aminosalicylsäure, Sulfasalazin, Zytostatika (Schädigung der Darmschleimhaut)
Verapamil, Diltiazem, Nifedipin, Amiodaron hemmen intestinale Gp-170-Pumpen und erhöhen Bioverfügbarkeit	Johanniskraut induziert Gp-170-Pumpen und reduziert Bioverfügbarkeit
	Phenytoin, Phenobarbital, Spironolacton, Rifampicin induzieren hepatische Enzyme und Abbau von Digitoxin

◘ Tab. 16.6. Digoxin und Digitoxin. Pharmakokinetische Daten – Durchschnittswerte nach oraler Gabe

	Digoxin[20]	Digitoxin[23]
Bioverfügbarkeit	60–90	90–100
Wirkungseintritt (nach Minuten)	120–180	180–300
Wirkungsmaximum (nach Stunden)	3–6	8–12
Ausscheidung (überwiegend)	Renal	Hepatisch
Eliminationshalbwertszeit [Tage]	1,5–2 (normale Nierenfunktion)	5–8
Wirkungsverlust (Abklingquote) pro Tag [%]	20	7
Erhaltungsdosis	0,2–0,375 mg	0,05–0,07
Therapeutische Plasmakonzentration [ng/ml]	0,5–0,8	10–20

◘ Tab. 16.7. Dosisabhängigkeit des Effekts von Digoxin auf die Letalität bei Herzinsuffizienz. Retrospektive Subgruppenanalyse der DIG-Studie

Relatives Risiko im Vergleich zu Placebo (n=2611)	Niedrig 0,5–0,8 ng/ml n=572	Mittel 0,9–1,1 ng/ml n=322	Hoch >1,1 ng/ml n=277
Gesamtmortalität (adjustiert)	0,80 (0,68–0,94)	0,89 (0,74–1,08)	1,16 (0,96–1,39)
Kardiovaskuläre Mortalität (adjustiert)	0,86 (0,72–1,02)	0,93 (0,76–1,14)	1,21 (0,99–1,47)
Tod aufgrund einer Verschlechterung der Herzinsuffizienz (adjustiert)	0,66 (0,49–0,89)	0,86 (0,63–1,17)	0,95 (0,69–1,31)

16.7.6 Wechselwirkungen zwischen Herzglykosiden und anderen Arzneimitteln

Pharmakodynamik und Pharmakokinetik der Herzglykoside können durch andere Arzneistoffe beeinflusst werden. Einige Beispiele für mögliche Wechselwirkungen sind in ◘ Tab. 16.5 zusammengefasst. Da auch freiverkäufliche Arzneimittel wie Johanniskraut die Aufnahme von Digoxin hemmen (über Induktion von Gp-170 im Darmepithel) und dadurch den Glykosidbedarf steigern können, muss der Patient hierzu gezielt befragt werden.

16.7.7 Durchführung der Behandlung

Auswahl des Glykosids

Digoxin und β-Acetyldigoxin sind praktisch gleich zu beurteilen. Die Bioverfügbarkeit von Metildigoxin ist etwas größer (80–90%). Digitoxin wird häufig im Alter und bei Niereninsuffizienz verwendet, weil seine Eliminationsgeschwindigkeit dabei nicht vermindert ist und sich eine Dosisanpassung erübrigt. Nachteilig ist das Fehlen von Endpunktstudien und damit von verlässlichen Angaben zur optimalen Plasmakonzentration. Es gibt Hinweise auf eine höhere Intoxikationsrate bei Frauen, die wahrscheinlich bei der »Standarddosis« von 0,07 mg und geringerem Körpergewicht überdosiert sind.

Applikationsart und Dosierung

Wenn irgend möglich wird die Therapie mit Herzglykosiden oral durchgeführt. Dieser Weg ist erheblich risikoärmer als die parenterale Zufuhr, die dem Notfall (z. B. Vorhofflattern/-flimmern mit schneller Überleitung) vorbehalten ist und intravenös erfolgt. Die »üblichen« Dosen sind Durchschnittswerte und schwanken von Fall zu Fall erheblich (zwischen 50 und 200%). In der Regel sollte **langsam** digitalisiert werden, d. h. man gibt von Anfang an nur die mutmaßliche Erhaltungsdosis. Bei Digoxin ist eine konstante Plasmakonzentration nach 7–8 Tagen, bei Digitoxin nach 3–4 Wochen erreicht. Der Patient ist darauf hinzuweisen, dass er die vorgesehene Dosierung nicht von sich aus unterbrechen oder überschreiten darf.

Zustände mit veränderter Glykosidempfindlichkeit

Die Glykosidempfindlichkeit eines Patienten wird durch eine Vielzahl von Arzneimitteln (◘ Tab. 16.5) und anderen Faktoren beeinflusst, die in ◘ Tab. 16.8 zusammengefasst sind.

— **Elektrolytstörungen und Hypoxie:** Der wichtigste und häufigste Risikofaktor ist **Hypokaliämie** (◘ Tab. 16.5 und ◘ Tab. 16.8). Auch Hyperkaliämien sind zu berücksichtigen, weil sie wie die Herzglykoside die Erregungsüberleitung hemmen. Hyperkalzämie, Hypomagnesiämie und Hypoxie (z. B. Cor pulmonale) verstärken die Wirkung der Herzglykoside auf die heterotope Reizbildung.

- **Art und Schwere der Herzerkrankung:** Bei koronarer Herzkrankheit und bei fortgeschrittener Myokardinsuffizienz sind Ektopien von vornherein relativ häufig; hier können die Herzglykoside in sonst üblicher Dosierung ebenfalls vermehrt zu tachykarden Rhythmusstörungen führen. Bei AV-Überleitungsstörungen ohne Schrittmacherimplantation sind die Herzglykoside wegen ihrer negativ-dromotropen Wirkung (relativ) kontraindiziert.
- **Lebensalter:** Bei älteren Patienten sind Intoxikationserscheinungen besonders häufig. Als Ursache dafür kommen eingeschränkte Nierenfunktion, Ventilationsstörungen mit nachfolgender Hypoxie, koronare Minderdurchblutung oder Abnahme der Muskelmasse in Frage. Man kann davon ausgehen, dass die sonst üblichen Glykosiddosen ab dem 60. Lebensjahr um bis zu 50% reduziert werden müssen.
- **Körpergewicht:** Bei einem Körpergewicht unter 60 kg sollte die sonst übliche Glykosiddosis um $^1/_4$ bis $^1/_3$ reduziert werden. Da sich die Herzglykoside überwiegend in der Muskulatur und nicht im Fettgewebe verteilen, darf man andererseits bei Adipositas die Dosis nicht einfach entsprechend dem Körpergewicht erhöhen.
- **Schilddrüsenerkrankungen:** Bei Hypothyreose kann die Plasmakonzentration der Herzglykoside im Vergleich mit euthyreoten Patienten bei gegebener Dosis aus verschiedenen Gründen (Hemmung der renalen Elimination, Verkleinerung des Verteilungsvolumens, Steigerung der gastrointestinalen Resorption) erhöht und bei Hyperthyreose erniedrigt sein. Entsprechend sind hypothyreote Patienten häufig besonders Digitalis-empfindlich, hyperthyreote Patienten dagegen relativ Digitalis-resistent.
- **Niereninsuffizienz:** Digoxin wird nur zu etwa 10% zu herzunwirksamen Metaboliten abgebaut. Die Elimination erfolgt überwiegend durch renale Ausscheidung. Bei Niereninsuffizienz muss deshalb die Dosis von Digoxin anhand der Kreatinin-Clearance reduziert werden (◘ Tab. 16.9).

16.8 Andere Arzneimittel zur Therapie der Herzinsuffizienz

16.8.1 Vasodilatatoren

Vasodilatatoren bewirken eine Erweiterung der arteriellen und/oder der venösen Gefäße. Dilatation der arteriellen Widerstandsgefäße bewirkt eine Nachlastsenkung, Dilatation der venösen Kapazitätsgefäße ein venöses Pooling bzw. eine Vorlastsenkung. Bei den Nitraten **Isosorbiddinitrat**[24] oder **Isosorbitmononitrat**[25] und dem Nitrat-ähnlichen **Molsidomin**[26] überwiegt die Vorlastsenkung, bei **Dihydralazin**[27] die Nachlastsenkung, und bei α_1-Adrenozeptor-Antagonisten wie **Prazosin**[28] oder **Terazosin**[29] kommt es zu einer Vor- und Nachlastsenkung.

In der V-HeFT-I-Studie (◘ Tab. 16.1) hatte Prazosin (α_1-Adrenozeptor-Antagonist) keinen Einfluss auf die Prognose und führte zu keiner Verbesserung hämodynamischer Parameter. In der ALLHAT-Studie zur Hypertoniebehandlung führte Doxazosin sogar zu einer Verdoppelung der Inzidenz einer Herzinsuffizienz. Dagegen hat die Kombination von Isosorbiddinitrat und Hydralazin die Überlebenswahrscheinlichkeit bei Patienten mit Herzinsuffizienz verbessert (V-HeFT II 1991). Interessanterweise verringerte die Kombination bei schwarzen US-Amerikanern die Gesamtsterblichkeit um 43% und verbesserte signifikant die Lebensqualität, obwohl die Patienten bereits mit ACE-Hemmern, Betablockern und Aldosteron-Rezeptor-Antagonisten optimal vorbehandelt waren. Dies hat zur Zulassung bei schwarzen Amerikanern geführt und eine Debatte über die Bedeutung der Ethnie für die Arzneimittelwirkung ausgelöst. Aufgrund der relativ häufigen unerwünschten Wirkungen (Kopfschmerzen und Schwindel in 25–40%) gilt die Kombination in Deutschland nur bei Unverträglichkeit bzw. Kontraindikationen gegen ACE-Hemmstoffe oder AT_1-Rezeptorantagonisten als indiziert.

◘ **Tab. 16.8.** Glykosidempfindlichkeit und Einflussfaktoren

Erhöhte Glykosidempfindlichkeit	Verminderte Glykosidempfindlichkeit
Hypokaliämie (Heterotopie)	Fieber
Hyperkaliämie (Überleitungsstörungen)	Hyperthyreose
Hyperkalziämie	
Hypomagnesiämie	
Hypoxie	
Myokardinfarkt/-ischämie	
Schwere Myokardinsuffizienz	
AV-Überleitungsstörungen	
Höheres Lebensalter	
Weibliches Geschlecht	
Hypothyreose	
Niereninsuffizienz	

◘ **Tab. 16.9.** Digoxin bei Niereninsuffizienz. Anhaltswerte zur Dosisanpassung

Kreatinin-Clearance [ml/min]	Erhaltungsdosis von Digoxin [% der üblichen Erhaltungsdosis]
0	33
25	47
50	65
75	82
100	100

---

24 Isoket®, ISDN STADA®
25 IS 5 mono-ratiopharm, Mono Mack®
26 Molsidomin-ratiopharm®, MolsiHEXAL®
27 Nepresol®, Depressan®
28 Minipress®, Prazosin-ratiopharm®
29 Flotrin®, Tera TAD®

16.8.2 Phosphodiesterase-III-Hemmstoffe

Phosphodiesterase-III-Hemmstoffe wie **Milrinon**[30] und **Eno-ximon**[31] wirken am Herzen direkt positiv-inotrop und zusätzlich gefäßerweiternd (**Inodilatatoren**). Sie wurden ursprünglich als Alternative zu Herzglykosiden und Katecholaminen für den chronischen Gebrauch entwickelt. Mehrere klinische Studien haben jedoch gezeigt, dass diese Substanzen wie alle Arzneistoffe, die die cAMP-Konzentration im Myokard erhöhen, **tachykarde Rhythmusstörungen** begünstigen und die Überlebenszeit von Patienten mit chronischer Herzinsuffizienz verkürzen (z. B. PROMISE-Studie, ◘ Tab. 16.1). Sie werden daher heute ausschließlich in der Behandlung der akuten Herzinsuffizienz eingesetzt, wo sie die Wirkung von Katecholaminen kurzfristig steigern können.

16.8.3 Substanzen in Testung

In den letzten Jahren ist eine ganze Reihe von neuen pharmakologischen Prinzipien auf ihren Nutzen bei Patienten mit chronischer Herzinsuffizienz getestet worden. Dazu gehören cAMP-abhängige positiv-inotrope Substanzen mit zusätzlicher Calcium-sensitivierender (z. B. **Pimobendan**) oder Natriumkanal-Wirkung (**Vesnarinon**), **Endothelin-Rezeptor-Antagonisten** (z. B. Bosentan), gemischte Hemmstoffe von ACE und **neutraler Endopeptidase** (NEP; z. B. Omapatrilat), Hemmstoffe von **Tumornekrosefaktor** α (z. B. Etanercept) und Hemmstoffe der **Carnitin-Palmitoyl-Transferase II** (CPT II; z. B. Etomoxir), die den Energiestoffwechsel des Herzens auf vermehrte Glukoseutilisation umstellen sollen. Diese Studien zeigten entweder keinen zusätzlichen Nutzen der getesteten Substanzen, eine Verschlechterung gegenüber der Standardtherapie oder eine unakzeptable Toxizität (z. B. mehr angioneurotische Ödeme bei Omapatrilat). Der **Calciumsensitizer Levosimendan**, der zusätzlich über eine PDE-III-Hemmung cAMP erhöht, ist in mehreren Ländern (nicht Deutschland) zur Behandlung der akuten Herzinsuffizienz zugelassen. Er hatte aber im direkten Vergleich keine klaren Vorteile gegenüber Dobutamin.

Das **brain natriuretic peptide (BNP) Nesiritide** ist wegen seiner vasodilatierenden und diuretischen Wirkung in den USA zur kurzfristigen Therapie der akut dekompensierten Herzinsuffizienz auf der Basis von zwei Studien (VMAC-Studie 2002) zugelassen. Allerdings gibt es Hinweise auf eine ungünstige Beeinflussung der Nierenfunktion und der Sterblichkeit. Der **Vasopressinrezeptor-Antagonist Tolvaptan** kann die bei schwerster Herzinsuffizienz häufige Hyponatriämie über eine vermehrte Ausscheidung von hypotonem Urin korrigieren und führte bei kurzfristiger Gabe bei Patienten mit akuter Herzinsuffizienz zu einer kurzfristigen symptomatischen Besserung ohne Einfluss auf die 60-Tage-Sterblichkeit.

16.8.4 Substanzen mit ungünstiger Wirkung bzw. Kontraindikationen

Zahlenmäßig die größte Rolle spielen **nichtsteroidale Antirheumatika** (außer niedrig dosierter ASS), die nach aktuellen Studien von 30–40% aller Patienten mit chronischer Herzinsuffizienz eingenommen werden. Sie erhöhen wegen ihrer Wasser- und Na⁺-retinierenden Wirkung das Risiko für eine kardiale Dekompensation auf das Mehrfache. Diese Kontraindikation wird in der Praxis zu wenig beachtet.

Calcium-Kanalblocker können aufgrund ihrer negativ-inotropen Wirkung eine Herzinsuffizienz verschlechtern und gelten daher als kontraindiziert. Dies trifft nicht nur auf Verapamil und Diltiazem, sondern auch auf Nifedipin und andere Dihydropyridin-Derivate zu. Allerdings scheinen sich die in ihrer Wirkung langsam einsetzenden und lange wirkenden Präparate wie Amlodipin, Felodipin und Nisoldipin prognostisch neutral zu verhalten. Eine Herzinsuffizienz verschlechtern können darüber die **TNFα-Antagonisten** Etanercept und Infliximab. Große Zurückhaltung gilt aufgrund des proarrhythmischen Potenzials für alle Antiarrhythmika der Klasse I und III (Ausnahme Amiodaron mit wahrscheinlich neutraler Wirkung) sowie alle Arzneimittel, die mit der Auslösung von **Long-QT-Syndromen** und **Torsade-de-pointes-Arrhythmien** assoziiert worden sind. Dazu zählen insbesondere **Erythromycin** und **Clarithromycin**, Antihistaminika wie **Terfenadin**, Gyrasehemmer wie **Moxiflaxacin**, Malariamittel wie **Halofanthrin** und **Mefloquin**, sehr viele Neuroleptika und Antidepressiva. Aus demselben Grund sollen Hypokaliämien unbedingt vermieden werden.

16.9 Differenzialtherapeutische Aspekte

Die Therapie der chronischen Herzinsuffizienz richtet sich heute vor allem nach dem Ergebnis kontrollierter klinischer Studien, die auf eine Verbesserung der Überlebensprognose zielen (◘ Tab. 16.10). Die Datenlage zur Wirkung auf die Lebensqualität ist weniger eindeutig. Für die Auswahl der verschiedenen Arzneimittel spielen die Ätiologie und Form der Herzinsuffizienz ebenso wie Begleitumstände wie Diabetes mellitus, Alter und Geschlecht nur eine untergeordnete Rolle, da diese Parameter in klinischen Studien übereinstimmend keinen Einfluss auf die Ansprechraten hatten.

- Im asymptomatischen Stadium (**NYHA I**) sind zurzeit v. a. ACE-Hemmer aus prognostischer Indikation indiziert (◘ Tab. 16.10). Da die Mehrzahl der Patienten mit eingeschränkter linksventrikulärer Funktion aber einen Myokardinfarkt erlitten hat, werden auf Grund der eindeutigen Studienlage zur Verhinderung von Reinfarkten (Sekundärprophylaxe) in solchen Fällen auch β-Adrenozeptor-Antagonisten und Aldosteronantagonisten verordnet.

- In frühen Stadien der manifesten Herzinsuffizienz (**NYHA II**) sind ACE-Hemmstoffe und β-Adrenozeptor-Antagonisten und, nach Myokardinfarkt, auch Aldosteronantagonisten indiziert. Eine Studie hat nachgewiesen, dass es unerheblich ist, ob man die Therapie mit einem

―――――――
30 Corotrop®
31 Perfan®

◻Tab. 16.10. Differenzialtherapie der Herzinsuffizienz

	NYHA I	NYHA II	NYHA III	NYHA IV
ACE-Hemmer	Indiziert	Indiziert	Indiziert	Indiziert
α-Adrenozeptor-Antagonisten (ohne ISA)[a]	Nach Myokardinfarkt, bei Hypertonie	Indiziert	Indiziert	Indiziert
Thiazide[b]	Bei Hypertonie	Bei Ödemen	Indiziert[c]	Indiziert
Schleifendiuretika[b]			Indiziert	Indiziert
Aldosteron-Antagonist	Nach Myokardinfarkt		Indiziert	Indiziert
AT$_1$-Rezeptor-Antagonisten	Bei ACE-Hemmer-Intoleranz			
Herzglykoside[d]	Bei tachysystolischem Vorhofflimmern	Bei tachysystolischem Vorhofflimmern	Indiziert	Indiziert

[a] Carvedilol, Bisoprolol, Metoprolol-succinat, Nebivolol; [b] bei NYHA II und normaler Nierenfunktion zunächst Thiazide, bei niedrig normalem oder niedrigem Kalium in Kombination mit Spironolacton; [c] zur Potenzierung der Schleifendiuretika-Wirkung; [d] auch bei Sinusrhythmus nach Rekompensation aus NYHA III/IV

ACE-Hemmer oder β-Adrenozeptor-Antagonisten beginnt (CIBIS III). Nach Infarkt kann man daher den β-Adrenozeptor-Antagonisten aufgrund der antiarrhythmischen Wirkung zuerst und den ACE-Hemmer danach geben.

- Bei mittleren und schweren Formen der Herzinsuffizienz (**NYHA III–IV**) werden vor allem Diuretika symptomorientiert zu der Basistherapie mit ACE-Hemmstoffen und βAdrenozeptor-Antagonisten dosiert. Herzglykoside sind aus symptomatischer Indikation auch bei Sinusrhythmus indiziert. Aldosteronantagonisten werden unter strenger Beachtung des Kaliumspiegels in niedriger Dosis hinzugegeben.
- Bei Unverträglichkeit von ACE-Hemmstoffen (z. B. Husten) kommen vor allem AT$_1$-Rezeptorantagonisten in Frage.

Therapie der chronischen Herzinsuffizienz

- Gewichtsnormalisierung
- Mäßige Kochsalz- (3 g/Tag) und Flüssigkeitsrestriktion (1,5–2 l/Tag)
- Möglichst tägliche Gewichtskontrolle zur raschen Anpassung der Diuretikadosis
- Regelmäßige dynamische körperliche Aktivität, Bettruhe nur bei NYHA IV
- **ACE-Hemmstoffe:** lebensverlängernder Effekt für die NYHA-Stadien II–IV nachgewiesen, im Stadium I Nutzen wahrscheinlich, aber geringer. Wichtig: Beachtung einer hohen Zieldosis und der substanzspezifischen Wirkdauer (z. B. nicht 1-mal 50 mg Captopril);
- **β-Adrenozeptor-Antagonisten:** lebensverlängernder Effekt nach Myokardinfarkt und für die NYHA-Stadien II–IV nachgewiesen. Wichtig: sehr niedrig dosiert be- ▼

ginnen, langsam erhöhen, hohe Zieldosis, Beachtung der substanzspezifischen Wirkdauer (z. B. nicht 1-mal 50 mg Metoprolol unretardiert);
- **Aldosteronantagonisten:** lebensverlängernder Effekt bei linksventrikulärer Dysfunktion nach Myokardinfarkt und in NYHA-Stadien III–IV nachgewiesen, wenn zusätzlich zu ACE-Hemmern, β-Adrenozeptor-Antagonisten, Diuretika und ggf. Herzglykosiden gegeben. Wichtig: niedrige Dosis, Achtung: Hyperkaliämie besonders bei Niereninsuffizienz und gleichzeitiger Gabe von nichtsteroidalen Antiphlogistika!
- **Diuretika:** symptomatische Stadien. Möglichst sparsam dosieren, Kalium beachten
- **Herzglykoside:** umstritten; nach Leitlinien indiziert bei Herzinsuffizienz, tachyarrhythmischem Vorhofflimmern und in NYHA-Stadien III–IV auch bei Sinusrhythmus. Nutzen, wenn überhaupt, nur bei niedrigen Plasmakonzentrationen belegt, kein nachgewiesener lebensverlängernder Effekt. Wichtig: sehr niedrige therapeutische Breite, Plasmakonzentrationen kontrollieren und bei 0,5–0,8 ng/ml einstellen.

❯ Nicht vergessen: Kontrolle der Serumelektrolyte und renalen Retentionswerte unter der Therapie mit ACE-Hemmstoffen, Diuretika, Aldosteronantagonisten und Herzglykosiden.

16.10　Behandlung von Komplikationen

16.10.1　Herzrhythmusstörungen

Herzrhythmusstörungen sind bei Patienten mit Herzinsuffizienz häufig und in den meisten Fällen Ursache des plötzlichen Herztodes, der für etwa 50% der kardialen Todesfälle (ca. 30% aller Todesfälle) verantwortlich ist. Angesichts der proarrhythmischen Wirkungen der Klasse-I-Antiarrhythmika kommen heute im Prinzip nur zwei Substanzgruppen in Frage. **β-Adrenozeptor-Antagonisten** reduzieren das Risiko eines plötzlichen Herztodes um ca. 40% (MERIT-HF 1999, CIBIS II 1999). Es gibt Anhaltspunkte dafür, dass dieser Effekt auf die lipophilen β-Adrenozeptor-Antagonisten beschränkt ist (z. B. Metoprolol, Carvedilol, Bisoprolol) und über eine zentrale Steigerung des Parasympathotonus und Senkung des Sympathotonus vermittelt ist.

Alternativ und zusätzlich kommt bei symptomatischen, lebensbedrohlichen Herzrhythmusstörungen die Verordnung des Klasse-III-Antiarrhythmikums **Amiodaron**[32] in Frage. Amiodaron wirkt im Gegensatz zu Klasse-I-Antiarrhythmika (z. B. Chinidin, Flecainid, Propafenon) nicht negativ-inotrop und scheint die Prognose von Patienten mit Herzinsuffizienz zumindest nicht ungünstig zu beeinflussen. Interessanterweise ist in einer Post-hoc-Analyse mehrerer prospektiver Studien aufgefallen, dass Amiodaron nur bei solchen Patienten günstig auf die Prognose wirkte, die mit β-Adrenozeptor-Antagonisten behandelt wurden.

Wegen der hohen Rate an unerwünschten Wirkungen (Schilddrüsenfunktionsstörungen, Cornea- und Hautablagerung, Lungenfibrose, Hepatitis) sollte Amiodaron nicht prophylaktisch eingesetzt werden. Standarddosierung ist 200 mg/Tag (initial 3-mal 200 mg zur Aufsättigung), wobei aufgrund der extrem langen Halbwertszeit von ca. 25 Tagen ein langsamer Wirkungseintritt zu beachten ist. **Sotalol**[33] ist ein nichtselektiver β-Adrenozeptor-Antagonist, bei dem ein Enantiomer (D-Sotalol) eine reine Klasse-III-antiarrhythmische, das andere Enantiomer (L-Sotalol) zusätzliche β-Adrenozeptorantagonistische Wirkung aufweist. D-Sotalol alleine verschlechtert jedoch die Prognose von Patienten mit Herzinsuffizienz (SWORD). Dies spricht gegen eine günstige Wirkung des Klasse-III-Effekts und dafür, die reinen β-Adrenozeptor-Antagonisten dem Sotalol bei Herzinsuffizienz vorzuziehen. Bei lebensbedrohlichen Arrhythmien (z. B. Zustand nach Kammerflimmern oder rezidivierende Kammertachykardien) wird heute zunehmend die Indikation zur Implantation eines Defibrillators gestellt.

16.10.2   Embolieprophylaxe

Patienten mit Herzinsuffizienz haben, vor allem bei Vorhofflimmern, ein deutlich erhöhtes Risiko für Thromboembolien (etwa 2–2,4% pro 100 Patientenjahre). Bei Patienten mit Vorhofflimmern lässt sich dieses Risiko durch systemische Antikoagulation verringern. Angestrebt wird eine Behandlung mit oralen Antikoagulanzien wie **Phenprocoumon**[34] und einer INR von 2–3 (Quick-Wert ca. 20–30%). Im Gegensatz dazu gibt es keine überzeugende Evidenz für den Wert einer Antikoagulation bei Patienten in Sinusrhythmus.

16.11   Behandlung des kardial bedingten Lungenödems

16.11.1   Begriffsbestimmung und pathophysiologische Vorbemerkungen

Das kardial bedingte Lungenödem (im Folgenden vereinfacht »Lungenödem« genannt) ist die akute und schwerste Stauungserscheinung infolge **Linksherzinsuffizienz**. Es ist meistens Ausdruck einer Myokardinsuffizienz, es kann sich aber auch zum Beispiel bei schweren Arrhythmien, Mitralstenosen oder Blutdruckkrisen entwickeln. Das vorrangige therapeutische Ziel ist die Senkung des intravasalen Volumens und die Beseitigung der Atemnot.

16.11.2   Verminderung des Lungenblutvolumens

Die Senkung des intravasalen Volumens wird erreicht durch schnell wirkende Diuretika wie z. B. **Furosemid**[35] (40–100 mg i.v.), die akut zusätzlich eine venodilatatorische Wirkung haben. Hinzu kommen physikalische Maßnahmen, die den venösen Rückstrom senken: Hochlagerung des Oberkörpers, Senkung der Beine, venöse Staubinden. Eine Abnahme des erhöhten linksventrikulären Füllungsdrucks und damit der Lungenstauung innerhalb weniger Minuten wird durch Infusion von Vasodilatatoren erreicht. Diese führen zu einer venösen und/oder arteriellen Gefäßerweiterung und dadurch zu einer Reduktion des Volumenangebots an das Herz und zu verstärkter systolischer Entleerung. Die notwendigen Dosen schwanken stark und richten sich nach der Wirkung auf den arteriellen Blutdruck und den linksventrikulären Füllungsdruck, die nicht unter 80–100 bzw. 12 mmHg gesenkt werden sollten. Als weniger problematisch wird die vasodilatatorische Behandlung bei schwerer Herzinsuffizienz ohne Myokardinfarkt angesehen. Auch hier sind aber in jedem Fall einschleichende Dosierung und kurzfristig wiederholte Blutdruckmessungen erforderlich.

In Betracht kommen v. a. **Glyceroltrinitrat**[36] (zunächst 0,8–1,6 mg sublingual als Kapsel oder Spray, dann Infusion mit 50–200 mg/24 h) oder **Nitroprussidnatrium**[37] (Infusion mit 15–250 g/min ▶ Kap. 14.6.2). Die Dosierung muss einschleichend erfolgen. Bei ausgeprägter Erniedrigung des arteriellen Blutdrucks kommt auch die kombinierte Infusion von Vasodilatatoren mit beispielsweise **Dobutamin**[38] (200–600 µg/min) in Frage, das als β-Adrenozeptor-Agonist positiv-inotrope Wirkungen hat (ohne wesentliche frequenzsteigernde Wirkungen). Auch Hemmstoffe der Phosphodiesterase vom Typ III in Gefäß- und Herzmuskulatur haben positiv-inotrope und gefäßerweiternde Wirkungen.

---

32 Cordarex®, Amiodaron-ratiopharm®
33 Sotalex®, Sotalol AL®
34 Marcumar®, Falithrom®
35 Furosemid-ratiopharm®, Furorese®
36 Nitrolingual®, Nitrangin®
37 Nipruss®
38 Dobutamid Liquid Fresenius®, Dobutamin-ratiopharm®

Dosierung

Enoximon:

- Initial 0,5 mg/kg langsam i.v.
- Gesamtdosis nicht über 3 mg/kg in 2 h;
- Erhaltungsdosis 4- bis 8-mal 0,5 mg/kg i.v. in 24 h

Milrinon:

- Initial 50 µg/kg in 10 min i.v.
- Erhaltungsdosis 0,5 µg/kg/min
- Tagesdosis bis 1,13 mg/kg i.v.

16.11.3 Beseitigung der Atemnot

Sauerstoff (3–6 l/min durch Nasensonde) ist die wichtigste Maßnahme zur Beseitigung der Hypoxie. Im seltenen Fall einer gleichzeitig bestehenden chronischen Lungenerkrankung sollte Sauerstoff allerdings vorsichtig appliziert werden, weil das Atemzentrum hierbei von der Hypoxie abhängig ist. Zur medikamentösen Beseitigung der Atemnot ist **Morphin**[39] geeignet. Es beseitigt Unruhe und Tachypnoe. Dies beruht einerseits auf der sedierenden Wirkung des Morphins; andererseits vermindert Morphin die Erregbarkeit des Atemzentrums durch CO_2. Unter dem Einfluss von Morphin kommt es also auch bei erhöhtem CO_2-Druck zu einer Normalisierung der Atmung. Morphin ist kontraindiziert bei chronischen Lungenerkrankungen und wirkt akut oft emetogen. Morphin hat zusätzlich eine venodilatierende Wirkung.

Therapie der akuten kardialen Dekompensation

- Sauerstoff: 3–6 l/min über Nasensonde
- Schnellwirkende Schleifendiuretika (z. B. Furosemid 40–80 mg i.v.) vermindern das intravasale Volumen und wirken akut vorlastsenkend
- Vasodilatanzien (z. B. Glyceroltrinitrat) senken die Vorlast und in höheren Dosen auch die Nachlast
- Katecholamine steigern die Kontraktionskraft: Dobutamin 10 mg/kg, alternativ Phosphodiesterase-III-Hemmstoffe (Einsatz auch bei Katecholamin-refraktärem Pumpversagen möglich).

> **Positiv-inotrope Substanzen nur einsetzen, wenn unbedingt nötig und dann in niedrigster möglicher Dosis!**

In Kürze

Die medikamentöse Behandlung der chronischen Herzinsuffizienz gehört zu den wichtigsten allgemeinmedizinischen und internistischen Aufgaben. Sie ist seit Jahren weltweit standardisiert und führt nachgewiesermaßen zu einer wesentlichen Verbesserung der Lebensqualität und Prognose. Eckpunkte sind die konsequente Anwendung von ACE-Hemmern und β-Adrenozeptor-Antagonisten in Standarddosen und die symptomorientierte (Gewicht!) Gabe von Diuretika.

Weiterführende Literatur ► www.springer.com

---

39 MST/MSR/MSI Mundipharma, Morphin-ratiopharm

17 Koronare Herzkrankheit

T. Hohlfeld, M. Kelm

17.1 Begriffsbestimmung und Pathophysiologie

17.1.1 Grundkrankheit und Konsequenzen für die Therapie

Die Angina pectoris als Leitsymptom einer koronaren Herzerkrankung (KHK) kann bedingt sein durch eine koronare Makro- oder Mikroangiopathie. Beiden liegt ein Missverhältnis zwischen Sauerstoffangebot und -bedarf des Myokards zugrunde. Symptomatologisch wird die stabile Angina pectoris dem akuten Koronarsyndrom (ACS: instabile Angina pectoris, nichttransmuraler und transmuraler Myokardinfarkt) gegenübergestellt.

Eine **koronare Makroangiopathie** (koronare Herzkrankheit (KHK) im engeren Sinne) ist Folge einer **Atheromatose** großer und mittelgroßer Koronargefäße mit Einengung oder Verschluss der arteriellen Strombahn an einer oder mehreren Stellen. Die atheromatöse Veränderung der Koronargefäßwände verläuft progredient und wird durch Störungen der koronaren Vasomotorik und der Blutgerinnung kompliziert. Die Erkrankung wird symptomatisch, wenn Stenosen oder Koronargefäßverschlüsse zu funktionell wirksamen Durchblutungsstörungen (Ischämie) am Herzmuskel führen. Neben einer fixierten Stenose der epikardialen Kranzgefäße kommen hierfür auch dynamische Vorgänge, wie (Koronarspasmen) und Thromboembolien (Endocarditis lenta, Vorhofflimmern o. Ä.) in Betracht.

Bei bis zu 20% der Patienten kann eine Angina pectoris durch eine **koronare Mikroangiopathie** auch ohne angiographische Veränderungen epikardialer Kranzgefäße auftreten, z. B. bei arterieller Hypertonie, Diabetes mellitus, Hyperlipoproteinämie und rheumatologisch-entzündlichen Vaskulitiden.

Bekannte Risikofaktoren für die Entstehung einer koronaren Makro- und Mikroangiopathie, wie Nikotin, Hypertonie, Hypercholesterinämie, Diabetes mellitus, Stress, Bewegungsmangel, müssen – wo immer möglich – korrigiert oder behandelt werden. Hierdurch wird die Prognose verbessert!

17.1.2 Stabile Angina pectoris

Als anfallsauslösende Mechanismen für eine Angina pectoris kommen in Frage:
- **Erhöhung des myokardialen Sauerstoffbedarfs** bei:
  - Gesteigerter Herzarbeit bei gesundem Herzmuskel: Blutdrucksteigerung, Tachykardie, psychische Erregung, körperliche Belastung, Hyperthyreose, Phäochromozytom
  - Gesteigerter Herzarbeit bei geschädigtem Myokard: Arrhythmien, regionale Kontraktionsstörungen, erhöhter enddiastolischer Ventrikeldruck, erhöhte Kammerwandspannung; Hypertonie
- **Verminderung des Sauerstoffangebotes:**
  - Verminderte Koronarperfusion: atheromatöse Koronarstenose, Plaquedestabilisierung, intrakoronare Thrombenbildung, gestörte koronare Vasomotorik in-

folge reduzierter endothelvermittelter Vasodilatation, Spasmen großer epikardialer Koronararterien, erhöhter transmuraler Druck, Abnahme des Perfusionsdrucks bei arterieller Hypotonie, verkürzte Diastolendauer bei Tachykardie oder Arrhythmie, Koronarembolie
  - Verminderter arterieller Sauerstoffpartialdruck: Hypoxie, Anämie, Carboxyhämoglobinämie (Rauchen, Straßenverkehr, CO-Vergiftung)
  - Gestörte Sauerstoffdiffusion: schwere Myokardhypertrophie
  - Im Gegensatz zum gesunden Herzen ist die **Erhöhung der Myokarddurchblutung** durch Gefäßerweiterung bei stenosierten Koronargefäßen nur ungenügend möglich. Eine Anpassung an Belastungen kann bei atheromatösen Koronarstenosen nur durch Erhöhung des mittleren Aortendruckes, Verbesserung der kollateralen Blutversorgung oder Senkung des extravasalen Koronargefäßwiderstandes erreicht werden.

17.1.3 Akutes Koronarsyndrom

Das akute Koronarsyndrom reicht von der instabilen Angina pectoris über den nichttransmuralen (**Nicht-ST-Streckenhebungsinfarkt, NSTEMI**) bis zum transmuralen (**ST-Streckenhebungsinfarkt, STEMI**) Myokardinfarkt. Der Myokardinfarkt ist eine ischämieinduzierte **Myokardnekrose**. In ca. 80% der Fälle liegt der thrombotische Verschluss einer Koronararterie zugrunde, meist durch Ruptur einer atheromatösen Plaque und nachfolgendem thrombotischem Verschluss. Die Nekrose ist umso größer, je näher am Ostium der Gefäßverschluss gelegen ist und je schlechter die Kollateralversorgung ist.

Für die Mehrzahl der Frühtodesfälle und den **plötzlichen Herztod** sind ventrikuläre Tachyarrhythmien (Kammerflattern oder -flimmern) verantwortlich. Der plötzliche Herztod kann sowohl als Erstmanifestation als auch im Langzeitverlauf bei KHK eintreten. Zweithäufigste Todesursachen (ca. 40%) sind **Herzinsuffizienz** oder **kardiogener Schock**. Eine seltenere Todesursache bei Myokardinfarkt ist die Ruptur der freien Kammerwand mit Herzbeuteltamponade. Rupturen von Papillarmuskeln oder des Kammerseptums führen zu akuter, schwerster Herzinsuffizienz. Wenn die Nekrosezone ein Aneurysma bildet, ist mit Kammerarrhythmien und mit Herzinsuffizienz zu rechnen.

Die Prognose eines Myokardinfarkts wird in der **Frühphase** durch die genannten Komplikationen bestimmt. Eine spontane Thrombolyse mit Wiedereröffnung des verschlossenen Koronargefäßes tritt innerhalb von 24 h bei etwa 2/3 der Patienten auf. Die Heilungsgeschwindigkeit der Nekrose beträgt etwa 1 mm in 10 Tagen. Entscheidend für die **Spätphase** und damit die Langzeitprognose sind:
- Dauer des thrombotischen Gefäßverschlusses
- Leistungsfähigkeit der kollateralen Blutversorgung
- Befallsmuster der Koronargefäße
- Lokalisation und das Ausmaß der Myokardschädigung (Arrhythmien, Herzinsuffizienz)

Bei infarktbedingtem Ausfall von mehr als 20% des Arbeitsmyokards ist mit Herzinsuffizienz zu rechnen, bei mehr als 40%, vor allem bei einem massiven Vorderwandinfarkt, mit einem kardiogenen Schock. Die In-Hospital-Letalität des kardiogenen Schocks beträgt ca. 60%.

17.2 Behandlung der Angina pectoris

17.2.1 Prinzipien der Behandlung

Die Behandlung der Angina pectoris richtet sich nach der jeweiligen klinischen Erscheinungsform. Ziel einer **Akuttherapie** des Angina-pectoris-Anfalls ist die Anfallsunterbrechung und die Verhinderung einer Nekrose. Die anfallsauslösenden Ursachen (s. o.) sollen beseitigt, der myokardiale Sauerstoffverbrauch erniedrigt, die koronare Blutversorgung verbessert werden. Verzögerung der Progredienz der Erkrankung und Prävention akuter Komplikationen (Angina-pectoris-Anfall, Arrhythmien, Myokardinfarkt, plötzlicher Herztod) sind Aufgaben der **Langzeittherapie**.

> Die Entscheidung zwischen der konservativen medikamentösen und invasiven (Katheterdilatation) oder chirurgischen (aortokoronarer Bypass) Therapie muss rechtzeitig nach Koronarangiographie getroffen werden.

Die Determinanten des myokardialen Sauerstoffverbrauchs sind Blutdruck, Herzfrequenz und Inotropie. **β-Adrenozeptor**-Antagonisten senken diese Messgrößen und schützen das Herz vor akuten Steigerungen des Sauerstoffverbrauchs. Vasodilatierende Arzneimittel mit überwiegend venösem Angriffspunkt (Nitrate) reduzieren den Sauerstoffbedarf durch Verminderung der diastolischen Kammerfüllung und Wandspannung. Arteriolär angreifende Vasodilatatoren (**Calcium-Kanalblocker, ACE-Hemmstoffe**) vermindern die Eingangsimpedanz der Aorta und senken den Sauerstoffverbrauch des Herzens über eine Verminderung der Druckarbeit.

Eine Steigerung der Koronardurchblutung (Nitrate, Calcium-Kanalblocker) ist v. a. bei **Prinzmetal-Angina pectoris** und erhaltener Vasomotorik in stenosierten Koronarsegmenten (dynamische Stenosen) zu erwarten. Die Aufhebung der koronaren Autoregulation durch Vasodilatatoren, wie z. B. **Dipyridamol**[1] oder **Dihydralazin**[2], zum Teil auch durch Calcium-Kanalblocker (Dihydropyridine), mit vorrangiger Öffnung gesunder Gefäße, leitet das Koronarblut von den stenosierten Gefäßstrecken ab (Raubeffekt) und kann so die Angina pectoris verstärken.

Eine **Freisetzung vasoaktiver Mediatoren** (Thromboxan A$_2$, Serotonin) aus aktivierten Thrombozyten kann zu regionalen Gefäßspasmen und akuter Drosselung der myokardialen Blutversorgung führen. **Acetylsalicylsäure**[3] **(ASS)** und/oder **Clopidogrel**[4] (▶ Kap. 9.2.2) verhindern dies auf einer frühen Stufe, ohne direkt die koronare Vasomotorik oder den Sauerstoffverbrauch des Herzens direkt zu beeinflussen. ASS und Clopidogrel gehören auch zur Begleitmedikation bei interventionellen koronaren Revaskularisationsmaßnahmen (▶ Kap. 9.2.2). Beim ACS wird die antithrombotische Therapie durch die GPIIb/

IIIa-Rezeptor-Antagonisten ergänzt, welche die Aggregation von Thrombozyten (Quervernetzung über Fibrinogenbrücken) verhindern. Zusätzlich wird beim ACS Heparin zur Hemmung der plasmatischen Gerinnung eingesetzt.

Eine konsequente **Senkung des Plasma-Cholesterins** durch entsprechende Ernährung und Hemmstoffe der Cholesterinsynthese (**CSE-Hemmer oder Statine** ▶ Kap. 20) kann die Häufigkeit von Reinfarkten verringern und die Lebenserwartung verlängern (Sekundärprävention). Eine solche Behandlung ist wahrscheinlich auch in der Primärprävention wirksam. Angestrebt wird in der Primär- und noch wichtiger in der Sekundärprävention eine Senkung des Gesamtcholesterins ≤200 mg/dl und des LDL-Cholesterins ≤100 mg/dl. Statine bewirken wahrscheinlich auch eine funktionelle Stabilisierung und in geringem Maß eine morphologische Regression atheromatöser Plaques. Auch zerebrovaskuläre Komplikationen werden verringert.

17.2.2 Nitrate und Molsidomin

Glycerintrinitrat, Isosorbiddinitrat, Isosorbid-5-mononitrat, Pentaerithrityltetranitrat sowie **Molsidomin**[5] bewirken eine **Vasodilatation** der Koronararterien und der myokardialen Kollateralgefäße sowie der venösen Kapazitätsgefäße, wodurch die koronare Blutversorgung verbessert und d der myokardiale Sauerstoffbedarf reduziert wird. Der arterielle Blutdruck kann um 10–30 mmHg absinken. Diese Verminderung der **Vor- und Nachlast** führt zu einer Abnahme von enddiastolischem Druck und Volumen, Herzgröße, Auswurfzeit, myokardialer Wandspannung und extravaskulärem Koronarwiderstand. Die Perfusion wird dadurch aus den normalperfundierten zu dem unterperfundierten ischämischen Myokardbezirk umverteilt. Folge ist ein verbessertes Kontraktionsverhalten im ischämischen Bezirk.

Der **zelluläre Wirkungsmechanismus** aller organischen Nitrate und sonstiger NO-freisetzender Arzneistoffe ist gleich und besteht in einer Aktivierung der löslichen Guanylatcyclase der glatten Gefäßmuskelzelle durch intermediär entstehendes Stickstoffmonoxid. Dadurch steigt die Konzentration von cGMP mit nachfolgender Senkung der zytosolischen Calcium-Konzentration, Aktivierung von Proteinkinasen und Gefäßrelaxation.

Unerwünschte Wirkungen. Die häufigsten unerwünschten Wirkungen bei der Behandlung mit Nitraten sind **vasomotorische Kopfschmerzen**. Sie sind dosisabhängig und können durch Dosisreduktion gemildert werden. Innerhalb einiger Tage gehen sie oftmals auch bei unveränderter Dosierung zurück. Die generalisierte Vasodilatation führt gelegentlich zu orthostatischer Dysregulation, Schwächegefühl, Benommenheit sowie Hautrötung (Flush) im Bereich der oberen Körper-

---

1 Aggrenox® (Kombination mit ASS)
2 Nepresol®, Depressan®
3 Aspirin N®, ASS-1A Pharma
4 Plavix®, Iscover®
5 Corvaton®, Molsidomin-ratiopharm®

☐ Tab. 17.1. Übersicht der organischen Nitrate

Arzneistoff	Zubereitung	Applikation	Dosierung [mg]	Wirkungsbeginn [min]	Dauer [h]
Glycerintrinitrat[6]	Zerbeißkapsel	Sublingual	bB. 1- bis 2-mal 0,6	1	0,5
	Spray	Bukkal	bB. 0,5	1	0,5
	Tabline	Bukkal	bB. 5	2–5	1–2
	Pflaster[a]	Kutan	1- bis 2-mal 5–10	5–10	4–8
	Retardkapsel	Oral	9	10–20	2–4
Isosorbiddinitrat[7]	Tablette	Sublingual	bB. 5	1	1
	Spray	Oral	3-mal 5–20	10–20	1–2
		Bukkal	bB. 1,25	1–2	0,5
		Kutan	30	2–5	2–3
	Retardtablette	Oral	1- bis 2-mal 20–120	10–30	8–12
Isosorbid-5-mononitrat[8]	Tablette	Oral	3-mal 20–40	10–30	4–6
Pentaerithrityl-tetranitrat[9]	Tablette	Oral	2- bis 3 mal 50-80	40–60	6–8

Die angegebenen Dosisbereiche sind mittlere Einzeldosen und bedürfen der individuellen Einstellung. Die Dosierungsintervalle müssen ein nitratfreies Intervall von >12 h gewährleisten. Bei oraler und kutaner Applikation ist die Anzahl der Dosen pro Tag zusätzlich angegeben. Bei bukkaler und sublingualer Applikation erfolgt die Anwendung bei Bedarf (bB.).

hälfte. Selten wird ein extremer Blutdruckabfall mit Synkope beobachtet. Nitrate sind nicht indiziert, wenn die Angina pectoris überwiegend durch Reduktion der Sauerstoffzufuhr (z. B. Anämie, Hypoxie) ausgelöst wurde.

Die nitratvermittelte Reduktion des myokardialen Sauerstoffverbrauchs wird aufgehoben, wenn eine **zu hohe Dosierung** eine starke reflektorische Frequenzsteigerung zur Kompensation des Blutdruckabfalls verursacht. Dies kann die **Angina-pectoris-Symptomatik** verstärken. Denn zusätzlich zur Sauerstoffverbrauchssteigerung wird das Sauerstoffangebot an das Herz vermindert, weil das Herzzeitvolumen infolge des reduzierten venösen Rückstroms nicht ausreichend gesteigert werden kann. Nitrate sind daher bei niedrigem Füllungsdruck des Herzens niedrig zu dosieren.

Werden über längere Zeit hohe Dosierungen von Nitraten im Plasma aufrechterhalten, so nimmt die klinische Wirkung bis zum Wirkungsverlust ab. Grundlage dieser **Nitrattoleranz** ist unter anderem eine reflektorische Aktivierung vasokonstriktiver Gegenregulationen (Renin-Angiotensin-System). Möglicherweise ist auch eine Erschöpfung der enzymatischen Bildung aktiver NO-Metabolite in der Gefäßwand beteiligt oder eine vermehrte Bildung freier Sauerstoffradikale, die endogenes NO beschleunigt inaktivieren. Nach Absetzen der Nitrate wird deren volle Wirkung innerhalb einiger Stunden wieder hergestellt. Bei Pentaerithrityltetranitrat wurde eine geringere Toleranzentwicklung beobachtet.

 Daher sollte eine Nitrattherapie intermittierend erfolgen (Nitratpause für mindestens 12 h).

Pharmakokinetik. Glycerintrinitrat wird zwar rasch und vollständig absorbiert, hepatisch jedoch rasch metabolisiert. Die Metaboliten besitzen nur noch eine geringe Wirkung. Nur durch **sublinguale** Gabe ist eine systemische Wirkung erreichbar. Bei Bedarf kann Glycerintrinitrat intravenös infundiert werden. Auch **Isosorbiddinitrat** wird rasch in der Leber metabolisiert. Die primären Metaboliten Isosorbid-2- und -5-mononitrat sind entscheidend an der Wirksamkeit beteiligt. Isosorbiddinitrat wird nach oraler Einnahme innerhalb von 1–2 h wirksam. Interindividuelle Unterschiede in der Biotransformation von Isosorbiddinitrat haben zur Einführung von **Isosorbid-5-mononitrat** in die Therapie geführt. Dieses ist vollständig bioverfügbar und besitzt eine längere Eliminationshalbwertszeit (4–6 h) als Isosorbiddinitrat (20–30 min). Durch Retardierung lässt sich aber auch eine Verlängerung der Wirkdauer von Isosorbiddinitrat erreichen (☐ Tab. 17.1). Die Wirkung von Pentaerithryltetranitrat setzt ebenfalls verzögert ein und hält über Stunden an (☐ Tab. 17.1). Wegen des

6 Nitrolingual®, Nitrangin
7 Isoket®, ISDN STADA®
8 IS 5 mono-ratiopharm®, Corangin®
9 Pentalong®

verzögerten Wirkeintritts sind retardiertes Isosorbiddinitrat, Isosorbid-5-Mononitrat und Pentaerythrityltetranitrat nur zur Anfallsprophylaxe bei Angina pectoris indiziert.

> Glycerintrinitrat ist das Mittel der Wahl zur Unterbrechung oder gezielten Verhinderung des Angina-pectoris-Anfalls. Die Wirkung tritt beim Zerbeißen einer Kapsel innerhalb von weniger als 2 min ein, bei bukkal angewendetem Spray innerhalb von 10–30 sec. Die Wirkungsdauer beträgt 20–30 min.

Zur **Anfallsprophylaxe** stehen Formulierungen zur topischen Anwendung von Nitraten (Pflaster oder Spray) zur Verfügung (◘ Tab. 17.1). Die kontinuierliche Freisetzung des Wirkstoffs in den systemischen Kreislauf führt in Abhängigkeit von Wirkstoffgehalt und Pflastergröße zu einer praktisch konstanten Plasmakonzentration über ≤24 h, die mit einer besonders raschen Toleranzentwicklung verbunden ist. Die transdermale Anwendung sollte daher intermittierend erfolgen (12-stündige Nitratpause).

Molsidomin ist die inaktive Vorstufe von aktiven Metaboliten, die über eine nicht-enzymatische NO-Freisetzung ihre Wirkung entfalten. Es wird nach oraler Gabe rasch und vollständig absorbiert. Im Rahmen der Behandlung der instabilen Angina pectoris kann Molsidomin auch intravenös infundiert werden. Die NO-Freisetzung erfolgt im Gegensatz zu organischen Nitraten nicht-enzymatisch. Nach Molsidomin ist daher eine geringere Toleranzentwicklung zu erwarten.

Die **pharmakodynamischen Wirkungsqualitäten** und auch die **unerwünschten Wirkungen** von Molsidomin sind ähnlich denen der Nitrate. Die Senkung der Nachlast ist jedoch stärker ausgeprägt als nach Nitraten.

Dosierung

Molsidomin:
- Oral: bis zu 3-mal 8 mg/Tag
- Intravenöse Infusion: 2 mg als Bolus und 12–24 mg/Tag als Infusion

---

17.2.3 Calcium-Kanalblocker

Calcium-Kanalblocker hemmen den Einstrom von Calcium-Ionen aus dem extrazellulären Raum in die Zelle. Dadurch nimmt die zytosolische Calcium-Konzentration ab und die glatte Gefäßmuskulatur erschlafft. Am Herzmuskel führt diese Calcium-Kanal-blockierende Wirkung von Diltiazem und Verapamil (jedoch nicht von Nifedipin und anderen Dihydropyridinen) zu Bradykardie und hemmt die Entstehung von Arrhythmien; hohe Dosen wirken negativ-inotrop.

Die Wirksamkeit zur **Anfallsprophylaxe der Angina pectoris** beruht auf folgenden Mechanismen:
- Senkung des myokardialen Sauerstoffverbrauchs durch Verminderung der Nachlast infolge Vasodilatation bei geringerer Reduktion der Vorlast des Herzens; zusätzlich Senkung der Herzfrequenz durch Calcium-Kanalblocker vom Verapamil- oder Diltiazem-Typ

- Verbesserung der myokardialen Sauerstoffzufuhr durch Senkung des Koronarwiderstandes, Verhinderung von Koronarspasmen und Umverteilung des Koronarflusses in ischämische Zonen durch Erhöhung der poststenotischen Durchblutung
- Direkte Erhöhung der Ischämietoleranz der Myokardzelle

Prototypen von Calcium-Kanalblockern sind **Nifedipin, Diltiazem** und **Verapamil**. Abnehmende Vasodilatation und zunehmende negative Inotropie und Chronotropie folgen der Sequenz Nifedipin (und andere Dihydropyridine) > Diltiazem ≥ Verapamil = Gallopamil. Die volle Wirkung im Sinne einer Anfallsprophylaxe wird bei Dauerbehandlung erst innerhalb mehrerer Wochen erreicht. Aufgrund der unterschiedlichen Wirkungsmechanismen ist bei gleichzeitiger Gabe von Nitraten und Calcium-Kanalblockern mit einer Verstärkung der antianginösen Wirkung zu rechnen.

Unerwünschte Wirkungen. Diese beruhen überwiegend auf den Hauptwirkungen. Hierzu gehören: Hypotonie, Kopfschmerz, Flush, Knöchelödeme, Schwindel sowie Hautreaktionen, Zahnfleischhyperplasie v. a. bei Dihydropyridinen; Verstärkung einer latenten Herzinsuffizienz, AV-Überleitungsstörungen bei Verapamil und Diltiazem sowie Obstipation bei Verapamil. Die vasodilatierende Wirkung von Nifedipin setzt schnell ein. Dies kann eine reflektorische Sympathikusaktivierung mit Stimulation des Renin-Angiotensin-Systems verursachen und dadurch eine Angina pectoris verstärken. Bei verzögert bzw. länger wirksamen Dihydropyridinen, wie z. B. Amlodipin, ist dies nur in gerigerem Maß der Fall. Eine Kombination mit β-Adrenozeptor-Antagonisten ist deshalb für die Dihydropyridine vorteilhaft.

> **❶** Wegen der negativ-inotropen Wirkung der Calcium-Kanalblocker sollten diese nicht bei Herzinsuffizienz gegeben werden. Am Sinus- und AV-Knoten wirken Verapamil und Diltiazem synergistisch mit β-Adrenozeptor-Antagonisten, so dass bei kombinierter Anwendung gefährliche Bradykardien oder AV-Blockierungen auftreten können.

Bei Kombination von organischen Nitraten mit Nifedipin kann initial eine Reflextachykardie mit Verschlechterung der Angina pectoris eintreten. Als Kombinationspartner eignen sich in diesem Fall vor allem β-Adrenozeptor-Antagonisten. Alternativ stehen Diltiazem, Gallopamil oder Verapamil zur Verfügung, die bei Monotherapie die Herzfrequenz unbeeinflusst lassen oder sogar senken.

Pharmakokinetik. Die Resorption aller Calcium-Kanalblocker liegt nach oraler Applikation bei 90%. Wegen der teilweise hohen und interindividuell unterschiedlichen hepatischen Metabolisierung bestehen jedoch beträchtliche Unterschiede in der oralen Bioverfügbarkeit. Die Bioverfügbarkeit beträgt für Nifedipin 50–70%, für Diltiazem 40–45%, für Verapamil 20–35%, für Gallopamil 15–25%. Die Eliminationshalbwertszeit bei Einmalgabe beträgt 4–7 h (Amlodipin und andere Dihydropyridine länger) und kann bei Dauertherapie auf etwa

◘ Tab. 17.2. Übersicht der Calcium-Kanalblocker (Auswahl)

Arzneistoff	Zubereitung	Applikation	Dosierung [mg]	Wirkungsbeginn [min]	Dauer [h]
Diltiazem[10*]	Tablette	Oral	3-mal 60	20–30	4
	Retardtablette	Oral	90	30	6–8
Nifedipin[11+]	Kapseln	Oral	3-mal 5	5	1
	Retardtablette	Oral	20	30	6–8
	Infusionslösung	Intrakoronar	0,1–0,2	Sofort	3–15
		Intravenös	5–15/12 h	Sofort	
Amlodipin[12+]	Tablette	Oral	5-10	6-12	>24
Verapamil[13#]	Dragee	Oral	3-mal 40–60	30	4–8
	Retardtablette	Oral	240	30–60	8–12
	Ampulle	Intravenös	5–10	2	30
Gallopamil[14#]	Tablette	Oral	2- bis 3-mal 50	60	6

Angegeben sind die mittleren Dosisbereiche für die orale Einnahme bei Beginn der Therapie. Sie sind bei längerer Therapie individuell anzupassen. Die Wirkungsdauer bezieht sich auf die Einmaldosis. Calcium-Kanalblocker vom:
* Diltiazem-Typ nach WHO-Klassifizierung; + Nifedepin-Typ (Dihydropyridine); # Verapamil-Typ

den doppelten Wert ansteigen. Retardzubereitungen erlauben eine gleichmäßigere Wirkungsstofffreisetzung. Eine individuelle Dosisanpassung ist oft erforderlich (◘ Tab. 17.2).

Kürzlich wurde mit Ranolazin[15] erstmalig eine Substanz verfügbar, die die intrazelluläre Calciumüberladung der Herzmuskelzellen bei Ischämie durch Hemmung des späten Natrium-Einstroms vermindert. Möglicherweise wird dadurch die diastolische Erschlaffung der Ventrikelwand gefördert, was wiederum eine Verbesserung der Myokarddurchblutung zur Folge haben könnte. Ranolazin senkte in Studien an Patienten mit stabiler Angina pectoris die Anfallshäufigkeit und verbesserte die Belastungstoleranz. Der therapeutische Stellenwert dieses neuen, im Detail nicht ganz geklärten Wirkprinzips ist aktuell aber noch nicht beurteilbar.

17.2.4 β-Adrenozeptor-Antagonisten

β-Adrenozeptor-Antagonisten hemmen kompetitiv die Wirkung von nerval freigesetztem Noradrenalin an β-Adrenozeptoren. Entscheidend für die antianginöse Wirksamkeit ist die Hemmung der Aktivierung kardialer β₁-Adrenozeptoren. Sowohl in Ruhe wie bei physischer und psychischer Belastung werden **Herzfrequenz, Kontraktionskraft** und **Schlagvolumen** vermindert und somit der myokardiale **Sauerstoffbedarf** gesenkt. Bei Behandlungsbeginn kann der periphere Gesamtgefäßwiderstand erhöht werden; die Durchblutung des Myokards nimmt dann initial aufgrund des erhöhten Koronargefäßwiderstandes ab. Günstig für die antianginöse Therapie

ist auch die antifibrillatorische Wirkung der β-Adrenozeptor-Antagonisten (▶ Kap. 18).

Pharmakodynamische Unterschiede zwischen β-Adrenozeptor-Antagonisten können durch unterschiedliche **β₁-Selektivität** oder durch die **partiell agonistische Aktivität** an β-Adrenozeptoren gegeben sein. Bei β₁-Adrenozeptor-Antagonisten mit hoher Selektivität (◘ Tab. 17.3) ist das Risiko unerwünschter, über β₂-Adrenozeptoren vermittelter Wirkungen geringer.

Carvedilol ist ein β-Adrenozeptor-Antagonist mit antioxidativer und vasodilatierender Eigenwirkung, die auf einer α₁-Adrenozeptor-antagonistischen Wirkung beruht. **Nebivolol** wirkt über eine Verstärkung der NO-Wirkung zusätzlich vasodilatierend. Celiprolol wirkt vasodilatierend infolge einer β₂-agonistischen Wirkung. Man darf erwarten, dass diese Substanzen weniger unerwünschte Wirkungen hervorrufen (z. B. keine kalten Hände und/oder Füße) und möglicherweise bei gleichzeitig bestehender arterieller Verschlusskrankheit vorteilhaft sind. Einige dieser Arzneistoffe sind auch für die Behandlung der Hypertonie sowie der Herzinsuffizienz interessant. Sotalol ist nur im Rahmen zusätzlich auftretender tachykarder Arrhythmien indiziert (▶ Kap. 18.5.1).

10 Dilzem®, Dilti-CT®
11 Adalat®, Nifedipin-ratiopharm®
12 Norvasc®, Amlodipin-ratiopharm®
13 Isoptin®, VeraHEXAL
14 Procorum®
15 Ranexa®

◼ Tab. 17.3. Übersicht der β-Adrenozeptor-Antagonisten

Gruppe	Arzneistoff	Dosierung [mg/Tag]	Eliminations-halbwertszeit[a] [h]
Nicht-selektiv	Propranolol[16]	3- bis 4-mal 10–40	2–4
	Nadolol[17]	1-mal 60–120	14–24
β₁-selektiv[b]	Metoprolol[18]	2-mal 50–100	3–4
	Atenolol[19]	1- bis 2-mal 50	6–9
	Bisoprolol[20]	1-mal 5–10	10–12
	Betaxolol[21]	1-mal 10–20	14–20
Mit partiell agonistischer Eigenwirkung	Oxprenolol[22]	2- bis 3-mal 40	1–2
	Pindolol[23]	2- bis 3-mal 5–10	3–4
	Carteolol[24]	1- bis 2-mal 5–10	8
Mit vasodilatierender Eigenwirkung	Carvedilol[25]	1- bis 2-mal	6–7
	Celiprolol[26]	1-mal 200	10–12
	Nebivolol[27]	1-mal 5	ca. 10

Die angegebenen Dosisbereiche sind mittlere Erfahrungswerte und bedürfen der individuellen Einstellung; niedrige Dosen vor allem bei Beginn der Therapie.
[a] Terminale Eliminationshalbwertszeit (β-Phase) nach oraler Gabe; [b] β₁-Selektivität: höhere Affinität zu β₁- als zu β₂-Rezeptoren (Bisoprolol > Betaxolol > Atenolol ≈ Metoprolol).

Im Unterschied zu den vorgenannten reinen Antagonisten konnte für die β-Adrenozeptor-Antagonisten mit partiell agonistischer Wirkung (◼ Tab. 17.3) keine Wirksamkeit bei der Sekundärprophylaxe des Herzinfarkts belegt werden.

❯ **β-Adrenozeptor-Antagonisten sind nur zur Prophylaxe, nicht jedoch zur Durchbrechung eines Angina-pectoris-Anfalls geeignet.**

Die Therapie erfordert eine sorgfältige individuelle Einstellung (Ruhefrequenz nicht unter 50/min) und eine einschleichende Dosissteigerung. Nach 1-wöchiger Behandlung nehmen Frequenz und Stärke der Angina-pectoris-Anfälle ab. Die antianginöse Wirkung kann durch Nitrate und Calcium-Kanalblocker vom Typ des Nifedipin verstärkt werden. Eine Auswahl gebräuchlicher β-Adrenozeptor-Antagonisten ist in ◼ Tab. 17.3 aufgeführt.

Bei einer **Langzeittherapie** ist darauf zu achten, dass die Behandlung nicht abrupt unterbrochen, sondern während 1–2 Wochen ausschleichend beendet wird. Dies gilt vor allem für β-Adrenozeptor-Antagonisten mit kurzer Eliminationshalbwertszeit und ohne partiell agonistische Aktivität (◼ Tab. 17.3). Frühsymptome dieses **Betablocker-Entzugssyndroms** sind Nervosität, Schwitzen und Tachykardie. Sie können in Abhängigkeit von der Pharmakokinetik des β-Adrenozeptor-Antagonisten zwischen Stunden bis nach einigen Tagen nach dem Absetzen eintreten und zu schwer behandelbaren Angina-pectoris-Zuständen, Arrhythmien und Infarkt führen.

Unerwünschte Wirkungen. Sie beruhen im Wesentlichen auf dem Antagonismus an den β-Adrenozeptoren. So kann eine Myokardinsuffizienz ausgelöst oder verstärkt werden. Ursache ist die Aufhebung der bei Herzinsuffizienz kompensatorisch erhöhten Sympathikusaktivität. Für die Anwendung aller β-Adrenozeptor-Antagonisten ist daher eine ausreichende Suffizienz des Myokards Voraussetzung, die ggf. durch Behandlung mit ACE-Hemmstoffen, Nitraten, Diuretika und Herzglykosiden hergestellt werden muss (▶ Kap. 16.2). Bei einer zusätzlich bestehenden chronischen Herzinsuffizienz können β-Adrenozeptor-Antagonisten (bei sehr vorsichtiger Dosierung) wichtige therapeutische Vorteile bringen (▶ Kap. 16.4).

β-Adrenozeptor-Antagonisten können die **hypoglykämischen Wirkungen von Insulin verstärken** und hypoglykä-

---

16 Dociton®, Propranolol-STADA
17 Solgol®
18 Beloc®, MetoHEXAL®
19 Tenormin®, Atenolol-ratiopharm®
20 Concor®, Bisoprolol Heumann®
21 Kerlone®
22 Trasicor®
23 Visken®
24 Endak®
25 Dilatrend®, Carvedilol HEXAL®
26 Selectol®, Celipro Lich®
27 Nebilet®

mische Warnsymptome, wie Tachykardie und Tremor, maskieren. Sie können bei Langzeitgebrauch zu einem leichten Anstieg der Plasmatriglyzeride (ca. 10%) und der VLDL-Lipoprotein-Fraktion führen (Ausnahme: Celiprolol). Häufig und subjektiv unangenehm sind kalte Hände und Füße durch verminderte periphere Durchblutung. Eine Claudicatio intermittens kann verstärkt werden. Gastrointestinale (Nausea, Diarrhö) und zentralnervöse (Sedation, Schlafstörungen, Alpträume) unerwünschte Wirkungen treten vor allem bei Behandlungsbeginn auf.

> **❶ Bei chronisch-obstruktiven Atemwegserkrankungen, Cor pulmonale, Insulin-pflichtigem Diabetes mellitus, AV-Block II. und III. Grades sowie bei Sinusbradyarrhythmie sind β-Adrenozeptor-Antagonisten kontraindiziert.**

In sehr seltenen Fällen sind autoimmunologische Syndrome (systemischer Lupus erythematodes, Induratio penis plastica, Aktivierung einer Psoriasis) beschrieben worden.

Pharmakokinetik. Unter den β-Adrenozeptor-Antagonisten bestehen erhebliche Unterschiede in der Pharmakokinetik. Hydrophile Substanzen (**Nadolol, Atenolol**) werden nach oraler Gabe nur unvollständig absorbiert (30–50%) aber nicht hepatisch metabolisiert, sodass ihre Bioverfügbarkeit im Wesentlichen von der Resorption bestimmt wird. Lipophile β-Adrenozeptor-Antagonisten, z. B. **Propranolol, Metoprolol, Carvedilol** oder **Nebivolol**, werden intestinal gut absorbiert, aber bei der 1. Leberpassage metabolisiert, wodurch die Bioverfügbarkeit auf 30–50% reduziert wird. **Betaxolol, Bisoprolol** und **Pindolol** werden auch vollständig absorbiert und sind zu 90% bioverfügbar. Die hepatische Metabolisierung der β-Adrenozeptor-Antagonisten variiert, teils infolge genetischer Unterschiede in der Ausstattung metabolisierender Enzyme. Die Plasmaeiweißbindung beträgt zwischen ≤1% (**Sotalol**) und >90% (**Propranolol**). Sie bestimmt den freien, am Rezeptor bindenden Anteil der Arzneistoffe im Plasma und gemeinsam mit der Lipophilie die Penetration ins Gewebe (ZNS, Lunge). Lipophile β-Adrenozeptor-Antagonisten (Oxprenolol, Propranolol) werden durch Biotransformation in der Leber eliminiert. Sie kumulieren daher bei schwerer Leberinsuffizienz. Hydrophile Substanzen (Atenolol, Nadolol, Sotalol) werden überwiegend unverändert renal ausgeschieden und können bei renaler Insuffizienz akkumulieren. In beiden Fällen muss die Dosis reduziert werden. Pindolol, Bisoprolol und Betaxolol nehmen eine Mittelstellung ein und werden zu etwa gleichen Teilen über Nieren und Leber eliminiert.

Für Patienten mit stabiler Angina pectoris, die eine Senkung der Herzfrequenz benötigen, jedoch β-Adrenozeptor-Antagonisten nicht erhalten können (z. B. infolge Kontraindikationen), steht seit kurzem **Ivabradin**[28] als Reservemittel zur Verfügung. Dieses hemmt spezifisch den Funny-Ionenkanal (If-Kanal) der kardialen Schrittmacherzellen des Sinusknotens. Die resultierende Hemmung des If-Stroms senkt die Herzfrequenz in Konzentrationen, die andere kardiale Ionenströme nicht beeinflussen. Es resultiert eine verlängerte Diastole, was wiederum den myokardialen Sauerstoffbedarf senkt sowie das Sauerstoffangebot und die myokardiale Perfusion verbessert.

17.2.5 Differenzialtherapeutische Gesichtspunkte

Die antianginöse Basistherapie bei der **stabilen, belastungsinduzierten Angina pectoris** besteht in der Behandlung mit einem β-Adrenozeptor-Antagonisten. Bei Bedarf wird zusätzlich mit einem **Nitrat** behandelt. Wenn eine begleitende Herzinsuffizienz besteht, wird die Therapie durch **ACE-Hemmer** und ggf. **Diuretika** ergänzt. Langwirksame **Calcium-Kanalblocker** (z. B. Amlodipin) stehen ebenfalls zur Verfügung. Sie sind Reservemittel, falls β-Adrenozeptor-Antagonisten nicht ausreichend wirksam oder kontraindiziert sind.

Patienten mit stabiler Angina pectoris sollten zur Infarktprävention einen **Thromboztenfunktionshemmer**, vorzugsweise Acetylsalicylsäure (ASS, Reserve: Clopidogrel), erhalten (▶ Kap. 9). **Lipidsenker**, insbesondere die Hemmstoffe der HMG-CoA-Reduktase, sind ebenfalls indiziert. Sie senken die Morbidität und Mortalität bei KHK (▶ Kap. 20).

Die Prinzmetal-Angina pectoris, gewöhnlich ausgelöst durch einen Spasmus der großen Koronargefäße, wird durch Calcium-Kanalblocker und/oder Nitrate sehr gut beeinflusst.

> **❯ Die instabile Angina pectoris als eine Manifestation des ACS ist immer als Notfall anzusehen und bedarf stets stationärer Behandlung.**

Ihr liegen fast immer kritische Koronarstenosen zugrunde. Die antianginöse Therapie wird mit einer Kombination von Nitraten (initial Glycerintrinitrat s.l., dann als i.v. Infusion) und β-Adrenozeptor-Antagonisten begonnen. Manchmal müssen Calcium-Kanalblocker (vorzugsweise Diltiazem oder Verapamil) hinzugefügt werden. Calcium-Kanalblocker vom Dihydropyridintyp werden nur kombiniert mit β-Adrenozeptor-Antagonisten eingesetzt. Zusätzlich (insbesondere bei eingeschränkter Ventrikelfunktion) ist ein ACE-Hemmstoff bzw. AT$_1$-Rezeptorantagonist indiziert, sofern keine Hypotension oder andere Kontraindikationen bestehen.

Im ACS kommt es durch eine Aktivierung der Hämostase zu einer intermittierenden kritischen Flussbegrenzung im Bereich präformierter Koronarstenosen aufgrund intravasaler Thrombenbildung. Neben der hämodynamischen Entlastung ist bei instabiler Angina deshalb eine antithrombotische Therapie erforderlich.

Infolge der Thrombozytenhyperreaktivität ist eine Behandlung mit **ASS** indiziert (▶ Kap. 9). Bei instabiler Angina pectoris lassen sich Inzidenz sowie Schweregrad der Komplikationen (Myokardinfarkte, Infarkttodesfälle) durch zusätzliche Gabe von ASS um etwa 50% senken. Als Reservesubstanz steht Clopidogrel zur Verfügung.

> ┌─ **Dosierung** ─────────────────────────────
> **Thromboztenfunktionshemmer:**
> ▬ Acetylsalicylsäure (ASS): 75–300 mg/Tag
> ▬ Clopidogrel: 1-mal 75 mg/Tag (einmalige Aufsättigungsdosis 300–600 mg)

---

28 Procoralan®

Für die Thrombozytenfunktionshemmung bei ACS sind darüber hinaus folgende **GPIIb/IIIa-Rezeptor-Antagonisten** zugelassen: **Abciximab, Eptifibatid** und **Tirofiban**. Der GPIIb/IIIa-Rezeptor gehört zur Familie der Integrine. Er ist verantwortlich für die Quervernetzung aktivierter Thrombozyten über Fibrinogen und damit entscheidend für die gefäßverschließende Thrombusbildung.

Zusätzlich zur Hemmung der Thrombozytenfunktion wird **Heparin** mit dem Ziel einer Hemmung der plasmatischen Gerinnung appliziert. Dies kann mit einer gewichtsbezogenen Dosierung von niedermolekularem Heparin (z. B. Enoxaparin, 1 mg/kg s.c. alle 12 h) oder unfraktioniertem Heparin als i.v. Infusion erreicht werden (▶ Kap. 9).

Das weitere Vorgehen richtet sich nach dem Ergebnis der Koronarangiographie und besteht oftmals in einer notfallmäßigen Katheterdilatation oder aortokoronaren Bypass-Operation. Die **Angina pectoris nach akutem Myokardinfarkt** wird nach den oben genannten Richtlinien behandelt. Gleiches gilt für **ischämische Zustände nach aortokoronarem Bypass.** In beiden Situationen erfolgt zusätzlich zur antianginösen Therapie auch eine Therapie mit ASS und Antikoagulanzien.

17.2.6 Behandlung nach aortokoronarer Bypass-Operation oder Katheterdilatation

Aortokoronare Bypass-Operation sowie Katheterdilatation sind wirksame therapeutische Maßnahmen zur Wiederherstellung einer ausreichenden Blutversorgung des ischämischen Myokards. Die Langzeitprognose wird bei erfolgreichem Eingriff entscheidend durch die Häufigkeit eines Wiederverschlusses des aufgedehnten Koronargefäßes (25% innerhalb von 6 Monaten) bzw. des implantierten Gefäßsegmentes (15–20% innerhalb eines Jahres) bestimmt. Nach erfolgreicher Intervention ohne weiter bestehende Angina pectoris oder Myokardischämie sollte möglichst früh postoperativ eine antithrombotische Therapie zur Prävention eines Bypass-Verschlusses begonnen werden. Hierzu wird in der ersten, stationären postoperativen Phase unfraktioniertes oder niedermolekulares **Heparin** gegeben (▶ Kap. 9). Unmittelbar postoperativ wird **ASS** als Langzeitbehandlung eingesetzt.

Nach Stentimplantation wird je nach verwendetem Stenttyp eine »duale« Therapie von ASS in Kombination mit **Clopidogrel** (4 Wochen bei unbeschichtetem Stent, 12 Monate oder länger bei medikamentenbeschichtetem Stent) empfohlen. Die europäischen Leitlinien (ESC) empfehlen eine duale Thrombozytenfunktionshemmung unabhängig von einer Stentimplantation über 12 Monate. Seit kurzem ist als Alternative zu Clopidogrel mit gleichem Wirkmechanismus auch **Prasugrel**[29] verfügbar.

Während koronarer Interventionen (PTCA/Stent) wird zusätzlich zu ASS und Clopidogrel, anstelle der periinterventionellen Heparinisierung, neuerdings der kurzwirksame und gut steuerbare Thrombin-Hemmstoff **Bivalirudin**[30] verwendet (▶ Kap. 9). Bei Hochrisikoeingriffen kann eine zusätzliche Gabe von GPIIb/IIIa-Antagonisten das Primärergebnis der akuten Koronarintervention und das Langzeitergebnis (Re-vaskularisation, kardiovaskulärer Tod, Ventrikelfunktionsstörung) verbessern.

17.3 Behandlung des akuten Koronarsyndroms

17.3.1 Prinzipien der Behandlung

Da der Infarkt seine endgültige Größe innerhalb der ersten Stunden nach Beginn der Ischämie erreicht, sind Maßnahmen zur Reduktion der Nekrosezone von größter Bedeutung. Weitere Behandlungsziele in der akuten Phase sind die Beseitigung der Schmerzen, Entlastung des Herzens sowie die Verhinderung bzw. Behandlung von Komplikationen.

> **Behandlungsprinzipien beim akuten Koronarsyndrom**
>
> — Einsatz von **Antiarrhythmika** zur Behandlung Ischämie-induzierter Arrhythmien (▶ Kap. 17.3.2)
> — **Antithrombotische Therapie** mit Heparin, ASS, Clopidogrel und GPIIb/IIIa-Rezeptor-Antagonisten (▶ Kap. 17.3.3)
> — Wiedereröffnung des thrombotisch verschlossenen Gefäßes durch sofortige **Katheterballondilatation** oder durch **Fibrinolytika** (▶ Kap. 17.3.3)
> — Senkung der erhöhten Vor- und Nachlast des Herzens mittels **Glycerintrinitrat** oder **Molsidomin** (optimaler Pulmonalkapillardruck 15–18 mmHg, optimaler Blutdruck 120–130 mmHg systolisch). Zur weiteren Entlastung des Herzens **ACE-Hemmstoffe** oder **β-Adrenozeptor-Antagonisten** (▶ Kap. 17.3.4 und ▶ Kap. 17.3.5)
> — Beseitigung der heftigen ischämischen Schmerzen durch **Morphin**[31] (10 mg i.v.) oder **Pethidin**[32]
> — Abschwächung psychischer Einflüsse auf die Herzfunktion durch **Tranquilizer**, wie z. B. **Diazepam**[33] (▶ Kap. 8). Neuroleptika sind insbesondere bei i.v. Applikation aufgrund ihrer hypotensiven Wirkung mit reflektorischer Herzfrequenzerhöhung nicht indiziert.

17.3.2 Behandlung mit Antiarrhythmika

Bei **ventrikulärer Extrasystolie sind Lidocain**[34] und **Amiodaron**[35] (▶ Kap. 18) Mittel der Wahl in der akuten Phase des Myokardinfarktes. Von Vorteil sind die schwache negativinotrope Wirkung und die gute Steuerbarkeit. Es kann aber zu Asystolie kommen!

---

29 Efient®
30 Angiox®
31 MST/MSR/MSI Mundipharma®, Morphin-Merck®
32 Dolantin®
33 Valium®, Diazepam-Sandoz®
34 Xylocain 2%®, Lidocard B®
35 Cordarex®, Amiodaron-ratiopharm

Wirkstoff	Substanz	Indikation, Zulassung	Bolus [µg/kg KG]	Dosis Infusion [µg/kg KG/min]/ Dauer der Infusion [h]	Effekt	
					On [min]	Off [h]
Abciximab[46]	Chimärer Antikörper	ACS, PTCA	250	0,125/12	<1	>12
Eptifibatid[47]	Peptid	ACS, PTCA	180	2,0/72	<5	4
Tirofiban[48]	Tyrosinderivat	ACS	12 (0,4/30 min)	0,1/48	<30	1,5

◘ Tab. 17.4. GPIIb/IIIa-Rezeptor-Antagonisten

Die Dosierung von Lidocain beträgt 50–100 mg i.v. oder (nach vorheriger Bolusinjektion) 1–2 mg/min per infusionem bis maximal 3 g/24 h. Alternativen sind **Ajmalin**[36] oder **Propafenon**[37], die aber zu Blutdruckabfall führen können (▶ Kap. 18).

Bei **persistierenden schwerwiegenden ventrikulären Arrhythmien** sind **Sotalol** (80 mg i.v.) oder – besonders wirksam, aber schwierig hinsichtlich Dosierung, Sättigung sowie unerwünschten Wirkungen – **Amiodaron** (150 mg i.v.), unter Umständen mit rascher intravenöser Sättigung, Mittel der Wahl. Manchmal können Arrhythmien bei akutem Myokardinfarkt mit **i.v. Magnesium**[38] (bis zu 1 g i.v. Magnesium-L-hydrogenglutamat) behoben werden, insbesondere bei Torsade-de-pointes-Tachykardien.

Jede antiarrhythmische Therapie muss in dieser Situation unter **EKG-Kontrolle** durchgeführt werden. Bei Infusionsbehandlung sind Infusionspumpen zu verwenden. Bei höhergradiger Sinusbradykardie oder AV-Blockierung ist in der Akutphase ein passagerer Schrittmacher zu legen. Zur kurzfristigen Überbrückung kann **Atropin**[39] (0,5–1,0 mg i.v.; Atropinsulfat) appliziert werden.

17.3.3 Behandlung mit Thrombolytika, Antikoagulanzien und Antithrombotika

Thrombolytika. Thrombolytika werden beim ACS nur noch dann eingesetzt, wenn eine frühzeitige Katheterintervention nicht möglich ist und Kontraindikationen ausgeschlossen wurden. Ziel der thrombolytischen Therapie ist die rasche und vollständige Reperfusion des ischämischen Herzabschnittes. **Streptokinase**[40], **Alteplase**[41] (t-PA), **Reteplase**[42] (r-PA) oder **Tenecteplase**[43] (TNK-t-PA) stehen zur Verfügung. Alle fördern die Plasminbildung aus der inaktiven Vorstufe Plasminogen und aktivieren damit die **Fibrinolyse** (▶ Kap. 9.4). Reteplase und Tenecteplase wurden aus t-PA entwickelt. Sie weisen längere effektive Plasmahalbwertszeiten (18 bzw. 24 min) gegenüber t-PA (5 min) auf. Reteplase und Tenecteplase können daher, anstelle der bei älteren Fibrinolytika nötigen Infusion, mit zwei (Reteplase) bzw. einer i.v. Injektion (Tenecteplase) verabreicht werden.

> ❯ Eine thrombolytische Therapie hat umso bessere Erfolgsaussichten, je früher sie nach Infarkteintritt eingeleitet wird: Innerhalb von 3 h können 60–80%,
> ▼

innerhalb von 6 h 40–60% der thrombotischen Koronarverschlüsse wiedereröffnet werden.

Es können sogar mehr als 80% innerhalb der ersten 3 h wiedereröffnet werden, wenn Streptokinase oder Alteplase über Herzkatheter direkt intrakoronar injiziert werden. Unter diesen Umständen kann der Verschluss mechanisch rekanalisiert und die zugrunde liegende Koronarstenose durch Ballondilatation und additive Stentimplantation in etwa 90% der Fälle beseitigt werden. Unter Berücksichtigung sämtlicher Aspekte der Therapie, einschließlich unerwünschter Wirkungen (z. B. schwere Blutungen) und Kosten, besteht keine Überlegenheit einer Substanz im Vergleich zu den anderen. Die **GUSTO-Studie**, in der Streptokinase und Alteplase allein und in Kombination mit Heparin bei 14.000 Patienten mit frischem Myokardinfarkt verglichen wurden, zeigte für die **Kombination Alteplase + Heparin** eine signifikant geringere Infarktletalität als für die anderen Untersuchungsgruppen.

Antikoagulanzien. Therapeutisches Ziel der Behandlung mit Antikoagulanzien ist die Verhinderung eines akuten thrombotischen Koronargefäßverschlusses sowie die Verhütung sekundärer thromboembolischer Komplikationen oder neuer thrombotischer Verschlüsse (Reinfarkt). Die Therapie wird mit niedermolekularem **Heparin** (Enoxaparin[44], 1 mg/kg s.c. alle 12 h) eingeleitet. Die Wirksamkeit einer länger dauernden Gabe von Antikoagulanzien (z. B. **Vitamin-K-Antagonisten**) ist hinsichtlich der Reinfarkthäufigkeit und Letalität bei guter Einstellung zwar gesichert, doch ist das Nutzen-Risiko-Verhältnis (Blutungen) ungünstiger als bei ASS.

Für **ASS** werden für die sekundäre Prävention bei erlittenem Infarkt oder instabiler Angina pectoris Dosen von 75–300 mg/Tag empfohlen. Bei akuter Indikation kann ASS[45],

---

36 Gilurytmal®
37 Rytmonorm®, Propafenon-ratiopharm
38 Magnesium Verla® i.v.
39 Atropinsulfat-BRAUN®
40 Streptase®
41 Actilyse®
42 Rapilysin®
43 Metalyse®
44 Clexane®
45 Aspirin i.v.®
46 Reo-pro®
47 Integrilin®
48 Aggrastat®

im Gegensatz zu Clopidogrel, i.v. gegeben werden um einen sofortigen Eintritt der Wirkung zu erzielen. Als Alternative bei Unverträglichkeit, fehlender Wirksamkeit oder Kontraindikationen steht **Clopidogrel** (75 mg/Tag, ggf. mit Aufsättigungsdosis) zur Verfügung (▶ Kap. 9.2.2).

GPIIb/IIIa-Rezeptorantagonisten. Die zeitgleiche Applikation von GPIIb/IIIa-Rezeptorantagonisten zusätzlich zu ASS, Clopidogrel und Heparin kann die kardiovaskuläre Prognose bei den Infarkt-Patienten, die einer akuten Koronarintervention zugeführt werden, verbessern. Sie ist im Einzelfall gegen das gesteigerte Blutungsrisiko abzuwägen. Die beim ACS üblichen Dosen dieser Substanzklassen sind in ◻ Tab. 17.4 aufgeführt.

17.3.4 Behandlung mit ACE-Hemmstoffen und Angiotensin-Rezeptor-Antagonisten

Das therapeutische Konzept der Anwendung von ACE-Hemmstoffen bei Patienten nach frischem Myokardinfarkt besteht u. a. in einer Reduktion **neurohumoraler gegenregulatorischer Mechanismen in der Postinfarktphase**. Durch eine Verminderung der Gewebekonzentration von Angiotensin II wird das ventrikuläre Remodeling mit pathologischem Wachstum des interstitiellen Bindegewebes und neurohumoral induzierter Myokardhypertrophie reduziert. Neben ihren direkten myokardialen Wirkungen senken ACE-Hemmstoffe die Nachlast ohne reflektorische Zunahme von Herzfrequenz, Herzminutenvolumen oder Kontraktilität.

Eine Herabsetzung des venösen Tonus bedingt eine **Verminderung des linksventrikulären Füllungsdruckes**. Über die Senkung von Vor- und Nachlast reduzieren ACE-Hemmstoffe die Wanddehnung und damit die mechanische Stimulation für die Ventrikelhypertrophie. Es liegen mehrere große kontrollierte Studien über die Anwendung von ACE-Hemmstoffen bei Patienten mit frischem Myokardinfarkt vor. Beispielsweise ergab die SAVE-Studie für den Vergleich von **Captopril**[49] (3-mal 50 mg pro Tag) mit Placebo eine 20-prozentige Senkung der Mortalität über eine mittlere Beobachtungsdauer von 42 Monaten. Eine Begleittherapie mit ASS, Thrombolytika oder β-Adrenozeptor-Antagonisten beeinflusste dieses Ergebnis nicht. In der AIRE-Studie senkten 2-mal 2,5 mg **Ramipril**[50] pro Tag die Mortalität bei Patienten mit Myokardinsuffizienz 30 Tage bis 30 Monate nach frischem Herzinfarkt.

Unerwünschte Wirkungen. Diese bestehen neben einer zu starken Blutdrucksenkung (initiale Testdosis) unter anderem in Hustenreiz, Diarrhö und Geschmacksstörungen (weitere Einzelheiten ▶ Kap. 14).

Nach derzeitiger Auffassung können Patienten mit frischem Herzinfarkt mit und ohne Kontraktionsinsuffizienz oder Myokardischämie mit ACE-Hemmstoffen behandelt werden, sofern die Testdosis (6–12 mg **Captopril** oder Captopril-Äquivalente) nicht zur zu starken Hypotonie führt. Eine allmähliche Dosissteigerung auf maximal 3-mal 50 mg/Tag Captopril(-äquivalente) wird empfohlen. Wahrscheinlich ist der optimale Therapiebeginn innerhalb der ersten Tage.

Eine gleichwertige Alternative stellen die Angiotensin (AT$_1$)-Rezeptor-Antagonisten (z. B. **Candesartan** und **Valsartan**) dar, insbesondere bei Infarktpatienten mit ACE-Hemmer-bedingten Nebenwirkungen. Die kombinierte Therapie mit ACE-Hemmer und Angiotensin-Rezeptor-Antagonisten ist der Monotherapie in der Postinfarktphase nicht überlegen (VALIANT- und CHARM-Studie).

17.3.5 Behandlung mit β-Adrenozeptor-Antagonisten

Eine solche Behandlung ist beim akuten Myokardinfarkt **immer** indiziert, sofern mit Myokardischämie zu rechnen ist und solange keine Kontraindikationen bestehen. Die Therapie soll möglichst früh (!) beginnen (1. Tag, erste Stunden). Vorsichtig dosierend beginnen, dann die Dosis steigern! Bei hämodynamisch instabilen Patienten kann die i.v. Therapie mit dem kurzwirksamen, aber gut steuerbaren, **Esmolol**[51] eingeleitet werden.

17.3.6 Differenzialtherapeutische Gesichtspunkte in der Postinfarktphase

Wenn zum Zeitpunkt der Entlassung aus der stationären Behandlung **Angina pectoris** oder sonstige ischämische Zustände weiter bestehen, so sollte angiographiert und dilatiert oder operiert werden. Ist dies nicht möglich, so gelten die Behandlungsprinzipien der Angina pectoris (▶ Kap. 17.2).

Eine **Herzinsuffizienz** wird nach den üblichen Richtlinien behandelt (▶ Kap. 16). Bei einer Behandlung mit Vasodilatatoren sind solche Substanzen zu bevorzugen, die die Koronardurchblutung günstig beeinflussen (z. B. **ACE-Hemmstoffe** oder **Angiotensin-Rezeptor-Antagonisten**). Im Übrigen wird auch diese Gruppe von Infarktpatienten mit **antithrombotischen Arzneistoffen** behandelt.

Herzrhythmusstörungen nach Infarkt im Langzeitverlauf werden nach den allgemeinen Richtlinien einer antiarrhythmischen Therapie (▶ Kap. 18) behandelt. Bevorzugt sollte als Antiarrhythmikum **Sotalol** oder **Amiodaron** verwendet werden. Bei einer deutlich eingeschränkten LV-Funktion (EF <35%) ist die Implantation eines internen Kardioverter-Defibrilators (ICD) die Therapie der Wahl.

Die Inzidenz von **Reinfarkten** und von **plötzlichen Todesfällen** im Verlauf nach Myokardinfarkt kann durch β-Adrenozeptor-Antagonisten reduziert werden. Eine Langzeittherapie mit **Propranolol**, **Atenolol** und **Metoprolol** senkt Inzidenz und Letalität von Reinfarkten um 20–30%. Welche pharmakologische Wirkungsqualität hier Bedeutung hat, ist derzeit umstritten.

Eine länger dauernde Gabe von **ASS** und **Clopidogrel** senkt die Häufigkeit und die Letalität von Reinfarkten (▶ Kap. 9.2.2). Der therapeutische Wert von Dipyridamol ist zweifelhaft.

---

49 Lopirin®, CaptoHEXAL®
50 Delix®, Ramicard®
51 Brevibloc®

Eine Prävention des **plötzlichen Herztodes** beinhaltet als wichtigste Maßnahme die Ausschaltung prädisponierender Faktoren. Hierzu gehört v. a. die Beseitigung arrhythmieauslösender oder sie verstärkender Faktoren wie z. B. rezidivierende Ischämie, Herzwandaneurysma und Herzinsuffizienz. Ferner konnte gezeigt werden, dass die kontinuierliche Einnahme von Omega-3_n-Fettsäuren nach überstandenem Myokardinfarkt die Rate an plötzlichem Herztod signifikant senkt.

Eine **präventive Wirkung** ist für eine Langzeitbehandlung mit β-Adrenozeptor-Antagonisten bei Patienten nach Myokardinfarkt gezeigt worden. Daher sollen gefährdete Patienten mit einem β-Adrenozeptor-Antagonisten (▶ Kap. 17.2.5) behandelt werden. Wenn Vorhofarrhythmien oder komplexe ventrikuläre Arrhythmien (ventrikuläre Extrasystolie, rezidivierende Kammertachykardie) vorliegen, so sind die Klasse-III-Antiarrhythmika **Sotalol** oder **Amiodaron** (▶ Kap. 18.3) zu bevorzugen. Im Verlauf sind bei Postinfarktpatienten mit komplexen ventrikulären Rhythmusstörungen zumindest Langzeit-EKG-Kontrollen oder auch elektrophysiologische Untersuchungen mittels Herzkatheter (EPU) durchzuführen, um proarrthymogene Effekte auszuschließen.

Besteht eine Bradykardie, die den Einsatz eines β-Adrenozeptor-Antagonisten nicht erlaubt, so sollte zunächst ein Herzschrittmacher implantiert und dann die Therapie mit β-Adrenozeptor-Antagonisten eingeleitet werden.

Für die Behandlung mit **Antiarrhythmika** konnte nur nach überstandenem Herzstillstand bei weiter auftretenden oder induzierbaren ventrikulären Arrhythmien eine Senkung der Rezidivinzidenz gezeigt werden. In allen anderen Fällen steht die relativ hohe Inzidenz von unerwünschten Wirkungen einer geringen präventiven Wirkung gegenüber.

17.3.7 Behandlung der Herzinsuffizienz und des kardiogenen Schocks

Eine Verbesserung der Herzfunktion ist durch frühzeitige Wiederherstellung der Durchblutung zu erwarten (intrakoronare Rekanalisation, Thrombolyse, Katheterdilatation). Der für eine effektive Koronardurchblutung erforderliche Blutdruck sollte bei Normotonikern nicht unter 100 mmHg systolisch, bei Hypertonikern etwas höher liegen.

Für die Therapie des kardiogenen Schocks stehen zwei Behandlungsprinzipien zur Verfügung:
- Frühzeitige, möglichst sofortige Katheterballondilatation oder -rekanalisation
- Verbesserung der Arbeitsbedingungen des Myokards durch Verminderung der Vor- und Nachlast (Vasodilatatoren, Diuretika) sowie die Stärkung der myokardialen Kontraktionskraft (Herzglykoside, β-Adrenozeptor-Agonisten).

Eine wirksame Entlastung des Herzens im kardiogenen Schock wird auch mit der intraaortalen Gegenpulsation mittels Katheterballonpumpe erreicht. Das Verfahren wird zweckmäßig mit der Gabe von positiv-inotropen Substanzen und/oder Vasodilatatoren kombiniert.

Eine rasche Entlastung des insuffizienten Herzens gelingt durch Infusion von **Glycerintrinitrat** oder **Nitroprussidnatrium**[52]. Beide Arzneimittel senken Vor- und Nachlast. Dadurch verkleinert sich die Kammerdimension; die myokardiale Faserspannung und der Sauerstoffverbrauch sinken ab. Die Behandlung soll möglichst unter Überwachung des direkt gemessenen arteriellen und vor allem des pulmonalarteriellen Druckes erfolgen (Einschwemmkatheter).

Eine Entlastung des insuffizienten Herzens kann mit **ACE-Hemmstoffen** erreicht werden.

Eine Gabe von **Diuretika** bei der Herzinfarktbehandlung erfordert kontinuierliche Überwachung, da bei einer zu drastischen Reduktion des zirkulierenden Blutvolumens die Gefahr eines Abfalls des Herzzeitvolumens und des Blutdrucks besteht. Beim akuten Lungenödem ist deshalb die Wirkung dieser Arzneimittel durch Messung des Pulmonalarteriendruckes (Einschwemmkatheter) zu überwachen (▶ Kap. 16). **Dobutamin**[53] und in höherer Dosis auch **Dopamin**[54] (▶ Kap. 16) steigern das Herzzeitvolumen vorzugsweise durch Erhöhung des Schlagvolumens. Obwohl diese Wirkung in der Resultante $β_1$-selektiv ist, führen beide Arzneimittel nur zu einer geringen Zunahme der Herzfrequenz und damit des myokardialen Sauerstoffverbrauchs. Günstig ist auch die Verbesserung der **Nierendurchblutung** durch niedrige Dosen von Dopamin. Die PDE-III-Hemmstoffe Milrinon und Enoximon sind nicht indiziert, da sie mittelfristig die Mortalität steigern können.

Die Infusion von α-Adrenozeptor-Agonisten (z. B. **Noradrenalin**[55]) ist wegen der Gefahr der weiteren Verminderung der Nierendurchblutung nur gerechtfertigt, wenn extreme Blutdrucksenkungen nicht durch Volumenregulation und Erhöhung der Kontraktionskraft des Herzens zu beherrschen sind.

Dopamin kann bei zu hoher Dosierung (>10 µg/kg/min i.v.) infolge einer α-Adrenozeptor-agonistischen, vasokonstriktorischen Wirkung sowie einer Noradrenalin-Freisetzung zum Anstieg des peripheren Gefäßwiderstandes führen.

┌─ Dosierung ──────────────────────────────

Positiv-inotrop wirkende Arzneistoffen im kardiogenen Schock:
- Dopamin: 2–5 µg/kg/min
- Dobutamin: 2–20 µg/kg/min
- Noradrenalin: 0,2-1 µg/kg/min

Herzglykoside wie **Digoxin**[56] oder **Digitoxin**[57] sind im akuten Myokardinfarkt **nicht indiziert**. Wenn in den ersten Tagen nach Infarkt Vorhofflimmern oder eine Herzinsuffizienz auftritt, können sie additiv aber gegeben werden. Eine Ausweitung der Infarktzone unter Behandlung mit Herzglykosiden ist allenfalls am suffizienten Herzen zu befürchten.

---

52 Nipruss®
53 Dobutamin Liquid Fresenius®, Dobutamin-ratiopharm®
54 Dopamin Fresenius®, Dopamin-ratiopharm®
55 Arterenol®
56 Dilanacin®, Lanicor®
57 Digimerck®, Digitoxin AWD

In Kürze

Die Pharmakotherapie der KHK zielt darauf ab, das Missverhältnis zwischen dem Sauerstoffbedarf und dem verminderten koronaren Sauerstoffangebot des Herzens zu verbessern. Hierdurch werden Angina-pectoris-Beschwerden und körperliche Leistungsfähigkeit gebessert. Pharmaka, die die Sauerstoffbilanz des Herzens in diesem Sinne günstig beeinflussen, sind β-Rezeptor-Antagonisten, organische Nitrate, Calcium-Kanalblocker.

Das zweite Ziel ist die Verminderung des Risikos für Komplikationen der KHK. Eine erfolgreiche pharmakologische Strategie ist die Verhinderung arterieller Thrombosen durch Hemmung der Thrombozytenfunktion. Hierzu werden ASS bzw. Clopidogrel als Dauertherapie eingesetzt. Daneben ist eine konsequente Kontrolle von Risikofaktoren notwendig. In diesem Sinne ist die Behandlung von Fettstoffwechselstörungen und Hypertonie bedeutsam. Sowohl β-Rezeptor-Antagonisten als auch ACE-Hemmstoffe haben in Studien die Langzeitprognose der KHK verbessert.

Beim akuten Koronarsyndrom (instabile Angina, STEMI, NSTEMI) sind Glycerintrinitrat, β-Rezeptor-Antagonisten, Thrombozytenfunktionshemmer (ASS, Clopidogrel) und Antikoagulanzien (z. B. Heparin) indiziert. Darüber hinaus ist die Kontrolle akuter Komplikationen, wie z. B. lebensbedrohlicher Arrhythmien, entscheidend. Zur Schmerztherapie und Sedierung werden u. a. Morphin und Diazepam eingesetzt. Wenn eine Fibrinolyse durchgeführt wird, so muss sie sehr zeitnah erfolgen.

Weiterführende Literatur ▶ www.springer.com

18 Herzrhythmusstörungen

S. Dhein, A. Salameh

18.1   Begriffsbestimmung

Herzrhythmusstörungen äußern sich unter einer vielgestaltigen Symptomatik, die Herzstiche als unspezifisches Symptom, Herzjagen, Palpitationen bei Extrasystolien und Bigemini sowie Schwindel, Adam-Stokes-Anfälle (rhythmogene Synkopen) und Angina pectoris einschließt. Schwindel, Synkopen und Angina pectoris treten insbesondere bei Tachykardien, Bradyarrhythmien und höhergradigen Leitungsblockierungen auf. Daneben können aber auch maligne Rhythmusstörungen unter Umständen jahrelang völlig symptomlos bleiben.

Häufig stellen Rhythmusstörungen kein eigenständiges Krankheitsbild dar; sie können Symptom einer organischen Herzerkrankung (z. B. koronare Herzerkrankung, Herzinfarkt, Kardiomyopathie, Myokarditis) oder einer systemischen kardiovaskulären Erkrankung sein (z. B. arterielle Hypertonie). Darüber hinaus können auch extrakardiale Erkrankungen (z. B. endokrine Störungen, Elektrolytstörungen) zum Auftreten von Herzrhythmusstörungen führen (◻ Tab. 18.1).

Bei einigen Formen von Herzrhythmusstörungen liegen angeborene oder erworbene elektrische Anomalien des Herzens vor (z. B. akzessorische atrioventrikuläre Leitungsbahnen). In diesen Fällen besteht in der Regel keine organische Herzerkrankung. Selten sind Syndrome, die durch genetisch bedingte Defekte kardialer Ionenkanäle zum Auftreten von lebensbedrohlichen Rhythmusstörungen führen können (z. B. **Long-QT-Syndrome** wie das **Jerwell-Lange-Nielsen-Syndrom**, das **Romano-Ward-Syndrom** oder das **Brugada-Syndrom**).

Die zahlenmäßig häufigste Herzerkrankung, die zum Auftreten von Rhythmusstörungen führt, ist die **koronare Herzkrankheit**, insbesondere der akute Myokardinfarkt, und die Postinfarktperiode mit ihren myokardialen Umbauvorgängen sowie Störungen des Elektrolythaushalts. Die Herzinsuffizienz kann vor allem durch die Umbauprozesse des Gewebes und veränderte Expression der Ionenkanäle zu Rhythmusstörungen führen. Andere Ursachen sind deutlich seltener. Bei der akuten Ischämie können sich durch ATP-Mangel, ansteigendes extrazelluläres Kalium und Gap-Junction-Entkopplung Unterschiede in der Aktionspotenzialdauer ergeben (sog. Dispersion), die dann zusammen mit der verlangsamten Erregungsausbreitung zu kreisenden Erregungen (Reentry-Arrhythmien) führen, die sich klinisch als bedrohliche Kammertachykardien, Kammerflattern oder Kammerflimmern manifestieren. In der Postinfarktphase werden insbesondere überlebende Purkinje-Fasern als pathophysiologisch relevant für Arrhythmieherde (fokale Arrhythmien) angesehen, da sie in aller Regel aufgrund ihrer Länge und damit ihrer Versorgung auch aus nicht-ischämischen Gebieten durch die Ischämie weniger geschädigt werden. Klinisch ist die ventrikuläre Extrasystolie Ausdruck dieser partiellen Schädigung. Gleichzeitig begünstigen die chronischen Umbauprozesse im Infarktareal durch Ausbildung überlebender Myokardstränge neben Fibrosesträngen innerhalb der Infarktnarbe das Auftreten kreisender Erregungen (Reentry-Arrhythmien), die sich ausgelöst durch ventrikuläre Extrasystolen dann als Kammertachykardien manifestieren.

Nicht jede Form der Herzrhythmusstörungen, die im EKG dokumentiert wird, stellt zwangsläufig eine Behand-

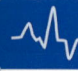

◻ **Tab. 18.1.** Ursachen von Herzrhythmusstörungen

Organische Herzerkrankungen	Koronare Herzkrankheit/Herzinfarkt, Kardiomyopathien
Akute Ischämie	Kaliumefflux
	ATP-Mangel
	Potenzialverkürzung
	Elektrische Entkopplung
Chronische Ischämie	Fibrose
	Überlebende Purkinje-Fasern
	Umstrukturierung
	Andere Connexin-Isoformen
Infektionen	Myokarditis
	Schwere systemische Infektionen/Sepsis
Intoxikation	Glykoside
	Alkohol
	Antiarrhythmika
	Psychopharmaka
	Nikotin
Elektrolytstörungen	Hypokaliämie; Hyperkaliämie
Endokrine Erkrankungen	Hypothyreose; Hyperthyreose
Mechanische Faktoren	Herzfehler
	Trauma (Contusio cordis)
	Myokardinsuffizienz
Angeborene Faktoren	Akzessorische Leitungsbahnen
	Thorel-Bündel
	Wenckebach-Bündel
	James-Bündel
	Kent-Paladino-Fasern
	Mahaim-Fasern
	Permanente junktionale Reentry-tachykardie
Schrittmacherfunktionsstörungen	Batteriedefekt
	Magnetfelder
	Kabelbruch
Long-QT-Syndrome	Angeboren
	Iatrogen durch Medikamente (häufigste Form) z. B. Terfenadin, Ketokonazol, Cisaprid, Sotalol, Amiodaron, Chinidin, Sertindol, Doxepin und Olanzapin

◻ Tab. 18.2. Einteilung der ventrikulären Extrasystolen (VES) nach Lown und Wolf

VES Typ	Beschreibung	Therapie-indikation
I	Monomorphe VES <30 h^{-1}	–
II	Monomorphe VES >30 h^{-1}	–
III	Polymorphe VES/ventrikulärer Bigeminus	(+)
IVa	Couplets (2 VES hintereinander)	(+)
IVb	Triplets, Salven, ventrikuläre Tachykardien	+
V	Früh einfallende VES, R auf T	+

lungsindikation dar. Dies gilt beispielsweise für supraventrikuläre Extrasystolen und in vielen Fällen auch für die ventrikuläre Extrasystolie (◻ Tab. 18.2).

Eine Behandlungsindikation kann sich aber auch bei nicht akut lebensbedrohlichen Rhythmusstörungen (z. B. Vorhofflimmern), bei hämodynamisch beeinträchtigenden Rhythmusstörungen (z. B. **AV-Knoten-Reentry-Tachykardien**) oder bei potenziell lebensbedrohlichen Rhythmusstörungen (Kammertachykardien) aus prognostischen Überlegungen ergeben, da unter Umständen auch wenig symptomatische Rhythmusstörungen ein hohes Gefährdungspotenzial für den Patienten beinhalten können (z. B. Apoplexgefahr bei asymptomatischem Vorhofflimmern).

In der Therapie sollten die Akuttherapie (Terminierung einer bestehenden Rhythmusstörung) und die Langzeittherapie (Verhinderung des Wiederauftretens der Rhythmusstörung bzw. Minderung der assoziierten Symptome) unterschieden werden. Neben der medikamentösen Therapie gewinnen heute elektrophysiologische und interventionelle Verfahren zunehmend an Bedeutung.

18.2 Pathophysiologische Vorbemerkungen

Die Herzrhythmusstörungen lassen sich nach ihrem Ursprungsort unterteilen in supraventrikuläre, vom Vorhofmyokard ausgehende Rhythmusstörungen, atrioventrikuläre Vorhof- und Kammermyokard einbeziehende Rhythmusstörungen (nur akzessorische Leitungsbahnen) und ventrikuläre Rhythmusstörungen, die von den Kammern ausgehen. Darüber hinaus werden Arrhythmien nach ihrer Frequenz in tachykarde und bradykarde Rhythmusstörungen unterschieden. Im Oberflächen-EKG können Rhythmusstörungen mit schmalem QRS-Komplex (i. d. R. supraventrikuläre oder atrioventrikuläre) und solche mit breitem QRS-Komplex (i. d. R. ventrikuläre oder supraventrikuläre Arrhythmien bei Schenkelblockierungen) voneinander abgegrenzt werden.

18.3 Prinzipien der Behandlung

18.3.1 Allgemeine Vorbemerkungen

Die zur Anwendung kommenden **Antiarrhythmika** stellen entsprechend chemischer Struktur und Wirkungsmechanismen eine außerordentlich heterogene Substanzgruppe dar. Dies hängt vor allem mit der unterschiedlichen Affinität der Substanzen zu einzelnen Ionenkanälen zusammen. Grundsätzlich führt dabei eine Blockade des schnellen Natriumkanals vornehmlich zu einer Verlangsamung der Erregungsausbreitungsgeschwindigkeit in Vorhof und Ventrikel, und folglich zur QRS-Verbreiterung, eine Blockade repolarisierender Kaliumkanäle zu einer Verlängerung der Aktionspotenzialdauer, die sich im Oberflächen-EKG als Zunahme der QT-Zeit manifestiert. Eine Öffnung dieser Kanäle führt zur Verkürzung der Repolarisation. Eine Blockade von Calcium-Kanälen bewirkt eine Verzögerung der atrioventrikulären Überleitung bei gleichzeitiger Abnahme der Sinusfrequenz. Es sind zahlreiche Versuche zur Einteilung der Antiarrhythmika unternommen worden, von denen aber keiner gänzlich befriedigend war. Die immer noch am weitesten verbreitete und gebräuchlichste Einteilung ist die von Vaughan-Williams, die aber historisch bedingt nur einen Teil der Substanzen abdeckt, weswegen heute die Klassen I–IV um einige weitere Substanzgruppen ergänzt werden müssen (◻ Tab. 18.3).

Dabei ist die Zuordnung der Arzneistoffe zum Teil fragwürdig und einige wichtig gewordene Substanzen lassen sich danach gar nicht einordnen, wie zum Beispiel **Adenosin**[1], welches über den A_1-Rezeptor und den Adenosin-abhängigen Kaliumkanal ($I_{K.Ado}$) eine Hyperpolarisation bewirkt, wodurch es zu der erwünschten Sinusknotenverlangsamung und AV-Zeit-Verlängerung kommt. Nach heutigen elektrophysiologischen Erkenntnissen ist für die Zuordnung zu den Subgruppen der Klasse I vor allem die Zeitkonstante der Erholung der Natriumkanäle von Bedeutung. Dies hat auch klinische Konsequenzen, da Substanzen mit kurzer Zeitkonstante, die also schnell vom Kanal dissoziieren (hohe use dependence), vornehmlich früh einfallende Potenziale unterdrücken würden, das Aktionspotenzial im normalen Rhythmus aber weitgehend unbeeinflusst lassen. Dies hängt damit zusammen, dass ein solches Antiarrhythmikum während des Aktionspotenzials an den Kanal bindet, ihn blockiert, dann schnell (Klasse Ib) oder langsam (Ic) vom Kanal dissoziiert und daher das nächste Aktionspotenzial oder die Extrasystole entweder auf einen noch blockierten Kanal oder aber auf einen schon wieder freien Kanal trifft. Insofern hat sich eine größere Differenzierung als notwendig erwiesen (◻ Tab. 18.4).

Konzentrationsabhängig können Antiarrhythmika auch unterschiedliche Ionenkanäle blockieren oder an verschiedene Rezeptoren binden, wodurch sich z. T. die unterschiedlichen Wirkprofile erklären lassen (◻ Tab. 18.2 bis ◻ Tab. 18.4). So finden sich beispielsweise bei **Disopyramid**[2] auch extrakardiale Wirkungen wie Mundtrockenheit, die sich aus seinen

---

1 Adrekar®, Adenosin Item®
2 Rythmodul®, Disopyr 100 von ct®

◻ Tab. 18.3. Klassifikation der Antiarrhythmika (incl. Klassen I–IV der Einteilung nach Vaughan-Williams)

Klasse	Wirkungen	Effekte	Substanzen
I	Blockade des Natriumkanals (I_{Na})	Verlangsamung der Erregungsausbreitung (Vorhof und Ventrikelmyokard)	
– A	I_{Na}-Blockade mit Verlängerung des Aktionspotenzials; mittelschnelle Dissoziation vom Kanal	s.o. und verlängertes Aktionspotenzial	Chinidin, Procainamid, Disopyramid, Ajmalin, Prajmalin
– B	I_{Na}-Blockade mit Verkürzung des Aktionspotenzials; schnelle Dissoziation vom Kanal (use dependence)	s. o. und verkürztes Aktionspotenzial	Lidocain, Mexiletin, Tocainid, Phenytoin
– C	I_{Na}-Blockade ohne Einfluss auf die Dauer des Aktionspotenzials; langsame Dissoziation vom Kanal	s. o.	Flecainid, Propafenon
II	β-Adrenozeptor-Antagonisten	AV-Verzögerung, reduzierte Herzfrequenz, negative Inotropie Am Herz: $\beta_1 > \beta_2$, aber am Vorhof ca. 30% β_2-Rezeptoren	Propranolol, Metoprolol, Atenolol, Bisoprolol und andere
III	Blockade repolarisierender Kaliumkanäle, Verlängerung der Aktionspotenzialdauer	Verlängerung der Aktionspotenzialdauer	Amiodaron, Dronedaron, Sotalol, Dofetilide, Ibutilide
IV	Calcium-Kanalblocker	AV-Verzögerung, reduzierte Herzfrequenz, negative Inotropie	Verapamil, Diltiazem
Adenosin-Agonisten	Aktivierung des kardialen Adenosinrezeptors (A1), Hyperpolarisation ($I_{K.Ado}$)	Sinusarrest AV-Block	Adenosin, Tecadenoson
Sympathomimetika	Aktivierung von β-Adrenozeptoren	Erhöhte Sinusfrequenz, und erhöhte Automatizität	Orciprenalin
Anticholinergica	Blockade von M-Cholinozeptoren	Schnellere AV-Überleitung, Sinustachykardie	Atropin, Ipratropiumbromid
Herzglykoside	Blockade der Na^+/K^+-ATPase, parasympathomimetische Effekte	Bradykardie, langsamere AV-Überleitung, positiv.inotrop	Digoxin
Magnesium	Genauer Mechanismus unbekannt	Blockade von Torsade-de-pointes-Arrhythmien	Magnesiumchlorid

antagonistischen Wirkungen an M-Cholinozeptoren erklären lassen. Des Weiteren blockieren die Klasse-I-Antiarrhythmika im therapeutischen Konzentrationsbereich Natriumkanäle, in höheren Konzentrationen ist aber auch eine Blockade von Kaliumkanälen möglich.

Hinsichtlich der β-Adrenozeptor-Antagonisten steht neben **Propranolol**[3] und dem β_1-selektiven Adrenozeptor-Antagonisten **Metoprolol**[4], mit **Esmolol**[5], ein extrem kurz wirkender β_1-Adrenozeptor-Antagonist für eine gut steuerbare intravenöse antiarrhythmische Therapie zur Verfügung.

Schließlich können auch Elektrolyte als Antiarrhythmika eingesetzt werden. Unter diesen kommt dem **Magnesium**[6] eine besondere Bedeutung für die Terminierung von **Torsade-de-pointes-Arrhythmien** (Spitzenumkehrtachykardie) zu.

18.3.2 Unerwünschte Arzneimittelwirkungen

Allgemeine Betrachtungen

Es müssen **kardiale** und **extrakardiale Wirkungen** unterschieden werden. Unter den kardialen ist bei den meisten Substanzen eine negative Inotropie zu beobachten, die bei den Calciumanalblockern vom Verapamiltyp am stärksten ausgeprägt ist, ebenso bei den β-Adrenozeptor-Antagonisten, aber auch bei allen Natrium-Kanalblockern, so dass diese nicht mit

3 Obsidan

4 MetoHEXAL comp, Metoprolol-ratiopharm comp

5 Brevibloc®

6 Magnesium Verla® Injektionslösung

◻ Tab. 18.4. Übersicht über die gebräuchlichsten Antiarrhythmika

Klasse	Substanz	Kanal/Geschwindigkeit	Rezeptor/Ionenpumpe	Herzzeitvolumen	Blutdruck	Hauptindikation
Ia	Chinidin	I_{Na} (m)	M_2 (mäßig) (i)	↓→	↓	Vorhofflimmern/-flattern, SVES, VES
Ia	Procainamid	I_{Na} (m)		→	↓	VES, Vorhofflimmern
Ia	Disopyramid	I_{Na} (m)	M_2 (mäßig) (i)	↓		SVES, VES, supraventrikuläre Tachykardie
Ia	Ajmalin	I_{Na} (m)		↓	↓	Präexzitationssyndrome, VT, VES, SVES
Ib	Lidocain	I_{Na} (s)		→	→	VT, VF, VES
Ib	Mexiletin	I_{Na} (s)		→	→	VES, VT
Ib	Tocainid	I_{Na} (s)		→	→	VES, VT
Ib	Phenytoin	I_{Na} (s)		→	↓	VES, VT bei Digitalisintoxikation
Ib	Aprindin	I_{Na} (m,l)		↓	↓	SVT, VT
Ic	Flecainid	I_{Na} (l)		→?	→	Paroxymales Vorhofflimmern, VES
Ic	Propafenon	I_{Na} (l)	β (mäßig) (i)	↓	↓→	VES, SVT, VT, Präexzitationssyndrome
Ic	Lorcainid	I_{Na} (l)		↓	↓	SVES, VES, VT, SVT
II	Propranolol		β (i)	↓	↓	SVT, VES, Vorhofflimmern mit schneller Überleitung
II	Metoprolol		$β_1$ (i)	↓	↓	Wie Propranolol
III	Amiodaron	I_K	α, β (mäßig) (i)	↓→	↓	VES, VT (zur Prophylaxe)
III	Sotalol	I_K		↓	↓	VT, SVT, VES, (zur Prophylaxe)
III	Dofetilide	I_{Kr}				Vorhofflimmern, Vorhofflattern
IV	Verapamil	I_{Ca}	α (mäßig) (i)	↓→	↓	SVES, Vorhofflimmern/-flattern
IV	Diltiazem	I_{Ca}		→	↓	Wie Verapamil
	Orciprenalin		β (+)			Bradykardie
	Atropin		M_2 (i)			Bradykardie
	Adenosin	$I_{K.ACh}$	P (+)	↓?	↓↓	SVT
	Magnesium	I_{Ca}		↓	↓	Torsade des pointes
	Digoxin		Na^+/K^+-ATPase (i)		→	Tachyarrhythmia absoluta, Vorhofflimmern, SVT, SVES, SVT mit schneller Überleitung

Geschwindigkeit der Erholung des Kanals: l = langsam, m = mittel, s = schnell; Rezeptoren: M_2 = M_2-Cholinozeptor, P = purinerger Rezeptor, β = β-Adrenozeptor; i = inhibitorisch; + = agonistisch; SVES = supraventrikuläre Extrasystolie; SVT = supraventrikuläre Tachykardie, VES = ventrikuläre Extrasystolie, VT = ventrikuläre Tachykardie, VF = Kammerflimmern.

Calcium-Kanalblockern kombiniert werden sollten. Ebenso sollten keine Arzneistoffe derselben Klasse miteinander kombiniert werden, da das Risiko unerwünschter bedrohlicher Nebenwirkungen (u. a. Proarrhythmie, s.u.) erheblich ansteigen kann. In der Regel ist nur die Kombination eines Antiarrhythmikums der Klasse I oder III mit einem β-Adrenozeptor-Antagonisten sinnvoll. Weiterhin kommt es bei vielen der Arzneistoffe zu einer Verlangsamung der Sinusknotenfrequenz (**Propafenon**[7], **Verapamil**[8], **Diltiazem**[9], **Sotalol**[10], **Amiodaron**[11], **Propranolol**[3], **Adenosin**[12], **Digoxin**[13]) und zu einer Verzögerung der atrioventrikulären Überleitung bis hin zum AV-Block III. Das extrem kurz wirkende (Halbwertszeit 0,6–1,5 s) und nur i.v. applizierbare **Adenosin**[12] bewirkt an Vorhof und Ventrikel eine negative Inotropie, wirkt negativ-chronotrop bis zur Asystolie und verlängert die AV-Zeit bis zum Block ohne die His-Ventrikel-Zeit zu beeinflussen. Die funktionelle Refraktärzeit nimmt unter Adenosin zu, so dass auch hier eine Kontraindikation bei Patienten mit QT-Verlängerung besteht.

Eine neuere Entwicklung stellt in diesem Zusammenhang der selektive A_1-Rezeptor-Agonist **Tecadenoson** dar. Diese Substanz zeigt weniger (oder gar nicht) die für Adenosin sonst typische Vasodilatation (A_2-Rezeptor vermittelt), Hypotonie und Bronchospasmen (A_3-Rezeptor vermittelt). Solche extrakardialen unerwünschten Wirkungen von Antiarrhythmika stellen ein häufiges Problem dar (◻ Tab. 18.5).

Proarrhythmie

Die wichtigste unerwünschte kardiale Wirkung ist paradoxerweise die Proarrhythmie, d. h. die Verschlechterung bestehender Rhythmusstörungen, das Neuauftreten von Rhythmusstörungen oder die Zunahme der Neigung zu Rhythmusstörungen in therapeutischen Konzentrationen der Substanzen. Als Proarrhythmien unter Klasse-I-Antiarrhythmika (insgesamt ca. 1–8%) treten Kammertachykardien, Kammerflimmern, ventrikuläre Extrasystolen sowie Asystolien und AV-Block auf. Besondere Bedeutung bekommt die Proarrhythmie im Zusammenhang mit dem Auftreten lebensbedrohlicher Kammertachykardien (für einige Antiarrhythmika bei bis zu 3% der Behandelten!).

Das Risiko für das Auftreten proarrhythmischer Wirkungen ist für den Einzelfall schwer abschätzbar, da proarrhythmische Wirkungen teilweise unabhängig von der Behandlungsdauer und Dosierung auftreten oder sich erst manifestieren, wenn zusätzliche Faktoren (z. B. Ischämie, Hypokaliämie), die die Antiarrhythmikawirkungen mitbestimmen, eintreten. Grundsätzlich gilt, dass Antiarrhythmika der Klasse I und III das höchste proarrhythmische Risiko besitzen. Demgegenüber treten unter der Behandlung mit Klasse-II- und -IV-Antiarrhythmika sehr selten relevante proarrhythmische Komplikationen auf. Ein erhöhtes Risiko der Proarrhythmie besteht für die Klasse-I-Antiarrhythmika bei Patienten mit einer strukturellen Herzerkrankung, insbesondere nach Myokardinfarkt. Diese proarrhythmische Wirkung kann, wie unter anderem in der CAST-Studie gezeigt wurde, insbesondere in der **Postinfarktperiode** die Mortalität deutlich erhöhen. Als Mechanismus der ventrikulären Proarrhythmie in der Postinfarktperiode ist eine Veränderung der Erregungsaus-

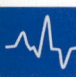

breitungswege im Herzgewebe durch globale Änderung der Refraktärzeit oder der Ausbreitungsgeschwindigkeit, ggf. auch durch regional unterschiedliche Arzneistoffwirkungen (z. B. Ischämie) anzunehmen. Dabei stellen alte lnfarktnarben, diffuse Bindegewebseinlagerungen und Umstrukturierungen während der Postinfarktphase sowie bei entzündlichen Prozessen ein besonderes Risiko für das Auftreten proarrhythmischer Wirkungen dar.

Da Klasse-I-Antiarrhythmika die Ausbreitungsgeschwindigkeit und damit die Wellenlänge des kardialen Impulses verkürzen, verschieben sie die Wahrscheinlichkeit für das Auftreten von Reentry-Arrhythmien hin zu kleineren Reentrykreisen (ein Reentry ist stabil, wenn Wellenlänge und Reentry-Kreisbahnlänge gleich sind), die insbesondere bei struktureller Herzerkrankung durch die vielen Inhomogenitäten wahrscheinlicher sind. Umgekehrt verlängern Klasse-III-Antiarrhythmika die Wellenlänge, was die Wahrscheinlichkeit hin zu größeren (aber eben unwahrscheinlicheren) Reentry-Kreisen verschieben würde.

> ❗ **Aufgrund der mehrfach belegten Übersterblichkeit bei Patienten mit schweren organischen Herzerkrankungen ist die Behandlung von Herzrhythmusstörungen mit Klasse-I-Antiarrhythmika – abgesehen von wenigen und gut begründeten Ausnahmen (z. B. nach Implantation eines Kardioverter/Defibrilators) – nicht indiziert.**

Bei den Repolarisations-verlängernden Substanzen der Klasse-III-Antiarrhythmika (aber auch bei Klasse-Ia-Antiarrhythmika) stellt das Auftreten von lebensbedrohlichen Kammertachykardien vom Typ Torsade de pointes die wichtigste proarrhythmische Nebenwirkung dar.

> ❯ **Die Torsade-de-pointes-Arrhythmie ist dabei eine generelle proarrhythmische Wirkung aller Klasse-III-Antiarrhythmika und auch vieler anderer Aktionspotenzial-verlängernder Substanzen aus anderen Pharmakongruppen. Das Risiko für das Auftreten von Torsade-de-pointes-Arrhythmien liegt unter Langzeittherapie mit Amiodaron bei etwa 1%, bei Sotalol oder Dofetilide im Bereich von etwa 3%. Klasse-Ia- und Klasse-III-Antiarrhythmika dürfen nicht untereinander und nicht mit QT-verlängernden Substanzen kombiniert werden.**

Hierbei stellen Hypokaliämie, Bradykardie, Hypomagnesiämie und weibliches Geschlecht zusätzliche Risikofaktoren für das Auftreten der Torsade de pointes dar. Des Weiteren können zahlreiche andere Medikamente, wie bestimmte Antihistaminika (z. B. Terfenadin), Antimykotika (z. B. Ketoconazol) und Psychopharmaka (z. B. Sertindol), direkt oder indirekt dieses Risiko erhöhen, so dass diese Substanzen nicht mit

---

7 Rytmonorm®, Propafenon-ratiopharm
8 Isoptin®, Verapamil Basics®
9 Diltiazem-ratiopharm, DiltaHEXAL
10 SotaHexal®, Sotalol-ratiopharm
11 Cordarex®, Amiodaron-ratiopharm®
12 Adrekar®, Adenosin Item®
13 Lanicor®, Dilanacin®

Klasse-Ia- oder III-Antiarrhythmika kombiniert werden sollten. Grundsätzlich ist bei einer Therapie mit Aktionspotenzial-verlängernden Substanzen darauf zu achten, dass die Plasma-Kaliumkonzentration eher hochnormal und die Herzfrequenz nicht zu niedrig sein sollte. Long-QT-Syndrome (angeborene, wie Romano-Ward-Syndrom und Jervell-Lange-Nielsen-Syndrom) sind generelle Kontraindikationen für die Gabe Aktionspotenzial-verlängernder Substanzen (insbesondere Klasse-Ia- und -III-Antiarrhythmika). Unter der Therapie mit Repolarisations-verlängernden Substanzen sind regelmäßige EKG-Kontrollen zwingend notwendig, um eine extreme Zunahme der QT-Zeit zu erkennen und die Behandlung ggf. abzubrechen, bevor lebensbedrohliche Kammertachykardien auftreten. Das erstmalige Auftreten von Synkopen unter einer Behandlung mit Repolarisations-verlängernden Substanzen ist häufig ein ernstzunehmendes Warnsymptom. Dies gilt ebenso auch für neuere, kurz vor der Zulassung stehende Klasse-III-Antiarrhythmika wie **Dofetilide**[14], **Ibutilide** und **Azemilide** (Ibutilide und Azemilide stehen vor der Zulassung)

oder das jodfreie Amiodaron-Derivat **Dronedaron** (noch nicht zugelassen). Dronedaron gleicht dem Amiodaron, scheint aber hinsichtlich der unerwünschten Wirkungen auf die Schilddrüse günstiger zu sein.

14 Tikosyn® (in Deutschland nicht zugelassen)
15 Chinidin Duriles®
16 Procainamid Duriles®
17 Rythmodul®, Disopyr 100 von ct®
18 Gilurytmal®
19 Xylocain®, Lidocard B. Braun®
20 Mexitil®
21 Citocard®, Xylotocan®
22 Zentropil, Phenhydan®
23 Tambocor®, Flecainid-ISIS®
24 Rythmonorm®, Propafenon-ratiopharm
25 Obsidan, Propra-ratiopharm
26 MetoHEXAL comp, Metoprolol-ratiopharm comp
27 Tri-Normin, Atenolol AL comp
28 BisoHEXAL plus, Bisoprolol-ratiopharm comp
29 Brevibloc®

◻ **Tab. 18.5.** Unerwünschte extrakardiale Wirkungen von Antiarrhythmika und Kontraindikationen

Substanz	Unerwünschte Wirkungen	Kontraindikation*
Chinidin[15]	Gastrointestinale Beschwerden, Sehstörungen, Tinnitus, Synkopen, Thrombozytopenie, Hepatitis, hämolytische Anämie, Erhöhung der Digoxinkonzentration Selten: Thrombozytopenie, Agranulozytose, Anaphylaxie	Dekompensierte Herzinsuffizienz, Bradykardie, AV-Block, Endokarditis, LQTS
Procainamid[16]	Hypotonie, Fieber, Hautreaktionen, systemischer Lupus erythematodes, Agranulozytose, Depressionen	Digitalisintoxikation, Gravidität, Blutbildveränderungen, Leber- und -Nierenschäden, LQTS
Disopyramid[17]	Mundtrockenheit, Seh- und Miktionsstörungen, gastrointestinale Beschwerden, Cholestase	Blutbildveränderungen, Leber- und Niereninsuffizienz, LQTS, Prostatahypertrophie, Glaukom
Ajmalin[18]	Übelkeit, Kopfschmerzen, Cholestase, Erhöhung der GOT und GPT Prajmalin: zusätzlich noch Thrombozytopenie	Blutbildveränderungen, AV-Block, LQTS, Gravidität, Bradykardien
Lidocain[19]	Benommenheit, Schwindel, ZNS-Symptome	Bekannte Überempfindlichkeit gegen Lokalanästhetika, AV-Block II und III
Mexiletin[20]	ZNS-Störungen, Parästhesien, Hypotonie, gastrointestinale Beschwerden	Herzinsuffizienz, AV-Block, SA-Block
Tocainid[21]	Übelkeit, Vomitus, Schwindel, Tremor, Exantheme, Agranulozytose, ZNS-Störungen	AV-Block II und III, dekompensierte Herzinsuffizienz, bekannte Überempfindlichkeit gegen Lokalanästhetika, Gravidität
Phenytoin[22]	Nystagmus, Ataxie, Lymphadenopathie, Gingivahyperplasie, Tremor	SA-Block, AV-Block II und III, Leukopenie, Porphyrie
Flecainid[23]	Doppelbilder, Schwindel Kopfschmerzen, Müdigkeit	Herzinsuffizienz, intraventrikuläre Leitungsstörungen
Propafenon[24]	Mundtrockenheit, Kopfschmerzen, Schwindel, Hypotonie, Cholestase, gastrointestinlae Beschwerden	Herzinsuffizienz, schwere Bradykardie, ausgeprägte Leitungsstörung, schwere obstruktive Lungenerkrankung, Myasthenia gravis
Propranolol[25] Metoprolol[26] Atenolol[27] Bisoprolol[28] Esmolol[29] ▼	Schwindel, Nausea, Diarrhö, Bronchospasmus, periphere Durchblutungsstörungen, Albträume, Hypotonie, Potenzstörungen, Hypoglykämieneigung (Diabetiker)	Asthma bronchiale, insulinpflichtiger Diabetes mellitus, arterielle Verschlusskrankheit, Prinzmetal-Angina, Raynaud-Krankheit, (Herzinsuffizienz)$, metabolische Azidose, Gravidität, SA-Block, AV-Block

◘ Tab. 18.5 (Fortsetzung)

Substanz	Unerwünschte Wirkungen	Kontraindikation*
Amiodaron[30]	Cornea-Ablagerungen, Photosensibilität, Hypo- und Hyperthyreose (ca. 5–15%); selten: Lungenfibrose (1–6%), Tremor, Polyradikulitis, Hepatopathie	LQTS, schwere Bradykardie, Schilddrüsenfunktionsstörung, Iodallergie, Gravidität, intraventr. Leitungsstörungen, AV-Block
Sotalol[31]	Ähnlich Propranolol	Wie Propranolol; LQTS, schlechte Ejektionsfraktion, akuter Myokardinfarkt
Dofetilide[32]	Kopfschmerz, Müdigkeit, Brustschmerz	LQTS, nicht zusammen mit Digitalis oder QT-verlängernden Substanzen einsetzen wegen erhöhter Gefahr der Torsade de pointes
Verapamil[33]	Hypotonie, Schwindel, gastrointestinale Beschwerden, Kopfschmerzen	Herzinsuffizienz, SA-Block, AV-Block, frischer Myokardinfarkt, Hypotonie, Gravidität
Diltiazem[34]	Kopfschmerz, Müdigkeit, Beinödeme, Übelkeit, selten: Transaminasenanstieg	Wie Verapamil
Orciprenalin[35]	Flush, Kopfdruck, Unruhe, Übelkeit, Tremor	Thyreotoxikose, hypertrophe obstruktive Kardiomyopathie, Tachykardien, (frischer Myokardinfarkt)
Atropin[36]	Wärmestau, Unruhe, Halluzinationen, Akkomodationsstörungen, Glaukom, Mundtrockenheit, Miktionsstörungen	Engwinkelglaukom, Stenosen im Magen-Darm-Trakt, Blasenentleerungsstörungen, Megakolon, Tachykardien
Adenosin[37]	Wärmegefühl, Schmerz im Infusionsgebiet, Brustschmerzen, Dyspnoe, Flush, Übelkeit, starke Kopfschmerzen, Asthma bronchiale	Herzinsuffizienz, AV-Block, Asthma bronchiale, kongenitale Herzfehler, Vorhofflimmern, Vorbehandlung mit Verapamil oder Diltiazem, LQTS
Magnesium[38]	Hypotonie, Übelkeit, Brechreiz; bei hohen Dosen: Verwirrtheit, Hyporeflexie, Atemlähmung	AV-Block, Bradykardie, Hypermagnesiämie, Niereninsuffizienz, (Lithiumtherapie)
Acetyldigoxin[39] Methyldigoxin[40] Digitoxin[41]	Sehstörungen, Kopfschmerzen, Übelkeit (zentral), Erbrechen (zentral), Müdigkeit, Erytheme, Diarrhö (selten), Thrombozytopenie, Gynäkomastie (selten)	Elektrolytstörungen (K^+, Ca^{2+}), Kammertachykardien, WPW-Syndrom, AV-Block II und III, Karotissinussyndrom, hypertrophe obstruktive Kardiomyopathie

* generell sind alle Klasse-I-Antiarrhythmika während der ersten 3 Monate nach Myokardinfarkt kontraindiziert, und können eine Herzinsuffizienz verschlimmern;
() = relative Kontraindikation; LQTS = Long-QT-Syndrom ; $ Dosierung beachten !

Klasse-II- und Klasse-IV-Antiarrhythmika dagegen können häufiger bradykarde Rhythmusstörungen und AV-Blockierungen mit Schwindel und Abnahme der körperlichen Belastbarkeit verursachen. Lebensbedrohliche rhythmogene Komplikationen sind jedoch vergleichsweise selten.

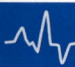

18.3.3 Pharmakokinetik und Dosierung

Die Pharmakokinetik der Antiarrhythmika ist außerordentlich unterschiedlich. Kenngrößen sind in ◘ Tab. 18.6 aufgeführt. Generell ist dabei aber zu bemerken, dass insbesondere die intravenöse Therapie in der Regel weniger nach festen Dosierungsvorschriften als vielmehr nach Wirkung erfolgt. Als Besonderheit sei hier die langsame Kinetik von Amiodaron (zum Teil durch das große Verteilungsvolumen, sowie die Bildung des aktiven Metaboliten, und den Wirkmechanismus begründet) erwähnt, so dass die volle Wirksamkeit sich erst nach ca. 14 Tagen entfaltet. Daher muss bei dieser Substanz

aufgesättigt werden (z. B. die ersten 12 Tage je 1 g/d oral oder 600 mg/d oral über 20 Tage als Sättigungsdosis und danach 200–400 mg/d p. o. als Erhaltungsdosis). Eine Kontrolle des Plasmaspiegels ist, solange keine Nebenwirkungen oder Komplikationen unter der Behandlung auftreten, nicht zwingend notwendig.

30 Cordarex®, Amiodaron-ratiopharm®
31 SotaHexal®, Sotalol-ratiopharm
32 Tikosyn®
33 VeraHEXAL, Verapamil-ratiopharm®
34 Diltiazem-ratiopharm, DiltaHexal®
35 Alupent®
36 Atropinsulfat Braun®, Atropinum sulfuricum Eifelfango®
37 Adrekar®, Adenosin Item®
38 Magnesium Verla® Injektionslösung
39 Novodigal®, Digostada®
40 Lanitop®
41 Digimerck®, Digitoxin AWD

18.4 Supraventrikuläre Rhythmus-störungen

18.4.1 Bradykardien

Bradykardien treten als Folge von Störungen der Sinusknotenfunktion (**Sinusknotenbradykardie** oder **Sinusknotenarrest**) oder der AV-Knotenfunktion auf (AV-Block II. bis III. Grades). Diese Funktionsstörungen können nur intermittierend (z. B. Syndrom des kranken Sinusknoten, **Sick-sinus-Syndrom**) bestehen oder aber anhaltend auftreten (z. B. **kompletter AV-Block**). Entscheidend für die Ableitung von Therapieindikationen bei Bradykardien ist die klinische Symptomatik. Häufig sind bradykarde Rhythmusstörungen harmlos und wenig symptomatisch bis asymptomatisch, und bedürfen keiner Therapie (z. B. eine nächtliche Bradykardie solange >40/min oder ein AV-Block II. Grades, Typ Wenckebach). Dem gegenüber können insbesondere höhergradige AV-Blockierungen schwerwiegende Symptome bis hin zur rhythmogenen Synkope verursachen. In diesen Fällen besteht grundsätzlich eine Therapieindikation (in der Vielzahl der Fälle: Herzschrittmacherimplanatation).

Akuttherapie. Bei **Sinusbradykardie, sinuatrialem Block** oder **Sinusbradyarrhythmie** muss die Ursache geklärt werden. Liegen vagotone Reizzustände oder Alkylphosphatintoxikation vor, so kann mit **Atropin** zunächst therapiert werden (0,5–2 mg). Immer ist nach einer Digitalisintoxikation zu fahnden. Zur Akutbehandlung symptomatischer Bradykardien stehen elektrische (temporärer Schrittmacher) oder medikamentöse Verfahren zur Verfügung. Bei symptomatischen Sinusknotenbradykardien sollte zunächst ein medikamentöser Behandlungsversuch unternommen werden. Dazu stehen zwei Arzneistoffgruppen zur Verfügung, nämlich entweder ein β-Adrenozeptor-Agonist wie **Orciprenalin**[42] (nur i.v. Therapie) oder ein M-Cholinozeptor-Antagonist wie **Atropin**[43] (auch oral z. B. als Tropfen) oder sein Derivat Ipratropiumbromid.

β-Adrenozeptor-Agonisten wie Orciprenalin können im Schrittmachergewebe die Automatie steigern, daneben aber auch in untergeordneten Reizbildungszentren (insbesondere bei O_2-Mangel und Hypokaliämie). Daher besteht das Risiko der Förderung **ektoper Erregungen**, vor allem ventrikulärer Extrasystolen, bei Patienten mit schwerer organischer Herzerkrankung, evtl. sogar von Kammerflimmern. Daneben kommen unerwünschte Wirkungen hinzu wie Tachykardie, Tremor, Übelkeit und Schweißausbrüche, sowie ein gesteigerter kardialer O_2-Verbrauch. Orciprenalin sollte möglichst nur von erfahrenen Ärzten benutzt werden (»Alupent, nur wer es kennt«).

Bei höhergradigen symptomatischen **AV-Blockierungen** kann in der Akuttherapie wie bei den Sinusbradykardien verfahren werden. Die Effektivität der medikamentösen Behandlung ist dabei abhängig von der Lokalisation des AV-Blocks. Bei intranodalen Leitungsstörungen (insbesondere bei medikamentös induzierten oder vagalen AV-Blockierungen) ist die Behandlung mit β-Adrenozeptor-Agonisten oder M-Cholinozeptor-Antagonisten in der Regel effektiv.

> Bei höhergradigem AV-Block: EKG ableiten, an Monitor anschließen, i.v. Zugang legen; 5% Glucose i.v. infundieren, und 0,5–1,0 mg Orciprenalin geben; alternativ: temporären Schrittmacher legen.

Langzeittherapie. Zur Therapie über die Akutsituation hinaus bestehender Bradykardien ist nach Korrektur auslösender Faktoren (wie Hyperkaliämie), dann die Implantation eines Schrittmachers die Behandlung der ersten Wahl. Eine Langzeitbehandlung mit Ipratropiumbromid oder Atropin ist oft nicht ausreichend effektiv und von zahlreichen Nebenwirkungen begleitet. Im Fall des **Sick-sinus-Syndroms** oder des **Bradykardie-Tachykardie-Syndroms** können diese Arzneistoffe wegen der Tachykardieneigung nicht eingesetzt werden. Bei Vorliegen eines **Carotis-Sinus-Syndroms** oder einer **Bradyarrhythmia absoluta** ist heute in der Regel die Schrittmacherimplantation das Mittel der Wahl.

> Bradykardien werden, wenn sie sich langsam entwickeln, von den Patienten oft erstaunlich lange toleriert. Grundsätzlich ist nach einer bradykardisierenden Vormedikation (β-Adrenozeptor-Antagonisten, Clonidin, Verapamil, häufig Herzglykoside) zu fahnden. Die Therapie der Wahl ist eine Schrittmacherimplantation.

18.4.2 Supraventrikuläre Tachykardien

Sinusknotentachykardie

Sinusknotentachykardien werden durch nervalreflektorische Einflüsse (psychisch, bei Blutdruckabfall, Fieber, Anämie, Infektionen, Hypovolämie) oder durch kardiale und nicht-kardiale Erkrankungen ausgelöst (Hyperthyreose, Phäochromozytom, Herzinsuffizienz). Grundsätzlich sollte hier die Ursache gesucht und behandelt werden. Dabei ist darauf zu achten, dass die Tachykardie unter Umständen auch Ausdruck einer Kompensation sein kann (Erfordernis-Tachykardie) und eine bradykardisierende Maßnahme dann zur Dekompensation des Herz-Kreislauf-Systems führen kann.

Akuttherapie. Die Sinusknotentachykardie kann mit **β-Adrenozeptor-Antagonisten** (z. B. Propranolol; Metoprolol) behandelt werden. Sie antagonisieren die Sympathikuswirkung am Herzen; sie sind daher gut wirksam, wenn adrenerge Einflüsse eine ursächliche Bedeutung haben. Es sollten für diese Therapie vor allem Arzneistoffe ohne eine partiell agonistische Komponente verwendet werden. Da am Vorhof auch ca. 30% $β_2$-Adrenozeptoren funktionell vorhanden sind, kann auch gut mit unselektiven β-Adrenozeptor-Antagonisten behandelt werden. Es muss allerdings die negativ-inotrope Wirkung aller β-Adrenozeptor-Antagonisten beachtet werden, die beim Vorliegen einer Herzinsuffizienz eine vorsichtige und niedrige Einstiegsdosierung notwendig macht. Bei langsamer Dosissteigerung werden aber auch von Patienten mit

---

42 Alupent®
43 Atropinsulfat B. Braun®, Dysurgal®

◻ **Tab. 18.6.** Pharmakokinetische Daten der Antiarrhythmika

Substanz	Bioverfüg-barkeit (oral) [%]	Eliminations-halbwertszeit/-weg	Eiweißbin-dung [%]	Dosis akut i.v.	Dosis prophylak-tisch/rhaltungs-dosis	Plasmaspiegel
Chinidin	80±15	6,2±1,8 h (h)	75±5	–	2–3×200–400 mg/d	2–6 µg/ml
Procainamid	83±16	3±0,6 h (r, h)	16±5	20–50 mg/min	30–50mg/kg alle 5 h	4–10 µg/ml
Disopyramid	83±11	6±1 h (r, h)	ca. 50%	–	2–3×200 mg/d	2,5–3 µg/ml
Prajmalin	80–100	4 h	70±5	1 mg/kg (Ajmalin)	3×20 mg/d	0,03–0,05 µg/ml
Lidocain	–	1,8±0,4 h (h)	70±10	50–100 mg	–	1,5–6 µg/ml
Mexiletin	87±13	6–12 h (h)	55±5	125–250mg	600–900 mg/d	0,7–2 µg/ml
Tocainid	89±5	13,5±2,3 h (r, h)	10±15	0,5 mg/kg/min	3–4*400 mg/d	3–10 µg/ml
Phenytoin	20–90%	10–60 h, (h) konzentrations-abhängig	89±23	2 mg/kg, aber <15 mg/min	3×100 mg/d	6–20 µg/ml
Flecainid	95	13–20 h (r)	35±5	1 mg/kg	100–300 mg	0,2–1 µg/ml
Propafenon	50–100	3 h (h)	95±5	0,5–1 mg/kg	3×150–300 mg/d	0,3–3 µg/ml
Propranolol	36±10	3,9±0,4 h (h)	93,3±1,2	1–10 mg	2–3×20–80 mg/d	20–900 ng/ml
Esmolol	–	5–16 min (r)	55±5	500 µg/kg über 1 min, dann 50 µg/kg/min für 4 min	–	1–1,5 µg/ml
Metoprolol	38±14	3,2±0,2 h (h)	13	–	3×25–100 mg/d	5–10 ng/ml
Amiodaron	35±9	25±12 Tage (h)	96,3±0,6	5 mg/kg langsam i.v.; bei i.v. Gabe zusammen mit 5% Glucose	Aufsättigung: 3–6×200 mg/d Erhaltung: 200–400 mg/d	0,9–3,5 µg/ml
Sotalol	90	7–18 h (r)	5	20 mg in 5 min	2×80–160 mg/d	0,8–4,0 ng/ml
Dofetilide	90	7–10 h	65	–	2×125–500 µg/d	k. A.
Verapamil	19±12	4,8±2,4 h (h)	90±2	0,1 mg/kg	3–4×80–120 mg/d	50–400 ng/ml
Diltiazem	44±10	3,2±1,3 h (h)	78±3	0,3 mg/kg über 2–3min	3×60 mg	100–400 ng/ml
Orciprenalin	40	0,8±0,2 h	10±2	0,25–0,5 mg	5–30 µg/min	k. A.
Atropin	>90	3–4 h	50±5	0,5–2 mg	4–6×0,25 mg/d	k. A.
Adenosin	–	0,6–1,5 sec	k. A.	6–12 mg	–	k. A.
Magnesium	–	k. A.	k. A.	2 g in 1–5 min	–	k. A.
Digoxin	70±13	39±13 h (r)	25±5	0,4–0,5 mg	0,25 mg/d	0,5–1,5 ng/ml

Haupteliminationsweg: r = renal, h = hepatisch; k. A. = keine Angaben; – = nicht üblich.

Herzinsuffizienz therapeutisch wirksame Dosierungen in aller Regel gut vertragen. Ansonsten sind die üblichen unerwünschten Wirkungen und die allgemeinen Kontraindikationen der β-Adrenozeptor-Antagonisten zu beachten. Gegebenenfalls kann bei starker emotionaler Beteiligung auch eine **vorübergehende Sedation** mit einem **Benzodiazepin** sinn-

voll sein. Zur Langzeittherapie der Sinustachykardie sind Benzodiazepine jedoch nicht geeignet.

Langzeittherapie. Zunächst müssen auslösende Faktoren ausgeschlossen bzw. behandelt werden. Bei unangemessenen Sinustachykardien (aber nicht bei einer Erfordernistachykardie) ist die Behandlung mit einem β-Adrenozeptor-Antagonisten (z. B. Propranolol, Metoprolol) Therapie der ersten Wahl. Calcium-Kanalblocker wie Verapamil oder Diltiazem könnten als Alternative gelten.

> Eine Sinustachykardie ist praktisch immer reaktiv und daher nur im Ausnahmefall behandlungsbedürftig. Die therapeutische Intervention muss sich auf die Korrektur der Grunderkrankung richten. Behandlungsbedarf besteht dann, wenn die Grundkrankheit identifiziert, aber nicht hinreichend oder schnell genug beeinflussbar ist (z. B. Tachykardie bei Hyperthyreose bis zur Korrektur der Stoffwechsellage).

Vorhofextrasystolen

Vorhofextrasystolen können bei sehr vielen Menschen als Spontandepolarisationen des Sinus- oder AV-Knoten aber auch des Vorhofarbeitsmyokards gefunden werden, sind aber in der Regel asymptomatisch und erfordern keine antiarrhythmische Therapie.

Ektope atriale Tachykardien

Ektope atriale Tachykardien entstehen durch gesteigerte Spontandepolarisation der Vorhofmuskulatur. Die ektopen Foci sind dabei sowohl rechts- als auch linksatrial zu finden. Die Rhythmusstörungen imponieren oft als paroxysmale Tachykardien von kurzer Dauer unter körperlicher oder psychischer Belastung bei Patienten ohne kardiovaskuläre Grunderkrankung. Gelegentlich manifestiert sich die ektope atriale Tachykardie auch als multifokale Rhythmusstörungen. Es muss eine Digitalisintoxikation ausgeschlossen werden.

Akuttherapie. Eine Akuttherapie ist selten erforderlich, da die Tachykardien zumeist hämodynamisch nicht relevant und von kurzer Dauer sind. Gegebenenfalls können β-Adrenozeptor-Antagonisten (z. B. **Propranolol**[3], **Metoprolol**[26]) (wegen der 30% β_2-Adrenozeptoren im Vorhof könnten unselektive β-Adrenozeptor-Antagonisten evtl. sogar geeigneter sein) oder alternativ Antiarrhythmika der Klasse Ic eingesetzt werden. Liegt aber eine strukturelle Herzerkrankung vor, sind letztere kontraindiziert wegen möglicher proarrhythmischer Wirkungen. Bei multifokalen Formen kommen Calcium-Kanalblocker (z. B. **Verapamil**[8]) oder **Magnesium**[6] in Betracht.

Langzeittherapie. Zur Langzeittherapie ist die Gabe von β-Adrenozeptor-Antagonisten die Therapie der ersten Wahl, insbesondere bei Katecholamin-induzierten Formen. Als Alternative kommen bei Fehlen einer organischen Herzerkrankung Klasse-Ic-Antiarrhythmika (z. B. **Propafenon**[7], **Flecainid**[23]) oder ansonsten Klasse-III-Antiarrhythmika (z. B. Sotalol, Amiodaron) in Frage. Diesen Alternativen steht andererseits die Katheterablation gegenüber.

AV-Knoten-Reentry-Tachykardien

Die AV-Knoten-Reentry-Tachykardie beruht auf kreisenden Erregungen im Bereich des AV-Knoten und des perinodalen Gewebes, zumeist ohne Vorliegen einer organischen Herzerkrankung. Diese Rhythmusstörungen setzen plötzlich ein,

sind regelmäßig, frequenzstabil und halten eher länger an (bis zu mehrere Stunden).

Akuttherapie. Zur Terminierung ist die intravenöse Gabe von **Adenosin**[1] Mittel der ersten Wahl (als Bolus initial 6 mg über <3 s; ggf. 12 oder 18 mg). Der Effekt tritt nach 10–15 s ein; die Tachykardie sistiert abrupt. Es kann eine 3–4 s (ggf. auch > 12 s) anhaltende Asystolie über A_1-Rezeptoren ausgelöst werden, die in der Regel spontan endet. Daneben treten A_2-Rezeptor vermittelte Vasodilatation mit Hypotonie, oft verbunden mit Flush, Schwindel, Schwitzen, und A_3-Rezeptor-abhängige Bronchospasmen auf, sowie Brustdruck, Übelkeit, Kopfschmerzen, Benommenheit. Bei Long-QT-Syndrom, instabiler Angina pectoris, frischem oder kürzlichem Myokardinfarkt, Hypotonie, Schlafapnoe und dekompensierter Herzinsuffizienz besteht eine Kontraindikation zur Adenosintherapie. Aufgrund der unerwünschten Wirkungen wurde der A_1-selektive Adenosin-Agonist Tecadenoson entwickelt. Alternativ kann **Verapamil** (5–10 mg) langsam i.v. gegeben werden.

Langzeittherapie. Langzeittherapie der ersten Wahl ist die Kathetermodulation des AV-Knotens. Pharmakologische Alternativen sind in erster Linie Calcium-Kanalblocker vom Verapamiltyp und β-Adrenozeptor-Antagonisten. Klasse-I-oder -III-Antiarrhythmika sind zumeist nicht indiziert.

Vorhofflattern

Das Vorhofflattern ist im typischen Fall eine rechtsatriale Reentrytachykardie mit einer Vorhoffrequenz von 250–300/min, beim atypischen Vorhofflattern >300/min. Aufgrund der meist nur 2:1-Überleitung im AV-Knoten ergibt sich in diesen Fällen eine Kammerfrequenz um 150/min. Bei den meisten Patienten besteht eine kardiovaskuläre Grunderkrankung. Oft entwickelt sich später ein Vorhofflimmern. Es ist wichtig Vorhofflattern von einer Vorhoftachykardie mit Block abzugrenzen.

Akuttherapie. Eine Akuttherapie ist indiziert, wenn es zu einer 2:1-Überleitung mit Kammerfrequenzen um 150/min kommt. Ziel ist es, die Kammerfrequenz zu senken oder das Vorhofflattern zu terminieren. Dazu werden β-Adrenozeptor-Antagonisten (z. B. **Atenolol** 2,5–5 mg) oder Calcium-Kanalblocker (z. B. **Verapamil**) 5–10 mg i.v. verabreicht oder eine rasche Digitalisierung (**Digoxin**) durchgeführt. Häufig ist die elektrische Kardioversion jedoch die effektivste und sicherste Akutbehandlung von Vorhofflattern.

Langzeittherapie. Zur Langzeitbehandlung mit dem Ziel der Rezidivprophylaxe können ggf. Antiarrhythmika der Klassen Ia und Ic gegeben werden, aber mit der Gefahr, dass hierdurch die Flatterfrequenz abgesenkt wird und eine 1:1-Überleitung mit dann höherer Kammerfrequenz entsteht, die die elektrische Kardioversion erforderlich macht. Als Alternative gilt hier Amiodaron, da es auch die Leitung im Bereich des AV-Knotens verlangsamt. Des Weiteren kommt das neu entwickelte **Dofetilide** in Frage. β-Adrenozeptor-Antagonisten und Calcium-Kanalblocker sind in der Rezidivprophylaxe nicht effektiv. Bei rezidivierendem Vorhofflattern ist die Katheterablation Langzeittherapie der ersten Wahl. Bei Vorliegen von Vorhofthromben ist eine Antikoagulation mit **Phenprocoumon** erforderlich.

Vorhofflimmern

Das Vorhofflimmern stellt die häufigste Arrhythmie bei über 60-jährigen dar (2–4%) und tritt entweder **paroxysmal, persistierent** (>7 Tage, durch Kardioversion behebbar) oder chronisch **permanent** (nicht kardiovertrierbar) auf. Tritt das Vorhofflimmern ohne Begleiterkrankungen (Mitralklappenfehler, Kardiomyopathien, koronare Herzkrankheit, Hyperthyreose, Alkoholabusus) auf, spricht man von »**lone atrial fibrillation**«. Der Kammerrhythmus wird von den Leitungseigenschaften des AV-Knoten bestimmt und ist bei dieser Rhythmusstörung unregelmäßig (absolute Arrhythmie). Vorhofflimmern wird durch fokale Automatie induziert, deren Ursprung häufig im Einmündungsbereich der Pulmonalvenen im linken Vorhof liegt. Die Aufrechterhaltung des Vorhofflimmerns entspricht dann vielfach multiplen kreisenden Wellenzügen (multiple wavelets). Je länger das Vorhofflimmern bereits besteht (z. B. >1 Jahr) oder je ausgeprägter eine Vorhofdilatation ist (z. B. >50 mm bei Mitralvitium), desto schlechter sind die Aussichten auf eine erfolgreiche Rhythmisierung. Die Hauptgefahr besteht im Auftreten von Schlaganfällen durch Vorhofthromben.

Akuttherapie. Zur **Rhythmisierung** ist die effektivste Akuttherapie ist die **Kardioversion**, die entweder elektrisch oder pharmakologisch (**Flecainid**, 3×100 mg im Abstand von 1 h; oder **Propafenon** 600 mg) erfolgen kann. Weniger gebräuchlich sind Klasse-Ia-Antiarrhythmika (z. B. **Chinidin, Disopyramid**). Auch **Amiodaron** oder **Dofetilide** kann eingesetzt werden. Pharmakologisch werden Konversionsraten von bis zu 70% erreicht, wenn das Vorhofflimmern erst wenige Tage besteht. Vorhofthromben müssen zuvor ausgeschlossen sein (transösophageale Echokardiographie, TEE), wenn das Vorhofflimmern >48 h besteht. Ggf. muss zuvor eine **Antikoagulation** eingeleitet werden. Dazu soll 4 Wochen vor der geplanten Konversion eine orale Antikoagulation eingeleitet werden, bei der man eine INR (International Norma-

lized Ratio = Gerinnungszeit des Patientenplasma [sec]/Gerinnungszeit des Normalplasma [sec]) von 2,5 bei Patienten ohne Vitium und 3,5–4 bei solchen mit Vitium anstrebt (EAFT-Studie; The European Atrial Fibrillation Trial Study Group 1995).

Mit dem Therapieziel **Frequenzkontrolle** muss unterschieden werden, ob der Patient eine akzessorische Bahn besitzt, oder unter Herzinsuffizienz leidet (◘ Tab. 18.7).

Langzeittherapie. Die größte Gefahr für den Patienten ist das Auftreten von Schlaganfällen. Daher muss bei bestehendem Vorhofflimmern **antikoaguliert** werden (INR= 2,5 oder bei Vitien 3,5-4, s. o.). Ansonsten unterscheidet man die Behandlungsziele Frequenzkontrolle mit dem Ziel der Frequenzregulation (mit oraler Antikoagulation) unter Belassung des Vorhofflimmerns oder **Rhythmuskontrolle** mit dem Ziel den Sinusrhythmus nach vorheriger Konversion zu erhalten. Wesentlichstes Kriterium für die Therapieentscheidung ist dabei die Symptomatik der Patienten: Bei Patienten mit wenig symptomatischem oder asymptomatischem Vorhofflimmern ist die **Frequenzkontrolle** Behandlung der Wahl, bei hochsymptomatischen Patienten kann die **Rhythmuskontrolle** erwogen werden. Bei der Therapieentscheidung muss berücksichtigt werden, dass die Rhythmuskontrolle häufig nicht effektiv ist (Rezidivraten von Vorhofflimmern unter Antiarrhythmika >50% im ersten Behandlungsjahr) und, dass die Behandlungsrisiken bei dieser Therapieentscheidung höher sind (insbesondere Proarrhythmie und thrombembolische Komplikationen bei asymptomatischen Arrhythmierezidiven).

Zur Langzeit-Frequenzkontrolle (◘ Tab. 18.8) können β-Adrenozeptor-Antagonisten oder Calcium-Kanalblocker eingesetzt werden, Digitalisglykoside sind als Monotherapie zur Frequenzregulation oft nicht ausreichend wirksam, können aber gut mit β-Adrenozeptor-Antagonisten oder Calcium-Kanalblockern kombiniert werden. Bei allen älteren Patienten (>65 Jahre) sowie bei allen Patienten mit begleitender kardiovaskulärer Erkrankung muss in der Regel auch eine orale Langzeitantikoagulation durchgeführt werden. Bei Patienten mit Herzinsuffizienz richtet sich die Dosis und Indikation für β-Adrenozeptor-Antagonisten nach der Herzinsuf-

◘ Tab. 18.7. Akuttherapie bei Vorhofflimmern mit dem Ziel Frequenzkontrolle

	Medikament	Akutdosis i.v.	Erhaltungsdosis
Patienten ohne akzessorische Bahn	Esmolol	500 µg/kg (1 min)	60–200 µg/kg/min
	Propranolol	1–5 mg	
	Verapamil	5–10 mg über 2 min	
	Digitoxin + Verapamil	0,25–0,5 mg i.v. (Digitoxin) 5–10 mg i.v. (Verapamil)	
Patienten mit akzessorischer Bahn	Amiodaron	150 mg über 10 min	0,5–1 mg/min
Patienten mit Herzinsuffizienz ohne akzessorische Bahn	Amiodaron	150 mg über 10 min	0,5–1 mg/min
	Digoxin	0,25 mg alle 2 h bis 1,5 mg gesamt	0,125–0,375 mg/d

◻**Tab. 18.8.** Langzeittherapie bei Vorhofflimmern mit dem Ziel Frequenzkontrolle

	Medikament	Dosis p.o.
Standard-therapie	Metoprolol	25–100 mg
	Propranolol	80–240 mg/d
	Verapamil	120–360 mg
	Diltiazem	120–360 mg
Patienten mit Herzinsuffi-zienz ohne akzessorische Bahn	Amiodaron	600 mg/d für 1 Woche 400 mg/d für 4 Wochen 200 mg/d Dauertherapie
	Digoxin	0,125–0,375 mg/d

◻**Tab. 18.9.** Langzeittherapie bei Vorhofflimmern mit dem Ziel Rhythmuskontrolle

Medikament	Dosis p.o. (Dauertherapie)	Bemerkung
Amiodaron	100–400 mg/d	
Sotalol	160–320 mg/d	
Flecainid	200–300 mg/d	Wenn keine strukturelle Herzkrankheit vorliegt
Propafenon	450–900 mg/d	Wenn keine strukturelle Herzkrankheit vorliegt

fizienz, so dass die rhythmologisch notwendige Dosis evtl. nicht erreicht werden kann.

Zur **Rhythmuskontrolle nach Kardioversion** können β-Adrenozeptor-Antagonisten sowie auch Antiarrhythmika der Klassen Ia, Ic oder III eingesetzt werden. Unter Berücksichtigung von klinischer Wirksamkeit und Nebenwirkungsprofil hat sich folgendes Vorgehen bewährt: Nach dem erstmaligen Auftreten von symptomatischem Vorhofflimmern Versuch der Rezidivprophylaxe mit einem β-Adrenozeptor-Antagonisten. Bei Arrhythmierezidiven unter dieser Therapie empfiehlt sich die Einleitung einer Rezidivprophylaxe mit Antiarrhythmika der Klasse Ia, Ic, oder III. Bei der Auswahl des individuell am besten geeigneten Antiarrhythmikums ist die kardiovaskuläre Grunderkrankung zu berücksichtigen: Patienten ohne strukturelle Herzerkrankung (keine koronare Herzerkrankung, normale linksventrikuläre Pumpfunktion, keine wesentliche Hypertrophie) können mit Klasse-Ic-Antiarrhythmika behandelt werden (Flecainid, Propafenon). Ansonsten ist eine antiarrhythmische Rezidivprophylaxe mit Amiodaron die sicherste und effektivste Therapie (◻Tab. 18.9). **Amiodaron** hat sich hinsichtlich der antiarrhythmischen Wirksamkeit dem **Sotalol** signifikant überlegen gezeigt (Singh, 2005).

Neuerdings wird auch die Gabe von Dofetilide in dieser Indikation diskutiert. Allerdings muss mit Torsade-de-pointes-Arrhythmien gerechnet werden. In neuester Zeit zeichnet sich darüber hinaus auch eine positive Rolle für AT_1-Rezeptor-Antagonisten und ACE-Hemmstoffe in der Rezidivprophylaxe ab, unter der Vorstellung, dass der Remodelingprozess beim Vorhofflimmern durch Angiotensin-II zumindest teilweise gesteuert wird.

❯ Hinsichtlich der Nutzen-Risiko-Relation konnte gezeigt werden, dass das Therapieprinzip der Rhythmuskontrolle der Frequenzkontrolle mit Antikoagulation nicht überlegen ist ((RACE 2003/AFFIRM 2003). Als wesentliches Risiko der antiarrhythmischen Langzeittherapie ist die proarrhythmische Wirkung dieser Substanzen anzusehen.

Sick-sinus-Syndrom

Das Syndrom des kranken Sinusknoten, welches nach Diphtherie, Herzinfarkt, bei koronarer Herzkrankheit oder bei Hypertonie auftreten kann, ist gekennzeichnet durch wechselndes Auftreten von Tachykardien und Bradykardien, wobei der Patient meist durch rhythmogene Synkopen auffällig wird. Daher muss einerseits ein Schrittmacher zur Bradykardieprophylaxe implantiert werden und erst danach können zusätzlich antitachykarde Maßnahmen durchgeführt werden. Diese umschließen **Digoxin, Chinidin, Verapamil** und **β-Adrenozeptor-Antagonisten**. Bei wechselnden Rhythmen oder intermittierendem Vorhofflimmern kann eine Therapie mit Antikoagulantien zur Embolieprophylaxe sinnvoll sein.

Vorhofflimmern

— **Kardioversion:** Eine Rhythmisierung ist vor allem bei symptomatischem Vorhofflimmern indiziert und kann mit Antiarrhythmika der Klasse Ia, Ic oder III oder aber mit elektrischer Kardioversion, oder elektiv durch Ablation (chrirugisch oder interventionell) erreicht werden.

— **Rhythmuskontrolle:** vorzugsweise Flecainid oder Propafenon bei Herzgesunden, Amiodaron bei Vorliegen einer organischen Herzerkrankung

— **Frequenzregulierung:** Hierbei wird die Kammerfrequenz begrenzt. Therapeutisch kommen Herzglykoside (vor allem wenn gleichzeitig eine Herzinsuffizienz vorliegt) in Frage, ggf. kombiniert mit Calcium-Kanalblockern oder β-Adrenozeptor-Antagonisten sowie Monotherapie mit Calcium-Kanalblocker (meist Verapamil) oder β-Adrenozeptor-Antagonisten.

— **Thromboembolieprophylaxe:** Vorhofflimmern erhöht das Schlaganfallrisiko. Daher i. d. R. lebenslange Herabsetzung der Gerinnungsfähigkeit. Besonders günstige Resultate mit oralen Antikoagulantien (Phenprocoumon) in niedriger Dosierung (INR: 2–2,5).

18.5   Atrioventrikuläre Rhythmusstörungen

Präexzitationssyndrome (Wolf-Parkinson-White Syndrom; Lown-Ganong-Levine-Syndrom)

Ursache dieser Rhythmusstörung sind **akzessorische Leitungsbahnen** (zusätzliche, neben dem AV-Knoten bestehende), deren Zellen vom schellen Natriumkanal getragene Aktionspotenziale aufweisen und die zu einer vorzeitigen Ventrikelerregung führen mit paroxysmalen supraventrikulären Tachykardien. Die Tachykardie kann einerseits orthodrom mit antegrader Leitung über den AV-Knoten und retrograder Leitung über die akzessorische Bahn auftreten oder aber umgekehrt (antidrome Tachykardie). Lebensbedrohliche Tachykardien können bei Vorhofflimmern mit schneller Leitung über die akzessorische Bahn auftreten.

Akutherapie. Zur Akuttherapie kann ein Vagusreiz (Druck auf Augenbulbus oder Carotis-Sinus; Pressatmung, Reizung der Uvula) erfolgreich sein. Beim **hämodynamisch instabilen Patienten** sollte eine Elektrokardioversion durchgeführt werden. Beim **hämodynamisch stabilen Patienten** ist die Gabe von **Ajmalin**[18] oder von Klasse-Ic-Antiarrhythmika wie **Propafenon**[24] und **Flecainid**[23] effektiv. Calcium-Kanalblocker und Adenosin sind bei Präexzitationssyndromen und Tachykardien mit breitem QRS-Komplex (insbesondere bei Vorhofflimmern und schneller Leitung über die akzessorische Bahn) kontraindiziert wegen der Möglichkeit der Erhöhung der Überleitungsfrequenz über die akzessorische Bahn.

Langzeittherapie. Zur Dauerbehandlung sind Klasse-Ic-Antiarrhythmika (Flecainid/Propafenon) Mittel der Wahl, alternativ können oral anwendbare Ajmalin-Derivate, **Prajmalin**[44] oder **Detajmiumbitartrat**[45] mit regelmäßiger EKG-Überwachung eingesetzt werden. Langzeittherapie der ersten Wahl ist aber die kurative **Katheterablation**.

18.6   Ventrikuläre Rhythmusstörungen

18.6.1 Ventrikuläre Extrasystolien, Kammertachykardien

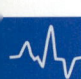

In der Therapie der Herzrhythmusstörungen hat es in den letzten Jahren bei der Behandlung der ventrikulären Rhythmusstörungen durch die Erkennung der Häufigkeit der proarrhythmischen Wirkungen von Antiarrhythmika und parallel der Entwicklung alternativer nicht-pharmakologischer Behandlungsverfahren (insbesondere implantierbare Kardioverter/Defibrillatoren) wesentliche Änderungen gegeben. Während bei akuten ventrikulären Herzrhythmusstörungen die Antiarrhythmika neben der Elektrotherapie nahezu unverändert ihren Platz haben, wurde die Indikation zur prophylaktischen antiarrhythmischen Therapie als Konsequenz z. B. der CAST- und SWORD-Studie deutlich eingeschränkt.

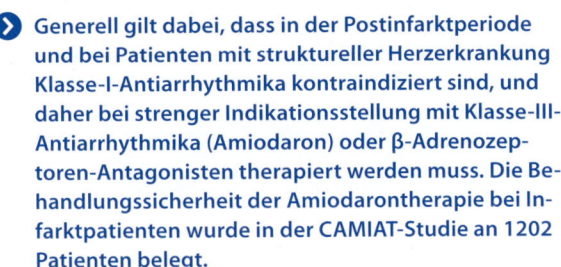

> Generell gilt dabei, dass in der Postinfarktperiode und bei Patienten mit struktureller Herzerkrankung Klasse-I-Antiarrhythmika kontraindiziert sind, und daher bei strenger Indikationsstellung mit Klasse-III-Antiarrhythmika (Amiodaron) oder β-Adrenozeptoren-Antagonisten therapiert werden muss. Die Behandlungssicherheit der Amiodarontherapie bei Infarktpatienten wurde in der CAMIAT-Studie an 1202 Patienten belegt.

Grundsätzlich muss unterschieden werden, ob es sich um akute oder chronisch auftretende Rhythmusstörungen handelt, ob sie hämodynamisch relevant sind und ob sie das Risiko einer Verschlechterung in sich bergen sowie welchen Schweregrad und welche prognostische Bedeutung sie besitzen. Kammertachykardien sind dabei als potenziell lebensbedrohliche Rhythmusstörungen zu bewerten und daher grundsätzlich therapiebedürftig, wobei bei den meisten Patienten gleichzeitig eine organische Herzerkrankung vorliegt.

Akuttherapie. Bei Patienten mit anhaltender Kammertachykardie mit hämodynamischer Relevanz ist die sofortige elektrische Therapie (Defibrillation) indiziert. Alternativ ist bei akuten Kammertachykardien die i.v. Gabe eines Klasse-I-Antiarrhythmikums erfolgreich. Als Mittel der Wahl ist **Lidocain**[19] wegen seiner guten Steuerbarkeit und der ausgeprägten use dependence anzusehen. Dies bedingt seine gute Effektivität bei hochfrequenten Kammertachykardien, bei niederfrequenten Tachykardien (<180 bpm) ist solchen Antiarrhythmika der Vorzug zu geben, die länger an den Kanal gebunden bleiben: So werden z. B. Ajmalin[18], Phenytoin[22], Flecainid[23], und Propafenon[7] empfohlen. Ajmalin scheint aber nach eigenen Erfahrungen insbesondere bei akuter Ischämie nicht gut vertragen zu werden.

Langzeittherapie. Ventrikuläre Extrasystolen werden in aller Regel nicht antiarrhythmisch behandelt, da deren Prognose durch die Gabe von Antiarrhythmika nicht verbessert wird. Bei Patienten ohne fassbare organische Herzerkrankung kann, wenn wesentliche Symptome bestehen, eine Behandlung mit einem Antiarrhythmikum der Klasse Ic eingeleitet werden. Bei nahezu allen Patienten mit Kammertachykardien und einer organischen Herzerkrankung muss wegen des hohen Rezidivrisikos und dem damit verbundenen Risiko des plötzlichen Herztodes eine prophylaktische Therapie eingeleitet werden. Bei Patienten mit koronarer Herzerkrankung, anhaltenden Kammertachykardien und eingeschränkter linksventrikulärer Pumpfunktion (Ejektionsfraktion <45%) ist die Implantation eines automatischen **Kardioverter/Defibrillators** der medikamentösen antiarrhythmischen Therapie überlegen (MADIT Studie). Gleiches gilt für Patienten mit dilatativer Kardiomyopathie und höhergradig eingeschränkter linksventrikulärer Funktion. Nur bei Patienten mit koronarer Herzerkrankung oder dilatativer Kardiomyopathie, anhaltender Kammertachy-

---

44 Neo-Gilurytmal®
45 Tachmalcor®

kardie und einer nur geringgradig eingeschränkten links-ventrikulären Funktion (Ejektionsfraktion >45%) kann eine medikamentös-antiarrhythmische Therapie mit **Amiodaron** (200–400 mg/d) oder **Dronedaron** (1–3×400 mg/d) als Alternative diskutiert werden. Die Gabe von Amiodaron beim akuten Myokardinfarkt und in der Postinfarktphase kann die Mortalität reduzieren (BASIS Sudie), auch bei Patienten mit linksventrikulärer Dysfunktion (EMIAT Studie). Wenn die vorgenannten Therapieformen nicht eingesetzt werden können, kann **Sotalol**[31] als Klasse-III-Antiarrhythmikum eingesetzt werden.

Es gelten die üblichen Kontraindikationen für β-Adrenozeptor-Antagonisten (z. B. Asthma bronchiale, Herzinsuffizienz, Diabetes mellitus, arterielle Verschlusskrankheit), sowie wie für alle Repolarisations-verlängernden Medikamente ein Long-QT-Syndrom. Bei Patienten mit anderen schweren organischen Herzerkrankungen und anhaltenden Kammertachykardien (hypertrophe Kardiomyopathien, hypertroph-obstruktive Kardiomyopathien, arrhythmogene rechtsventrikuläre Kardiomyopathie) sowie bei deutlich eingeschränkter linksventrikulärer Funktion und nicht anhaltenden Kammertachykardien (<30 Sekunden Dauer) ist die Implantation eines Kardioverter/Defibrillators indiziert. Ansonsten steht die medikamentöse Behandlung der Grunderkrankung und der Herzinsuffuzienz durch β-Adrenozeptor-Antagonisten, ACE-Hemmstoffe, Aldosteronantagonisten (Herzinsuffizienz ▶ Kap. 16) im Vordergrund.

Bei Patienten mit Kammertachykardien ohne fassbare organische Herzerkrankung – eine seltene Konstellation – ist die medikamentöse-antiarrhythmische Therapie durchaus sinnvoll möglich. In diesen Fällen spricht man von idiopathischen Kammertachykardien. Hier können β-Adrenozeptor-Antagonisten, Klasse-Ic-Antiarrhythmika und, bei Sonderformen (idiopathische linksventrikuläre Tachykardien) auch Calcium-Antagonisten vom Verapamiltyp eingesetzt werden. Alternativ können diese Patienten durch die Katheterablation behandelt werden.

Im Falle einer Spitzenumkehrtachykardie (**Torsade de pointes**) gilt die intravenöse Gabe von **Magnesium-Ionen**[6] als Mittel der Wahl. In diesen Fällen wird ein i.v. Bolus von 2 g über 1–5 min, ein zweiter Bolus von 2 g nach 5–15 min oder eine Dauerinfusion von 2–20 mg/min empfohlen. Darüber hinaus wurde, auch mit der LIMIT-2-Studie, eine Reduktion der Mortalität des akuten Myokardinfarkts bei i.v. Gabe von Magnesiumsulfat nachgewiesen, obwohl in dieser Situation die Tachyarrhythmien nicht durch die Medikation reduziert wurden. Diese Mortalitätsreduktion konnte in der, größer angelegten ISIS-4-Studie nicht verifiziert werden (ISIS-4 1995). Somit bleibt derzeit als klare Indikation für Magnesiumgabe die **Torsade-de-pointes-Arrhythmie**.

In Kürze

Die proarrhythmischen Wirkungen der Antiarrhythmika und die Beobachtung, dass auch bei gesunden Herzen Rhythmusstörungen auftreten, die für die Überlebensrate aber ohne Belang sind, haben die antiarrhythmische Therapie völlig verändert. Grundlage eines Therapieentscheides ist heute die Beurteilung des individuellen Patientenrisikos. Die Parameterhäufigkeit und EKG-Morphologie der Rhythmusstörung, wie sie der Lown-Klassifikation (◘ Tab. 18.2) zugrunde liegen, haben sich als alleiniges Kriterium zur Risikobeurteilung nicht bewährt. Als gefährdet gelten Patienten mit:

- Schlechter linksventrikulärer Pumpfunktion
- Lokalen myokardialen Veränderungen wie Infarktnarben, Tumoren oder Ischämiebezirken (arrhythmogenes Substrat)
- Komplexen ventrikulären Rhythmusstörungen bei koronarer Herzkrankheit

Die Indikation ist insgesamt restriktiv zu stellen.

18.7 Kammerflimmern/Kammerflattern

Das Auftreten von Kammerflimmern oder -flattern führt akut zum funktionellen Kreislaufstillstand, so dass eine sofortige Therapie erforderlich ist. Es wird der frühzeitige Einsatz der **Defibrillation** empfohlen (Erwachsene 3 J/kg, stufenweise 200, 300, 400 J Pulse). Steht kein Defibrillator zur Verfügung, muss sofort mit Reanimationsmaßnahmen (präkordialer Faustschlag, Kardiokompression und Beatmung) begonnen werden. In diesen Fällen kann bei Kammerflattern die i.v. Gabe von **Amiodaron** (150–300 mg als Bolus) erfolgen. Dieses wirkt dann weniger durch seine Klasse-III-Eigenschaften, sondern durch seine Begleitwirkungen (Natrium-Calcium-Kanalblockade und β-Adrenozeptor-Antagonismus). Die Terminierung von Kammerflimmern mit Antiarrhythmika ist oft nicht möglich, zum Teil auch, da unter dieser Bedingung die Substanzen nicht in ausreichender Konzentration an den Wirkort gelangen. Grundsätzlich sollten Antiarrhythmika möglichst nicht vor der Defibrillation gegeben werden, da sie die Defibrillationsschwelle beeinflussen können. Wenn mehrfache Defibrillation oder Kardioversion nicht zum Erfolg geführt haben, sollte **Amiodaron** oder **Lidocain** i.v. gegeben werden, die Reanimation weiter fortgeführt und nachfolgend weitere Defibrillationsversuche unternommen werden. Gegebenfalls sind zusätzliche Maßnahmen, wie der Ausgleich einer Elektrolytentgleisung oder die Einleitung einer Thrombolyse, zur antiarrhythmischen Pharmakotherapie des Kammerflimmerns erforderlich.

18.8 Antiarrhythmische Notfalltherapie

Zum Notfall können die meisten der besprochenen Rhythmusstörungen werden, wenn sie hämodynamisch durch ein low output relevant werden. Dabei ist zu unterscheiden, ob es sich um hochgradige Bradykardien (z. B. Asystolie, AV-Block III ohne Ersatzrhythmus) oder tachykarde Kammerrhythmusstörungen (Kammertachykardien, Kammerflattern, Kammerflimmern) bzw. supraventrikuläre Tachykardien mit schneller Überleitung handelt. Symptomatisch ähnelt das Bild oft einem **Herz-Kreislauf-Stillstand**. Alle Arzneimittel sollten intravenös über einen stabilen Zugang gegeben werden.

> **Die wichtigsten Notfallmaßnahmen**
>
> - Wenn Geräte verfügbar sind: EKG-Dokumentation und Diagnose
> - Lagerung, sofortige Sicherung der Vitalfunktionen, Sauerstoffgabe und ggf. kardiopulmonale Reanimation
> - Manuelle Maßnahmen: präkordialer Faustschlag, Kardiokompression, Carotis-Sinus-Druckmanöver, Vagusreizung
> - intravenösen Zugang schaffen
> - Medikamentöse Maßnahmen: Sedativa und Antiarrhythmika
> - Elektrische Maßnahmen: Defibrillation, temporärer Schrittmacher
> - Krankenhausaufnahme

❗ **Antiarrhythmika sollten nicht durcheinander und kombiniert gegeben werden, da sich ihre negativinotropen Wirkungen und ggf. auch bradykardisierenden Wirkungen addieren.**

18.8.1 Bradykarde Rhythmusstörungen

Die Lagerung wird beim bewusstseinsklaren Patienten mit leicht erhöhtem Oberkörper vorgenommen, ansonsten in stabiler Seitenlage. Sauerstoffgabe (4 l/min) ist empfehlenswert. Bei **Asystolien** ist die Erstmaßnahme Kardiokompression und Beatmung. Nachfolgend kommen pharmakologische Maßnahmen in Betracht. Medikamentös kann 0,5 mg **Atropin**[36] (alternativ: 0,5 mg **Ipratropiumbromid**) oder 0,25–0,5 mg **Orciprenalin**[35] gegeben werden. Das arrhythmogene Potenzial von Orciprenalin ist zu beachten. Bei Erfolglosigkeit oder als Alternative kommt ein **temporärer Schrittmacher** in Frage. Wichtig ist die Suche nach auslösenden Faktoren und deren Behebung (Hyperkaliämie, Ischämie, Medikamentenintoxikation etc.). Bei höhergradigen **AV-Blockierungen** (III) sollte man versuchen durch Orciprenalin oder Atropin die Kammerfrequenz anzuheben. Alternativ oder bei Erfolglosigkeit wird eine Schrittmacherimplantation erforderlich sein.

18.8.2 Tachykarde Rhythmusstörungen

Bei **supraventrikulärer Tachykardie** ist die Lagerung des Patienten vom Gesamtzustand abhängig, bei Schocksymptomatik ist eine Schocklagerung vorzunehmen. Bei schwerer klinischer Symptomatik (Synkope, kardiogener Schock etc.) ist die elektrische Kardioversion/Defibrillation mit vorheriger Dokumentation der Rhythmusstörung unabhängig von der Form der Tachykardie das Mittel der ersten Wahl.

Die ersten therapeutischen Maßnahmen bei **Tachykardie mit schmalem QRS-Komplex** bestehen in einer Beruhigung des Patienten (ggf. medikamentös unterstützt mit 5–10 mg **Diazepam**[46] i.v.) sowie in einem Carotis-Ddruckversuch oder Valsalvamanöver. Zeigt die Tachykardie einen regelmäßigen Rhythmus ist die Gabe von **Adenosin** (6, 12, 18 mg) indiziert. Gelingt die Terminierung durch Adenosin nicht, können Verapamil, Diltiazem oder β-Adrenozeptorantagonisten eingesetzt werden. Hierbei ist die additive negativ-inotrope und negativ-chronotrope Wirkung der gegebenen Substanzen zu beachten! Ist die Schmalkammerkomplex-tachykardie irregulär, so sollte zunächst die Frequenz stabilisiert werden (mit Verapamil, Diltiazem oder β-Adrenozeptorantagonisten).

Bei **Tachykardien mit breitem QRS-Komplex** wird bei supraventrikulären oder atrioventrikulären Tachykardien mit Schenkelblockierungen wie oben verfahren. Ist die **Breitkammerkomplextachykardie regulär**, ist von einer ventrikulären Tachykardie auszugehen. Diese wird mit **Amiodaron** 150 mg i.v. über 10 min therapiert (bis zu 2,2 g/24 h) oder mit elektrischer Kardioversion. Alternativ kann es sich um eine supraventrikuläre Tachykardie mit Schenkelblock handeln, die dann mit **Adenosin** behandelt wird.

Ist die **Breitkammerkomplextachykardie irregulär**, so kommen Vorhofflimmern mit Schenkelblock (Behandlung wie Schmalkammerkomplextachykardie, s. o.), Vorhofflimmern mit WPW-Syndrom, oder Torsade-de-pointes-Tachykardie in Frage. Bei Vorhofflimmern mit WPW-Syndrom kommt die Gabe von **Amiodaron** 150 mg i.v. über 10 min in Frage, während AV-blockierende Substanzen kontraindiziert sind. Im Falle einer **Torsade-de-pointes-Tachykardie** ist die Gabe von **MgSO₄** (Bolus von 1–2 g über 5–60 min, gefolgt von 5–20 mg/min i.v.) indiziert. Bei **polymorpher ventrikulärer Tachykardie ohne QT-Verlängerung** ist Magnesium nicht effektiv, sondern die Gabe von Amiodaron indiziert.

Magnesium-Ionen sind im Körper vergleichbar den Kalium-Ionen verteilt mit 1% des Gesamtmagnesiums im Plasma (davon 55% an Albumin gebunden; Konzentration 0,7–1,1 mmol/l), der Rest befindet sich in Knochen und der Skelettmuskulatur. Alimentärer Magnesiummangel kommt außer bei sehr einseitiger Ernährung oder auch bei erhöhtem Bedarf, z. B. Gravidität, oder erhöhter Ausscheidung, beispielsweise durch Schleifendiuretika, Aminoglykosid-Antibiotika oder Cisplatin, nur äußerst selten vor, kann dann aber zur Manifestation von **Torsade-de-pointes-Arrhythmien** beitragen. Die elektrophysiologischen Auswirkungen hängen dabei aber offensichtlich auch von begleitenden Störungen der Kaliumkonzentration ab. Hochdosierte intravenöse Magnesiumgabe führt zu einer Verlängerung der Sinusknotenerholungszeit, der AV-Knoten-Refraktärzeit und der AV-Überleitung. Die ventrikuläre Flimmerschwelle wird zumindest im Tierversuch angehoben, so dass diese Wirkungen denen der Calcium-Kanalblocker ähnlich sind. Als Indikationen werden

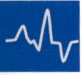

---

46 Diazepam-ratiopharm®, Diazepam STADA

multifokale atriale Tachykardien und paroxysmales Vorhofflimmern diskutiert. Als Mittel der Wahl wird **Magnesiumin-
fusion** bei Torsade-de-pointes-Arrhythmie angesehen.

Bei schnellen polymorphen Kammertachykardien, Kammerflattern und -flimmern ist die **elektrische Kardioversion/
Defibrillation** Mittel der ersten Wahl. Bei fehlendem Erfolg
muss die Lage der Elektroden kontrolliert und ggf. geändert
werden. Ist dann immer noch kein Erfolg erzielbar, kann zusätzlich Amiodaron (150–300 mg als Bolus) gegeben werden.
Klasse-I-Antiarrhythmika sind in dieser Situation oft nicht
wirksam. In allen Fällen sollte der Kaliumspiegel kontrolliert
und ggf. hochnormal eingestellt werden.

Bei Kammertachykardien, die im Rahmen schwerer organischer Herzerkrankungen über Stunden bis Tage immer wieder auftreten, kann zusätzlich zu den erwähnten Maßnahmen
die Gabe eines β-Adrenozeptor-Antagonisten indiziert sein,
wenn die hämodynamische Situation es erlaubt.

Digitalis-induzierte Herzrhythmusstörungen. Eine der häufigsten und gefährlichsten Nebenwirkungen einer Digitalistherapie sind insbesondere bei Überdosierung, Rhythmusstörungen, wobei tachykarde aber auch bradykarde Rhythmusstörungen auftreten können. Bei Verdacht (z. B. begleitende
Übelkeit, Farbensehen etc.) sollte unbedingt eine sofortige
Digitalispause angeordnet werden (bis zur Klärung der Frage
einer Intoxikation), die Digitalisplasmakonzentration bestimmt werden und bei Intoxikation einerseits eine kausale
Therapie durch Gabe eines Digitalisantikörperfragmentes
eingeleitet, andererseits aber auch eine vermehrte Digitalseli-
mination z. B. durch Unterbrechung des enterohepatischen
Kreislaufs bei Digitoxinintoxikation (mit Colestyramin) angestrebt werden. Aufgrund der Bindungskinetik an die Na^+/
K^+-ATPase sollte die Plasmakaliumkonzentration auf hochnormale Werte (ca. 4,5–5 mM) eingestellt werden. Gegen die
tachykarden Rhythmusstörungen ist **Phenytoin**[22] häufig effektiv. Die bradykarden Störungen werden primär durch temporären Schrittmacher behandelt.

In Kürze

Rhythmusstörungen erfordern ein differenzierte und
individualisierte Therapie. Aufgrund des lebensbedrohlichen proarrhythmischen Risikos der meisten Antiarrhythmika ist die Indikation zur antiarrhythmischen
Therapie streng zu stellen. Neben der Rhythmusstörung
selbst (tachykard, bradykard, supraventrikulär oder vent-
rikulär) sind die Begleiterkrankungen, das Vorliegen einer
strukturellen Herzerkrankung und die Herzfunktion (Kon-
traktiliät, EF) grundsätzlich mit zu berücksichtigen.

Weiterführende Literatur ▶ www.springer.com

19 Störungen der Blutbildung (Anämien)

S. Dhein

19.1   Begriffsbestimmung

Anämie ist gekennzeichnet durch eine verringerte Erythrozytenzahl, oder eine Reduktion des Hämatokrit und/oder Hämoglobin im Blut. Anhand der Erythozytengröße wird eingeteilt in mikro-, normo- oder makrozytäre Anämien. Weiter unterscheidet man aufgrund der intra-erythrozytären Hämoglobinkonzentration normochrome, hypochrome oder hyperchrome Anämien. Die Ursachen von Anämien sind vielfältig und beinhalten Blutverluste, Störungen der Erythropoese bzw. Hämoglobinsynthese oder auf einer beschleunigten Zerstörung von Erythrozyten beruhen.

19.2   Bedeutung und Anwendung hämato-poetischer Wachstumsfaktoren

Die Hämatopoese findet im Wesentlichen im Knochenmark statt und wird durch spezifische Wachstumsfaktoren (Glykoproteine) aus Knochenmarkszellen und peripheren Geweben gesteuert. Es handelt sich hinsichtlich leukozytärer Zellen um **GM-CSF (Granulozyten-Makrophagen-Kolonie-stimulierender Faktor)**, **G-CSF (Granulozyten-Kolonie-stimulierender Faktor)** und **M-CSF (Makrophagen-Kolonie-stimulierender Faktor)**, die die Proliferation, Differenzierung und Reifung neutrophiler und eosinophiler Granulozyten sowie von Monozyten bzw. Makrophagen steuern (▶ Kap. 12.4.3), sowie Thrombopoetin (Megakaryozyten-Kolonie-stimulierender Faktor, meg-CSF), welches die Reifung von Megakaryozyten und die Thrombozytenproduktion reguliert, sowie **Erythropoetin**, das für die Bildung uns Reifung von Erythrozyten verantwortlich ist. Alle können heute rekombinant hergestellt werden und stehen für die Therapie zur Verfügung.

Erythropoetin

Erythropoetin wird beim Erwachsenen überwiegend in der Niere gebildet (10–15% extrarenal, hauptsächlich in der Leber; beim Feten überwiegend hepatische Bildung). Typischer Stimulus ist eine Gewebehypoxie (z. B.im Hochgebirge), die zur Hemmung der Prolylhydroxylase führt, so dass der hy-poxia-inducible-factor-1α nicht mehr abgebaut wird, sondern statt dessen die Expression von Erythropoetin anregt. Ein Erythropoetinmangel liegt typischerweise der Anämie bei chronischer Niereninsuffizienz zugrunde.

Rekombinantes Erythropoetin (**Epoetin alfa**[1], **Epoetin beta**[2], sowie das länger wirksame **Darbepoetin alfa**[3]; führt dosisabhängig zu einem Anstieg der Erythrozyten- und Retikulozytenzahl. Damit steigt auch die Hämoglobinsynthese und die Eisen-Einbaurate. Dies bedeutet in der Regel die Notwendigkeit einer Eisensubstitution, um einen **Eisenmangel** und damit ein Therapieversagen zu vermeiden. Die Dosierung (meist subkutan) erfolgt individuell nach Hämatokrit, so dass nach 2–4 Monaten von 33–36% erreicht wird. Höhere Werte werden nicht empfohlen. Der Hämoglobinanstieg sollte nicht mehr als 1 g/dl innerhalb von 2 Wochen betragen.

Indikationen. Wesentliche Indikationen für rekombinantes Erythropoetin (Epoetin alfa[1], Epoetin beta[2], Darbepoetin alfa[3]) sind Anämien bei chronischen Nierenerkrankungen (renale Anämie) sowie nach einer Zytostasetherapie, wobei Erythropoetin u. U. die Tumorprogression anregen könnte. Eine weitere Indikation ist die Unterstützung der autologen Blutgewinnung vor chirurgischen Eingriffen eingesetzt werden, um Fremdblutspenden zu vermeiden. Auch bei HIV Patienten unter Zidovudintherapie sowie bei Myelodysplasie und bei Anämien infolge rheumatoider Arthritis kann rekombinantes Erythropoetin eingesetzt werden. Missbräuchlich werden Epoetin und Darbepoetin als Dopingmittel (Erhöhung der Sauerstofftransportkapazität des Blutes; »Blutdoping«) eingesetzt.

Unerwünschte Wirkungen. Mit 20–30% die häufigste unerwünschte Wirkung ist eine dosisabhängige **Erhöhung des Blutdrucks**. Selten können auch hypertensive Krisen mit Enzephalopathie-ähnlichen Symptomen auftreten, sehr selten

1 EPREX®, Erypo®
2 Mircera®, NeoRecormon®
3 Aranesp®

◻Tab. 19.1. Pharmakokinetik rekombinanter Erythropoetin-Präparate

	Epoetin alfa[1]	Epoetin beta[2]	Darbepoetin alfa[3]
Bioverfügbarkeit [%]	20–32[a]	23–42[a]	37[a]
T_{max} [h]	8–18[a]	12–28[a]	54[a]
Halbwertszeit [h]	15–25[a]	13–28[a]	49[a]
	8,5[b]	4–12[b]	25[b]
Anfangsdosis	50–200 U/kg, 3-mal/Woche	0,6 µg/kg alle 14 Tage	0,45 µg/kg 1-mal /Woche
Erhaltungsdosis für Hämatokrit 33–36%	30–150 U/kg 3 mal/ Woche	Individuell	Individuell

[a] Subkutane Applikation, [b] intravenöse Applikation

auch Krampfanfälle. Allgemein werden unspezifische **Hautausschläge** und **Grippe-ähnliche Symptome** sowie Anstieg von Kreatinin, Harnstoff, Kalium und Phosphat im Serum. In seltenen Fällen werden allergische Reaktionen beobachtet. Insbesondere bei i.v. Applikation kann es zu einem dosisabhängigen, mäßiggradigen **Anstieg der Thrombozytenzahl** sowie sehr selten zu einer **Thrombozytose** kommen. Infolge des Anstiegs des Hämatokrits kann ein sekundärer Eisen- und Folsäuremangel auftreten, der substituiert werden muss. Auch kann es durch Anstieg des Hämatokrits während der Hämodialyse zu verstärkter Gerinnung im Dialysator kommen.

Hinweis. Bei Umstellung von Erythropoetin alfa oder Erythropoetin alfa auf Darbepoetin rechnet man pro 200 U Epoetin (1-mal/Woche) mit 1 µg Darbepoetin alle 14 Tage. Bei 3-mal wöchentlicher Epoetingabe sollte bei Umstellung Darbepoetin 1-mal/Woche gegeben werden.

19.3 Eisenmangelanämie

19.3.1 Physiologische und pathophysiologische Vorbemerkungen

Der normale Körpereisenbestand liegt zwischen 35 mg/kg (Frauen) und 50 mg/kg (Männer). Davon sind 65–70% im Hämoglobin (als Fe^{2+}), 4% im Myoglobin, 2,5% im Knochenmark, 0,1% in eisenhaltigen Enzymen, und 25% im Depoteisen (Ferritin, Hämosiderin) enthalten. Eisen wird in 2-wertiger Form (Fe^{2+}) über den divalenten Metall-Transporter-1 (DMT1) aus dem Gastrointestinaltrakt resorbiert und basolateral über den SLC-Transporter Ferroportin in das Blut abgegeben. Diese Abgabe kann durch Hepcidin blockiert werden, welches bei Eisenüberladung aber auch bei Entzündungen von der Leber gebildet wird (Infektanämie). Fe^{3+} aus der Nahrung kann nur nach vorheriger Reduktion resorbiert werden. Ein Teil des Eisens wird in der Mukosa an **Ferritin** gebunden und gespeichert. Im Blut wird Eisen zu Fe^{3+} oxidiert und an **Transferrin** gebunden. Eisenverwertende Zellen verfügen über einen Transferrinrezeptor und können so das Eisen aufnehmen. Weiteres Eisen wird als Ferritin in Milz, Leber und Knochenmark gespeichert. Ein Überangebot wird als unlösliches Hämosiderin gespeichert.

Der Eisenbedarf des Menschen variiert nach Geschlecht und Lebensalter (◘ Tab. 19.2)

Da nur ca. 10% des in der Nahrung enthaltenen Eisens resorbiert werden (bei Eisenmangel ca. 20%), sind Eisenmangelzustände bei etwa 35% aller Frauen zu finden, etwa 10% manifestieren sich auch klinisch als Eisenmangelanämien. Auch chronischer Blutungen, ungenügender Eisenresorption, erhöhten Eisenbedarfs während des Wachstums bzw. bei gesteigerter Blutbildung (Erythropoetinherapie) führen zur Eisenmangelanämie, die die häufigste Ursache von Anämien, und typischerweise in Entwicklungsländern die häufigste menschliche Ernährungsstörung darstellt.

Ein Eisenmangel zeigt sich in erniedrigtem Serumeisen, erniedrigtem Ferritin und bei gleichzeitig erhöhtem Transferrin bzw. erhöhter Eisenbindungskapazität (Transferrinsättigung

◘ Tab. 19.2. Tägliche Eisenverluste und täglicher Eisenbedarf

	Eisenbedarf/ d (mg)	Eisenverlust/ d (mg)	Zusätzlicher Bedarf/ d (mg)
Männer, adult Frauen (Menopause)	1,0	1,0	–
Frauen, adult (menstruierend)	1,8	1,0	0,8 (Menses)
Schwangere	3,7	1,0	2,7 (Gravidität)
Kinder	1,2	0,2	1,0 (Wachstum)

<10%). Bei Eisenverwertungsstörungen (sideroachrestische Anämie; Infekt-, Tumoranämie; vgl. Hepcidin, s. oben) ist umgekehrt das Serumferritin erhöht und das Transferrin erniedrigt. In beiden Fällen zeigt sich aber die für den Eisenmangel typische mikrozytäre, hypochrome Anämie. Für komplexere Eisenstoffwechselstörungen werden neuerdings als biochemischer Marker der sog. **Ferritinindex** (Quotient aus der Konzentration der löslichen Transferrinrezeptoren (sTfR) und dem Logarithmus des Ferritinwertes) sowie als hämatologischer Marker der Hämoglobingehalt in den Retikulozyten herangezogen. Die klinischen Symptome des Eisenmangels entwickeln sich nur langsam und oft unbemerkt: Blässe (vor allem Schleimhäute), Müdigkeit, Kopfschmerzen, brüchige Fingelnägel, Mundwinkelrhagaden, körperliche und geistige Erschöpfung, gelegentlich brennende retrosternale Schmerzen, Reizbarkeit, Belastungsdyspnoe, Tachykardie, und Anämie (mikrozytär-hypochrom).

19.3.2 Behandlung mit Eisensalzen

Die Therapie der Eisenmangelanämie besteht in der oralen, in Ausnahmefällen parenteralen, Gabe von Eisen. Entsprechend der Physiologie (s. o.) wird oral 2-wertiges, parenteral 3-wertiges Eisen eingesetzt. Mit **oralen** Eisendosen von 35–390 mg/d werden Anstiege von ca. 0,7–2,2 g/l Hämoglobin erreicht, so dass Defizite von 50 g/l in etwa 2 Monaten ausgeglichen sein können. Dabei nimmt allerdings die orale Resorptionsquote von initial ca. 20% (während Eisenmangel) auf den Normwert von 10% ab. Ca. 1 Woche nach Therapiebeginn beginnt die Zahl der Retikulozyten im peripheren Blut anzusteigen. Bei Ausbleiben des Retikulozytenanstieges ist an eine Malabsorption, Parasiteninfektionen oder okkulte Eisenverluste zu denken bzw. die Diagnose zu überprüfen. Die Anämie ist gewöhnlich nach 2 Monaten beseitigt, die Wiederauffüllung der Eisenspeicher im Gewebe dauert allerdings 6 Monate und länger. Normalerweise ist die orale Gabe von Eisensalzen ausreichend.

Parenteral wird Eisen (Eisen-III-Salze (**Ferri-Verbindungen**) wie **Eisen(III)-natriumgluconat**) verabreicht, wenn **Eisenresorptionsstörungen** vorliegen oder wenn die orale Eisengabe nicht vertragen wird (z. B. bei Ulcus pepticum, Kolitis). Bei extremen Eisenmangelzuständen (Hämoglobin <65 g/l) sind Bluttransfusionen erforderlich.

Da der mukosale Eisentransporter DMT1 nur 2-wertiges Eisen bindet, ist eine orale Therapie nur mit Eisen-II-Salzen (**Ferro-Verbindungen**), beispielsweise **Eisen(II)-sulfat**[4], **Eisen(II)-succinat**[5] oder **Eisen(II)-gluconat**[6] sinnvoll. Bei gesunden Probanden liegt die Bioverfügbarkeit je nach Applikationsform bei ca. 8% (wässrige Lösungen, Brausetabletten), 7% (magensaftlösliche Kapseln) sowie 3,4–4,5% (Retardformulierungen). Zum Teil sind reduzierende Verbindugnen zugesetzt. Einnahme mit dem Essen vermindert die Bioverfügbarkeit um 50–65%, so dass die Therapiedauer dann verlängert werden muss. Eisen(III)-Komplexe werden mit 0,8–1,6% nur unzureichend resorbiert.

Unerwünschte Wirkungen. Eisenionen neigen zu Komplexbildung. Zur Vermeidung unerwünschter Wechselwirkungen sollten Eisensalze daher nicht zusammen mit anderen Arzneimitteln appliziert werden. Unter keinen Umständen dürfen injizierbare Eisenpräparate mit anderen Arzneimitteln in einer Spritze aufgezogen werden, oder über den gleichen Infusionsweg appliziert werden.

Die **orale Therapie** mit Eisensalzen führt abhängig von der lokalen Konzentration freier Eisenionen (d. h. dosisabhängig) oft (bis zu 50%) zu **gastrointestinalen Störungen.** Diese sind bei Eisen(III)-Salzen stärker ausgeprägt als bei Eisen(II)-Verbindungen. Sie können durch Einnahme mit den Mahlzeiten gemildert werden, was aber zu starken Schwankungen der Resorptionsquote führt (!). Bei gleichzeitiger Gabe von Antazida (vor allem solche, die Magnesium-, Aluminium- oder Calcium-Ionen enthalten), sowie durch Colestyramin kann sie sogar auf Null absinken. Bei Kindern können hohe Eisendosen mit der Nahrung aufgenommenes Phosphat komplex binden und dessen Resorption so stark beeinträchtigen, dass es zur Entstehung einer Rachitis kommt. Lösliche Eisenpräparate (auch Brausetabletten) führen nach längerer Einnahme durch den niedrigen pH zur Schädigung des Zahnschmelzes. Schwarze Stühle (Teerstühle) sind dagegen normal und ermöglichen dem Arzt eine Kontrolle, ob der Patient das Eisen nimmt. **Kombinationspräparate**, die neben Eisen auch Kupfer, Kobalt, Folsäure, Vitamin B[12] oder Leberextrakt enthalten, sind obsolet, da die Reaktion des hämatopoetischen Systems auf diese Stoffe eine Kontrolle der Eisentherapie sowie eventuelle diagnostische Maßnahmen weitgehend unmöglich macht.

Die **intravenöse Verabreichung** von Eisen verursacht **Schäden der Gefäßwand** bis hin zur Venenverödung. Darüber hinaus treten auch bei korrekter Dosierung bei 0,5–1% der Patienten Kopfschmerzen, Muskel- und Gelenkschmerzen, Hämolyse, Übelkeit, Erbrechen, Bronchospasmus, Hypotonie und Thrombophlebitis auf, unter Umständen mit mehrstündiger Verzögerung auch Fieber, Exantheme, Konvulsionen, generalisierte Lymphadenopathie oder anaphylaktischer Schock. Die Hauptgefahr bei der parenteralen Applikation besteht in der Zirkulation freier Eisenionen bei akutem Überschreiten der Bindungskapazität des Plasma-Transferrins, was zum **tödlichem hypotonen Schock** führen kann. Auch nach intramuskulärer Injektion sind Todesfälle vorgekommen. Anaphylaktoide Nebenwirkungen einschließlich

Todesfälle sind bei **Eisen(III)-Dextran-Komplex**[7] häufiger als unter **Eisen(III)-gluconat**[8] oder **Eisen(III)-Saccharose**[9]. Bei korrekter Dosierung stehen aber eher lokale Erscheinungen wie Entzündung und Schmerz am Injektionsort, regionale Lymphadenopathie sowie bei nicht ausreichend tief ausgeführter intraglutealer oder paravenöser Injektion bis 2 Jahre persistierende Hautverfärbungen im Vordergrund.

Bei **chronischer Überdosierung**, vor allem aber bei unnötiger parenteraler Zufuhr von Eisensalzen, kommt es zu Hämosiderose und häufig nachfolgend zu Hämochromatose mit Hyperpigmentierung der Haut, Ödemen, Aszites und Diabetes mellitus.

Pharmakokinetik. Die Resorption von Eisen aus dem Darm hängt von der Magen-, Gallen- und Pankreassekretion ab und erfolgt vorwiegend im oberen Jejunum. Häm-Eisen (in Blut oder Fleisch) wird gut resorbiert (s. o.). Nicht-Häm-Eisen reagiert mit anderen Nahrungsbestandteilen, die dann die **Eisenresorption fördern** (z. B. Fleischeiweiß, Ascorbinsäure) **oder hemmen** (insbesondere Substanzen, die mit Eisen schwer lösliche Verbindungen bilden, z. B. Phosphate, Carbonate). Die mukosale Eisenresorption wird unter anderem durch Hepcidin reguliert (s. o.) und steigt bei Eisenmangel an. Eisenverbindungen hemmen die Resorption von Tetracyclinen und Gyrasehemmern.

Dosierung

Orale Korrektur von Eisenmangelzuständen:
- 0,5 mg Eisen/kg KG/Tag
- Dauer: üblicherweise mindestens 3 Monate
- Da auch bei Eisenmangel nicht mehr als 25% des oral zugeführten Eisens resorbiert werden, müssen einem Erwachsenen etwa 2 mg/kg KG, d. h. 100–200 mg Eisen (als Fe^{2+}) pro Tag in 2–3 Einzeldosen gegeben werden. Bei Kindern reichen möglicherweise 2-mal 30 mg pro Woche.
- Höhere Dosen sind hämatopoetisch sinnlos und verstärken nur die unerwünschten Wirkungen.

Parenterale Korrektur von Eisenmangelzuständen:
- Eisenbedarf (mg) = Hämoglobindefizit (g/l) × 3 × KG (kg)
- Strenge Indikationsstellung, da schlecht verträglich
- Nur als Fe^{3+}, nicht zusammen mit reduzierenden Verbindungen (z. B. Vitamin C)
- Maximale Einzeldosis von 20 mg nicht überschreiten, da sonst die Eisenbindungskapazität des Plasmas überschritten wird

---

Eisenspeicher sind vor allem die RES-Zellen. Nach oraler Aufnahme wird das Eisen vorwiegend im Knochenmark gespeichert, nach parenteraler Gabe in der Leber. Die Ausschei-

4 Haemoprotect®, Eisendragees-ratiopharm
5 Ferrlecit®
6 Ferrum Verla®
7 CosmoFer®
8 Ferrlecit®
9 Venofer®

dung erfolgt nahezu ausschließlich mit abgestoßenen Epithelzellen (Nägel, Haare, Fäzes), sehr geringfügig dagegen mit dem Urin, Gallensaft und Schweiß.

19.3.3 Eisenvergiftung

Eisenverbindungen können bei Erwachsenen selten, bei Kindern und Kleinkindern jedoch häufig tödlich wirken. Die Letaldosis für 1- bis 3-jährige Kinder beträgt 2 g Eisensulfat. Nach 0,5–2 h entwickelt sich eine **hämorrhagische Gastroenteritis** gefolgt von Übelkeit, heftigem Erbrechen, Diarrhö und durch Vasodilatation ein Kreislaufschock, der zu den ersten Todesfällen führt. Bei Patienten, die sich vorübergehend erholen, folgen nach etwa 24 h erneut starker Blutdruckabfall, Krämpfe und eine toxische Hepatitis mit weiteren Todesfällen. Nach Überleben der Vergiftung bleiben häufig schwere Narben im Bereich des Magens (**Pylorusstenose**) und gelegentlich Leberschäden zurück.

Therapie mit Deferoxamin

Die Therapie der akuten Eisenvergiftung besteht in der Auslösung von Erbrechen, Magenspülung mit warmer Kochsalzlösung (ggf. mit **1,5% NaHCO₃** zur Präzipitierung schwer löslichen Eisencarbonats; dabei kann die CO_2-Gasbildung allerdings auch Rupturen auslösen), Darmlavage (nicht resorbierte Tabletten sind im Röntgen sichtbar), sowie der frühestmöglichen Gabe von **Deferoxamin**[10].

Deferoxamin ist eine schwache Base aus Streptomyces pilosus, die eine hohe Affinität zu Eisen besitzt und mit diesem Chelate bildet, die vom Darm nicht mehr resorbiert oder aus dem Blut leicht über die Nieren eliminiert werden. Bei eingeschränkter Nierenfunktion sollte Deferoxamin nur mit besonderer Vorsicht angewendet werden, im ersten Drittel der Schwangerschaft nur bei vitaler Indikation, da im Tierexperiment teratogene Wirkungen nachgewiesen worden sind. Überdosierung von Deferoxamin ist zu vermeiden, da es selbst Urticaria, Exantheme, Fieber, Blubildveränderungen, Leber- und Nierenfunktionsstörungen, gastrointestinale Reizerscheinungen, Hypotonie, Hörstörungen und Linsentrübung verursachen kann.

Bei chronischer Eisenüberladung kann **Deferasirox**[11] angewendet werden, das selektiv dreiwertiges Eisen bindet, Kupfer und Zink aber unbeeinflusst lässt.

> **Dosierung**
>
> **Deferoxamin/Deferasirox:**
> - ▬ Akute Eisenvergiftung:
>   - – 5–10 g Deferoxamin in 100 ml physiologischer Salzlösung per Magensonde, bei schwerer Intoxikation 1–2 g i.m., ggf. (z. B. bei Schock!) für 3 Tage als Dauerinfusion mit 15 mg/kg KG/h
> - ▬ Chronische Eisenvergiftung:
>   - – Deferoxamin; alternativ: Deferasirox (initial: 20 mg/kg KG)
>   - – Bei Hämoglobinwerten >11,5 g/100 ml regelmäßig Aderlässe (ca. 500 ml/Woche)

19.4 Makrozytäre Anämien

Makrozytäre (syn.: megaloblastäre) Anämien beruhen auf einer gestörten Reifung der Erythrozyten mit Bildung von Megalozyten und dem Bild einer hyperchromen makrozytären Anämie infolge eines **Vitamin-B₁₂-Mangels** oder eines **Folsäuremangels**. Auch die Leuko- und Thrombopoese ist (in geringerem Ausmaß) betroffen. Folsäure wird im Stoffwechsel zur Tetrahydrofolsäure reduziert, und ermöglicht dann über aktivierte C1-Bruchstücke, speziell über N5,N10-Methylenyltetrahydrofolat, die Synthese von Thymidylat aus Deoxyuridylat, wobei nachfolgend aus N5-Methyltetrahydrofolat durch **Cobalamin** (Vitamin B₁₂) Tetrahydrofolsäure unter gleichzeitiger Umwandlung von Homocystein zu Methionin wieder gewonnen wird. Die Thymidinsynthese, die somit von der Präsenz sowohl der Folsäure als auch des Vitamin B₁₂ abhängt, ist essentiell für die Bildung der Erythrozyten.

19.4.1 Perniziöse Anämie (Vitamin-B₁₂-Mangel)

Physiologische und pathophysiologische Vorbemerkungen

Vitamin B₁₂ wird normalerweise zusammen mit dem **Intrinsic Factor**, einem Glykoprotein, das in den Parietalzellen der Magenschleimhaut gebildet wird, im Ileum resorbiert. Im Blut werden Cyano- und Hydroxocobalamin an Transcobalamin I–III gebunden. Transcobalamin II erleichtert die zelluläre Aufnahme des Vitamins, Transcobalamin I und III dienen als Depotproteine. Die Cobalamine werden hauptsächlich in der Leber gespeichert, wo sie auch in die metabolisch wirksamen Coenzyme Methylcobalamin und 5'-Desoxyadenosylcobalamin umgewandelt werden. Erkrankungen des Magens (atrophische Gastritis, Resektionen), Bildung von Autoantikörpern gegen Parietalzellen und gegen Intrinsic Factor (M. Biermer) oder des Ileum (z. B. M. Crohn) können daher durch Magel an Intrinsic Factor einen sekundären Vitamin-B₁₂-Mangel verursachen. Weitere Ursachen eines Vitamin-B₁₂-Mangelsyndroms sind rein pflanzliche Ernährung, verminderte Utilisation (selten), Mangel an Transcobalamin II oder vermehrter Bedarf. Wegen der großen Speichervorräte (Leber: 1000–2000 µg) manifestiert sich ein Vitamin-B₁₂-Mangel erst nach mehreren Jahren. Eine Intrinsic-factor-unabhängige Resorption tritt nur bei mehr als 1000 µg Cobalamin auf (täglicher Bedarf 1–5 µg).

Vitamin B₁₂ ist ein Corrinoid mit zentralem Cobaltatom. Im Blut liegt es zu etwa 70% als Methylcobalamin, in der Leber dagegen als 5'-Desoxyadenosyl- und Hydroxocobalamin vor. Cobalamine dienen als Coenzyme im C1-Stoffwechsel und damit der Purin- und Pyrimidinsynthese, sowie der Synthese von Methionin, Methylierungsreaktionen und der Bildung der Myelinscheiden im Nervensystem. Letzteres führt dazu, dass beim Vitamin-B₁₂-Mangel neben der makrozytären, hyperchromen Anämie typischerweise **neurologische Ausfälle**

---

10 Desferal®
11 EXJADE®

im peripheren und zentralen Nervensystem auftreten (**funikuläre Myelose**, Polyneuropathie) auftreten.

Behandlung mit Cobalaminen

Während die orale Gabe von Vitamin B_{12} nicht sinnvoll ist wegen der Antikörper gegen Intrinsic factor, führt die parenterale Gabe von **Vitamin B_{12}** (= Cyanocobalamin) innerhalb weniger Tage zu starker **Vermehrung der Retikulozyten** sowie zur Normalisierung der Erythrozyten-, Leukozyten- und Thrombozytenzahl im Blut. Auch die Epithelveränderungen im Intestinaltrakt bilden sich mit Ausnahme der Magenschleimhautatrophie und Achylie rasch zurück. Die Rückbildung neurologischer Störungen erfordert falls überhaupt möglich, Jahre. Mit Ausnahme von Vitamin-B_{12}-Mangel gibt es keine gesicherte Indikation für die Anwendung von Cobalaminen.

Unerwünschte Wirkungen. **Cyanocobalamin**[12] und **Hydroxocobalamin**[13] sind gut verträglich. Allergische Reaktionen sind selten und beruhen normalerweise auf Verunreinigungen. Gelegentlich werden Antikörper gegen den Hydroxocobalamin-Transcobalamin-II-Komplex gebildet. Bei hochgradiger perniziöser Anämie kann Cobalamin-Zufuhr die Erythropoese so stark stimulieren, dass es zu Eisen- und Folsäuremangel sowie zu Hypokaliämie kommt, die entsprechende Substitutionen erforderlich machen. Cobalamin- und Folsäure-haltige Leberextrakte sollen nicht angewendet werden, da sie oral nicht sicher wirken und parenteral schwere allergische Reaktionen auslösen können.

Pharmakokinetik. Bei Mangel an körpereigenem Intrinsic Factor gelangen auch nach hoher Dosierung nur ca. 1% des oral angebotenen Vitamin B_{12} ins Blut. Auch die orale Gabe von Intrinsic Factor menschlicher oder tierischer Herkunft ist nicht hilfreich, da bei ca. 70% der Patienten mit perniziöser Anämie **Antikörper** gegen den menschlichen Intrinsic Factor vorhanden sind und gegen tierischen rasch gebildet werden. Dosen von ≥1000μg sind nicht sinnvoll, da sie schnell renal eliminiert werden. Die Ausscheidung von Hydroxocobalamin ist geringer als die von Cyanocobalamin, da es stärker an Transcobalamin I gebunden wird. Normalerweise werden 3–7 μg Vitamin B_{12} täglich mit den Verdauungssekreten, hauptsächlich mit der Galle, in den Darm abgegeben, wovon bis auf ca. 1μg/d der Rest bei Anwesenheit von Intrinsic Factor im Ileum rückresorbiert wird.

┌─ **Dosierung** ───────────────────────
Korrektur des Vitamin-B_{12}-Mangels:
- 100 μg Cobalamin pro Tag i.m. oder i.v.
- Zur Dauerbehandlung: 100 μg /Monat
- Ggf. muss auch Folsäure substituiert werden (ca. 1–2 mg/d)
└────────────────────────────────────

19.4.2 Folsäuremangelanämie

Pathophysiologische Vorbemerkungen

Folsäure ist wie auch Vitamin B_{12} in den Stoffwechsel der C_1-Einheiten eingebunden (s. o.). Daher löst Folsäuremangel

löst die gleiche Symptomatik (makrozytäre hyperchrome Anämie) aus wie ein Vitamin-B_{12}-Mangel. Im Gegensatz dazu fehlen aber die neurologischen Ausfallserscheinungen. Ein Folsäuremangel kann alimentär bei einseitiger Ernährung auftreten (Alkoholiker, Greisenalter), bei Resorptionsstörungen (z. B. Sprue), während Gravidität, und iatrogen bei Therapie mit Folsäureantagonisten (z. B. **Methotrexat**[14] ► Kap. 11.2), ferner mit **Pyrimethamin**[15] (► Kap. 10.3.5), **Phenytoin**[16], **Primidon**[17], Barbituraten, gelegentlich aber auch bei Anwendung oraler Kontrazeptiva (Hemmung der Folatdekonjugierung in der Darmmukosa). Folsäuremangel während der Gravidität kann Neuralrohrdefekte (Spina bifida) verursachen.

Behandlung mit Folsäure

Folsäure ist hitzelabil und kommt in grünem Gemüse vor. Der normale tägliche Bedarf beträgt etwa 1–2 mg. Ein Mangel kann durch entsprechende Ernährung vermieden werden. Folsäure wird nach Dekonjugierung hauptsächlich im Jejunum durch aktiven Transport resorbiert. Ein Teil wird in Leber, Nieren und endokrinen Organen gespeichert, der andere Teil an Plasmaeiweiß gebunden. Bei normalem Folsäuregehalt des Organismus werden 40–60% der Dosis innerhalb 24 h mit dem Urin ausgeschieden, bei Folsäuremangel weniger.

Gelegentlich ist eine Substitution erforderlich, z. B. bei hämolytischen Anämien, Thalassämie, Sichelzellanämie, Dauerhämodialyse oder Malabsorptionssyndrom, sowie während Gravidität. Wichtigste **Indikation** der **Folsäure**[18] ist aber die **Folsäuremangelanämie**. Folsäurezufuhr führt hier innerhalb von 2–4 Tagen zum Retikulozytenanstieg sowie im Verlauf von 2–3 Wochen zur Normalisierung des Blutbildes. **Ascorbinsäure**[19] muss ggf. ebenfalls gegeben werden, da Ascorbinsäure die oxidative Inaktivierung der Tetrahydrofolsäure verhindert.

Unerwünschte Wirkungen sind kaum bekannt. Dagegen bestehen bekannte **Interaktionen** hinsichtlich der Abschwächung der antikonvulsiven Wirkung von **Phenobarbital**[20], **Phenytoin** und **Primidon**[17].

┌─ **Dosierung** ───────────────────────
Folsäure:
- Initialbehandlung: 15 mg/Tag Folsäure oral, oder bei schweren Diarrhöen 5 mg/d parenteral (i.v., s.c., i.m.) über ca. 3–4 Wochen bis die Folatkonzentration im Serumnormalisiert ist (3–20 ng/ml)
- Erhaltungsdosis:1–5 mg/d p.o.
- Bei chronischen hämolytischen Anämien, Thalassämie, Sichelzellanämie: 1–2 mg/d oral
▼
└────────────────────────────────────

---

12 Vitamin B12 Lichtenstein®, Vitamin B12 JENAPHARM®
13 B12 Depot-Rotexmedica®, B12-Depot-Hevert®
14 Metex, MTX HEXAL®
15 Daraprim®
16 Zentropil, Phenhydan®, Phenytoin AWD®
17 Mylepsinum, Liskantin®, Primidon Holsten®
18 Folsan®, Folsäure-ratiopharm, Folcur®
19 Cebion®, Cetebe® Vitamin C
20 Luminal®

- Behandlung einer Intoxikation mit Folsäure-Antagonisten (z. B. Methotrexat): innerhalb von 12 h 75 mg Calciumfolinat[21] i.v., gefolgt von 4-mal 12 mg i.m. alle 6 h (gesamt 24 h). Bei der sog. Calciumfolinat-Rescue wird die Behandlung für mindestens 72 h fortgesetzt.
- Prävention fetaler Neuralrohrdefekte: 0,4–0,8 mg/d peroral beginnend 1 Monat vor der geplanten Konzeption. Frauen, die bereits ein Kind mit Neuralrohrdefekt geboren haben, erhalten 4 mg/d.

19.5 Sonstige Anämien

Neben diesen häufigen Formen der der Anämie gibt es zahlreiche weitere:
- Akute Anämie durch Blutverluste (Unfall, Operation)
- Hämolytische Anämien (mechanisch; infektiös: Malaria; medikamentös z. B. durch Penicillin, Cephalosporine, α-Methyldopa, Phenacetin)
- Störungen der Hämoglobinsynthese: Thalassämie, Sichelzellanämie
- Störungen des Erythrozytenstoffwechsel: Pyrovatkinasemangel, Glukose-6-Phosphatdehydrogenasemangel
- Marchiafava-Anämie
- Aplastische Anämien
- Anämien durch korpuskuläre Defekte (Sphärozytose)
- Anämien durch extrakorpuskuläre (erworbene) Defekte (Autoimmunhämolyse durch Wärmeantikörper oder Kälteantikörper)

Wenn möglich sollte die Ursache ausgeschaltet werden (Malaria; auslösende Medikamente). In einigen Fällen kann eine Splenektomie die Hämolyse vermindern (evtl.bei: Sphärozytose, Pyruvatkinasenmangel, Thalassämie). Bei Glukose-6-Phosphatdehydrogenasemangel muss die Einnahme von Chinin, Primaquin, Chloroquin, Sulfonamiden, Acetylsalicylsäure etc. vermieden werden. Ansonsten sind oft nur Bluttransfusionen hilfreich. Die Bluttransfusion erfolgt in einem qualitätsgesicherten System mit einzuhaltenden rechtlichen Vorgaben (Transfusionsgesetz, Richtlinien zur Blutgruppenbestimmung und Bluttransfusion). Vorgeschriebene Untersuchungen sind: Blutgruppenbestimmung, Antikörpersuchtest und Kreuzprobe, am Patientenbett der Identitätstest (**Bedside-Test**).

Transfusionen bei akuter Anämie. Bei Blutverlusten von >20% (oder Hb <7–9 g/dl) ist in der Regel eineTransfusion notwendig. Bei älteren, intensivpflichtigen Patienten mit Herz- oder Atemwegserkrankungen kann dies auch bereits bei einem Hb von 11–12 g/dl indiziert sein. Bei Abfall des Hb unter 4,5–5 g/dl ist die Substitution meist dringend indiziert. Vor elektiven Eingriffen mit einem erwarteten Blutverlust von >1 l sollte der Patient über eine mögliche Eigenblutspende aufgeklärt werden.

Therapie der chronischen Anämie. An chronische Anämien sind Patienten oft so gut adaptiert, dass eine supplementierende Therapie (Eisen-, Vitamin-B_{12}-, Folsäuresubstitution) genügt. Eisen kann aber auch problematisch sein, da sich z. B. bei der Thalassaemia major eine Hämosiderose entwickeln kann, die ggf.mit Deforaxamin behandelt werden muss.

Auswahl des Blutpräparates. Für die Transfusion werden zumeist Erythrozytenkonzentrate (in der Onkologie zur Vermeidung einer Antikörperbildung gegen HLA-Merkmale leukozytendepletierte Erythrozytenkonzentrate) verwendet. Bei immun-inkompetenten Patienten werden bestrahlte Präparate (30 Gy) einer im AB0-Blutgruppensystem möglichst identischen Blutgruppe verwendet. Rh-negative Frauen im gebärfähigen Alter und Kinder sollen Rh-negative Erythrozytenkonzentrate erhalten. **Unerwünschte Wirkungen** können Hämolysen, Fieber, Hypervolämie, allergische Reaktionen, Posttransfusionspurpura, Citratintoxikation, Hypothermie und Infektübertragung sein.

> ┌─ Dosierung ─────────────────────────
> **Erythrozytenkonzentrat:**
> - Faustregel: Bei einem 70 kg schweren Erwachsenen führt 1 Erythrozytenkonzentrat zu einem Hb-Anstieg um ca. 1 g/dl (normale Erythrozytenlebenszeit: ca. 120 Tage).

19.6 Substitution bei Thrombozytopenie

Thrombozytopenien mit Werten von ≤30.000/ml oder bei Blutungen ist eine Indikation für Thrombozytenkonzentrate gegeben. Relative Kontraindikationen sind: thrombotisch-thrombozytopenische Purpura (TTP), posttransfusionelle Purpura und Heparin-induzierte Thombozytopenie, da hier das Blutungs- bzw. Thromboembolierisiko durch die Gabe von Thrombozyten wesentlich gesteigert werden kann. Für diese Erkrankungen gibt es besondere Therapieverfahren. Bei Thrombozytopenien anderer Genese stehen »gepoolte« Thrombozyten zur Verfügung (als therapeutische Einheit aus bis zu 5 einzelnen Vollblutspenden hergestellt) und Thrombozyten aus der Apherese eines Blutspenders. Bei chronisch transfusionspflichtigen Patienten werden wegen des vermuteten niedrigeren Risikos einer HLA-Sensibilisierung Apheresethrombozyten empfohlen.

> ┌─ Dosierung ─────────────────────────
> **Thrombozyten:**
> - Faustregel: Durch ein Präparat mit 2-mal 10^{11} Thrombozyten ist bei einem normalgewichtigen Patienten ein Anstieg der Thrombozyten um etwa 10.000/µl eine Stunde nach der Transfusion zu erwarten (normale Thrombozytenlebenszeit: 7–11 Tage).

---

21 Calciumfolinat-GRY, Ribofolin, Calciumfolinat HEXAL®

In Kürze

Bei Anämien und Blutbildungsstörungen muss je nach Ursache, Verlauf und Schweregrad unterschiedlich therapiert werden. Folgende Behandlungsprinzipien und Wirkstoffklassen sollten Sie kennen:

- Wachstumsfaktoren: Erythropoetin, GM-CSF, Thrombopoetin
- Eisensubstitution (oral: Eisen(II)-Verbindungen; parenteral: Eisen(III)-Verbindungen) und Therapie der Eisenüberladung mit Deferoxamin)
- Vitamin-B_{12}-Substitution
- Folsäuresubstitution

Bei akuten Anämien, z. B. infolge Blutverlustes muss transfundiert werden, zumeist in Form von Erythrozytenkonzentraten. Bei Aplasien und renalen Anämien kann Erythropoetin erfolgreich sein.

Bei hämolytischen Anämien ist die Ursache zu ermitteln und ggf. abzustellen oder zu therapieren. Nicht selten sind diese durch Arzneimittel ausgelöst oder aggraviert. Eisengabe kann hierbei einer Hämosiderose Vorschub leisten.

Weiterführende Literatur ▶ www.springer.com

20 Arteriosklerose und Durchblutungsstörungen

R.H. Böger, K. Sydow

20.1 Arteriosklerose

20.1.1 Definition, Pathophysiologie und Konsequenzen für die Therapie

Allgemein

Die Arteriosklerose ist eine systemische Erkrankung, die die Intima großer und mittelgroßer Arterien betrifft. Kardiovaskuläre Erkrankungen, insbesondere die koronare Herzerkrankung, sind die häufigste Todesursache in den Industriestaaten.

Das intakte Endothel als antiatherogenes Schutzschild

Ein intaktes Endothel spielt eine zentrale Rolle in der vaskulären Homöostase und limitiert die Entwicklung der Arteriosklerose. Ein wichtiger antiarteriosklerotischer Mediator ist dabei das Stickstoffmonoxid (NO), das im Endothel aus L-Arginin synthetisiert wird. Die Bedeutung eines intakten Endothels ist nicht nur beschränkt auf die Regulation des Gefäßtonus, sondern es reguliert auch die Thrombozytenaktivität, die Leukozytenadhäsion und die Proliferation glatter Gefäßmuskelzellen.

Eine endotheliale Dysfunktion ist das initiale pathophysiologische Korrelat der Arteriosklerose. Die Verfügbarkeit von biologisch aktivem NO ist im Rahmen einer endothelialen Dysfunktion deutlich eingeschränkt. Kardiovaskuläre Risikofaktoren vermindern die Endothelfunktion und sind in der Lage, arteriosklerotische Veränderungen auszulösen, ohne dass dafür ein physikalischer Endothelschaden nötig ist.

Inflammation als wichtiger Pathomechanismus der Arteriosklerose

Ein intaktes Endothel ist in der Lage, sich einem verlängerten Kontakt von Leukozyten und Monozyten zu widersetzen. Kommt es jedoch zu einer endothelialen Dysfunktion mit resultierender inflammatorischer Aktivierung der Endothelzellen, so nimmt die Expression zahlreicher Leukozyten-Adhäsionsmoleküle durch die Endothelzellen zu. Sobald es zu einer Adhäsion der Zellen an die aktivierte Endothelzellschicht gekommen ist, erfolgt eine Chemokin-vermittelte Diapedese der Monozyten zwischen den intakten Endothelzellen mit Penetration in die Tunica intima, der innersten Schicht der Arterienwand. Sobald sich die Monozyten in der Intima niedergelassen haben, eignen sie sich die Eigenschaften von Gewebsmakrophagen an. Im Atherom exprimieren diese Makrophagen **Scavenger-Rezeptoren**, die durch Oxidation und/oder Glykosylierung modifizierte Lipoproteinpartikel binden und internalisieren. Diese Vorgänge führen zur Ausbildung von **Schaumzellen**, die sich durch eine Akkumulation von Lipidtröpfchen im Zytoplasma auszeichnen und proinflammatorische Zytokine sezernieren, die wiederum zu einer Verstärkung der regionalen inflammatorischen Antwort führen, und induzieren die Bildung reaktiver Sauerstoffspezies. Durch die Produktion von Matrix-Metalloproteinasen ist der aktivierte mononukleäre Phagozyt in der Lage, extrazelluläre Matrix zu degradieren, die der fibrösen Kappe des atheromatösen Plaques Stabilität verleiht. Bei einer Ruptur dieser durch Umbauvorgänge immer fragiler werdenden fibrösen Kappe kommt es zur Adhäsion und Aggregation zellulärer Blutbestandteile und somit zu dem klinischen Bild eines akuten Gefäßverschlusses.

Klinische Konsequenzen

Ziel einer antiarteriosklerotischen Therapie muss es daher sein, die Funktion des Endothels aufrecht zu erhalten. Dies kann zum einen durch eine Modifikation kardiovaskulärer Risikofaktoren erfolgen, zum anderen durch direkte Interaktion mit dem Endothel bzw. der an der Pathogenese der endothelialen Dysfunktion beteiligten Vorgänge.

20.1.2 Klinische Entitäten der Arteriosklerose

Koronare Herzerkrankung (Angina pectoris – Myokardinfarkt)

Die koronare Herzerkrankung ist die Manifestation der Arteriosklerose an den Herzkranzarterien. In den Frühstadien der Entwicklung sind zunächst meist keine klinischen Symptome vorhanden, obwohl pathophysiologisch bereits eine verminderte Endothelfunktion, z. B. aufgrund von Lipideinlagerungen in die Gefäßwand, nachzuweisen ist.

Eine zunehmende Lumeneinengung des Gefäßes resultiert in einer myokardialen Minderversorgung mit Sauerstoff. Diese äußert sich klinisch meist als Angina pectoris (»Brustenge«) – thorakale Schmerzen und/oder Dyspnoe, klassisch unter körperlicher und psychischer Belastung stärker ausgeprägt als in Ruhe. Diese Form der Angina pectoris wird auch als **stabile Angina pectoris** bezeichnet. Charakteristisch ist die Besserung der Symptomatik nach Nitroglycerin-Gabe. Bei älteren Patienten und insbesondere bei Diabetikern mit diabetischer Polyneuropathie können diese typischen Anginapectoris-Beschwerden maskiert sein, so dass es zu stummen Ischämien kommen kann.

Krisenhafte akute Myokardischämien in Ruhe sind in der Regel die Folge einer Plaqueruptur bzw. Plaqueerosion der dünnen fibrösen Kappe. Nachfolgend kommt es zur Thrombozytenadhäsion und –aggregation im Bereich des Intima-Einrisses, zur Bildung eines Thrombus, der zu einer hochgradigen Reduktion des Blutflusses (**instabile Angina pectoris**) oder auch zu einem vollständigen Verschluss des betroffenen Gefäßes führen kann (**akuter Myokardinfarkt**). Charakteristischerweise sind die klinischen Beschwerden progredient, nur verzögert oder auch gar nicht auf Nitrogabe ansprechbar und nicht über einen längeren Zeitraum kupierbar, sowie häufig begleitet von einer vegetativen Symptomatik.

Periphere Gefäßerkrankung (periphere arterielle Verschlusserkrankung)

Auch für die periphere arterielle Gefäßerkrankung (pAVK, »Schaufensterkrankheit«) stellt die Arteriosklerose das wesentliche pathophysiologische Korrelat dar. Unter den klassischen kardiovaskulären Risikofaktoren kommt in der Pathogenese der pAVK insbesondere dem chronischen Nikotinkonsum und dem Diabetes mellitus eine wichtige Bedeutung zu. Darüber hinaus leiden Patienten mit pAVK sehr häufig nicht nur an einer Progression der peripheren Durchblutungsstörung, sondern sie zeigen auch ein signifikant erhöhtes Risiko für die Entwicklung einer koronaren Herzkrankheit und eine signifikant erhöhte Gesamtmortalität.

Am häufigsten (90%) ist die Blutversorgung der unteren Extremität betroffen, wobei je nach Lokalisation der Stenosen eine pAVK vom Beckentyp (35%), Ober- (50%), bzw. Unterschenkeltyp (15%) unterschieden wird. Die klinische Einteilung der pAVK erfolgt nach Fontaine in 4 Stadien.

Stadieneinteilung der pAVK nach Fontaine:

- Stadium I: Beschwerdefreiheit
- Stadium II: Schmerzen bei Belastung (Claudicatio intermittens)
  - IIa: Gehstrecke > 200 m
  - IIb: Gehstrecke < 200 m
- Stadium III: Schmerzen in Ruhe
- Stadium IV: trophische Störungen (Ulcera, Nekrosen, Gangrän)

Nichtarteriosklerotische periphere Durchblutungsstörungen können durch **embolischen Verschluss** einer Arterie hervorgerufen werden (z. B. bei Patienten mit Vorhofflimmern). Im Gegensatz zur chronisch-ischämischen Extremität bei arteriosklerotischer Verschlusskrankheit liegen bei einem plötzlichen embolischem Verschluss der Extremität keine Umgehungskreisläufe (Kollateralen) vor, so dass die Viabilität der Extremität akut gefährdet ist. Daher ist diese notfallmäßig chirurgisch/interventionell durch Embolektomie zu behandeln, da die Ischämietoleranz des Gewebes ohne Kollateralzirkulation nur 4–6 h beträgt.

Aneurysmen peripherer Gefäße können einseitige distale Mikroembolien mit erheblichen Durchblutungsstörungen verursachen, so dass bei distalen arteriellen Durchblutungsstörungen proximale Aneurysmen auszuschließen sind.

Ein Sonderfall nicht-arteriosklerotischer Genese der peripheren arteriellen Durchblutungsstörung ist die **Thrombangiitis obliterans**, die zu schweren Nekrosen der Extremitäten, bis hin zum Extremitätenverlust führen kann. In der Pathogenese dieser Erkrankung spielt das Zigarettenrauchen eine entscheidende Rolle. Die Krankheit tritt vorwiegend bei (jüngeren) starken Rauchern auf.

Zu den idiopathischen vasospastischen Erkrankungen zählt das **Raynaud-Syndrom**, das durch Spasmen der Fingerarterien und des Hohlhandbogens hervorgerufen wird. Es besteht aus dem Wechsel zwischen Abblassung der Finger mit nachfolgender Zyanose, die von einer reaktiven Hyperämie mit roten Fingern abgelöst wird (Trikolore-Phänomen).

Häufig treten Gefäßprobleme bei Diabetes mellitus auf, die sowohl die großen (**Makroangiopathie**) als auch die kleinen Gefäße (**Mikroangiopathie**) betreffen.

Zerebrale Gefäßerkrankung (TIA – Insult)

Die klinischen Konsequenzen zerebraler Durchblutungsstörungen sind nach der koronaren Herzerkrankung und malignen Tumoren die dritthäufigste Todesursache. Die Häufigkeit zerebraler Durchblutungsstörungen steigt mit dem Alter.

Etwa 80% der Schlaganfälle sind bedingt durch eine zerebrale Ischämie, während bei ca. 15% eine zerebrale Blutung ursächlich ist. Die verbleibenden 5% sind bedingt durch eine Blutung aus einem Aneurysma oder einer arteriovenösen Fehlbildung. Hämodynamisch verursachte Insulte entstehen durch einen akuten Arterienverschluss. Der Verschluss erfolgt durch lokale Thrombenbildung bei bereits bestehender Stenose auf dem Boden einer lokal präexistierenden Arteriosklerose oder durch einen arteriellen bzw. kardialen Thrombus. Bei Vorliegen einer hochgradigen Stenose oder eines kompletten Verschlusses kann ein systemischer Blutdruckabfall in einer zerebralen Ischämie resultieren.

Bei **transienten ischämischen Attacken** (TIA) kommt es zu neurologischen Ausfällen, die pathognomonisch nach 24 h vollständig abgeklungen sind. Die Mortalität ist bei Patienten mit TIA erhöht, die häufigste Todesursache dabei ist der Myokardinfarkt. Das Risiko, in den kommenden Monaten nach einem TIA-Ereignis einen Schlaganfall zu erleiden, ist deutlich erhöht. Daher sollte eine TIA dringlich diagnostisch abgeklärt werden.

Arterielle Verschlusskrankheit der abdominellen Arterien

Chronische arterielle Durchblutungsstörungen des Darms präsentieren sich klinisch durch Schmerzen im Bereich des Abdomens, die charakterischerweise ca. 15–30 min nach der Nahrungsaufnahme einsetzen (Angina abdominalis). Klinisch sind diese Patienten häufig charakterisiert durch eine Gewichtsabnahme aufgrund reduzierter Nahrungsaufnahme aus Angst vor Schmerzen. Kommt es zu einer Chronifizierung der arteriellen Durchblutungsstörung des Darms, entwickelt sich eine ischämische Kolitis. Das ausgeprägte und potenziell letale Stadium stellt der akute Verschluss einer Mesenterialarterie mit Mesenterialinfarkt dar. Dabei kommt es zunächst zu heftigen kolikartigen abdominellen Schmerzen, gefolgt von einem Intervall relativer Beschwerdefreiheit von mehreren Stunden. Nach diesem Stadium der vermeintlichen Beschwerdebesserung kommt es zur Ausbildung eines fulminanten Krankheitsbildes mit Schocksymptomatik, paralytischem Ileus und Durchwanderungsperitonitis.

Erektile Dysfunktion

Die erektile Dysfunktion ist definiert als die Unfähigkeit, eine penile Erektion zu erreichen oder aufrechtzuerhalten, die für ein befriedigendes Sexualleben ausreicht. Die Prävalenz der erektilen Dysfunktion nimmt von 2,3% in der 3. Lebensdekade auf 53,4% in der 7. Lebensdekade zu. Darüber hinaus besteht ein Zusammenhang mit Komorbiditäten wie koronare Herzerkrankung, Diabetes mellitus und arterieller Hypertonus.

Für eine intakte Erektionsfähigkeit ist ein ungestörtes Zusammenspiel zwischen Gefäßen, Nerven, Hormonen und der Psyche von Voraussetzung. Daher spielen sowohl organische als auch psychogene Faktoren bei der Entwicklung der erektilen Dysfunktion eine bedeutende Rolle. Unter den organischen Ursachen kommt den Gefäßveränderungen (arteriell und venös) – insbesondere aufgrund des in epidemiologischen Studien gezeigten Zusammenhangs von erektiler Dysfunktion mit chronischen Erkrankungen (Diabetes mellitus, koronare Herzerkrankung, arterieller Hypertonus, Hyperlipidämie, Nikotinabusus, etc.) – eine zentrale Rolle zu.

20.1.3 Kardiovaskuläre Risikofaktoren

Klassische kardiovaskuläre Risikofaktoren

Arterielle Hypertonie. Das kardiovaskuläre Risiko steigt kontinuierlich ohne Schwellenwert mit der Höhe des Blutdrucks. Bereits dauerhaft hochnormale Blutdruckwerte (130–139/ 85–89 mmHg) sind mit einem erhöhten kardiovaskulären Risiko verknüpft. Als Zielwert der antihypertensiven Therapie wird ein systemischer Blutdruck von <130/85 mmHg angesehen. Als optimaler Blutdruck – insbesondere bei Patienten mit Diabetes mellitus, Herzinsuffizienz oder Niereninsuffizienz – wird ein Wert von ≤120/80 mmHg in Ruhe angestrebt.

Allgemeinmaßnahmen, die zur Erreichung dieses Zielwertes eingeleitet werden, umfassen eine engmaschige Gewichtskontrolle (1 kg Gewichtsreduktion führt zu ca. 2 mmHg Blutdrucksenkung), eine regelmäßige, dynamische Ausdaueraktivität, Vermeidung von Nikotinkonsum, Reduktion von Alkohol- und Kaffeekonsum, die Reduktion der Kochsalzzufuhr auf ca. 6 g/Tag und das Umstellen der Kost hin zu einer mediterranen Kostform. Darüber hinaus sollte berücksichtigt werden, ob auf bereits bestehende Hypertonie-assoziierte Medikamente (Corticosteroide, nichtsteroidale Antirheumatika, etc.) nicht verzichtet werden kann.

Sollte der Blutdruck trotz dieser Maßnahmen nach 6–12 Monaten weiterhin Werte >150 mmHg systolisch oder >95 mmHg diastolisch anzeigen, sollte mit einer medikamentösen antihypertensiven Therapie abhängig von Alter und Begleiterkrankungen des Patienten begonnen werden. Bei Patienten mit mittlerem oder höherem Risiko sollte eine medikamentöse Therapie bereits nach 3–6 Monaten bei Blutdruckwerten von ≥140/90 mmHg eingeleitet werden.

Diabetes mellitus. Patienten mit Diabetes mellitus haben ein hohes Risiko für kardiovaskuläre Ereignisse. Ziel bei diesem Patientenkollektiv ist nicht nur eine normoglykämische Blutzuckereinstellung (HbA1c <6,5%). In jüngster Zeit wird eine rigide Blutzuckereinstellung auf HbA1c-Werte <48 mmol/mol (<6,5%) kontrovers diskutiert. Vielmehr werden aktuell auch höhere HbA1c-Werte (bis 58 mmol/mol (7,5%) toleriert, da so die Anzahl hypoglykämischer Episoden deutlich reduziert werden kann. Neben einer adäquaten Blutzuckereinstellung sollte in diesem Kollektiv eine suffiziente Blutdruckeinstellung und Senkung der Blutfette, sowie eine Gewichtsreduktion mit einem Ziel-Body-Mass-Index (BMI) von 20–25 kg/m^2 angestrebt werden.

Rauchen. Die vollständige Aufgabe des Rauchens ist die wichtigste präventive Einzelmaßnahme zur Senkung des Risikos einer kardiovaskulären Erkrankung. Die Raucherentwöhnung kann durch Nikotinsubstitutionstherapie (Nikotinpflaster, Nikotinkaugummis) unterstützt werden; die langfristigen Abstinenzraten unter dieser Therapie sind aber nicht wesentlich günstiger als ohne.

Hyperlipidämie. Sowohl erhöhte LDL-Cholesterin- und Triglyzeridkonzentrationen, als auch erniedrigte HDL-Cholesterinkonzentrationen gehen mit einem erhöhten kardiovaskulären Risiko einher. Eine LDL-Cholesterinsenkung führt bei Patienten mit kardiovaskulären Erkrankungen zu einer verlangsamten Progression der Arteriosklerose, zu einer Reduktion kardiovaskulärer Ereignisse und der Letalität. Darüber hinaus führt eine Therapie mit Statinen (HMG-CoA-Reduktase-Inhibitoren) bei Patienten mit koronarer Herzerkrankung und/oder Diabetes mellitus auch unabhängig vom Ausgangswert des LDL-Cholesterins zu einer signifikanten Verbesserung der Prognose. Die Basis jeder fettmodifizierenden Therapie bilden Lebensstiländerungen wie Anpassung der Ernährung, Gewichtsreduktion und regelmäßiges körperliches Training. Dennoch kann meist nicht auf eine begleitende medikamentöse fettsenkende Therapie – bevorzugt mit Statinen – verzichtet werden.

> **Die derzeit gültigen Zielwerte der Blutfette betragen für:**
> - **LDL-Cholesterin <100 mg/dl (bei Zustand nach Myokardinfarkt möglichst <70 mg/dl)**
> - **HDL-Cholesterin <40 mg/dl**
> - **Triglyzeride <200 mg/dl**
>
> **Erhöhte Lipoprotein(a)-Konzentrationen führt insbesondere bei gleichzeitig erhöhten LDL-Cholesterinerhöhungen zu einer Steigerung der Arteriosklerose. Unter dieser Konstellation ist eine stärkere Senkung der LDL-Cholesterinkonzentrationen indiziert.**

Klassische kardiovaskuläre Risikofaktoren

- Arterieller Hypertonus
- Diabetes mellitus
- Rauchen
- Hypercholesterinämie

Sonstige Risikofaktoren

Alter. Die Arteriosklerose ist im Wesentlichen eine Erkrankung des mittleren und höheren Lebensalters. Die Inzidenz klinischer Manifestationen der Arteriosklerose nimmt mit dem Alter konsekutiv zu. Dies ist bedingt durch die Abnahme der Elastizität der Gefäße und die kumulative Exposition gegenüber kardiovaskulären Risikofaktoren.

Positive Familienanamnese. Selbst ohne bzw. bei Vorhandensein eines nur marginal erhöhten kardiovaskulären Risikoprofils kommt es in einigen Familien zu einem gesteigerten Auftreten kardiovaskulärer Erkrankungen. Meist liegt diesem eine besondere genetische Belastung zugrunde, wie z. B. eine familiäre Hypercholesterinämie. Durch den Einsatz moderner diagnostischer Technologien werden in naher Zukunft vermutlich weitere familiär gehäuft auftretende atherogene Gene identifiziert werden können.

Geschlecht. Aufgrund antiatherogener Wirkungen der Östrogene sind prämenopausale Frauen seltener von kardiovaskulären Erkrankungen betroffen als Männer gleichen Alters. Nach der Menopause nimmt jedoch die Inzidenz kardiovaskulärer Ereignisse bei Frauen im Vergleich zum gleichaltrigen männlichen Kollektiv deutlich zu. In jüngster Zeit zeichnet sich ab, dass sich das kardiovaskuläre Risiko auch bereits zwischen Männern und prämenopausalen Frauen zunehmend angleicht, unter anderem bedingt durch den steigenden Nikotinkonsum bei weiblichen Jugendlichen und jungen Frauen.

Ernährung. Der Verzehr von Fleisch und tierischen Fetten sollte gering gehalten werden. Zu empfehlen ist eine kaloriengerechte, ballaststoffreiche (>20 g/Tag) fettarme Kost mit nur geringem Anteil an gesättigten Fetten (<10% der Kalorien) und Cholesterin (<300 mg/Tag). Die Ernährung sollte reich an Vollkornprodukten, frischem Gemüse, Salat und Früchten, mit einem hohen Anteil an Omega-3-Fettsäuren (Seefisch, Walnüsse, etc.), sein. Als antiatherogen wird eine mediterrane und/oder asiatische Kost beschrieben. Moderater Alkoholkonsum (ca. 15 g/Tag) zeigt einen kardiovaskulär protektiven Charakter. Dies konnte insbesondere für Rotwein, aber auch für Weißwein und Bier gezeigt werden. Einschränkend ist aber zu sagen, dass bei einem höheren Alkoholkonsum (>30 g/Tag bei Männern, >20 g/Tag bei Frauen) die Morbidität zunimmt.

Übergewicht. Der **Body-Mass-Index** (BMI, Gewicht in kg geteilt durch das Quadrat der Körperlänge in Metern) und der Taillenumfang korrelieren mit der Häufigkeit von koronarer Herzerkrankung, Herzinsuffizienz, Diabetes mellitus Typ-2, arterieller Hypertonie und Fettstoffwechselstörungen. Anzustreben ist daher das Einhalten eines Normalgewichtes mit einem BMI <25 kg/m². Insbesondere ist auf die Elimination einer abdominellen Adipositas hinzuarbeiten. Der Bauchumfang sollte bei Frauen <80 cm und bei Männern <95 cm betragen.

Bewegungsmangel. Es besteht eine klare inverse Beziehung zwischen dem Auftreten kardiovaskulärer Erkrankungen und körperlicher Aktivität. Anzustreben ist daher ein aktiver Lebensstil mit regelmäßiger Ausdaueraktivität. Geeignet sind Tätigkeiten mit mäßiger Intensität in Form von Gehen, Joggen, Radfahren oder einer anderen Ausdauerbelastung. Allgemein lässt sich sagen, dass jedes Mehr an körperlicher Belastung über die Alltagsaktivitäten hinaus einen positiven Effekt besitzt.

Stress. Negativer Stress ist positiv korreliert mit dem Auftreten kardiovaskulärer Erkrankungen. Insbesondere Menschen mit einer Typ-A-Persönlichkeit (Hektik, Ehrgeiz, Aggressivität) und Typ-D-Persönlichkeit (**negative Affektivität, soziale Inhibition**) sind dabei überzählig häufig betroffen.

Psychosoziale Faktoren. Psychosoziale Risikofaktoren tragen zur Entstehung kardiovaskulärer Erkrankungen bei und beeinflussen deren Prognose negativ. Betroffen sind vor allem Patienten mit Depression und fehlendem sozialen und emotionalen Rückhalt.

> **Sonstige kardiovaskuläre Risikofaktoren**
>
> - Alter
> - Positive Familienanamnese
> - Geschlecht
> - Life-style
>   - Ernährung
>   - Übergewicht
>   - Bewegungsmangel
>   - Stress
>   - Psychosoziale Faktoren

Neuere kardiovaskuläre Risikofaktoren

Über die oben beschriebenen, seit relativ langem bekannten Risikofaktoren wird eine zunehmende Anzahl neuerer Risikofaktoren diskutiert, die zu einem erhöhten kardiovaskulären Risiko beitragen können. Generell gilt für diese potenziellen Risikofaktoren: ob sie ursächlich an der Entstehung der Arteriosklerose beteiligt sind oder ob sie eher als zusätzlicher Marker zur Abschätzung eines individuell erhöhten kardiovaskulären Risikos anzusehen sind, muss überwiegend noch in weiteren klinischen Studien geprüft werden.

> **Neuere kardiovaskuläre Risikofaktoren (Auswahl)**
>
> - Hoch-sensitives C-reaktives Protein (hs-CRP)
> - Eingeschränkte Nierenfunktion
> - Endotheliale Dysfunktion
> - Nicht-spezifische Inflammations-Marker (CD40-Ligand, Myeloperoxidase)
> - Lipoprotein(a)
> - Asymmetrisches Dimethylarginin (ADMA)
> - Homocystein
> - Reduzierte Anzahl zirkulierender endothelialer Progenitorzellen

Hochsensitives C-reaktives Protein (hs-CRP). Unter den neueren kardiovaskulären Risikofaktoren ist das hochsensitive C-reaktive Protein (hs-CRP) im Rahmen größerer klinischer Studien zum jetzigen Zeitpunkt am besten untersucht. Erhöhte hs-CRP-Konzentrationen korrelieren mit einem gesteigerten kardiovaskulären Risiko. Kürzlich konnte im Rahmen der **Women's Health Study** an 27.939 gesunden Frauen gezeigt werden, dass hs-CRP ein stärkerer Risikoprädiktor als LDL-Cholesterin ist und prädiktiv ist für ein erhöhtes Risiko in Personen ohne offensichtliche Hyperlipidämie. Darüber hinaus wird diskutiert, dass man durch die Bestimmung des hs-CRP zusätzliche Informationen zur Risikostratifizierung erhält. Es konnte gezeigt werden, dass Statine in der Lage sind, die hs-CRP-Konzentration zu senken. Im Rahmen der **JUPITER-Studie** (Justification for the Use of Statins in Primary Prevention: an Intervention Trial Evaluating Rosuvastatin) wurde jüngst nachgewiesen, dass eine Statin-Therapie mit Rosuvastatin die Inzidenz kardiovaskulärer Erkrankungen in Personen mit erhöhten hs-CRP-Plasmakonzentrationen, die noch nicht die aktuellen Kriterien für den Beginn einer lipidsenkenden Therapie treffen, reduzieren kann.

Moderne klinisch-diagnostische Tools zur Beurteilung eines kardiovaskulären Risikos. Im Einklang mit der steigenden Anzahl potenzieller kardiovaskulärer Risikofaktoren stehen zunehmend klinisch-diagnostische Tools zur Beurteilung des individuellen kardiovaskulären Risikos zur Verfügung. Zu nennen sind dabei die Messung der Endothel-abhängigen Vasodilatation und der Intima-Media-Dicke mittels Ultraschall, die Bestimmung des Knöchel-Arm-Index sowie die Ermittlung des Kalk-Scores mittels radiologischer Bildgebung.

20.1.4 Ermittlung des individuellen kardiovaskulären Risikos

Die Ermittlung eines individuellen kardiovaskulären Globalrisikos wird heute zunehmend für die Entscheidung über Interventionsstrategien herangezogen. In den letzten Jahren wurden dafür verschiedene Risiko-Scores wie z. B. der **Framingham-Risk-Score** und der **PROCAM (Prospective Cardiovascular Münster Study)**-Score etabliert. Anhand des PROCAM-Scores ist es möglich, Patienten mit kardiovaskulären Hochrisikomerkmalen zu identifizieren, die von einer umgehenden Einleitung einer nicht-medikamentösen (◘ Tab. 20.4) und medikamentösen antiarteriosklerotischen Therapie profitieren. Die unterschiedlichen Kategorien des PROCAM-Scores umfassen das Alter, Rauchgewohnheit, Myokardinfarkt in der Familie, systolischer Blutdruck, LDL-Cholesterin, HDL-Cholesterin, Triglyzeride und Diabetes mellitus. Es ergibt sich ein Summenscore, über den das individuelle Gesamtrisiko für ein schwerwiegendes kardiovaskuläres Ereignis (Tod, Myokardinfarkt) abgelesen werden kann. Derartig identifizierte Hochrisikopatienten besitzen ein Risiko ≥20% für schwerwiegende kardiovaskuläre Ereignisse innerhalb der nächsten zehn Jahre (PROCAM-Summenscore: >53).

> ❯ **Entscheidend ist die möglichst frühzeitige Erkennung eines Hochrisikopatienten mit umgehender Einleitung einer nicht-medikamentösen bzw. medikamentösen antiarteriosklerotischen Therapie.**

Nicht-medikamentöse Therapiemaßnahmen zur Reduktion des kardiovaskulären Risikos haben generell das Ziel, die oben beschriebenen Risikofaktoren zu reduzieren. Diese Maßnahmen müssen – ebenso wie die nachfolgend beschriebenen medikamentösen Therapiestrategien – ihre Wirksamkeit in klinischen Studien belegen; eine Forderung, die am besten für die Aufgabe des Rauchens, die Gewichtsreduktion und die körperliche Aktivität erfüllt ist. Nicht-medikamentöse Therapien reichen bei vielen Patienten zur Reduktion des kardiovaskulären Gesamtrisikos nicht aus, können aber immer die medikamentöse Therapie sinnvoll unterstützen.

Antiarteriosklerotische nicht-medikamentöse Therapie

- Vollständige Aufgabe des Rauchens
- Gewichtsreduktion (Ziel = BMI <25 kg/m²)

▼

- Körperliche Aktivität (Gehen, Joggen, Radfahren)
- Moderater Alkoholkonsum (maximal 15 g/Tag)
- Kaloriengerechte, ballaststoffreiche, fettarme Kost, geringer Anteil gesättigter Fette und Cholesterin (mediterrane, asiatische Kost)
- Vollkornprodukte, Gemüse, Salat, Früchte, Omega-3-Fettsäuren (Seefisch, Walnüsse, etc.)
- Stressreduktion
- Eliminierung psychosozialer Trigger

20.2 Medikamentöse Therapie der Arteriosklerose

Nicht-medikamentöse Therapiemöglichkeiten bilden die Grundlage des Risikofaktoren-Managements. Die Wahl der Strategie zur Modifikation der Risikofaktoren richtet sich heutzutage nicht nach der Therapie eines alleinigen Risikofaktors, sondern nach dem individuellen Gesamtrisiko des Patienten. Ist nach Ausschöpfung der Lebensstiländerungen noch keine zufrieden stellende Minimierung des atherogenen Risikos eingetreten, so erfolgt nun der Einsatz einer medikamentösen bzw. interventionellen Therapie.

20.2.1 Hemmung der Thrombozytenaktivierung

Acetylsalicylsäure

Die Acetylsalicylsäure[1] (ASS) ist ein irreversibler Inhibitor der Cyclooxygenase-1 (COX-1). Dadurch kommt es zur Hemmung der Thromboxan-A2-Synthese und damit zu einer abgeschwächten Aggregationsneigung der Thrombozyten. Der Einsatz von Acetylsalicylsäure in einer Dosierung von 75–100 mg/Tag ist bei Patienten mit klinisch manifester Arteriosklerose (koronare Herzkrankheit, periphere arterielle Verschlusskrankheit) indiziert; in der Primärprävention kardiovaskulärer Ereignisse richtet sich die Indikationsstellung nach dem kardiovaskulären Gesamtrisiko (s. o.). Bei bislang unbehandelten Patienten mit einem akuten atherothrombotischen Ereignis muss zu Therapiebeginn eine Loading-Dose von 500 mg Acetylsalicylsäure intravenös appliziert werden, um die Zeit bis zum Erreichen einer klinisch ausreichenden Hemmung der Thrombozytenaggregation zu verkürzen. Anschließend kann die Therapie mit der täglichen Erhaltungsdosis von z. B. 100 mg/Tag fortgesetzt werden.

Thienopyridine

Unter den Thienopyridinen sind die Substanzen **Ticlopidin**, **Clopidogrel** und **Prasugrel** zugelassen. Wegen des Risikos von Agranulozytosen sollte Ticlopidin nicht mehr verwendet werden. Clopidogrel[2] und Prasugrel[3] sind irreversible Inhibi-

---

1 ASS-ratiopharm®, ASS- 1 A Pharma®

2 Plavix®, Iscover®

3 Efient®

toren des P2Y12-Rezeptors der Thrombozyten, über den ADP die Aggregation stimuliert.

Bei mit ASS vergleichbar guter Wirksamkeit ist die Gabe von Clopidogrel als Reservemittel bei ASS-Unverträglichkeit oder bei Patienten, die Kontraindikationen für eine ASS-Gabe haben, indiziert. Sowohl Clopidogrel als auch Prasugrel sind Prodrugs, die nach intestinaler Resorption in der Leber zunächst in den aktiven Metaboliten umgewandelt werden müssen. Dies geschieht im Falle des Clopidogrel durch zwei Cytochrom-P450-Enzym-abhängige Schritte, im Falle des Prasugrel z. T. Cytochrom-P450-unabhängig. Daraus resultieren eine höhere metabolische Aktivierungsrate und eine geringere Anfälligkeit für interindividuelle Unterschiede und Arzneimittelinteraktionen für Prasugrel, woraus eine geringere Tagesdosis und eine gleichmäßigere Wirkung im Vergleich zu Clopidogrel hergeleitet werden können.

Im Rahmen der **TRITON-TIMI-38-Studie** an 13.608 Patienten mit akutem Koronarsyndrom zeigte sich, dass eine Kombination von Prasugrel und ASS einer Kombination von Clopidogrel und ASS in einer Reduktion des kombinierten, primären Endpunkts kardiovaskulärer Tod, nicht-tödlicher Myokardinfarkt und Schlaganfall überlegen war. Dieser Unterschied war besonders deutlich in der Gruppe mit nicht-tödlichem Myokardinfarkt. Es zeigte sich jedoch eine gesteigerte Rate an ernsthaften und tödlichen Blutungen unter der Prasugrel-Gruppe. Die Gesamtmortalität zwischen den beiden untersuchten Therapieregimes zeigte keinen signifikanten Unterschied.

Beim akuten Koronarsyndrom (**CURE-Studie**) sowie nach perkutaner Koronarintervention mit Stentimplantion hat sich die Kombinationstherapie mit Clopidogrel und ASS gegenüber der ASS-Monotherapie überlegen gezeigt. In Abhängigkeit vom verwendeten Stent-Typ (Bare-Metal- versus Drug-eluting-Stent) wird die kombinierte Gabe über verschieden lange Zeiträume empfohlen (mindestens 1 Monat beim Bare-Metal-Stent, mindestens 12 Monate beim Drug-eluting-Stent).

Ähnlich wie bei der ASS erfolgt zu Therapiebeginn eine Aufsättigung mit einer Ladungsdosis von 300–600 mg (Clopidogrel) bzw. 60 mg (Prasugrel), bevor die Therapie mit der Erhaltungsdosis von 75 mg/Tag (Clopidogrel) bzw. 10 mg/Tag (Prasugrel) fortgeführt wird. In Einzelfällen wird inzwischen eine erhöhte Erhaltungsdosis von 150 mg Clopidogrel/Tag verwendet.

Dosierung

Clopidogrel:
- Ladungsdosis 300–600 mg; Erhaltungsdosis 75 mg/Tag

Prasugrel:
- Ladungsdosis 60 mg; Erhaltungsdosis 10 mg/Tag

Dipyridamol

Dipyridamol[4] hemmt die thrombozytäre Phosphodiesterase, die für den Abbau von zyklischem Adenosinmonophosphat (cAMP) verantwortlich ist. Gleichzeitig hemmt es die Auf-

nahme von Adenosin in die Thrombozyten und in die Endothelzelle. Klinisch von Bedeutung ist dieser Wirkstoff in der Neurologie bei der Sekundärprävention eines erneuten Schlaganfalls. In einer aktuellen Metaanalyse der vorliegenden Studiendaten zum Dipyridamol einschließlich der **ESPRIT-Ergebnisse** und der **ESPS-2-Studie** wurde eine signifikante relative Risikoreduktion durch die Kombination retardiertem Dipyridamol und ASS gegenüber der ASS-Monotherapie von 18% bezüglich des kombinierten vaskulären Endpunkts gezeigt. Die Gabe einer Kombination von retardiertem Dipyridamol und ASS im Vergleich zur Clopidogrel-Monotherapie bei 20.332 Patienten mit ischämischem Insult über ca. 2,4 Jahre ergab für keinen der primären und sekundären Endpunkte eine signifikante Differenz in der Wirksamkeit (**PRoFESS-Studie**). Dabei zeigten sich unter der Kombinationstherapie jedoch tendenziell schwerwiegendere Blutungskomplikationen und es kam häufiger zu Therapieabbrüchen aufgrund von Kopfschmerzen.

Glykoprotein-IIb/IIa-Rezeptorantagonisten (GP-IIb/IIIa-Rezeptorantagonisten)

GP-IIb/IIIa-Rezeptorantagonisten führen zu einer ausgeprägten Thrombozytenaggregations-Hemmung, indem sie die Bindung von Fibrinogen an den aktivierten GP-IIb/IIIa-Rezeptor hemmen. Intravenöse GP-IIb/IIIa-Rezeptorantagonisten werden im Rahmen eines akuten Koronarsyndroms und je nach Indikation auch als zusätzlicher temporärer anti-aggregatorischer Schutz begleitend zu einer PCI und Stentimplantation appliziert und sind in der Lage, die Frühmortalität infolge akuter Stentthrombosenzu senken. Man teilt die GP-IIb/IIIa-Rezeptorantagonisten in zwei Gruppen ein: das Antikörperfragment Abciximab[5] und die niedermolekularen GP-IIb/IIIa-Rezeptorantagonisten **Eptifibatid**[6] und **Tirofiban**[7]. Für die orale Gabe niedermolekularer GP-IIb/IIIa-Rezeptorantagonisten konnte im Rahmen groß angelegter Studien bei längerfristiger Gabe keine Reduktion der kardiovaskulären Ereignisrate gezeigt werden (**SYMPHONY-Studie**), daher spielen diese Substanzen in der Dauertherapie keine Rolle.

20.2.2 Interaktion mit dem Fettstoffwechsel

Statine (HMG-CoA-Reduktase-Inhibitoren)

HMG-CoA-Reduktase-Inhibitoren (Statine) hemmen kompetitiv ein Schlüsselenzym der endogenen Cholesterinsynthese, die Hydroxymethylglutaryl-CoA-Reduktase, und werden daher auch als Cholesterinsynthese- (CSE-) Hemmer bezeichnet. Die Hemmung der zellulären Cholesterinsynthese führt primär zum Absinken der intrazellulären Cholesterinkonzentration, worauf die Zelle mit der Aktivierung von sog. **sterol responsive element binding proteins** (SREBP) reagiert. Diese translozieren in den Zellkern, sobald kein Cholesterin an sie gebunden ist, und bewirken dort als Transkrip-

---

4 Aggrenox retard®
5 Reopro®
6 Integrilin®
7 Aggrastat®

◘ Tab. 20.1. Pharmakokinetische Kenndaten der Statine

Wirkstoff	Handelsname	Anfangsdosis p.o. (maximale Tagesdosis) [mg]	Resorption [%]	Bioverfüg- barkeit [%]	Plasmaprotein- bindung [%]	Metabolismus
Atorvastatin	Sortis®	10–20 (80)	k. A.	12	>95	CYP3A4
Fluvastatin	Cranoc®, Locol®	20–40 (80)	98	20–30	>95	CYP2C9
Lovastatin	Mevinacor®	10–20 (80)	30	<5	>95	CYP3A4
Pravastatin	Pravasin®Liprevil®	10–20 (40)	35	17	50	nicht über CYPs
Rosuvastatin	Crestor®	10	k. A.	20	88	gering (CYP2C9, 2C19)
Simvastatin	Zocor®, Denan®	5–10 (80)	600–80	<5	>95	CYP3A4

CYP = Cytochrom P450; k. A. = keine Angabe.

tionsfaktoren u. a. die vermehrte Expression von LDL-Rezeptoren, über die LDL-Cholesterin in die Zelle aufgenommen wird. Das diagnostisch nachweisbare Absinken der LDL-Cholesterinkonzentration im Serum ist somit letztlich Ausdruck einer genetisch gesteuerten Gegenregulation des Organismus auf die primäre Statinwirkung.

Lovastatin[8] war das erste klinisch eingesetzte Statin. Inzwischen steht eine Vielzahl weiterer Statine zur Verfügung (◘ Tab. 20.1), die hinsichtlich erwünschter und unerwünschter Wirkungen mit Lovastatin weitgehend vergleichbar sind. Statine führen zu einer dosisabhängigen Senkung des LDL-Cholesterins um 20–50%. Zusätzlich kommt es zu einer Abnahme der Triglyzeride im Plasma und einem leichten Anstieg der HDL-Fraktion. In kontrollierten, prospektiven Studien wurde für **Simvastatin**[9], Lovastatin und **Pravastatin**[10] eine mortalitätsreduzierende Wirkung belegt. Aufgrund dieser insgesamt überzeugenden Datenlage für die Substanzgruppe der Statine gelten sie als Mittel der ersten Wahl zur Therapie der Hypercholesterinämie. In jüngster Zeit wurde vor allem die Frage nach der Intensität der cholesterinsenkenden Therapie intensiv untersucht (u. a. **PROVE-IT-Studie**). Es zeigte sich, dass die aggressive Senkung des LDL-Cholesterins tatsächlich zu einer signifikanten weiteren Verminderung der Mortalität führt. Dies führte zu einer Diskussion um die Absenkung der Zielwerte der cholesterinsenkenden Therapie, die aktuell für LDL-Cholesterin <100 mg/dl, für HDL-Cholesterin >40 mg/dl und für Triglyzeride <200 mg/dl betragen; für Patienten nach Myokardinfarkt wurde jedoch aufgrund neuerer Studienergebnisse ein Zielwert für das LDL-Cholesterin von 70 mg/dl vorgeschlagen.

Pharmakokinetik. Die verfügbaren Statine unterscheiden sich nicht in ihrem pharmakodynamischen Wirkprofil, wohl aber in ihren pharmakokinetischen Eigenschaften (◘ Tab. 20.5). Ihre orale Bioverfügbarkeit wird von der Resorptionsquote und dem Ausmaß der präsystemischen Elimination in Darm und Leber bestimmt (**First-pass-Metabolismus**). Die erreichte Plasmakonzentration ist jedoch für die lipidsenkende Wir-

kung nicht entscheidend, da Statine vorwiegend in der Leber (»präsystemisch«) wirken. Die Statine werden über Transportproteine in die Hepatozyten aufgenommen und erreichen dort höhere Konzentrationen als in anderen Geweben. Mit Ausnahme der hydrophileren Substanz Pravastatin werden die klinisch verfügbaren Statine über Cytochrom-P450-abhängige Enzyme (CYP) metabolisiert. Eine CYP-Hemmung durch andere Pharmaka (z. B. Makrolid-Antibiotika, Azol-Antimykotika, Ciclosporin) oder durch Grapefruitsaft kann zu verminderter Metabolisierung der Statine führen und dadurch ihre Plasmakonzentration und das Risiko systemischer unerwünschter Wirkungen erhöhen. Diese Interaktion ist besonders bei den Statinen zu beachten, die ausschließlich oder vorwiegend über CYP3A4 metabolisiert werden (◘ Tab. 20.1), wohingegen beim **Fluvastatin**[11] auf Wechselwirkungen mit anderen Wirkstoffen zu achten ist.

Da die endogene Cholesterinsynthese einer zirkadianen Rhythmik mit nächtlichem Maximum unterliegt, wird für Statine in der Regel eine abendliche Einnahme empfohlen.

Die in der Cholesterinsynthese gebildeten Zwischenprodukte können durch posttranslationale Modifikation kleiner G-Proteine die Expression zahlreicher Gene modulieren. Dazu zählen u. a. das Gen für die endotheliale NO-Synthase, das durch Statine über diesen Mechanismus heraufreguliert wird, die Gene für antiinflammatorisch wirkende Cytokine und viele andere, die eine Bedeutung in der Progression der Arteriosklerose haben. Die Summe dieser nicht direkt auf die cholesterinsenkende Wirkung zurückzuführenden Effekte der Statine wird als **pleiotrope Wirkung** bezeichnet. Sie wird vielfach als Erklärung für die Beobachtung herangezogen, dass Statine auch bei Patienten ohne Hypercholesterinämie günstige Wirkungen auf das Überleben haben. Ob die cholesterinsenkende Wirkung oder die pleiotropen Wirkungen

---

8 Lovastatin-ratiopharm, LovaHEXAL®
9 SimvaHEXAL, Simvabeta
10 Pravastatin-ratiopharm®, Pravastatin HEXAL®
11 Locol®, Cranoc®

◻ Tab. 20.2. Pharmakokinetik der Fibrate

Wirkstoff	Handelsname (Beispiele)	Tagesdosis p. o. [mg]	Aktiver Metabolit	Plasmaprotein-bindung [%]	Plasma $t_{1/2}$ [h]
Bezafibrat	Cedur®	600[a] (retard: 400)		95	2
Clofibrat	Clofibrat Stada®	1000–2000a	Clofibrinsäure	95[b]	13–25[b]
Etofibrat	Lipo-Merz®	500	Clofibrinsäure[c] + Nikotinsäure[c]	35[b] 26[b]	13–25[b]
Etofyllinclofibrat	Duolip®	500	Clofibrinsäure	95[b]	13–25[b]
Fenofibrat	Lipanthyl®	300[a] (retard: 250)	Fenofibrinsäure	99[b]	20–27[b]
Gemfibrozil	Gevilon®	900		95	8

[a] aufgeteilt auf 2–3 Einzeldosen; [b] Daten für den aktiven Metaboliten; [c] als Hydroxyethylester

für die klinischen Effekte der Statine die Hauptrolle spielen, ist aber bisher noch nicht abschließend geklärt worden.

Unerwünschte Wirkungen. Statine sind bei den meisten Patienten exzellent verträgliche Substanzen. Reversible Anstiege der Kreatinkinase-Aktivität und der Transaminasen im Serum werden bei 20–30% der Behandelten beobachtet. Sie treten meistens zu Beginn der Behandlung auf und erfordern in der Regel keinen Therapieabbruch. In seltenen Fällen wurden jedoch unter Therapie mit Statinen schwere Myopathien bis hin zur Rhabdomyolyse sowie gravierende Leberschäden beobachtet. Daher sollten Transaminasen und Kreatinkinase-Aktivität im Serum besonders in den ersten Behandlungsmonaten und bei Dosisänderungen wiederholt kontrolliert werden. Diese unerwünschten Wirkungen können insbesondere bei Kombination der Statine mit CYP-Inhibitoren auftreten, da eine Hemmung des CYP-Metabolismus die systemische Bioverfügbarkeit der Statine dramatisch erhöhen kann. Aus demselben Grund ist auch von einer Kombination mit Fibraten abzuraten, da diese die Metabolisierung der Statine hemmen können.

Statine (HMG-CoA-Reduktase-Inhibitoren)

- Senken LDL-Cholesterin dosisabhängig um 20–50%, Triglyzeride werden vermindert, HDL erhöht.
- Sind allgemein gut verträglich, können in seltenen Fällen Myopathien und Leberschäden auslösen.
- Sollten nicht mit Pharmaka kombiniert werden, die Cytochrom-P450-abhängige Enzyme hemmen.
- Sind kontraindiziert bei Muskel- und Lebererkrankungen sowie in Schwangerschaft und Stillzeit.

Kontraindikationen. Patienten mit Muskel- und Lebererkrankungen sollten nicht mit Statinen behandelt werden. In Schwangerschaft und Stillzeit sind Statine aufgrund fehlender Erfahrungen kontraindiziert.

Fibrate

Ähnlich wie Statine üben auch die Fibrate ihre Wirkungen über eine Beeinflussung der Genexpression aus. Fibrate aktivieren sog. **peroxisome proliferator-activated receptors** (PPAR-α), die als Transkriptionsfaktoren u. a. die Expression der Lipoproteinlipase hoch regulieren und damit den Abbau triglyzeridreicher Lipoproteine (Chylomikronen, VLDL und IDL) steigern. Daneben steigern Fibrate die mitochondriale Fettsäureoxidation und beeinflussen die Synthese verschiedener Apolipoproteine. Die Plasmakonzentration von HDL-Cholesterin nimmt unter Fibraten typischerweise zu, was zum Teil auf einem verminderten Lipidtransfer von HDL auf VLDL beruht. Fibrate werden für die Behandlung von Hyperlipoproteinämien mit vorwiegender Erhöhung der Triglyzeride eingesetzt. Der klinische Stellenwert der Fibrate ist nach Bekanntwerden der 1978 veröffentlichten WHO-Studie zur pharmakologischen Primärprävention der KHK drastisch zurückgegangen, in der für die mit Clofibrat behandelte Gruppe eine gegenüber Placebo erhöhte Gesamtmortalität beobachtet wurde.

Pharmakokinetik. Fibrate werden nach oraler Gabe fast vollständig resorbiert (ausgenommen Fenofibrat), wenn sie zu den Mahlzeiten eingenommen werden. Mit Ausnahme von **Bezafibrat**[12] und **Gemfibrozil**[13], die bereits in der aktiven Form vorliegen, werden Fibrate präsystemisch in die jeweiligen aktiven Metaboliten umgewandelt (◻ Tab. 20.2). Der Metabolismus über Cytochrom-P450-abhängige Enzyme und eine hohe Plasmaeiweißbindung der Fibrate und ihrer aktiven Metaboliten können zu Interaktionen beitragen. Die Ausscheidung erfolgt renal in unveränderter und konjugierter Form. Bei eingeschränkter Nierenfunktion sollten Fibrate daher nicht oder nur in stark verminderter Dosierung verwendet werden.

---

12 Bezafibrat-ratiopharm, Bezafibrat AL
13 Gevilon®

Unerwünschte Wirkungen. Als unspezifische Störungen kommen gastrointestinale Beschwerden und Hautreaktionen vor. Die erhöhte Inzidenz einer Cholelithiasis unter Therapie mit Fibraten ist auf eine erhöhte Konzentration von Cholesterin in der Gallenflüssigkeit zurückzuführen. Die Leberenzymwerte sollten kontrolliert werden, da unter Therapie mit Fibraten in seltenen Fällen eine cholestatische Hepatitis aufgetreten ist. Geringfügige Transaminasenanstiege sind häufig, erfordern aber keinen Therapieabbruch. In der WHO-Studie zur pharmakologischen Primärprävention der KHK wurde in der Clofibrat-Gruppe eine gegenüber Placebo erhöhte Gesamtmortalität beobachtet, die im Zusammenhang mit malignen Tumoren und Gallenoperationen stand. In Studien mit neueren Fibraten wurde keine erhöhte Inzidenz maligner Tumoren festgestellt; Clofibrat sollte daher durch andere Vertreter dieser Klasse ersetzt werden. Schwere Muskelschädigungen sind bei alleiniger Anwendung von Fibraten selten, eine Kombination mit Statinen kann jedoch das Risiko erhöhen. **Fenofibrat**[14] scheint hier eine günstigere Datenlage zu besitzen. In Schwangerschaft und Stillzeit sind Fibrate kontraindiziert. Mögliche Langzeitfolgen einer Anwendung bei Kindern und Jugendlichen sind nicht bekannt.

Fibrate

- Senken Triglyzeride um 20–40%, erhöhen HDL um 10–25%; die Wirkung auf LDL ist variabel.
- Sind allgemein gut verträglich, können zu Cholelithiasis und (selten) cholestatischer Hepatitis führen. Unter Clofibrat wurde eine Zunahme maligner Tumoren beobachtet.
- Sollten nur bei besonderer Indikationsstellung mit Statinen kombiniert werden.
- Sind bei Leber- und Nierenerkrankungen sowie in Schwangerschaft und Stillzeit kontraindiziert.

Cholesterin-Resorptionshemmer

Ezetimib[15] vermindert spezifisch die enterale Cholesterinaufnahme durch Hemmung eines aktiven (ATP-verbrauchenden) Transportsystems im intestinalen Bürstensaum, welches kürzlich als Niemann-Pick-C1-like protein 1 identifiziert wurde. Als Monotherapie führt Ezetimib zu einer Senkung der LDL-Konzentration um etwa 20%. Auch in Kombination mit Statinen kommt es durch Ezetimib zu einer weiteren Senkung der LDL-Konzentration, so dass in der Kombinationstherapie die Dosis des Statins entweder verringert oder eine stärkere Wirksamkeit erreicht werden kann. Ezetimib ist mit einer fixen Tagesdosis von 10 mg zugelassen für die Behandlung der primären Hypercholesterinämie, als Monotherapie oder in Kombination mit einem Statin, und der homozygoten Sitosterinämie (Phytosterinämie). Ob es bei Kombinationstherapie mit Ezetimib und Statin in kontrollierten klinischen Studien auch zu einer weiteren Reduktion harter Endpunkte (Myokardinfarkt-Inzidenz, Mortalität) kommt, ist allerdings noch offen.

Pharmakokinetik. Nach oraler Gabe wird Ezetimib rasch resorbiert, in der Darmwand glucuronidiert und unterliegt dann einem enterohepatischen Kreislauf. Ezetimib ist in vitro ein Hemmstoff von CYP3A4, jedoch sind in klinischen Untersuchungen keine relevanten Interaktionen mit Substraten verschiedener CYP-Isoenzyme beobachtet worden. Die gleichzeitige Einnahme von Colestyramin kann die Bioverfügbarkeit und Wirksamkeit von Ezetimib herabsetzen.

Unerwünschte Wirkungen. Als unspezifische unerwünschte Wirkungen wurden Kopfschmerzen, Bauchschmerzen und Diarrhö beschrieben. In Kombination mit einem Statin wurden Anstiege der Transaminasen im Serum beobachtet (Häufigkeit 1,2% gegenüber 0,4% unter Statin-Monotherapie). In den bisher durchgeführten klinischen Studien traten keine schwerwiegenden unerwünschten Wirkungen auf, jedoch sind aufgrund der erst kürzlich erfolgten Einführung noch keine endgültigen Aussagen möglich. Ezetimib ist bei Lebererkrankungen kontraindiziert und sollte mangels Erfahrung nicht mit Fibraten kombiniert werden. In Schwangerschaft und Stillzeit sowie bei Kindern sollte Ezetimib nicht eingesetzt werden.

Ezetimib

- Senkt das LDL-Cholesterin um ca. 20%.
- Kann mit Statinen kombiniert werden.
- Ist Mittel der Wahl bei homozygoter, familiärer Sitosterinämie.
- Kann zu gastrointestinalen Beschwerden und Anstiegen der Serum-Transaminasen führen.

Nikotinsäurederivate

Zu den Nikotinsäurederivaten zählen die Ester **Inositol**[16]- und **Xantinolnikotinat**[17], die im Körper in Nikotinsäure und den jeweiligen Alkohol gespalten werden, sowie **Acipimox**[18]. Sie bewirken eine Hemmung der peripheren Lipolyse, der hepatischen Triglyzeridsynthese und eine Aktivierung der Lipoproteinlipase. Entsprechend führen Nikotinsäurederivate zu einer dosisabhängigen Abnahme der Triglyzeride um 20–60%, die LDL-Konzentration wird geringfügig (10–15%) gesenkt, das HDL-Cholesterin steigt an. Nikotinsäurederivate zählen trotz zuverlässiger lipidsenkender Wirkung nicht zu den Arzneimitteln der ersten Wahl, da v. a. zu Beginn der Behandlung häufig unerwünschte Wirkungen auftreten.

Anionenaustauscherharze

Anionenaustauscherharze (**Colestyramin**[19] und **Colestipol**[20]) binden im Darmlumen Gallensäuren und unterbrechen damit deren enterohepatischen Kreislauf. Die Leber muss deshalb verstärkt Gallensäuren neu aus Cholesterin bilden, das sie

---

14 Cil®, Fenofibrat HEXAL®, Lipidil®
15 Ezetrol®
16 Nicolip®
17 Complamin®
18 Olbemox®
19 Quantalan®, Colestyramin-ratiopharm®
20 Cholestabyl®, Colestid®

durch gesteigerte Aufnahme von LDL aus dem Plasma gewinnt. Anionenaustauscherharze senken dadurch die LDL-Konzentration um 15–20%, während HDL und Triglyzeride unverändert bleiben oder geringfügig ansteigen. Sie werden bei Hypercholesterinämie alternativ zu Statinen eingesetzt, können aber auch mit Statinen und anderen lipidsenkenden Pharmaka kombiniert werden.

Unerwünschte Wirkungen. Da Anionenaustauscherharze nicht resorbiert werden, besitzen sie kaum systemische unerwünschte Wirkungen. Häufige und oft für den Patienten und das soziale Umfeld inakzeptable gastrointestinale Beschwerden (Völlegefühl, Blähungen, Obstipation) führen jedoch zu geringer Akzeptanz der Therapie und haben zur marginalen therapeutischen Bedeutung dieser Substanzklasse beigetragen. Anionenaustauscherharze können andere Pharmaka, die im Darm als Anionen vorliegen, binden und auch die Resorption lipidlöslicher Pharmaka und Vitamine vermindern. Bei gleichzeitiger Behandlung mit anderen Arzneimitteln müssen diese daher zeitlich versetzt zu den Anionenaustauscherharzen verabreicht werden.

Anionenaustauscherharze

- Senken LDL-Cholesterin um 15–20%; Triglyzeride und HDL bleiben meist unverändert.
- Können in Kombination mit anderen Lipidsenkern gegeben werden.
- Verursachen häufig therapielimitierende gastrointestinale Störungen, jedoch kaum systemische unerwünschte Wirkungen.

Sitosterin

Das in Pflanzen vorkommende **Sitosterin**[21] (ein Phytosterol) vermindert die enterale Resorption von Cholesterin und führt dadurch zu einer geringen Abnahme der Cholesterinkonzentration im Serum um 10–15%, ohne Triglyzeride und HDL systematisch zu beeinflussen. Es wird selbst nur in geringem Maß resorbiert (5%) und verursacht daher kaum systemische unerwünschte Wirkungen. Sitosterin wird auch als »functional food« zu Margarine zugesetzt (z. B. becel pro-activ®). Bei Patienten mit dem seltenen Krankheitsbild der Phytosterolämie, bei denen die enterale Resorption pflanzlicher Sterole massiv erhöht ist, darf Sitosterin nicht verabreicht werden. Aufgrund der geringen lipidsenkenden Wirkung und der begrenzten Zahl kontrollierter klinischer Studien zählt Sitosterin nicht zu den Lipidsenkern der ersten Wahl.

Omega-3-Fettsäuren

Aus epidemiologischen Studien ist bekannt, dass der regelmäßige Verzehr von Fisch mit einem verminderten kardiovaskulären Risiko verbunden ist. Dieser günstige Effekt wird auf den hohen Gehalt an Omega-3-Fettsäuren (Eicosapentaensäure und Docosahexaensäure) zurückgeführt. Aus diesen Befunden wurde die Empfehlung abgeleitet, mindestens zweimal wöchentlich Fisch zu essen oder höhere Dosen pharmazeutischer Zubereitungen von Omega-3-Fettsäuren[22] einzu-

nehmen. Jüngere Untersuchungen weisen jedoch darauf hin, dass die Gabe von Omega-3-Fettsäuren zu keiner signifikanten Reduktion schwerwiegender kardiovaskulärer Ereignisse führt.

LDL-Apherese

Bei Patienten mit schwerer, sonst therapierefraktärer Hypercholesterinämie (z. B. bei homozygoter familiärer Hypercholesterinämie) und hohem kardiovaskulärem Risiko kann eine LDL-Senkung durch extrakorporale LDL-Apherese erwogen werden. Die Indikationsstellung sollte durch einen unabhängigen Kardiologen/Lipidologen erfolgen, der die Behandlung des Patienten nicht selbst durchführt, da die Kosten dieser Maßnahme sehr hoch sind und eine strenge Indikationsstellung gefordert wird.

20.2.3 Interaktion mit dem Renin-Angiotensin-System

Auf eine detaillierte Beschreibung der medikamentösen antihypertensiven Therapieoptionen wird in diesem Kapitel bewusst verzichtet, da dieses Thema in einem separaten Kapitel des Buches behandelt wird. Als Mittel der ersten Wahl haben sich Thiazid-Diuretika, Beta-Blocker, langwirksame Calcium-Antagonisten vom Dihydropyridin-Typ, **Angiotensin Converting Enzym (ACE)-Inhibitoren** und **Angiotensin-AT1-Rezeptorantagonisten** herauskristallisiert, da für diese Substanzen eine Senkung der Mortalität nachgewiesen werden konnte.

Für die ACE-Inhibitoren konnten neben der antihypertensiven Wirkung auch zusätzliche metabolische und antiarteriosklerotische Eigenschaften und somit eine zusätzliche Modulation kardiovaskulärer Risikofaktoren gezeigt werden, so dass auf diese Aspekte der Substanzgruppe hier gesondert eingegangen wird.

In mehreren Studien konnte gezeigt werden, dass die ACE-Hemmer-Gabe zu einer Verbesserung der Endothelfunktion führt. Dieser Effekt ist u. a. durch die gleichzeitige Hemmung des Bradykinin-Abbaus zu erklären. Bradykinin ist ein Aktivator der NO-Synthase, und es kommt somit zu einer gesteigerten NO-Bioverfügbarkeit. Als unerwünschte Arzneimittelwirkung bedingt diese Bradykinin-Akkumulation jedoch bei einigen Patienten das Auftreten eines Reizhustens und die Ausbildung eines Angioödems.

Die Gabe eines ACE-Hemmers nach Myokardinfarkt vermindert die überschießende linksventrikuläre Hypertrophie (negatives Remodelling). ACE-Hemmer senken die kardiovaskuläre Mortalität bei kardiovaskulären Risikopatienten (**HOPE-Studie**) und führen in der Kombination mit einem Diuretikum zu einer signifikanten relativen Insult-Risikoreduktion (**PROGRESS-Studie**). Darüber hinaus kommt es bei Patienten mit Herzinsuffizienz zu einer Prognoseverbesserung (**CONSENSUS-** und **SOLVD-Studien**).

---

21 Azuprostat®
22 Omacor®, Zodin®

20.2.4 Interaktion mit dem Glukosestoffwechsel

Diabetes mellitus und das Insulinresistenz-Syndrom gehen einher mit einer erheblichen Risikoerhöhung für vaskuläre Erkrankungen. Allerdings hat sich gezeigt, dass sich, insbesondere in Bezug auf eine Reduktion des Insultrisikos, durch eine engmaschige Glukosekontrolle als alleinige Maßnahme nur ein marginaler Effekt erzielen lässt. Daher ist basierend auf den Daten der **HOPE-Studie** die konsequente Behandlung einer begleitenden arteriellen Hypertonie und der kardiovaskulären Risikofaktoren vor allem beim Diabetiker von entscheidender Bedeutung. Dadurch lässt sich eine Reduktion der kardiovaskulären und zerebrovaskulären Ereignisse um ca. 30% erzielen. Insbesondere bei Patienten mit Diabetes mellitus sind ACE-Hemmer und AT_1-Rezeptorantagonisten aufgrund des nephroprotektiven Effekts Mittel der ersten Wahl. Ferner profitieren diabetische Patienten mit begleitender koronarer Herzerkrankung deutlich stärker von einer Statin-Therapie als Patienten ohne Diabetes mellitus.

Um das Ziel der Normoglykämie zu erreichen, stehen unterschiedliche Substanzgruppen zur Verfügung: orale Antidiabetika wie Biguanide, α-Glukosidase-Hemmer, Glitazone (peroxisome proliferator-activated receptor-gamma-(PPAR-β)-Antagonisten) sowie insulinotrope Substanzen (Sulfonylharnstoffe, Glinide), glucagon-like peptide (GLP)-1-basierte Substanzen und Insulin-Präparate. Hinsichtlich einer detaillierten Aufarbeitung einer medikamentösen antidiabetischen Therapie wird auch hier auf das spezielle Kapitel des Buches verwiesen.

Explizit genannt werden sollen an dieser Stelle die Biguanide wie Metformin und die Glitazone oder auch PPAR-γ-Antagonisten sowie der α-Glukosidase-Hemmer Acarbose.

Biguanide induzieren eine verzögerte Glukose-Resorption aus dem Darm und führen zu einer verstärkten Glukose-Aufnahme in die quergestreifte Muskulatur und hemmen die hepatische Glukoneogenese. Ein therapeutischer Vorteil dieser Substanzgruppe ist die fehlende Induktion einer Hypoglykämie und Verstärkung einer Hyperinsulinämie.

PPAR-γ-Antagonisten führen zu einer gesteigerten Empfindlichkeit der peripheren Zellen auf Insulin. Sie gehören zur Gruppe Liganden-aktivierter Transkriptionsfaktoren, für die eine zentrale Rolle in der Glukosehomöostase und Differenzierung von Adipozyten gezeigt werden konnte. Darüber hinaus konnten antiinflammatorische, antiarteriosklerotische und antihypertensive Effekte demonstriert werden. Allerdings wurde kürzlich in Metaanalysen für Patienten mit Typ-2-Diabetes, die mit Rosiglitazon behandelt wurden, ein gesteigertes Myokardinfarktrisiko berichtet, so dass diese Substanz kritisch bewertet wird.

Der α-Glukosidase-Hemmer **Acarbose**[23] bewirkt bei prädiabetischen Patienten mit gestörter Glukosetoleranz nicht nur ein verzögertes Auftreten eines Diabetes mellitus Typ II, sondern auch eine signifikante Verminderung der Inzidenz kardiovaskulärer Ereignisse (**STOP-NIDDM-Studie**). Acarbose wird nicht resorbiert; es hemmt im Darm die Spaltung höherkettiger Kohlenhydrate und verzögert damit die Anflutung von Glukose in der postprandialen Phase. Der Einsatz wird durch die vergleichsweise häufig auftretenden gastrointestinalen Unverträglichkeitserscheinungen (Blähungen) limitiert, die allerdings bei einschleichender Dosierung erheblich seltener auftreten.

20.2.5 Interaktion mit dem sympathiko-adrenergen System

β-Rezeptor-Antagonisten

Sie wirken antianginös und senken die kardiovaskuläre Ereignisrate. Durch Reduktion des kardialen Sauerstoffbedarfs vermindern sie die Angina pectoris-Symptome und verbessern die Belastungstoleranz und sind darüber hinaus wirksam bei der Prävention des Myokardinfarktes. Ferner werden sie als Mittel der 1. Wahl bei der Behandlung der stabilen Angina pectoris angesehen, senken die Letalität von Patienten mit Herzinsuffizienz, reduzieren die kardiovaskuläre Morbidität und Letalität bei Patienten mit Hypertonie. Zum Einsatz sollten vornehmlich $β_1$-selektive Rezeptorantagonisten (**Metoprolol**[24]) bzw. solche mit begleitender vasodilatierender Wirkung (**Carvedilol**[25]) kommen, insbesondere bei Patienten mit Diabetes mellitus, chronisch obstruktiver Lungenerkrankung und peripherer arterieller Verschlusskrankheit.

Ivabradin

Aus zahlreichen Studien ist bekannt, dass eine niedrige Ruheherzfrequenz mit einer längeren Lebenszeit verbunden ist. Der kardioprotektive Effekt einer niedrigen Herzfrequenz wird dadurch bedingt, dass das Herz weniger Sauerstoff benötigt und die Diastole verlängert ist mit konsekutiv verbesserter koronarer Perfusion. Klinisch resultieren daraus bei Patienten mit bekannter KHK weniger Angina-pectoris-Beschwerden und weniger Dyspnoe.

Ivabradin ist ein Inhibitor des I_f-Kanals und hemmt somit den I_f-Ionenstrom, der als intrinsischer Schrittmacher am Herzen die spontane diastolische Depolarisation im Sinusknoten kontrolliert. Ivabradin zeichnet sich dadurch aus, dass es exklusiv herzfrequenzsenkende Wirkungen besitzt, ohne dass das intraatriale, atrioventrikuläre oder interventrikuläre Erregungsleitungssystem, die myokardiale Kontraktilität (Inotropie) oder der Blutdruck negativ beeinflusst werden. Aufgrund der Exklusivität der Wirkweise zeigt Ivabradin auch nicht die bei ß-Blockern beobachteten unerwünschten Eigenschaften (z. B. auf die Bronchialmuskulatur).

Im Rahmen der **Beautiful-Studie** wurden über 10.000 Patienten mit koronarer Herzerkrankung und Herzinsuffizienz (Ejektionsfraktion <40%) eingeschlossen. Die Patienten waren im Durchschnitt 65 Jahre alt und hatten eine Herzfrequenz über 60 Schläge/min. 87% dieser Patienten nahmen bereits einen β-Blocker und wurden zusätzlich auf Ivabradin (2× täglich 7,5 mg) bzw. Placebo randomisiert. Nach einer Beobachtungszeit von 19 Monaten war Ivabradin in der Lage, die Herzfrequenz um durchschnittlich 5 Schläge/min zu senken. Aber weder die Mortalität noch die Inzidenz von Myokardinfarkten

---

23 Glucobay®
24 MetoHEXAL®, Metoprolol/NK-ratiopharm®
25 Carvedilol HEXAL®, Carvedilol-ratiopharm®, Dilatrend®

oder die Zahl von Krankenhauseinweisungen aufgrund eines Infarktes oder einer Verschlechterung der Herzinsuffizienz konnte durch Ivabradin signifikant beeinflusst werden. Lediglich in der Subgruppe von Patienten mit einer Frequenz über 70 Schläge/Min traten unter Ivabradin weniger tödliche und nicht-tödliche Myokardinfarkte auf, und es kam zu weniger Krankenhausaufenthalten.

Basierend auf den Daten der Beautiful-Studie kann Ivabradin eingesetzt werden bei Patienten mit koronarer Herzkrankheit, die einen β-Blocker nicht vertragen (z. B. Müdigkeit, Antriebslosigkeit, Potenzschwäche), oder bei denen β-Blocker nicht gegeben werden können (z. B. Asthma bronchiale, obstruktive Lungenerkrankungen, Psoriasis). Darüber hinaus profitieren Patienten mit koronarer Herzkrankheit zusätzlich zu ß-Blockern von Ivabradin, wenn β-Blocker aufgrund ihrer Nebenwirkungen nicht so hoch dosiert werden können, dass eine Ziel-Ruhefrequenz von 55–60 Schlägen/Min erreicht wird. Ein weiteres Patientenkollektiv für den Einsatz von Ivabradin sind Patienten mit arteriellem Hypertonus und rascher Herzfrequenz zusätzlich zu den Antihypertensiva, wenn β-Blocker nicht vertragen werden. Eine Voraussetzung bei allen Indikationen für Ivabradin ist ein regelmäßiger Herzrhythmus (Sinusrhythmus). Zu diesem Zeitpunkt scheint es verfrüht zu sein, Ivabradin zusätzlich zur Standardmedikation der KHK zu empfehlen. Die SHIFT-Studie wird in dieser Hinsicht weitere Informationen bringen.

Unerwünschte Wirkungen. Unerwünschte Arzneimittelwirkungen unter einer Ivabradin-Therapie sind relativ gering. Am auffälligsten sind Lichtphänome – Phosphene – kurze Momente erhöhter Helligkeit im Sichtfeld bedingt durch eine kompetitive Hemmung des I_f-Kanals der Retina, die unter einer Dauertherapie jedoch meist verschwinden. Die Metabolisierung von Ivabradin erfolgt in Leber und Darm über das Cytochrom P450 (CYP3A4) mit einer effektiven Halbwertszeit von 11 h.

20.2.6 Interaktion mit dem NO-Stoffwechsel

Nitrate (Glyceroltrinitrat, ISMN, ISDN) und NO-Donatoren (Molsidomin)

Nitrate senken die Vor- und Nachlast und vermindern dadurch den myokardialen Sauerstoffverbrauch. Dadurch erklärt sich die nachweislich günstige Wirkung der Nitrate auf die Symptomatik bei Angina pectoris, insbesondere in der Akutbehandlung. Eine Reduktion der kardiovaskulären Morbidität und Letalität ist durch randomisierte Studien nicht hinreichend belegt. Darüber hinaus kommt es in der Dauertherapie zur Entstehung einer Nitrattoleranz mit vermehrter Produktion reaktiver Sauerstoffradikale. Daher ist eine Nitrattherapie meist nur in der Akutphase eines Angina-pectoris-Anfalls (sublingual) oder in der Akuttherapie eines akuten Koronarereignisses (intravenös) indiziert.

Pentaerithrityltetranitrat (PETN)

Im Gegensatz zu den o. g. Nitraten wurde PETN[26] als organisches Nitrat beschrieben, das bei Langzeittherapie keine Toleranz induziert und weniger Nitrat-Kopfschmerz als unerwünschte Arzneimittelwirkung zeigt. Für das PETN konnten antioxidative Eigenschaften gezeigt werden (vermittelt über Ferritin, Hämoxygenase/CO, Bilirubin), die eventuell ursächlich für die verminderte Nitrattoleranz sind und es so von den anderen Nitraten abheben. Ob diese klinisch-experimentell erhobenen Befunde eine signifikante klinische Relevanz haben, muss jedoch noch im Rahmen kontrollierter klinischer Studien überprüft werden.

Phosphodiesterase-Typ 5-Inhibitoren (PDE-5-Inhibitoren)

PDE-5-Inhibitoren bewirken durch Reduktion der Abbaurate von cGMP ein vermehrtes Ansprechen der Zielgewebe auf (endogenes oder exogenes) NO. Die im Rahmen der Arzneimittelentwicklung für **Sildenafil**[27] gefundene Begleitwirkung (Verstärkung der Erektionsfähigkeit des Penis) wurde schließlich zur Indikation dieser Substanzklasse (erektile Dysfunktion). Ist eine Kausaltherapie der erektilen Dysfunktion nicht möglich, so stellt die medikamentöse Behandlung die Methode der Wahl für die Patienten dar. Neben den PDE-5-Inhibitoren stehen dabei weitere zentral-wirksame (selektive Dopaminagonisten, zentrale $α_2$-Antagonisten) und peripher-wirksame Wirkstoffe zur Verfügung.

Die Nebenwirkungen der PDE-5-Inhibitoren sind dosisabhängig, daher sollte die niedrigste, noch wirksame Dosis angestrebt werden. Wichtige Kontraindikationen aller PDE-5-Inhibitoren stellen die Einnahme von Nitraten und NO-Donatoren (z. B. Glyzeroltrinitrat, Molsidomin) dar. Bei vorwiegend hepatischer Eliminierung ist die dekompensierte Leberinsuffizienz eine weitere Kontraindikation.

20.2.7 Calciumkanal-Blocker

Calciumkanal-Blocker werden symptomatisch zur Behandlung der Angina pectoris eingesetzt, da es aufgrund der Verringerung der Nachlast und der Kontraktilität zu einer Abnahme des myokardialen Sauerstoffverbrauchs kommt, sofern nicht durch das Auslösen einer Reflextachykardie dieser Effekt reduziert oder ins Gegenteil verkehrt wird. Für Calcium-Kanalblocker konnte kein Einfluss auf die Prognose der Gefäßerkrankung belegt werden, wohl aber eine symptomatische Verbesserung, insbesondere bei vasospastisch bedingten Durchblutungsstörungen (z. B. Prinzmetal-Angina, Raynaud-Syndrom).

20.2.8 Vitamine – Antioxidanzien

Für die antioxidativ wirksamen Vitamine (Vitamin C, Vitamin E, β-Carotin) konnten experimentell zahlreiche die Arteriosklerose inhibierende Effekte nachgewiesen werden, und aufgrund der Daten epidemiologischer Erhebungen wurde ein statistischer Zusammenhang zwischen einem Mangel die-

---

26 Pentalong®, Nirason®
27 Revatio®

ser Vitamine und dem Auftreten kardiovaskulärer Ereignisse postuliert. Allerdings haben die in den letzten Jahren publizierten Interventionsstudien übereinstimmend negative Ergebnisse erbracht. So ergaben die **Women's Health Studie**, die **HOPE-Studie** und die **Physicians-Health-Studie II**, dass die Supplementierung mit Vitamin E bzw. Vitamin C sowohl bei primär gesunden Frauen oder Männern als auch bei Patienten mit vorbestehender Herzerkrankung keinen Nutzen hat. Mit der Gabe der Vitamine B$_6$, B$_{12}$ und Folsäure können erhöhte Homocystein-Plasmakonzentrationen gesenkt werden; aufgrund des Zusammenhangs zwischen Hyperhomocysteinämie und kardiovaskulären Erkrankungen wurde hiervon eine Senkung der Rate schwerwiegender kardiovaskulärer Ereignisse erwartet. Auch diese Erwartung hat sich jedoch nicht erfüllt, wie jüngst veröffentlichte kontrollierte klinische Studien (z. B. **VISP-Trial, NORVIT-Trial**) gezeigt haben.

20.2.9 Östrogene

Für eine Hormonersatztherapie mit weiblichen Sexualhormonen bei Frauen in der Menopause konnte in größeren Studien ebenfalls kein signifikanter Nutzen zur Prävention kardiovaskulärer Ereignisse gezeigt werden.

20.2.10 Interventionell – operative Therapie der Arteriosklerose

Angioplastie – Bypass-Chirurgie

Das Ziel einer revaskularisierenden Therapie ist die Wiederherstellung der Perfusion distal der Stenose bzw. des Verschlusses. Dies kann zum einen durch einen Eingriff an den nativen Gefäßen (Koronararterien, Aorta, periphere Gefäße etc.) im Rahmen einer Angioplastie (Ballondilatation und Stentimplantation) oder durch Überbrückung stenosierter oder bereits vollständig okkludierter Gefäßsegmente durch eine Bypass-Operation erfolgen.

Aktuelle Entwicklungen in der interventionellen Kardiologie (**Drug-eluting-Stents, Wirkstoff-beschichtete Ballons**) und auch in der Gefäß- und Herzchirurgie (Verwendung arterieller Grafts, minimal invasive Koronarchirurgie) werden in der nahen Zukunft zu einer weiteren Zunahme der Indikationsstellung zur Revaskularisation führen.

Karotisstenosen

In der Neurologie kommt der Diagnostik und Therapie von Stenosen der hirnversorgenden Arterien im Hinblick auf die Entwicklung eines Schlaganfalls eine bedeutende Rolle zu.

Die Operation einer asymptomatischen Karotisstenose (Abgangsstenose der A. carotis interna) mit einem Stenosegrad >60% nach Doppler- und duplexsonographischen Kriterien führt im Rahmen der Primärprävention zu einer signifikanten Reduktion des Schlaganfallrisikos, solange die kombinierte Mortalität und Morbidität des Eingriffs innerhalb von 30 Tagen <3% liegen. Die Lebenserwartung der zu behandelnden Patienten sollte dabei >5 Jahre sein. Männer profitieren von einem solchen Eingriff stärker als Frauen. Ein prognosti-

scher Vorteil für die Behandlung von Patienten mit asymptomatischer Carotisstenose mittels Angioplastie mit oder ohne Stentimplantation ist durch prospektive randomisierte Studien aktuell nicht belegt. Fallserien und Subgruppen einzelner Studien (SAPPHIRE-Studie) deuten jedoch darauf hin, dass die periprozedurale Komplikationsrate beim Karotisstent mindestens so hoch liegt wie bei der Operation. Es gibt aktuell keine Evidenz, dass die endovaskuläre Behandlung asymptomatischer Karotisstenosen zu einer dauerhaften Reduktion des Schlaganfallrisikos führt.

Bei hochgradigen symptomatischen Karotisstenosen sollte eine operative Endarteriektomie (TEA) als Therapie der Wahl durchgeführt werden. Der Nutzen einer Operation nimmt dabei mit dem Stenosegrad zwischen 70–95% zu. Die Operation sollte möglichst umgehend nach dem Ereignis durchgeführt werden, da die Risikoreduktion für eine erneute zerebrale Ischämie in den ersten Wochen besonders hoch ist. Der Nutzen einer Operation ist geringer bei 50– bis 70%-igen Stenosen, bei subtotalen Stenosen, bei Frauen und wenn die Operation erst ab der 12. Woche nach dem Ereignis durchgeführt wird. Der Zeitraum zwischen Ereignis und Operation sollte mit Thrombozytenaggregationshemmern überbrückt werden. Dabei sollte ASS vor, während und nach der Operation gegeben werden.

Die Karotisangioplastie symptomatischer Karotisstenosen mittels Stent ist noch kein Routineverfahren und hat im Vergleich zur operativen Therapie ein leicht erhöhtes Kurzzeitrisiko innerhalb der ersten 30 Tage. Dabei wird das Risiko auch durch die Verwendung von Protektionssystemen nicht verringert. Ein Stenting kommt in Betracht bei Patienten nach Rezidivstenosen nach TEA, bei hochgradigen Stenosen nach Strahlentherapie oder bei hoch sitzenden und einer chirurgischen Intervention schwer zugänglichen Stenosen. Vor, während und nach Stentimplantation wird die Gabe von Clopidogrel und ASS für 1–3 Monate empfohlen. Bei der Beurteilung beider Verfahren – Operation versus Stenting – sollte zwingend die Komplikationsrate des Operateurs berücksichtigt werden. Die Langzeitergebnisse (2–4 Jahre) in Hinblick auf Schlaganfall sind für beide Verfahren gleich, wobei die Restenoserate nach Stenting höher ist.

20.3 Therapie der klinischen Entitäten arteriosklerotischer Gefäßerkrankungen

20.3.1 Koronare Herzkrankheit

Den Prinzipien der Therapie der koronaren Herzkrankheit ist der Bedeutung dieses Therapiefeldes entsprechend ein eigenes Kapitel gewidmet (▶ Kap. 17). Im Zusammenhang mit der Therapie der KHK als eine klinische Entität arteriosklerotisch bedingter Gefäßerkrankungen sei hier nur auf die evidenzbelegte medikamentöse Prävention nach akutem Myokardinfarkt hingewiesen. Wie weiter oben ausführlich dargelegt, richtet sich die Indikationsstellung für eine medikamentöse Prävention nach dem individuellen Globalrisiko, geschätzt z. B. nach dem **PROCAM-Score**. Dabei werden Patienten nach

◻ **Tab. 20.3.** Erwünschte und unerwünschte Wirkungen von vasoaktiven Pharmaka bei peripherer AVK

Wirkstoff	Handelsname (Beispiele)	Tagesdosis p. o.	Zunahme der schmerzfreien Gehstrecke[a] [m]	Typische UAW[b]
Buflomedil	Bufedil®, Buflohexal®	450–600 mg	28–80[c]	Hypotonie, gastrointestinale Störungen, Schlafstörungen
Cilostazol	In Deutschland nicht im Handel	100–200 mg	42[d]	Kopfschmerzen, Diarrhö, Palpitationen, Schwindel
Naftidrofuryl	Dusodril®, nafti von ct®	300–600 mg	30–87[e]	Übelkeit/Erbrechen, abdominelle Schmerzen/Diarrhö, Hypotonie/Tachykardie, ZNS-Erregung
Pentoxifyllin	Trental®, Pentoxifyllin AL®	600–1200 mg	1–41[e]	Kopfschmerzen, Hypotonie/Tachykardie, gastrointestinale Störungen, Netzhautblutung, ZNS-Erregung
Gehtraining		30–60 min, 3- bis 7-mal/Woche	31–247[e]	Keine

[a] Differenz zu Placebo; [b] keine zuverlässigen Daten zur Häufigkeit verfügbar; [c] mittlere Zunahme aus drei placebokontrollierten Studien, kein Konfidenzintervall; [d] Daten aus Beebe et al. 1999, kein Konfidenzintervall angegeben; [e] Metaanalyse von Girolami et al. 1999, 95%-Konfidenzintervall.

akutem Myokardinfarkt oder Diabetiker a priori in die höchste Risikoklasse eingruppiert. Die medikamentöse Prävention besteht aus vier Säulen, die allen Patienten verordnet werden sollen, die keine Kontraindikation für eine der Säulen aufweisen:

- Thrombozytenaggregations-Hemmer
- β-Rezeptor-Antagonisten
- ACE-Hemmer
- Statine

Für diese vier Substanzklassen liegt solide Evidenz aus kontrollierten klinischen Studien vor, dass die Prognose der Patienten verbessert werden kann.

20.3.2 Periphere arterielle Durchblutungsstörungen

Behandlung arteriosklerotisch bedingter peripherer Ischämien

In allen Stadien der peripheren arteriellen Verschlusskrankheit (pAVK) spielt die Modifikation der Risikofaktoren der Arteriosklerose eine wichtige Rolle. Da die pAVK in den meisten Fällen Ausdruck einer systemischen Manifestation der Arteriosklerose ist, haben diese Patienten ein massiv erhöhtes Risiko, an einem Myokardinfarkt oder Schlaganfall zu versterben. Die Prävention schwerwiegender kardiovaskulärer Ereignisse (z. B. Herztod, akuter Myokardinfarkt, Schlaganfall etc.) spielt daher bei diesen Patienten eine große Rolle, und pAVK-Patienten sollten nicht nur im Hinblick auf die Progression der peripheren Durchblutungsstörung, sondern auch kardial und zerebral unter regelmäßiger Beobachtung sein. Zu den

Pharmaka mit erwiesenem Nutzen in der Prävention kardiovaskulärer Ereignisse zählen Thrombozytenaggregationshemmer, Statine, β-Rezeptor-Antagonisten und ACE-Hemmer. Wie bei Patienten nach akutem Myokardinfarkt sollten diese vier Substanzklassen auch bei pAVK-Patienten konsequent zum Einsatz kommen, sofern im Einzelfall nicht eine Kontraindikation dagegen spricht. β-Rezeptor-Antagonisten sollten allerdings bei Patienten mit kritischer Extremitätenischämie nicht, bei anderen Patienten mit peripheren arteriellen Durchblutungsstörungen vorsichtig eingesetzt werden, da sie durch Reduktion der β-adrenergvermittelten Vasodilatation zum Überwiegen α-adrenerg-vermittelter Vasokonstriktion führen und eine Extremitätenischämie verschlechtern können.

Die symptomatische Therapie der pAVK umfasst – in Abhängigkeit vom Krankheitsstadium – nichtpharmakologische und pharmakologische Maßnahmen. In den Stadien I und II nach Fontaine ist regelmäßiges Gehtraining die Grundlage der Therapie. Die Gabe verschiedener vasoaktiver Pharmaka, z. B. **Pentoxifyllin**[28], **Naftidrofuryl**[29], **Buflomedil**[30] und **Cilostazol** (USA; in Deutschland nicht zugelassen), führte in kontrollierten Studien bei Patienten mit Claudicatio intermittens (Stadium II) zu einer geringen Zunahme der schmerzfreien Gehstrecke, deren klinische Relevanz jedoch umstritten ist (◻ Tab. 20.3). Eine Therapie mit diesen Substanzen kann erwogen werden, wenn die eingeschränkte Gehfähigkeit der Patienten zu einer erheblich reduzierten Lebensqualität führt, alleiniges Gehtraining unwirksam ist und keine Herzinsuffizienz oder

---

28 Pentoxifyllin-ratiopharm, Trental®, Pentoxifyllin AL®
29 Dusodril®, Naftilong®
30 Buflomedil-CT, Bufedil®, Buflohexal®

hochgradige KHK vorliegt. Neben den genannten Substanzen ist eine Vielzahl weiterer Pharmaka für die Behandlung peripherer Durchblutungsstörungen in Deutschland zugelassen, deren klinische Wirksamkeit bei pAVK jedoch nicht durch adäquate, publizierte Studien belegt ist.

Bei pAVK in den Stadien III und IV, sowie bei Patienten mit pAVK Stadium II und erheblicher Einschränkung der Lebensqualität, stehen revaskularisierende Maßnahmen im Vordergrund, beispielsweise die perkutane transluminale Angioplastie oder eine Bypass-Operation. Die intravenöse oder gezielte intraarterielle Gabe von Fibrinolytika kann bei frischen Gefäßverschlüssen wirksam sein. Wichtig sind in jedem Fall Bettruhe, Tieflagerung (20–30°) der gefährdeten Extremität und Entlastung der Ferse. Die oben genannten vasoaktiven Pharmaka sind bei pAVK im Stadium III und IV nicht ausreichend wirksam. Dagegen kann die intravenöse Gabe von Prostaglandin-Analoga wie **Alprostadil**[31] oder Iloprost[32] zu einer Abnahme ischämisch bedingter Schmerzen und schnelleren Abheilung von Nekrosen führen. Zusätzlich kann eine analgetische und bei bakterieller Superinfektion eine gezielte antibiotische Therapie (nach Keim- und Resistenzbestimmung) notwendig sein. Bei hohem Hämatokrit kann eine Hämodilution zu einer verbesserten Mikrozirkulation beitragen.

AVK-Stadien

- Periphere AVK Stadium I–II
  - Modifikation von Risikofaktoren
  - Thrombozytenfunktions-Hemmer zur Prävention kardio- und zerebrovaskulärer Ereignisse
  - Gehtraining
- Periphere AVK Stadium III–IV
  - Revaskularisierende Maßnahmen
  - Vasodilatierende Prostaglandine oder -analoga i.v.
  - Tieflagerung der betroffenen Extremität, ggf. Analgetika und Antibiotika

---

Behandlung vasospastisch bedingter Ischämien

Die Behandlung vasospastischer Durchblutungsstörungen umfasst die Vermeidung auslösender Umstände (Nikotin, Kälte, vasokonstringierende Pharmaka) und die symptomatische Therapie mit vasodilatierend wirkenden Pharmaka. Calcium-Kanalblocker vom Dihydropyridintyp gelten als Standardtherapie. In klinischen Studien wurde meist Nifedipin eingesetzt, andere Vertreter dieser Klasse sind wahrscheinlich ähnlich wirksam, zum Beispiel Amlodipin oder Isradipin. Bei akuten Vasospasmen wird nichtretardiertes Nifedipin verabreicht (Zerbeißkapsel oder Lösung), zur prophylaktischen Anwendung sollten retardiertes Nifedipin oder langwirkende Dihydropyridine, zum Beispiel Amlodipin, eingesetzt werden. Calcium-Kanalblocker anderer Klassen sind bei vasospastischen Durchblutungsstörungen schwächer (Diltiazem) oder nicht wirksam (Verapamil).

Bei unzureichender Wirksamkeit von Calcium-Kanalblockern kann eine Behandlung mit α$_1$-Adrenozeptorantagonis-ten, z. B. Prazosin und Doxazosin, versucht werden. Mit ACE-Hemmern wurde in klinischen Studien keine überzeugende Wirkung erzielt, während der AT$_1$-Rezeptorantagonist Losartan in einer relativ kleinen Studie wirksamer war als der Calcium-Kanalblocker Nifedipin. Die Verwendung so genannter vasoaktiver Pharmaka (◘ Tab. 20.3) ist umstritten. Neben den genannten Pharmaka kann auch eine Behandlung mit Glyceroltrinitrat in Form einer zweiprozentigen Salbe die Anfallshäufigkeit und -schwere vermindern.

Patienten mit Sklerodermie haben häufig ein besonders schweres Raynaud-Syndrom, das zu Nekrosen der Akren führen kann. Bei diesen Patienten kann durch Infusion des Prostacyclin-Analogons Iloprost eine symptomatische Verbesserung und schnellere Abheilung der Läsionen erreicht werden. Die orale Gabe von Iloprost war bei Patienten mit Sklerodermie weniger wirksam.

20.3.3 Zerebrale Durchblutungsstörungen

Präventive Behandlung zerebraler Durchblutungsstörungen

Im Vordergrund der präventiven Behandlung zerebraler Durchblutungsstörungen steht auch hier die Modifikation der Risikofaktoren einer Arteriosklerose (»gesunder Lebensstil«, Einstellen des Nikotinkonsums, etc.) (s. oben). Details diesbezüglich wurden bereits ausführlich unter ► Kap. 20.1.3 beschrieben. Im Folgenden soll auf die speziellen Besonderheiten in der Prävention eines zerebralen vaskulären Ereignisses eingegangen werden. Eine ausgeprägte Senkung des Schlaganfallrisikos durch antihypertensive Therapie wurde in vielen Studien belegt. Dabei ist der präventive Effekt der Antihypertensiva umso ausgeprägter, je stärker der Blutdruck reduziert wird. Die einzelnen Antihypertensiva unterscheiden sich nur gering in ihrer schlaganfallpräventiven Wirkung. Auch die Therapie mit Statinen ist nachgewiesener Weise nützlich. Patienten mit KHK und einem LDL-Cholesterin >100 mg/dl sollen mit einem Statin behandelt werden. Auch bei Patienten ohne KHK, aber mit erhöhtem kardiovaskulärem Risiko sollte eine Statintherapie eingeleitet werden. Die Datenlage ist am besten für Simvastatin, Pravastatin und Atorvastation (**Heart Protection Study, ASCOT-LLA-Studie**). Bei Diabetikern ist die antihypertensive Behandlung mit ACE-Hemmern oder Sartanen und Statinen hinsichtlich der Schlaganfallprävention von besonderer Bedeutung. Die Heart Protection Study zeigte, dass eine Behandlung mit Simvastatin das Schlaganfallrisiko um ca. 25% vermindert. Die ASCOT-LLA-Studie zeigte eine vergleichbare Wirksamkeit von Atorvastatin.

Auch in Metaanalysen anderer Studien mit Statinen wurde bei den behandelten Patienten ein um 20–30% vermindertes Risiko beobachtet. ASS ist bei Männern in der Primärprävention eines Schlaganfalls nicht wirksam. Bei Frauen über 45 Jahre mit zusätzlich vaskulären Risikofaktoren können durch die ASS-Gabe Schlaganfälle, jedoch keine Myokard-

---

31 Prostavasin®

32 Ilomedin®

infarkte verhindert werden. Die Risikoreduktion dabei ist jedoch gering und Nutzen und Risiko – insbesondere die erhöhte Blutungsneigung – müssen sorgfältig gegeneinander abgewogen werden.

Bei Patienten, die bereits ein zerebrales ischämisches Ereignis hatten, steht im Rahmen der **Sekundärprävention** neben der Beeinflussung von Risikofaktoren eine Hemmung der Thrombozytenfunktion im Vordergrund. Eine Reduktion des Risikos eines erneuten zerebrovaskulären Ereignisses wurde in prospektiven klinischen Studien durch für die ASS-Monotherapie (50–150 mg), die Kombination aus **ASS** (2×25 mg) und retardiertem **Dipyridamol** (2×200 mg), **Ticlopidin** und **Clopidogrel** (75 mg) vermindert. Bei Patienten nach TIA und ischämischem Insult mit geringem Rezidivrisiko wird die tägliche Gabe von ASS 100 mg empfohlen. Dagegen sollten Patienten mit einem hohen Rezidivrisiko (≥4%/Jahr) die Gabe der fixen Kombination aus ASS und retardiertem Dipyridamol oder Clopidogrel 75mg/Tag erhalten. Eine Kombination von ASS und Clopidogrel ist nicht wirksamer als die jeweilige Monotherapie, führt aber zu vermehrten Blutungskomplikationen. GP-IIb/IIIa-Antagonisten sollten aufgrund ihres deutlich erhöhten Blutungsrisikos nicht zur Sekundärprävention des Schlaganfalls eingesetzt werden.

In vergleichenden Untersuchungen waren Ticlopidin und Clopidogrel geringfügig wirksamer als ASS. Da jedoch mit ASS die größten Erfahrungen vorliegen, wird ASS weiterhin als Mittel der ersten Wahl angesehen. Eine Behandlung mit anderen Hemmstoffen der Thrombozytenfunktion sollte erwogen werden bei ischämischen Ereignissen unter Behandlung mit ASS, allergischen Reaktionen gegenüber ASS und bei anamnestisch bekannten Magen-Darm-Ulcera. Eine Therapie mit Hemmstoffen der Thrombozytenaggregation zur Prävention erneuter zerebrovaskulärer Ereignisse sollte über mindestens 2 Jahre durchgeführt werden. Die prophylaktische Gabe eines Thrombozytenfunktionshemmers (ASS) war bei Patienten ohne vorangegangenes zerebrales ischämisches Ereignis unwirksam und wird daher nicht empfohlen.

Patienten mit **zerebralen Durchblutungsstörungen** und **kardialer Emboliequelle** (z. B. Vorhofflimmern, Herzwandaneurysma) sollten orale Antikoagulanzien erhalten. Bei Patienten mit Vorhofflimmern besteht die Gefahr embolisch bedingter zerebraler Ischämien. Durch Behandlung mit oralen Antikoagulanzien wird das jährliche Schlaganfallrisiko von 4,5% auf 1,4% reduziert, während die Inzidenz schwerer Blutungen um 0,3% pro Jahr ansteigt. Bei Patienten nach TIA oder leichtem ischämischen Insult und Vorhofflimmern kann die orale Antikoagulation innerhalb von 3 – 5 Tagen begonnen werden. In der Prävention wird ein INR-Wert von 2–3 angestrebt. INR (international normalized ratio) ist definiert als Quotient aus Thromboplastinzeit in Patientenplasma dividiert durch Referenzplasma, mit Korrektur durch den Empfindlichkeitsfaktor des verwendeten Thromboplastins, den sog. ISI-Wert.

Bei Patienten mit einem persistierenden Foramen ovale und einem ersten zerebralen ischämischen Ereignis besteht unabhängig von der Größe die Indikation zur Prophylaxe mit ASS 100 mg. Kommt es zu einem Rezidiv oder besteht ein PFO in Kombination mit einem Vorhofseptumaneurysma wird eine

orale Antikoagulation für mindestens ein Jahr empfohlen (INR 2,0–3,0). Alternativ kann auch ein interventioneller PFO-Verschluss erwogen werden. Bei jüngeren Patienten (<60 Jahre) mit Vorhofflimmern ohne organische Herzerkrankung oder zusätzliche Risikofaktoren (z. B. arterielle Embolie in der Vorgeschichte) ist das Embolierisiko äußerst niedrig, so dass auf eine Antikoagulation als Präventionsmaßnahme verzichtet werden kann. Gleiches gilt bei nichtkardialer Emboliequelle und TIA bzw. ischämischem Schlaganfall. Auch hier ist eine orale Antikoagulation nicht besser wirksam als die ASS-Gabe und kann daher nicht empfohlen werden. Bei nachgewiesenem Protein-C-, -S- oder Antithrombin-Mangel sowie homozygoter Faktor-V-(Leiden)-Mutation sollte eine dauerhafte orale Antikoagulation bei jüngeren Patienten mit ansonsten kryptogener Schlaganfallursache erfolgen.

> **Wirksam in Prävention zerebraler Durchblutungsstörungen**
> - Modifikation von Risikofaktoren
> - Antihypertensive Therapie
> - Statine (HMG-CoA-Reductase-Hemmer)
> - Bei kardialer Emboliequelle Hemmung der Thrombozytenfunktion (Patienten <65 Jahre ohne zusätzliche Risikofaktoren) oder Antikoagulation mit INR 2–3
> - Endarteriektomie bei hochgradigen, symptomatischen Stenosen der A. carotis

Behandlung akuter ischämischer Ereignisse

Bei Patienten mit einer TIA, deren Symptome sich bereits zurückgebildet haben, sollte zunächst die Ursache der Durchblutungsstörung gesucht werden. Dabei ist zu beachten, dass das Risiko, in den kommenden Monaten nach einem TIA-Ereignis einen Schlaganfall zu erleiden, deutlich erhöht ist. Daher sollte eine TIA dringlich diagnostisch abgeklärt werden.

Bei Patienten mit bestehenden neurologischen Ausfällen aufgrund einer zerebralen Ischämie sollte eine schnelle und gezielte Diagnostik erfolgen, um den Typ (ischämisch oder hämorrhagisch) sowie mögliche Ursachen (Stenosen hirnversorgender Gefäße oder Embolie kardialen Ursprungs) zu klären. Ziel der Akutbehandlung ist es, die Ausdehnung des geschädigten Hirnareals zu begrenzen und Folgeschäden zu vermeiden. An die Akutphase sollten sich Maßnahmen zur Rehabilitation und Prävention anschließen.

Ischämischer Insult

Beim ischämischen Insult handelt es sich um einen medizinischen Notfall. Patienten mit einem Schlaganfall sollten am besten in spezialisierten Zentren (Stroke Units) behandelt werden. Die wichtigste apparative Untersuchung bei Schlaganfallpatienten stellt die kraniale Computertomographie (**CCT-Untersuchung**) dar, die ohne Zeitverlust durchgeführt werden muss. Die Kernspintomographie kann die CCT-Untersuchung ersetzen, wenn sie zügig zur Verfügung steht. Die MRT-Untersuchung ist insbesondere zum Nachweis früher Ischämien und bei Prozessen der hinteren Zirkulation einzusetzen.

In der Behandlung des ischämischen Insults liegt es nahe, eine Wiedereröffnung verschlossener Hirngefäße durch Thrombolyse zu versuchen. Die intravenöse Behandlung mit **Alteplase** (rtPA) wird innerhalb eines 3-Stunden-Fensters zur Behandlung ischämischer Schlaganfälle empfohlen. Die Behandlung entgleister physiologischer Parameter stellt die Basis der akuten Schlaganfallbehandlung dar. Daher ist es zwingend notwendig, dass der neurologische Status und die Vitalfunktionen in der Akutphase engmaschig überwacht werden. Bereits in der Frühphase eines ischämischen Schlaganfalls sollte die Prophylaxe eines Schlaganfalls bzw. eines Rezidivs mit 100–300 mg/Tag ASS eingeleitet werden. Zur Vermeidung zahlreicher Komplikationen (Aspirationspneumonie, tiefe Beinvenenthrombose, Dekubitus etc.) kommt der Frühmobilisation eine zentrale Rolle zu. Bei raumfordernden Mediainfarkten sollte die frühe Hemikranektomie in Erwägung gezogen werden, da sie die Überlebenswahrscheinlichkeit und das funktionelle Outcome bei den Überlebenden verbessert.

Behandlung des akuten ischämischen Insults

- Ausschluss einer intrazerebralen Blutung, bei frühzeitigem Eintreffen und Ausschluss von Kontraindikationen Thrombolyse mit Alteplase erwägen, sonst Gabe von ASS, bei kardialer Emboliequelle gegebenenfalls Heparin
- Überwachung von Kreislauf und Stoffwechsel
- Blutdrucksenkung bei Werten >220 mmHg systolisch und/oder >120 mmHg diastolisch
- Bei Auftreten eines Hirnödems Maßnahmen zur intrakraniellen Drucksenkung

---

20.4 Venöse Durchblutungsstörungen

Venöse Durchblutungsstörungen beruhen auf völlig anderen pathophysiologischen Prozessen als die Arteriosklerose. Thromben im venösen System sind die Folge einer aktivierten Gerinnungskaskade. Dementsprechend steht in der Behandlung venöser Thrombosen die Gabe von Antikoagulanzien im Vordergrund.

Prädisponierende Faktoren venöser Thrombosen

- Stase des Blutes (z. B. bei Immobilisation oder bei vorgeschädigten Venenklappen)
- Gewebsverletzungen (z. B. bei Traumen und operativen Eingriffen)
- Hämokonzentration (z. B. bei Exsikkose)
- Störungen des gerinnungshemmenden Systems (z. B. Mangel an Antithrombin III, Protein C oder S, Resistenz gegen aktiviertes Protein C, Hyperhomocysteinämie)

Klinische Einteilung venöser Durchblutungsstörungen

Venöse Durchblutungsstörungen können eingeteilt werden in Entzündungen oberflächlicher Venen (Phlebitis superficialis), Thrombose und Entzündung von Varizen (Varikothrombose), tiefe Venenthrombose und die chronisch-venöse Insuffizienz. Jede dieser Formen erfordert ein anderes diagnostisches und therapeutisches Vorgehen. Eine Antikoagulation ist bei tiefen Venenthrombosen mit oder ohne Lungenembolie indiziert.

Behandlung venöser Durchblutungsstörungen

Oberflächliche Thrombophlebitis. Die Phlebitis superficialis ohne zugrunde liegende Varikose kann auf bestehende Grunderkrankungen hinweisen und wird symptomatisch behandelt. Die Varikothrombose wird je nach Ausdehnung durch Kompressionsverband, Stichinzision oder aber, bei ausgedehnten Thrombosen, mit Antikoagulanzien behandelt (s. tiefe Venenthrombose). Die orale Gabe von nichtsteroidalen Antiphlogistika kann bei ausgeprägten Entzündungsschmerzen hilfreich sein.

Tiefe Venenthrombose. Die Behandlung der tiefen Venenthrombose soll das weitere Thrombuswachstum aufhalten und einer Lungenembolie vorbeugen. Entsprechend steht die Gabe von **Antikoagulanzien** im Vordergrund. Eine thrombolytische Behandlung ist indiziert bei schwerer, hämodynamisch wirksamer Lungenembolie nach Abwägung eventueller Kontraindikationen. Im Akutstadium wird Heparin i.v. als Dauerinfusion verabreicht. Die Heparinbehandlung soll bei 2- bis 3-facher Verlängerung der Kontroll-PTT 5–10 Tage lang durchgeführt werden. Überlappend beginnt man mit der Gabe oraler Antikoagulanzien, wobei ein INR-Wert von 2–3 angestrebt wird. Alternativ können niedermolekulare Heparine gewichtsadaptiert subkutan injiziert werden, wobei eine Kontrolle der Anti-Xa-Aktivität im Regelfall nicht erforderlich ist. In Deutschland sind für diese Indikation Enoxaparin, Tinzaparin und Nadroparin zugelassen. Nach Abschluss der akuten Phase wird die Behandlung mit Antikoagulanzien mindestens 3–6 Monate fortgeführt. Bei Rezidivthrombosen oder einem hohen thrombogenen Risiko (Thrombophilie) muss die Behandlung länger, u. U. lebenslang durchgeführt werden.

Neu in diesem Indikationsgebiet finden sich die oral applizierbaren, direkten Faktor-Xa-Antagonisten (**Dabigatran**, **Rivaroxaban**), die zur Thromboseprophylaxe bei elektiven Hüft- oder Kniegelenkersatzoperationen zugelassen sind. Beide Substanzen waren niedermolekularen Heparinen in klinischen Studien nicht unterlegen, bieten aber den Vorteil der oralen Einnahme. In den Zulassungsstudien zeigten diese beiden Substanzen außer Blutungskomplikationen keine schwerwiegenden Nebenwirkungen; Langzeitdaten zur Sicherheit und zu seltenen Nebenwirkungen fehlen jedoch noch.

In Kürze

Arteriosklerotisch bedingte Gefäßerkrankungen und dadurch resultierende Durchblutungsstörungen sind die Haupttodesursache in der westlichen Welt. Klinisch äußert sich Arteriosklerose, je nach betroffenem Gefäßsegment, sehr verschieden; die – pharmakologische wie nicht-pharmakologische – Bekämpfung der Ursachen und Risikofaktoren ist jedoch in weiten Zügen ähnlich. Dementsprechend orientiert sich diese Therapie heute zunehmend am kardiovaskulären Gesamtrisiko, das über einschlägige Scores ermittelt werden kann. Neben der Wiederherstellung einer bereits manifest eingeschränkten Durchblutung ist ein Hauptziel die langfristige Reduktion von Morbidität und Mortalität der Bevölkerung

Weiterführende Literatur ► www.springer.com

21 Gastrointestinale Erkrankungen

E. Schömig, D. Taubert

21.1 Erkrankungen des oberen Gastrointestinaltraktes

21.1.1 Gastroösophageale Refluxkrankheit (»gastroesophageal reflux disease«, GERD)

Nach der Montreal-Konsensusdefinition ist GERD eine Erkrankung, die sich entwickelt, wenn der Reflux von Mageninhalt belästigende Symptome und/oder Komplikationen verursacht. Häufige Ursachen sind Störungen der Verschlussfunktion des unteren Ösophagussphinkters (Tonusminderung, häufige Relaxationen, axiale Hiatushernie), der Ösophagusclearance (verminderte Peristaltik, verminderte Speichelproduktion) oder der Magenentleerung. **Leitsymptome** sind retrosternales Brennen (Sodbrennen), Regurgitation, epigastrische Schmerzen (vor allem postprandial und nachts) und Dysphagie (bei Refluxstriktur). Gelegentlich treten extraösophageale Syndrome auf (Husten, Laryngitis, Asthma, Zahnerosionen).

Die Prävalenz von Sodbrennen und Regurgitation liegt bei über 40%, der Schweregrad der Symptome nimmt mit dem Alter zu. Bei 10–20% der Bevölkerung treten wöchentlich Refluxsymptome auf; damit zählt GERD zu den häufigsten Störungen, die Patienten zum Arzt führen. Etwa 50% aller Refluxpatienten entwickeln eine **Ösophagitis** (Grad I: Erythem, Grad II: longitudinale isolierte Erosionen, Grad III: zirkuläre konfluierende Erosionen, Grad IV: Ulkus, Striktur oder Barrett-Ösophagus). GERD ist ein Risikofaktor für die Entwicklung ösophagealer Adenokarzinome. Das absolute Risiko für einen Refluxpatienten ist jedoch gering (0,04% pro Jahr), das höchste Karzinomrisiko (0,5% pro Jahr) trifft die 5–15% der GERD-Patienten mit Zylinderepithelmetaplasie (Barrett-Ösophagus).

Die Ziele der GERD-Therapie sind auf eine Verbesserung der Refluxsymptomatik, die Abheilung mukosaler Läsionen und die Prävention von Komplikationen gerichtet.

Die Wirksamkeit von Lebensstilmodifikationen und Allgemeinmaßnahmen ist unzureichend belegt. Sie werden überwiegend aufgrund theoretischer Erwägungen zur Unterstützung der GERD-Behandlung empfohlen. Hierzu zählen das Hochstellen des Bettkopfendes, Gewichtsreduktion, die Vermeidung von fettreicher Kost, von Mahlzeiten kurz vor dem Hinlegen, von Irritanzien wie Rauchen, Alkohol, Kaffee, Schokolade oder von motilitätsschwächenden Pharmaka wie Anticholinergika, Kalziumantagonisten, organischen Nitraten, β_2-Rezeptoragonisten, Theophyllin und Progesteron.

Zur pharmakologischen Therapie von GERD werden Antazida, mukosaprotektive Mittel, Prokinetika und antisekretorische Arzneimittel – H$_2$-Rezeptorantagonisten (H$_2$RA) und Protonenpumpeninhibitoren (PPI) – eingesetzt.

Antazida

Antazida (**Aluminium- und Magnesiumsalze**[1]) neutralisieren chemisch die Magensäure durch Bindung an Hydroxid- oder Carbonationen. **Alginate**[2] bilden zusätzlich einen Film auf dem Magensaft. Antazida bewirken eine kurzeitige Verbesserung von postprandialem Sodbrennen, jedoch keine globale Verbesserung der GERD-Symptome oder Abheilung der Ösophagitis. Übliche Einzeldosen haben eine Neutralisationskapazität von 50 mmol HCl; sie werden kurz nach den Mahlzeiten eingenommen (maximal 4-6 Einzeldosen/Tag). Als unerwünschte Wirkungen können Durchfall (unter Magnesiumsalzen) oder Obstipation (unter Aluminiumsalzen) auftreten.

Mukosaprotektiva

Das Mukosaprotektivum **Sucralfat**[3] (basisches Aluminium-Saccharose-Sulfat) bindet an geschädigte Schleimhaut; es hemmt dadurch die erosive Wirkung von Magensäure, Pepsin und Gallensäuren, (Dosierung: 4-mal 1000 mg/Tag p.o. nach den Mahlzeiten). Im Vergleich zu Placebo zeigt sich ein Trend zur Verbesserung von GERD-Symptomen und zur Abheilung der Ösophagitis. Als häufige unerwünschte Wirkung tritt (bei 2%) eine Obstipation auf.

Prokinetika

Als **Prokinetika** kommen die Dopamin-D$_2$-Rezeptorantagonisten **Metoclopramid**[4] und **Domperidon**[5] zum Einsatz (4-mal 10 mg/Tag p.o.). Der Serotonin-5HT$_4$-Rezeptoragonist **Cisaprid**[6] (4-mal 10 mg oder 2-mal 20 mg pro Tag p.o.), der jedoch 1999 aufgrund seltener Fälle lebensbedrohlicher kardialer Arrhythmien (Long-QT-Syndrom) in Deutschland vom Markt genommen wurde. Prokinetika bewirken gegenüber Placebo keine signifikante Verbesserung der GERD-Symptome oder der Ösophagitis.

Häufige unerwünschte Wirkungen der D$_2$-Rezeptorantagonisten sind Hyperprolaktinämie, Galaktorrhö und Amenorrhö. Metoclopramid überwindet im Gegensatz zu Domperidon die Blut-Hirn-Schranke und verursacht bei 20–30% der Patienten zentrale Nebenwirkungen: extrapyramidal-motorische Reaktionen, Sedierung, Ängstlichkeit, Agitation, Verwirrtheitszustände und Halluzinationen.

Hemmstoffe der Säuresekretion

Hemmstoffe der Säuresekretion sind Mittel der Wahl in der GERD-Behandlung. Die Dauer der Erhöhung des intragastralen pH auf Werte >4 (Hemmung der Aktivierung von Pepsinogenen zu Pepsin) ist streng mit der Verbesserung der Refluxsymptome und der Abheilungsrate von Ösophaguserosionen korreliert. In der basolateralen Membran der Belegzellen des Magens sind Rezeptoren für Gastrin, Acetylcholin und Histamin lokalisiert, deren Aktivierung die Säureproduktion durch die H$^+$/K$^+$-ATPase (Protonenpumpe) in den sekretorischen Canaliculi stimuliert.

H$_2$-Rezeptorantagonisten (H$_2$RA)

H$_2$-Rezeptorantagonisten (H$_2$RA) blockieren nur einen der säurestimulierenden Rezeptoren und bewirken daher nur eine unvollständige Reduktion der Säuresekretion um 60–70%; die Wirkung (pH > 4) hält für 6–8 h an. Die Mahlzeiten-unabhängige basale Säureproduktion wird am stärksten unterdrückt. Unter der Therapie mit H$_2$RA entwickelt sich eine Toleranz;

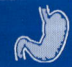

---

1 z. B. Gelusil®, Riopan®, Talcid®
2 Bestandteil von Gaviscon®
3 Ulcogant®, Sucrabest®
4 Migränerton, Migraeflux MCP
5 Motilium®, Domperidon HEXAL®
6 Propulsin®, in Deutschland ruht die Zulassung seit 1999

bereits nach 7–14 Tagen nimmt die Wirkung ab. Nach Absetzen der Therapie kann eine transiente Rebound-Hypersekretion auftreten. Äquivalente säuresekretionshemmende Dosen der in Deutschland verfügbaren H$_2$RA (400 mg **Cimetidin**[7], 150 mg **Ranitidin**[8], 150 mg **Nizatidin**[9], 75 mg **Roxatidin**[10] oder 20 mg **Famotidin**[11] pro Tag p.o.) unterscheiden sich nicht in ihrer Effektivität.

In einem Cochrane Review senkte eine 4- bis 8-wöchige Therapie mit H$_2$RA das relative Risiko einer GERD-Ösophagitis gegenüber Placebo um 28%; die number needed to treat (NNT)[12] lag bei 5. Höhere Dosen oder tägliche Mehrfachgaben steigern die Wirksamkeit nur marginal. Unerwünschte Wirkungen treten bei 4% der Patienten auf. Es dominieren leichte gastrointestinale Beschwerden (Nausea, Völlegefühl, Abdominalschmerzen). Vor allem nach hohen Dosen an Cimetidin können als seltene Nebenwirkungen Gynäkomastie, Potenzstörungen und Verwirrtheitszustände auftreten. Cimetidin und in geringerem Ausmaß auch Ranitidin hemmen Cytochrom-P450-Monooxygenasen und können dadurch die Elimination von hepatisch metabolisierten Arzneistoffen wie Phyenytoin, Lidocain, Procainamid, Theophyllin und Warfarin verzögern.

Protonenpumpen-Inhibitoren (PPI)

Protonenpumpen-Inhibitoren (PPI) sind die effektivsten Wirkstoffe in der GERD-Behandlung. PPI sind basische Prodrugs (Benzimidazole), die nach Absorption im Dünndarm vom Blut aus (aus der magensaftresistenten Arzneiform) im sauren Milieu des Canaliculi der Belegzellen akkumulieren und säurekatalytisch in die aktive zyklische Sulfenamidstruktur überführt werden. Durch Ausbildung einer Disulfidbrücke mit einem Cystein-Rest werden die Protonenpumpen irreversibel inaktiviert. Sowohl Mahlzeiten-stimulierte als auch basale Säuresekretion werden vollständiger und länger inhibiert als durch H$_2$RA. Toleranzeffekte werden nicht beobachtet. Nach einer Standarddosis setzt die Wirkung nach 4–6 h ein. Der Maximaleffekt wird nach 5–7 Einzeldosen erreicht. Der intragastrale pH liegt für 10–14 h über 4. Die Wirksamkeit ist am besten, wenn PPI 30–60 min vor einer Mahlzeit verabreicht werden. Die gemeinsame Gabe mit H$_2$RA vermindert die Wirkung der PPI.

Als Initialtherapie wird eine PPI-Standarddosis pro Tag vor dem Frühstück gegeben. Die 4- bis 8-wöchige Therapie mit PPI senkt das relative Risiko einer GERD-Ösophagitis gegenüber Placebo um 77% (NNT=2) und gegenüber der Therapie mit H$_2$RA um 53% (NNT=3). In den Standarddosierungen (bei morgendlicher Einmalgabe) bestehen zwischen den fünf in Deutschland verfügbaren PPI: **Omeprazol**[13] (20 mg), **Esomeprazol**[14] (20 mg), **Lansoprazol**[15] (30 mg), **Rabeprazol**[16] (20 mg) und **Pantoprazol**[17] (40 mg) keine klinisch relevanten Wirksamkeitsunterschiede. Kommt es nach 4- bis 8-wöchiger Behandlung nicht zu einer Symptomverbesserung (bei 25–42% der Patienten), werden 2 PPI-Standarddosen morgens und abends (oder 1×40 mg Esomeprazol am Morgen) verabreicht. Eine weitere Dosissteigerung erhöht nicht die Effektivität. Bei 25% der Patienten bleibt auch unter täglich 2 PPI-Dosen nach 4–8 Wochen eine Symptomverbesserung aus (PPI-refraktäre GERD). Unerwünschte Wirkungen der PPI sind selten, gelegentlich imponieren Durchfälle, ferner

Schwindel, Müdigkeit und Kopfschmerzen. Nach dem Absetzen kann eine transiente Hypersekretion von Magensäure auftreten. Das genetisch polymorphe Leberenzym Cytochrom P450 2C19 ist an der Metabolisierung der PPI beteiligt. Bei Trägern eines schnell metabolisierenden CYP2C19-Genotyps (12–20% der Asiaten, 3–6% der weißen Bevölkerung) zeigen vor allem Omeprazol und Esomeprazol eine geringere Wirkung. Unter langjähriger Anwendung von PPI steigt in Beobachtungsstudien das Risiko osteoporotischer Frakturen.

6–12 Monate nach Absetzen der Initialtherapie tritt bei 80% der Patienten erneut eine Ösophagitis auf. Daher ist bei GERD eine Langzeiterhaltungstherapie erforderlich. PPI wirken besser als H$_2$RA (22% vs. 58% Rezidive nach 6- bis 12-monatiger Behandlung). Bei nichterosiver Refluxerkrankung ist eine PPI-Bedarfsmedikation ähnlich gut wirksam wie die PPI-Dauertherapie.

Sprechen GERD-Symptome nicht auf eine PPI-Therapie an, ist eine endoskopische Diagnostik des oberen GI-Traktes zur Identifikation alternativer Ursachen indiziert. Hierzu zählen: (1) die durch Arzneimittel wie Tetracycline, Bisphosphonate, nichtsteroidale Antirheumatika, Kalium- oder Eisensalze induzierte Ösophagitis, (2) die eosinophile Ösophagitis, (3) die durch Autoimmunerkrankungen wie Epidermolysis bullosa, Pemphigus vulgaris oder Lichen planus verursachte Ösophagitis, (4) die Hypersekretionsösophagitis (Zollinger-Ellison-Syndrom) und (5) GERD-Symptome ohne Ösophagitis wie nächtlicher Säurereflux, nichtsaurer Reflux oder funktionelle Störungen.

 Protonenpumpeninhibitoren (PPI) sind wirksamer als H$_2$-Rezeptorantagonisten (H$_2$RA). Prokinetika (Metoclopramid, Domperidon), Mukosaprotektiva (Sucralfat) und Antazida wirken nicht signifikant besser als Placebo.

Dosierung

Perorale Standarddosierungen der PPI (morgendliche Einmalgabe):
- Omeprazol 20 mg
- Esomeprazol 20 mg
- Lansoprazol 30 mg
- Rabeprazol 20 mg
- Pantoprazol 40 mg

---

7 Tagamet®, Cime AbZ

8 Ranitidin-ratiopharm®, Ranitic, Ranitidin AL

9 Nizax®

10 Roxit®

11 Fadul, Famobeta, Famotidin-ratiopharm®

12 NNT = Anzahl der Patienten, die behandelt werden müssen, um einen Therapieerfolg zu erzielen.

13 Omep®, Omeprazol-biomo®, Omeprazol-ratiopharm®

14 Nexium®

15 Agopton®

16 Pariet®

17 Pantozol®, Rifun®

◘ **Tab. 21.1.** Empfohlene Behandlungsoptionen zur Eradikation von Helicobacter pylori

Therapieregime	Behandlungs-dauer	Eradikations-quote (Intention-to-treat-Anaylse)	Bemerkungen
First-line-Therapie			
PPI (Standarddosis 2-mal/Tag), Clarithromycin[18] (2-mal 500 mg/Tag), Metronidazol[19] (2-mal 500 mg/Tag)	7–14 Tage	>80%	Anwendung in Populationen <15–20% Clarithromycin- und <40% Metronida-zol-Resistenz
PPI (Standarddosis 2-mal/Tag), Clarithromycin (2-mal 500 mg/Tag), Amoxicillin[20] (2-mal 1000 mg/Tag)	7–14 Tage	80%	Häufige UAW: gastrintestinale Störun-gen, Durchfälle und Kopfschmerzen; unter Metronidazol: Metallgeschmack, Dyspepsie und Alkoholintoleranz, sehr selten periphere Neuropathie; unter Amoxicillin: *cave* Penicillinallergie! Infektiöse Mononukleose!
Second-line-Therapie			
Quadrupeltherapie: PPI (Standarddosis 2-mal/Tag), Bismutsubsalicylat[21] (4-mal 525 mg/Tag), Metronidazol (4-mal 250 mg/Tag, bei Metronidazol-Resistenz 4-mal 500 mg/Tag), Tetracyclin[22] (4-mal 500 mg/Tag)	7–14 Tage	80%	UAW unter Bismut: metallischer Ge-schmack, Übelkeit, Erbrechen, schwarzer Stuhl, mögliche Neurotoxizität; unter Tetracyclin: gastrointestinale Störungen und Photosensibilisierung
Sequenztherapie: PPI (Standarddosis 2-mal/Tag), Amoxicillin (2-mal 1000 mg/Tag) über 5 Tage gefolgt von: PPI (Standarddosis 2-mal/Tag), Clarithromycin (2-mal 500 mg/Tag), Tinidazol[23] (2-mal 500 mg/Tag) über 5 Tage	10 Tage	90%	Klinische Evidenz beruht bisher über-wiegend auf Studien aus Italien UAW: Durchfall, Abdominalschmerzen, Glossitis
Salvage- oder Rescue-Therapie: PPI (Standarddosis 2-mal/Tag), Amoxicillin (2-mal 1000 mg/Tag) und entweder: Levofloxacin[24] (2-mal 250 mg/Tag) oder: Rifabutin[25] (2-mal 150 mg/Tag) oder: Furazolidon[26] (2-mal 100–200 mg/Tag)	10(–14) Tage	50–80%	Die Levofloxacin Salvage-Therapie zeigt die beste Wirksamkeit UAW unter Levofloxacin: Myalgien; unter Rifabutin: Hautausschlag, GI-Störungen, Urtikaria, (reversible) Neutropenie, Rotfärbung des Urins; unter Furazolidon: gastrointestinale Störungen, Kopf-schmerzen, Athralgien, Urtikaria

21.1.2 Ulcus pepticum (peptic ulcer disease, PUD)

Das peptische Ulkus ist ein Mukosadefekt von ≥3 mm Durch-messer, der über die Lamina muscularis mucosae hinaus die Magen- oder Duodenalwand penetriert. Häufigste Ursache ist eine **Infektion mit Helicobacter pylori** (H. pylori). Bei mehr als 90% der Patienten mit Duodenalulkus und bei etwa 70% der Patienten mit Magenulkus wird H. pylori nachgewiesen. Zweithäufigste Ursache ist die Einnahme von nichtsteroidalen Antiphlogistika/Antirheumatika (NSAID). Seltenere Ursachen sind schwerer physiologischer Stress wie Verbrennungen, Schädeltrauma, Sepsis, Schock, chirurgische Eingriffe (Stress-ulkus) und hypersekretorische Zustände wie Zollinger-Elli-son-Syndrom, antrale G-Zell-Hyperplasie und systemische Mastozytose. Die Lebenszeitprävalenz für PUD liegt bei 10%. Männer und Frauen sind gleichhäufig betroffen. Leitsymptome sind epigastrische Schmerzen, die 1–3 h nach den Mahlzeiten oder auf leeren Magen auftreten und durch Nahrungsaufnah-

---

18 Klacid®
19 Metronidazol AL®, Metronidazol-ratiopharm®
20 Amoxicillin-ratiopharm®, Amoxicillin AL
21 In Deutschland nicht im Handel, in den USA Bestandteil der HELIDAC®-Therapie
22 Tetracyclin-Wolff®
23 Simplotan®
24 Tavanic®
25 Alfacid®
26 In Deutschland nicht im Handel, in den USA als Furoxone® verfügbar

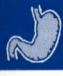

me gebessert werden. Bis zu 40% der Ulkuspatienten sind asymptomatisch.

Helicobacter-pylori-assoziiertes Ulkus

20–50% der Bevölkerung in den Industrieländern und mehr als 80% in den Entwicklungsländern sind mit H. pylori infiziert. Die Infektion wird typischerweise in der Kindheit erworben. Die Übertragung erfolgt fäkal-oral. H. pylori verursacht bei allen infizierten Personen eine chronische histologische Gastritis, die meistens asymptomatisch bleibt. Nur 10–20% der infizierten Personen entwickeln Ulzera. Die häufigsten Lokalisationen für Ulzera sind Duodenum und Antrum. Eine H.-pylori-Infektion ist ferner ätiologisch in der Expansion maligner gastrointestinaler Lymphome aus MALT-Gewebe (»mucosa associated lymphoid tisssue«) beteiligt. Bei Vorliegen einer atrophischen Gastritis erhöht die Besiedlung des Magens mit H. pylori das Risiko für die Entwicklung eines Magenkarzinoms.

Der Nachweis einer H.-pylori-Infektion kann bei der Gastroskopie aus Mukosabiopsiematerial über den histologischen Befund und mittels Ureaseschnelltest erfolgen. Als nicht-endoskopische Diagnoseverfahren werden der ^{13}C-Harnstoff-Atemtest oder monoklonale Stuhlantigentests (Sensitivität und Spezifität jeweils >95%) eingesetzt, der positive prädiktive Wert von Serumantigentests ist in westlichen Populationen mit niedrigerer H.-pylori-Prävalenz gering.

Etablierte Indikationen für die Diagnose und Behandlung einer H.-pylori-Infektion (»test-and-treat stategy«) sind nach dem Maastricht-III-Konsensusreport: (1) aktive PUD, (2) unbehandelte PUD in der Vergangenheit, (3) gastrales MALT-Lymphom im Frühstadium, (4) Magenkarzinom nach Resektion im Frühstadium und (5) persistente Dyspepsie bei Patienten <45 Jahren. Bei funktioneller Dyspepsie und therapienaiven Patienten vor einer Langzeittherapie mit NSAID, senkt die H.-pylori-Eradikation geringfügig das Risiko gastroduodenaler Ulzera. Bei Patienten mit Eisenmangelanämie unklarer Ursache verbessert H.-pylori-Eradikation die Symptomatik. Umstritten bleibt, ob bei Personen ohne histopathologischen Befund durch eine Eradikationsbehandlung das Magenkarzinom-Risiko verringert werden kann. Bei GERD hat H. pylori möglicherweise protektive Funktionen; durch die Eradikation steigt aber in einigen Studien das Risiko eines Barrett-Ösophagus.

Die Eradikation erfolgt standardmäßig mit einer PPI-basierten Tripeltherapie (◘ Tab. 21.1).

Die Eradikationsraten unter der Kombination aus **PPI-Clarithromycin-Metronidazol** sind etwa 10 Prozentpunkte höher als unter **PPI-Clarithromycin-Amoxicillin**. Die 14-tägige Therapie ist nach Metaanalysen geringfügig (5–12%) effizienter als die 7-tägige Therapie. Nichtansprechen der Initialtherapie (10–20% der Fälle) beruht meist auf einer primären oder sekundären H.-pylori-Resistenz gegenüber Clarithromycin oder Metronidazol. Als Second-line-Therapien kommen eine Bismut-basierte **Quadrupeltherapie**, ein sequentielles Therapieschema und eine Salvage- oder Rescue-Therapie zum Einsatz. Das Sequenzschema mit PPI-Amoxicillin über 5 Tage gefolgt von PPI-Clarithromycin-Tinidazol über weitere 5 Tage ist auch bei Clarithromycin-Resistenz wirksam. Die Initialbe-

handlung mit Amoxicillin soll die Entwicklung einer sekundären Clarithromycinresistenz (Ausbildung von Efflux-Kanälen) verhindern. Eine H.-pylori-Kultur mit anschließender Testung auf Antibiotika-Sensitivität wird nur nach Versagen der Second-line-Therapie empfohlen. Nach erfolgreicher H.-pylori-Eradikation ist im Allgemeinen keine weitere Therapie nötig, die Ulkusrezidivrate liegt unter 5% pro Jahr.

Antiphlogistika-assoziiertes Ulkus

Die Prävalenz von PUD unter chronischer Therapie mit nichtsteroidalen Antiphlogistika/Antirheumatika (NSAID) liegt bei 15–30%. Die Pathogenese NSAID-induzierter gastroduodenaler Schleimhautläsionen beruht überwiegend auf einer Hemmung der Prostaglandin-E_2-Synthese bedingt durch die NSAID-abhängige Inhibition der mukosalen Cyclooxygenase. Dadurch werden die mukosaprotektiven Faktoren – die Sekretion von Schleim und Bicarbonat, die Schleimhautdurchblutung und die Epithelproliferation – abgeschwächt und die Mukosaresistenz sinkt. Eine topische Magenschleimhautschädigung durch die Säureeigenschaft mancher NSAID spielt dagegen nur eine untergeordnete Rolle. Risikofaktoren sind: Alter über 60 Jahre, positive Ulkusanamnese, gleichzeitige Einnahme von Glucocorticoiden oder Antikoagulanzien, hohe NSAID-Dosen, schwere Systemerkrankungen sowie eine Infektion mit H. pylori. Prospektive, randomisierte Studien zeigen, dass das relative Risiko NSAID-induzierter Ulzera in NSAID-naiven Patienten durch eine H.-pylori-Eradikation um 30–40% gesenkt werden kann.

Sowohl in der Behandlung der NSAID-bedingten gastrointestinalen Symptome wie der Dyspepsie als auch in der Therapie der gastroduodenalen Ulzera sind PPI wirksamer als H_2RA, Sucralfat oder das Prostaglandin E_1-Analogon **Misoprostol**[27]. Können NSAID nicht abgesetzt werden, so ist eine wirksame **Ulkusprävention** durch Kombination mit PPI oder Misoprostol möglich. PPI und Misoprostol sind äquipotent. Sie reduzieren das relative Ulkusrisiko um 50%. Unter den erforderlichen Misoprostoldosen treten jedoch häufiger unerwünschte Wirkungen auf, insbesondere Diarrhön und Abdominalkrämpfe.

> **Dosierung**
>
> **Misoprostol:**
> – 3- bis 4-mal 200 µg/Tag p.o.

Der Einsatz von selektiven Antagonisten der Cyclooxygenase-2 (**COX-2-Hemmer**) anstelle der klassischen unselektiven Cyclooxygenase-Hemmstoffe wie Diclofenac[28] oder Naproxen[29] senkt das relative Ulkusrisiko in äquieffektiven antirheumatischen Dosen um etwa 50%. Durch Kombination von COX-2-Hemmern mit PPI lässt sich Ulkusrisiko weiter vermindern. Allerdings steigt das Risiko schwerer kardiovaskulärer Ereignisse unter COX-2-Hemmern um mindestens das Doppelte. Wegen der insgesamt negativen Nutzen-Schaden-Bilanz ist da-

---

27 Cytotec®
28 Voltaren®
29 Naproxen HEXAL®, Naproxen AL®

her von der Anwendung von COX-2-Hemmern generell abzuraten. Unter Valdecoxib[30] sind zudem lebensbedrohliche Hautreaktionen beschrieben. Nach der Marktrücknahme von Rofecoxib[31] (im Jahr 2004) und Valdecoxib (im Jahr 2005) sind in Deutschland zurzeit nur noch **Celexocib**[32] und **Etoricoxib**[33] im Handel.

21.1.3 Funktionelle Dyspepsie (non-ulcer dyspepsia, NUD)

Nach den Rom-II-Konsensuskriterien liegt eine NUD vor, wenn Schmerzen oder Beschwerden im Oberbauchbereich ohne organisches Korrelat über mindestens 12 Wochen innerhalb der letzten 12 Monate auftreten und nicht mit Veränderungen der Stuhlfrequenz oder -konsistenz verbunden sind.

Die Pathogenese der NUD ist weitgehend unbekannt, das Auftreten dyspeptischer Symptome ist jedoch häufig mit einer verminderten antralen Motilität, eingeschränkter postprandialer Fundusrelaxation oder viszerogastraler Hypersensitivität assoziiert. NUD ist die häufigste Ursache für obere gastrointestinale Beschwerden; die Prävalenzen in verschiedenen Populationen variieren jedoch erheblich (7–41%). Frauen sind 2- bis 3-mal häufiger betroffen als Männer. Obwohl NUD eine Ausschlussdiagnose darstellt, wird eine Ösophagogastroduodenal-Endoskopie zum Ausschluss organischer Ursachen nur für chronische Dyspepsie-Patienten über 45 Jahren oder H.-pylori-positive Patienten empfohlen.

Die Therapie erfolgt empirisch. Eine Stratifizierung der Behandlung nach Reflux-, Dysmotilitäts- und Ulkus-artigen Dyspepsieformen hat sich aufgrund der Koinzidenz der Symptome als ungeeignet erwiesen. Antazida, Sucralfat, Bismutsalze und Misoprostol sind ohne klinisch relevante Wirkung. Für **Prokinetika** sind die Wirksamkeitsbelege unzureichend. Die zur Behandlung funktioneller Magen-Darm-Erkrankungen häufig eingesetzten Pflanzenextrakte wie **Iberogast**® bewirken keine klinisch relevante Symptomverbesserung; die in Iberogast® enthaltenen Schöllkrautalkaloide sind potenziell hepatotoxisch. Für die Wirksamkeit einer antisekretorischen Therapie mit **H₂RA** oder **PPI** liegen Hinweise aus mehreren kontrollierten Studien vor, obwohl Magensäure keinen entscheidenden Faktor in der Ätiologie der NUD zu spielen scheint. Die Ansprechquoten sind allerdings gering (10–20% besser als Placebo) und ein klinischer Nutzen nur für die Kurzzeiteinnahme (4 Wochen) belegt.

Nur wenige NUD-Patienten mit H.-pylori-Infektion profitieren von einer Eradikationtionsbehandlung. Die Erfolgsquote (persistente Symptomfreiheit nach 1 Jahr) liegt unter 10%.

> **Protonenpumpeninhibitoren (PPI), H₂-Rezeptorantagonisten (H₂RA) und H.-pylori-Eradikation verbessern die NUD-Symptome, die Ansprechraten sind jedoch gering (10–20%).**

21.2 Erkrankungen des unteren Gastrointestinaltraktes

21.2.1 Reizdarmsyndrom (irritable bowel syndrom, IBS)

Wie NUD ist IBS eine Ausschlussdiagnose, die aufgrund eines charakteristischen Symptomkomplexes gestellt wird. Nach den Rom-II-Konsensuskriterien liegt IBS vor, wenn abdominelle Schmerzen oder Unwohlsein und Stuhlunregelmäßigkeiten während mindestens 12 Wochen innerhalb der letzten 12 Monate auftreten, die sich nicht durch strukturelle oder biochemische Abnormalitäten erklären lassen. Differentialdiagnostisch müssen u. a. Laktasemangel, Kolonkarzinome, Divertikulitis, mechanische Obstruktionen, chronisch-entzündliche Darmerkrankungen, enterale Ischämie, Maldigestion, Malabsorption und Endometriose ausgeschlossen werden. Nach der vorherrschenden Manifestation unterscheidet man **Durchfall-, Obstipations- und Abdominalschmerzdominierte IBS-Subtypen**. Die genaue Pathogenese von IBS ist unbekannt. Abnormalitäten in der Darmmotilität, viszerale Hypersensitvität und psychosoziale Faktoren werden für die IBS-Entwicklung verantwortlich gemacht. Vor kurzem wurden bei IBS-Patienten Störungen der enteralen serotonergen Neurotransmission als zentraler Pathomechanismus postuliert. Nach bakterieller Gastroenteritis liegt die IBS-Inzidenz bei 10%. Die Lebenszeitprävalenz von IBS liegt bei 15–20%, Frauen sind etwa doppelt so häufig wie Männer betroffen.

Basierend auf unterschiedlichen Vorstellungen zur Ätiologie erfolgt die Behandlung des Abdominalschmerz-dominierten IBS traditionell mit Spasmolytika/Anticholinergika (Butylscopolaminiumbromid[34], Mebeverin[35], Dicyclomin[36]) oder trizyklischen Antidepressiva (Amitriptylin[37], Desipramin[38], Doxepin[39]), die ebenfalls anticholinerge Eigenschaften besitzen. Das Obstipations-dominierte IBS wird mit Ballaststoffen, osmotischen Laxanzien oder Prokinetika (Domperidon) und das Durchfall-dominierte IBS mit dem Antidiarrhoikum Loperamid (vgl. S. 314) behandelt. Nichtmedikamentöse Maßnahmen beinhalten Ernährungsumstellungen und Verhaltenstherapien. **Trizyklische Antidepressiva** erwiesen sich als effektiv in der Verbesserung der Gesamt-IBS-Symptomatik, von Abdominalschmerzen und Durchfall (in einer Metaanalyse aus 12 Studien lag die NNT bei 4), jedoch berichteten 70% der Patienten über Nebenwirkungen. Unter den anderen Behandlungen verbessern sich zwar einzelne Symptome des IBS, jedoch kommt es nicht zu einer globalen Verbesserung des Symptomenkomplexes. Daher kann keine dieser Interventionen für eine zuverlässige Therapie des IBS empfohlen werden.

---

30 Bextra®
31 VIOXX®
32 Celebrex®
33 Arcoxia®
34 Buscopan®, BS-ratiopharm®
35 Duspatal®
36 u. a. in den USA als Dioscyamine hydrochloide im Handel
37 Amitriptylin-neuraxpharm®, Amineurin®, Saroten®
38 Pertofran®
39 Doxepin-neuraxpharm®, Doxepin-ratiopharm®

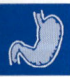

Studien mit zwei neueren Arzneistoffen zeigen hingegen konsistent globale Symptomverbesserungen. Der Serotonin-$5HT_3$-Rezeptorantagonist **Alosetron**[40] (1- bis 2-mal 1 mg/Tag p.o.) wird erfolgreich bei IBS mit Durchfall eingesetzt (NNT =7) und der partielle $5HT_4$-Agonist **Tegaserod**[41] (2×6 mg/Tag p.o.) bei IBS mit Obstipation (NNT =7–11) oder bei den häufigen IBS-Mischtypen aus Obstipation und Durchfall (NNT =6). Die Wirksamkeit beider Substanzen wurde allerdings bislang überwiegend bei Frauen gezeigt. Die häufigste unerwünschte Wirkung von Alosetron ist eine Obstipation (20–40%). In seltenen Fällen wurde unter Alosetron-Therapie eine ischämische Kolitis berichtet, die eine breite Anwendung limitieren. Die häufigsten unerwünschten Ereignisse durch Tegaserod sind Diarrhö (10%), Kopfschmerzen (8%), Abdominalschmerzen (7%) und Flatulenz (6%). Aufgrund eines erhöhten Risikos kardiovaskulärer Ereignisse (NNH[42] >1000) wurde das zuvor nur in den USA zugelassene Tegaserod 2007 vom Markt genommen.

❯ **Trizyklische Antidepressiva verbessern die Globalsymptomatik, sind aber mit einer hohen Rate unerwünschter Wirkungen verbunden.**

Dosierung

Alosetron:
- bis 2-mal 1 mg/Tag p.o.
- Wirkt bei IBS mit Durchfall.

Tegaserod:
- 2-mal 6 mg/Tag p.o.
- Wirkt bei IBS mit Obstipation und IBS-Mischtypen aus Obstipation und Durchfall (cave: erhöhtes Risiko kardiovaskulärer Ereignisse!).

21.2.2 Obstipation

Eine chronische Obstipation liegt nach den Rom-II-Konsenskriterien vor, wenn seit wenigstens 12 Wochen innerhalb der letzten 12 Monate Symptome harter Stuhlkonsistenz, erschwerter Stuhlentleerung (»Pressen«), unvollständiger Entleerung oder verminderter Stuhlfrequenz (weniger als 3 Stühle pro Woche) beobachtet wurden. Die Prävalenz der Obstipation wird in den westlichen Ländern auf 20% geschätzt. Frauen sind häufiger betroffen als Männer; Kinder und ältere Personen häufiger als jüngere Erwachsene. Klinische Subtegorien sind die **Normal-Transit-Obstipation** (»funktionelle« Obstipation, 59% der Patienten), **Defäkationsstörungen** (Outlet-Obstipation, 25%), **Slow-Transit-Obstipation** (13%, betroffen sind vor allem junge Frauen) und Kombinationen aus Defäkationsstörungen und Slow-Transit-Obstipation (3%). Bei der Normal-Transit-Obstipation imponieren Symptome unvollständiger und erschwerter Stuhlentleerung ohne verlängerte Kolonpassagezeit und verminderte Stuhlfrequenz. Bei den Defäkationsstörungen ist die rektale Evakuation beeinträchtigt; meist liegt eine Dysfunktion der Beckenbodenmuskulatur (unzureichende Relaxation des Musculus pubo-

rectalis) oder der Analsphinkter vor. Die Slow-Transit-Obstipation ist durch eine verzögerte Kolonpassage charakterisiert. Sekundäre Formen der Obstipation haben ihre Ursache in metabolischen Erkrankungen (z. B. Diabetes mellitus, Hypothyreose), neurologischen Erkrankungen (z. B. Morbus Hirschsprung, multiple Sklerose, Morbus Parkinson) oder Schädigungen der Darmmuskulatur (z. B. Amyloidose) oder sind auf die Einnahme von Medikamenten zurückzuführen (insbesondere auf Anticholinergika, Opioide, Antidepressiva, Antiepileptika, Diuretika und Aluminium-Antazida).

Initialtherapie der Obstipation

In der Initialtherapie der Obstipation nimmt eine Steigerung der Ballaststoffzufuhr im Wege einer Ernährungsumstellung (auf mindestens 20–40 g pro Tag) oder durch Verwendung von Ballaststoff-Supplementen (4–20 g pro Tag) den wichtigsten Stellenwert ein. Ohne klinischen Nutzen scheinen dagegen die Erhöhung der Flüssigkeitszufuhr (außer bei dehydrierten Patienten) oder die Steigerung der körperlichen Aktivität.

Die spezifische Therapie der Obstipation folgt einem Stufenschema (❏ Tab. 21.2).

Ballaststoffe

Ballaststoffe sind organische Polymerverbindungen, die der Digestion und Absorption im Dünndarm entgehen; sie bewirken eine Zunahme des Stuhlvolumens und eine Lockerung der Stuhlkonsistenz und beschleunigen dadurch die Kolonpassage. Unlösliche, von den Kolonbakterien nicht oder nur teilweise spaltbare Ballaststoffe wie Cellulose, Hemicellulosen (z. B. in Weizenkleie) und Lignine sowie synthetische Hydrokolloide wie **Methylcellulose**[43] und **Polycarbophil**[44] steigern das Stuhlvolumen auf direktem Wege durch ihre Wasserbindungskapazität (Quellung oder Gelbildung). Lösliche, von den Darmbakterien abbaubare Ballaststoffe wie Pektine, Schleimstoffe (z. B. in **Flohsamen**[45] und **Leinsamen**), Pflanzengummen, Alginate und resistente Stärke erhöhen das Stuhlvolumen indirekt über eine Vermehrung der Bakterienzellmasse im Kolon. Die Erfolgsraten einer Ballaststofftherapie sind bei der Normal-Transit-Obstipation am höchsten (58%). Defäkationsstörungen (37%) und Slow-Transit-Obstipation (20%) sprechen hingegen nur unzureichend an; die Propulsion und Evakuation der vergrößerten Stuhlmengen kann die Symptomatik in diesen Fällen auch verschlechtern. Häufige unerwünschte Wirkungen sind verminderter Appetit, Druck- und Völlegefühl im Abdomen sowie Flatulenz; bei unzureichender Flüssigkeitszufuhr besteht Ileusgefahr.

Osmotisch wirkende Laxanzien

Bei mangelndem Effekt der Ballaststoffe finden häufig **osmotisch wirkende Laxanzien** Verwendung, die aufgrund fehlen-

---
40 in den USA als Lotronex® im Handel
41 in den USA bis 2007 als Zelnorm® im Handel
42 number needed to harm: Anzahl der Patienten, die behandelt werden müssen, damit ein unerwünschtes Ereignis auftritt
43 in den USA als Citrucel® im Handel
44 u. a. in den USA und Österreich als Fibercon® im Handel
45 Metamucil®

der enteraler Absorption durch ihren osmotischen Druck Wasser im Darmlumen retinieren und dadurch die Eindickung der Fäzes verhindern und die Transitzeit verkürzen. Hierzu zählen die salinischen Laxanzien, schwer absorbierbare Disaccharide und Zuckeralkohole wie Lactulose und Sorbitol sowie die Polyethylenglycole. Als **salinische Laxanzien** kommen Salze unvollständig absorbierbarer Kationen (Magnesium) und Anionen (Sulfat und Phosphat) zum Einsatz, oft **Magnesiumsulfat** (Bittersalz) oder **Natriumsulfat** (Glaubersalz) in typischen Einzeldosen von 5–20 g. **Natriumphosphat**-Lösungen[46] werden meist zur Kolonentleerung vor operativen und diagnostischen Eingriffen eingesetzt. Die Wirkung setzt nach 2–6 h ein. Häufige unerwünschte Wirkungen sind Übelkeit, Erbrechen, Völlegefühl und Abdominalschmerzen.

Wegen der partiellen Absorption der Ionen im Dünndarm (von Magnesium 7%, von Sulfat und Phosphat ≥50% der verabreichten Dosis) besteht vor allem bei Niereninsuffizienz das Risiko einer Elektrolytüberladung: Unter Magnesium-Salzen kann eine Hypermagnesämie mit verminderter neuromuskulärer Erregbarkeit (u. a. Darmatonie, fäkale Inkontinenz) auftreten. Unter langfristiger Einnahme von Natriumsulfat kann es zu Hypernatriämie und Hypervolämie kommen. Unter Phosphat-Salzen können Hyperphosphatämie und Hypokalzämie mit gesteigerter neuromuskulärer Erregbarkeit auftreten.

Lactulose[47] ist ein osmotisch aktives synthetisches Disaccharid aus Galactose und Fructose, das den Dünndarm unverändert passiert; im Kolon wird es bakteriell in ebenfalls osmotisch aktive kurzkettige Fettsäuren gespalten. Übliche Einzeldosen betragen 10–20 g. Die Wirkung setzt mit einer Verzögerung von 8–12 h ein. Aufgrund der exzessiven Darmgasbildung (1 Liter pro 10 g Lactulose) sind Abdominalschmerzen, Meteorismus und Flatulenz häufige Nebenwirkungen, die bis zum Therapieabbruch führen können.

Die osmotisch aktiven hochmolekularen **Polyethylenglycole** (= **Macrogole**) mit relativen Molmassen von 3350[48] und 4000[49] sind metabolisch inert und werden von den Kolonbakterien nicht gespalten. In isoosmolarer Dosierung (10–40 g) verkürzen Polyethylenglycole die Kolonpassage effektiver als Lactulose; wegen der fehlenden Darmgasbildung treten unerwünschte Wirkungen deutlich seltener auf. Nach derzeitigem Stand stellen Polyethylenglycole daher das osmotische Laxans der Wahl dar. Bei Defäkationsstörungen kommen als osmotische Laxanzien häufig Suppositorien oder Klistiere mit Glycerol[50], Sorbitol[51] oder Phosphat-Salzen[52] zum Einsatz, die im Kolon nicht absorbiert werden. Die Wirkung setzt üblicherweise innerhalb von 30 min ein.

Stuhlerweichende Laxanzien (= Lubrikanzien)

Als stuhlerweichende Laxanzien (= Lubrikanzien) stehen **Docusat-Salze**[53] und **Paraffinöl**[54] zur Verfügung. Für das anionische Tensid Docusat fehlen jedoch ausreichende Wirksamkeitsnachweise. Paraffinöl zeigt in üblichen Einzeldosen von 5–15 ml eine gute Wirksamkeit; es wird meist adjuvant bei unzureichender Effektivität von osmotischen oder stimulierenden Laxanzien angewandt. Paraffinöl bildet einen Gleit-

film auf den Fäzes und erleichtert dadurch die Kolonpassage und die Absetzbarkeit des Stuhls; die Wirkung setzt nach 8–12 h ein. Aufgrund seiner Nebenwirkungen ist Paraffinöl jedoch für den Dauergebrauch bedenklich: Es beeinträchtigt die Absorption von fettlöslichen Vitaminen und Arzneistoffen. Durch enterale Absorption können in der intestinalen Mukosa und den regionalen Lymphknoten Fremdkörpergranulome entstehen und eine versehentliche Aspiration kann eine Lipoidpneumonie mit progressiver Fibrosierung auslösen. Zudem kommt es auch bei analer Kontinenz zum Aussickern.

Stimulierende (= antiabsorptiv und sektragog wirkende) Laxanzien

Stimulierende (= antiabsorptiv und sektragog wirkende) Laxanzien kommen bei schweren Formen der Obstipation zur Anwendung. Sie fördern die intestinale Motilität und beeinflussen den mukosalen Transport: die Absorption von Natrium und Wasser wird gehemmt (u. a. durch Inhibition der Na^+/K^+-ATPase); die Sekretion von Natrium, Chlorid, Kalium und Wasser in das Darmlumen wird gesteigert (u. a. durch Stimulierung der Synthese von Prostaglandin E_2). Gebräuchlich sind die synthetischen Diphenylmethan-Derivate **Bisacodyl**[55] und **Natriumpicosulfat**[56] in Einzeldosen von 5–10 mg und die pflanzlichen Anthranoide (insbesondere **Sennespräparate**[57]) in Einzeldosen von 150–300 mg. Bisacodyl wird von endogenen Esterasen in die phenolische Wirkform hydrolysiert; es wirkt auf Dünndarm und Kolon. Natriumpicosulfat und Anthranoide werden durch Darmbakterien in die aktive Form überführt; ihre Wirkung ist auf das Kolon beschränkt. Der laxierende Effekt tritt typischerweise nach 6–8 h ein. Als unerwünschte Wirkungen dominieren Magenbeschwerden und Abdominalkrämpfe. Hingegen konnten Hinweise auf ein erhöhtes Risiko für Kolonatonie oder Kolonakarzinome nicht bestätigt werden.

Rizinusöl[58] wirkt als stimulierendes Drastikum auf Dünndarm und Dickdarm. Es wird durch intestinale Lipasen zu Ricinolsäure hydrolysiert, die durch Hemmung der intestinalen Wasserabsorption, Steigerung der Mukosapermeabilität und Aktivierung der intestinalen Motorik (u. a. durch Freisetzung von Neurotransmittern aus enterochromaffinen Zellen in der Mukosa) für die laxierende Wirkung verantwortlich ist. Dosen von 30–60 ml produzieren innerhalb von 2–4 h eine vollständige Entleerung. Abdominalkrämpfe und schwere Durchfälle limitieren jedoch die chronische Anwendung;

---

46 Fleet®
47 Lactulose-ratiopharm®, Lactulose AL
48 Movicol®
49 Laxofalk®
50 Gycilax®
51 Yal®
52 Klysma salinisch®
53 Bestandteil von Norgalax®
54 Obstinol®
55 Dulcolax®, Laxans-ratiopharm®
56 Laxoberal®
57 Depuran®
58 Laxopol®

Rizinusöl wird daher üblicherweise nur noch zur Darmentleerung vor diagnostischen oder operativen Eingriffen eingesetzt. Vor allem bei Defäkationsstörungen finden Suppositorien mit Bisacodyl (5–10 mg) Verwendung. Sie wirken topisch auf das Darmnervensystem und lösen innerhalb von 15–20 min eine Defäkation aus.

Besonders die stark wirkenden stimulierenden Laxanzien können bei chronischem Gebrauch durch enterale Verluste von Natrium, Kalium, Kalzium und Wasser zu Störungen des Elektrolythaushaltes führen. Der intestinale Natriumverlust kann über einen sekundären Hyperaldosteronismus zusätzlich einen renalen Kaliumverlust verursachen. Die Kaliumverluste vermindern die Darmmotilität und verstärken die Obstipation, sodass eine Toleranz gegenüber dem Laxans entstehen kann. Dieser Gefahr kann durch eine gleichzeitige Elektrolytsubstitution begegnet werden.

Die Bedeutung von **Prokinetika** in der Therapie der funktionellen Obstipation ist gering. Die motilitätsfördernde Wirkung von Metoclopramid und Domperidon beschränkt sich im Wesentlichen auf Ösophagus und Magen. Unter Tegaserod zeigt sich eine moderate Verbesserung von Stuhlfrequenz und -konsistenz. Die Anwendung kommt insbesondere bei therapierefraktären Formen der Slow-Transit-Obstipation in Betracht.

Bei Defäkationsstörungen, die auf Spasmen der Beckenbodenmuskulatur beruhen, lässt sich durch lokale Injektion von **Botulinumtoxin Typ A**[59] (20–60 IU) eine länger anhaltende Symptomverbesserung erreichen (über 6–12 Monate bei 75% der Patienten). Für Biofeedbackverfahren wird bei Defäkationsstörungen eine hohe initiale Erfolgsquote von durchschnittlich 67% angegeben; jedoch wird nur selten eine anhaltende Symptomverbesserung erreicht (◘ Tab. 21.2).

Die unter Langzeittherapie mit stark wirkenden Opioiden (WHO Stufe III) bei bis zu 90% der Patienten auftretende **Opioid-induzierte Obstipation** spricht nur in etwa 50% der Fälle auf klassische Laxanzien an. Nachteilig sind außerdem die lange Wirklatenz, unkontrollierter Stuhlabgang und Inkontinenz. Als kausaler Therapieansatz steht hier seit 2007 der peripher wirkende μ-Opioid-Rezeptorantagonist **Methylnaltrexon**[60] zur Verfügung. Nach einer Dosis von 0,15–0,3 mg/kgKG s.c. kommt es innerhalb von 4 h bei 60% der Patienten mit Opioid-induzierter Obstipation zu einer Stuhlentleerung. Häufige unerwünschte Wirkungen sind Bauchkrämpfe und Flatulenz.

Dosierung

Dosierung wichtiger peroraler Laxanzien:
- Flohsamen: 2- bis 3-mal 2,5–3 g/Tag
- Lactulose: 2-mal 5–10 g/Tag
- Macrogol 4000: 1- bis 2-mal 10 g/Tag
- Paraffinöl: 1-mal 5–15 ml/Tag
- Bisacodyl: 1-mal 5–10 mg/Tag
- Natriumpicosulfat: 1-mal 5–10 mg/Tag

◘ **Tab. 21.2.** Stufentherapie der chronischen Obstipation

A. Normal-Transit- und Slow-Transit-Obstipation	
1.	Ballaststoffe (Weizenkleie, Polycarbophil u. a.)
2.	Osmotische Laxanzien (Polyethylenglycol oder Lactulose); ggf. zusätzlich Lubrikanzien (Paraffinöl)
3.	Stimulierende Laxanzien (Bisacodyl u. a.); ggf. zusätzlich Lubrikanzien (Paraffinöl)
4.	Prokinetika

B. Defäkationsstörungen	
1.	Ballaststoffe
2.	Suppositorien und Klistiere mit osmotischen Laxanzien (Glycerol, Natriumphosphat)
3.	Suppositorien mit stimulierenden Laxanzien (Bisacodyl)
4.	Biofeedback
5.	Injektion von Botulinumtoxin A in den Musculus puborectalis

Anmerkung: Bei unzureichender Wirkung werden mehrere Therapieoptionen kombiniert. Für Patienten, die gegenüber Ballaststoffen, osmotischen Laxanzien und Lubrikanzien refraktär sind, kommen stimulierende Laxanzien und Prokinetika in Betracht. Die Evidenz für die Wirksamkeit von Biofeedback und Botulinumtoxin beruht bisher nur auf unkontrollierten Studien.
Bei Versagen der medikamentösen Therapie ist als Ultima Ratio eine kolorektale Chirurgie zu erwägen.

21.2.3 Diarrhö

Eine Diarrhö bei mitteleuropäischer Kost wird definiert als Anstieg des Stuhlgewichtes auf mehr als 250 g/Tag, meist verbunden mit einer erhöhten Stuhlfrequenz (> 3/Tag) und flüssiger Stuhlkonsistenz. Ätiologisch werden: (1) osmotische Diarrhöen (Wasserretention durch nicht resorbierte osmotisch aktive Substanzen im Darmlumen), (2) sekretorische Diarrhöen (vermehrte intestinale Wasser- und Elektrolytsekretion), (3) durch Schädigungen der Darmmukosa bedingte Diarrhöen und (4) durch gesteigerte intestinale Motilität verursachte Diarrhöen unterschieden.

Akute Diarrhö

Akute Diarrhöen werden am häufigsten durch infektiöse Noxen (bakterielle Enterotoxine oder Mukosa-invasive Bakterien und Viren) verursacht. Dabei kommt es zu einer Hypersekretion von Wasser und Elektrolyten in das Darmlumen und/oder einer Schleimhautschädigung mit gestörter Resorption. Besonders gefährdet sind Kinder: weltweit sterben jährlich etwa 1,6 Mio. Kinder unter fünf Jahren an einer akuten Diarrhö.

---

59 Botox®, Dysport®
60 Relistor®

Die Therapie erfolgt primär durch **orale Rehydratation** mit isotonen Glucose-Elektrolytlösungen[61]. Reicht diese Maßnahme nicht aus, kann zur Reduktion der Stuhlfrequenz das peripher wirksame Piperidin-Opioid **Loperamid**[62] eingesetzt werden, das durch Bindung an µ-Opioid-Rezeptoren die Darmmotilität hemmt und so die Passagezeit verlängert (Dosierung: zu Beginn 4 mg p.o., nach jedem weiteren ungeformten Stuhl 2 mg, maximal 16 mg/Tag). Häufigste unerwünschte Ereignisse unter Loperamid sind Erbrechen und nach Absetzen eine kurzzeitige Obstipation.

Aufgrund möglicher zentralnervöser Nebenwirkungen (Kopfschmerzen, Müdigkeit, Benommenheit, extrapyramidale Symptome) ist Loperamid für Kinder unter zwei Jahren nicht zugelassen. Als Alternative steht der Enkephalinase-Inhibitor **Racecadotril**[63] zur Verfügung, der intestinale Enkephaline (endogene Opioide) vor dem Abbau schützt, die durch Bindung an mukosale δ-Opioid-Rezeptoren die Wasser- und Elektrolytsekretion in das Darmlumen hemmen. Eine Hemmung der Darmmotilität wurde hingegen nicht beobachtet (Dosierung: 3-mal 100 mg/Tag p.o.). Als unerwünschte Ereignisse dominieren Übelkeit, Erbrechen und Obstipation. Wegen fehlender zentralnervöser Störwirkungen ist Racecadotril zur Behandlung der akuten Diarrhö bereits ab dem 3. Lebensmonat zugelassen.

Für den Einsatz von **Adsorbenzien** (medizinische Kohle[64], Kaolin[65], Siliciumdioxid[66] oder Pektin[67]), **Adstringenzien** (Tannalbuminat[68]) und **Darmantiseptika** (Ethacridinlactat[69]) fehlt die klinische Evidenz. Die häufig angewandten **Probiotika** mit vermehrungsfähigen Bakterien- oder Hefekulturen (z. B. Lactobacillus rhamnosus[70], Bifidobacterium longum[71], Escherichia coli »Nissle 1917«[72], Saccharomyces boulardii[73]) erzielen in der Therapie akuter Diarrhöen oder in der Prophylaxe Antibiotika-assoziierter Diarrhöen (s. u.) keinen klinisch relevanten Nutzen. Sicherheitsbedenken bestehen bei immunsupprimierten und kritisch kranken Patienten aufgrund einer erhöhten Rate lebensbedrohlicher Septikämien und Darmischämien.

Bei schweren Verlaufsformen der akuten Diarrhö (Fieber >38,5°C, Exsikkose oder blutige Durchfälle) werden zusätzlich **Antiinfektiva** (Ciprofloxacin[74] (2-mal 500–750 mg/Tag p.o. oder 2- bis 3-mal 400 mg/Tag i.v.) oder **Cotrimoxazol**[75] (= Sulfamethoxazol + Trimethoprim; 2-mal 800/160 mg/Tag p.o.)) eingesetzt. Bei hochgradiger Exsikkose (über 10%) muss eine parenterale Rehydratation erfolgen (z. B. mit Ringer-Lactat-Lösung, der 10–20 mmol/l Kalium zugesetzt werden).

Antibiotika-assoziierte Diarrhö

Die Antibiotika-assoziierte Diarrhö ist eine häufige Nebenwirkung der Therapie mit Antiinfektiva (2–7%). Ätiologisch steht eine Schädigung der normalen Darmflora mit Störungen des Kohlenhydrat-Metabolismus (vermehrte Bildung nicht resorbierbarer Zucker) und einer Zunahme der sekretorischen primären Gallensäuren im Vordergrund. Seltenere Ursachen (10–20% der Fälle) sind Entzündungen der Darmschleimhaut mit pathogenen Mikroorganismen, vor allem **Clostridium difficile**. Soweit vertretbar, sollte die antiinfektive Therapie beendet werden. Schwere Infektionen mit Clostridium difficile (pseudomembranöse Kolitis) bedürfen der antiinfektiven Be-

handlung: Erstwahlmittel sind **Vancomycin**[76] oder **Metronidazol**[77].

Dosierung

Vancomycin:
- 4-mal 125 mg/Tag p.o. über 10 Tage

Metronidazol:
- 3-mal 500 mg/Tag p.o. über 10 Tage

Chronische Diarrhö

Chronische Diarrhöen (Dauer >2–3 Wochen) sind immer Symptom einer Grunderkrankung. Die Therapie richtet sich primär gegen die Grunderkrankung. Die symptomatische Behandlung erfolgt durch Flüssigkeits- und Elektrolytzufuhr sowie durch Gabe von **Loperamid** (4 mg/Tag p.o.).

 Loperamid wird zur symptomatischen Therapie von akuten und chronischen Durchfällen eingesetzt (maximale Tagesdosis: 16 mg p.o.)

21.2.4 Idiopathische chronisch-entzündliche Darmerkrankungen (»inflammatory bowel disease«, IBD)

Hauptvertreter der IBD sind die Colitis ulcerosa mit einer Prävalenz von weltweit 0,1–0,3% und der Morbus Crohn mit einer steigenden Prävalenz von zurzeit 0,2%. Der Krankheitseintritt zeigt eine bimodale Altersverteilung, mit Gipfeln zwischen 15 und 25 sowie 55 und 65 Jahren. Männer und Frauen sind etwa gleich häufig betroffen. Ätiologisch wird eine Interaktion von genetischen Faktoren, Umweltfaktoren, intestinalem Immunsystem und Darmflora angenommen. Zur Abgrenzung von IBS und zur Differentialdiagnose von Colitis ulcerosa und Morbus Crohn werden serologische Tests herangezogen (Bestimmung spezieller Autoantikörper: pANCA bei Colitis ulcerosa; ASCA und PAB bei Morbus Crohn).

---

61 Elotrans®
62 Imodium®, Lopedium
63 Tiorfan®
64 Kohle-Compretten®
65 Bestandteil von Kaopromt-H®
66 Entero-Teknosal®
67 Bestandteil von Diarrhösan®
68 Tannalbin®
69 Bestandteil von Rivanol®
70 InfectoDiarrstop® LGG
71 Bestandteil von Omniflora®N
72 Mutaflor®
73 Perenterol®
74 CiproHEXAL, Ciprofloxacin-ratiopharm®
75 Cotrim-ratiopharm®
76 Vancomycin Enterocaps
77 Metronidazol AL®, Metronidazol-ratiopharm®

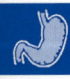

◻ Tab. 21.3. Therapie des Morbus Crohn

Krankheitsaktivität; Lokalisation	First-line-Therapie	Alternative/Therapieversagen
Remissionsinduktion		
Gering bis moderat; ileozäkal	Budesonid 9 mg/Tag p.o.	▬ Mesalazin 4 g/Tag p.o.
Hoch; ileozäkal	Prednisolon 0,5–1 mg/kg/Tag p.o. oder intravenöse Glucocorticoide (z. B. Hydrocortison 4-mal 100 mg)	▬ Azathioprin 2–2,5 mg/kg/Tag p.o. oder Mercaptopurin 1–1,5 mg/kg/Tag p.o. ▬ Methotrexat 25 mg/Woche i.m. oder s.c. ▬ Infliximab 5–10 mg/kg i.v. (Induktionsregime: 5 mg/kg nach 0, 2 und 6 Wochen, danach 5–10 mg/kg alle 8 Wochen)
Gering bis hoch; Kolon	Prednisolon 0,5–1 mg/kg/Tag p.o. oder intravenöse Glucocorticoide (z. B. Hydrocortison 4-mal 100 mg)	▬ Mesalazin 4 g/Tag p.o. oder ▬ Metronidazol 10–20 mg/kg/Tag p.o. nur bei geringer Krankheitsaktivität ▬ Azathioprin 2–2,5 mg/kg/Tag p.o. oder Mercaptopurin 1–1,5 mg/kg/Tag p.o.; ▬ Methotrexat 25 mg/Woche i.m. oder s.c. ▬ Infliximab 5–10 mg/kg i.v.
Gering bis schwer; Rezidiv, Glucocorticoid-abhängige oder Glucocorticoid-refraktäre Erkrankung	Azathioprin 2-2,5 mg/kg/Tag p.o. oder Mercaptopurin 1–1,5 mg/kg/Tag p.o.	▬ Methotrexat 25 mg/Woche i.m. oder s.c.; ▬ Infliximab 5–10 mg/kg i.v.
Remissionserhaltung		
	Azathioprin 2-2,5 mg/kg/Tag p.o. oder Mercaptopurin 1–1,5 mg/kg/Tag p.o. über 4 Jahre	▬ Methotrexat 15 mg/Woche i.m. (≥1 Jahr) ▬ Biologics (≥1 Jahr)

Colitis ulcerosa

Colitis ulcerosa ist durch eine konfluente Entzündung der Mukosa charakterisiert. Sie beginnt typischerweise im Rektum und breitet sich nach proximal aus. Isolierte Proktitis und Rektosigmoiditis machen 30%, Linksseitenkolitis 40% und Pankolitis 30% der Fälle aus. Leitsymptome sind rektale Blutungen, Durchfälle, Abgang von Schleim und Eiter, sowie Abdominalkrämpfe. Eine lebensbedrohliche Komplikation ist das toxische Megakolon.

Morbus Crohn

Morbus Crohn ist eine transmurale, segmentale, granulomatöse Entzündung, die in allen Abschnitten des Gastrointestinaltraktes auftreten kann. In 30% der Fälle ist das (v. a. terminale) Ileum betroffen, in 40% der Fälle Ileum und Kolon und in 25% der Fälle nur das Kolon. Leitsymptome sind meist unblutige Durchfälle und Abdominalschmerzen. Wichtige Komplikationen sind anale und enterale Fistelbildung und fibrostenotische Strikturen.

In bis zu 20% der Fälle ist IBD mit extraintestinalen Manifestationen assoziiert: Häufig sind Arthritiden, okulare Beteiligung (Episkleritis, Uveitis), Hautbeteiligung (Erythema nodosum, Pyoderma gangrenosum), hepatobiliäre Beteiligung (primär sklerosierende Cholangitis) und Thrombophlebitis. Bei langjährig persistierender Colitis ulcerosa oder Morbus Crohn mit Kolonbeteiligung steigt das Risiko eines Kolonkarzinoms.

Die Therapie der IBD richtet sich nach dem klinischen Aktivitätsgrad (Morbus Crohn: CDAI, (Crohn's Disease Acti-vity Index)-Klassifizierung, Colitis ulcerosa: Truelove-Witts-Klassifizierung), der Lokalisation und dem Erkrankungsverlauf. Allgemeine Maßnahmen beinhalten die Verminderung der Stuhlfrequenz durch Loperamid (3-mal 2–4 mg/Tag), der Einsatz von Spasmolytika (z. B. Butylscopolamin, Mebeverin) und der Ausgleich von Mangelzuständen (Flüssigkeit, Albumin, Elektrolyte, Eisen, Vitamine). Die Wirksamkeit von Diäten oder ernährungstherapeutischen Maßnahmen ist hingegen nicht belegt. Präparate mit **Omega-3-Fettsäuren** sind unwirksam. Der Nutzen von **Probiotika** ist aufgrund des Fehlens großer, gut kontrollierter Multicenter-Studien unklar.

Zur spezifischen Pharmakotherapie werden 5-Aminosalicylate (5-ASA), Glucocorticoide, Immunosuppressiva und Antiinfektiva eingesetzt (◻ Tab. 21.3 und ◻ Tab. 21.4).

IBD-Remissionsinduktion
5-Aminosalicylate (5-ASA)

5-Aminosalicylate (5-ASA) werden zur Induktionstherapie von leicht- bis mittel-aktiven Formen von Colitis ulcerosa und Morbus Crohn eingesetzt. Bei ausgedehnten Entzündungen erfolgt die Gabe oral, bei Entzündungsherden distal der linken Kolonflexur ist die rektale Applikation effektiver. Zur oralen Anwendung kommen Formulierungen, die das **Mesalazin** (= 5-Aminosalicylat)[78] pH- oder zeitabhängig erst im Ileum oder Kolon freisetzen sowie 5-ASA-Prodrugs

---

78 Claversal®, Salofalk®

◻ Tab. 21.4. Therapie der Colitis ulcerosa

Krankheitsaktivität; Lokalisation	First-line-Therapie	Alternative/Therapieversagen
Remissionsinduktion		
Gering bis moderat; Rektum	Mesalazin 1 g/Tag als Suppositorien	▬ Kombination mit topischen Glucocorticoiden (z. B. Beclomethasondipropionat 3 mg/Tag, Budesonid 4 mg/Tag); bei fehlendem Erfolg zusätzlich: ▬ Perorales Mesalazin (≥2 g/Tag) oder perorales Prednisolon (40 mg/Tag)
Gering bis moderat; Kolon	Kombination aus topischem (1 g/Tag) und peroralem Mesalazin (≥2 g/Tag)	▬ Prednisolon peroral (40 mg/Tag) ggf. zusätzlich rektal
Hoch (≥ 6 blutige Durchfälle/Tag, Tachykardie >90 spm, Fieber >37,8 °C, Hb <10,5 g/dl oder ESR > 30 mm/h); Kolon	Intravenöse Glucocorticoide (z. B. 40 mg Methylprednisolon oder 100 mg Hydrocortison 4-mal täglich über 5 Tage)	▬ Ciclosporin 4 mg/kg/Tag i.v. oder Tacrolimus 0,05 mg/kg/Tag i.v. ▬ Infliximab 5 mg/kg i.v. als Einmaldosis
Gering bis schwer; Rezidiv, Glucocorticoid-abhängige oder Glucocorticoid- refraktäre Erkrankung	Azathioprin 2-2,5 mg/kg/Tag p.o. oder Mercaptopurin 1-1,5 mg/kg/Tag p.o.	▬ Ciclosporin 4 mg/kg/Tag i.v. oder Tacrolimus 0,05 mg/kg/Tag i.v. ▬ Infliximab 5 mg/kg i.v. nach 0, 2 und 6 Wochen
Remissionserhaltung		
	Perorales Mesalazin (≥1 g/Tag), bei Linksseitenkolitis oder Proktitis rektales Mesalazin (≥3 g/Woche) über mind. 1–2 Jahre; bei distaler Kolitis auch Kombinationstherapie	▬ Azathioprin 1,5–2,5 mg/kg/Tag p.o. oder Mercaptopurin 1–1,5 mg/kg/Tag p.o. (≥1 Jahr) ▬ Infliximab 5 mg/kg i.v. alle 8 Wochen (≥1 Jahr)

(**Sulfasalazin**[79], **Olsalazin**[80] und **Balsalazid**[81]), aus denen das aktive Mesalazin durch die Wirkung der Darmbakterien überwiegend im Kolon freigesetzt wird. Zwischen Mesalazin (2–4 g/Tag p.o.), Sulfasalazin (2–4 g/Tag p.o.), Olsalazin (2–3 g/Tag p.o.) und Balsalazid (6,75 g/Tag p.o.) besteht kein Unterschied in der Effektivität. Bei Colitis ulcerosa wirken Mesalazin-Multimatrixsysteme[82] mit täglicher Einmalgabe (2,4 g p.o.) nicht schlechter als konventionelle Mesalazin-Zubereitungen mit 3 Einzelgaben pro Tag. Hinsichtlich der Verbesserung der IBD-Symptome sind höhere 5-ASA-Dosen effizienter als niedrige, die Remissionsraten unterscheiden sich jedoch nicht. Nach 4- bis 8-wöchiger Behandlung mit peroralem 5-ASA bessern sich die IBD-Symptome bei 50–80% der Patienten mit Colitis ulcerosa (NNT=4) und bei 40% der Patienten mit Morbus Crohn, die Remissionsraten sind jedoch deutlich geringer (10–40%, NNT=10). Die Verträglichkeit der 5-ASA-Präparate ist im Allgemeinen gut. Als weitgehend dosisunabhängige Nebenwirkungen treten Diarrhö (3%), Kopfschmerzen (2%), Übelkeit (2%), Exantheme (1%), Thrombozytopenie (<1%) und sehr selten Pankreatitis sowie interstitielle Nephritis auf. Die Anwendung des 5-ASA-Sulfonamid-Prodrugs Sulfasalazin beschränkt sich dagegen wegen der hohen dosisabhängigen Nebenwirkungsrate mit Kopfschmerzen, Nausea, epigastrischen Schmerzen und Diarrhö (10–45%) sowie schweren idiosynkratischen Reaktionen (z. B. Stevens-Johnson-Syndrom) weitgehend auf IBD-Fälle mit artikulärer Beteiligung.

Glucocorticoide

Glucocorticoide sind Erstwahlmittel zur Remissionsinduktion bei Morbus Crohn und zur Behandlung von 5-ASA-refraktären und hochaktiven Verläufen der Colitis ulcerosa. Mit 40 mg **Prednisolon** (oder einer äquivalenten Dosis eines anderen Glucocorticoids) pro Tag per os über 6–18 Wochen wird in 60–80% der IBD-Fälle eine Remission induziert (NNT = 2–3). Höhere Kortison-Dosen sind nicht effektiver, Dosen ≤15 mg/Tag sind bei aktiver IBD unwirksam; bei einer Therapiedauer von weniger als 3 Wochen ist das Rezidivrisiko hoch. Bei hochaktiver IBD ist eine intravenöse Kortisongabe indiziert (z. B. Hydrocortison 4-mal 100 mg/Tag). Der guten Wirksamkeit stehen die zahlreichen ungünstigen Effekte einer systemischen Glucocorticoidtherapie mit supraphysiologischen Dosen gegenüber. Zu den frühen Nebenwirkungen zählen Akne, iatrogener Morbus Cushing (›Mondgesicht‹), Ödeme, Schlafstörungen, Depressionen, Dyspepsie und Glucoseintoleranz. Bei längerer Anwendung (>12 Wochen) können u. a. posteriore subkapsuläre Katarakte, Osteoporose, Osteonekrose, Myopathien, erhöhte Infektanfälligkeit und erhöhtes Sepsisrisiko nach Operationen sowie eine akute Ne-

---

79 Sulfasalazin HEXAL, Azulfidine®
80 Dipentum®
81 in den USA als Colazal® im Handel
82 Salofalk®

benniereninsuffizienz nach abruptem Absetzen der Therapie auftreten. **Budesonid**[83] oder **Beclomethasondipropionat** weisen aufgrund der geringen systemischen Bioverfügbarkeit weniger Nebenwirkungen als klassische Glucocorticoide auf; sie sind jedoch auch weniger effektiv in der Remissionsinduktion. Perorales Budesonid ist Mittel der Wahl bei leicht- bis mittel-aktivem ileozäkalem Morbus Crohn (50–60% Remissionen nach 8–10 Wochen). Bei distaler Colitis ulcerosa ist topisches Mesalazin effektiver als topisches Kortison, die Kombinationstherapie ist jedoch wirksamer als die Mesalazin-Monotherapie.

Purinanaloga

Die Purinanaloga **Azathioprin**[84] (2–2,5 mg/kgKG/Tag p.o.) oder **6-Mercaptopurin**[85] (1–1,5 mg/kg KG/Tag p.o.) sind Mittel der Wahl bei IBD-Rezidiven oder Nichtansprechen der Glucocorticoid-Therapie; bei Glucocorticoid-abhängiger IBD senken sie den Kortison-Bedarf. Es sind Prodrugs, die beide in den aktiven Metaboliten 6-Thioguanin überführt werden, der Apoptose von T-Zellen induziert. Die direkte Anwendung von Thioguanin scheidet aufgrund der hohen Hepatotoxizität aus. Die Remissionsraten von Morbus Crohn und Colitis ulcerosa liegen nach 8–12 Wochen bei 60% (NNT=3). Häufige unerwünschte Wirkungen sind grippeähnliche Symptome (bei bis zu 20%) mit Myalgie, Kopfschmerzen und Diarrhö. Seltener (<5%) treten Hepatotoxizität und Pankreatitis auf. Als schwere Nebenwirkung entwickelt sich bei etwa 3% der Patienten eine akute Leukopenie, die mit einem verlangsamten Thiopurinabbau durch die genetisch determinierte Defizienz der Thiopurin-S-methyltransferase (TPMT) erklärt wird.

Methotrexat

Bei Nichtansprechen oder Unverträglichkeit der immunsuppressiven Therapie mit den Purinanaloga kann bei Patienten mit aktivem Morbus Crohn **Methotrexat**[86] (25 mg/Woche i m.) eingesetzt werden. Die Wirksamkeit bei aktiver Colitis ulcerosa ist unzureichend. Die gastrointestinale Toxizität von Methotrexat (mit Übelkeit, Erbrechen, Diarrhö, Stomatitis) führt häufig zum Therapieabbruch (bei 10–18% der Patienten); Verabreichung von Folsäure (5 mg/ Woche, 2–3 Tage vor oder nach Methotrexat) vermindert die Toxizität. Selten werden eine schwere Hepatotoxizität und Pneumonitis beobachtet.

Calcineurin-Inhibitoren

Zur Remissionsinduktion schwerer Formen der akuten Colitis ulcerosa können anstelle von intravenösen Glucocorticoiden die Calcineurin-Inhibitoren **Ciclosporin A**[87] (2–4 mg/kg KG/ Tag i.v.) oder **Tacrolimus**[88] (0,05 mg/kg KG/Tag i.v.) eingesetzt werden. Die Ansprechraten liegen bei 40–60%. Häufige unerwünschte Wirkungen sind Übelkeit, Erbrechen, Hypertonie, Kopfschmerzen, Parästhesien, Tremor und Hypomagnesämie (30–50%). Schwerwiegende Komplikationen sind Niereninsuffizienz, Enzephalopathie und opportunistische Infektionen (z. B. mit Pneumocystis jirovecii, Aspergillus sp.). Bei Morbus Crohn sind Ciclosporin und Tacrolimus unwirksam.

Antiinfektiva

Zur Reduktion der Krankheitsaktivität des akuten Morbus Crohn mit Kolonbeteiligung können statt Glucocorticoiden und 5-ASA die Antiinfektiva **Metronidazol** (1–1,5 g/Tag p.o.) und **Ciprofloxacin** (0,5–1 g/Tag p.o.) über maximal 6 Monate eingesetzt werden. Die Ansprechraten liegen bei 40–50%, eine vollständige Remission wird jedoch nicht erreicht. Unerwünschte Wirkungen unter Metronidazol sind Übelkeit, metallischer Geschmack und Alkoholunverträglichkeit; die Langzeitanwendung von Metronidazol ist durch das Auftreten von Polyneuropathien limitiert, von Ciprofloxacin durch das Auftreten von Tendopathien (insbes. Achillessehnenruptur).

Biologics

Bei Nichtansprechen oder Unverträglichkeit der konventionellen Therapeutika oder bei Glucocorticoid-abhängiger IBD können **Biologics** eingesetzt werden. Zur Verfügung stehen die Anti-Tumornekrosefaktor-α (TNF-α)- Inhibitoren **Infliximab**[89], **Adalimumab**[90] und **Certolizumab**[91] und der gegen das Adhäsionsmolekül Alpha-4-Integrin gerichtete Antikörper **Natalizumab**[92]. Infliximab ist ein monoklonaler, murinchimärer Anti-TNF-α-Antikörper, der bei moderaten bis schweren Verläufen von Morbus Crohn oder Colitis ulcerosa zur Remissionsinduktion und Erhaltungstherapie eingesetzt wird (Dosierung: 5–10 mg/kg KG i.v. alle 8 Wochen; zur Induktion je 5 mg/kg in den Wochen 0, 2 und 6).

Als Alternativen stehen bei Morbus Crohn der monoklonale, vollständig humane Anti-TNF-α-Antikörper **Adalimumab** zur Verfügung (Dosierung: (40–) 80–160 mg s.c. alle 2 Wochen) und das monoklonale, an Polyethylenglycol gekoppelte humanisierte Anti-TNF-α-Fab'-Antikörper-Fragment **Certolizumab** (Dosierung: 400 mg s.c. alle 4 Wochen; zur Induktion je 400 mg in den Wochen 0, 2 und 4). Biologics reduzieren den Bedarf an Glucocorticoiden. Adalimumab und Certolizumab können auch bei Crohn-Patienten mit Wirkungsverlust oder Intoleranz gegenüber Infliximab eingesetzt werden.

Vergleichende klinische Studien zwischen den Biologics fehlen, jedoch scheinen Infliximab und Adalimumab in der Remissionsinduktion von Morbus Crohn gleich effektiv zu sein (Remissionsrate: 77% vs. 83% nach 1 Jahr), während die Symptomverbesserungen (63%) und Remissionsraten (48%) unter Certolizumab geringer ausfallen. Natalizumab wird als Reservetherapeutikum zur Remissionsinduktion und -erhaltung von Morbus Crohn bei Nichtansprechen oder Unverträglichkeit der konventionellen Behandlung und von Anti-TNF-α-Inhibitoren verwendet (Dosierung: 300 mg i.v. alle

---

83 Budes, Novopulmon®
84 Imurek®, Azathioprin ratiopharm
85 Puri-Nethol®
86 MTX HEXAL ®
87 Sandimmun®, Cicloral HEXAL®
88 Prograf®
89 Remicade®
90 Humira®
91 In den USA als Cimzia® im Handel
92 Tysabri® (bislang in Deutschland nur für die Therapie der multiplen Sklerose zugelassen)

4 Wochen); nach 1 Jahr sind Symptomverbesserungen bei 61% und Remissionen bei 44% der Patienten zu beobachten. Unerwünschte Wirkungen der Biologics umfassen überwiegend akute Unverträglichkeitsreaktionen mit Hautreaktionen, Fieber und Myalgien. Gelegentlich treten Nasopharyngitis und Laryngitis auf. Darüber hinaus liegen Berichte über die Aggravierung von aktiven Infektionen, demyelinisierenden Erkrankungen und einer Herzinsuffizienz (NYHA ≥III) vor. Patienten mit latenter Tuberkulose müssen zuvor eine antimykobakterielle Therapie erhalten. Bei Sepsis (z. B. einem Abszess) ist die Anwendung kontraindiziert. Anwendungslimitierend für Natalizumab sind seltene Fälle einer progressiven multifokalen Enzephalopathie (PML).

IBD-Remissionserhaltung

IBD verläuft bei den meisten Patienten chronisch-rezidivierend (≥ 2 Rezidive pro Jahr). Ziel ist die Remissionserhaltung ohne Anwendung von Glucocorticoiden.

Zur Erhaltungstherapie der Colitis ulcerosa sind **5-ASA-Präparate** Mittel der ersten Wahl. Die minimale effektive orale Dosis liegt bei 1 g/Tag und für die rektale Anwendung bei 3 g/Woche (≥ 40% in Remission nach 1 Jahr). Patienten mit ausgedehnter Colitis ulcerosa profitieren von höheren oralen Mesalazin-Dosen. Bei linksseitiger Kolitis oder Proktitis ist die rektale Gabe von Mesalazin geringfügig wirksamer als die orale, die Kombination von rektalem und oralem Mesalazin verbessert die Remissionserhaltung. Die Erhaltungstherapie sollte mindestens 1–2 Jahre durchgeführt werden; die Langzeit-Chemoprävention mit 5-ASA senkt zusätzlich das kolorektale Karzinomrisiko. In der Remissionserhaltung von Morbus Crohn sind 5-ASA-Präparate ohne klinisch relevante Wirkung.

Die **Purinanaloga** Azathioprin (1,5–2,5 mg/kg/Tag p.o.) oder 6-Mercaptopurin (0,75–1,5 mg/kg/Tag p.o.) sind Mittel der Wahl zur Remissionserhaltung von Morbus Crohn und werden bei Unwirksamkeit oder Unverträglichkeit von 5-ASA auch zur Erhaltungstherapie von Colitis ulcerosa eingesetzt. Bei Schubfreiheit sollte die Therapiedauer mindestens 3–4 Jahre betragen; ein eventuelles Therapieversagen kann frühestens nach 6 Monaten beurteilt werden. Alternativ kann eine Rezidivprophylaxe von Morbus Crohn mit **Methotrexat** (15 mg/Woche i.m.) durchgeführt werden. Nach 3-jähriger Therapie verbleiben 50% der Patienten in Remission. Bei Colitis ulcerosa gibt es keine hinreichende Evidenz für die Wirksamkeit einer Erhaltungstherapie mit Methotrexat. Andere klassische Immunsuppressiva (Ciclosporin, Tacrolimus, Mycophenolat[93], Cyclophosphamid[94]) und Antiinfektiva haben ebenfalls keinen Nutzen in der Remissionserhaltung bei IBD. Bei Unwirksamkeit oder Unverträglichkeit der Purinanaloga oder von Methotrexat können die Biologics zur Erhaltungstherapie eingesetzt werden. Die beste klinische Evidenz besteht derzeit für die Gabe von **Infiximab** (5–10 mg/kg KG i. v. alle 8 Wochen) über mindestens 1 Jahr.

---

93 CellCept®
94 Endoxan®

Dosierung

Therapie chronisch entzündlicher Darmerkrankungen mit Immunsuppressiva:

1. Klassische Immunsuppressiva:

- **Azathioprin** (1,5–2,5 mg/kg/Tag p.o.) oder **6-Mercaptopurin** (1–1,5 mg/kg/Tag p.o.): Remissionsinduktion und Erhaltungstherapie von Morbus Crohn und Colitis ulcerosa
- **Methotrexat** (15–25 mg/Woche i.m.): Remissionsinduktion und Erhaltungstherapie von Morbus Crohn
- **Ciclosporin A** (2–4 mg/kg/Tag i.v.) oder **Tacrolimus** (0,05 mg/kg/Tag i.v.): Remissionsinduktion von Colitis ulcerosa

2. Biologics:

- **Infliximab** (5–10 mg/kg i.v. alle 8 Wochen): Remissionsinduktion und Erhaltungstherapie von Morbus Crohn und Colitis ulcerosa
- **Adalimumab** (40–160 mg s.c. alle 2 Wochen): Remissionsinduktion und Erhaltungstherapie von Morbus Crohn
- **Certolizumab** (400 mg s.c. alle 4 Wochen): Remissionsinduktion und Erhaltungstherapie von Morbus Crohn
- **Natalizumab** (300 mg i.v. alle 4 Wochen): Remissionsinduktion und Erhaltungstherapie von Morbus Crohn bei Anti-TNF-α-Nonrespondern

---

21.3 Erkrankungen der Leber

Ursache einer Virushepatitis sind meist Infektionen mit den Hepatitis-Viren A–E: HAV (RNA-Virus, fäkal-orale Übertragung), HBV (DNA-Virus, parenterale Übertragung, durch Sexualkontakt und perinatal), HCV (RNA-Virus, parenterale Übertragung, seltener durch Sexualkontakt oder perinatal), HDV (defektes RNA-Virus, Übertragung nur bei simultaner oder vorbestehender HBV-Infektion), HEV (RNA-Virus, fäkal-orale Übertragung, geografisch begrenzt auf Ostafrika, Mittelamerika, Indien). Darüber hinaus gibt es die Möglichkeit der Leberbeteiligung bei systemischen Viruserkrankungen z. B. mit dem Cytomegalievirus. Die serologische Diagnostik erfolgt durch den Nachweis von Virusantigenen, Virusantikörpern und Virusnukleinsäuren.

21.3.1 Akute Virushepatitis

Im Prodromalstadium einer akuten Virushepatitis treten unspezifische Symptome auf: grippeähnliche Symptomatik, subfebrile Temperaturen, Athralgien, Juckreiz, Übelkeit und Druckschmerz im rechten Oberbauch; im Manifestationsstadium: Ikterus, dunkel verfärbter Urin, heller Stuhl und vergrößerte Leber.

Infektionen mit HAV und HEV resultieren in einer akuten, i.A. selbstlimitierenden Erkrankung; fulminante Verläufe mit Leberinsuffizienz sind sehr selten und treten fast ausschließlich bei Patienten mit vorbestehenden Lebererkrankungen (insbes. chronischer HCV-Infektion) auf. Die Therapie erfolgt symptomatisch.

Nach Infektion mit HBV entwickeln 30% der Patienten eine akute ikterische Hepatitis, 0,1–0,5% zeigen fulminante Verläufe mit massiver Zerstörung von Hepatozyten. Bei schweren akuten oder fulminanten Verläufen der HBV-Infektion werden kurzzeitig (bis zur Clearance von HbsAg) die Nukleos(t)id-Analoga Telbivudin, Lamivudin, Adefovir oder Entecavir eingesetzt (s. u.).

> ⓘ Interferon-α und Glucocorticoide sind bei der akuten HBV-Infektion kontraindiziert, da sie das Risiko der hepatischen Nekroinflammation steigern.

Die akute HCV-Infektion verläuft meist asymptomatisch. Bei Patienten mit dokumentierter akuter HCV-Infektion, die innerhalb von 12 Wochen keine spontane HCV RNA-Clearance zeigen, ist die Anwendung von Interferon-α indiziert. Die 24-wöchige Therapie mit konventionellem Interferon-α (5 Mio. IU pro Tag s.c. während der ersten 4 Wochen, gefolgt von 5 Mio IU 1- bis 3-mal pro Woche) oder pegyliertem Interferon-α (1,5 μg/kg PEG-IFN-α-2b pro Woche) verhindert in 90% der Fälle die Entwicklung einer chronischen Hepatitis C. Die Kombination mit Ribavirin (s. u.) hat keinen Vorteil.

21.3.2 Chronische Virushepatitis

Chronifizierung der Virushepatitis wird definiert durch eine über mehr als 6 Monate persistierende Entzündung und kann bei Infektionen mit HBV (1–5% der Fälle bei Infektion im Erwachsenenalter und 90% bei Infektion im Kindesalter), HCV (50–90% der Fälle) und HDV (20–50% der Fälle) auftreten. An HBV sind weltweit 400 Mio. Menschen und an HCV 170 Mio. chronisch infiziert. Wichtigste Komplikationen der chronischen Hepatitis sind die Leberzirrhose und das hepatozelluläres Karzinom. 60–80% aller primären Leberkarzinome werden durch HBV verursacht.

21.3.3 Chronische Hepatitis-B-Infektion

Die Therapie der chronischen HBV-Infektion berücksichtigt (1) virologische Faktoren: HBV DNA-Serumkonzentration, HbeAg-positive oder HbeAg-negative Erkrankung, HBV Genotyp (A-H), Lamivudin- oder Adefovir-resistenter HBV-Stamm und (2) Patientenfaktoren: Serum-Aminotransfersen (ALT), Zirrhose, hepatozelluläres Karzinom, Koinfektion mit HIV). **Primäres Therapieziel** ist die Suppression der HBV DNA-Spiegel und bei HBeAg-postiven Patienten die HBeAg-Serokonversion (◻ Tab. 21.5). **Sekundäre Therapieziele** sind die Vermeidung von Resistenzen (v. a. bei HBeAg-negativen Patienten), Normalisierung der Leberenzyme, Verbesserung der Leberhistologie und die HBsAg-Serokonversion.

Zur Behandlung stehen **Interferon-α** und die Nukleosid- bzw. Nukleotidanaloga **Lamivudin**[95], **Adefovir**[96], **Tenofovir**[97], **Entecavir**[98] und **Telbivudin**[99] zur Verfügung. Interferon-α erzielt höhere HBeAg-Konversionsraten und nach Absetzen

länger anhaltende biochemische und virologische Ansprechraten (**Off-Therapie-Effekte**) als die Nukleos(t)ide (25–35% vs. 10-15% nach 1–3 Jahren). Anwendungslimitierend ist jedoch die hohe Rate unerwünschter Wirkungen: Bei den meisten Patienten treten unter Interferon-α initial Grippe-ähnliche Symptome (Fieber, Kopf-, Gelenk- und Muskelschmerzen) auf. Häufig sind Knochenmarkdepression (Thrombopenie (30–50%), Neutropenie (20–40%)) und neuropsychiatrische Störungen (Müdigkeit, Depression (15%)), gelegentlich imponieren Autoimmunsyndrome (Autoimmunthyreoiditis, Autoimmunhepatitis). Die langwirkenden pegylierten Interferone werden heute gegenüber den kurzwirkenden konventionellen Interferonen aufgrund der besseren Patienten-Compliance (verlängerte Dosierungsintervalle) bevorzugt. Peginterferon-α zeigt bei HBeAg-positiven Patienten mit hohen ALT-Spiegeln (>5-fach über der Norm), HBV-Genotyp A oder B und nur mäßig erhöhten HBV DNA-Spiegeln ($<2 \times 10^7$ IU/ml) die besten Ansprechraten.

Nukleos(t)ide supprimieren v. a. bei HBeAg-negativen Patienten effektiv die HBV DNA (**On-Therapie-Effekt**). Aufgrund der guten Verträglichkeit eignen sie sich für die Langzeittherapie. Anwendungslimitierend ist jedoch die Selektion resistenter HBV-Mutanten. Lamivudin induziert die rascheste Resistenzentwicklung (durch Selektion von Mutationen im YMDD-Motiv der HBV-Polymerase) und ist daher nicht mehr Erstwahlmittel für die Langzeitmonotherapie. Unter der Kombination von Interferon-α und Lamivudin ist die Resistenzentwicklung verzögert, die klinische Effizienz ist jedoch im Vergleich zur Interferon-Monotherapie nicht erhöht. Wegen der geringen Resistenzraten werden Adefovir und Entecavir für die Initialtherapie bevorzugt. Bei einer sehr hohen Viruslast (HBV DNA $>2\times10^7$ IU/ml) sind Entecavir und Telbivudin aufgrund der raschen DNA-Reduktion besonders geeignet. Bei dekompensierter Leberzirrhose (Child-Pugh B und C) wird die Monotherapie mit Entecavir oder eine Nukleos(t)id-Kombinationstherapie aus Adefovir und Lamivudin bevorzugt; Interferon ist hier wegen des erhöhten Risikos schwerer Nebenwirkungen (hepatische Nekroinflammation) kontraindiziert.

HBeAg-negative Patienten mit chronischer Hepatitis B sind meist durch höhere ALT-Spiegel (stärker aktive Lebererkrankung) und eine niedrigere Virusreplikation gekennzeichnet und erfordern eine längere Therapiedauer als HBeAg-positive Patienten (2–5 Jahre versus 1 Jahr). Somit sind für die Therapieauswahl eine gute Langzeitverträglichkeit und eine geringe Resistenzentwicklung von besonderer Bedeutung. Adefovir und Entecavir sind hier Mittel der 1. Wahl. Bei Patienten, die mit HIV koinfiziert sind, aber keine hochaktive antiretrovirale Therapie (HAART) erhalten, sollten Entecavir und Telbivudin nicht eingesetzt werden, da durch partielle Inhibition der HIV-Replikation HIV-Resistenzmutanten selektiert werden können. Wird bei HBeAg-positiven Patienten unter Nukleos(t)iden eine HBeAg-Serokonversion erreicht, sollte

---

95 Zeffix®, Epivir®
96 Hepsera®
97 Truvada®
98 Baraclude®
99 Sebivo®

die Therapie mindestens 6, besser 12 Monate weitergeführt werden, um die dauerhafte Ansprechrate zu erhöhen.

Nonresponder gegenüber einer Initialtherapie mit Interferon-α werden wie therapienaive Patienten behandelt (mit Peginterferon-α oder Nukleos(t)iden). Bei Lamivudin-Resistenz sind Adefovir oder das strukturell verwandte Tenofovir Mittel der Wahl. Tenofovir zeigt eine bessere On- und Off-Therapie-Effizienz als Adefovir, kann jedoch aufgrund seiner antiretroviralen Wirkung als Monotherapie nur bei HBV-Patienten ohne HIV-Koinfektion (Gefahr der HIV-Resistenzent-

wicklung) verwendet werden. Bei Adefovir-Resistenz wurden erfolgreich Entecavir oder Telbivudin eingesetzt. Bei Nonrespondern gegenüber Entecavir oder Telbivudin können Adefovir oder Tenofovir verwendet werden.

21.3.4 Chronische Hepatitis-C-Infektion

Die Behandlung der Wahl bei der chronischen HCV-Infektion ist die Kombination aus pegyliertem Interferon-α

◻Tab. 21.5. Therapie der chronischen Hepatitis B

Medikament	Dosierung	Therapieerfolg	Resistenz
		▪ HBV-DNA-negativ (<200 IU/ml); bei HbeAg-positiven Patienten zusätzlich HbeAg-Serokonversion nach 1 Jahr	
Interferon-α-2b	5 Mio. IU/Tag oder 10 Mio. IU alle 3 Tage s.c. über 4–6 Monate bei HBeAg-positiven Patienten und 12 Monate bei HBeAg-negativen Patienten	▪ HBeAg-positive Patienten: 21% (HBeAg-Serokonversion: 18-25%) ▪ HBeAg-negative Patienten: 60–70%	Keine
Peginterferon-α-2a	180 µg/Woche s.c. über 12 Monate	▪ HBeAg-positive Patienten: 25% (HBeAg-Serokonversion: 32%) ▪ HBeAg-negative Patienten: 63%	Keine
Lamivudin	100–150 mg/Tag p.o.	▪ HBeAg-positive Patienten: 36–44% (HBeAg-Serokonversion: 16–18%) ▪ HBeAg-negative Patienten: 60–73%	20% nach 1 Jahr, 70% nach 5 Jahren
Adefovir	10 mg/Tag p.o.	▪ HBeAg-positive Patienten: 13–21% (HBeAg-Serokonversion: 12–18%) ▪ HBeAg-negative Patienten: 51-63%	▪ Nukleos(t)id-naive Patienten: <1% nach 1 Jahr, 6% nach 2, 18% nach 4, 29% nach 5 Jahren ▪ Patienten mit Lamivudin-Resistenz: 20% nach 2 Jahren
Tenofovir (-Disoproxilfumarat)	300 mg/Tag p.o.	▪ HBeAg-positive Patienten: 76% (HBeAg-Serokonversion: 21%) ▪ HBeAg-negative Patienten: 93%	▪ Keine nach 1 Jahr (auch bei vorbestehender Lamivudin-Resistenz)
Entecavir	0,5 mg/Tag p.o. (bei Lamivudin-Resistenz: 1 mg/Tag)	▪ HBeAg-positive Patienten: 67% (HBeAg-Serokonversion: 21%) ▪ HBeAg-negative Patienten: 90%	▪ Nukleos(t)id-naive Patienten: <1% nach 4 Jahren ▪ Patienten mit Lamivudin-Resistenz: 6% nach 1 Jahr, 39% nach 4 Jahren
Telbivudin	600 mg/Tag p.o.	▪ HBeAg-positive Patienten: 60% (HBeAg-Serokonversion: 22%) ▪ HBeAg-negative Patienten: 88%	▪ 5% nach 1 Jahr und 22% nach 2 Jahren in HBeAg-positiven Patienten ▪ 3% nach 1 Jahr und 9% nach 2 Jahren in HBeAg-negativen Patienten

Kriterien für die Therapieeinleitung:
- ▪ HBeAg-positive Patienten: HBV DNA >20.000 IU/ml und erhöhtes Serum-ALT (>30 IU/ml bei Männern, >19 IU/ml bei Frauen).
- ▪ HBeAg-negative Patienten: HBV DNA >2.000 IU/ml und erhöhtes Serum-ALT.
- ▪ Erhöhte HBV DNA (>50 IU/ml) und Zirrhose oder positiver histologischer Biopsiebefund (Nekroinflammation, Fibrose).
- ▪ Der Therapieerfolg ist nach einer Behandlungsdauer von 12 Monaten angegeben (Ausnahme: 4- bis 6-monatige Behandlung von HBeAg-positiven Patienten mit Standardinterferon-α)

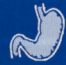

(**PEG-IFNα2a**[100]: 180 µg/Woche s.c. oder **PEG-IFNα2b**[101]: 1,5 µg/kg/ Woche s.c.) und dem Nukleosidanalogon **Ribavirin**[102] (800–1200 mg/Tag p.o.). Hierunter werden dauerhafte virologische Ansprechraten (HCV Serum-RNA <50 IU/ml) von 40–50% bei Patienten mit dem in Europa und den USA häufigsten HCV-Genotyp 1, 70–80% bei den HCV-Genotypen 2 oder 3 und 50–70% bei den seltenen Genotypen 4–6 erzielt. Patienten mit den HCV-Genotypen 1 oder 4–6 werden über 48–72 Wochen, mit den HCV-Genotypen 2 oder 3 über 24 Wochen behandelt. Patienten mit Genotyp 1-Infektion und langsamen HCV RNA-Abfall (positiver Serumnachweis nach 12 Wochen) profitieren von einer Verlängerung der Therapiedauer auf 72 Wochen. Ist die HCV RNA-Konzentration im Serum nach 12 Wochen um weniger als 2 Log-Stufen gesunken, wird die Therapie abgesetzt. Bei Nichtansprechen oder einem Rezidiv auf eine Initialtherapie mit Standardinterferon (mit oder ohne Ribavirin) wird eine Kombinationsbehandlung aus Peginterferon und Ribavirin über mindestens 48 Wochen durchgeführt. Bei Versagen der Vortherapie mit Peginterferon und Ribavirin kann durch Re-Therapie über 72 Wochen noch eine dauerhafte virologische Ansprechrate von 16% erreicht werden.

Die zusätzliche Gabe des Virustatikums Amantadin[103] ist nach derzeitiger Studienlage ohne Nutzen. Zurzeit befinden sich Albumin-gekoppelte Interferone (Albinterferon-α) mit einer längeren Wirkdauer (2- bis 4-wöchige Dosierintervalle) in Phase III-Prüfungen. Bedingt durch die hohe Rate unerwünschter Wirkungen wird die Interferon-Ribavirin-Kombinationstherapie von 10–20% der Patienten vorzeitig abgebrochen, bei weiteren 20–30% sind Dosisreduktionen erforderlich. Limitierender Faktor in der Anwendung von Ribavirin ist die dosisabhängige Entwicklung einer hämolytischen Anämie (≥10%). Zu den Nebenwirkungen von Interferon-α ► S. 319.

21.3.5 Chronische Hepatitis D-Infektion

Für die HDV-Infektion steht bislang keine effektive Therapie zur Verfügung. Nach Eintritt in die Zelle über ein HBV-Oberflächenantigen kann sich das HD-Virus unabhängig von der Anwesenheit von HBV-Genprodukten replizieren, sodass die HBV-Elimination allein nicht ausreicht. Unter pegyliertem Interferon (1,5 µg/kg PEG-IFN-α-2b pro Woche über 48 Wochen) wird bei 20–25% der Patienten ein dauerhaftes virologisches Ansprechen beobachtet (HDV RNA-negativ). Die Kombination mit Nukleos(t)id-Analoga bleibt ohne zusätzlichen Nutzen.

21.3.6 Prävention der Virushepatitis

Eine **Impfprävention** existiert nur für HAV und HBV. Zur aktiven Immunisierung werden Adsorbatimpfstoffe mit inaktivierten HAV-Viren[104] (Impfschutz: 20–30 Jahre) bzw. HBV-Oberflächenantigenen[105] (Impfschutz: mindestens 15 Jahre) eingesetzt. Die passive Immunisierung erfolgt mit spezifischen Anti-HA-[106] bzw. Anti-HB-Immunglobulinen[107] (Impfschutz: 2–3 Monate). Zur Postexpositionsprophylaxe einer akuten HAV-Infektion ist innerhalb von 14 Tagen nach Exposition die aktive Immunisierung (eine Impfdosis i.m.) ebenso wirksam (> 95%) wie die Immunglobulingabe (1-mal 0,02 ml/kg i.m.). Zur Postexpositionsprophylaxe von HBV werden Aktivimpfung (4 Impfdosen nach 0–1–2–12 Monaten i.m.) und Immunglobuline (1-mal 0,06 ml/kg i.m.) kombiniert.

In Kürze

In diesem Kapitel wurden häufige gastroenterologische Erkrankungen und ihre Arzneimitteltherapie vorgestellt. Gastroenterologische Erkrankungen sind oft mit einer erheblichen Mortalität verbunden (z. B. Durchfall, Hepatitis B/C); die Einschränkung der Lebensqualität wird von den Patienten z.T. stärker empfunden als bei Herz- oder Tumorerkrankungen. Ätiologisch dominieren säurebedingte Störungen, Motilitätsstörungen, Infektionen und Autoimmunerkrankungen. Entsprechend werden zur Therapie Säureblocker, motilitätsfördernde oder -hemmende Medikamente, Antiinfektiva und antientzündlich/immunsuppresiv wirkende Arzneimittel eingesetzt.

- Protonenpumpeninhibitoren (PPI) sind die wirksamsten Säureblocker und bilden die Basis für die Behandlung von erosiver und nicht-erosiver gastroösophagealer Refluxerkrankung, Ulcus pepticum und funktioneller Dyspepsie.
- Die Helicobacter pylori-Eradikation erfolgt initial mit einer PPI-basierten Tripeltherapie (oft: PPI-Clarithromycin-Metronidazol).
- Prokinetika (Metoclopramid, Domperidon) haben einen geringen Stellenwert in der Behandlung von Erkrankungen des oberen und unteren Gastrointestinaltraktes
- Loperamid wird zur symptomatischen Behandlung von akuten und chronischen Durchfallerkrankungen eingesetzt.
- Ballaststoffe und das Osmolaxans Polyethylenglycol sind Erstwahlmittel in der symptomatischen Behandlung der Obstipation.
- Zur Remissionsinduktion von chronisch entzündlichen Darmerkrankungen werden vor allem 5-Aminosalicylate, Glucocorticoide (Budesonid, Prednisolon) und Immunsuppressiva (z. B. Azathioprin, Methotrexat, Ciclosporin, Infliximab) eingesetzt. Zur Remissionserhaltung finden 5-Aminosalicylate und Immunsuppressiva Verwendung.
- Die chronische Hepatitis B wird mit Interferon-α oder Nukleosid/Nukleotid-Analoga (Lamivudin, Adefovir, Tenofovir, Entecavir, Telbivudin) behandelt.
- Die chronische Hepatitis C wird mit einer Kombination aus Interferon-α und Ribavirin behandelt.

Weiterführende Literatur ► www.springer.com

---

100 Pegasys®
101 PegIntron®
102 Copegus®
103 PK-Merz®, Amantadin neuraxpharm®
104 Havrix®
105 Engerix®
106 Beriglobin®
107 Hepatitis-B-Immunglobulin Behring

22 Erkrankungen der Atemwege

B. Lemmer, R. Wettengel

22.1 Akute und chronische Erkrankungen der Atemwege

22.1.1 Definitionen, Pathophysiologie und Konsequenzen für die Therapie

Unter bronchopulmonalen Erkrankungen werden die Krankheitsbilder Bronchitis, Emphysem, Asthma (Asthma bronchiale) und die chronisch obstruktive Lungenerkrankung (COPD) zusammengefasst:

- Die akute **Bronchitis** ist durch Husten und Auswurf gekennzeichnet.
- Bei chronischer Bronchitis bestehen Husten und Auswurf über wenigstens 3 Monate in mindestens zwei aufeinander folgenden Jahren (WHO-Definition).
- Das **Emphysem** ist als eine irreversible Erweiterung der Lufträume distal der terminalen Bronchiolen definiert.
- Das **Asthma** ist eine chronische, entzündliche Erkrankung der Atemwege mit bronchialer Hyperreaktivität und variabler Atemwegsobstruktion. Typische Symptome sind Husten und anfallsartige Atemnot vor allem mit erschwerter Exspiration, insbesondere nachts und am frühen Morgen, und Produktion eines viskösen Bronchialschleims (**Dyskrinie**).
- Die **COPD** ist gekennzeichnet durch eine progressive, kaum reversible Atemwegsobstruktion und ein mehr oder weniger ausgeprägtes Emphysem.
- Mischformen oder Kombinationen von Asthma und COPD sind häufig.

Die **bronchiale Hyperreaktivität** kann Frühstadium oder Folge einer bronchopulmonalen Erkrankung sein. Sie besteht in einer gesteigerten Bereitschaft, auf unspezifische Reize (z. B. Kaltluft, körperliche Belastung, psychische Auslöser) mit einer Bronchokonstriktion zu reagieren. Hyperreaktivität kann mit Hilfe von Provokationstests, d. h. stufenweise gesteigerter Konzentration inhalierter bronchokonstriktorisch wirkender Stoffe (z. B. Histamin, Metacholin, Adenosin), objektiviert werden.

Entzündung, Hyperkrinie und Dyskrinie sowie die Erhöhung des Tonus der glatten Muskulatur der Bronchien sind die Ursachen der klinischen Symptome Husten, Auswurf und Atemnot. Husten ist ein protektiver Reflex, ausgelöst v. a. durch die Bronchokonstriktion oder die Erregung von Nozizeptoren (Irritant-Rezeptoren, freie Endigungen von C-Fasern) in der Bronchialschleimhaut.

Die **akute Bronchitis** ist meist durch eine Virusinfektion hervorgerufen, der nicht selten eine bakterielle Superinfektion folgt. Die **chronische Bronchitis** kann die Folge rezidivierender Infekte oder chronischer Expositionen gegenüber Tabakrauch oder Luftverunreinigungen (z. B. SO_2, Nitrose-Gase) sein. Außerdem spielt die individuelle Anlage eine erhebliche Rolle. In den Frühstadien kann die chronische Entzündung klinisch stumm verlaufen, oder es besteht nur das Symptom »chronischer Husten«.

Das **Emphysem** ist i. d. R. eine Begleiterscheinung der chronisch obstruktiven Bronchitis (Ausnahme: primäres Emphysem bei α_1-Antiproteasenmangel). Die häufigste Ursache ist das Zigarettenrauchen!

Beim **Asthma** hat sich eine Unterscheidung in mehrere Formen bewährt: **exogen-allergisches Asthma**, **endogenes Asthma**, **Analgetika-Asthma** und **Belastungsasthma**. Mischformen sind häufig (»mixed asthma«). Darüber hinaus ist eine Unterscheidung nach dem Schweregrad möglich (◨ Tab. 22.1).

Es ist von pathophysiologischer und therapeutischer Bedeutung, dass Tonus und Empfindlichkeit der Atemwege einer physiologischen Tag-Nacht-Rhythmik unterliegen, mit erhöhter Empfindlichkeit in den frühen Morgenstunden zwischen drei und sechs Uhr. Beim Asthma ist diese zirkadiane Rhythmik krankhaft gesteigert, so dass nachts der Atemstoß bzw. der **Peak-Flow-Wert** gegenüber den besten Tageswerten meist um mehr als 15% niedriger ist. Dies ist die Ursache für das **nächtliche Asthma,** das bei etwa 50–70% aller Asthmatiker besonders in den Morgenstunden auftritt. Zur Selbstkontrolle sollten daher einfache Geräte zur Messung der Lungenfunktion (**Peak-Flow-Meter**) eingesetzt werden.

Exogen-allergisches Asthma

Das exogen-allergische Asthma ist – neben der Trias Bronchospasmus, Schleimhautschwellung, muköse Dyskrinie – durch die Sensibilisierung gegen inhalative, seltener nutritiv aufgenommene Allergene gekennzeichnet. Die Atemwegsobstruktion steht im Vordergrund, mit ihr die klinischen Symptome Atemnot und Husten. Der immunologische Mechanismus des

◨**Tab. 22.1.** Schweregrad des Asthma bronchiale nach GINA (2007)

I Intermittierend	Intermittierende Symptome <1×/Woche Nächtliche Symptome ≤2×/Monat FEV1 oder PEF ≥80% des Sollwertes PEF- oder FEV1-Tagesvariabilität <20%
II geringgradig persistierend	Symptome >1×/Woche, aber <1×/Tag Nächtliche Symptome >2×/Monat FEV_1 oder PEF ≥80% des Sollwertes PEF- oder FEV_1-Tagesvariabilität <20–30% Beeinträchtigung von körperlichen Aktivität und Schlaf bei Exazerbationen
III mittelgradig persistierend	Tägliche Symptome Nächtliche Symptome >1 x /Woche FEV_1 oder PEF 60 - 80% des Sollwertes PEF- oder FEV_1-Tagesvariabilität >30% Beeinträchtigung von körperlichen Aktivität und Schlaf bei Exazerbationen Täglicher Bedarf an inhalativen, kurzwirksamen β_2-Mimetika
IV schwergradig persistierend	Tägliche Symptome Anhaltende Symptomatik hoher Intensität Häufig nächtliche Asthmasymptome Einschränkung der körperlichen Aktivität FEV_1 oder PEF ≤60 des Sollwertes PEF- oder FEV_1-Tagesvariabilität >30%

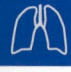

exogen-allergischen Asthma entspricht dem Typ I (Sofort-Typ nach Coombs und Gell): Antikörper der Klasse IgE, die auf den Mastzellen, aber auch auf Makrophagen und neutrophilen Granulozyten der Bronchialschleimhaut fixiert sind, reagieren bei erneuter Exposition mit dem spezifischen Antigen (z. B. Blütenpollen, Hausstaubmilben). Die daraus resultierende Zelldegranulation führt zu einer Freisetzung präformierter Mediatoren (Histamin, Heparin, chemotaktische Faktoren, Enzyme) wie auch neu gebildeter Mediatoren (Metaboliten der Cyclooxygenase- bzw. der Lipoxygenase-Reaktionen: Prostaglandine bzw. Leukotriene; **Plättchen-aktivierender Faktor** (PAF) etc.). Diese Gewebshormone sind typische Mediatoren der Entzündung. Sie sind auch Kontraktionsauslöser an der glatten Muskulatur (**Sofortreaktion**). Neugebildete und freigesetzte chemotaktische Faktoren und Zytokine fördern die zelluläre Infiltration mit Eosinophilen, Neutrophilen und T-Lymphozyten. Freigesetzte proteolytische Enzyme schädigen die Epithelien der Mukosa. Zytokine initiieren eine Hypertrophie und Hyperplasie glatter Muskelzellen. Jede Mediatorfreisetzung führt zur lokalen Reizung von Nozizeptoren in der Bronchialschleimhaut; vagale Afferenzen werden erregt. Die Umschaltung auf vagale Efferenzen führt über eine erhöhte Freisetzung von Acetylcholin und Neuropeptiden (z. B. Substanz P, Neurokine) zu verstärkter Bronchokonstriktion, Entzündung und erneuter Mediatorfreisetzung.

Eine Besonderheit des exogen-allergischen Asthma ist, dass nach Antigenkontakt neben der typischen Sofortreaktion eine sog. **Spätreaktion** auftreten kann, die nach etwa 4–5 Stunden einsetzt und sich vor allem in zellulärer Infiltration, u. U. in Epitheldestruktion äußert. Die dadurch bedingte gesteigerte bronchiale Überempfindlichkeit kann über mehrere Tage zu Atembeschwerden führen, besonders nachts und am Morgen.

Endogenes Asthma

Beim endogenen Asthma sind allergische Faktoren nicht nachweisbar. Die Symptomatologie gleicht der des exogen-allergischen Asthmas; die Prognose ist jedoch ungünstiger. Eine kausale Therapie gibt es nicht.

Belastungsasthma

Als Belastungsasthma bezeichnet man die Auslösung einer klinisch manifesten Bronchialobstruktion während körperlicher Belastung. Die verstärkte Atmung führt zu lokaler Austrocknung und erhöhter Osmolarität in der Mukosa, und damit zu Bronchokonstriktion.

Andere Auslösemechanismen sind Infektion, Witterungseinflüsse, Reizgasexposition und psychische Belastungen (Angst u. a.). Alle genannten Auslöser sind umso wirksamer, je ausgeprägter die bronchiale Hyperreaktivität ist.

22.1.2 Prinzipien der Behandlung

Alle Formen der chronisch-obstruktiven Atemwegserkrankungen sind prinzipiell gleich zu behandeln. Die Hauptprinzipien der **antiasthmatischen Therapie** sind Entzündungshemmung und Bronchospasmolyse. Man unterscheidet zwischen Dauermedikation (sog. Controller: inhalative und orale Glucocorticoide, Cromoglicinsäure, inhalative langwirkende β_2-Adrenozeptor-Agonisten, retardiertes Theophyllin, Antileukotriene) und Bedarfsmedikation (sog. Reliever: kurzwirkende inhalative β_2-Adrenozeptor-Agonisten, Anticholinergika).

Nach den jüngsten Empfehlungen (GINA 2007) richtet sich die Therapie aber vor allem nach dem Ausmaß der Kontrolle der Asthmasymptomatik (◘ Tab. 22.2). Dabei kann eine Reduktion oder eine Erhöhung der Medikation notwendig sein (◘ Tab. 22.3).

Aufgrund einer zirkadianen Rhythmik der Hyperreaktivität werden nachts höhere Dosen (z. B. für Theophyllin) oder die zweimal tägliche Gabe eines lang wirkenden β_2-Sympathomimetikums (s. unten) empfohlen. Beschwerdefreiheit in Ruhe und bei Belastung mit Normalisierung der Lungenfunktion ist das Ziel jeglicher Therapie. Das Risiko von Exazerbationen sollte reduziert werden. Asthmaauslösende Faktoren, wie aktives und passives Rauchen, Allergene, inhalative Noxen am Arbeitsplatz sowie Arzneistoffe, die eine Atemwegsobstruktion auslösen können, sind zu vermeiden.

◘ **Tab. 22.2.** Beurteilung der Asthmakontrolle nach GINA-Leitlininien (2007)

Parameter	Kontrolliert (alle Kriterien erfüllt)	Teilweise kontrolliert (ein Kriterium in beliebiger Woche erfüllt)	Unkontrolliert
Symptome am Tag	Keine (≤2 pro Woche)	Öfter als 2× pro Woche	3 oder mehr Kriterien eines teilweise kontrollierten Asthmas erfüllt
Einschränkung von Aktivitäten	Keine	Jede	
Nächtliche Symptome/Erwachen	Keine(s)	Jede	
Bedarfs-/Notfallmedikation	Keine (≤2 pro Woche)	Öfter als 2× pro Woche	
Lungenfunktion (PEF oder FEV_1)	Normal	<80% (Soll oder persönlicher Bestwert)	
Exazerbationen	Keine	Eine oder mehrere pro Jahr	Eine in beliebiger Woche

Eine spezifische Immuntherapie beim exogen-allergischen Asthma ist die **Hyposensibilisierung**. Während ihrer Durchführung muss die symptomatische Therapie konsequent fortgesetzt werden. Eine Antigenkarenz sollte eingehalten werden.

Die Nutzen/Risiko-Relation der Arzneitherapie bei chronisch obstruktiven Erkrankungen der Atemwege ist günstiger, wenn das Arzneimittel inhalativ appliziert werden kann. Der Patient muss im Gebrauch der **Dosieraerosole** und **Pulververnebler** sorgfältig unterwiesen werden, da bei mangelnder Koordination zwischen Sprühstoß und Atemzug (Hub) der therapeutische Erfolg unzureichend sein oder ausbleiben kann. Atemzugsausgelöste Inhalationsgeräte (s. unten) garantieren eine zuverlässige Applikation. Die zur Verfügung stehenden »Inhalationshilfen«, die den Totraum zwischen Dosieraerosol und Mund vergrößern (u. a. Mundrohr, Inhalationskammer, Inhalierbox) und damit mehrere Sekunden nach dem Sprühstoß einsetzende tiefe Atemzüge zulassen, verbessern vor allem die Deposition der Arzneistoffe in den tiefen Atemwegen; sie werden für inhalative Glucocorticoide empfohlen. Dieselbe Wirkung kann durch Inhalation von mikronisiertem Pulver (Trockeninhalation), bei Verwendung von Beclometasondipropionat oder Ciclesonid in Lösung oder mittels Feuchtinhalation (Düsenvernebler) erzielt werden. Bei richtiger Inhalationstechnik sind alle Inhalationsformen gleich wirksam. Patientenschulung und -training sind für den Erfolg der Pharmakotherapie unerlässlich.

Applikationsformen zur Inhalationstherapie

– **Dosieraerosole:** Klassiker und weit verbreitet
  – Vorteil: Applikation für den Patienten deutlich wahrnehmbar, daher gute Akzeptanz.
  – Nachteile: Die Arzneistoffe werden mit hoher Geschwindigkeit aus dem Mundstück geschleudert,

▼

sodass Wirksubstanz an der Rachenhinterwand deponiert wird. Korrekte Anwendung gelingt häufig nicht, da viele Patienten mit der Synchronisation des Sprühstoßes mit der Atmung überfordert sind.
  – Bei neueren Dosieraerosolen wird der Wirkstoff langsam freigegeben, damit bessere Verfügbarkeit.
– **Trockenpulver:** unterschiedliche Systeme mit unterschiedlicher Handhabung (z. B. Rotadisk®, Glaxo; Turbohaler® Astra Chemicals)
  – Vorteile: gute Wirkstoffdeposition, einfache Handhabung, kein Treibmittel.
  – Nachteil: häufig schlechtere Akzeptanz, da Wirkstoffaufnahme kaum wahrnehmbar.
– **Lösungen:** zumeist als Konzentrate, über Inhalator/Vernebler anzuwenden
  – Vorteil: einfache Anwendung und hohe Akzeptanz.
  – Nachteil: eingeschränkte Verfügbarkeit, da nur mit Gerät applizierbar, ungenaue Dosierung und hygienische Probleme.
– **Wichtig:** Stets korrekte Anwendung der Applikatoren kontrollieren. Auch langjährige Anwender sind darin oft nicht sicher. Bei akuter Atemwegsobstruktion sind bisher übliche Systeme wenig geeignet, da der inspiratorische Fluss zur Aktivierung des Gerätes unzureichend ist (gilt für Trockenpulver).

22.1.3 Behandlung mit Bronchodilatatoren

β_2-Adrenozeptor-Agonisten

Agonisten an Adrenozeptoren mit einer höheren Affinität zur β_2-Subpopulation der Rezeptoren an glatter Muskulatur (β_2-Adrenozeptor-Agonisten, β_2-Mimetika:- gebräuchlicher ist : β_2-Sympathomimetika) als zur β_1-Subpopulation (überwiegend z. B. am Herzen) sind neben einer Basistherapie mit

---

▢ Tab. 22.3. Stufentherapie des Asthmas nach den GINA-Empfehlungen

Stufe 1	Stufe 2	Stufe 3	Stufe 4	Stufe 5
Asthma-Schulung, Umweltfaktoren kontrollieren				
Rasch wirksamen inhalativen β_2-Adrenozeptor-Agonisten bei Bedarf				
Controller Optionen	**Eine Option**	**Eine Option**	**Eine/mehrere Optionen**	**Eine/beide Optionen**
	Niedere ICS-Dosis	*Niedere ICS-Dosis + LABA*	*Mittlere bis hohe ICS-Dosis + LABA*	*Orale Kortikoide (niedrigste Dosis)*
	Anti-Leukotrien	Mittlere bis hohe ICS-Dosis	Anti-Leukotrien	Anti-IgE
		Niedere ICS-Dosis + Anti-Leukotrien	SR-Theophyllin	
		Niedere ICS-Dosis+ SR-Theophyllin		

ICS = inhalatives Corticosteroid, LABA = langwirkendes inhalatives β_2-Mimetikum (long acting bronchodilator), kursiv = bevorzugte Option zur Kontrolle des Asthmas

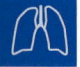

◨ Tab. 22.4. β$_2$-Adrenozeptor-Agonisten für die Asthmatherapie

INN-Name	Handelsname (Beispiele)	Applikation	Orale Bioverfügbarkeit [%]	Halbwertszeit [h]	Wirkdauer [h]
Kurzwirkend (4–6 h)					
Salbutamol	Sultanol®, SalbuHEXAL®	Inhalativ, oral	25	2–7	3–6
Terbutalin	Bricanyl®, Terbutalin-ratiopharm®	Inhalativ, i.v., oral	10–15	3–4	3–6
Langwirkend (12–24 h)					
Bambuterol	Bambec®	Oral	10–12	10	24
Clenbuterol	Spiropent®	Oral	100	1 (34)[a]	14
Formoterol	Foradil®	Inhalativ	65 (?)	2–3 (8–10)[a]	12
Salmeterol	Serevent®, aeromax®	Inhalativ	k. A.	3,5	12

[a] biphasische Elimination; k. A. = keine Angabe

inhalativen Glucocorticoiden die Mittel der 1. Wahl bei allen Formen der obstruktiven Atemwegserkrankungen. β$_2$-Adrenozeptor-Agonisten werden entsprechend heutigen Empfehlungen bedarfsorientiert verordnet.

> ❯ **Empfohlene Tageshöchstdosen sollten nicht überschritten werden! Die inhalative (p.i.) Arzneimittelapplikation sollte im Vordergrund stehen.**

Ihre Hauptwirkung besteht in einer Senkung des Atemwegswiderstandes aufgrund einer Erschlaffung der glatten Bronchialmuskulatur. Ursache ist die Erhöhung der intrazellulären cAMP-Konzentration mit konsekutiver Senkung der zytosolischen Ca^{2+}-Konzentration, eine Wirkung, zu der auch die cAMP-vermittelte Öffnung von K$^+$-Kanälen beiträgt. Diese Mechanismen liegen wahrscheinlich auch der Hemmung der Mediatorfreisetzung aus Mastzellen und basophilen Leukozyten zugrunde. Auch die Steigerung der mukoziliären Klärfunktion durch Erhöhung der Zilienschlagfrequenz sowie eine Hemmung der mikrovasalen Exsudation tragen zum therapeutischen Effekt bei.

β$_2$-Adrenozeptor-Agonisten hemmen die Symptome der allergischen Sofortreaktion, das Ausmaß der Hyperreaktivität wird nicht beeinflusst. Zum Therapieeffekt tragen Bronchospasmolyse und Bronchoprotektion gegen spezifische/unspezifische Reize bei. Sie haben keine entzündungshemmenden Wirkungen, während Glucocorticoide (▶ Kap. 22.1.5) insbesondere die Hyperreaktivität, die Spätreaktion und erst nach längerer Behandlungsdauer auch die Sofortreaktion hemmen.

Unerwünschte Wirkungen. Milde Steigerung der Herzfrequenz und des Herzzeitvolumens. Der feinschlägige Tremor der Extremitäten ist die typische Folge einer Erregung von β$_2$-Adrenozeptoren in der Skelettmuskulatur. Er ist ausschließlich peripher ausgelöst und auch meistens Ursache des »Unruhegefühls«. Charakteristisch ist das Nachlassen des Tremors (Toleranz) nach 2- bis 4-wöchiger Behandlung. Nach inhalativer, v. a. aber nach parenteraler Anwendung werden

Hyperglykämie, Hypokaliämie und Hypomagnesiämie beobachtet.

Relative **Kontraindikationen** bestehen bei Hyperthyreose, Tachykardie, Tachyarrhythmie und (vorausgegangenem) frischem Herzinfarkt. Alternativ ist dann eine kombinierte Therapie mit M-Cholinozeptor-Antagonisten und Glucocorticoiden durchzuführen.

Prototypen kurzwirkender β$_2$-Adrenozeptor-Agonisten sind **Fenoterol**, **Terbutalin** und **Salbutamol**. Sie haben nach oraler Einnahme lediglich eine geringe Bioverfügbarkeit ◨ Tab. 22.4) und sollten deshalb für die Dauertherapie überwiegend inhalativ eingesetzt werden. **Clenbuterol** hat eine hohe orale Bioverfügbarkeit (◨ Tab. 22.4) und damit auch eine sichere Wirkung nach oraler Anwendung.

Bei adäquater Dosierung haben alle genannten Arzneistoffe die gleiche Wirkungsstärke. Für die Therapie ist die Unterscheidung in kurzwirkende und langwirkende Präparate (LABA) von Bedeutung, (◨ Tab. 22.4).

Nur etwa 10–30% (60%) der inhalierten Dosis erreichen die Bronchiolen, abhängig von Inhalationstechnik und Gerät, 40–90% verbleiben im Mund- und Rachenraum. Verschluckte Arzneistoffe bleiben aufgrund der meist geringen Bioverfügbarkeit ohne wesentliche systemische Wirkung.

Eine langfristige Therapie mit β$_2$-Adrenozeptor-Agonisten muss grundsätzlich von einer inhalativen entzündungshemmenden Glucocorticoid-Basis-Medikation begleitet werden (▶ Kap. 22.1.5).

Die optimale Dosierung besteht im Mittel in 1–2 Atemzügen (1 Hub aus dem Dosieraerosol für Fenoterol = 100 bzw. 200 µg, Terbutalin = 250 µg, Salbutamol = 100 µg). Eine Überdosierung kaschiert die Notwendigkeit der Anwendung zusätzlicher Arzneimittel! Für die orale Behandlung (nur bei Versagen anderer Therapieformen) steht u. a. Clenbuterol (2-mal 10–20 µg/Tag) zur Verfügung.

Formoterol und **Salmeterol** sind β$_2$-Adrenozeptor-Agonisten mit langer Wirkdauer (LABA) und daher für die Unterdrückung obstruktiver Episoden tagsüber und zur Vermeidung des nächtlichen Asthmas von Bedeutung. Formoterol zeichnet sich durch raschen Wirkungseintritt aus und ist deshalb auch zur Akutbehandlung geeignet.

Dosierung

Langwirkende inhalative β₂-Adrenozeptor-Agonisten (LABA):

- 2-mal 1–2 Hub/Tag entsprechend 1- bis 2-mal 6–12 µg/Tag Formoterol bzw.
- 2-mal 50 µg/Tag Salmeterol sind offensichtlich für eine »Rund-um-die-Uhr-Behandlung« ausreichend.

Bambuterol ist ein Bis-Ester des Terbutalin. Es reichert sich nach oraler Gabe bis zum 25-fachen der Plasmakonzentration in der Lunge an und wird dann langsam zum aktiven Terbutalin hydrolysiert. Die abendliche Einnahme von 10 mg p.o. soll bei Patienten mit nächtlichem Asthma eine Verbesserung der morgendlichen Lungenfunktion gewährleisten.

Theophyllin

Theophyllin[1] erweitert die Bronchien. Zusätzlich zur Erschlaffung der glatten Muskulatur der Atemwege werden die mukoziliäre Klärfunktion aktiviert, die Freisetzung von Mediatoren gehemmt, der Druck in den Lungengefäßen gesenkt und der Atemantrieb und die Kontraktilität der Atemmuskulatur gesteigert. Seine antiphlogistische Wirksamkeit ist gesichert, die klinische Relevanz jedoch unklar.

Theophyllin ist als orale Retardformulierung zur Dauertherapie obstruktiver Atemwegserkrankungen geeignet. Es ist außerdem indiziert beim akuten Asthma-Anfall, v. a. beim Status asthmaticus (i.v.-Injektion und Infusion ▸ Kap. 22.2). Theophyllinderivate gelten als obsolet.

Unerwünschte Wirkungen. Ein Nachteil von Theophyllin ist die geringe therapeutische Breite (◘ Tab. 22.5). Nach massiver Überdosierung (in suizidaler Absicht) treten Krämpfe, Atem- und Herzstillstand ein. Zur Behandlung der Theophyllin-Intoxikation sind zusätzlich zu den Maßnahmen der Elementar-

◘ Tab. 22.6. Halbwertszeit von Theophyllin

Gesunde	HWZ verkürzt	HWZ verlängert
Neugeborene: 24–30 h Kinder: 1–6 h Erwachsene: 4,5 (3–12) h	Raucher, kohlen-hydratarme Diät	Im Alter, bei Leberzirrhose, Cor pulmonale, Herzinsuffizienz, viralem Infekt, Komedikation mit Arzneimitteln, die die hepatische Elimination hemmen: z. B. Cimetidin, Erythromycin, Allopurinol

hilfe (▸ Kap. 38.1) und der Hämoperfusion β-Adrenozeptor-Antagonisten oder **Verapamil**[2] i.v. zur Behebung, vor allem der kardialen Symptomatik indiziert und gegebenenfalls **Diazepam**[3] als Antikonvulsivum zu applizieren.

Die bronchodilatatorische Wirkung des Theophyllins setzt nach oraler Verabfolgung einer Theophyllinlösung bzw. nach parenteraler Gabe nach 5–15 min ein, erreicht nach 30 min ihr Maximum und hält etwa 6–8 h an. Zur Dauertherapie werden nur noch orale Retardformulierungen eingesetzt. Das Wirkungsmaximum ist nach 6–8 h zu erwarten. Bei optimaler Galenik werden weitgehend konstante Theophyllin-Serumkonzentrationen über einen Zeitraum von 10–12 h erzielt.

Pharmakokinetik. Theophyllin wird in der Leber fast vollständig metabolisiert. Die Variabilität der Biotransformation bedingt eine extreme individuelle Variabilität der Eliminationshalbwertszeiten im Serum (◘ Tab. 22.6).

Die »empfohlenen Dosierungen« sind nur Anhaltswerte. Es muss nach Wirkung und unter Berücksichtigung unerwünschter Wirkungen »titriert« werden.

Dosierung

Theophyllin:

- Durchschnittliche Tagesdosis für Erwachsene: 500–700 mg, maximale Tagesdosis 750–1000 mg
- Verteilt auf 1–2 Dosen in Form eines Retardpräparates in 12-stündigen Intervallen (d. h. ca. 15 mg/kg), u. U. abends höhere (doppelte) Dosis als morgens
- Für die i.v. Anwendung bei schwerer Bronchialobstruktion, vor allem beim Status asthmaticus, wird eine Dosistitration auf Serumkonzentrationen von 10–15 µg/ml empfohlen. Frühere detaillierte Dosisempfehlungen für verschiedene Lebensalter bzw. Krankheitszustände sind ungenau und wenig hilfreich, da inzwischen die Bestimmung von Theophyllin-Serumkonzentrationen einfach und billig ist.

◘ Tab. 22.5. Unerwünschte Wirkungen von Theophyllin

Serumkonzentration [µg/ml]	Symptome	Häufigkeit [%]
8–20 (therapeutisch)	Tremor der Hände, Schlaflosigkeit, Übelkeit, Völlegefühl, Begünstigung einer Refluxösophagitis	5–10
20–25	Unruhe, Erregbarkeit, Sinustachykardie	25
>35	Supraventrikuläre Tachyarrhythmie, diastolische Hypotonie, Hypokaliämie, Hyperglykämie, Krämpfe	75

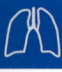

---

1 Bronchoretard®, Theophyllin retard-ratiopharm®
2 VeraHEXAL®, Verapamil-ratiopharm®
3 Diazepam-ratiopharm®, Diazepam STADA ®

M-Cholinozeptor-Antagonisten

M-Cholinozeptor-Antagonisten hemmen die bei chronisch-obstruktiven Atemwegserkrankungen erhöhte vagovagale Reflexaktivität. Der Wirkort ist wahrscheinlich unmittelbar am Ende des Reflexbogens an Schleimhaut und glatter Muskulatur lokalisiert. Daher sind die quartären Atropin- bzw. Scopolamin-Derivate **Ipratropiumbromid** und **Tiotropiumbromid** als Dosieraerosole oder Pulverkapseln zur Inhalation bronchospasmolytisch wirksam. Die Sekretion und die mukoziliäre Klärfunktion des Bronchialtraktes bleiben unbeeinflusst. M-Cholinozeptor-Antagonisten sind nur wenig wirksam beim Asthma, ihre eigentliche Indikation ist die COPD.

Unerwünschte Wirkungen. Geringe unerwünschte systemische und lokale Wirkungen (Mundtrockenheit, selten: Harnverhaltung, unscharfes Sehen, Erhöhung der Herzfrequenz) sind im Wesentlichen auf die anticholinergen Wirkungen zurückzuführen.

Pharmakokinetik/-dynamik. Die Wirkung von Ipratropiumbromid setzt langsamer als diejenige der β_2-Adrenozeptor-Agonisten ein und ist schwächer ausgeprägt; sie erreicht nach 30–60 min ihr Maximum und hält 3–7 Stunden an. Die übliche Dosierung liegt bei 3-mal 1–2 Hub/Tag (1 Hub = 20 µg Ipratropiumbromid). Tiotropiumbromid zeichnet sich durch eine ca. 10-fach höhere Affinität als Ipratropiumbromid zu Muscarin-Rezeptoren aus, die langsame Dissoziation von M1- und M3-Rezeptoren bedingt eine lange Wirkungsdauer von über 24 h. Etwa 2–3% werden oral resorbiert, Wirkungseintritt nach 5 min, die Halbwertszeit beträgt 5–6 Tage. Mittlere rechnerische Tagesdosen (DDD) ◻Tab. 22.7.

Die Kombination mit β_2-Adrenozeptor-Agonisten hat additive bronchospasmolytische Wirkungen; ein entsprechendes Dosieraerosol (1 Hub = 20 µg Ipratropiumbromid + 50 µg Fenoterol) ist vor allem für Patienten mit COPD verfügbar.

22.1.4 Behandlung mit Glucocorticoiden

Aufgrund ihrer entzündungshemmenden Eigenschaften finden Glucocorticoide schon bei leichtem Asthma therapeutisch als Basistherapeutika Anwendung, nahezu immer in freier Kombination mit kurzwirkenden β_2-Adrenozeptor-Agonisten (◻Tab. 22.3).

◻**Tab. 22.7.** Mittlere rechnerische Tagesdosen (DDD) von M-Cholinozeptor-Antagonisten

Wirkstoff	Handels-name	DDD [mg]	Applikations-weise
Ipratropium-bromid	Atrovent®, Itrop®	0,12	Dosier-Aerosol, Pulverkapsel
		0,3	Inhalations-Lösung
Tiotropium-bromid	Spiriva®	0,018	Inhalationspulver

Glucocorticoide wirken nicht bronchodilatatorisch; sie sind nur prophylaktisch wirksam. Die Mechanismen der antientzündlichen Wirkungen von Glucocorticoiden sind komplex und bislang nicht völlig aufgeklärt (▶ Kap. 24.3). Glucocorticoide hemmen die nukleäre Synthese der entzündungserregenden **Zytokine** (Interleukine, TNF-α u. a.). Sie hemmen auch deren Wirkung, beispielsweise durch Unterdrückung der Synthese von Interleukin-2-Rezeptoren auf T-Lymphozyten, wodurch deren Aktivierung verhindert wird. Die Bildung der entzündungserregenden und bronchokonstriktorisch wirkenden Leukotriene und Prostaglandine wird durch Hemmung der durch Zytokine gesteigerten Synthese der Phospholipase A_2 unterdrückt. Die Synthese von β_2-Adrenozeptoren wird gesteigert. Wegen dieser Mechanismen bildet sich die Hyperreaktivität zurück, was sich in einer Erhöhung des Peak-flow und einem Rückgang der Beschwerden, besonders der nächtlichen Asthmaanfälle, äußert. Eine Rückbildung der destruktiv-entzündlichen Prozesse in der Bronchialschleimhaut ist charakterisiert durch eine erniedrigte Zahl der Entzündungszellen (Mastzellen, Eosinophile und Lymphozyten). Geschädigte Bronchialepithelzellen werden mitsamt ihrer Innervation regeneriert. Diese restitutio ad integrum kann mit keinem anderen Antiasthmatikum erzielt werden!

Die Hemmung der Spätreaktion kann schon wenige Stunden nach Erstapplikation eintreten; eine Hemmung der Sofortreaktion ist erst nach tage- bzw. wochenlanger Therapie zu erwarten. Aufgrund ihrer mehrstufigen Wirkungsmechanismen, vor allem auf die Proteinsynthese, tritt die Wirkung von Glucocorticoiden auch nach i.v. Injektion hoher Dosen immer mit einer **mehrstündigen Latenz** ein!

Inhalative Applikation

Die topisch verwendeten Glucocorticoide sind **Beclometason** (1 Hub = 50 µg oder 250 µg), **Budesonid** (1 Hub = 200, 400 µg), **Ciclesonid** (1 Hub = 160 µg), **Fluticason** (1 Hub = 125, 250, 500 µg) oder **Mometason** (1 Hub = 200, 400 µg). Ciclesonid ist ein Prodrug, das selektiv in der Lunge durch Esterasen in aktiviertes Ciclesonid umgewandelt wird, mit einer 100fach höheren Affinität zum Glucocorticoid-Rezeptor als das Prodrug. Hierdurch wird in therapeutischen Dosen eine Hemmung der HPA-Achse vermieden.

Alle Substanzen haben eine hohe Affinität zu Glucocorticoid-Rezeptoren, aber eine nur geringe Bioverfügbarkeit, die zwischen 1–20% variiert (◻Tab. 22.8). Sie sollten frühzeitig in der Stufentherapie eingesetzt werden (◻Tab. 22.3 und ◻Tab. 22.8). Die inhalative Anwendung hilft, oral applizierte Glucocorticoide einzusparen oder vermag diese zu ersetzen. Die Tagesdosen sind in ◻Tab. 22.9 aufgeführt.

Unerwünschte Wirkungen. Systemische unerwünschte Glucocorticoid-Wirkungen nach inhalativer Behandlung sind selten. Ab einer Dosis von 800 µg/Tag Verminderung der morgendlichen Cortisol-Konzentration im Serum. Nach langfristiger Inhalation von Dosen zwischen 1000 und 2000 µg/Tag wurden Symptome eines milden Cushing-Syndroms (Hautblutungen, Striae distensae, verminderte Hautdicke), eine Abnahme der Knochendichte (Datenlage kontrovers) beobachtet (▶ Kap. 24.3), ein erhöhtes Kataraktrisiko scheint

□ Tab. 22.8. Kenngrößen inhalativer Corticosteroide und mittlere rechnerische Tagesdosen (DDD)

Wirkstoff	Handelsname	Orale Bioverfüg-barkeit [%]	Glucocorticoid-Rezeptoraffinität	DDD [mg]	Applikation
Beclometason atemzugausgelöst	Sanasthmax®, Beclometason-CT®, Ventolair®, Junik®	20	Niedrig/mittel	0,8	Aerosol/Pulver
				1,5	Inhalationslösung
				0,4	Aerosol
Budesonid	Pulmicort®, Budesonid-ratio-pharm®	11	Mittel	0,8 1,5	Aerosol/Pulver Inhalations-Lösung
Ciclesonid	Alvesco®	<1	Hoch	0,16	Aerosol
Fluticason	Flutide®, atemur®	1	Hoch	0,6	Aerosol/Pulver
Mometasonfuorat	Asmanex®, Nasonex®	<1	Hoch	0,4	Aerosol

□ Tab. 22.9. Tagesdosen inhalativer Glucocorticoide (ICS) im Stufenschema der Behandlung des Asthmas (□ Tab. 22.3)

INN-Name	Niedrige Dosis [µg]	Mittlere Dosis [µg]	Hohe Dosis [µg]
Beclometasondi-propionat	≤500	≤1000	≤2000
Budesonid	≤400	≤800	≤1600
Ciclesonid	≤160	≤320	≤1280
Fluticason	≤250	≤500	≤1000
Mometasonfuorat	≤400	≤800	≤2000
Triamcinolonacetonid	≤1000	≤2000	>2000

nicht zu bestehen. Bei inhalativen Dosen bis 400 µg Budesonid/Tag sind bei Kindern keine Wachstumsstörungen zu erwarten. Gelegentlich tritt Heiserkeit auf (Myopathie der Stimmbandadduktoren); der Gefahr einer Candidiasis (Soor) der Mund- und Rachenschleimhaut kann durch Anwendung einer Inhalationskammer, wodurch weniger Glucocorticoide in der Mundhöhle verbleiben (▸ Kap. 22.1.3), durch Verwendung einer Galenik mit stark reduzierter oropharyngealer Deposition (Ventolair®, Junik®), durch Verwendung von Ciclesonid (s. oben) oder durch nachfolgende Mundspülung begegnet werden.

Lediglich etwa 10–30% (60%) der inhalierten Dosis erreichen die Bronchialschleimhaut und werden resorbiert; ca. 70–90% verbleiben im Mund und Rachen, werden verschluckt und in der Leber rasch und vollständig inaktiviert (□ Tab. 22.8). Bei atemzugausgelösten Applikationssystemen und einer Galenik mit besonders kleiner Partikelgröße (HFA-134a-BDP, Ciclesonid, Partikelgröße ca. 1 µm) liegt

die pulmonale Deposition bei 50–60%. Zur Dosierung □ Tab. 22.9.

Die volle Wirkung inhalativer Glucocorticoide wird erst nach etwa 7 Tagen erreicht.

Die Verordnungen der langwirkenden inhalativen Kombinationspräparate[4] aus einem Glucocorticoid (Budesonid, Fluticason, Beclometason) und einem β_2-Adrenozeptor-Agonisten (Formoterol, Salmeterol) wird heute nach mehreren klinischen Studien an Erwachsenen und Kindern als zumindest genauso wirksam angesehen (Evidenzstufe 2) wie die Einzelkomponenten. Allerdings ist die wünschenswerte Flexibilität bei der Wahl der Dosierung der Einzelkomponenten schwieriger umzusetzen.

Orale Applikation

Sie ist erst dann indiziert, wenn alle anderen Therapiemaßnahmen ausgeschöpft sind (Stufe IV). Bei lang dauernder systemischer Behandlung mit Glucocorticoiden sind charakteristische unerwünschte Wirkungen zu erwarten (▸ Kap. 24.3.1). Häufigste Indikationen für die orale Gabe sind schweres Asthma und rezidivierende Anfälle, bzw. unkontrolliertes Asthma.

Die Anwendung eines Glucocorticoids per os sollte auf Grund des zirkadianen Rhythmus nach Möglichkeit morgens erfolgen; die Symptome zwingen jedoch vielfach zu einer 2-maligen Applikation pro Tag (2. Gabe bevorzugt gegen 14 Uhr). Bei akuten Exazerbationen kann die Verteilung auf vier Tagesdosen notwendig sein. Die Tagesdosis sollte so niedrig wie möglich gehalten werden!

Eine intermittierende Therapie mit oralen Glucocorticoiden kann, um Exazerbationen zu beherrschen, auf jeder Therapiestufe notwendig sein. Dosierungsempfehlung: 50 mg Prednisololäquivalent/Tag bis stabile Situation über mindestens 3 Tage erreicht ist, danach dem Verlauf angepasste Dosisreduktion.

---

4 Viani®, Atmadisc®, Symbicort®, Foster®, Inuvair®

22.1.5 Behandlung mit Antiallergika

Cromoglicinsäure und **Nedocromil** haben als Antiallergika in der Therapie des Asthmas nur noch begrenzte Bedeutung, ihre antientzündlichen Wirkungen sind im Vergleich zu den inhalativen Glucocortioden schwach. Bei Kindern können sie versuchsweise alternativ eingesetzt werden. Ihre Wirksamkeit ist bei Anstrengungsasthma beschrieben worden.

Unerwünschte Wirkungen. Nach Inhalation von Cromoglicinsäure-Pulver unspezifische Reizerscheinungen, die zu Husten und Heiserkeit, unter Umständen zu Bronchokonstriktion, führen können.

22.1.6 Behandlung mit Antileukotrienen

Leukotriene werden in den Zellen, die mit dem Asthma assoziiert sind (Eosinophile, Mastzellen, alveoläre Makrophagen), durch das Enzym 5-Lipoxygenase aus Arachidonsäure gebildet. Sie spielen bei der Entzündungsreaktion des Asthmas eine wichtige Rolle und wirken bronchokonstriktorisch, stimulieren die Sekretion von Bronchialschleim und führen zu vermehrtem Bronchialödem. Sie sind deshalb ein neues Prinzip einer antientzündlichen Therapie des Asthmas. Die Wirkung der Antileukotriene lässt sich entweder durch Beeinflussung ihrer Biosynthese durch Hemmung der 5-Lipoxygenase oder durch Antagonismus am Leukotrien-Rezeptor (Cysteinyl-Leukotrien-1, Cys LT1-Rezeptor) vermindern.

Als sich daraus ergebendes neues antientzündliches Wirkprinzip steht der Leukotrienrezeptor-Antagonist **Montelukast**[5] zur Verfügung. Diese Substanz wird als Zusatzmedikation (Add-on-Therapie) bei leichtem bis mittelschwerem Asthma eingesetzt (◻ Tab. 22.2). Bei Problemen mit der Anwendung inhalativer Glucocorticoide ist auch eine Monotherapie, für die etlichen Ländern eine Zulassung besteht, gerechtfertigt. Aufgrund der bisherigen Erfahrungen verbessern Antileukotriene die Lungenfunktion, können dazu beitragen, die Dosis an β_2-Adrenozeptor-Agonisten zu reduzieren, und scheinen v. a. die nächtlichen Asthmasymptome zu vermindern. Zur Behandlung eines akuten Asthmaanfalls sind sie nicht geeignet.

Pharmakokinetik. Nach oraler Gabe wird Montelukast schnell resorbiert, maximale Plasmakonzentrationen nach etwa 3 h, orale Bioverfügbarkeit 63–75%. Montelukast wird in der Leber metabolisiert (CYP3A4, 2A6, 2C9) und über die Fäzes ausgeschieden, Plasmahalbwertszeit: 3–6 h.

Unerwünschte Wirkungen. Im Allgemeinen gering. Achtung: Mögliches Auftreten von **Churg-Strauss-Syndrom** (Lungeninfiltrate, Leukozytose, Eosinophilie, Kardiomyopathie) beim Absetzen von Glucocorticoiden und Einsatz von Montelukast. Wirkungsverlust bei der gleichzeitigen Einnahme von Induktoren von CYP3A4 (Phenytoin, Phenobarbital, Rifampicin).

22.1.7 Verwendung von Expektoranzien

Die Effektivität der mukoziliären Klärfunktion hängt einerseits von der Intaktheit der Funktion der Flimmerepithelien der Bronchialschleimhaut ab, andererseits von der Menge und der Zusammensetzung des von den submukösen Drüsen und Becherzellen sezernierten Schleims und des von den Clara-Zellen in den Bronchioli gebildeten serösen Sekretes. Expektoranzien werden angewendet, um die Sekretion der Bronchialflüssigkeit zu steigern (**Sekretolytika**), den Abtransport des Sekretes zu fördern (**Sekretomotorika**) und die Viskosität des verfestigten Schleims zu senken (**Mukolytika**). Husten ist das beste Expektorans. Bisher ist nicht klar, ob die üblichen Expektoranzien bei diesen Vorgängen von therapeutischem Vorteil sind.

Expektoranzien werden verwendet bei Exazerbation von Bronchitis und Asthma, bei akuter Tracheobronchitis zur Linderung des Reizhustens, bei Bronchiektasen, bei sehr zähem Schleim. Ob und inwieweit sie Exazerbationen vermindern können ist umstritten. Ohne ausreichende Flüssigkeitszufuhr (2–3 l/Tag) – auch bei Normothermie – können Expektoranzien nicht wirken. Ein jüngster Übersichtsartikel der Cochrane Library, in dem 232 Studien mit Expektoranzien bei Patienten mit chronischer Bronchitis oder COPD analysiert wurden, sieht eine geringe Verminderung akuter Exazerbationen (– 0,07 Exazerbationen/Patient/Monat) und der Arbeitsunfähigkeit (– 0,56 Tage/Patient/Monat). Von der französischen Arzneimittelüberwachungsbehörde wurden im Jahre 2001 alle Expektoranzien als unzureichend klassifiziert.

Sekretolytika

Sekretolytika bewirken die Sekretion eines serösen, weniger zähen Schleims. Die klinische Wirksamkeit der am besten untersuchten Expektoranzien **Bromhexin**[6] und dessen stärker wirkendem aktiven Metaboliten **Ambroxol**[7] nach oraler, parenteraler oder inhalativer Behandlung, sowie von **Carbocistein**[8] nach oraler Applikation wird nach wie vor nicht einheitlich beurteilt. Ambroxol stimuliert auch die Bildung von Surfactant. Die dadurch verminderte Adhäsivität des Mucus an der Schleimhaut soll zur Verbesserung der mukoziliären Klärfunktion beitragen.

β_2-Adrenozeptor-Agonisten

β_2-Adrenozeptor-Agonisten sowie **Theophyllin** sind **Sekretomotorika**, denn sie steigern die mukoziliäre Klärfunktion durch Erhöhung der Schlagfrequenz der auf den Flimmerepithelien lokalisierten Zilien.

Mukolytika

Die Mukolytika **Acetylcystein**[9] und **Ambroxol** bewirken eine Verflüssigung des Sekretes durch Spaltung von Disulfidbrücken bzw. verstärken den Abbau saurer Mukopolysaccharide. Ran-

---

5 Singulair®
6 Bromhexin Krewel Meuselbach ®
7 Mucosolvan®, AmbroHEXAL®
8 Transbronchin®
9 ACC HEXAL®, NAC-ratiopharm®, Fluimucil®

Tab. 22.10. Pharmakokinetik von Antitussiva

Wirkstoff	Handelsname	Einzeldosis [mg]	Bioverfüg-barkeit [%]	Halbwerts-zeit [h]	Wirkungs-dauer [h]
Codein	Codicaps® mono, Makatussin®	30–60	50–70	2,9	4–6
Dihydrocodein[a]	Paracodin®, Tiamon®	20–30	20 (?)	3–4,5	4–6
Hydrocodon[a]	Dicodid®	10–20	?	3,8	
Noscapin[a]	Capval®	50	30 (?)	2,6–4,5	4

[a] Pharmakokinetik unzureichend untersucht.

domisierte, doppelblinde, placebokontrollierte Studien mit Acetylcystein oder Ambroxol führten nicht zu eindeutigen Aussagen über eine therapeutisch relevante Wirkung.

Unerwünschte Wirkungen. Aufgrund seiner SH-Gruppen hat Acetylcystein einen unangenehmen Geruch und Geschmack und kann zu gastrointestinaler Irritation führen. Bei gleichzeitiger oraler Verabfolgung kann Acetylcystein Penicilline und Cephalosporine inaktivieren.

22.1.8 Behandlung mit Antitussiva

Husten ist ein protektiver Reflex, der die Selbstreinigung des Tracheobronchialbaumes ermöglicht. Er wird durch verschiedene Typen von Hustenrezeptoren in den zentralen und peripheren Atemwegen initiiert. Beteiligte Faktoren sind unter anderem Kältereiz, Reizgase und Entzündungsmediatoren. Husten kann bei bronchialer Hyperreaktivität einen Asthmaanfall auslösen.

Antitussiva sind bei der akuten oder chronischen Bronchitis nur selten indiziert, dagegen bei unproduktivem und quälendem Husten oder so genanntem Reizhusten bei pathologisch-anatomischen Veränderungen im Larynx- oder Pharynxbereich oder beim Bronchialkarzinom. Eine Indikation liegt ebenfalls bei durch Grundkrankheit und/oder Fieber geschwächten Patienten vor, denn Hustenstöße führen aufgrund intrathorakaler Drucksteigerung zu einer erheblichen Belastung des Herz-Kreislauf-Systems.

Zentral wirkende Opioide sind stark wirksame Antitussiva. Sie hemmen die Umschaltung des Hustenreflexes im Zentralnervensystem. Die Rangfolge **Codein < Dihydrocodein < Hydrocodon** spiegelt sowohl die Zunahme der antitussiven Wirkung als auch diejenige des Missbrauchpotenzials wider. Hydrocodon unterliegt der BtMVV (▶ Kap. 4.5). Das schwach wirkende Opioid **Dextromethorphan** ist in Kombinationspräparaten enthalten. **Noscapin** ist ein Alkaloid der Papaverin-Reihe und hat antitussive Wirkungen, nicht jedoch die anderen unerwünschten Wirkungen der Opioide.

Unerwünschte Wirkungen. Alle Opioide hemmen das Atemzentrum, nicht jedoch Noscapin. Eine Senkung der Atemfrequenz beginnt bei 30 mg Codein; Kinder sind u. U. wesentlich

empfindlicher. Die schwach sedierenden und obstipierenden Wirkungen entsprechen dem Opioid-Wirkungsspektrum. Daneben können alle Opioide, entsprechend etwa obiger Reihenfolge, eine Bronchokonstriktion auslösen. Sie hemmen auch die mukoziliäre Klärfunktion. Pharmakokinetik und Dosierung ▶ Tab. 22.10.

Bei bestehender Hyperreaktivität und Bronchokonstriktion sind **β₂-Adrenozeptor-Agonisten**, **Theophyllin** und **M-Cholinozeptor-Antagonisten** gut wirkende Antitussiva mit peripherem Angriffspunkt.

22.1.9 Behandlung mit Chemotherapeutika

Die Notwendigkeit dieser Therapieform ergibt sich bei Exazerbationen einer chronischen Bronchitis mit Hinweisen auf eine bakterielle Infektion (z. B. purulents Sputum). Die Therapiedauer mit Antibiotika beträgt i. d. R. 5–7 Tage (z. B. **Azithromycin**[10]). Eine Dauertherapie wird nicht mehr empfohlen.

Die ungezielte Behandlung eines purulenten Schubes sollte mit Aminopenicillinen (u. U. in Kombination mit Sulbactam oder Clavulansäure), Cephalosporinen (z. B. **Cefaclor**[11], **Cefuroximaxetil**[12]) oder Makroliden (z. B. **Erythromycin**[13] und **Azithromycin**[10]) durchgeführt werden. Tetracycline und **Co-trimoxazol**[14] sind wegen ihrer unsicher gewordenen Wirkung gegen Pneumokokken und Haemophilus influenzae nicht optimal geeignet.

22.1.10 Besonderheiten bei Kindern und Jugendlichen

- Die Möglichkeit des Bestehens angeborener Erkrankungen (Mukoviscidose, primäre Zilien- und Immundefekte) muss bedacht werden; das Emphysem infolge eines hereditären α₁-Antiproteasemangels wird erst im Erwachsenenalter manifest.

---

10 Zithromax®, Azithromyzin-ratiopharm®
11 CEC®, Cefaclor-ratiopharm
12 Cefuroxim-ratiopharm®, CefuHEXAL®/Cfuroxim HEXAL®
13 EryHEXAL®, Infectomycin®
14 Cotrim-ratiopharm®

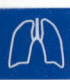

- Banale Virusinfekte sind vor allem bei Kleinkindern sehr viel häufiger als bei Erwachsenen. Die Anwendung von Antibiotika muss daher besonders sorgfältig erwogen werden.
- Dosieraerosole eignen sich bei Kleinkindern nicht für eine Routineanwendung; die entsprechenden Arzneimittel müssen deshalb mit Hilfe eines Verneblers, einer Vorschaltkammer (Spacer) oder per os appliziert werden.
- Die Anwendung von Tetracyclinen im Alter unter 10 Jahren muss vermieden werden.

22.1.11 Nichtindizierte Arzneimittel und Arzneimittelkombinationen

Entgegen früheren Aussagen, dass β-Adrenozeptor-Antagonisten, auch solche mit relativer $β_1$-Selektivität, beim Asthma kontraindiziert sind, muss aufgrund einer aktuellen Cochrane-Metaanalyse relativiert werden. Diese Studie zeigt, dass bei leicht bis mittelgradig reversiblem Asthma oder COPD $β_1$-selektive Adrenozeptor-Antagonisten akut oder kurzfristig keine Einschränkungen FEV_1 verursachen. $β_1$-Adrenozeptor-Antagonisten sind damit bei entsprechenden Indikationen, z. B. Herzinsuffizienz, Arrythmien und Hochdruck, erlaubt, jedoch sollte die erste Gabe unter ärztlicher Kontrolle erfolgen. Die topische Applikation nicht selektiver β-Adrenozeptor-Antagonisten zur Behandlung des Glaukoms, wie z. B. **Timolol**[15], kann bei Asthma schwere Bronchospasmen auslösen, da β-Adrenozeptor-Antagonisten die bronchienerweiternde Wirkung des Sympathikustonus hemmen. Sie antagonisieren ferner die bronchodilatatorische Wirkung inhalierter $β_2$-Adrenozeptor-Agonisten. Auch die zur antiglaucomatösen Behandlung verwendeten direkt und indirekt wirkenden **Agonisten an M-Cholinozeptoren** (z. B. **Pilocarpin**[16], **Carbachol**[17], **Physostigmin**[18] u. a.) können Bronchospasmen auslösen.

M-Cholinozeptor-Antagonisten

M-Cholinozeptor-Antagonisten, beispielsweise Atropin, sollten bei obstruktiven Erkrankungen der Atemwege nur in Ausnahmefällen Anwendung finden (► Kap. 22.1.4). Sie fördern die Dyskrinie und hemmen die muköziliäre Klärfunktion. Ähnliches gilt für **Antihistaminika** und **Neuroleptika** (z. B. Phenothiazin-Derivate) mit anticholinerger Wirkung. **Morphin**[19] und andere **Opioide** sollten, wenn überhaupt, nur mit Vorbehalt angewendet werden. Sie hemmen das Atemzentrum, wirken antitussiv, hemmen die muköziliäre Klärfunktion und haben bronchokonstriktorische Wirkungen. Wegen ihrer das Atemzentrum hemmenden Wirkung sollten **Hypnotika** und **Tranquilizer** nur zurückhaltend verwendet werden. **Nitrazepam**[20] und **Diazepam**[3] (>10 mg) können aufgrund einer Myotonolyse zu schweren Ventilationsstörungen mit Hyperkapnie und Hypoxämie führen.

Analgetika und Antirheumatika

Analgetika und Antirheumatika vom Typ der Nichtsteroid-Antiphlogistika (z. B. Acetylsalicylsäure[21] sowie Essigsäure- und Propionsäure-Derivate) sollten bei Untergruppen der Asthmatiker, charakterisiert durch die Trias: Nasenpolypen-Affektionen der Nasennebenhöhlen-Eosinophilie (Intrinsic-Asthma), nicht angewendet werden; sie können akute Anfälle von Asthma auslösen (Aspirin-Asthma ► Kap. 7.3.2).

ACE-Hemmstoffe

ACE-Hemmstoffe können zu Husten (► Kap. 14.3.4) und Verschlechterung des Asthmas führen; u. U. ist Absetzen notwendig.

Fixe Kombinationen

Kombinationen von Expektoranzien mit zentral wirkenden Antitussiva sind unsinnig: Ein Patient, der nicht husten kann, expektoriert nicht! Die lokale Anwendung oberflächenaktiver Expektoranzien (z. B. Tyloxapol) ist aufgrund ihrer Bronchospasmen auslösenden Wirkung kontraindiziert. Kaliumiodid oder Ammoniumchlorid, als Expektoranzien angewendet, haben nur eine unzureichende Nutzen-Risiko-Relation.

Komplementäre und alternative Therapien

Komplementäre oder alternative Therapien beim Asthma umfassen Akupunktur, Homöopathie, Phytopharmaka, Ayurvedische Medizin, Chiropraktik, diätische Ergänzungsmaßnahmen wie die Selen-Therapie. Für keine dieser »Therapiemaßnahmen« liegen Wirksamkeitsbeweise vor.

22.2 Status asthmaticus

Als Status asthmaticus wird der protrahiert verlaufende Asthmaanfall bezeichnet, der mit der üblichen Therapie nicht wesentlich beeinflusst werden konnte. Krisenhafte Verschlechterungen können durch Infekte, massive Allergenexposition, inhalative Noxen, Arzneimittel (► Kap. 22.1.11) oder abruptes Absetzen der seitherigen Therapie ausgelöst werden.

> ❶ Beim Status asthmaticus besteht Lebensgefahr!

Im Vordergrund der Symptomatik stehen Tachypnoe und Tachykardie. Der PaO_2 ist normal oder leicht erniedrigt. Der $PaCO_2$ ist niedrig; es besteht eine respiratorische Alkalose. Entwickelt sich eine respiratorische Azidose mit $PaCO_2$-Erhöhung und damit einhergehend ein schwerer körperlicher Erschöpfungszustand, muss intubiert, das hochvisköse Bronchialsekret abgesaugt und anschließend maschinell beatmet werden.

Mittel der 1. Wahl sind **$β_2$-Adrenozeptor-Agonisten**. Indiziert sind zusätzlich **Glucocorticoide** (s. unten). Bei unzureichendem Behandlungserfolg ist die i.v. Gabe von **Theophyllin** (► Kap. 22.1.4) indiziert; alternativ können 4- bis 6-mal 250–500 µg **Terbutalin** s.c./24 h oder **Salbutamol** i.v.

---

15 Tim-Ophtal®, Timomann/Timo EDO®
16 Pilomann®, Pilocarpin Ankerpharm®
17 Carbamann®, Isopto®-Carbachol
18 Anticholium®
19 MST/MSR/MSI Mundipharma®, Morphin-ratiopharm®
20 Nitrazepam AL®, Radedorm®
21 ASS-ratiopharm®, ASS-1 A Pharma®

(50–150 µg/10 min mit anschließender Dauerinfusion von 0,04 µg/kg/min) gegeben werden. Eine reichliche Flüssigkeitszufuhr (3–6 l/24 h) muss den Wasserverlust durch Schwitzen und gesteigerte Atmung ausgleichen.

Leichter bis mittelschwerer Asthmaanfall:

- Normale Sprache
  - Atemfrequenz <25 Atemzüge/min
  - Pulsfrequenz <120 Schläge/min
  - Peak-flow-Werte >50% des Norm- oder individuellen Bestwertes
- Behandlung:
  - Kurz wirksamer β_2-Adrenozeptor-Agonist: 2 Hübe, möglichst mit Inhalationshilfe; ggf. im Abstand von 10 min wiederholen, individuelle Dosierung unter Beachtung von Tremor, Unruhe und Palpitationen
  - 50 mg Prednisolonäquivalente oral oder i.v.
  - 200 mg Theophyllin-Lösung oral

Schwerer bis lebensbedrohlicher Asthmaanfall:

- Merkmale
  - Patient ist so kurzatmig, dass er kaum sprechen kann
  - Atemfrequenz >25 Atemzüge/min
  - Pulsfrequenz >120 Schläge/min
  - Peak-flow-Werte <100 l/min

▼

- Notarzt anfordern, wenn sich der Zustand unter Behandlung nicht bessert!!
- Sofortbehandlung
  - Sauerstoff 2–4 l/min über Nasensonde
  - Jeweils 4 Hübe eines kurz-wirksamen β_2-Adrenozeptor-Agonisten Abstand von 10 Minuten, möglichst mit Inhalationshilfe
  - Theophyllin 200 mg oral bzw. langsam i.v.
  - 100 mg Prednisolonäquivalent i.v. oder oral
  - Cave: Sedativa!!
- Pflichten für den Arzt
  - Beim Patienten bleiben, bis Notarztwagen eintrifft!
  - Durchgeführte Therapiemaßnahmen schriftlich übermitteln!

Antibiotika (z. B. Amoxicillin) können bei Hinweisen auf eine Infektion indiziert sein. Nach Abklingen der Symptomatik muss eine konsequente und langfristige Therapie eingeleitet werden.

22.3 Chronisch-obstruktive Lungenerkrankung (COPD)

Die chronisch-obstruktive Lungenerkrankung (COPD) steht weltweit hinsichtlich Morbidität und Mortalität an der vierten Stelle aller Erkrankungen – mit zunehmender Tendenz, je-

■ Tab. 22.11. Stufenschema der COPD

Schweregrad	Medikation
Risikogruppe	
Normale Spirometrie, chronische Symptome (Husten, Auswurf)	Risikofaktoren meiden (Raucherentwöhnung), Grippeschutzmpfung
I: leicht	
FEV_1/FVC <70%, FEV1 ≥80% des Sollwertes	Zusätzlich: Anticholinergika oder kurzwirksame β_2-Sympathomimetika bei Bedarf
II: mittel	
FEV_1/FVC <70%, FEV1 >50% <80% des Sollwertes	Zusätzlich: Anticholinergika oder/ggf. kombiniert mit β_2-Sympathomimetika (LABA) und Theophyllin als Dauertherapie
III: schwer	
FEV_1/FVC <70%, FEV1 >30% <50% des Sollwertes und respir. Insuffizienz mit/ohne Symptomatik	Zusätzlich: bei Exazerbationen Therapieversuch mit inhalativen Glucocorticoiden über 3 Monate, Weiterverordnung bei nachgewiesenem Therapieeffekt, Rehabilitation
IV: sehr schwer	
FEV_1/FVC <70%, FEV_1< 30% des Sollwertes oder respiratorische Insuffizienz/Zeichen der Rechtsherzinsuffizienz	Zusätzlich: Sauerstofflangzeittherapie bei respiratorischer Insuffizienz; prüfen, ob chirurgische Behandlung indiziert ist

Nach Global Initiative for Chronic Obstructive Lung Disease, (GOLD 2007, www.GOLDcopd.com und Leitlinie der Deutschen Atemwegsliga in der Deutschen Gesellschaft für Pneumologie 2002.
Alle FEV_1-Werte beziehen sich auf Werte nach Gabe von Bronchodilatatoren; FVC = forcierte Vitalkapazität.

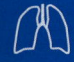

doch wurde ihr bisher nicht die nötige Aufmerksamkeit gewidmet. Die COPD ist charakterisiert durch eine nur wenig reversible Atemflussstörung, die progressiv ist und mit abnormen Entzündungsreaktionen der Atemwege, des Lungenparenchyms und der Lungengefäße einhergeht. An eine COPD sollte immer gedacht werden, wenn Husten, Auswurf und Atemnot zusammen mit Risikofaktoren (vor allem: Rauchen) vorliegen. Keine der bisherigen therapeutischen Vorgehensweisen (❏ Tab. 22.11) beeinflusst auf Dauer die zunehmende Verschlechterung der Lungenfunktion. Bronchodilatatoren, vor allem Anticholinergika, stehen im Mittelpunkt der rein symptomatischen Behandlung der COPD. Jüngste internationale Empfehlungen zur Stufeneinteilung und Behandlung der COPD sind in ❏ Tab. 22.11 zusammengestellt.

22.4 Akute und chronische Rhinopathie

22.4.1 Pathophysiologie und Konsequenzen für die Therapie

Symptome der **allergischen Rhinitis** werden v. a. durch Blütenpollen, Schimmelpilzsporen, Tierepithelien und bei ganzjähriger Symptomatik durch Hausstaubmilben hervorgerufen. Wie beim allergischen Asthma ist die Reaktion IgE-vermittelt. Die pathophysiologischen Abläufe sind ähnlich denjenigen an der Bronchialschleimhaut.

Die Ursache der **vasomotorischen Rhinopathie** ist unbekannt. Symptome werden ausgelöst durch thermische, chemische oder mechanische Reizungen der Nasenschleimhaut. Die IgE-Konzentration im Plasma ist normal.

Bei der allergischen Rhinopathie steht die Mastzelldegranulation mit Freisetzung von Mediatorsubstanzen im Vordergrund, bei der vasomotorischen Rhinopathie der Reflexbogen bestehend aus Nozizeptoren in der Nasenschleimhaut, Afferenzen im N. facialis, zentrale Umschaltung auf efferente parasympathische Fasern. Die Folgereaktionen sind Juckreiz in Augen, Nase, Gaumen, Konjunktivitis, Niesattacken, »Triefnase« und erhebliche Beeinträchtigung der nasalen Atmung durch Schwellung der Nasenschleimhaut. Polyposis und Hyperplasie der Nasen- und Nebenhöhlenschleimhaut kommen bei allergischer und vasomotorischer (syn. hyperreflektorischer) Rhinopathie vor.

22.4.2 Prophylaktische Maßnahmen

Eine Hyposensibilisierung bei **saisonaler Rhinokonjunktivitis** (Pollenallergie) durch Injektion steigender Dosen von Allergenextrakten kann gelingen, wenn sie über 2–3 Jahre hinweg durchgeführt wird. Eine Allergenkarenz oder Vermeidung anderer auslösender Reize ist bei Sensibilisierung gegen ubiquitäre Allergene meist schwer durchzuführen.

Die relative Wirksamkeit verschiedener Medikamentengruppen ist in ❏ Tab. 22.12 zusammengefasst.

Glucocorticoide

Ihre topische Applikation auf die Nasenschleimhaut ist bei der allergischen und vasomotorischen Rhinopathie indiziert (❏ Tab. 22.12). Bei der hyperplastischen Rhinopathie ist sie für die Nachbehandlung nach chirurgischer Entfernung der Polypen zur Verhinderung der Rezidive notwendig. Eine Indikation für Glucocorticoide besteht auch beim »Privinismus«, damit der Entzug von α-Adrenozeptor-Agonisten durchgeführt werden kann (▶ Kap. 22.4.3).

Nasale Obstruktion, Hypersekretion und Niesreiz gehen zurück. Die Ursache dafür ist der antiphlogistische Effekt von **Beclometason, Budesonid, Fluticason, Triamcinolon** und **Mometason**. Möglicherweise sind aufgrund hoher lokaler Konzentrationen unspezifische Wirkungen von Glucocorticoiden wie Stabilisierung von Zellmembranen und Gefäßkonstriktion beteiligt. Nach intranasaler Anwendung bleiben die konjunktivalen Reizerscheinungen bei allergischer Rhinopathie weitgehend unbeeinflusst.

Auch bei lang dauernder Anwendung kommt es zu keiner Schleimhautatrophie; entzündliche Schleimhautveränderungen können sich zurückbilden. Unerwünschte systemische Wirkungen nach nasaler Applikation von Glucocorticoiden sind nicht bekannt. Zur topischen Applikation auf der Nasenschleimhaut stehen Pulverinsufflatoren, wässrige Lösungen oder Dosieraerosole zur Verfügung.

Cromoglicinsäure

Die Cromoglicinsäure ist wirksam bei der allergischen, jedoch weniger oder gar nicht bei der vasomotorischen Rhinopathie (❏ Tab. 22.12). Die Verwendung von Augentropfen an den Konjunktiven vermindert bei rechtzeitiger Anwendung die Symptomatik von allergischen Reaktionen.

22.4.3 Symptomatische Maßnahmen

α-Adrenozeptor-Agonisten

Die topische Aufbringung der Imidazolin-Derivate auf die Nasenschleimhaut führt aufgrund einer Vasokonstriktion zur Abschwellung und zur Einschränkung der Hypersekretion (❏ Tab. 22.12). Die symptomatische Wirkung erstreckt sich auf alle Formen der Rhinitis mit Ausnahme der atrophischen Rhinitis. Imidazolin-Derivate enthaltende Nasensprays oder -tropfen sollten nicht häufiger als 2- bis 3-mal täglich und nur kurzfristig angewendet werden.

Vasokonstriktoren, Glucocorticoide oder ätherische Öle in Nasentropfen oder Sprays sind nicht sinnvoll. Die Einzelkomponenten sind meist in zu niedrigen Konzentrationen enthalten.

Unerwünschte Wirkungen. Bei länger als 2- bis 3-wöchiger Anwendung besteht die Gefahr der Arzneimittel-Rhinitis, Privinismus, d. h. verstärkte Schwellung »Rückschlageffekt«. Aufgrund lang dauernder Vasokonstriktion ist bei chronischem Gebrauch mit Schädigungen an Epithelien und Gefäßen zu rechnen. Die mukoziliäre Klärfunktion sistiert. Als akute systemische Wirkungen können Blutdrucksteigerungen auftreten; Vorsicht bei bestehender Hyperthyreose und Hyper-

◻ Tab. 22.12. Arzneitherapie der allergischen Rhinitis

Medikament	Handelsname	Wirksamkeit bei			Tagesdosis
		Juck-/Niesreiz	Sekretion	Kongestion	
H₁-Antihistaminika		+++	++	±	
Azelastin	Allergodil®				2-mal 0,28 mg nasal
Cetirizin	Zyrtec®				1-mal 10 mg oral
Fexofenadin	Telfast®				1-mal 120 mg oral
Levocabastin	Livocab Nasenspray®				2-mal 0,2 mg nasal
Loratadin	Lision®				1-mal 10 mg oral
Ebastin	Ebastel®				1-mal 10 mg oral
Levocetiricin	Xusal®				1-mal 5 mg oral
Antiallergika		+	+	+	
Cromoglicinsäure	Vividrin Nasenspray®				4-mal 2 mg nasal
α-Adrenozeptor-Agonisten		–	–	+++	
Oxymetazolin	Nasivin®				2-bis 4-mal 1 mg nasal
Tramazolin	Ellatun®				2-bis 4-mal 1 mg nasal
Xylometazolin	Otriven®				2-bis 4-mal 1 mg nasal
Glucocorticoide		+++	+++	++	
Beclometason	Beconase®				2-mal 200 µg nasal
Budesonid	Pulmicort nasal®				2-mal 100 µg nasal
Fluticason	Flutide Nasal®				1-mal 100 µg nasal
Mometason	Nasonex®				1-mal 100 µg nasal
Triamcinolon	Nasacort®				1-mal 110 µg nasal

◻ Tab. 22.13. Orale Pharmakokinetik nicht-sedierender H₁-Rezeptor-Antagonisten

INN-Name	Handelsname	Metabolit (aktiver)	Halbwertszeit [h]	T_{max} [h]	Bioverfügbarkeit [%]
Cetirizin	Zyrtec®, CetiLich®	(Unverändert 70% Urin)	7–12 (21[a])	1 (2,2[a])	70
Levocabastin	Livocab®	(Renal unverändert zu 86%)	7,9 ± 2	0,5–1	90
Fexofenadin	Telfast®	(Unverändert 80% Stuhl, 12% Urin)	11–15	1–3	>33
Loratadin	Lision®, Loratadin AL®	(CYP3A4) Decarbethoxyloratadin	8–11	1–1,5	n. b.
			17–24		
Desloratadin	Aerius®	(CYP2D6)	19–35	1–1,5	87

[a] bei Niereninsuffizienz; n. b. = nicht bekannt.

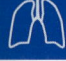

tonie!. Vor allem bei Kleinstkindern können nach Überdosierung komatöse Zustände mit Depression des Atemzentrums und Kreislaufschock auftreten.

Histamin-H₁-Rezeptor-Antagonisten

Sie hemmen kompetitiv die durch Freisetzung von Histamin, vor allem bei der allergischen Rhinopathie, ausgelöste Hypersekretion und Schwellung ($\square$ Tab. 22.12). Die Zahl der Niesanfälle geht zurück. Sie wirken auch bei allergischer Konjunktivitis. H₁-Rezeptor-Antagonisten sollen nicht topisch, sondern nur oral appliziert werden.

Eine Kombination mit topisch applizierter Cromoglicinsäure oder mit topischen Glucocorticoiden ist aufgrund additiver Wirkung sinnvoll.

Unerwünschte Wirkungen. Stark sedierende Wirkung von lipophilen Histamin-H₁-Rezeptor-Antagonisten, wie z. B. **Clemastin**[22] oder **Ketotifen**[23], nicht bei neueren hydrophilen Histamin-H₁-Rezeptor-Antagonisten wie **Fexofenadin**, **Cetirizin** und **Loratadin** in therapeutischen Dosen. Fexofenadin ist ein aktiver Metabolit und Nachfolger von Terfenadin. Im Gegensatz zu Terfenadin ist Fexofenadin nicht arrhythmogen, da es nicht über das Cytochrom-P-450-System CYP3A4 metabolisiert wird.

Pharmakokinetische Daten zu nicht-sedierenden Histamin-H₁-Rezeptor-Antagonisten sind in $\square$ Tab. 22.13 enthalten.

22.5 Behandlung des banalen Infektes mit Beteiligung der Atemwege

Für die symptomatische Behandlung des banalen Infektes können indiziert sein: Nasale Dekongestiva Imidazolin-Derivate, antipyretisch wirkende Analgetika bei febrilen oder subfebrilen Temperaturen, Antibiotika bei einer Superinfektion, eitrigen Bronchitis, Sinusitis, Bronchitis ► Kap. 22.1.9. Banale Infekte können bei vorgeschädigtem Herzen zu Rhythmusstörungen, u. U. zur Dekompensation führen.

Zahllose Kombinationspräparate sind im Handel, die kausal oder symptomatisch wirken sollen. Chinin, obwohl vielfach verwendet, ist kein Arzneimittel zur Fiebersenkung; Histamin-Rezeptor-Antagonisten können den Fließschnupfen vermindern. Die orale Applikation von Spurenelementen Vitamin A, B, C usw. ist nicht sinnvoll. Salicylate und **Paracetamol**[24] senken nur die erhöhte Körpertemperatur. Coffein und Ephedrin können durch zentrale Stimulation das subjektive Wohlbefinden anheben, ohne die Symptome zu beeinflussen. Antitussiva in Kombinationspräparaten sind meist unterdosiert.

Eine besondere Form des banalen Infekts ist der bei Säuglingen und Kleinkindern 1.–3. Lebensjahr auftretende **Pseudo-Krupp**, auch **stenosierende Laryngitis** genannt. Ursächlich sind beteiligt: Virusinfekte, Umweltbelastungen, Reizgase z. B. SO_2 und Zigarettenrauch, besonders bei trockener Luft. Differenzialdiagnostisch sind akute Epiglottitis, Angina tonsillaris und Fremdkörperaspiration auszuschließen. **Promethazin-Tropfen**[25] 1 mg/kg dienen zur Beruhigung. Die Wirksamkeit von Glucocorticoiden 30–100 mg als Zäpf-

chen ist wahrscheinlich, als Dosieraerosol, z. B. 0,2 mg Budesonid mehrfach gegeben erwiesen.

In Kürze

Alle Formen des Asthma bronchiale und der chronisch-obstruktiven Atemwegserkrankungen sind prinzipiell gleich zu behandeln. Die Stadieneinteilung ist zu beachten. Folgende Behandlungsprinzipien und Wirkstoffklassen sollten bekannt sein:
- Entzündungshemmung durch Glucocorticoide (vorzugsweise inhalative Applikation), alternativ Antileukotriene
- Bronchospasmolyse durch (vorzugsweise) inhalative β₂-Adrenozeptor-Agonisten, Theophyllin und M-Cholinozeptor-Antagonisten

Beim Status asthmaticus sind Mittel der Wahl β₂-Adrenozeptor-Agonisten, zusätzlich können Glucocorticoide und Theophyllin eingesetzt werden. Cave: Sedativa!

Für die Behandlung bei Exazerbation von Bronchitis, Asthma, akuter Tracheobronchitis, Bronchiektasien, bei sehr zähem Schleim werden Expektoranzien (Sekretolytika, β₂-Adrenozeptor-Agonisten, Mukolytika) eingesetzt. Niemals mit Antitussiva kombinieren.

Zur Behandlung von unproduktivem und quälendem Husten bzw. Reizhusten finden Antitussiva (zentral wirkende Opioide, Noscapin) Anwendung.

Für die Behandlung der akuten und chronischen Rhinopathie kommen prophylaktische (Hyposensibilisierung, Glucocorticoide, Antiallergika) und symptomatische Maßnahmen (α-Rezeptor-Agonisten, Histamin-H₁-Rezeptor-Antagonisten) infrage.

Weiterführende Literatur ► www.springer.com

---

22 Tavegil®
23 Ketof®, Ketotifen STADA®
24 Paracetamol-ratiopharm®, Paracetamol AL®
25 Promethazin-neuraxpharm®, Atosil® Tropfen

23 Rheumatische Erkrankungen

K. Brune, B. Manger

23.1 Pathophysiologische Vorbemerkungen

Unter dem Begriff der rheumatischen Erkrankungen werden schmerzhafte, entzündliche und degenerative Struktur- und Funktionsstörungen des muskuloskelettalen Systems zusammengefasst. Bei Chronifizierung können sie zu Destruktionen und Bewegungsunfähigkeit führen. Leitsymptom der rheumatischen Erkrankungsformen ist der »wandernde« (griech. rhein = fließen) Schmerz, der erst akut und rezidivierend, später chronisch unterschiedliche Gelenke befällt. Als Ursache dieser Gelenk-, Muskel- und Weichteilerkrankungen kommen degenerative Gewebeschäden (Arthrose) in Betracht oder immunologische Reaktionen auf Infektionen, bakterielle oder bisher noch unbekannte Antigene. Die Pathogenese der chronischen (entzündlichen) rheumatischen Erkrankungen (rheumatoide Arthritis, syn. chronische Polyarthritis, juvenile chronische Arthritis, andere Autoimmunopathien) ist noch unklar, die Beteiligung autoimmunologischer Mechanismen gilt als sicher. Auch die Genese der Arthrose ist nicht vollständig geklärt. Eine kausale Therapie dieser Volkskrankheiten fehlt daher meist.

Der Verlauf der chronischen rheumatischen Erkrankungen ist im Allgemeinen progredient mit akuten Schüben. Sie erfordern eine lebenslange, komplexe Therapie (◘ Abb. 23.1 und ◘ Abb. 23.2). Voraussetzung für eine erfolgreiche Therapie ist ein rechtzeitiger Behandlungsbeginn, um das Fortschreiten der Erkrankung zu verlangsamen und die Compliance der Patienten zu verbessern.

23.2 Prinzipien der Therapie

Eine kausale Therapie ist bei den rheumatischen Erkrankungen bisher nur bei Infektarthritiden und reaktiven Arthritiden über die Elimination des Erregers bzw. der Noxe möglich (◘ Tab. 23.1). Das Ziel der Therapie aller anderen rheumatischen Erkrankungen muss die Verbesserung bzw. Erhaltung der Lebensqualität des Patienten sein durch:

— Linderung der Schmerzen
— Unterdrückung der Entzündungsreaktion, um eine Bindegewebszerstörung möglichst gering zu halten sowie die Leistungsfähigkeit und Gelenkfunktionalität zu erhalten
— Unterdrückung einer reaktiven, überschießenden Bindegewebsreaktion, wie z. B. die Pannusbildung bei der rheumatoiden Arthritis, um die verkrüppelnde Gelenkdestruktion mit Narbenbildung zu verhindern

Unerfüllt bleibt bisher der Wunsch nach Rückbildung bestehender Gewebeschäden.

Bei der Therapie der Arthrose spielt die anti-entzündliche Therapie nur eine geringe Rolle (◘ Abb. 23.2). Hier kommt es darauf an, die Schmerzen zu lindern, ohne unerwünschte Arzneimittelwirkungen zu provozieren. Die sog. chondroprotektiven (Knorpel regenerierenden und schützenden) Pharmaka werden ohne ausreichende »Evidenz« angewendet (▶ Kap. 23.4).

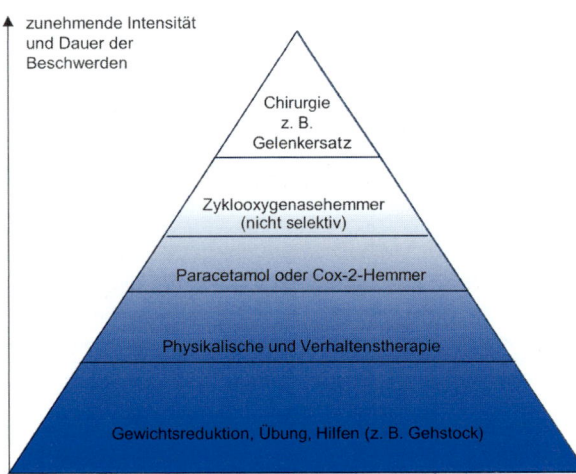

◘ **Abb. 23.1.** Therapiepyramide: Vorgehensweise bei aktivierter Arthrose (nach Creamer u. Hochberg 1997)

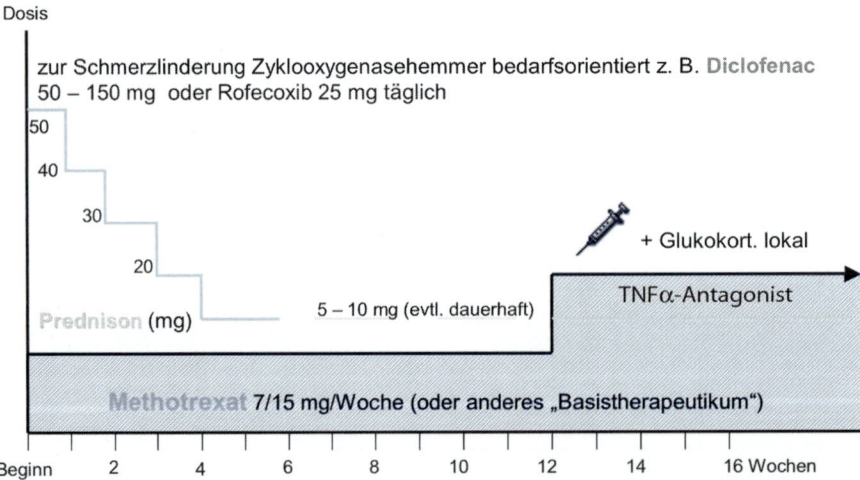

◘ **Abb. 23.2.** Therapieschema chronisch-rheumatoider Erkrankungen. Wenn zwei unterschiedliche Basistherapeutika zu keiner Remission geführt haben, kann mit TNF-α-Antagonisten oder anderen Antikörpern behandelt werden

◘**Tab. 23.1.** Therapieoptionen bei rheumatischen Erkrankungen

Krankheit		Kausale Therapie (parakausal)	Symptomatische Therapie	
			Haupttherapie	Begleitende Therapie
1. Infektiöse Arthritiden				
1.1	z. B. Kokken	Antibiotikum[a]	NSAR	Gelenkdrainage
1.2	Borrelien (Lyme-Arthritis)	Antibiotikum	NSAR	
2. Reaktive Arthritiden				
2.1	Reaktive Arthritis (bei Urogenital- bzw. Gastrointestinalinfekt)	Antibiotikum (wenn Erreger noch nachweisbar)	NSAR	
2.2	Rheumatisches Fieber	Antibiotikum	NSAR/Glucocorticoide	Bettruhe (+ Benzodiazepine)
2.3	Arthritis bei chronischen Darmerkrankungen		NSAR/Glucocorticoide Sulfasalazin, MTX, Azathioprin	
3. Spondyloarthritiden				
3.1	Spondylitis ankylosans	ø	NSAR/Glucocorticoide, TNF-Blocker	Physiotherapie
3.2	Undifferenzierte Spondyloarthritis	ø	Sulfasalazin, MTX, NSAR/Glucocorticoide[b]	Physiotherapie
3.3	Psoriasisarthritis	ø	NSAR/Glucocorticoide/MTX/CsA/TNF-Blocker	Physiotherapie
4. Autoimmunarthritiden				
4.1	Rheumatoide Arthritis	ø	DMARDs[c] NSAR/Analgetika (Coxibe)[d] TNF$_a$-Blocker	Physio-/Psychotherapie/chirurgische Intervention
4.2	Systemischer Lupus erythematodes	ø	NSAR/Glucocorticoide[a]/Cyclophosphamid/MTX/Azathioprin/Mycophenolsäure/Rituximab	
4.3	Sjögren-Syndrom	ø	NSAR/Glucocorticoide/(Hydroxy-)Chloroquin	Künstliche Tränen- und Speichelflüssigkeit
4.4	Nekrotisierende Vaskulitis	ø	Glucocorticoide/Analgetika/Cyclophosphamid/MTX/Azathioprin	
4.5	Sklerodermie	ø	Glucocorticoide/Vasodilatation/Azathioprin/Cyclophosphamid	
5. Stoffwechselerkrankungen mit Gelenksymptomen (Auswahl)				
5.1	Gicht	ø	NSAR/Glucocorticoide, Etoricoxib, Uricosurica, -statica	Kühlen, Colchicin
5.2	Chondrokalzinose	ø	NSAR	Kühlen, Colchicin
5.3	Ochronose	ø	NSAR	
5.4	Hämochromatose	Aderlässe	NSAR	
6. Weichteilrheumatismus				
6.1	Fibromyalgie	ø	Physiotherapie/Amitriptylin	Psychotherapie, NSAR/Muskelrelaxanzien (?)
6.2 ▼	Insertionstendopathien	ø	NSAR	Glucocorticoide[b], Physiotherapie

◻Tab. 23.1 (Fortsetzung)

Krankheit		Kausale Therapie (parakausal)	Symptomatische Therapie	
			Haupttherapie	Begleitende Therapie
7. Degenerative Gelenkerkrankungen (Arthrosen)				
7.1	Primäre Arthrose			
7.1.1	Aktiviert	–	Analgetika/NSAR[e] (Coxibe)/ Glucocorticoide lokal	Physiotherapie
7.2	Sekundäre Arthrose			
7.2.1	Funktionsstörungen des Bewegungsapparates	Operation	NSAR	Physiotherapie
7.2.2	Metabolische Gelenkdegeneration	Spezifische Therapie	NSAR	Physiotherapie, Operation

[a] gemäß Resistenzbestimmung
[b] lokal
[c] DMARD (disease modifying antirheumatic drugs): Chloroquin, Goldpräparate i.m., D-Penicillamin, Sulfasalazin, MTX, Ciclosporin A, Leflunomid, Azathioprin, Cyclophosphamid , Biologika
[d] soweit für diese Indikation zugelassen
[e] die Behandlung für mehr als eine Woche ist oft überflüssig und wirkungslos
[f] für die Wirksamkeit sog. Chondroprotektiva (Chondrotrophika: Glucosamin, Hyaluronsäure) fehlt der wissenschaftliche Wirkungs-nachweis.
  MTX = Methotrexat; NSAR = nicht-steroidale Antirheumatika; Coxibe = selektive Zyklooxygenase(COX)-Hemmer

23.3 Pharmakotherapie der rheumatischen Erkrankungen

23.3.1 Analgetisch-antipyretisch wirkende Pharmaka

Leitsymptom des Patienten mit rheumatischen Erkrankungen sind der Schmerz im Bewegungsapparat (Nacken, Hände, Schultergürtel, unterer Rücken, Beine etc.), die Gelenkschwellung und die Bewegungseinschränkungen. Als Erstmaßnahme muss daher parallel zur diagnostischen Abklärung eine befriedigende Schmerztherapie eingeleitet werden. Dazu stehen zwei große Gruppen der sog. nicht-steroidalen Analgetika zur Verfügung: die sauren, deutlich antiphlogistisch wirksamen Analgetika (◻ Tab. 23.2 und ◻ Tab. 23.3) und die nichtsauren, wenig antiphlogistisch wirksamen, antipyretischen Analgetika inklusive der sog. **Coxibe**, selektive Cyclooxygenase-2-Hemmer, (◻ Tab. 23.4 und ◻ Tab. 23.5). Opioidanalgetika sollten nur in Sonderfällen zusätzlich und kurzzeitig verwendet werden, wenn die nicht-steroidalen Analgetika nicht ausreichend schmerzlindernd wirken oder kontraindiziert sind.

◻Tab. 23.2. Pharmakokinetische Eigenschaften und Dosierung saurer antipyretischer Analgetika

Pharmakodynamische, pharmakokinetische und chemische Substanzklassen	Handelsname	Orale Bio-verfügbar-keit [%]	Halbwerts-zeit ($t_{1/2}$[a])	Einzeldosis (max. Tagesdosis) bei Erwachsenen
Geringe Potenz, schnelle Elimination				
Acetylsalicylsäure	ASS-ratiopharm®, ASS-1 A Pharma®	~50, dosis-abhängig	15 min	0,05–1 g[b] (~6 g)
Aktiver Metabolit: Salicylsäure		80–100	2–10 h dosis-abhängig	–
Ibuprofen[f] ▼	Ibu Atid®, Ibuprofen AL®	100	2 h	200–800 mg (2,4 g)

■ **Tab. 23.2** (Fortsetzung)

Pharmakodynamische, pharmakokinetische und chemische Substanzklassen	Handelsname	Orale Bioverfügbarkeit [%]	Halbwertszeit ($t_{1/2}$[a])	Einzeldosis (max. Tagesdosis) bei Erwachsenen
Mittlere Potenz, verzögerte Elimination				
Naproxen	Naproxen HEXAL®, Naproxen AL®	90–100	12–15 h[c]	250–500 mg (1,25 mg)
Nabumeton 6-Methoxy-2-naphtyl-Essigsäure (aktiver Metabolit)	Relifex®, Arthraxan®	20–25	20–24 h	0,5–1 g (1,5 g)
Hohe Potenz, schnelle Elimination				
Flurbiprofen	Ocuflur®	n. b.	2,5–4 (–8) h	50–100 mg (200 mg)
Ketoprofen[f]	Gabrilen®, Togal®	90–100	2–4 (–8) h	25–100 mg (200 mg)
Diclofenac	Voltaren®, Diclofenac-ratiopharm®	~50	1–2 h[d]	25–75 mg (150 mg)
Indometacin	Indomet-ratiopharm®, Indometacin BC®	~100	2–3 (–11) h[c]	25–75 mg (200 mg)
Lornoxicam	Telos®	90–100	4–10 h	4–12 mg (16 mg)
Hohe Potenz, langsame Elimination				
Piroxicam[e]	Piroxicam-ratiopharm®, Piroxicam AL®	~100	30–86 h[c]	10–40 mg; initial: 40 mg
Meloxicam	Meloxicam-ratiopharm®, Meloxicam-ratiopharm®	~90	20 h[c]	7,5–15 mg (15 mg)

[a] Terminale Eliminationshalbwertszeit
[b] Thrombozytenaggregationshemmende Einzeldosis: 50–100 mg; analgetische Einzeldosis: 0,5–1 g; ASS hat in der Behandlung rheumatischer Schmerzen keinen Platz mehr (wegen nachhaltiger Hemmung der Blutgerinnung); [c] enterohepatischer Kreislauf
[d] monolithische säurefeste Tabletten oder ähnliche galenische Zubereitungen
[e] Indikationseinschränkung wegen hoher gastrointestinaler Toxizität
[f] Die reinen Enantiomere (Dexibuprofen®, Dexketoprofen®) bieten keine gesicherten Vorteile.

■ **Tab. 23.3.** Therapierelevante (nicht selektive) Cyclooxygenase-(COX-1- und COX-2-)Hemmer

Pharmakodynamische, -kinetische und chemische Substanzklassen	(Primäre) Indikation	Kontraindikation	(Typische) UAW	(Wesentliche) Arzneimittelinteraktionen
Geringe Potenz, schnelle Elimination (Handelsnamen ■ Tab. 23.2)				
Salicylate				
Acetylsalicylsäure	Passagere oder kontinuierliche entzündliche Schmerzen	Blutgerinnungsstörung, Analgetika-Asthma, florides Ulcus, schwere Niereninsuffizienz, Schwangerschaft	Blutgerinnungsstörungen (~100%), Ulzerationen im Gastrointestinaltrakt bis 50%, Blutverlust im Gastrointestinaltrakt (~50%), Schwindel, Tinnitus, Hörverlust, Reye-Syndrom bei Kindern mit Virusinfektion, sonst wie Ibuprofen	Antikoagulanzien: erhöhtes Blutungsrisiko, ACE-Hemmstoffe: verminderte antihypertensive Wirkung, Glucocorticoide: erhöhtes Ulcusrisiko
Ibuprofen	Passagere oder kontinuierliche entzündliche Schmerzen	Wie ASS, Beeinflussung der Blutgerinnung reversibel	Ulzerationen im Gastrointestinaltrakt[a] (Dosis >1,2 g/Tag), Blutung 2–4%, Analgetika-Asthma, Analgetika-Kopfschmerz, Nephrotoxizität	Wie Acetylsalicylsäure, β-Rezeptor-Blocker: verminderte antihypertensive Wirkung, Lithium: Anstieg der Lithium-Konzentration, Schleifen-/Thiaziddiuretika: verminderte anti-hypertensive und diuretische Wirkung Behinderung der Kardioprotektion von ASS

▼

◻ Tab. 23.3 (Fortsetzung)

Pharmakodynamische, -kinetische und chemische Substanzklassen	(Primäre) Indikation	Kontraindikation	(Typische) UAW	(Wesentliche) Arzneimittelinteraktionen
Mittlere Potenz, verzögerte Elimination				
Naproxen	Passagere oder kontinuierliche entzündliche Schmerzen	Wie Ibuprofen	Wie Ibuprofen (Dosiseffekt geringer) ↑ Gastrointestinale Wirkungen ↑ Ototoxizität ↑ Ödeme[b]	Wie Ibuprofen Keine Hemmung der Kardioprotektion durch ASS
Mittlere Potenz, verzögerte Elimination (Handelsnamen ◻ Tab. 23.2)				
6-Methoxy-2-naphtyl-Essigsäure (aktiver Nabumeton-Metabolit)	(Schwach ausgeprägte) kontinuierliche entzündliche Schmerzen	Wie Ibuprofen	Wie Ibuprofen	Wie Ibuprofen
Hohe Potenz, schnelle Elimination				
Flurbiprofen	Passagere oder kontinuierliche entzündliche Schmerzen (höhere Potenz)	Wie Ibuprofen	Wie Naproxen	Wie Ibuprofen
Ketoprofen	Wie Ibuprofen (höh. Potenz)	Wie Ibuprofen	Wie Naproxen	Wie Ibuprofen
Diclofenac	Starke passagere oder kontinuierliche Schmerzen	Wie Ibuprofen	Wie Naproxen ↑ Hepatotoxizität	Wie Ibuprofen
Indometacin		Wie Ibuprofen	Wie Naproxen ↑ Kopfschmerz ↑ Nephrotoxizität	Wie Ibuprofen Aminoglykoside: Anstieg der Aminoglykosid-Konzentration
Lornoxicam	Wie Diclofenac	Wie Ibuprofen	Wie Naproxen	Wie Ibuprofen
Hohe Potenz, langsame Elimination				
Piroxicam Meloxicam	Chronische, ausgeprägte entzündliche Schmerzen	Wie Ibuprofen, insbesondere: Nierenfunktionsstörungen, Ödeme	Wie Naproxen ↑ Nierenfunktionsstörungen ↑ Gastrointestinale Wirkungen	Wie Ibuprofen

[a] Blutungen/Perforationen in Magen-Darm-Trakt als Folge der Einnahme saurer, nicht selektiver Cyclooxygenase-Hemmer führen in Deutschland zu ca. 2000 Todesfällen/Jahr. Sie betreffen zu ˜90% Patienten >60 Jahre. Eine »Ulcusprotektion« kann nur durch Protonenpumpenhemmer oder Misoprostol (synthetisches Prostaglandin, führt zu Durchfällen und Krämpfen) erreicht werden. Glucocorticoide erhöhen das Ulcusrisiko.

[b] Die Inzidenz und Intensität von Wasser- und Elektrolytretentionen korreliert mit der Wirkstärke und Eliminationshalbwertszeit des Wirkstoffes.

↑ ausgeprägter als bei Vergleichssubstanz (bei analgetischer Dosierung).

◻ Tab. 23.4. Pharmakokinetische Eigenschaften und Dosierung nichtsaurer antipyretischer Analgetika

Pharmakodynamische, -kinetische und chemische Substanzklassen	Handelsname	Orale Bioverfügbarkeit [%]	Halbwertzeit $(t_{1/2}{}^a)$	Einzeldosis (maximale Tagesdosis) bei Erwachsenen
Geringe COX-2-Selektivität, keine »Evidenz« zur Indikation rheumatischer Schmerz				
Metamizol	Novaminsulfon-ratiopharm®, Novaminsulfon Lichtenstein®	~90	2–8 h	0,5–1 g (5 g)
Phenazon	Migräne-Kranit®	~100	2–15 h	0,5–1 g (4 g)
Propyphenazon	DEMEX®	~100	2–3 h	0,5–1 g (4 g)
Paracetamol	Paracetamol-ratiopharm®, Paracetamol AL®	70–90	2–4 h	0,5–1,5 g (4 g)
COX-2-selektive Hemmer[b]				
Celecoxib	Celebrex®	20–60 dosisabhängig	9–12 h	200–400 mg (400 mg)
Etoricoxib	ARCOXIA®	80–90	20–24 h	60–120 mg (120 mg)

[a] terminale Eliminationshalbwertzeit.
[b] Die gastrointestinale Toxizität ist deutlich geringer, eine Hemmung der Blutgerinnung fehlt, und asthmatische Reaktionen (Aspirin-induziertes Asthma) sind sehr selten. Blutdruckanstieg, Wasserretention und thromboembolische Ereignisse sind unerwünschte Arzneimittelwirkungen der selektiven und nicht-selektiven Cyclooxygenasehemmer.

◻ Tab. 23.5. Therapierelevante Eigenschaften nichtsaurer antipyretischer Analgetika

Pharmakodynamische, -kinetische und chemische Substanzklassen	(Primäre) Indikation	Kontraindikation (substanzspezifisch)	(Typische) UAW	(Wesentliche) Arzneimittelinteraktionen
Schwache COX-2-Hemmer				
Paracetamol	Akute leichte bis mittelschwere Schmerzen, Fieber	Überempfindlichkeit, schwere Leberfunktionsstörung	Selten in therapeutischen Dosen, jedoch bei Intoxikationen: Nausea, Emesis, Somnolenz, Hepatotoxizität, Nephrotoxizität	Alkohol, Cytochrom-P450-Induktoren: verstärkte Hepatotoxizität von Paracetamol
Selektive COX-2-Hemmer[a]				
Celecoxib	Arthrose, Arthritis	Spezifische Überempfindlichkeit, Sulfonamidallergie, schwere Leberinsuffizienz (s. alle[a])	s. alle[a]	Hemmt Abbau von CYP 2D6 abhängigen Wirkstoffen wie: Antidepressiva, SSRI's, Neuroleptika, Antiarrythmika
Selektive COX-2-Hemmer[a]				
Etoricoxib	Arthrose, Arthritis, Gicht, ankylosierende Spondylitis	Schwere Leberinsuffizienz. schwere Niereninsuffizienz, nicht eingestellte Hypertonie, s. alle[a]	s. alle[a]	Hemmt Östrogenabbau

[a] alle (u. U. dosisabhängig)
- Kontraindikation: Substanzspezifische Überempfindlichkeit, floride Ulcera, dekompensierte Herzinsuffizienz, Schwangerschaft, Stillperiode, Asthma mit Bezug zu Analgetikaeinnahme, entzündliche Darmerkrankungen
- Typische UAW: Wasser- und Salzretention, erhöhter Blutdruck, Oberbauchbeschwerden, Leberfunktionsstörungen
- Wesentliche Arzneimittelinteraktionen: Verminderte Wirkung von Diuretika, ACE-Hemmern und verminderte Lithiumausscheidung

Die nicht-steroidalen Analgetika unterscheiden sich nicht nur hinsichtlich des Grades der antiphlogistischen Wirkung, sondern auch hinsichtlich ihrer unerwünschten Arzneimittelwirkungen und Kontraindikationen. Alle Wirkstoffe dieser Gruppe sind **Hemmer der Cyclooxygenasen**, d. h. der Enzyme, über die proinflammatorische, proalgetische Prostaglandine synthetisiert werden. Diese Enzyme finden sich in fast allen Organsystemen, sie werden aber besonders im Entzündungsgewebe vermehrt exprimiert (Cyclooxygenase 2). Die besondere Anreicherung der sauren, hochgradig an Eiweiß gebundenen, antiphlogistischen Analgetika (Tab. 23.2) im Entzündungsgewebe, der Wand des Magen-Darm-Traktes, im Blut und der Niere erklärt die deutliche antiphlogistische Wirkung, jedoch auch die entsprechenden unerwünschten Arzneimittelwirkungen durch die vollständige Hemmung der Cyclooxygenasen in diesen Geweben.

Die nichtsauren antiphlogistischen Analgetika (Tab. 23.4) verteilen sich homogen im Organismus und hemmen in therapeutischer Dosierung beide Cyclooxygenasen. Die neuen selektiven Hemmer der Cyclooxygenase 2 erzielen eine weitgehende Hemmung der Cyclooxygenase 2 ohne Beeinflussung der Cyclooxygenase 1. Paracetamol ist ein schwacher Blocker der COX-2 > COX-1 mit hoher Lebertoxizität.

Aufgrund der pharmakokinetischen Eigenschaften sowie der Enzymselektivität ergeben sich die Primärindikationen und Kontraindikationen dieser Wirkstoffe (Tab. 23.4 und Tab. 23.5).

Jüngere Patienten ohne Risikofaktoren für die Entwicklung einer Ulkuskrankheit (<60 Jahre alt) können wie bisher primär mit den Wirkstoffen der Tab. 23.2 (traditionelle, nicht-selektive NSAR) behandelt werden, da das Risiko einer lebensbedrohlichen Blutung im Magen-Darm-Trakt gering ist. Dabei sollten bei periodisch auftretenden Schmerzen Pharmaka mit kurzer Verweildauer im Körper (**Diclofenac, Ibuprofen**) verwendet werden. Bei persistierenden Dauerschmerzen kommen auch Wirkstoffe mit langer Verweildauer (**Oxicame, retardiertes Diclofenac**) trotz der höheren Rate unerwünschter Wirkungen in Frage.

Bei älteren Menschen oder bei hohem Ulcusrisiko werden nicht-saure Cyclooxygenase-Hemmer, insbesondere die selektiven Cyclooxygenase-2-Hemmer, eingesetzt. Die hochselektiven Cyclooxygenase-2-Hemmer sind wesentlich wirksamer als z. B. Paracetamol. Diese Gruppe zeigt eine geringere Inzidenz von Blutungen, Ulzerationen und Perforationen im Magen-Darm-Trakt. Dyspeptische Beschwerden treten bei dieser Gruppe selten auf. Auch die selektiven Cyclooxygenase-2-Inhibitoren zeigen eine Reihe von unerwünschten Arzneimittelwirkungen. Die Hemmung der Cyclooxygenase 2 im ganzen Körper führt z. B. zu einer deutlich eingeschränkten Nierenfunktion, Wasser- und Elektrolytretention, aber auch Blutdruckerhöhungen oder Ödeme können auftreten und müssen behandelt werden.

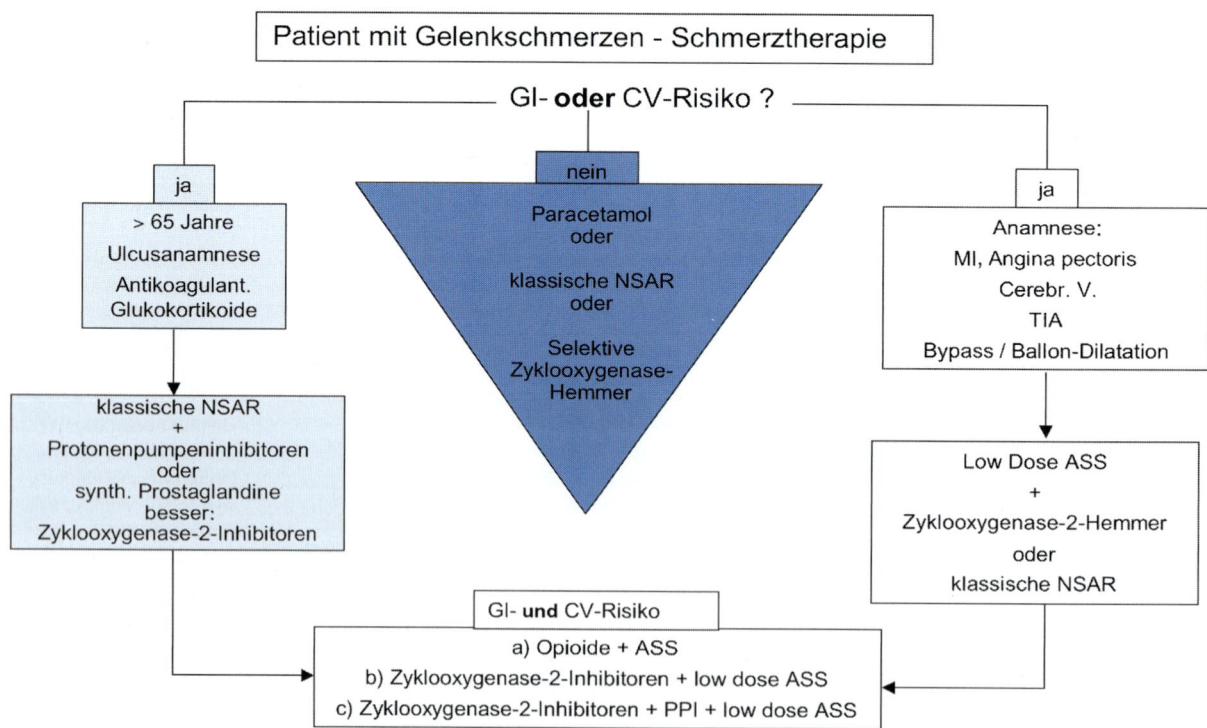

 Abb. 23.3. Behandlung von Arthritis- und Arthroseschmerz beim Risikopatienten (Abb. 23.1 und Abb. 23.2). Der vorgeschlagene Entscheidungsbaum soll helfen, bei Patienten mit Gelenk-, Sehnen- und Muskelschmerzen die richtige Wahl zu treffen, wenn gleichzeitig oder alternativ Risikofaktoren von Seiten des Gastrointestinaltraktes oder des kardiovaskulären Systems vorliegen. Auch bei Zugrundelegung dieses Entscheidungsbaums ist abzuwägen, wie hoch einerseits das Blutungsrisiko aus dem Magen-Darm-Trakt, andererseits aber z. B. auch das Infarktrisiko sein könnte

❶ Da die Cyclooxygenase 2 von erheblicher Bedeutung in der embryonalen und fötalen Entwicklung ist, ist die Anwendung aller Cyclooxygenase-Hemmer während der Schwangerschaft ausgeschlossen.

Schließlich führt die Hemmung der Cyclooxyenase 2, die unter anderem auch für die Bildung der antiaggregatorischen Gefäßwandschutzstoffe, Prostazykline, verantwortlich sind, bei gleichzeitiger fehlender Beeinflussung der proaggregatorischen Thromboxansynthese in Blutblättchen in Risiko-gruppen zu einer erhöhten Inzidenz (2-mal) von thromboembolischen Ereignissen, besonders Herzinfarkten. Das derzeitige Wissen dient als Basis für den Entscheidungsbaum (❒ Abb. 23.3). Danach ist vor allem bei Patienten mit kardiovaskulärem Risiko und der Gefahr von Magen-Darm-Blutungen sehr sorgfältig abzuwägen, welches Risiko man bei bestimmten Indikationen für wichtiger hält: Die spezifischen Kontraindikationen sind genauso wie die in den Tabellen zusammengefassten Arzneimittelinteraktionsmöglichkeiten zu beachten.

Zur Verwendung von Cyclooxygenase-2-Hemmern

Ausgelöst durch die Marktrücknahme von **Rofecoxib**[1] haben sich die europäischen und amerikanischen Aufsichtsbehörden, beraten durch zahlreiche Wissenschaftler, nach öffentlichen und nichtöffentlichen Abhörungen zu folgenden Maßnahmen entschlossen:

- In den Vereinigten Staaten und in Europa können Coxibe weiterhin angewendet werden.
- In Deutschland sind weiterhin verfügbar: **Celecoxib**[2], **Etoricoxib**[3] und **Parecoxib**[4].
- Eine neue Risikobewertung legt nahe, dass besondere Warnhinweise für alle Cyclooxygenasehemmer (COX-2-selektive und nichtselektive, teils auch rezeptfrei verkäufliche, wie z. B. Diclofenac, Etoricoxib, Ibuprofen, Indomethacin, Naproxen, Piroxicam etc.) vorgeschrieben werden. Sie enthalten:
  - den Hinweis auf die generelle gastrointestinale Toxizität, besonders bei nichtselektiven COX-Hemmern (Kontraindikation für nicht-selektive Hemmer: bestehende oder durchgemachte Ulzerationen des Magen-Darm-Trakts) und
  - den Hinweis auf das Risiko von Blutdruckerhöhungen, Infarkten, Ödemen und Schlaganfällen sowohl für delektive wie nichtselektive COX-Hemmer.

Darüber hinaus werden Warnhinweise vorgeschrieben für
- Celebrex (zunächst in den USA) wegen gefährlicher allergischer Hautreaktionen und
- Etoricoxib wegen Ödembildung, Entwicklung von Hypertonie und Herzinsuffizienz (eine Kontraindikation besteht für Etoricoxib nach durchgemachten Infarkten, zerebralen Insulten und bei nicht eingestelltem Bluthochdruck).

Neue Erkenntnisse

Eine Reihe von prospektiven, langfristigen, z. T. auch doppelblinden, placebokontrollierten Studien (Kohorten-Studien) und von Fallkontrollstudien zum Einsatz nichtselektiver, traditioneller NSAR (Naproxen) und selektiver COX-2-Hemmer heben gezeigt, dass eine langfristige, regelmäßige Applikation bei Polypen des Dickdarms oder zur Prophylaxe der Alzheimer-Krankheit (kontrollierte Studien) zu einer messbar erhöhten Inzidenz von Herzinfarkten und Schlaganfällen beiträgt (Kohorten). Auch die langfristige Einnahme nichtselek-tiver Cyclooxygenasehemmer (u. a. Naproxen, Diclofenac, Indomethacin und Meloxicam) erhöht das Risiko kardiovaskulärer Erkrankungen (Fallkontrollstudie) ebenfalls. Diese früher nicht bekannte Eigenschaft aller Cyclooxygenasehemmer bedingt die Neubewertung aller Wirkstoffe dieser Gruppe.

Konsequenzen für die Praxis

Die getroffenen Maßnahmen lassen den Arzt im Dilemma, zwischen traditionellen, eindeutig mit gastrointestinalen Problemen assoziierten Wirkstoffen und gastrointestinal besser verträglichen, aber kardiovaskulär »stigmatisierten« Coxiben zu wählen. Diese Entscheidung muss im Einzelfall getroffen werden. Als Entscheidungshilfe kann gelten:

- Stehen im Vordergrund der Gefahren und Probleme des Patienten die gastrointestinale Toxizität, die Gefahr von Blutungen durch eingeschränkte Blutgerinnung und von pseudoallergischen Reaktionen (Aspirin-induzierbares Asthma), können Coxibe verwendet werden. Notwendig ist es allerdings, den Blutdruck zu kontrollieren. Ob eine Komedikation mit niedrig dosierten Acetylsalicylsäuren das Risiko für kardiovaskuläre Ereignisse reduziert, kann zurzeit nicht sicher gesagt werden.
- Stehen im Vordergrund kardiovaskuläre Risiken (durchgemachter Infarkt, abgelaufener Schlaganfall, koronare Herzkrankheit etc.), muss eine sorgfältige Nutzen-Risiko-Abwägung durchgeführt werden. Werden traditionelle NSAR verwendet, ggf. in Kombination mit Protonenpumpeninhibitoren und niedrig dosierter ASS, ist anzumerken, dass Protonenpumpeninhibitoren den unteren Dünndarm nicht schützen und dass die Acetylsalicylsäure deutlich zeitversetzt vor Ibuprofen appliziert werden sollte (Wirkungsverlust von ASS, wenn es nach Ibuprofen gegeben wird).
- Grundsätzlich ist festzuhalten, dass eine Therapie mit Cyclooxygenasehemmern, egal welcher Gruppe und Selektivität, nur so kurz wie möglich erfolgen sollte. Intermittierende, kurzfristige Anwendung erscheint hingegen weitgehend unproblematisch, wenn die entsprechenden Vorbedingungen und Kontraindikationen beachtet werden.
- Protonenpumpeninhibitoren (PPI; z. B. Pantoprazol) können das Blutungsrisiko bei der Verwendung aller Cyclooxygenase-Hemmer reduzieren

---

1 Vioxx®
2 Celebrex®
3 Arcoxia®
4 Dynastat®

23.3.2 Glucocorticoide

Glucocorticoide verdanken ihre über lange Zeit dominierende Rolle bei der Therapie autoimmunologisch bedingter, rheumatischer Erkrankungen ihrer dualen Wirkungsweise. Sie sind auf der einen Seite in der Lage, die **Expression der Cyclooxygenase 2** zu unterdrücken. Steroidhormone sind daher bei entzündlichen Erkrankungen antiphlogistisch und sekundär (schwach) analgetisch wirksam. Auf der anderen Seite unterdrücken die Steroidhormone auch die Bildung **proinflammatorischer Zytokine**, wie z. B. TNF-α, IL-1 und IL-6. Diese Zytokine werden vom aktivierten Immunsystem in vermehrtem Umfang gebildet. Sie unterstützen die lokale Entzündungsreaktion, aktivieren die Expression der Cyclooxygenase 2, begünstigen die Lymphozyten- und Bindegewebszellproliferation und zerstören so die Gelenkstruktur. Außerdem führen diese Zytokine zu einer erhöhten Schmerzempfindlichkeit, zu Fieberreaktionen, Abgeschlagenheit, Müdigkeit und anderen Begleiterscheinungen systemischer Entzündungen. Unter diesen Gesichtspunkten eignen sich Glucocorticoide vorzügliche als Antirheumatika.

Trotz ihrer Wirkqualitäten gelten Glucocorticoide aber in der Langzeittherapie als risikoreicher als nicht-steroidale Analgetika. Glucocorticoide vermögen die Progredienz der rheumatoiden Arthritis nicht völlig aufzuhalten. (Eine Retardierung der radiologisch fassbaren Progression durch Steroide ist belegt.) Zudem führen sie vor allem bei der Langzeitanwendung in höherer Dosierung zu den bekannten **unerwünschten Arzneimittelwirkungen** wie Erhöhung des Blutdrucks, Erhöhung des Blutzuckerspiegels, Stammfettsucht, katabole Stoffwechsellage mit Osteoporose, erhöhte Infektanfälligkeit etc. (► Kap. 22)

Um diese unerwünschten Arzneimittelwirkungen der chronischen Glucocorticoidapplikation zu vermindern, werden in der Rheumatherapie drei Wege begangen (◨ Abb. 23.1):
- Glucocorticoide werden in zirkadianem Rhythmus früh morgens appliziert, um so die Suppression der Nebennierenrinde möglichst gering zu halten. Die Gabe in einem alternierenden Therapieschema (jeden zweiten Tag die doppelte Dosis) verfolgt das gleiche Ziel.
- Die Dosis der verabreichten Glucocorticoide wird möglichst schnell auf die therapeutisch notwendige Mindestdosis reduziert, um die systemischen Wirkungen zu minimieren. Trotzdem kann es zu Cushingsymptomen kommen, da diese Wirkungen zwar dosisabhängig sind aber eine früher postulierte (absolute) Cushingschwellendosis nicht existiert.
- Schwer resorbierbare Glucocorticoidverbindungen können intraartikulär appliziert werden. Dieses sollte allerdings nur initial bei aktivierter (entzündlicher) Arthrose geschehen und nicht oft wiederholt werden, um den Gelenkknorpel und das Bindegewebe des Gelenkes nicht zu schädigen. Diese Therapie ist auch für einzelne, auf die systemische Therapie nicht reagierende Gelenke bei rheumatoider Arthritis möglich.

23.3.3 Disease Modifying Antirheumatic Drugs (DMARD, »Basistherapeutika«)

Eine kausale Therapie der rheumatoiden Arthritis und anderer entzündlich rheumatischer Erkrankungen existiert nicht. Die erfolgreichsten verfügbaren Therapien zielen auf die Beeinflussung pathogenetischer Mechanismen des Entzündungsprozesses. Keine medikamentöse Therapie ist bei allen Patienten erfolgreich.

Ziel ist das Erreichen einer vollständigen Remission der Erkrankung oder, soweit dies nicht möglich ist, eines Zustandes mit geringer Krankheitsaktivität. Die Tendenz der vergangenen Jahre geht zu einem möglichst frühen Beginn einer immunmodulierenden Therapie. Man geht davon aus, dass innerhalb der ersten 3 Monate nach Beginn der Erkrankung die Chancen für eine Beeinflussung des Krankheitsverlaufes und des »Outcome« am größten sind (»window of opportunity«). Sollte das Ziel einer weitgehenden Krankheitsremission nach adäquater Therapiedauer nicht erreicht werden, so ist eine Intensivierung der Behandlung zu erwägen. Der Therapieerfolg ebenso wie die Therapieverträglichkeit lassen sich zum gegenwärtigen Zeitpunkt für keinen Behandlungsansatz voraussagen. Die Therapie sollte sich jeweils am individuellen Krankheitsverlauf und der aktuellen Krankheitsaktivität orientieren. Dies erfordert eine regelmäßige Erfassung der Krankheitsaktivität mit validierten Messinstrumenten (z. B. DAS 28 – Disease Activity Score auf der Basis von 28 untersuchten Gelenken).

> **Entscheidend ist eine sorgfältige Information der Patienten. Fatal wären die Erzeugung einer Nebenwirkungsangst beim Patienten und die dadurch versäumte rechtzeitige Einleitung einer adäquaten Therapie.**

Nach Ansicht zahlreicher Rheumatologen sollte bei rheumatoider Arthritis mit deutlich progredientem Verlauf trotz der Probleme bei der Anwendung frühzeitig mit Methotrexat behandelt werden, um die Progredienz zu verlangsamen und die Leistungsfähigkeit und Beweglichkeit möglichst lange zu erhalten (◨ Abb. 23.1). Die Indikation zum Einsatz dieser Wirkstoffe gilt als gegeben, wenn die Diagnose der rheumatoiden Arthritis gesichert und ein progredienter Verlauf der Erkrankung zu erwarten ist. Um die Compliance der Patienten und die Langzeitprognose zu verbessern, ist bei nachlassender Wirksamkeit oder unakzeptablen Nebenwirkungen der Wechsel auf einen anderen Wirkstoff oder eine Kombinationstherapie notwendig. Die Auswahl erfolgt aufgrund der pharmakodynamischen und pharmakokinetischen Eigenschaften und unerwünschten Arzneimittelwirkungen. Zumindest bis zum Auftreten deutlicher klinischer Erfolge ist zusätzlich analgetisch und ggf. mit Glucocorticoiden zu behandeln (s. oben).

Auf die detaillierte Darstellung zusätzlicher, therapierelevanter Eigenschaften der DMARD Chloroquin, Goldverbindungen, Penicillin und Sulfasalazin wird in diesem Lehrbuch verzichtet, da sie nur in geringem Umfang durch Spezialisten in Sonderfällen verwendet werden.

◘**Tab. 23.6.** Pharmakokinetische Eigenschaften und Dosierung von disease modifying antirheumatic drugs (DMARD)[a]

Substanz	Handelsname	Orale Bioverfügbarkeit [%]	Halbwertszeit [$t_{1/2}$]	Einzeldosis (max. Tagesdosis) bei Erwachsenen
Sulfasalazin	Sulfasalazin HEXAL®, Azulfidine® RA, Sulfasalazin-Heyl®	bis ~20	5,9–9,8 h	500–1000 mg (3 g)
(Hydroxy-) Chloroquin	Resochin®, Quensyl®	74	30–60 Tage	200–(400) mg (Hydroxychloroquin)
				250 mg (Chloroquin)
i.m. Gold (Natriumaurothiomalat)	Tauredon®	95% (i.m)	25 Tage, Anreicherung in Lysosomen zahlreicher Organe	1. Woche: 1-mal 10 mg
				2. und 3. Woche: 1-mal 20 mg
				4.–12. Woche: 1-mal 50 mg alle 2 Wochen
Folsäureantagonisten				
Methotrexat	Metex®, Lantarel®	75 (dosisabhängig)	2–15 h dosisabhängig und biphasisch	7,5 mg/Woche, initial: 10–15 mg (max. 30 mg/Woche)
Purinantagonisten				
Azathioprin	Azathioprin-ratiopharm®, Imurek®	41–47	3–5 h	1–3 mg/kg KG/d
Hemmer der Pyrimidinsynthese				
Leflunomid (aktiver Metabolit)	Arava®	82–95	4–28 Tage[a] (aktiver Metabolit)	10–20 mg
Hemmer des Calcineurins				
Ciclosporin A	Sandimmun®, Cicloral HEXAL®	20–50	6–20 h	1–3 mg/kg KG/d (4 mg/kg KG/d)
Biologika				
Etanercept (TNF-Blocker)	Enbrel®	–	72–115 h	s.c.: 25 mg/2-mal/Woche
Infliximab (TNF-Blocker)	Remicade®	–	9,5 Tage	i.v.: 3–5 mg/kg KG
Adalimumab (TNF-Blocker)	Humira®	–	14 Tage	s.c.: 40 mg jede 2. Woche
Anakinra	Kineret®	– (s.c. ~95)	4–6 h	100 mg/d
IL-RA Rituximab Anti CD 20 (B-Zelldepletion)	Mabthera®	–	20 Tage	1000mg i.v. (2-mal im Abstand von 2 Wochen)
Abatacept (blockiert T-Zell Aktivierung)	Orencia®	–	13 Tage	500–1000 mg i.v. alle 4 Wochen

◻Tab. 23.7. Therapierelevante Eigenschaften von disease modifying antirheumatic drugs (DMARD) (Handelsnamen ◻ Tab. 23.6)

Substanz	(Primäre) Indikation	Kontraindikation	(Typische) UAW	(Wesentliche) Arzneimittel-interaktionen
Folsäureantagonisten				
Methotrexat	Schwere Formen der rheumatoiden Arthritis, Psoriasis, Zytostatikatherapie bei Tumorerkrankungen	Schwangerschaft, Stillzeit, Überempfindlichkeit, akute schwere Infektionen, schwere Nieren- oder Leberfunktionsstörungen, Schädigung des Blutbildenden Systems, Magen-Darm-Ulcera, chronischer Alkoholkonsum	Veränderungen des Blutbildes (dosisabhängig), Nausea, Diarrhö, Entzündung und Ulzeration der Schleimhäute, Perforationen, Kopfschmerz, Schwindel, Krampfanfälle, Transaminasenanstieg: 26%, Leberzirrhose, Leberfibrose, Hautreaktionen: 1–10%, Lyell-, Stevens-Johnson-Syndrom <0,1%, erh. Infektionsrisiko: z. B. Mykosen, Alveolitis, interstitielle Pneumonitis, Lungenfibrose	Lebertoxische Stoffe und Alkohol: stark erhöhte Hepatotoxizität, nicht-steroidale Analgetika, Barbiturate, Penicilline, Phenytoin[5]: verminderte Elimination von Methotrexat, Sulfonamide: verstärkter Antifolateffekt, verstärkte Toxizität von Methotrexat, Impfstoffe: verm. oder ausbleibende Immunantwort, hämatotoxische Arzneimittel: vermehrt Veränderungen des Blutbildes
Purinantagonisten				
Azathioprin	Prophylaxe der Transplantatabstoßung nach Organtransplantation, Autoimmunerkrankungen inkl. schwere rheumatoide Arthritis, Morbus Crohn	Überempfindlichkeit, akute schwere Infektionen, schwerer Immundefekt, Stillzeit, Schwangerschaft, ausgeprägte Veränderungen des Blutbildes	Veränderungen des Blutbildes (dosisabhängig): bis 50%, Hautreaktionen, allergische Reaktionen, Nausea, Emesis, Diarrhoe: ~12%, Pankreatitis: 2–12%, erhöhtes Infektionsrisiko, erhöhtes Risiko für Tumorerkrankungen, v. a. Hauttumoren, Hepatotoxizität 3–10%	Allopurinol[6]: Azathioprindosis auf 25% reduzieren, ACE-Hemmstoffe: ausgeprägte Veränderungen des Blutbildes, Impfstoffe: verminderte Immunantwort, atypische Reaktion auf Lebendvakzine, depolarisierende Muskelrelaxanzien: verstärkte Wirkung, nicht depolarisierende Muskelrelaxanzien: verminderte Wirkung
Hemmer der Pyrimidinsynthese				
Leflunomid	Aktive rheumatoide Arthritis	Wie Azathioprin, schwere Leberfunktionsstörung, Schwangerschaft, Stillzeit	Nausea, Diarrhö, abdominelle Schmerzen: 9–15%, Hepatoxizität ~6%, Leuko-, Thrombozytopenie, Anämie, Hypertonie, Hautreaktionen: bis 80%, Alopezie: 1–7%, allergische Reaktionen	Hämato- oder hepatotoxische Arzneimittel: vermehrt Veränderungen des Blutbildes bzw. verstärkte Hepatotoxizität, Colestyramin[7]: starke Abnahme der Eliminationshalbwertszeit von Leflunomid (nötig vor Schwangerschaft!)
Hemmer des Calcineurins				
Ciclosporin A ▼	Prophylaxe der Transplantatabstoßung, schwere therapieresistente Formen der rheumatoiden Arthritis, Psoriasis, atopische Dermatitis	Überempfindlichkeit, schwere Infektion, unkontrollierte Hypertonie, maligne Tumore, schwere Nierenfunktionsstörung	Nephrotoxizität: bis 37% (dosisabhängig), Anämie: ~2%, Leukopenie: bis 6%, Hypertonie: 10–50%, Ödeme: ~2%, Tremor: 20–50%, Krämpfe: bis 5%, Kopfschmerz, Parästhesien, selten: Polyneuropathie, Encephalopathie, Taubheit, corticale Blindheit (alle neurologischen Störungen dosisabhängig), Hyperurikämie: 84%, Gicht: 24%, Hyperkaliämie, Gingivahyperplasie: bis 70%, Diarrhoe, Nausea, Emesis, selten: GI-Blutung, Ulcera, Hepatotoxizität (dosisabhängig)	Immunsuppressiva: erhöhtes Risiko für Infekte und maligne Tumore, nephrotoxische Arzneimittel: verstärkte Nephrotoxizität, Diclofenac: erhöhte Bioverfügbarkeit von Diclofenac, Cytochrom-P450-Inhibitoren: Anstieg der Ciclosporin-Konzentration, Cytochrom-P450-Induktoren: Abnahme der Ciclosporin-Konzentration, CSE-Hemmstoffe: erhöhtes Risiko für Rhabdomyolyse, Digoxin: verminderte Digoxinclearance

5 Zentropil®, Phenhydan®, Phenytoin AWD®
6 Allopurinol-ratiopharm®, Allopurinol AL®
7 Quantalan®, Colestyramin-ratiopharm®

⬛ Tab. 23.7 (Fortsetzung)

Substanz	(Primäre) Indikation	Kontraindikation	(Typische) UAW	(Wesentliche) Arzneimittel-interaktionen
Biologika				
Etanercept (TNF-Rezeptor-F$_c$-Fusionsprotein)	Schwere therapieresistente rheumatoide Arthritis, juvenile chronische Arthritis, schwere Psoriasisarthritis	Überempfindlichkeit, schwere akute oder chronische Infektionen, Sepsis, Reaktivierung einer latenten Tuberkulose, Risiko einer Sepsis, Schwangerschaft, Stillzeit, Tumorerkrankung, multiple Sklerose, höhergradige Herzinsuffizienz	Allergische Reaktionen, erhöhtes Infektionsrisiko, lokale Reaktionen an der Injektionsstelle: ~40%, Induktion von Symptomen eines Lupus erythematodes, Reaktivierung einer latenten Tuberkulose	Immunsuppressiva: erhöhte Infektneigung
Infliximab (chimärer TNF-Antikörper)	Schwere therapieresistente rheumatoide Arthritis, M. Chron, schwere ankylosierende Spondylitis	Wie Etanercept	Wie Etanercept, Infusionsreaktionen	Wie Etanercept
Adalimumab (humaner TNF-Antikörper)	Schwere therapieresistente rheumatoide Arthritis	Wie Etanercept	Wie Etanercept, Reaktivierung einer latenten Tuberkulose	Wie Etanercept
Anakinra (IL-1-Rezeptorantagonist)	schwere therapie-resistente rheumatoide Arthritis	Überempfindlichkeit gegen Wirkstoff oder E.-coli-Protein, schwere akute oder chronische Infektionen, Sepsis, Risiko einer Sepsis	Erhöhtes Infektionsrisiko, lokale Reaktionen an der Injektionsstelle, Neutropenie (1–2%)	Verstärkung der Wirkung von Immunsuppressiva, erhöhte Infektneigung bei Kombination mit TNF-Blockern
Rituximab (B-Zell-Antikörper)	Schwere therapie-resistente rheumatoide Arthritis	Überempfindlichkeit gegen den Wirkstoff, schwere Infektionen, schwere Herzinsuffizienz	Infusionsreaktionen, Infektionen (Einzelfälle von PML) [a]	Verminderte Impfantwort möglich
Abatacept (CTLA-4-Fc-Fusionsprotein zur Hemmung der T-Zellaktivierung)	Schwere therapie-resistente rheumatoide Arthritis	Überempfindlichkeit gegen den Wirkstoff, schwere und unkontrollierte Infektionen	Infusionsreaktionen, Infektionen	Erhöhte Infektionsrate bei Kombination mit TNF-Blockern

[a] Progressive Multifokale Leukoencephalopathie

In ◻ Tab. 23.6 sind die wesentlichsten Wirkstoffe zusammengefasst. Es handelt sich einerseits um klassische Antimetaboliten, die als Folsäureantagonisten (**Methotrexat**) oder Hemmer der Purin- (**Azathioprin**) bzw. Pyrimidinsynthese (**Leflunomid**) die insbesondere vulnerable Lymphozytenproliferation blockieren, andererseits um Pharmaka, die gezielter und selektiver in die Lymphozytenproliferation eingreifen, indem sie wie **Ciclosporin A** (oder **Tacrolimus** und **Rapamycin**, zurzeit nicht für rheumatologische Indikationen zugelassen) die Bildung oder Wirkung von Interleukin-2, einem entscheidenden Lymphozytenwachstumsfaktor, hemmen.

Die Verwendung dieser Therapeutika (DMARD) hat naturgemäß den Nachteil, dass bei einer relativ unspezifischen Proliferationsblockade auch andere Gewebe geschädigt werden können (Methotrexat, Leflunomid, Azathioprin) und erhebliche unerwünschte Arzneimittelwirkungen auftreten. Aber auch die relativ selektive Hemmung der IL-2-Produktion geht mit erheblichen unerwünschten Arzneimittelwirkungen einher. Es kommt naturgemäß zu einer Hemmung der zellulären Immunität und damit zu einer erhöhten Infektions- und Tumoranfälligkeit.

Ein neuer, wirksamer Ansatz in der Therapie entzündlich rheumatischer Erkrankungen ist der Einsatz von »**Antizytokinen**«, d. h. von monoklonalen Antikörper gegen TNF-α (**Infliximab, Adalimumab**) oder einem TNF-α-Rezeptor-F$_c$-Fusionsprotein (**Etanercept**) oder einem IL-1-Rezeptor-Antagonisten (**Anakinra**). Schließlich kann die Aktivität der B-Lymphozyten gehemmt werden (Ritaximab). Der Einsatz dieser Substanzen bietet bei der Behandlung bisher therapierefraktärer Patienten mit rheumatoider Arthritis neue Möglichkeiten, ist jedoch nicht ohne Probleme. Auch diese Substanzen schränken die immunologische Abwehrkraft des Organismus ein. So wurden in der Anfangsphase einer Therapie mit TNF-α-blockierenden Substanzen vermehrt Reaktivierungen latenter Tuberkuloseinfektionen beobachtet. Antikörper gegen diese therapeutischen Proteine werden regelmäßig induziert, was zum Wirkungsverlust und Nebenwirkungen führt. Der Stellenwert dieser Substanzen in der Langzeittherapie chronisch rheumatischer Erkrankungen muss noch definiert werden.

Unerwünschte Wirkungen. Die unerwünschten Arzneimittelwirkungen dieser Gruppe sind in ◻ Tab. 23.7 zusammengestellt. Langzeiterfahrungen liegen bisher am umfangreichsten für Methotrexat vor. Nach aktuellen Daten ist bei Patienten mit rheumatoider Arthritis insgesamt keine krankheits- oder

◻**Tab. 23.8.** Arzneimittel der Rheumatherapie ohne sichere Wirksamkeit

Pharmakologische (chemische) Substanzklasse	Handelsname	Applikationsart	Behauptete Indikation	Gründe für Bedenken
Antiarthrotika				
Glucosamin	Dona® 200-S	p.o.	Osteoarthritis[a]	Positiver Effekt in kleinen Studien, es fehlen große beweisende Studien hoher Qualität
Ademethionin	Gumbasal®	p.o.	Osteoarthritis[b]	
Oxaceprol	AHP 200®	p.o.	Arthrose, rheumatoide Arthritis	
Proteasen (Bromelain)	Bromelain-POS®, Phlogenzym	p.o.	Adjuvans bei rheumatischen Beschwerden	Studien mit Mängeln
Pflanzenextrakte	Phytodolor®, Zeel® comp.	p.o.	Adjuvans bei rheumatischen Beschwerden	Studien geringer Qualität
i.a. Präparate				
Hyaluronat	Synovisc®	i.a.	Osteoarthritis[c]	Positiver Effekt in kleinen Studien, Gefahr von Gelenkschäden
Pflanzenextrakte	Zeel® comp.	i.a.	Arthrose	Zweifelhafte Wirksamkeit, Gefahr von Gelenkschäden
Externa				
Cyclooxygenase-Hemmer u. a. Externa	Voltaren® Emulgel® u. a. m.	Epikutan	Entzündliche Gelenk- und Muskelschmerzen	Geringe Wirksamkeit, frei verkäuflich

therapieinduzierte Malignominzidenz insgesamt festzustellen. Zwar findet sich eine um das ca. 2- bis 5fach erhöhte Rate an Lymphomen, diese ist jedoch eher mit einer erhöhten Krankheitsaktivität und nicht eindeutig mit einer bestimmten Therapie assoziiert. Bei TNF-Antagonisten besteht das Risiko für die Reaktivierung einer latenten Tuberkulose insbesondere in den ersten Monaten nach Einleitung der Therapie. Daher sind ein sorgfältiges Tuberkulosescreening und beim Nachweis einer latenten Tuberkulose eine prophylaktische Gabe von Isoniacid 300 mg/d für 9 Monate erforderlich. Ob vermehrt malignome und (andere) Autoimmunkrankheiten auftreten, ist zurzeit unklar.

23.4   Wahl der Pharmakotherapie

23.4.1 Wirkstoffe mit evidenzbasierter Indikation

Die Entscheidung über die Anwendung von Arzneimitteln soll in Zukunft auf »Evidenz« basieren. Für die Anwendung von Cyclooxygenase-Hemmern bei Schmerzen und Glucocorticoiden bei Entzündungen gibt es zahlreiche entsprechende Studien. Sie müssen hier nicht zitiert werden. Die Wirksamkeit hinsichtlich der Progredienzunterdrückung der Erkrankung ist gut belegt für: Methotrexat, Ciclosporin A, Leflunomid und die Zytokinantagonisten. Die Wirksamkeit ist weniger gut belegt oder die Substanzen scheinen weniger effektiv im Falle von Azathioprin, Chloroquin, Hydroxychloroquin, oralem Gold und D-Penicilliamin. Für eine Vielzahl von Substanzen, die nicht das Ergebnis naturwissenschaftlicher Forschung sind, sondern der Erfahrungsmedizin entstammen, herrscht ebenfalls eine unsichere Datenlage.

23.4.2 Wirkstoffe ohne eindeutige evidenz-basierte Indikation

◻ Tab. 23.8 fasst weitere zahlreiche Wirkstoffe zusammen, die in Deutschland im Rahmen der Rheumatherapie verwendet werden. Entweder fehlen epidemiologisch einwandfreie Studien, oder es gibt nur wenige kleine, formal akzeptable Studien. Die Verwendung dieser Wirkstoffe unterliegt der Therapiefreiheit des Arztes. Gleiches gilt insbesondere für die sog. Chondroprotektiva, v. a. den intraartikulär applizierten Chondroprotektiva (außer Glucocorticoiden). Für diese Wirkstoffe ist auch unter der Annahme einer geringgradigen Wirkung davon auszugehen, dass allein aufgrund der Risiken einer Gelenkschädigung bei intraartikulärer Applikation das Nutzen/Risiko-Verhältnis wenig überzeugend ist.

In Kürze

Muskuloskelettale Erkrankungen, wie Arthrose und rheumatoide Arthritis, befallen 50% der älteren Bevölkerung. Heilung und Wiederherstellung der Gelenkfunktionen sind nicht möglich. Im Vordergrund der Therapie der Arthrose stehen daher schmerzlindernde Maßnahmen, im Wesentlichen durch Cyclooxygenase-Hemmer. Entzündungshemmende Medikamente finden bei der rheumatoiden Arthritis Anwendung. Neben zytostatischen Pharmaka, wie Methotrexat und Ciclosporin A, werden heute monoklonale Antikörper verwendet. Sie sind in der Lage, die Progredienz des destruktiven Entzündungsprozesses zu unterdrücken und damit ein lebenswertes Leben des Patienten zu ermöglichen. Gefahren resultieren aus der Unterdrückung immunologischer Abwehrvorgänge (Infektionen und maligne Tumoren).

Weiterführende Literatur ▶ www.springer.com

24 Gicht

K. Racké, H. Schwörer

24.1 Begriffsbestimmung und pathophysiologische Vorbemerkungen

Bei der **primären Gicht** liegt eine erblich bedingte Stoffwechselanomalie vor, die durch einen stark erhöhten Harnsäurebestand des Organismus gekennzeichnet ist. Die Harnsäure ist beim Menschen das Endprodukt des Purinstoffwechsels und muss renal eliminiert werden. In der Niere wird Harnsäure glomerulär filtriert, tubulär rückresorbiert und schließlich durch tubuläre Sekretion ausgeschieden. Zahlreiche Organismen einschließlich vieler Säugetiere besitzen eine Uratoxidase, die Harnsäure in das etwa 10-fach besser wasserlösliche Allantoin überführt. Beim Menschen wird dieses Enzym jedoch nicht exprimiert.

Manifest wird eine Purinstoffwechselstörung beim Menschen im Allgemeinen nur, wenn eine gesteigerte Zufuhr von purinhaltiger Nahrung, allgemeine Überernährung, Alkohol, ggf. auch Arzneimittel hinzutreten. Die Harnsäure im Organismus entsteht allerdings nur z. T. direkt aus dem Abbau von Nahrungs-Nukleinsäuren; der andere Anteil stammt aus der endogenen Purinsynthese des Organismus. Die primäre Gicht ist in der Regel Folge einer verminderten Ausscheidung der Harnsäure (99% der Fälle), kann aber auch durch eine gesteigerte Biosynthese von Harnsäure bedingt sein.

Unter einer **sekundären Gicht** versteht man eine erhöhte Harnsäurekonzentration, die auf einen gesteigerten Nukleinsäurestoffwechsel infolge eines pathologischen Zelluntergangs zurückgeht (z. B. Fastenkuren, Behandlung maligner Tumoren). Auch pharmakologische Beeinträchtigung der renalen Harnsäureausscheidung, z. B. durch Diuretika, Cyclosporin A oder Pyrazinamid, kann einen akuten Gichtanfall auslösen.

Die normale Harnsäurekonzentration im Serum liegt beim Mann zwischen 3,5–7,0 mg/dl (208–416 µmol/l), bei der Frau zwischen 2,5–5,7 mg/dl (149–339 µmol/l). Bei physiologischem pH ist die Harnsäure bis zu einer Konzentration von 6,5 mg/100 ml wasserlöslich. Das ist besonders für die Löslichkeit der Harnsäure im Urin wichtig. Im gelösten Zustand ist die Harnsäure ohne akute schädigende Wirkung. Eine pathogenetische Bedeutung gewinnen erst Ablagerungen von Uratkristallen.

24.2 Prinzipien der Therapie

Bei der medikamentösen Behandlung der Gicht muss unterschieden werden zwischen:

- der **Unterdrückung eines akuten Gichtanfalls**, wobei angestrebt wird, die akute entzündliche Reaktion, »Arthritis urica«, möglichst schnell zu unterbrechen;
- einer **Behandlung der Hyperurikämie** (Intervallbehandlung), die zum Ziel hat, die pathologisch erhöhte Harnsäure-Konzentration im Plasma zu senken. Bei der primären Gicht ist eine konsequente Dauerbehandlung von entscheidender Bedeutung für das Schicksal des Patienten, das in erster Linie davon abhängt, ob es gelingt, eine Schädigung der Niere (»Gichtniere«) zu vermeiden.

24.3 Behandlung des akuten Gichtanfalls

Für die Behandlung des akuten Gichtanfalls, der in klassischer Weise akut an einem Gelenk (v. a. Großzehengrundgelenk, Podagra) auftritt, ist **Colchicin**[1] (Alkaloid aus der Herbstzeitlose) der älteste, aber gleichzeitig auch ein besonders zuverlässig sowie spezifisch wirksamer Arzneistoff. Ein Ansprechen auf eine Behandlung mit Colchicin gilt als diagnostisches Kriterium. Für die Behandlung eines gesicherten Gichtanfalls gelten dagegen bei Patienten mit normaler Nierenfunktion nicht-steroidale Antiphlogistika als Mittel der ersten Wahl, da sie deutlich weniger unerwünschte Wirkungen als Colchicin zeigen.

Colchicin verändert die Harnsäure-Konzentration nicht. Es wirkt weder analgetisch noch antiphlogistisch. Die schnelle und zuverlässige Wirkung wird auf eine Hemmung der Phagozytose von Uratkristallen durch Interferenz mit einem mikrotubulären Protein in den Leukozyten zurückgeführt. Die Wirkung setzt innerhalb von 12–24 h ein; symptomfrei werden die Patienten innerhalb von 2–3 Tagen. In niedriger Dosierung kann Colchicin auch zur Anfallsprophylaxe verwendet werden, besonders, wenn Gichtanfälle unter einer Harnsäuresenkenden Behandlung auftreten. Doch sollte eine prophylaktische Gabe von Colchicin auf maximal 6 Monate beschränkt werden.

Unter den nicht-steroidalen Antiphlogistika zeichnet sich **Indometacin**[2] für die Behandlung des akuten Gichtanfalls durch einen schnellen Wirkungseintritt und eine vollständige enterale Bioverfügbarkeit aus. Aber auch andere nicht-steroidale Antiphlogistika wie z. B. **Diclofenac**[3] oder **Piroxicam**[4] werden erfolgreich in der Therapie des akuten Gichtanfalls eingesetzt. Der selektive COX 2-Hemmer **Etoricoxib**[5] ist ebenfalls für diese Indikation zugelassen.

Bei schweren Gichtanfällen oder nicht ausreichender therapeutischer Wirkung einer Monotherapie können Colchicin und nicht-steroidale Antiphlogistika auch in Kombination verabreicht werden. Zusätzlich können antiphlogistisch wirkende Dosen von Glucocorticoiden (z. B. **Prednisolon**[6] 50 mg/Tag) kurzzeitig eingesetzt werden. Bei Patienten mit Leber- und/oder Niereninsuffizienz sind Glucocorticoide als Mittel der Wahl anzusehen. Kürzlich konnte gezeigt werden, dass Prednisolon (1×35 mg p.o.) als Monotherapie die Scherzen bei einem akuten Gichtanfall vergleichbar effektiv wie ein nicht-steroidales Antiiphlogistikum (Naproxen, 2×500 mg p.o.) linderte.

Unerwünschte Wirkungen. Die wichtigsten und häufigsten unerwünschten Wirkungen von Colchicin sind Durchfälle, daneben Übelkeit und Erbrechen. Starke Durchfälle können zu akuten Wasser- und Salzverlusten führen und zum Absetzen der Therapie zwingen. Sie lassen sich durch eine zusätz-

---

1 Colchicum-Dispert®
2 Indomet-ratiopharm®, Indometacin BC®
3 Voltaren®, Diclofenac-ratiopharm®
4 Piroxicam-ratiopharm®, Piroxicam AL®
5 ARCOXIA®
6 Decortin® H, Prednisolon JENAPHARM®

liche Anwendung von Antidiarrhoika, wie z. B. **Loperamid**[7] symptomatisch abschwächen (▶ Kap. 21.2.3).

Bei längerer Anwendung von Colchicin ergeben sich jedoch auch Folgen der Mitosehemmung: Haarausfall, Blutbildveränderungen, neurologische Symptome (durch Störung des axonalen Stofftransportes).

❗ **Colchicin hat eine sehr geringe therapeutische Breite. Besondere Vorsicht ist geboten bei der Kombination von Colchicin mit Pharmaka, die CYP3A4 inhibieren bzw. durch dieses Enzym metabolisiert werden oder mit Pharmaka, die eine Myopathie auslösen können (z. B. Cyclosporin A; HMG-CoA-Reduktase-Hemmer, Fibrate, Erythromycin oder Azol-Fungistatika).**

Unerwünschte Wirkungen sowie Arzneimittelinteraktionen von nicht-steroidalen Antiphlogistika ▶ Kap. 23.3.1.

Kinetik und Dosierung. Zu den pharmakokinetischen Daten von Colchicin ◻ Tab. 24.1. Es wird hepatisch metabolisiert, sowohl renal als auch enteral ausgeschieden und zeigt einen gewissen enterohepatischen Kreislauf. Das Deutsche Arzneibuch (DAB) sieht für Colchicin eine maximale Einzeldosis (EMD) von 2 mg sowie eine maximale Tagesdosis (TMD) von 8 mg vor. Da besonders die TMD von Colchicin zur Erzielung einer ausreichenden therapeutischen Wirkung gelegentlich überschritten werden muss, sei hier auf die formalen Konsequenzen bei der Verschreibung hingewiesen (▶ Kap. 4.2.2).

Dosierung

Behandlung des Gichtanfalls:
- Indometacin: 50–200 mg/Tag p.o.
- Diclofenac: 100–300 mg/Tag p.o. oder als Supp. (jeweils in mehreren Einzeldosen). Bei nachlassendem Schmerz: Dosisreduktion
- Colchicin: Initial 1 mg p.o. danach alle 2 h 1 mg p.o. bis schmerzstillende Wirkung eintritt oder Erbrechen oder Durchfall auftritt (maximal 8 mg/Tag). Zur Anfallsprophylaxe 0,5–1,0 mg/Tag

---

24.4 Behandlung der Hyperurikämie

Die Hauptgefahr bei der chronisch erhöhten Harnsäurekonzentration ist die Entstehung einer Gichtnephropathie mit ihren Folgen (Niereninsuffizienz, Hypertonie), die durch konsequente Senkung der Harnsäurekonzentration verhindert oder zumindest hinausgezögert werden kann. Hierfür ist i. A. neben purinarmer Diät, Einschränkung von Alkoholkonsum und Gewichtsreduktion eine medikamentöse Dauertherapie erforderlich.

Die Senkung der Harnsäurekonzentration kann auf unterschiedlichen Wegen erreicht werden:
- Hemmung der Harnsäurebildung (»Urikostatika«)
- Steigerung der Harnsäureausscheidung über die Niere (»Urikosurika«)
- Gabe eines Harnsäuremetabolisierenden Enzyms (Uratoxidase)

◻ **Tab. 24.1.** Pharmakokinetische Daten der zur Behandlung des Gichtanfalls und der Hyperurikämie eingesetzten Pharmaka

Wirkstoff	Applikation	Orale Bioverfügbarkeit [%]	Halbwertszeit [h]
Akuter Gichtanfall			
Colchicin	Oral	20–50	4–5
Indometacin	Oral	100	2–3
Diclofenac	Oral, Supp.	50–60	1
Hemmung der Harnsäureproduktion			
Allopurinol	Oral	80	4–5 (ca. 30 für aktive Metabolite)
Febuxostat	Oral	80–90	4–18 (aktive Metabolite)
Steigerung der Harnsäureausscheidung			
Benzbromaron	Oral	50	3 (12–35 für aktive Metabolite)
Metabolisierung der Harnsäure			
Rasburicase	i.v. Kurzinfusion	–	18–19

24.4.1 Hemmung der Harnsäurebildung

Allopurinol, ein Isomer des Hypoxanthins, hemmt teilweise über den länger wirkenden Metaboliten Oxipurinol die Xanthinoxidase und damit die Oxidation von Hypoxanthin zu Xanthin und weiter zur Harnsäure. Auf diese Weise sinkt die Konzentration der Harnsäure im Blut und im Harn, es werden vermehrt Xanthin (3-mal besser wasserlöslich als Harnsäure) und Hypoxanthin (30-mal besser wasserlöslich als Harnsäure) ausgeschieden. **Allopurinol**[8] hemmt zusätzlich auch die Purinsynthese über Rückkoppelungsmechanismen. Eine Wirkung von Allopurinol ist schon nach zwei Tagen festzustellen; sie ist jedoch erst nach einer Woche maximal ausgeprägt.

Febuxostat[9] ist ein neuer, nicht-purinartiger, spezifischer Inhibitor der Xanthinoxidase, der in klinischen Prüfungen im Vergleich zu Allopurinol eine etwas stärkere Harnsäure-senkende Wirkung zeigte und der kürzlich von der europäischen Zulassungsbehörde (EMEA) zugelassen wurde. Wegen der begrenzten Datenlage kann eine abschließende Aussage über die klinische Wertigkeit dieses neuen Urikostatikums noch nicht gemacht werden.

---

7 Imodium®, Lopedium®

8 Allopurinol-ratiopharm®, Allopurinol AL®

9 Adenuric®

Unerwünschte Wirkungen. Als häufige unerwünschte Wirkungen kommen Hautreaktionen (Juckreiz, Dermatitis) vor; Fieber, Leukopenie und gastrointestinale Symptome können zur Dosisreduktion oder zum Absetzen der Therapie zwingen. Selten ist eine echte Überempfindlichkeitsreaktion mit Vaskulitis und anderen anaphylaktischen Reaktionen. Zu Beginn der Therapie können durch Allopurinol, offenbar ausgelöst durch gesteigerten Urat-Einstrom aus Ablagerungen im Gewebe, akute Gichtanfälle ausgelöst werden; ggf. ist eine vorübergehende Colchicin-Prophylaxe sinnvoll. Leberfunktionsstörung waren die häufigsten unerwünschten Wirkungen unter der Behandlung mit Febuxostat.

Arzneimittelinteraktionen. Allopurinol hemmt den Abbau von 6-Mercaptopurin und Azathioprin und anderer hepatisch inaktivierter Arzneistoffe, wie Vitamin K-Antagonisten, Theophyllin, Cyclosporin oder Vidarabin. Es kann allergische Reaktionen von Ampicillin oder Amoxicillin sowie die Myelotoxizität verschiedener Zytostatika verstärken. Auf die hämatotoxische Wirkung von Allopurinol in Kombination mit Azathioprin (Agranulozytose) sei besonders hingewiesen.

Kinetik. Die orale Bioverfügbarkeit von Allopurinol liegt bei etwa 80%. Seine Eliminationshalbwertszeit beträgt 4,4 h, die seines aktiven Metaboliten Oxypurinol aber ca. 30 h. Die Elimination erfolgt renal, weshalb bei Niereninsuffizienz eine Dosisanpassung vorgenommen werden muss.

Dosierung

Intervalltherapie der Gicht:

Therapieziel: Plasma-Harnsäure-Konzentration ≤6,0 mg/dl
- Allopurinol:
  - schleichender Beginn mit 100 mg/Tag (zur Vermeidung eines Gichtanfalls) und wöchentliche Steigerung um 100 mg/Tag ggf. bis auf 800 mg/Tag
  - Langzeiterhaltungstherapie meistens mit 100–300 mg/Tag
- Febuxostat: 80–120 mg/Tag
- Benzbromaron: 50–100 mg/Tag, einschleichend dosieren (Gefahr von Harnkonkrementen)

Ist durch eine Monotherapie die Harnsäure nicht auf etwa 6 mg/dl zu senken, ist eine Kombinationstherapie indiziert, beispielsweise mit Allopurinol (300 mg/Tag) und Benzbromaron (50–150 mg/Tag). Unter der kombinierten Wirkung beider Arzneistoffe nimmt die Harnsäurekonzentration stärker ab und die Tophi werden rascher verkleinert. Allerdings wird bei dieser Therapieform auch der aktive Metabolit von Allopurinol Oxipurinol schneller eliminiert, so dass das Ausmaß der Xanthinoxidase-Hemmung geringer ist.

24.4.2 Steigerung der Harnsäureausscheidung

Urikosurika steigern die Elimination der Harnsäure über die Niere durch Hemmung ihrer Reabsorption. Dabei steigt die Harnsäurekonzentration im Harn an. Um zu verhindern, dass die Konkrementbildung in der Niere zunimmt, muss für einen ausreichenden Harnfluss (zusätzlich zwei Liter Flüssigkeitszufuhr pro Tag) und eine Alkalisierung des Harns (bessere Wasserlöslichkeit der Harnsäure bei höherem pH) gesorgt werden. Als Urikosurikum wird Benzbromaron[10] verwendet. Benzbromaron und die aktiven Hydroxymetabolite hemmen die tubuläre Rückresorption der Harnsäure. Die urikosurische Wirkung tritt nach ca. 8–12 h ein. Benzbromaron sollte nur Patienten mit normaler Nierenfunktion verabreicht werden, da bei eingeschränkter Nierenfunktion ein ausreichender urikosurischer Effekt nicht mehr zu erwarten ist. Auch sollte es bei bereits bestehender Nephrolithiasis nicht verabreicht werden.

Unerwünschte Wirkungen. Die Therapie sollte nicht während eines Gichtanfalls begonnen werden, weil Benzbromaron selbst Gichtanfälle auslösen kann und die Symptomatik dadurch verstärkt würde. Weitere unerwünschte Wirkungen bestehen in Völlegefühl, Übelkeit und Diarrhö. Allergische Zwischenfälle und Impotenz sind selten.

Arzneimittelinteraktionen. Die Wirkung von Benzbromaron kann durch Salizylate, Sulfinpyrazon, Pyrazinamid sowie durch Thiazid- und Schleifendiuretika abgeschwächt werden. Benzbromaron kann die renale Exkretion zahlreicher tubulär sezernierter Arzneistoffe, wie Penicilline, Cephalosporine, Sulfonamide, Rifampicin, Sulfinpyrazon und Indometacin hemmen.

Kinetik. Die orale Bioverfügbarkeit von Benzbromaron liegt bei 50%. Die Muttersubstanz wird mit einer Eliminationshalbwertszeit von 3 Stunden, die aktiven Metabolite werden mit Halbwertszeiten von 12–35 Stunden eliminiert.

24.4.3 Gabe von Uratoxidase

Rasburicase[11] ist ein rekombinantes Uratoxidase-Enzym, das von einem genetisch modifizierten Saccharomyces-cerevisiae-Stamm gebildet wird. Durch Rasburicase wird Harnsäure zu Allantoin metabolisiert, das eine etwa 10fach höhere Wasserlöslichkeit als Harnsäure besitzt und rasch renal eliminiert wird. Die Gabe von Rasburicase ist indiziert zur Prophylaxe und Behandlung einer akuten Hyperurikämie bei Patienten mit hämatologischen Malignomen mit hoher Tumorlast, bei denen durch Chemotherapie ein Tumorlysesyndrom (u. a. Hyperurikämie) zu erwarten ist oder auftrat. Rasburicase wird sowohl zur Behandlung von Erwachsenen als auch von Kindern, bei denen bisher die meisten Erfahrungen vorliegen, eingesetzt. Eine Harnsäuresenkende Wirkung ist bereits 4 h nach der ersten Applikation signifikant und ist bei täglicher Gabe nach 3–4 Tagen maximal. Im Vergleich mit Allopurinol zeigt Rasburicase einen rascheren Wirkungseintritt sowie eine stärkere Harnsäuresenkende Wirkung.

---

10 Benzbromaron 100 AL®
11 FASTURTEC®

Unerwünschte Wirkungen. Unter der Gabe von Rasburicase kann es zu Hämolyse, Methämoglobinbildung und Neutropenie unter Umständen mit Fieber und Sepsis kommen. Daneben können gastrointestinale Symptome, wie Bauchschmerzen, Übelkeit, Erbrechen, Obstipation, seltener Diarrhö, oder Mukositis auftreten. Weiterhin kann es zur Bildung von Antikörpern gegen Rasburicase kommen, was die Wirksamkeit von Rasburicase bei wiederholter Verabreichung reduziert und das Risiko für allergische Überempfindlichkeitsreaktionen, die unter anderem mit Bronchospasmus, Dyspnoe, Hypotension und Urtikaria einhergehen können, erhöht und sich selten (<1%) auch als anaphylaktische Reaktionen manifestieren können. Als Kontraindikationen gelten neben bekannter Überempfindlichkeit gegen Rasburicase, Glucose-6-Phosphat-Dehydrogenase-Mangel, der das Risiko für Methämoglobinbildung und Hämolyse erhöht, sowie Erkrankungen mit existierender Methämoglobinämie oder Hämolyse.

Arzneimittelinteraktionen. Diese sind derzeit nicht bekannt. Da Rasburicase in entnommenen Blut-/Plasmaproben Harnsäure weiter abbaut, müssen Proben, in denen Harnsäure bestimmt werden soll, unmittelbar nach der Gewinnung bis zur Analyse speziell gekühlt werden.

Kinetik und Dosierung. Rasburicase (0,15–0,2 mg/kg) wird einmal täglich als Kurzinfusion (30 min) appliziert. Die Harnsäuresenkende Wirkung ist bereits nach 4 Stunden signifikant und ist bei täglicher Gabe nach 3–4 Tagen maximal. Eine renale Ausscheidung trägt nur gering zur Elimination, die hauptsächlich durch Peptidhydrolyse erfolgt, bei. Die Plasmahalbwertszeit liegt bei 18–19 h.

Dosierung

Behandlung der Tumorlyse-Hyperurikämie:
- Rasburicase: 0,15–0,2 mg/kg als Kurzinfusion (30 min) einmal täglich für bis zu 10 Tagen

---

24.5 »Alkalisierung« des Harns

Um eine Verbesserung der Wasserlöslichkeit der Harnsäure zu erreichen, sollte bei der Gicht, speziell bei der Anwendung von Urikosurika, ein Harn pH zwischen 6,5 und 7 eingehalten werden (Kontrolle mit Indikatorpapier). Dies dient nur der Konkrementprophylaxe. Eine Verbesserung der renalen Harnsäure-Clearance ist dadurch nicht zu erreichen. Eine Anhebung des pH über 7–7,5 ist nicht zweckmäßig, weil dann die Gefahr für die Bildung anderer Harnwegskonkremente entsteht (Phosphat-Steine). Zur Verhinderung von Harnsäurekonkrementen haben sich Alkali-Citrat-Gemische (z. B. Kalium-Natrium-Hydrogencitrat[12]) klinisch besser bewährt als Natriumhydrogencarbonat.

In Kürze

Die Hyperurikämie kann sich klinisch als Gicht manifestieren. Sie ist heute vor allem eine typische »Wohlstandserscheinung« und wird oft zusammen mit Adipositas, Diabetes mellitus mit Insulinresistenz, Dyslipidämie, Hypertonie und koronarer Herzerkrankung (metabolisches Syndrom) angetroffen. Erste therapeutische Konsequenz ist die Regulierung der Lebensführung: Bewegung, purinarme Kost, Einschränkung des Alkoholkonsums, Gewichtsreduktion.

Zur Behandlung des akuten Gichtanfalls werden nicht-steroidale Antiphogistika (z. B. Diclofenac) oder Colchicin eingesetzt. Glucocorticoide sind eine Alternative bei Kontraindikation für nicht-steroidale Antiphogistika oder unzureichender Wirkung.

Zur medikamentösen Dauerbehandlung der Hyperurikämie werden, unabhängig von der Ätiologie, insbesondere Urikostatika (z. B. Allopurinol) eingesetzt. Urikosurika (z. B. Benzbromaron) gelten als Mittel der 2. Wahl, da sie zur Harnkonkrementbildung beitragen können.

Weiterführende Literatur ▶ www.springer.com

---

12 Uralyt-U®

25 Funktionsstörungen der Schilddrüse

T. Wieland, T. Schilling

Funktionsstörungen der Schilddrüse gehören zu den häufigsten Erkrankungen in Deutschland. Jeder dritte erwachsene Bundesbürger weist krankhafte Veränderungen der Schilddrüse auf. Bei ca. 25% der Erwachsenen treten Knoten auf, deren Inzidenz bei den über 45-Jährigen auf ca. 50% ansteigt.

25.1 Euthyreote Struma

25.1.1 Entstehung und Prophylaxe der Iodmangelstruma

Auch heute sind 90% der euthyreoten Strumen in Deutschland **Iodmangelstrumen**. Dabei führt der Iodmangel zu einer tendenziellen **Minderproduktion von Schilddrüsenhormonen**. Über den Regelkreis erfolgt eine verstärkte thyreotrope (TSH) Stimulation der Schilddrüse, die zur Zellvergrößerung (**Hypertrophie**) der Thyreozyten, und damit zu einer funktionellen Kompensation führt. Somit kann in fast allen Fällen eine Euthyreose aufrechterhalten werden. Bei ausgeprägtem Iodmangel reicht dieser Mechanismus nicht aus und es kommt zur Hypothyreose. Für eine Zellvermehrung (Hyperplasie) sind lokale Wachstumsfaktoren und Iodlipide verantwortlich. Dabei spielt die intrathyreoidale Iodkonzentration eine entscheidende Rolle. Sinkt der Iodgehalt der Schilddrüse ab, erlangen wachstumsstimulierende Faktoren (IGF1, bFGF, EGF, SGF) das Übergewicht gegenüber wachstumshemmenden Stoffen (z. B. Iodlaktone). Die Verschiebung dieses Gleichgewichts führt zur Proliferation. **TSH** spielt in diesem Prozess lediglich eine **modulatorische Rolle** (■ Abb. 25.1). Als Folge der Hypertrophie, der vermehrten Durchblutung und besonders der **Hyperplasie** steigt das **Volumen der Schilddrüse** an. Es entwickelt sich ein Kropf. Steigt dagegen der Iodgehalt in der Schilddrüse an, wird das Wachstum durch vermehrte Iodlaktone gehemmt. Gleichzeitig sinken die Bildung und Freisetzung von Wachstumsfaktoren und die Apoptose wird begünstigt.

Die Verbesserung der Iodversorgung der Bevölkerung als Prophylaxe liegt deshalb auf der Hand. Tatsächlich konnte durch konsequente Verwendung von **iodiertem Speisesalz** in den letzten 15 Jahren die Versorgung deutlich verbessert wer-

den. Verschiedene, überwiegend regionale Studien zeigten, dass die aktuelle Iodaufnahme in Deutschland bei etwa 120 µg/Tag liegt und dass bei etwa 70% der untersuchten Personen eine ausreichende Iodversorgung besteht. Der Erfolg dieser Maßnahmen wird u. a. durch den deutlichen Rückgang der Schilddrüsenvolumina bei Kindern, Jugendlichen und jüngeren Erwachsenen dokumentiert. Eine optimale Iodidversorgung (180–200 µg/Tag) ist jedoch noch nicht in allen Regionen gesichert. In besonderen Lebensphasen ist darüber hinaus der Bedarf erhöht (■ Tab. 25.1). Besonders während Schwangerschaft und Stillzeit sollte deshalb prophylaktisch Iodid (200 µg/Tag) eingenommen werden, da hier der Fetus bzw. das Kind über die Mutter mitversorgt werden muss. Die Möglichkeit der zusätzlichen Iodidgabe in Tablettenform sollte außerdem bei Jugendlichen in der Pubertät in Betracht gezogen werden.

Weitere Ursachen für Strumen (sporadische Struma). In seltenen Fällen ist eine Verwertungsstörung für Iodid, eine Hemmung der proteolytischen Abspaltung der Schilddrüsenhormone vom Thyreoglobulinverband, eine Mutation der β1-Isoform des Schilddrüsenhormonrezeptors (generalisierte Hormonresistenz) bzw. **strumigene Noxen** (■ Tab. 25.2) für eine Struma verantwortlich zu machen. Diese Möglichkeiten sollten differential diagnostisch berücksichtigt werden. Im Gegensatz zum reinen Iodmangel können hier Änderungen der entsprechenden Laborparameter beobachtet werden. **Lithiumsalze**, die bei der Behandlung manisch-depressiver Patienten eingesetzt werden, wirken **stark strumigen**. Sie senken die proteolytische Freisetzung von Schilddrüsenhormonen und bedingen in 5–10% der Fälle eine Schilddrüsenhypertrophie (Struma), aus der sich eine Hypothyreose entwickeln kann. Bei einer Therapie mit Lithiumsalzen sind deshalb eine frühzeitige Schilddrüsenkontrolle und eine dem Befund entsprechende Substitution von Levothyroxin (T_4) notwendig.

25.1.2 Behandlung der euthyreoten Struma

Ziel einer konservativen Therapie ist die Verkleinerung des Schilddrüsenvolumens und die Erhaltung des erreichten Therapieergebnisses (sekundäre Prophylaxe).

Zur Therapie stehen drei Optionen zur Auswahl:

□ Tab. 25.1. Täglicher Iodidbedarf (nach den Empfehlungen der Deutschen Gesellschaft für Endokrinologie)	
Altersstufe	**Iodidbedarf [µg/Tag]**
Kinder <1 Jahr	50–80
Kinder 1–9 Jahre	100–140
Kinder >10 Jahre	180–200
Jugendliche/Erwachsene	100–200
Schwangere	230
Stillende	260

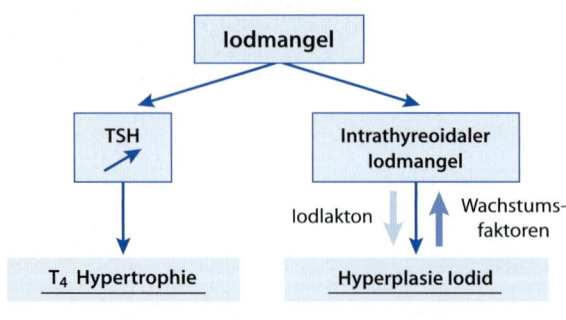

□ Abb. 25.1. Pathogenese der Iodmangelstruma. *Unterstrichene* Bereiche = therapeutische Angriffspunkte für T_4 bzw. Iodid

◘ Tab. 25.2. Strumigene Noxen

Wirkstoffe	Häufigkeit
Thyreostatika	Häufig bei Überdosierung, (mit TSH-Anstieg verbunden)
Cobalt	Selten
Pyrazolone (Phenylbutazon)	Ungewöhnlich
Iodhaltige Medikamente	Ungewöhnlich
Lithium	5–10%
Resorcin	Selten
Sulfonamide	Selten
p-Aminosalicylsäure	Selten
Thiocyanat	Selten
Natürlich vorkommende Substanzen	
Inhaltsstoffe der Sojabohne (USA)	Häufig
Thioglykoside (Brassica-Arten; Australien, Finnland, England)	Häufig
Zyanogene Glykoside (Maniok, Bittermandel)	Häufig
Iod >1 mg/Tag	Selten

Monotherapie mit Iodid

Eine Iodidsubstitution beseitigt prinzipiell die Ursache der Iodmangelstruma. Der intrathyreoidale Iodgehalt wird normalisiert, und damit das Wachstum (sowohl Hypertrophie als auch Hyperplasie) gehemmt. Die Therapiedosen sind in ◘ Tab. 25.3 angegeben. Bei Kindern bis hin zur Pubertät, mit einer nur gering vergrößerten Schilddrüse, ist diese Option Therapie der Wahl mit guten Erfolgsaussichten.

◘ Tab. 25.3. Medikamentöse Therapie der Iodmangelstruma (Tagesdosen)

Einteilung	Therapeutisches Vorgehen
Kinder bis zur Pubertät	100–200 µg Iodid
Jugendliche/Erwachsene unter 40 Jahren	– Nur I: 200–300 µg Iodid – Nur T_4: 50–150 µg Levothyroxin – Kombination I:T_4 = 2:1: 100–200 µg Iodid + 50–100 µg Levothyroxin – Wichtig: Serum-TSH zwischen 0,3 und 1,2 µU/ml

Behandlungsdauer 6–12 Monate. Anschließend Rezidivprophylaxe mit 100 µg Iodid/Tag.

Unerwünschte Wirkungen. Bei den zur Strumatherapie angewandten Dosierungen sind im Allgemeinen keine unerwünschten Arzneimittelwirkungen von Iodid zu erwarten, da der physiologische Bedarf (Substitution) nicht überschritten wird. Iodidpräparate unterliegen deshalb auch nicht der Verschreibungspflicht. Selten kann es zu allergischen Reaktionen mit Urtikaria, angioneurotischem Ödem, Fieber bzw. Gelenkschmerzen kommen. Eine Iodid-induzierte Hyperthyreose und Haut- bzw. Schleimhautreizungen (Iodakne, Iodismus) treten bei den zur Strumatherapie angewandten, Dosierungen nicht auf, müssen jedoch bei gleichzeitiger Anwendung von z. B. Amiodaron oder iodhaltigen Röntgenkontrastmitteln berücksichtigt werden.

Kontraindikationen. Als wichtige Kontraindikation ist das Vorhandensein **autonomer** (»heißer«) **Knoten**, besonders bei einer länger bestehenden Iodmangelstruma, zu nennen. Autonome Areale entziehen sich der Steuerung durch die Hypophyse und geben unkontrolliert Schilddrüsenhormone ab. So lange allerdings ein Iodmangel besteht, kommt es in der Regel nicht zur klinischen Manifestation einer Hyperthyreose. Bei einer Dosierung von Iodid >200–300 µg/Tag ebenso wie bei der Verabreichung stark iodhaltiger Arzneimittel (z. B. Amiodaron, Röntgenkontrastmittel) kann sich dann aber eine akute Hyperthyreose einstellen. Bei latenter Hyperthyreose muss deshalb eine Autonomie mittels eines Szintigramms vor Beginn der Iodidtherapie ausgeschlossen werden. Weitere Kontraindikationen sind eine Immunhyperthyreose (Morbus Basedow), eine bestehende Iodüberempfindlichkeit und eine hyperthyreote Stoffwechsellage. In seltenen Fällen kann eine latente Tuberkulose durch Iodid reaktiviert werden. Eine Tuberkulose sollte deshalb vor Therapiebeginn anamnestisch ausgeschlossen werden.

Monotherapie mit Levothyroxin (T_4)

Levothyroxin (Dosierung ◘ Tab. 25.3) reduziert den TSH-Serumspiegel. Wie oben erwähnt, ist TSH nicht der entscheidende Wachstumsfaktor bei der Ausbildung einer Struma. Die Volumenreduktion beruht auf einer Rückbildung der Zellhypertrophie und der verminderten Durchblutung. Levothyroxin greift deshalb nicht kausal an. Die Hyperplasie wird nicht beeinflusst, ein bestehender Iodmangel wird nicht beseitigt und die Schilddrüse verarmt weiter an Iod. Letzteres führt zu einem rasch einsetzenden Wachstum nach dem Absetzen der Medikation, und damit häufig zu einer erneuten Zunahme des Schilddrüsenvolumens (Rezidiv). Vor diesem Hintergrund und den vorliegenden klinischen Daten, ist die Monotherapie mit Levothyroxin als nicht ausreichend zu bewerten.

Unerwünschte Wirkungen. Bei zu schneller Dosissteigerung zu Beginn der Therapie sowie bei Überdosierung treten Symptome einer Hyperthyreose als unerwünschte Arzneimittelwirkung auf. Im Vordergrund stehen, besonders bei älteren Patienten, kardiale Symptome wie Tachykardie, Herzrhythmusstörungen und Angina pectoris. Daneben können Tremor, Nervosität, Schlaflosigkeit, Diarrhö, Gewichtsverlust, vermehrtes Schwitzen und Wärmeintoleranz auftreten.

Kontraindikationen. Die wichtigsten Kontraindikationen leiten sich aus diesem Wirkprofil ab. Bei frischem Myokardinfarkt ist Levothyroxin kontraindiziert. Bei älteren Patienten, koronarer Herzkrankheit, Herzinsuffizienz und tachykarden Herzrhythmusstörungen ist Vorsicht geboten. Die Dosierung sollte entsprechend den Empfehlungen für Patienten mit kardialem Risiko (◘Tab. 25.9) vorgenommen werden.

Kombinationstherapie Levothyroxin plus Iodid

Experimentelle Untersuchungen haben gezeigt, dass bei einer Kombinationstherapie eine ausreichende Iodaufnahme in die Schilddrüse auch dann gewährleistet ist, wenn eine TSH-Absenkung vorliegt. Für eine effektive Rückbildung von Hypertrophie und Hyperplasie sind sowohl eine TSH-Absenkung als auch eine Anhebung des Iodgehaltes des Schilddrüsengewebes notwendig. Die Kombination von Levothyroxin mit Iodid (Verhältnis 2:1) erlaubt deshalb die Nutzung **synergistischer Effekte beider Therapieprinzipien**, bei Einsatz relativ niedriger Einzeldosen (◘ Tab. 25.3), so dass mögliche unerwünschte Arzneimittelwirkungen höherer Levothyroxin- bzw. Ioddosen vermieden werden können. Neuere Klinische Studien belegen die Effektivität dieses Therapieansatzes bei Jugendlichen und Erwachsenen bis zum 40. Lebensjahr.

Während der Therapie ist ein **TSH-Wert** im unteren Normbereich (**0,3–1,2 µU/ml**) anzustreben. Dies kann z. B. durch Titration des Levothyroxinanteils erreicht werden. Die Absenkung des TSH-Spiegels durch Levothyroxin hat dabei offenbar eine protektive Wirkung hinsichtlich möglicher unerwünschter Iodeffekte. Die Kombinationstherapie wird in der Regel gut vertragen.

In Kürze

— Zur Behandlung der Jodmangelstruma haben sich sowohl die Monotherapie mit Iodid als auch die Kombinationstherapie Levothyroxin plus Iodid bewährt.

— Bei Patienten bis hin zur Pubertät ist diese Monotherapie mit Iodid Therapie der Wahl.

— Eine Kombination von Iodid mit Levothyroxin im Verhältnis von 2:1 hat sich klinisch bewährt.

— Die Monotherapie mit Levothyroxin ist primär nicht zu empfehlen.

25.2 Hyperthyreose

25.2.1 Klink der Hyperthyreose

Eine Hyperthyreose ist durch **erhöhte Konzentrationen** an freien Schilddrüsenhormonen (**fT3, fT4**) und einem **supprimierten TSH** gekennzeichnet. Klinisch werden drei Schweregrade unterschieden (◘ Tab. 25.4), die eine individuell außerordentlich variable Symptomatik aufweisen können. Die wichtigsten Ursachen einer Hyperthyreose sind die **Autoimmunhyperthyreose** (**Morbus Basedow**, 50–70%) und die nichtimmunogene funktionelle Autonomie (autonomes Adenom, 30–40%). Alle anderen Ursachen, wie de-Quervain-

◘**Tab. 25.4.** Einteilung und Symptomatik der Hyperthyreose

Einteilung	Symptomatik*
Subklinische Hyperthyreose	Nervosität, Hyperaktivität, psychische Erregung
Manifeste Hyperthyreose	Gewichtsreduktion, Appetitsteigerung
Thyreotoxische Krise	Wärmeintoleranz, Schwitzen Tremor Tachykardie Diarrhö

* Die Symptomatik der Hyperthyreose ist individuell sehr variabel. Eine Sicherung der Diagnose durch entsprechende Labordiagnostik ist zwingend erforderlich.

Thyreoiditis, Amiodaron oder Überdosierung von Schilddrüsenhormonen (Hyperthyreosis factitia) sind selten. Der Morbus Basedow ist eine Erkrankung, die durch Autoimmunreaktionen zur Bildung von TSH-Rezeptor-Antikörpern führt, die in der Regel im Serum nachgewiesen werden können. Durch die Bindung dieser Antiköper an den TSH-Rezeptor wird eine ungesteuerte Hormonproduktion in den Thyreozyten induziert. In 50% der Fälle tritt die typische **endokrine Orbitopathie** auf.

Besonders bei älteren Patienten kann die kardiale Symptomatik im Vordergrund stehen. Bei Herzinsuffizienz, die schlecht auf eine Behandlung mit Herzglykosiden anspricht, oder tachykarden Herzrhythmusstörungen (paroxysmale Tachykardien, Flimmerarrhythmien) sollte eine Hyperthyreose differential diagnostisch in Betracht gezogen werden. Auch Patienten mit einer subklinischen Hyperthyreose (Prävalenz bei über 50-Jährigen in Deutschland ~6%) haben ein 3fach höheres Risiko innerhalb von 10 Jahren ein Vorhofflimmern zu entwickeln. Postmenopausale Frauen mit subklinischer Hyperthyreose haben zudem ein erhöhtes Osteoporose-Risiko. Deshalb besteht bei Osteoporose, Herzinsuffizienz, Vorhofflimmern und Synkopen, auch bei subklinischer Hyperthyreose, eine Indikation zur thyreostatischen Therapie.

25.2.2 Therapie der Hyperthyreose

 Therapieziel ist die Normalisierung der gesteigerten Hormonproduktion. Eine kausale Therapie ist bis heute nicht möglich.

Es stehen drei Behandlungsverfahren zur Verfügung:
— Thyreostatische Therapie
— Radio-Iodtherapie
— Operative Therapie

Bei **massiver Symptomatik** kann durch eine **zusätzliche**, symptomatische **Behandlung** die Zeit bis zum Eintreten der

◾ **Tab. 25.5.** Thyreostatika-Richtdosen

Substanz	Handelsname	Initialdosis [mg/Tag]	Erhaltungsdosis [mg/Tag]	Plasmahalb-wertszeit [h]
Thiamazol/Methimazol	Methizol®, Thyrozol®, Favistan®	10–40	2,5–10	6–8
Carbimazol	Carbimazol Henning®, Carbmiazol HEXAL®	15–60	5–15	6–8 (als Thiamazol)
Propylthiouracil	Propycil®	100–500	50–200	1,5–2
Perchlorat[a]	Irenat®	1200–2000	100–400	Kurz, nicht genau bekannt

Die Dosierungen hängen ab vom individuellen Ansprechen, vom Iodgehalt der Schilddrüse und vom Therapieregime (Monotherapie oder Kombinationstherapie); zu unterschiedlichen Beziehungen zwischen Halbwertszeiten und Wirkung siehe Text.
[a] nur in Ausnahmefällen, wie z.B. Unverträglichkeit gegenüber Thiamazol und Propylthiouracil.

Wirkung der spezifischen Therapie überbrückt werden. Benutzt werden hierzu:

- **β-Adrenozeptor-Antagonisten**, die keine partiell agonistische Aktivität besitzen. Sie beeinflussen die hyperadrenergen Erscheinungen bei Hyperthyreose und wirken sich besonders günstig auf die Tachykardie aus. Darüber hinaus bewirken manche β-Adrenozeptor-Antagonisten, wie z. B. β-Propranolol, Atenolol und Metoprolol, eine Hemmung der 5'-Deiodase und vermindern die Konversion von T_4 zu T_3 in peripheren Zellen.
- Zur Sedierung agitierter Patienten können zudem **Benzodiazepine** eingesetzt werden, wobei bei der Therapiedauer das Abhängigkeitspotential zu beachten ist.

Behandlung mit Thyreostatika

Drei unterschiedliche Wirkprinzipien liegen der Wirkung von Thyreostatika zu Grunde:

- **Thioamidthyreostatika** reduzieren die Synthese von Schilddrüsenhormonen (T_4 und T_3) durch Hemmung der Thyroid-Peroxidase in follikulären Zellen, die zur Iodierung von Tyrosinresten im Thyreoglobulin benötigt wird.
- Die monovalenten Anionen **Perchlorat (ClO_4^-) und Thiocyanat (SCN^-)** hemmen den Natrium-Iodid-Symporter und damit die Aufnahme des zur Synthese benötigten Iodids in die follikulären Zellen.
- **Iod/Iodid** und **Lithiumsalze** hemmen die Abgabe von Schilddrüsenhormonen aus den follikulären Zellen.

Im Gegensatz zu der durch einen chirurgischen Eingriff oder Radio-Iodtherapie ausgelösten Reduktion von Schilddrüsengewebe, sind die Effekte von Thyreostatika **reversibel**.

Thioamidthyreostatika

Aus dieser Arzneistoffgruppe stehen Carbimazol, Thiamazol (= Methimazol) und Propylthiouracil zur Verfügung ◾ Tab. 25.5). Carbimazol ist ein Prodrug. Es wird während oder unmittelbar nach der Resorption durch Abspaltung der Carbethoxy-Gruppe in seine Wirkform Thiamazol umgewandelt. Carbimazol wird deshalb in der Regel um ein Drittel höher dosiert als Thiamazol.

Kinetik und Dosierung. Die Thioamidthyreostatika werden innerhalb von 2 h zu 80% enteral resorbiert, verschwinden schnell aus dem Blut und werden über die Niere ausgeschieden. Da sie in der Schilddrüse akkumulieren, ist die Wirkdauer deutlich länger als dies die Plasmahalbwertszeit (◾ Tab. 25.5) erwarten lassen würde. So hat eine Einzeldosis von 30 mg Thiamazol eine **Wirkdauer von über 24 h**. Eine einmal tägliche Gabe ist deshalb in der Regel ausreichend. Die initiale Dosierung von Propylthiouracil, das deutlich kürzer wirkt als Thiamazol, beträgt dagegen 200–500 mg, auf 2–3 Gaben pro Tag verteilt.

In ◾ Tab. 25.6 sind Richtdosen für Thyreostatika aufgeführt. Die Dosierung sollte dabei individuell vorgenommen werden. Dabei richtet sich die Dosierung nach dem klinischen Befund einerseits und der Menge an Iod, die zu Beginn der Therapie in der Schilddrüse vorhanden ist, andererseits. Ein Iodmangel verstärkt die Wirkung der Thioamide, während ein Iodüberschuss diese abschwächt. Eine Dosierungsempfehlung unter Berücksichtigung dieser Faktoren wird in ◾ Tab. 25.6 ge-

◾ **Tab. 25.6.** Dosierungsempfehlung zur initialen thyreostatischen Therapie des Morbus Basedow

Einteilung	Thyreostatika	Dosierung [mg/Tag]
Geringe klinische Aktivität, keine Iodbelastung	Thiamazol	10–30
	Carbimazol	15–40
	Propylthiouracil	10–300
Hohe klinische Aktivität oder/und höhere Iodbelastung	Thiamazol	20–40
	Carbimazol	30–60
	Propylthiouracil	200–500

Während der Initialtherapie sind 2-wöchige Kontrollen durchzuführen. Nach dem Erreichen der Euthyreose erfolgt die Umstellung auf die Erhaltungsdosen mit 6- bis 10-wöchigen Kontrollintervallen in einer Mono- bzw. Kombinationstherapie (s. Text).

geben. Generell ist die Dosierung wegen stärkeren und häufigeren unerwünschten Arzneimittelwirkungen bei hohen Dosen so niedrig wie möglich zu halten.

> **Die volle Wirkung der Thyreostatika tritt allerdings erst nach einer Latenzzeit von 2–6 Wochen ein.**

Bei **Autoimmunhyperthyreose** (Morbus Basedow) wird **nach Erreichen eines euthyreoten Zustands** auf die Erhaltungsdosis (◘ Tab. 25.5) umgestellt. Dafür gibt es zwei Möglichkeiten:
— **Monotherapie** mit der individuellen Erhaltungsdosis. Dabei muss die Dosis sorgfältig austitriert und der euthyreote Zustand durch häufige Kontrollen gewährleistet werden. Die Compliance des Patienten ist hier von besonderer Bedeutung. Es besteht die **Gefahr einer Thyreostatika-induzierten Hypothyreose**, bei der vermehrt Thyreotropin (TSH) aus dem Hypophysenvorderlappen ausgeschüttet wird, welches die Entwicklung einer hypertrophen Struma begünstigt.
— **Kombinationstherapie mit Levothyroxin (T4).** Bei Patienten mit schlecht kontrollierbarer Medikamenteneinnahme hat sich die Kombination von Thioamid-Thyreostatika (z. B. 10 mg Thiamazol/Tag) mit Levothyroxin (T4, 50–100 µg/Tag) bewährt, **um hypothyreote Zustände zu vermeiden.** Durch die Kombination gelingt es zudem sicherer die Abgabe von TSH aus der Hypophyse zu unterdrücken. Die Kontrollintervalle können größer gewählt werden. Der Nachteil einer kombinierten Therapie besteht im häufigeren Auftreten unerwünschter Wirkungen aufgrund der höheren Thioamid-Dosierung.

Eine **Therapiedauer** von 1–2 Jahren wird empfohlen. In 50% der Fälle tritt eine spontane Remission ein. Eine erneute Therapie mit Thyreostatika ist im Falle eines Rezidives zwar prinzipiell möglich, jedoch wegen der geringen Wahrscheinlichkeit einer Langzeitremission sind Radio-Iodtherapie oder eine Operation vorzuziehen.

Die gelegentlich diskutierte spezifische Beeinflussung des autoimmunen Grundprozesses beim Morbus Basedow durch die Thioamid-Thyreostatika in therapeutisch einsetzbaren Dosen ist nicht belegt. Dies gilt ebenfalls für die Kombination mit T4.

Bei einer **funktionellen Autonomie** (autonomes Adenom) ist mit einer Spontanremission nicht zu rechnen. **Thioamide** werden hier **nur kurzfristig** (wenige Wochen), bis zum Erreichen eines euthyreoten Zustands vor einer Radio-Iodtherapie oder Operation, eingesetzt. Eine Kombination mit Levothyroxin ist nicht indiziert.

Unerwünschte Wirkungen. Unerwünschte Arzneimittelwirkungen von Thioamid-Thyreostatika sind meist Dosis-abhängig und treten vor allem in den ersten 2 Monaten der Therapie auf (◘ Tab. 25.7).

> **Eine Hemmung der Hormonsynthese in der Schilddrüse führt erst nach einer Latenz von 1–3 Wochen zu einer Besserung der Symptome, da die in der Schilddrüse gespeicherten und zirkulierenden Schilddrüsenhormone erst abgebaut werden müssen (Eliminationshalbwertszeiten: T_4 = 7,6 Tage, T_3 = 1,4 Tage).**

Perchlorat

Unter den Ionen, die den Natrium-Iodid-Symporter der Schilddrüse hemmen, hat Natriumperchlorat ($NaClO_4$) therapeutische Bedeutung erlangt. Aufgrund seiner geringen therapeutischen Breite und weniger zuverlässigen Wirkung im Vergleich zu Thioamiden beschränkt sich die Anwendung auf bestimmte klinische Situationen.

Unerwünschte Wirkungen. Perchlorat wird gastrointestinal schlecht vertragen. Die Symptomatik ist besonders bei Nüchterngabe ausgeprägt. Neben harmlosen unerwünschten Arzneimittelwirkungen wie Oberbauchbeschwerden, Erythem,

◘ Tab. 25.7. Unerwünschte Arzneimittelwirkungen (UAW) von Thioamidthyreostatika

Einteilung	Unerwünschte Wirkungen	Besonderheiten
Leichtere UAW	Hautreaktionen: Exanthem, Urtikaria, Purpura, Pruritus, Erythema nodosum, Haarausfall	Häufigkeit bei höheren Dosen >10%
	Sonstige: Kopfschmerzen, Übelkeit, Erbrechen, Arthralgie/Myalgie	
Schwerere UAW	Agranulozytose*	Etwa 0,18%, dosisunabhängig, Häufigkeitsgipfel 3.–7. Woche
	Granulopenie	Etwa 5%, dosisabhängig, enwickelt sich über Monate, Absetzen bei Granulozyten <40 % der Norm
	Cholestase, toxische Hepatitis	Dosisunabhängig, selten
	Vaskulitis, Lupus-Syndrom	

* Vor Therapiebeginn Differenzialblutbild und Patientenaufklärung obligat. Regelmäßige Blutbildkontrolle in den ersten Wochen, Stomatitis, Tonsillitis oder Lymphknotenschwellungen sind Alarmsignale, bei Auftreten Thioamide sofort absetzen, ggf. Antibiotika- und G-CSF-Therapie einleiten.

Lymphadenopathie, sind schwere unerwünschte Arzneimittelwirkungen wie aplastische Anämie, Thrombopenie, Agranulozytose und nephrotisches Syndrom beschrieben. Ebenso wie Thioamide wirkt Perchlorat bei übermäßiger Hemmung der Schilddrüsenhormonsynthese strumigen.

Indikationen. Die wichtigste und häufigste Indikation für Perchlorat ist die Blockade der Iodidaufnahme bei unvermeidbarer Zufuhr hoher Ioddosen, z. B. mit iodhaltigen Kontrastmitteln, im Besonderen bei bereits bekannter Autonomie der Schilddrüse. Dabei erfolgt eine tägliche Gabe von 1 g Natriumperchlorat in drei Einzeldosen. Die Therapie sollte spätestens 2 h vor der Kontrastmittelanwendung beginnen und 10–14 Tage danach, in Kombination mit Thiamazol (20 mg/Tag), fortgeführt werden.

Anwendung von Iod/Iodid in hohen Dosen und Lithiumsalzen

Iod/Iodid. Iod/Iodid führt in hohen Dosen zu einer raschen Hemmung der Schilddrüsenhormonsekretion. Diese Wirkung ist jedoch nur passager, d. h. nach wenigen Tagen lässt die Wirkung rasch nach. Diese »paradoxe Wirkung« wird in seltenen Fällen therapeutisch genutzt. So kann bei einer hyperthyreoten Entgleisung eine Euthyreose rasch herbeigeführt werden. Da es nach wenigen Tagen aber zu einer Iodbedingten Verschlechterung der Hyperthyreose kommt, muss im euthyreoten Fenster unbedingt eine operative Resektion der Schilddrüse erfolgen.

> ❶ Im Falle einer iodinduzierten, hyperthyreoten Entgleisung (iodhaltige Kontrastmittel, Amiodaron), ist jedoch diese, auch als »Plummerung« bezeichnete Hochdosistherapie mit Iod, absolut kontraindiziert.

In seltenen Fällen wird die Hochdosistherapie auch zur Operationsvorbereitung bei einer diffusen, blutreichen Basedow-Struma durchgeführt. Innerhalb von 7–10 Tagen wird hierbei eine verfestigte und verkleinerte, wenig durchblutete Schilddrüse erreicht.

Lithiumsalze. Lithiumsalze, die ebenfalls die Sekretion von Schilddrüsenhormonen hemmen, werden wegen ihrer hohen Toxizität und geringen therapeutischen Breite nur noch sehr selten verwendet. Sie können aber bei Patienten mit einer Thyreotoxikose, die allergisch auf Thioamide reagieren, bzw. bei Patienten mit hoher Iodkontamination eingesetzt werden. Die Maximaldosis beträgt 1,5 g LiCl/Tag. Es ist ein Serumspiegel von 1 mmol/l Li^+ anzustreben.

Sonderfälle der thyreostatischen Therapie
Hyperthyreose in der Schwangerschaft und Stillzeit

Die Prävalenz der Hyperthyreose in der Schwangerschaft beträgt 0,04–0,2%. In der Schwangerschaft können die beim Morbus Basedow vorhandenen Schilddrüsen-Autoantiköper die Plazenta überwinden und intrauterin eine Hyperthyreose beim Fetus auslösen. Häufig wird eine Hyperthyreose durch eine Schwangerschaft günstig beeinflusst. Bei leichten Verlaufsformen ist deshalb eine symptomatische Therapie oft

ausreichend. Die **Missbildungsrate** unter Thyreostatika ist vernachlässigbar klein. Deshalb ist bei ausgeprägter Symptomatik die unbehandelte Hyperthyreose das größere Risiko für Mutter und Kind.

> ❶ Da Thioamidthyreostatika gut, die Schilddrüsenhormone dagegen kaum die Plazentaschranke überwinden, besteht beim Fetus die Gefahr einer Hypothyreose mit Struma und Entwicklungsretardierung. Thioamide sind deshalb so niedrig wie möglich zu dosieren.

Die Konzentration der freien Schilddrüsenhormone im Plasma der Mutter sollte im oberen Normbereich liegen; TSH sollte supprimiert sein. Propylthiouracil ist weniger plazentagängig als Thiamazol. Eine Kombinationstherapie mit T_4 ist in der Schwangerschaft streng kontraindiziert.

Falls eine **Operation** notwendig sein sollte, muss vorher eine Euthyreose erreicht werden. Der günstigste Zeitpunkt liegt im zweiten Trimenon. Die Radio-Iodtherapie verbietet sich in der Schwangerschaft und bei stillenden Müttern.

Während der **Stillzeit** ist Thiamazol absolut kontraindiziert. Propylthiouracil tritt wegen seiner hohen Bindung an Plasmaproteine nur zu 0,03% in die Muttermilch über und kann deshalb gegeben werden.

Therapie der thyreotoxischen Krise

Die thyreotoxische Krise ist die akut lebensbedrohliche Entgleisung einer Hyperthyreose. Am häufigsten wird eine Exazerbation einer bisher unerkannten Hyperthyreose durch Iodexposition beobachtet. Die Letalität der thyreotoxischen Krise beträgt 40%. Sie bedarf deshalb einer sofortigen Intensivtherapie, die die Gabe von Thyreostatika sowie eine symptomatische medikamentöse Therapie einschließt (❑ Tab. 25.8).

> ❯ Thyreoidektomie innerhalb von 48 h (besonders bei iodinduzierten und schweren Krisen), wenn konservativ keine Besserung erzielt wurde.

Radio-Iodtherapie

Die Radio-Iodtherapie ist effektiv und komplikationsarm. Sie wird deshalb häufig als Therapie der ersten Wahl bei Hyperthyreose, im Besonderen bei Vorliegen einer Autonomie, angewandt. Der β- und γ-Strahler [131]Iodid (Herddosis 200–400 Gray) wird bevorzugt von den autonomen Bezirken der Schilddrüse aufgenommen. Die normalen follikulären Zellen nehmen dagegen, aufgrund der hohen Konzentrationen an freien Schilddrüsenhormonen und der daraus resultierenden Suppression des TSH, Iod nur geringfügig auf. Sie werden daher kaum durch die β-Strahlung des [131]Iodids geschädigt.

Durch das Einschleusen des Radioisotops in den Metabolismus der Schilddrüse wird in der Schilddrüse eine effektive Halbwertszeit von 4–7 Tagen erreicht. **Die Wirkung der Therapie tritt mit Latenz auf.** Die Hyperthyreose bessert sich langsam innerhalb von 2–3 Monaten. Bei manifester Hyperthyreose sollte eine thyreostatische Therapie bis kurz vor der Radio-Iodtherapie und anschließend unter Umständen überbrückend bis zu deren Wirkungseintritt vorgenommen werden. Üblicherweise wird das Thyreostatikum wenige Tage vor

◻ **Tab. 25.8.** Therapie der thyreotoxischen Krise

Maßnahme	Vorgehen
Thyreostatika	Thiamazol (äquivalent) 8-stündlich 40–80 mg i.v.
	Bei Iodkontamination ggf. bis 1,5 g Lithiumchlorid täglich
Adjuvante Medikation	Propranolol 1 mg/h i.v. (maximal 10 mg täglich) oder 3- bis 4-mal 40–80 mg p.o. (bzw. per Magensonde)
	Sedierung, Diazepam 10 mg langsam i.v., falls erforderlich
	Glucocorticoide z. B. 50 mg Prednison i.v. alle 6–8 h
Intensivtherapie	Dauerüberwachung
	Bilanzierte Flüssigkeits-, Elektrolyt- und Kalorienzufuhr (in der Regel 3–5 l und 3000 kcal/24 h)
	Normalisierung der Körpertemperatur (Eisbeutel oder ähnliches)
	Digitalisierung im oberen therapeutischen Bereich
	Bei auftretenden Herzrhythmusstörungen gezielte Behandlung (kein Amiodaron)
	Sauerstoffgabe
	Thromboseprophylaxe (Heparinisierung)
	Bei Hinweisen auf eine Infektion (Pneumoniegefahr) kalkulierte bzw. gezielte Antibiotikatherapie

der Radio-Iodtherapie abgesetzt und ebenfalls wenige Tage nach der Therapie wieder gegeben.

❶ **Die Therapie mit Perchlorat bzw. erhöhter Iodzufuhr ist kontraindiziert.**

Kontraindikationen. Die Strahlenexposition des restlichen Organismus ist relativ gering. Relativ kontraindiziert ist diese Therapie deshalb nur bei Patienten unter 18 Jahren. Absolut kontraindiziert ist sie während der Schwangerschaft und der Stillzeit. Die operative Thyreoidektomie ist der Radiotherapie in folgenden Fällen vorzuziehen: bei großen Strumen (über 60 ml), bei gleichzeitig vorhandenen kalten Knoten oder großen Zysten und immer dann, wenn eine schnelle mechanische Entlastung erforderlich ist.

Bei Verdacht auf ein **Malignom** der Schilddrüse wird primär chirurgisch vorgegangen (◻ Tab. 25.9). Um nach der Operation verbliebenes Schilddrüsen- bzw. Tumorgewebe mit der Radio-Iodtherapie entfernen zu können, wird ein erhöhter Serumspiegel an TSH zur Aufnahme des [131]Iodids benötigt. Diese **TSH-Stimulation** kann auf 2 Wegen erreicht werden:
- Endogene TSH-Stimulation durch Weglassen der Schilddrüsenhormongabe mit der Konsequenz einer vorübergehenden, manifesten Hypothyreose mit vielen körperlichen und psychischen Nebenwirkungen.
- Exogene TSH-Stimulation durch Injektion von rekombinantem, humanem TSH (rhTSH) unter Schilddrüsenhormonmedikation und Euthyreose. Die Gabe von rhTSH hat weiterhin den Vorteil, dass die postoperative Wartezeit bis zur Radio-Iodtherapie in der Regel von 6 Wochen auf 2 Wochen reduziert werden kann, weil nicht auf die ausreichende endogene Stimulation des TSH gewartet werden muss.

◻ **Tab. 25.9.** Indikationen und Kontraindikationen für eine Radio-Iodtherapie

Indikationen	Absolute Kontraindikationen
Hyperthyreose infolge M. Basedow oder Autonomie Struma mit Autonomie <60 ml Rezidivhyperthyreose nach thyreostatischer Therapie ohne und mit Struma Unverträglichkeit von Thyreostatika Rezidivhyperthyreose nach Strumaresektion Kontraindikationen oder Ablehnung einer Operation bei an sich operationspflichtiger Schilddrüse	Schwangerschaft, Stillzeit Schwere Hyperthyreose ohne thyreostatische Vorbehandlung Kinderwunsch innerhalb der ersten 6–12 Monate nach der [131]Iodid-Applikation
	Relative Kontraindikationen
	Strumen >60 ml Strumen mit deutlichen mechanischen Komplikationen Gleichzeitiges Vorhandensein kalter Knoten, Malignomverdacht Alter <18 Jahre (strenge Indikationsstellung)

Bei **Morbus Basedow** wird in der Regel ein ablatives Therapiekonzept verfolgt, das in über 90% der Fälle erfolgreich ist. Bei diesem Therapieregime resultiert aus der weitgehenden Gewebezerstörung eine Hypothyreose, die durch eine lebenslange Substitution mit Levothyroxin kompensiert wird. Bei **funktioneller Autonomie** bzw. **Struma** wird dagegen eine euthyreote Stoffwechsellage angestrebt (funktionsoptimiertes Therapiekonzept). Die Beseitigung der Überfunktion ist bei der Autonomie mit einer Radio-Iodtherapie bei etwa 80% der Patienten zu erreichen. Die Hypothyreosefrequenz sowie die Rate der notwendigen Wiederholungstherapien liegen bei jeweils etwa 10%. Die maximal erreichbaren Volumenreduktionen der Schilddrüse betragen bei der autonomen Struma ca. 50%, beim Morbus Basedow ca. 70% und bei der funktionellen Autonomie bis ca. 75–80%.

◻ **Tab. 25.10.** Dosierungen für Substitutionstherapie mit Levothyroxin (T4) bei Kindern

Richtdosierung	Levothyroxin
Frühgeborene	12 µg/kg/Tag*
Säuglinge	25–50 µg/Tag
Kleinkinder	50–75 µg/Tag
Schulkinder	ca. 100 µg/Tag
Jugendliche	ca. 150 µg/Tag

* 100 µg/m² Körperoberfläche ≈ 2–12 µg/kg/Tag

In Kürze

- Zur Behandlung der Hyperthyreose sind vorwiegend die Radio-Iodtherapie und die thyreostatische Therapie mit Thioamiden etabliert.
- Die Wirkung tritt frühestens nach einer Latenz von 1–3 Wochen ein.
- Bei Patienten älter als 18 Jahren ist die Radio-Iodtherapie unter Ausschluss der Kontraindikationen (Schwangerschaft, Stillzeit) die komplikationsärmste Therapieoption.
- Bei der Therapie mit Thioamiden sind regelmäßige Blutbildkontrollen und Aufklärung der Patienten über das Agranulozytose-Risiko obligat.
- Bei manifester Hyperthyreose ist die Anwendung von Thioamiden in der Schwangerschaft möglich und indiziert.
- In der Stillzeit kann in schweren Fällen Propylthiouracil gegeben werden.

25.3 Hypothyreose

25.3.1 Angeborene Hypothyreose

Die angeborene Hypothyreose hat eine Prävalenz bei Neugeborenen von ca. 1:3000. Der **Hypothyreose-Suchtest** soll am 5.–7. Lebenstag vorgenommen werden. TSH-Werte >100 µU/ml deuten auf eine permanente Hypothyreose hin. Werte zwischen 20–100 µU/ml bedürfen weiterer Überprüfung. Der intrauterine und frühkindliche Mangel an Schilddrüsenhormonen bedingt schwere Entwicklungsstörungen (körperliche und geistige Retardierung, Kretinismus). Symptome des reduzierten Stoffwechsels beim Säugling sind auffallende Ruhe, großes Schlafbedürfnis, zunehmende Trinkfaulheit und Obstipation. Die Behandlung muss zur Verhinderung der extremen Verzögerung der geistigen und körperlichen Entwicklung dieser Kinder **so früh wie möglich** einsetzen. Richtdosen zur Substitution von Levothyroxin (T4) aus dem ausreichend T3 gebildet wird, sind in ◻ Tab. 25.10 angegeben.

25.3.2 Erworbene Hypothyreose

Im Erwachsenenalter sind die **Atrophie** nach **Autoimmunthyreoiditiden (Hashimoto-Thyreoiditis)** sowie die **iatrogene Hypothyreose** (Schilddrüsenoperationen, Radio-Iodtherapie, medikamentöse Behandlung) die häufigsten Ursachen einer Unterfunktion der Schilddrüse. Primäre Hypothyreosen treten bevorzugt bei Frauen (4-mal häufiger als bei Männern) mit einem Altersgipfel zwischen 40 und 60 Jahren auf. Die Symptomatik beginnt langsam mit uncharakteristischen, oft als altersbedingt angesehenen Beschwerden wie Antriebsarmut, Konzentrationsstörungen, Kälteempfindlichkeit, Depression, Menstruationsstörungen und Obstipation. Bei primären Hypothyreosen ist der basale TSH-Serumspiegel schon in subklinischen Stadien erhöht (>4 µU/ml). Bei einer sekundären Hypothyreose ist das basale TSH jedoch erniedrigt und steigt auch nach Provokation mit Thyroliberin (TRH) nicht an.

Zur Therapie wird heute in der Regel mit **Levothyroxin (T4) substituiert**, weil aus ihm in den Geweben bedarfsgerecht das wirksamere T3 gebildet wird. Der Einsatz von T3 beschränkt sich im Wesentlichen auf Zustände mit Schilddrüsenhormonresistenz und vorliegender Schwäche der Konversion von T4 zu T3. Meist ist es nicht notwendig den euthyreoten Zustand schnell zu erreichen, so dass das Hormon in langsam steigenden Dosen (◻ Tab. 25.11) gegeben werden kann. Dadurch vermeidet man kardiale Komplikationen, die durch einen gesteigerten Sauerstoffbedarf des Myokards ausgelöst werden. Besonders bei Patienten mit bereits bestehender koronarer Herzkrankheit, Diabetes oder bereits lange bestehender Hypothyreose ist Vorsicht geboten. Ebenso sollte durch eine langsame Steigerung dem geringeren T4-Bedarf (ca. 30%) bei älteren Patienten (>60 Jahren) Rechnung getragen werden.

Während der **Schwangerschaft** ist der Bedarf an Schilddrüsenhormonen um etwa 40% erhöht. Die Substitutionsdosis einer hypothyreoten Frau ist vor der Schwangerschaft, jedoch spätestens bei Kenntnis der Schwangerschaft, um den entsprechenden Betrag (25–50 µg) zu erhöhen.

Bei sekundärer Hypothyreose mit gleichzeitig vorliegender sekundärer Nebennierenrindeninsuffizienz muss vor dem Beginn einer Therapie mit Schilddrüsenhormon die Substitution von Glucocorticoiden erfolgen, da die Hypothyreose sozusagen vor einer Addisonkrise schützt.

◻ Tab. 25.11. Substitutionstherapie mit Levothyroxin (T_4) bei Hypothyreose

Einteilung	Therapeutisches Vorgehen
Klinische Hypothyreose des Erwachsenen	Einschleichende Dosierung empfohlen: — Beginn mit Levothyroxin[1] 50 µg/Tag, nach 1–2 Wochen Steigerung auf 75 µg/Tag, nach weiteren 1–2 Wochen Steigerung auf 100–150 µg/Tag — Erhaltungsdosis im Mittel 1,6 µg/kg/Tag. Bei älteren Patienten langsamer steigern
	Therapiekontrolle: Schilddrüsenhormone 24 h nach letzter Tabletteneinnahme bestimmen: fT_4 und fT_3 sollen im oberen Normbereich liegen, basale TSH-Serumspiegel im unteren Normbereich
Klinische Hypothyreose bei Patienten mit koronarer Herzkrankheit oder entsprechender Gefährdung	Beginn mit Levothyroxin 12,5–25 µg/Tag zurückhaltende Steigerung der Dosis: 12,5–25 µg alle 4 Wochen
	Das Erreichen von fT_4 und fT_3-Werten im unteren Normbereich und basalen TSH-Serumspiegeln <4 µU/ml ist ausreichend
Hypothyreotes Koma (Myxödem-Koma)	Therapie umfasst intensivmedizinische Betreuung
	Schilddrüsenhormonsubstitution: Levothyroxin 300–500 µg i.v., weitere Gaben von 50–200 µg im Abstand von 8–24 h Alternativ: Liothyronin (T_3[2]) initial 100 µg unter Monitorkontrolle, später 25 µg alle 12 h (Vorteil: rascherer Wirkungseintritt)
	Glucorticoide: z. B. Hydrocortison 200 mg i.v./Tag

In Kürze

— Die Therapie einer Hypothyreose erfolgt durch Substitution von T_4.
— Die Therapie ist in der Regel eine Dauertherapie.
— Die Dosisfindung muss individuell unter Berücksichtigung von Komorbidität, Alter und Lebensumständen der Patienten erfolgen.

Weiterführende Literatur ▶ www.springer.com

---

1 L-Thyroxin Henning®, Euthyrox®
2 Novothyral®, Thybon Henning®

26 Diabetes mellitus

H.-G. Joost, M. Nauck

26.1 Typ-1-Diabetes

26.1.1 Definition, Pathophysiologie und Therapieziele

Typ-1-Diabetes entsteht durch eine autoimmunologische Zerstörung der Insulin-produzierenden β-Zellen in den Langerhans-Inseln des Pankreas und muss immer mit Insulin behandelt werden. Ziel der Therapie ist es, akute Symptome des Insulinmangels (Polyurie, Glukosurie, Ketonämie) zu verhindern und das Auftreten von diabetischen Folgeerkrankungen (»Sekundärkomplikationen«: Retinopathie, Nephropathie, Neuropathie, Makroangiopathie) zu verhindern oder wenigstens zu verzögern. Die Therapie des Typ-1-Diabetes sollte den Blutzucker soweit normalisieren, wie es ohne Auftreten von schweren Hypoglykämien möglich ist (nüchtern: 80–120 mg/100 ml; postprandial: nicht über 160–180 mg/100 ml; dabei HbA_{1c}-Werte 7–7,5%). Eine Stoffwechseleinstellung dieser Güte kann nur mit einer **intensivierten konventionellen Insulintherapie** (ICT) oder Insulinpumpenbehandlung erreicht werden.

Den Beweis dafür, dass strenge Kontrolle der Blutzuckerwerte tatsächlich die Manifestation diabetischer Spätschäden verzögert, erbrachte eine prospektive Studie (**DCCT**), in der Patienten im Mittel über 6,5 Jahre beobachtet wurden. Eine »intensivierte« Insulintherapie (drei oder mehr Insulininjektionen täglich mit schnellwirksamem Insulin zum Essen und Verzögerungsinsulin als Basalinsulin, gestützt auf häufige Blutzuckerbestimmungen), war günstiger als die »konventionelle« Behandlung (1- bis 2-tägliche Insulininjektionen von Mischinsulin). Durch die intensive Behandlung konnten Häufigkeit oder Schweregrad diabetischer Retinopathien, Nephropathien und Neuropathien um 76, 54 bzw. 60% gesenkt werden.

26.1.2 Insuline

Außer verschiedenen Zubereitungen des Humaninsulins gibt es heute sowohl kurz als auch lang wirkende Insulinanaloga, die durch Modifikation der Aminosäuresequenz hergestellt werden.

Insulinpräparate unterscheiden sich in den pharmakokinetischen Parametern **Wirkungseintritt** und **Wirkungsdauer** (◻ Tab. 26.1).

Wegen der langsamen Absorption von injiziertem Normalinsulin werden maximale Plasmakonzentrationen erst nach ca. 60 Minuten erreicht. Den Patienten ist deshalb zu empfehlen, Insulin ca. 30 Minuten vor der Mahlzeit zu spritzen (sog. **»Spritz-Ess-Abstand«**). Durch eine einfache Umstellung der Reihenfolge von zwei Aminosäuren im Insulinmolekül (Lysin B^{29} und Prolin B^{28}), durch Austausch von Prolin in Position 28 gegen Aspartat oder durch Austausch von Asparagin B^3 gegen Lysin und Lysin B^{29} gegen Glutaminsäure entstehen Derivate (**Insulin lispro, Insulin aspart** bzw. **Insulin glulisin**), deren Hexamere sehr rasch dissoziieren. Maximale Plasmawerte werden bereits 30 Minuten nach Injektion der Insulinanaloga gemessen; der Spritz-Ess-Abstand kann deshalb verkürzt werden oder sogar entfallen. Durch den schnellen Wirkungseintritt werden postprandiale Hyperglykämien

---

◻ **Tab. 26.1.** Eigenschaften und Wirkungskinetik von Insulinpräparaten

Präparat	Handelsname(n)	Wirkungseintritt [min]	Maximale Wirkung [h]	Wirkungsdauer [h]
Schnell wirkende Insuline				
Normalinsulin	Actrapid® Human, Insuman® Rapid, Berlinsulin H Normal®, Huminsulin® Normal, Insulin B. Braun Rapid®	Ca. 30	1–2	5–8
Schnell wirkende Insulinanaloga				
Insulin lispro	Humalog®, Liprolog®	10–15	0.5–1	2–5
Insulin aspart	NovoRapid®	10–15	0,5–1	2–5
Insulin glulisin	Apidra®	10–15	0,5–1	2–5
Verzögerungsinsuline				
NPH-Insuline[a]	Protaphane®, Insuman® basal, Berlinsulin H Basal®, Huminsulin basal, Insulin B. Braun Basal®	1/2–1 h	4–6	11–20
Lang-wirkende Insulinanaloga				
Insulin glargin	Lantus®	Ca. 1 h	4[b]	24–30
Insulin detemir	Levemir®	Ca. 1 h	5–8 h	12–16

[a] NPH = Neutrales Protamin Hagedorn: Kann zur konventionellen Insulintherapie mit Normalinsulin (10–50%) gemischt werden, um einen schnelleren Wirkungseintritt zu erzielen. [b] flacheres Wirkungsmaximum

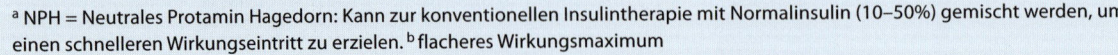

sicherer vermieden; die kürzere Wirkungsdauer macht Hypoglykämien seltener. Eine Zwischenmahlzeit zur Abfederung des Hypoglykämierisikos kann entfallen um den Preis, dass bei einer größeren (>1 BE) Zwischenmahlzeit nochmals Insulin verabreicht werden muss.

Unerwünschte Wirkungen einer Insulinbehandlung sind:

- **Hypoglykämie-Episoden:** Hypoglykämien entstehen durch fehlende Abstimmung von Kohlenhydratgehalt einer Mahlzeit und Insulindosierung, bei zu hoher Basalinsulindosierung, bei Weglassen oder Verschieben einer Mahlzeit, durch nicht berücksichtigte körperliche Aktivität, durch Alkoholgenuss oder grobe »Fehler« in der Insulintherapie. Häufige Hypoglykämieepisoden stumpfen die hormonelle Hypoglykämie-Gegenregulation ab, die Hypoglykämie-Wahrnehmungsschwelle sinkt und die Gefahr schwerer Hypoglykämien (Definition: Patient kann sich nicht selbst helfen) steigt. Ein erhöhtes Risiko bieten Hypoglykämien für Patienten mit proliferativer Retinopathie, frischen Netzhautblutungen, Koronarinsuffizienz und Arrhythmien sowie mit Zerebralsklerose.
- Eine **Lipodystrophie** des subkutanen Gewebes wird begünstigt, wenn die Injektionen stets an der gleichen Stelle erfolgen. Bei nicht sachgerechter, intrakutaner Injektion können Ulzerationen, Nekrosen und umschriebene Atrophien auftreten;
- Lokalisierte und generalisierte **Hautreaktionen** können sich als allergische Reaktionen auf Insulin oder zugesetzte Depot- und Konservierungsstoffe entwickeln.

26.1.3 Intensivierte Insulintherapie

> **Die beste Blutzuckereinstellung wird mit der intensivierten Insulintherapie (ICT, auch Basis-Bolustherapie genannt) erreicht, sie ist bei jedem Typ-1-Diabetiker anzustreben.**

Beim Gesunden werden pro Tag ca. 45 I.E. Insulin sezerniert, davon ca. 50% postprandial. Deshalb wird bei der intensivierten Insulintherapie vor jeder Hauptmahlzeit (3- bis 4-mal) ein kurz wirkendes Insulin (**Normalinsulin, Insulin lispro, Insulin aspartat** oder **Insulin glulisin**) injiziert, und zwar je nach Höhe des Blutzuckers und Kohlenhydratmenge der Mahlzeit zwischen ca. 2 und 12 I.E. (0,5–2,5 I.E. pro BE, sog. **BE-Faktor**). Die basale Insulinsekretion beträgt etwa eine I.E. pro Stunde; sie ist am höchsten in den frühen Morgenstunden. Um diese zu ersetzen, ein intermediär- oder lang-wirkendes Insulin, z. B. **NPH-Insulin** (2- bis 4-mal täglich), **Insulin detemir** (Entfernung von Threonin B30, Kopplung der langkettigen Fettsäure Myristinsäure an Lysin B29; i. d. R. 2-mal täglich) oder **Insulin glargin** (Austausch von Aspartat A21 gegen Glycin, Addition von zwei Arginin-Resten in Positionen B31–32, i. d. R einmal täglich) injiziert. Etwa 50% der gesamten Tagesdosis sollten als Basisinsulin verabreicht werden.

Voraussetzung für die intensivierte Insulintherapie ist, dass der Patient seinen Blutzucker vor jeder Injektion selbst bestimmt, um hypoglykämische oder hyperglykämische Glucosekonzentrationen zu erkennen und die Dosis des schnellwirksamen Insulins entsprechend anzupassen. Moderne Injektionshilfen erleichtern die häufigen Injektionen von Insulin vor den Mahlzeiten (**Insulin-Pen**).

Die Zufuhr von Insulin kann auch über **Insulinpumpen** erfolgen, die zusätzlich zu einer basalen Insulin-Dosis auf Knopfdruck eine vorausberechnete Menge von Insulin über einen Kunststoffkatheter in das subkutane Gewebe injizieren. Die Insulinpumpenbehandlung ist besonders hilfreich, wenn es mit Insulininjektionen nicht gelingt, die Glukoseprofile über Nacht zu kontrollieren (sog. **Dawn-Phänomen**, Blutzuckeranstiege in der zweiten Nachthälfte durch Wachstumshormonsekretion) oder wenn eine besonders flexible Abstimmung auf besondere Anforderungen (z. B. Schichtdienst, Sport, Schwangerschaft) notwendig ist.

26.1.4 Konventionelle Insulintherapie

Wenn der Patient nicht bereit oder in der Lage ist, eine intensivierte Insulintherapie durchzuführen, ist die konventionelle Insulintherapie indiziert. Hierzu werden meistens $^2/_3$ der Tagesdosis (ca. 0,6 I.E./kg, muss individuell bestimmt werden) morgens als Mischung von Normalinsulin (z. B. 30%) mit einem Insulin von intermediärer Wirkdauer (70%, meist NPH-Insulin) vor dem Frühstück und $^1/_3$ als Mischinsulin vor dem Abendbrot injiziert. Variationen dieses Schemas sind möglich.

> **Die häufigsten Probleme bei konventioneller Therapie sind Hyperglykämien vor dem Frühstück und Hypoglykämien bei Auslassen oder Verschieben von Mahlzeiten.**

Ein Anstieg des Insulin-Bedarfs ist bei akuten Infektionen oder bei Patienten zu erwarten, die mit Glucocorticoiden oder Thiaziddiuretika behandelt werden sowie dann, wenn ein **Morbus Cushing** oder eine Hyperthyreose vorliegt. Körperliche Arbeit und sportliche Übungen senken den Insulin-Bedarf und können Hypoglykämien auslösen, wenn die Insulin-Dosis nicht angepasst wird.

26.1.5 Ernährungsmedizinische Aspekte der Therapie des Typ-1-Diabetes

Die Therapie des Typ-1-Diabetes erfordert eine intensive Schulung des Patienten. Er muss den **Kohlenhydratgehalt** (Berechnungseinheiten, 1 BE = 10–12 g Glucose-Äquivalente) einer Mahlzeit sicher schätzen können, weil hierauf die Insulinmenge abgestimmt wird. Hinsichtlich der Verteilung der Mahlzeiten über den Tag haben Patienten bei intensivierter Insulintherapie Variationsmöglichkeiten, wenn die basale Insulinversorgung sichergestellt ist und das schnellwirksame Insulin auf den Kohlenhydratgehalt der einzelnen Mahlzeit abgestimmt ist. Zu beachten ist die Tatsache, dass s.c. injiziertes Normalinsulin länger wirkt, als es nötig wäre, um eine einzelne Mahlzeit »abzudecken«. Dann ist häufig ein Snack 3–4 h nach der Hauptmahlzeit sinnvoll, um niedrige Blutzuckerwerte zu verhindern. Bei manchen Verzögerungsinsulinen ist zur Vermeidung nächtlicher Hypoglykämien (typischerweise 2–4 Uhr, d. h. zur Zeit des Wirkungsmaximums von NPH-Insulin) eine Spätmahlzeit (langsam resorbierbare Kohlenhydrate) sinnvoll.

Wird eine konventionelle Insulintherapie mit nur zwei täglichen Injektionen durchgeführt, müssen die Kohlenhydrate von 5–7 (kleineren) Mahlzeiten entsprechend dem Wirkprofil des Insulins verteilt werden.

Saccharose darf in begrenzter Menge verzehrt werden. Schwer mit Insulin zu kontrollieren sind allerdings größere, schnell resorbierbare Mengen (z. B. in zuckerhaltigen Getränken).

Neben dem (unabdingbaren) Aspekt der Abstimmung von Kohlenhydratanteilen und Insulin spielt bei Ernährungsempfehlungen für Patienten mit Typ-1-Diabetes das erhöhte kardiovaskuläre Risiko (»gesunde Ernährung«, d. h. fettbegrenzt, Eiweiß entsprechend dem Bedarf) und das Risiko, mit einer Insulintherapie Gewicht zuzunehmen (kalorienbegrenzt), eine Rolle. Deshalb wird heute eine kohlenhydrat- und ballaststoffreiche Ernährung empfohlen. Zu bevorzugen sind langsam resorbierbare Kohlenhydrate.

26.1.6 Besonderheiten in der Schwangerschaft

Besonders strenge Kriterien gelten für die Einstellung der schwangeren Diabetikerin. Die erhöhte Missbildungsrate, Morbidität und Mortalität des Kindes kann durch strenge Stoffwechselkontrolle sowie durch intensive geburtshilfliche Überwachung nahezu vollständig normalisiert werden. Bei Schwangeren sollten kapilläre Blutzuckerwerte zwischen 70 und 100 mg/100 ml nüchtern und <140 mg/100 ml 1 h postprandial sowie ein HbA_{1c} im Normbereich (<6,2%) angestrebt werden. Dieses Ziel ist nur durch eine intensivierte Insulintherapie zu erreichen, die präkonzeptionell, spätestens aber sofort nach Nachweis der Schwangerschaft eingeleitet wird.

26.1.7 Therapiekontrolle

Die Bestimmung der Blutglucose durch den geschulten Patienten ist integraler Bestandteil der intensivierten Insulintherapie. Der Blutzucker sollte vor den großen Mahlzeiten, vor dem Zu-Bett-Gehen und bei Besonderheiten (Hypoglykämie-Symptome, Sport, Autofahren) gemessen werden. Therapieschemata mit weniger Möglichkeiten zur Blutzuckerkorrektur (konventionelle Insulintherapie, Kombination **Bedtime-Verzögerungsinsulin** und orale Antidiabetika) erfordern eine deutlich geringere Häufigkeit der Blutzucker-Selbstkontrolle oder lediglich eine Harnzuckerkontrolle zum Nachweis einer ausreichenden Stoffwechselkontrolle.

Zusätzlich zur Selbstkontrolle muss die Stoffwechselführung ärztlich überwacht werden; dazu sind gelegentliche **Blutglucose-Bestimmungen** (Blutzucker-Tagesprofil: z. B. morgens nüchtern, 60–90 Minuten nach dem Frühstück, vor und 60–90 Minuten nach dem Abendessen) erforderlich und eine Bestimmung des »glykierten« Hämoglobin HbA_{1c}. Bei stabiler Stoffwechsellage und HbA_{1c} im Zielbereich ist die ärztliche Kontrolle alle 3 Monate (Gesundheitspass Diabetes), bei instabilem Stoffwechsel häufiger erforderlich.

26.2   Typ-2-Diabetes

26.2.1 Pathophysiologie und Therapieziele

Typ-2-Diabetes beginnt meist jenseits des 40. Lebensjahres (tritt heute aber bereits bei Jugendlichen und jungen Erwachsenen mit Übergewicht auf) und ist durch eine langsam progrediente Insuffizienz der β-Zellen des Pankreas, die mit Insulin-Resistenz einhergeht, charakterisiert. Nach entsprechender Dauer des Diabetes treten wie beim Typ 1 Retinopathie, Nephropathie, Neuropathie und Makroangiopathie auf. Die Daten einer großen klinischen Studie (UKPDS) zeigen, dass die Entwicklung dieser Sekundärkomplikationen auch beim Typ-2-Diabetes durch eine verbesserte Blutzuckereinstellung verzögert wird.

Therapieziel sollte eine möglichst normnahe Blutzuckerkontrolle bei Vermeidung schwerer Hypoglykämien sein (HbA_{1c}-Ziel mit 6,5–7% etwas niedriger als bei Typ-1-Diabetes). Nur bei älteren Patienten ist eine weniger stringente Kontrolle mit dem Therapieziel »Freiheit von akuten Diabetes-Symptomen« adäquat.

Patienten mit Typ-2-Diabetes sind in erster Linie durch eine **atherosklerotische Makroangiopathie** bedroht, die zu entsprechenden kardio- und zerebrovaskulären Ereignissen (Myokardinfarkt, Schlaganfall) führt. Die Ergebnisse mehrerer prospektiver klinischer Studien zeigen, dass die kardiovaskuläre Mortalität des Typ-2-Diabetikers nicht nur durch eine intensivierte Blutzuckereinstellung, sondern auch durch Blutdruckkontrolle (ACE-Hemmer, β-Blocker) und Lipidsenkung (Statine) signifikant reduziert werden kann. Außerdem sollte bei Patienten mit erhöhtem kardiovaskulären Risiko eine Thromboembolie-Primärprävention mit ASS vorgenommen werden.

26.2.2 Ernährungsmedizinische Aspekte der Therapie des Typ-2-Diabetes

Ein wesentliches Ziel der Therapie ist die **Gewichtskontrolle**, d. h. die Reduktion des erhöhten Körpergewichtes, was die Adipositas-assoziierte Insulin-Resistenz bessert. Nach Erstmanifestation lässt sich der Typ-2-Diabetes oft zunächst mit kalorienreduzierter Ernährung einstellen. Leider gelingt es nur selten, das reduzierte Gewicht dauerhaft zu halten. Die Fettzufuhr sollte begrenzt werden (30% der Kalorien), Eiweiß nicht mehr als bedarfsgerecht (ca. 15% der Kalorien), und Kohlenhydrate sollten überwiegend in Form langsam resorbierbarer Kohlenhydrate verzehrt werden (Vollkornbrot, Müsli usw.). Bei Insulinbehandlung müssen Kohlenhydratgehalt und Insulinwirkung aufeinander abgestimmt werden, bei Einsatz oraler Antidiabetika empfiehlt sich eine Verteilung auf mehrere eher kleine Mahlzeiten über den Tag. Die Gewichtskontrolle sollte durch ein auf die Leistungsfähigkeit abgestimmtes Bewegungsprogramm unterstützt werden (sog. **Lifestyle-Intervention**).

26.2.3 Metformin

Das Biguanid-Derivat Metformin wirkt bei Patienten mit einem Typ-2-Diabetes blutzuckersenkend, indem es vor allem die Glucoseabgabe der Leber durch eine Hemmung der Gluconeogenese senkt.

Wenn der Stoffwechsel nicht allein durch Diät und körperliche Aktivität befriedigend eingestellt werden kann, ist Metformin die 1. Wahl, da es im Gegensatz zu Insulin und Sulfonylharnstoffen keine weitere Gewichtszunahme bewirkt und nach der UKPD-Studie bei übergewichtigen Patienten besonders überzeugend wirkte: In der mit Metformin behandelten Gruppe war die Häufigkeit von Herzinfarkten nach 10 Jahren um 33%, in der mit Sulfonylharnstoffen oder Insulin behandelten Gruppe nur um 15% reduziert.

Gelingt mit Metformin allein keine ausreichende Stoffwechseleinstellung, kann die Substanz mit einem zweiten oralen Antidiabetikum (DPP-4-Inhibitor, Sulfonylharnstoff, Glitazon, α-Glucosidase-Hemmer) kombiniert werden. Diese Kombinationen sind wirksamer als eine Monotherapie mit Metformin oder Sulfonylharnstoffen.

Unerwünschte Wirkungen und Risiken. Häufige unerwünschte Wirkungen von Metformin sind gastrointestinale Symptome (Bauchschmerzen, Bauchkrämpfe, Diarrhoe).

Unter bestimmten Voraussetzungen kann Metformin das Auftreten einer Lactatazidose mit Koma und letalem Ausgang begünstigen (Häufigkeit 2,5–10 Fälle auf 100.000 Patientenjahre). Deshalb ist die Substanz kontraindiziert, wenn die Gefahr einer Gewebshypoxie besteht (bei Herzinsuffizienz, Lungenerkrankungen oder respiratorischer Azidose) sowie bei Alkoholabusus, eingeschränkter Leberfunktion, Pankreatitis, fieberhaften und konsumierenden Erkrankungen, prä- und postoperativen Zuständen und Abmagerungskuren. Da Metformin ausschließlich renal eliminiert wird, ist eine weitgehend normale Nierenfunktion Voraussetzung für die Therapie. Die Bestimmung der Serum-Kreatinin-Konzentration ist in halbjährigem Abstand zu wiederholen. Bei älteren Personen ist die Kreatinin-Clearance zu bestimmen. Bei Beachtung der Kontraindikationen und bei entsprechender Kontrolle der Therapie kann Metformin als sicheres Medikament gelten.

26.2.4 β-zytotrope Substanzen (Sulfonylharnstoffe, Glinide)

Blutzuckersenkende Sulfonylharnstoffe steigern die Insulinsekretion aus den β-Zellen des Pankreas. Sie sollten eingesetzt werden, wenn Kontraindikationen gegen Metformin vorliegen oder wenn die Monotherapie mit Metformin unzureichend ist. Da die Störung der Inselzellfunktion unter dieser Behandlung fortschreitet, ist ihre Wirkung zeitlich begrenzt.

Sulfonylharnstoffe dürfen nur so lange eingesetzt werden, wie sie eine gute Einstellung gewährleisten (Blutglucose unter 180 mg/100 ml im Tagesprofil, Harn glucosefrei); die Empfehlung, die weiter bestehende Wirksamkeit alle 2 Jahre durch einen **Auslassversuch** zu prüfen, wird in der Praxis selten befolgt. Bei Sekundärversagen kann eine Kombinationstherapie mit anderen oralen Antidiabetika versucht werden (z. B. Metformin mit Glitazon), meist wird aber eine Kombination mit Insulin oder eine Insulin-Monotherapie nötig werden.

Die Ergebnisse der UKPD-Studie haben gezeigt, dass eine intensive Blutzuckereinstellung mit **Glibenclamid** oder Insulin die Diabetes-assoziierten Komplikationen nach 10 Jahren signifikant (mikrovaskuläre Komplikationen um 24%, Myokardinfarkte um 15%) reduziert.

Unterschiede zwischen den einzelnen Sulfonylharnstoff-Derivaten bestehen in der Tagesdosis und in den pharmakokinetischen Parametern (Tab. 26.2). **Gliclazid, Glimepirid** und **Glibornurid** werden langsamer eliminiert. Glibenclamid hat eine Sonderstellung, da seine Wirkungsdauer wegen tiefer Kompartimente länger als die Eliminationskinetik ist; dies kann das Auftreten von protrahierten Hypoglykämien erklären.

Sehr kurz wirken die Carbamoyl-Benzoesäure-Derivate **Repaglinid** und **Nateglinid**, mit denen an die Mahlzeiten angepasste Serumspiegel erreicht werden können. Repaglinid wird durch CYP 2C8 inaktiviert, sodass die gleichzeitige Verabreichung eines zweiten CYP 2C8-Substrats (z. B. Gemfibrozil, kontraindiziert!) die Wirkung verlängern (Anstieg der Eliminationshalbwertszeit auf 3,7 h) und verstärken kann.

Unerwünschte Wirkungen und Risiken. Die wichtigste unerwünschte Wirkung der Sulfonylharnstoffe ist eine Hypoglykämie. An eine Hypoglykämie ist bei jedem Patienten zu denken, der Sulfonylharnstoffe einnimmt und cerebrale Ausfallserscheinungen zeigt. Besonders gefährdet sind Patienten mit unregelmäßiger Kohlenhydratzufuhr, Alkoholabusus oder Infektionskrankheiten. Ältere Patienten sollten wegen ihres höheren Hypoglykämie-Risikos mit kurz wirkenden Präparaten (z. B. **Gliquidon, Repaglinide, Nateglinide**) behandelt werden.

Schwere Hypoglykämien müssen durch **intravenöse Glucosegabe** behandelt werden, wobei die Blutzuckerkonzentration auf 120–180 mg/100 ml gehalten werden soll. Die Überwachung muss wegen der Rückfallgefahr über mindestens 3 Tage, d.h. stationär, aufrechterhalten werden. **Glucagon** (1 mg s.c. oder i.m.) bietet in der Akuttherapie der Hypoglykämie den Vorteil der subkutanen oder intramuskulären Applizierbarkeit (z B. durch Familienangehörige). Eine häufige unerwünschte Wirkung aller Sulfonylharnstoffe ist eine Gewichtszunahme, die mehrere kg Körpergewicht betragen kann.

Wechselwirkungen. Das Schicksal und die Wirkung der Sulfonylharnstoff-Derivate im Organismus kann durch viele andere gleichzeitig gegebene Arzneimittel (insbesondere mit hoher Eiweißbindung) beeinflusst werden (▶ Kap. 36). Deshalb sollte jeder Patient, der mit Sulfonylharnstoffen eingestellt ist und bei dem auf eine zusätzliche medikamentöse Therapie nicht verzichtet werden kann, in den folgenden Wochen genau beobachtet werden, damit hypoglykämische Re-

◻**Tab. 26.2.** Orale Antidiabetika. Übliche Dosierungen und Pharmakinetik

Arzneistoff	Handelsname	Tagesdosis [mg]	Halbwertszeit [h]	Renale/hepatische Elimination [%]
Sulfonylharnstoffe				
Glibenclamid	Euglucon N®, zahlreiche Generica, z. B. Glibratiopharm, GlibenHEXAL, Glibenclamid AL	3,5–10,5	2–5	50/50
Glimepirid	Amaryl®, zahlreiche Generica, z. B. Glimepirid-ratiopharm®, Amaryl®	1–6	5–6	62/38
Gliclazid	Diamicron Uno®	30–120	12	70/30
Gliquidon	Glurenorm®	30–90	1,5	5/95
Carbamoyl-Benzoesäure-Derivate				
Repaglinid	NovoNorm®	1,5–16	1	8/92
Nateglinid	Starlix®	180–360	1,5	83/17
Biguanide				
Metformin	Glucophage®, zahlreiche Generica, z. B. glucobon biomo®, Metformin-HEXAL®	850–2550	1,5–4,5	100/0
DPP4-Inhibitoren				
Sitagliptin	Januvia®	100	8–14	84/16
Vildagliptin	Galvus®	50–100	3	85/15
Saxagliptin	Onglyza®	5	3	75/25

aktionen, aber auch eine Verschlechterung der Stoffwechselführung so früh wie möglich erkannt werden.

26.2.5 Verzögerung der Resorption von Glucose und anderen Nährstoffen aus dem Darm

Eine Glättung der Blutzuckerspitzen wird erreicht, wenn Kohlenhydrate aus Nährstoffen mit niedrigem glykämischen Index wie z.B. aus Vollkornbrot oder Hülsenfrüchten aufgenommen werden. **Ballaststoffe** verzögern zudem die Magenentleerung und die Resorption von Kohlenhydraten.

Eine langfristig verbesserte Blutzuckereinstellung mit gesenkten HbA_{1c}-Konzentrationen lässt sich mit Hemmstoffen der α-Glucosidasen im Darm erreichen (**Acarbose**[1], **Miglitol**[2]). Der erzielte Effekt ist etwas geringer als der anderer oraler Antidiabetika, verstärkt aber in der Kombinationstherapie deren Wirkung. Es gibt Hinweise, dass Acarbose das Auftreten von kardiovaskulären Ereignissen, insbesondere Myokardinfarkten, reduziert. Ein Effekt auf die Mortalität sowie auf mikrovaskuläre Sekundärkomplikationen ist allerdings nicht belegt.

Nachteilig ist, dass Kohlenhydrate durch die Resorptionsverzögerung die von Bakterien besiedelten Darmabschnitte erreichen, wo sie unter Gasentwicklung abgebaut werden. Hierdurch kommt es gelegentlich (bei bis zu 15% der Patienten) zu Flatulenz, Meteorismus, Bauchschmerzen und Durch-

fällen, was bei einem Teil der Patienten zum Therapieabbruch führt. Durch eine einschleichende Dosierung lassen sich diese unerwünschten Wirkungen oft vermeiden. Wichtig ist, dass Patienten, die zusätzlich andere blutzuckersenkende Substanzen erhalten, darüber informiert sind, dass eine Hypoglykämie mit Traubenzucker, nicht mit Brot oder Haushaltszucker (Saccharose) behandelt werden muss, wenn Acarbose eingenommen wurde.

Der Lipasehemmstoff **Orlistat**[3] reduziert die Fettresorption und kann zur Unterstützung einer Reduktionsdiät eingesetzt werden. Er bewirkt innerhalb eines Jahres eine um 4 kg höhere Gewichtsabnahme als nur mit Diät. Störende Konsequenzen der Primärwirkung sind Fettstühle, häufige Defäkation und unfreiwilliger Stuhlabgang.

26.2.6 Glitazone

Die Thiazolidindion-Derivate **Rosiglitazon**[4] und **Pioglitazon**[5] sind aktivierende Liganden des nukleären Rezeptors PPARγ. Sie stimulieren die Transkription von Genen, die am Glucose- und Lipidstoffwechsel beteiligt sind, und induzieren die Neu-

---

1 Glucobay®
2 Diastabol®
3 Xenical®
4 Avandia®
5 Actos®

bildung von Fettzellen. Dadurch bewirken sie eine Umverteilung von Triglyzeriden aus Leber, Muskel und Pankreas in subkutane Fettdepots und reduzieren die Insulin-Resistenz bei Typ-2-Diabetes. Die Therapie mit Glitazonen führt zu einer Senkung der Nüchternblutglucose und des HbA_{1c}, wobei der volle therapeutische Effekt erst nach 2–8 Wochen eintritt. Pioglitazon bewirkt eine moderate Senkung der kardiovaskulären Mortalität (18%, PROactive-Studie), während ein Effekt von Rosiglitazon auf die diabetischen Sekundärkomplikationen bislang nicht gezeigt werden konnte (RECORD-Studie).

Thiazolidine sind zur Monotherapie und Kombinationstherapie mit Metformin oder Sulfonylharnstoffen zugelassen, Pioglitazon auch in Kombination mit Insulin.

Unerwünschte Wirkungen. In der Monotherapie bewirken Glitazone keine Hypoglykämie. In Kombination mit Sulfonylharnstoffen oder Metformin können sie aber deren Wirkung verstärken und deshalb Hypoglykämien begünstigen.

Glitazone können eine Flüssigkeitsretention mit Ödemen verursachen; sie begünstigen daher das Auftreten einer Herzinsuffizienz und sind bei manifester Herzinsuffizienz kontraindiziert. Sie verursachen nahezu immer eine Gewichtszunahme, die auf die erhöhte Wassereinlagerung, aber auch auf die verstärkte Neubildung von Fettzellen zurückzuführen ist. Häufig wird eine Anämie beobachtet, die auf die Flüssigkeitsretention und/oder eine das Knochenmark deprimierende Wirkung zurückgeführt wird. Rosiglitazon erhöht das Gesamt-Serumcholesterin (LDL- und HDL-Cholesterin), während Pioglitazon die Triglyceride senkt.

> ❗ Beide Glitazone erhöhen das Frakturrisiko distaler Extremitäten insbesondere bei Frauen. Für Rosiglitazon wurden Fälle von Leberversagen berichtet. Glitazone sind deshalb bei Leberfunktionsstörungen kontraindiziert; bei Anstieg der Leberenzyme müssen sie abgesetzt werden.

26.2.7 DPP-4-Inhibitoren und GLP-1-Rezeptor-Agonisten

DPP-4-Inhibitoren (**Sitagliptin**[6], **Vildagliptin**[7], **Saxagliptin**[8]) sind eine neue Klasse oraler Antidiabetika, die das Enzym Dipeptidyl-Peptidase 4 hemmen und dadurch den Abbau des vom Darm freigesetzten Glucagon-like-Peptide (GLP-1) verzögern. GLP-1 stimuliert die postprandiale Insulinsekretion und hemmt die Glucagonsekretion; Sitagliptin und Vildagliptin bewirken daher eine Senkung des Blutzuckers und des HbA1c, die quantitativ der Wirkung von Metformin und Sulfonylharnstoff-Derivaten entspricht. Im Gegensatz zu Sulfonylharnstoffen senken sie nicht den normalen Blutzucker und verursachen daher keine Hypoglykämie. Unter einer Monotherapie mit DPP-4-Inhibitoren kommt es nicht zu einer Gewichtszunahme. Wegen ihres im Vergleich mit Sulfonylharnstoffen (keine Hypoglykämien) und Glitazonen (keine Gewichtszunahme) günstigen Wirkungsprofils können sie zur Intensivierung der Therapie in Kombination mit Metformin, dessen Wirkung sie verstärken, eingesetzt werden.

DPP-4-Inhibitoren sind sehr gut verträglich; die in klinischen Studien bislang beobachteten unerwünschten Wirkungen (Harnwegsinfekte, Kopfschmerzen) waren nicht signifikant häufiger als unter Placebo. Langzeiterfahrungen liegen allerdings noch nicht vor; insbesondere ist nicht bekannt, inwieweit Sekundärkomplikationen des Diabetes reduziert werden. Sitagliptin und Saxagliptin, aber nicht Vildagliptin, sind Substrate von CYP3A4 und können deshalb den Abbau anderer CYP3A4-metabolisierter Substanzen hemmen.

GLP-1-Rezeptor-Agonisten (**Exenatide**[9], **Liraglutid**[10]) sind Peptide, die den GLP-1-Rezeptor in den Langerhans'schen Inseln aktivieren. Exenatide wird zweimal täglich vor dem Frühstück und dem Abendessen subkutan injiziert (HWZ 2,4 h, Liraglutid einmal täglich (HWZ 12–15 h). Die Peptide senken nicht nur den postprandialen Blutzucker und das HbA1c, sondern bewirkt auch eine unter der Therapie anhaltende Senkung des Körpergewichts (3–5 kg). Sie verursachen selbst keine Hypoglykämien, können aber Sulfonylharnstoff-induzierte Hypoglykämien verstärken. Als unerwünschte Wirkungen werden Übelkeit, Brechreiz und Erbrechen insbesondere zu Beginn der Behandlung beobachtet. Unter der Therapie mit Exenatide wurden mehrere Fälle akuter Pankreatitis beobachtet. Deshalb sollte Exenatide bei Vorliegen typischer Risikofaktoren für Pankreatitis (Gallensteine, Alkoholabusus) nicht eingesetzt werden, obwohl ein kausaler Zusammenhang mit der Therapie nicht sicher ist. Die Substanzen sind eine Therapieoption, wenn mit oralen Antidiabetika keine ausreichende Blutzuckerkontrolle erreicht wurde und deshalb eine Insulintherapie begonnen werden müsste. Ein Vorteil für den Patienten ist, dass unter Exenatide und Liraglutid im Gegensatz zur Insulintherapie keine häufigen Blutzuckerkontrollen notwendig sind. Langzeiterfahrungen liegen bislang nicht vor; das Nutzen-Risiko-Verhältnis im Vergleich zur Insulintherapie kann deshalb nicht abschließend beurteilt werden.

26.2.8 Insulintherapie des Typ-2-Diabetikers

Ist eine Einstellung mit Diät und oralen Antidiabetika nicht mehr ausreichend, wird eine Insulin-Behandlung erforderlich, zu der es sehr unterschiedliche Ansichten und Empfehlungen gibt. Vorübergehend kann die tägliche Injektion eines Verzögerungsinsulins (Bedtime-Insulin) mit oralen Antidiabetika kombiniert werden, langfristig wird man allerdings entweder eine konventionelle oder eine intensivierte Insulintherapie durchführen müssen. Die Entscheidung, ob intensiv behandelt wird, hängt von Alter, Lebenserwartung, Begleiterkrankungen und Motivation des Patienten ab. Eine normnahe Blutzuckereinstellung ist wünschenswert, da sie die Häufigkeit von Sekundärkomplikationen senken kann (UKPD- und ADVANCE-Studie), darf aber nicht mit häufigen hypoglykämischen Episoden erkauft werden. Therapieschemata, die ohne Rücksicht auf Hypoglykämien normnahe HbA_{1c}-Werte

---

6 Januvia®, Xelevia®

7 Galvus®

8 Onglyza®

9 Byetta®

10 Victoza®

erzwingen, führten zu einem signifikanten Anstieg der Mortalität (22%, ACCORD-Studie).

Der Insulinbedarf ist bei Typ-2-Diabetes je nach der Schwere der Sekretionsstörung und der Insulinresistenz sehr variabel (ca. 20–300 I.E.; im Mittel ca. 75 I.E.) und muss individuell festgestellt werden. Wichtigste unerwünschte Wirkung ist die Hypoglykämie (Häufigkeit schwerer Hypoglykämien 2,3–11 Fälle pro 100 Patientenjahre). Die Insulintherapie bewirkt eine stärkere Gewichtszunahme als die Therapie mit Sulfonylharnstoffen, in den Jahren nach Beginn um ca. 5–7 kg im Mittelwert.

26.3 Hyperglykämische Entgleisungen (diabetisches »Koma«)

Die Behandlung des diabetischen Komas hat zum Ziel:
- Wasser- und Elektrolytverluste auszugleichen;
- den Blutzucker zu normalisieren und
- den Säure-Base-Haushalt zu normalisieren.

Das ketoazidotische Koma tritt bei absolutem Insulinmangel, d. h. überwiegend bei Typ-1-Diabetes auf. Die Patienten befinden sich in einer **hypertonen Volumenkontraktion** (▶ Kap. 6.1.1). Das Ausmaß des Flüssigkeitsdefizits lässt sich, bevor Elektrolytbefunde vorliegen, am Hämatokrit und, wenn das normale Körpergewicht bekannt ist, an der Gewichtsabnahme abschätzen. Es erreicht 5–10 l und wird durch Infusion isotoner Kochsalzlösung korrigiert.

Die Infusion von Insulin senkt den Blutzucker, hemmt die Ketonkörperbildung und korrigiert meistens die Azidose, ohne dass Alkali zugeführt werden muss. Natriumhydrogencarbonat sollte nur bei pH von ≤7,1 und lebensbedrohlichem Schock infundiert werden.

Das Serum-Kalium ist anfangs normal oder erhöht (»Pseudohyperkaliämie«), da der Intrazellulärraum zur Kompensation der Azidose Kalium- gegen Wasserstoff-Ionen austauscht (▶ Kap. 6.1.3). Wenn sich jedoch die Azidose unter der Therapie zurückbildet, strömen Kalium- im Austausch gegen Wasserstoff-Ionen in den Intrazellulärraum zurück; akut tritt eine schwere **Hypokaliämie** auf. Das Kaliumdefizit kann 10% des gesamten Körperkaliums erreichen (ca. 5 mmol/kg KG).

Die **Ketoazidose** ist ein lebensbedrohliches Ereignis, auch wenn fast alle Patienten überleben. Eine besondere Komplikation ist das Hirnödem (Behandlung möglichst früh mit **Mannitol**[11]), das bei zu rascher Korrektur von Hyperglykämie und Flüssigkeitsdefizit auftreten kann. Es wird empfohlen, nicht mehr als 4 l Flüssigkeit/m^2 und Tag zu infundieren. Plasmaosmolarität, die Konzentrationen von Blutglucose und Natrium-Ionen im Plasma sollten verfolgt und ein Abfall der Osmolarität um mehr als 5 mmol/h entsprechend einem Blutzucker-Abfall von ca. 100 mg/dl/h vermieden werden.

> ### Dosierung
>
> **Therapie des ketoazidotischen Komas:**
> - **Flüssigkeitsersatz:** Infusion von 4–6 l isotoner NaCl-Lösung in 12 h. In den ersten 60 Minuten 1 l, auch schon vor Krankenhausaufnahme, in der zweiten und dritten Stunde je 1 l unter Beachtung des zentralen Venendrucks, in der vierten und fünften Stunde je 500 ml, Rest in den nachfolgenden 7 h.
> - **Insulin:** intravenöse Infusion von rasch wirkendem Insulin (z. B. 6 I.E./h oder 0,1 I.E./kg/h), bis die Blutzuckerwerte auf ca. 250 mg/100 ml abgesunken sind. Danach 3 I.E./h (0,05 I.E./kg/h), und Infusion von Glucose (5%), bis die metabolische Azidose überwunden, der Patient fähig zu essen ist und auf subkutane Insulin-Injektionen umgestellt wird.
> - **Zufuhr von Kalium-Ionen:** Bei Plasma-Kalium <4 mmol/l: Zusatz von 20 mmol/l KCl zur Kochsalz-Infusion, bei <3 mmol/l: Verdopplung des Zusatz auf 40 mmol KCl/l. Messung der Kalium-Konzentration im Plasma zunächst alle 2 h, später alle 4 h; Sollwert: 4–5 mmol/l. Das EKG sollte fortlaufend überwacht werden. Um eine Hyperkaliämie zu vermeiden muss sichergestellt sein, dass die Niere ausreichend ausscheidet.

Das **nicht-ketotische hyperosmolare Koma** ist ein lebensbedrohlicher Zwischenfall bei Patienten mit Typ-2-Diabetes. Die begrenzten Insulin-Reserven dieser Patienten reichen aus, um eine Ketoazidose zu verhindern; es geht jedoch Glucose und damit Lösungswasser mit dem Urin verloren. So kommt es zu einer Hypovolämie und hypertonen Volumenkontraktion.

Die Behandlung unterscheidet sich von derjenigen des ketoazidotischen Komas vor allem in zwei Punkten: Das Flüssigkeitsdefizit ist noch ausgeprägter als bei der Ketoazidose, dafür ist der Insulinbedarf geringer.

> ### Dosierung
>
> **Behandlung des nicht-ketotischen hyperosmolaren Komas:**
> - Infusion von NaCl-Lösung wie bei ketoazidotischem Koma. Die Osmolarität der Infusionslösung richtet sich nach der im Plasma, bei extremer Hypernatriämie (>150 mmol/l) können hypotone NaCl-Lösungen eingesetzt werden;
> - Bei Blutzuckerwerten <250 mg/dl zusätzlich Infusion von Glucose 5% und
> - Infusion von Insulin (ca. 3 I.E./h)

---

11 Osmofundin®, Mannit® Lösung

In Kürze

Typ-1-Diabetes (absoluter Insulinmangel) wird immer mit Insulin behandelt, in der Regel nach dem Schema der ICT (intensivierte Therapie). Bei Typ-2-Diabetes (Insulinresistenz mit progredienter Insulinsekretionsstörung) kommt eine Stufentherapie zum Einsatz, beginnend mit oralen Antidiabetika (erste Wahl Metformin, alternativ Sulfonylharnstoffe/Glinide, DPP4-Inhibitoren, Glitazone, Glucosidasen-Hemmstoffe), später Kombinationen (z. B. Metformin/DPP4-Inhibitor), Kombination eines oralen Antidiabetikums mit Insulin, schließlich Insulin-Monotherapie als intensivierte oder konventionelle Therapie.

Zur Insulintherapie stehen mehrere Insulin-Derivate und -Zubereitungen zur Verfügung, die sich durch ihre Pharmakokinetik (Wirkungseintritt, Wirkungsdauer) unterscheiden. Langwirkende Insuline decken den basalen Bedarf, der postprandiale Blutzucker wird mit kurzwirkenden Insulinen gesenkt.

Zusätzlich zur Pharmakotherapie benötigt der Patient eine Schulung zu Therapiezielen und Therapiedurchführung (Schätzung der Kohlenhydrataufnahme, ggf. Anpassung der Insulindosis), zu gesunder Ernährung mit dem Ziel Gewichtskontrolle, zu angemessener körperlicher Aktivität und zu individueller Harn- und Blutzuckerselbstkontrolle.

Bei normnahen Blutzucker- und HbA1c-Werten werden mikro- und makrovaskuläre Sekundärkomplikationen des Diabetes mellitus reduziert. Die Blutzuckereinstellung wird aber durch die Gefahr von Hypoglykämien begrenzt; schwere Hypoglykämien müssen vermieden werden. Bei Patienten mit Typ-2-Diabetes sollten zudem weitere Risikofaktoren für makrovaskuläre Komplikationen (Hypercholesterinämie, Hypertonie) intensiv behandelt werden.

Weiterführende Literatur ▶ www.springer.com

27 Schlafstörungen

H. Fink, R. Hellweg

27.1 Erkennung und Beseitigung von Schlafstörungen

Schlaf ist ein zyklisch wiederkehrender Erholungszustand des Organismus, bei dem das Gehirn aktiv ist. Schlafstörungen sind ein Mangel an Quantität oder Qualität von Schlaf. Sie können Krankheitswert besitzen und eine Behandlung erfordern.

Etwa 10% der Erwachsenen leiden an Schlafstörungen, die das Wohlbefinden und die Leistungsfähigkeit beeinträchtigen. Das Auftreten von Schlafstörungen ist abhängig von Alter, physischer und psychischer Belastung, vom Hormonstatus und von der beruflichen Tätigkeit. In Deutschland hat ein Viertel aller Hausarztpatienten Schlafstörungen. Unter diesen Allgemeinarztpatienten mit Insomnie befinden sich mehr Frauen als Männer sowie ein überraschend hoher Anteil Jugendlicher; mehr als zwei Drittel der Patients leiden länger als ein Jahr unter Schlafbeschwerden.

Unter den Schlafstörungen (Dyssomnien) nehmen die **Durch- und Einschlafstörungen** den größten Anteil ein. Sie führen zu einer deutlichen Verkürzung der Gesamtschlafzeit.

Als **Ursachen der Dyssomnien** kommen folgende intrinsische und extrinsische Faktoren in Betracht:
- Exogene (umgebungsbedingte) Faktoren, z. B. Lärm, zu hohe Temperaturen
- Organische Faktoren, die z. B. durch Herzerkrankungen, hormonelle Störungen oder Schmerzen bedingt sein können
- Psychische/psychotische Faktoren, z. B. bei Vorliegen einer Depression, Schizophrenie oder von Angststörungen
- Pharmakogene Faktoren, ausgelöst durch Einnahme, z. B. von Methylxanthinen, Antidepressiva und paradoxe Reaktion auf z. B. Benzodiazepine
- Entzug von z. B. Benzodiazepinen

Störungen des Schlaf- und Wach-Rhythmus (chronobiologische Störungen) treten oft bei Schichtarbeit oder nach Langstreckenflügen auf.

Die **Hyposomnie** wird dann als eigenständige (chronische) Krankheit betrachtet, wenn sie trotz Wegfalls der auslösenden Faktoren weiter besteht oder in keinem angemessenen Verhältnis zu den auslösenden Faktoren steht.

Eine Behandlung von Schlafstörungen muss v. a. darauf ausgerichtet sein, Ursachen bzw. Störfaktoren zu beseitigen. Eine medikamentöse Therapie ist immer nur symptomatisch und wegen der unerwünschten Wirkungen bestimmten Einschränkungen unterworfen.

Eine **medikamentöse Therapie** empfiehlt sich:
- zur Entlastung bei akuten, reaktiven Schlafstörungen, die durch bestimmte extreme Situationen ausgelöst wurden;
- bei einer länger dauernden, nicht bereits medikamentös behandelten Schlafstörung, um die Angst vor dem »Nicht-Einschlafen-Können« zu nehmen und
- zur Unterstützung der Therapie bei anderen organischen oder psychischen Grunderkrankungen.

Die Therapie ist bei chronischer, vorbehandelter Schlafstörung mit besonderer Vorsicht (in der Regel nicht länger als 3 Wochen!) durchzuführen, um die Entwicklung von Abhängigkeiten zu vermeiden. Eine intermittierende Einnahme von Schlafmitteln (maximal an 3–5 Abenden pro Woche) wird auch als wirksam und sinnvoll angesehen.

27.2 Behandlung von Schlafstörungen mit Hypnotika

Von einem Hypnotikum wird erwartet, dass es bei guter Wirksamkeit die zyklisch ablaufenden Schlafphasen nicht stört, möglichst frei von unerwünschten Wirkungen ist und auch nicht zu Toleranz und Abhängigkeit führt. Der Patient soll das Empfinden eines erholsamen Schlafes haben. Keines der in der Therapie verwendeten Hypnotika erfüllt bisher diese Idealvorstellungen. Die Vor- und Nachteile der einzelnen Hypnotika müssen sorgfältig abgewogen werden.

> **Eingesetzte Hypnotika**
> - Benzodiazepine und andere Agonisten am GABA-A-Rezeptor-Komplex
> - Histamin-H_1-Rezeptor-Antagonisten
> - Melatonin
> - Chloralhydrat
> - Pflanzliche Präparate
> - Zunehmend werden Antidepressiva zur Behandlung sekundärer und auch primärer Schlafstörungen verordnet.

Insgesamt ist in Deutschland die Verordnungshäufigkeit von Hypnotika zu Lasten der gesetzlichen Krankenkassen seit Anfang der 1990er-Jahre zurückgegangen. Einzig bei den Benzodiazepinrezeptoragonisten ohne Benzodiazepinstruktur (Z-Drugs wie Zolpidem, Zopiclon und Zaleplon) kam es zu einem Anstieg im Verordnungsvolumen. Allerdings wurde festgestellt, dass die Zahl der insgesamt abgegebenen Packungen an Hypnotika gleich geblieben ist. Es wird vermutet, dass mehr Benzodiazepine und Z-Drugs auf Privatrezept verordnet werden.

Die Verordnung von **Antidepressiva** zur Behandlung von Schlafstörungen hat stark zugenommen. Sie werden nicht nur bei Komorbidität oder Überschneidung mit Depression und generalisierter Angsterkrankung sondern auch mittlerweile bei primärer Insomnie empfohlen.

27.2.1 Benzodiazepine

Pharmakodynamik

Benzodiazepine stellen eine Gruppe von strukturverwandten Substanzen dar, die sich in ihrem Wirkungsspektrum ähneln. Benzodiazepine wirken aktivierend auf die zentrale GABAerge Transmission. Sie sind Agonisten an der Benzodiazepin-Bindungsstelle des GABA-A-Rezeptors und verstärken allosterisch die Hemmantwort zentraler Neurone auf den Neurotransmitter GABA. Die hypnotische Wirkungsstärke eines Benzodiazepin-Derivats korreliert mit seiner Affinität zur Benzodiazepin-Bindungsstelle.

Benzodiazepine zeigen neben einer hypnotischen auch anxiolytische, antikonvulsive und muskelrelaxierende Wirkungen (▶ Kap. 8.5.2).

Unterschiede im Wirkungsspektrum der einzelnen Benzodiazepin-Derivate werden wie folgt erklärt:

- Der GABA-A-Rezeptor ist ein Ligand-gesteuerter Chloridkanal, der aus 5 Untereinheiten (meist zwei α-, zwei β-Untereinheiten und eine γ-Untereinheit) besteht. Eine α1-, α2-, α3- oder α5-Untereinheit bildet zusammen mit einer γ-Untereinheit eine allosterische Benzodiazepinbindungsstelle. Die α1-Untereinheit vermittelt die **sedativen, hypnotischen, antikonvulsiven und amnestischen** Effekte, während die α2-Untereinheit mit **anxiolytischen und motorischen** Effekten in Verbindung gebracht wird. Auch über die α3-Untereinheit soll eine muskelrelaxierende Wirkung vermittelt werden, und die α5-Untereinheit spielt eine Rolle bei **assoziativen Gedächtnisprozessen**. Das Wirkspektrum der Benzodiazepine ist zudem dosisabhängig: In niedriger Dosis werden anxiolytische Effekte ausgelöst, mit steigender Dosierung kommt es zu Sedation, Muskelrelaxation und Schlafförderung. Mit hohen Dosen kann ein Status epilepticus unterdrückt werden.
- Es hat sich gezeigt, dass Benzodiazepine mit geringerer Rezeptoraffinität ein geringeres Potenzial für das Entstehen von **Toleranz und Abhängigkeit** als hochaffin bindende aufweisen.
- Die unterschiedlichen pharmakokinetischen Eigenschaften tragen zu den unerwünschten Wirkungen bei. Kurzwirkende Verbindungen verursachen kaum **Überhangeffekte**, jedoch können Absetzphänomene (**rebound insomnia**) schon am frühen Morgen nach der abendlichen Einnahme auftreten. Häufigkeit und Schweregrad der rebound insomnia korrelieren auch mit der Rezeptoraffinität der Verbindung. Langwirkende Benzodiazepine führen zu Überhangeffekten und zur **Kumulation**.

Benzodiazepin-Hypnotika beschleunigen und erleichtern den Schlafeintritt, vermindern das nächtliche Aufwachen und erhöhen die Gesamtschlafzeit. Im EEG wird der Phasenablauf des Schlafes verändert, d. h., das zweite Stadium des Non-REM-Schlafes und die Latenzzeit bis zur ersten REM-Periode werden verlängert und die Zeit des REM-Schlafes etwas verkürzt. Bereits kleine Dosen vermindern die Spontanaktivität und die Reizantwort der Formatio reticularis. Die kortikale Erregung wird durch die erhöhte Aktivität von GABA-Neuronen im Thalamus gedämpft.

Unerwünschte Wirkungen

- Am Tag nach der Einnahme können **Überhangeffekte** (hang-over) auftreten. Die Patienten wirken sediert, verschlafen und psychomotorisch beeinträchtigt. Die auftretenden Ataxien und Koordinationsstörungen bei älteren Patienten können Stürze (mit Frakturen) begünstigen.
- Die alveoläre Ventilation wird vermindert, die Dauer von **Schlafapnoe** nimmt insbesondere bei älteren Patienten zu.
- Benzodiazepine führen akut zu Gedächtnisstörungen in Form von **anterograden Amnesien**. Deshalb und zur

Vermeidung unkontrollierten Verhaltens sollten die Benzodiazepine unmittelbar vor dem Schlafengehen eingenommen werden. Nach Daueranwendung werden Verschlechterungen der psychomotorischen und kognitiven Funktionen beobachtet, die auch nach größeren Einnahmepausen bestehen bleiben.

- Die **rebound insomnia** tritt nach einmaliger Einnahme von kurz wirkenden Benzodiazepinen schon am frühen Morgen auf und kann mit Angsterscheinungen am Tage verbunden sein.
- In seltenen Fällen werden **paradoxe Wirkungen** (Angst, Schlaflosigkeit, Halluzinationen, Alpträume) oder bei einer längeren Einnahmedauer depressive Symptome ausgelöst oder verstärkt (Suizidtendenzen).
- Die teratogene Potenz wird als gering eingeschätzt. Da Benzodiazepine plazentagängig sind, können sie die Funktionen des ZNS der Feten beeinflussen. Bei Neugeborenen wurden akute Wirkungen und Entzugserscheinungen (**floppy infant syndrome**) beobachtet.
- Benzodiazepine treten in die Muttermilch über.
- Die **ZNS-dämpfenden** Wirkungen anderer Pharmaka und von Ethanol werden **verstärkt**.

Nach **wiederholter Einnahme** von Benzodiazepinen können sich schon nach wenigen Wochen **Toleranz und Abhängigkeit** (Risiko bei 30%) entwickeln. Deshalb sollen sie möglichst niedrig dosiert und die Dosis schon in der ersten Behandlungswoche reduziert bzw. die Dosierintervalle vergrößert werden. Eine dauerhafte Einnahme kann auch zu Gewichtszunahme und psychischen Veränderungen führen. Benzodiazepine sollten im Allgemeinen nicht länger als 3 Wochen verordnet werden.

Wird ein Dauergebrauch abrupt beendet, kommt es zu **Entzugserscheinungen**, die ein breites Spektrum an Symptomen (Angstzustände, Schlaflosigkeit, Erregungszustände bis hin zu psychotischen Erscheinungen, Tremor, Krämpfe, Metallgeschmack, Reizüberempfindlichkeit, Anorexie) umfassen. Um Entzugserscheinungen zu vermeiden wird eine schrittweise Dosisreduktion empfohlen.

Die **therapeutische Breite** der Benzodiazepine ist groß, da der maximal durch GABA ausgelöste Effekt nicht gesteigert werden kann. Die **akute Toxizität** der Benzodiazepine ist deshalb auch gering. Bei älteren Patienten mit respiratorischer Insuffizienz und bei stark alkoholisierten Patienten wurden jedoch nach i.v. Gabe von Benzodiazepinen Todesfälle beschrieben.

Kontraindiziert sind Benzodiazepine bei bekannter Überempfindlichkeit, Medikamenten-, Drogen- und Alkoholabhängigkeit, Kindern, Jugendlichen, Stillenden und Vorliegen eines akuten Engwinkelglaukoms.

Therapeutische Anwendung

Die Benzodiazepine werden nach ihrer **Wirkdauer** eingeteilt und entsprechend als Ein- oder Durchschlafmittel eingesetzt.

Kurzwirkende Benzodiazepine. Zu den kurzwirkenden Benzodiazepinen zählen **Brotizolam** sowie **Triazolam** (◘ Tab. 27.1). Beide zeigen eine gute hypnotische Wirksamkeit, doch nimmt diese infolge rascher Toleranzentwicklung bei wiederholter

◘Tab. 27.1. Kurzwirkende Benzodiazepine

Wirkstoff	Handelsname (Beispiele)	Dosis [mg]	Zeit bis zur maximalen Plasmakonzentration [h]	Bioverfügbarkeit [%]	$t_{1/2}$ [h]	Bemerkung
Brotizolam	Lendormin®	0,125–0,25	1	70	3–8	Aktive Metabolite
Triazolam	Halcion®	0,25 (0,125 für Ältere)	0,7–2,3	First-pass-Effekt	2,0–3,5	Aktive Metabolite ($t_{1/2}$ = 4 h)

Einnahme ab. Bei abruptem Absetzen entwickeln sich schnell ausgeprägte Reboundeffekte (Angst- und Verwirrtheitszustände, Halluzinationen, depressive Verstimmungen, Aggression). Eine häufige unerwünschte Wirkung ist die anterograde Amnesie. Triazolam hat eine hohe Rezeptoraffinität und sollte bei älteren Patienten niedrig dosiert werden. Letale Ausgänge von Intoxikationen sind beschrieben worden.

Mittellangwirkende Benzodiazepine. Zwei oft als Hypnotika angewandte Arzneistoffe aus der Reihe der mittellangwirkenden Benzodiazepine sind **Temazepam** und **Lormetazepam**. Im Vergleich zu kurz und lang wirkenden Benzodiazepinen nehmen diese Stoffe hinsichtlich der Geschwindigkeit der Toleranzentwicklung, der Stärke der rebound insomnia, der Sedationseffekte am Tage und dem Auftreten von Übererregbarkeitserscheinungen eine Mittelstellung ein (◘ Tab. 27.2).

Langwirkende Benzodiazepine. Flurazepam, **Nitrazepam** und **Flunitrazepam** sind langwirkende Benzodiazepin-Hypnotika, die meist als Durchschlafmittel eingesetzt werden. Bei wiederholter Einnahme ist die Stoffakkumulation zu beachten. Eine sedierende Wirkung am folgenden Tag ist auch schon bei einmaliger Anwendung zu beobachten (◘ Tab. 27.3).

Flunitrazepam hat eine hohe Affinität zum Benzodiazepin-Rezeptor. Die Wirkung von Flunitrazepam wird z. T. auch über den α_2-Adrenozeptor vermittelt. Flunitrazepam führt zu einer ausgeprägten **Toleranzentwicklung** und nach Absetzen zu deutlichen Entzugserscheinungen. Es wird von Drogenabhängigen missbraucht und darf daher auf keinen Fall Drogenabhängigen oder Patienten mit Abhängigkeitsanamnese verschrieben werden.

27.2.2 Andere Agonisten am GABA-A-Rezeptor: »Z-Substanzen« (◘ Tab. 27.4)

Zolpidem

Zolpidem ist ein kurz wirkendes Hypnotikum mit einer Imidazolpyridinstruktur und wird sehr häufig als Einschlafmittel verordnet. Es bindet relativ selektiv als voller Agonist an der

◘Tab. 27.2. Mittellangwirkende Benzodiazepine

Wirkstoff	Handelsname (Beispiele)	Dosis [mg]	Zeit bis zur maximalen Plasmakonzentration	Bioverfügbarkeit [%]	$t_{1/2}$ [h]	Bemerkung
Temazepam	Planum®, Remestan	10–20	20–40 min	80–90	10–14	Keine aktiven Metabolite
Lormetazepam	Noctamid®, Lormetazepam-AL	1 (0,5 für Ältere)	1 h	80	10–13	Keine aktiven Metabolite

◘Tab. 27.3. Langwirkende Benzodiazepine

Wirkstoff	Handelsname (Beispiele)	Dosis [mg]	Zeit bis zur maximalen Plasmakonzentration [h]	Bioverfügbarkeit [%]	$t_{1/2}$ [h]	Bemerkung
Flunitrazepam	Flunitracepam-ratiopharm®, Rohypnol®,	0,5–1,0	1,2	80–90	10–30	Aktive Metabolite
Flurazepam	Staurodorm® Neu Dalmadorm®	15–30	0,5	30–60	0,7–2	Aktiver Metabolit ($t_{1/2}$=100 h)
Nitrazepam	Magadan®, Radedorm®	2,5–10	0,7–2	54–98	25–30	Aktiver Metabolit

☐ Tab. 27.4. Andersartige Agonisten am GABA-A-Rezeptor

Wirkstoff	Handelsname (Beispiele)	Dosis [mg]	Zeit bis zur maximalen. Plasmakonzentration [h]	Bioverfügbarkeit [%]	$t_{1/2}$ [h]	Bemerkung
Zolpidem	Zolpidem-ratiopharm®, Stilnox®	10 (5 für Ältere)	0,5–3	70	2–3	Keine aktiven Metabolite
Zopiclon	Zopiclon-ratiopharm®, Ximovan®	7,5	1–2,5	80	5	Metabolite medizinisch nicht relevant; Proteinbindung nur 45%
Zaleplon	Sonata	10 (5 für Ältere)	1	30	1	Keine aktiven Metabolite

α1-Untereinheit der Benzodiazepin-Bindungsstelle. Anxiolytische und muskelrelaxierende Wirkungen fehlen deshalb. Von Vorteil ist die Wasserlöslichkeit der Substanz. Wenn Dosis und Anwendungsvorschriften eingehalten werden, verstärkt Zolpidem das vierte Schlafstadium, verändert die REM-Phasen nicht, und die in Einzelfällen berichteten schweren zentralen Nebenwirkungen werden vermieden. Bis jetzt wurden kaum Toleranzeffekte, Entzugserscheinungen bzw. rebound insomnia beobachtet. Die Angaben in der Literatur sprechen mehrheitlich für ein eher geringes Abhängigkeitspotenzial. Trotzdem soll Zolpidem nicht bei bekannter Benzodiazepinabhängigkeit verordnet werden.

Unerwünschte Wirkungen. Nach Zolpidem treten selten Erbrechen, visuelle Störungen oder Schwindel auf.

Zaleplon

Zaleplon, ein Pyrazolopyrimidin, unterscheidet sich ebenfalls strukturell von den Benzodiazepinen. Zaleplon bindet wahrscheinlich auch selektiv an die α1-Untereinheiten des GABA-A-Rezeptors. Anxiolytische und muskelrelaxierende Wirkungen fehlen. Es wirkt schnell und kurz, deshalb bleiben die Schlafphasen unbeeinflusst. Zaleplon ist besonders zur Behandlung von **Einschlafstörungen** geeignet. In klinischen Studien gibt es bisher keine Hinweise für psychomotorische Beeinträchtigungen am nächsten Tag oder Entzugserscheinungen. Ein Abusus durch Patienten mit vorbestehendem Arzneimittelmissbrauch wird für möglich gehalten.

Zopiclon

Das Cyclopyrrolonderivat ist ebenfalls ein Agonist am GABA-A-Rezeptor, zeigt jedoch keine Selektivität für die α1-Untereinheit wie Zolpidem. Zopiclon bindet allerdings mit höherer Affinität an der α1-Untereinheit als die Benzodiazepine. Zopiclon hat keine muskelrelaxierende Wirkung, da es nicht an den peripheren GABA-A-Rezeptorkomplexen bindet. Die hypnotische Wirkung von Zopiclon ist mit der Wirkung von kurz wirkenden Benzodiazepinen vergleichbar.

Zopiclon hat im Vergleich zu den Benzodiazepinen eine schwächere Wirkung auf den Phasenablauf des Schlafes und löst keine rebound insomnia aus. Die Patienten fühlen sich am nächsten Morgen frisch. Es wird angenommen, dass Zopiclon

auch ein geringeres Abhängigkeitspotenzial aufweist. Eine schnelle Toleranzentwicklung ist möglich. Zopiclon ist als Racemat im Handel.

Das (S)-Enantiomer (**Eszopiclon**) hat eine höhere Affinität zum GABA-A-Rezeptor und verbessert bereits in Dosen von 1–2 mg das Einschlafen und in Dosen von 2–3 mg die Schlafdauer und -qualität ohne Beeinträchtigung am nächsten Tag. Eszopiclon ist das einzige Schlafmittel, für das die FDA (Food and Drug Administration) eine Anwendung länger als 35 Tage erlaubt hat. Die Markteinführung in Deutschland steht noch aus.

Unerwünschte Wirkungen. Zopiclon soll Patienten mit **psychischen Erkrankungen nicht** verordnet werden, da es zu Übererregbarkeit führen kann. Häufig wird über bitteren metallischen Geschmack geklagt. Die Kontraindikationen entsprechen denen der Benzodiazepine.

27.2.3 Histamin-H$_1$-Rezeptor-Antagonisten

Antagonisten am Histamin-H$_1$-Rezeptor lösen eine hypnotische Wirkung durch ihren Angriff im ventralen posterioren Hypothalamus aus. Die REM-Schlafphasen werden vermindert. **Diphenhydramin** und **Doxylamin** sind als Einzelstoffe verfügbar oder in Kombinationspräparaten enthalten. Beide Substanzen sind nur apotheken- aber nicht rezeptpflichtig (☐ Tab. 27.5).

Unerwünschte Wirkungen. Die unangenehmen Atropin-ähnlichen Begleitwirkungen (z. B. Miktionsstörungen, Mundtrockenheit, Obstipation) beugen einer Abhängigkeitsentwicklung vor. Diphenhydramin kann zudem Photosensibilisierungen auslösen. Bei älteren Menschen können Verwirrtheitszustände auftreten. Bei Vergiftungen stehen Herzkreislaufwirkungen (Störungen der kardialen Erregungsleitung) und zentrale anticholinerge Symptome mit deliranten Erregungszuständen bis hin zu Krampfanfällen im Vordergrund. Die Behandlung der Vergiftung – nicht zuletzt aufgrund der antiemetischen Wirkungen der H$_1$-Rezeptor-Antagonisten – erfordert einen erheblichen intensivmedizinischen Aufwand. In Kombination mit Alkohol werden die ZNS-Wirkungen ver-

◻Tab. 27.5. H1-Rezeptor-Antagonisten

Wirkstoff	Handelsname (Beispiele)	Dosis [mg]	Zeit bis Wirkungseintritt [min]	Bioverfügbarkeit [%]	$t_{1/2}$ [h]	Bemerkung
Diphenhydramin	Vivinox®	25–50	15–30	40–60	5–8	
Doxylamin	Sedaplus®	25–50	30	>90	9–10	90% renal unverändert ausgeschieden

stärkt. Vorsicht ist geboten, wenn andere sedierende Medikamente eingenommen werden. Aufgrund einer QT-Zeit-Verlängerung können z. B. im Zusammenhang mit der Einnahme von Antiarrhythmika kardiotoxische Effekte auftreten.

27.2.4 Melatonin

Melatonin wird im Pinealorgan während der Dunkelphase aus Serotonin synthetisiert. Zahlreiche Untersuchungen weisen darauf hin, dass Melatonin zum endogenen **zirkadianen Rhythmus** des Menschen beiträgt und dass eine Melatoningabe positive Wirkungen auf Schlafeintritt und Schlaftiefe hat. Die hypnotische Wirkung von exogen zugeführtem Melatonin ist am stärksten, wenn der endogene Melatoninspiegel niedrig ist (z. B. im Alter) bzw. der REM-Schlaf bei den Patienten gestört ist. **Circadin®** enthält Melatonin in Retardform und ist zur Behandlung der primären Insomnie bei **älteren Patienten** (ab 55 Jahre) zugelassen (◻ Tab. 27.6). Melatonin ist gut verträglich, gelegentlich kann es zu Reizbarkeit, Rastlosigkeit, Albträumen und auch Mundtrockenheit oder Verstopfung kommen.

Aber auch bei sekundären Schlafstörungen als Folge von Demenz, Schizophrenie oder Depression und bei gestörtem zirkadianen Rhythmus durch Schichtarbeit oder Fernreisen (**Jet-lag**) haben Melatonin-haltige Präparate Wirkungen gezeigt.

Ein Melatonin-Analogon, das eine höhere Affinität zu den MT1- und MT2-Rezeptoren hat, jedoch nicht an der MT3-Bindungsstelle und auch nicht an GABA-, Dopamin- oder Opiodrezeptoren bindet, ist **Ramelteon**. Eine Zulassung in Deutschland ist nicht erfolgt.

27.2.5 Chloralhydrat

Chloralhydrat wird seit vielen Jahren als mildes Schlafmittel auch bei älteren Patienten eingesetzt. Es verursacht kaum Störungen der Schlafphasen und sehr selten paradoxe Reaktionen.

Bei länger dauernder Gabe kann sich eine Enzyminduktion mit deutlichem Wirkungsverlust entwickeln. Wie von halogenierten Kohlenwasserstoffen bekannt, können unerwünschte kardiale Wirkungen auftreten, die die therapeutische Breite einschränken. Kontraindikationen sind Lebererkrankungen und Störungen der kardialen Erregungsleitung. Aufgrund des schlechten Geschmacks wird es oral in Form von Kapseln oder rektal verabreicht. Chloralhydrat hat eine geringe therapeutische Breite und eine starke lokal reizende Wirkung (◻ Tab. 27.6).

27.2.6 Weitere hypnotisch wirkende Arzneimittel

Antidepressiva

Zu depressiven Zuständen gehören fast immer Schlafstörungen. Daher können mit Antidepressiva mit dämpfenden und schlafanstoßenden Wirkungen, beispielsweise **Amitriptylin**[1], **Trazodon**[2], **Trimipramin**[3], **Doxepin**[4] und **Mitrazapin**[5], de-

---

1 Amitriptylin-neuraxpharm®, Amineurin®
2 Trazodon-neuraxpharm®, Thombran®
3 Trimipramin-neuraxpharm®, Stangyl®
4 Aponal®, Doxepin-ratiopharm®
5 Mitrazapin STADA®, Remergil®

◻Tab. 27.6. Melatonin und Chloralhydrat

Wirkstoff	Handelsname (Beispiele)	Dosis [mg]	Zeit bis Wirkungseintritt [min]	Bioverfügbarkeit	$t_{1/2}$	Bemerkung
Melatonin	Circadin®	2	60–120	15% ausgeprägter First-pass-Effekt	3,5–4 h	Einnahme über 3 Wochen
Chloralhydrat	Chloraldurat®	250–500	30	Ausgeprägter First-pass-Effekt	4 min! (Trichlorethanol 7 h)	Weitere Metabolite ($t_{1/2}$=80 h); Kumulation möglich

pressionstypische Schlafstörungen erfolgreich behandelt werden. Diskutiert wird gegenwärtig, ob dämpfende Antidepressiva auch Schlafgestörten ohne Vorliegen einer Depression gegeben werden sollten. Insbesondere ältere Menschen sollten mit neueren Antidepressiva ohne anticholinerge Wirkungen, z. B. Mitrazapin, behandelt werden. Antidepressiva haben kein Abhängigkeitspotenzial, weshalb sie sich auch zur Behandlung chronischer Schlafstörungen eignen.

Neuroleptika

Nieder- und mittelpotente Neuroleptika (**Melperon**[6], **Pipamperon**[7], **Promethazin**[8]) können bei psychotisch bedingten Schlafstörungen oder bei älteren Patienten mit sehr starken Unruhezuständen indiziert sein (▶ Kap. 8). Allerdings ist mit der Auslösung extrapyramidal-motorischer Störungen zu rechnen.

Phytopharmaka

- Verschiedene pflanzliche Präparate aus **Baldrian, Hopfen** etc. werden zur Behandlung von Schlafstörungen verwendet, erfreuen sich großer Beliebtheit und zeigen kaum unerwünschte Wirkungen. Gleichwohl bestehen Zweifel an ihrer Wirksamkeit.

L-Tryptophan[9]

- L-Tryptophan soll einen hypothetischen Serotoninmangel bei chronischen Schlafstörungen in den zentralen Raphekernen ausgleichen. Die akute Toxizität ist gering, über eine Langzeittherapie liegen keine Erfahrungen vor. Es wird angenommen, dass nach Überdosierung oder in Kombination mit anderen die serotonerge Aktivität verstärkenden Arzneimitteln (z. B. SSRI) ein **Serotonin-Syndrom** ausgelöst werden kann.

Clomethiazol

- Clomethiazol[10] wird hauptsächlich zur Behandlung von Prädilir, Delirium tremens und akuter Entzugssymptomatik eingesetzt und soll nur dann von einem erfahrenen Arzt als Hypnotikum angewendet werden, wenn Schlafstörungen bei älteren Menschen in der Klinik nicht anders behandelt werden können. Atem- und Kreislaufdepression kommen vor allem nach i.v. Gabe und bei hoher Dosierung vor. Wegen einer Gefahr der Gewöhnung und des Missbrauchs soll mit Clomethiazol nur maximal 1–2 Wochen behandelt werden (dann ausschleichen – Gefahr von Krampfanfällen). Alkohol kombiniert mit Clomethiazol kann zu Atemdepression mit Todesfolge führen.

In Kürze

Mehr als 10% der Erwachsenen leiden an einer behandlungsbedürftigen Schlafstörung. Wichtigste Maßnahme ist die Beseitigung der Ursachen und Störfaktoren. Eine Pharmakotherapie kann symptomatisch und vorübergehend durchgeführt werden mit:

- Benzodiazepinen, die nach ihrer Wirkdauer unterschieden werden. Kurzwirkende Benzodiazepine (Brotizolam, Triazolam) verursachen häufig rebound insomnia. Lang wirkende Benzodiazepine (Flurazepam, Nitrazepam, Flunitrazepam) führen zu Überhangeffekten und Kumulation. Die mittellangwirkenden Benzodiazepine (Temazepam, Lormetazepam) nehmen auch hinsichtlich der unerwünschten Wirkungen eine Mittelstellung ein. Nach wiederholter Einnahme (wenige Wochen) von Benzodiazepinen können sich Toleranz und Abhängigkeit entwickeln. Deshalb sollen sie möglichst niedrig dosiert werden, schon bald die Dosis reduziert bzw. das Dosierintervall vergrößert werden und nicht länger als drei Wochen verordnet werden.
- Chemisch andersartige Hypnotika mit Angriff am GABA-A-Rezeptorkomplex: Zolpidem, Zaleplon und Zopiclon sind kurz wirkend. Die unerwünschten Wirkungen sind im Vergleich zu den kurzwirkenden Benzodiazepinen schwächer ausgeprägt.
- Histamin-H_1-Rezeptor-Antagonisten: Diphenhydramin und Doxylamin lösen neben hypnotischen auch unangenehme anticholinerge Wirkungen aus. Vergiftungen sind mit erheblichem intensivmedizinischen Aufwand zu behandeln. Die Präparate sind nicht rezeptpflichtig.
- Chloralhydrat kann auch bei älteren Patienten eingesetzt werden. Es stört die Schlafphasen kaum, ist jedoch lokal reizend und kann unerwünschte kardiale Wirkungen auslösen.
- Pflanzliche Präparate: Sie sind beliebt, werden gut vertragen, doch bestehen Zweifel an ihrer Wirksamkeit.
- Antidepressiva werden immer häufiger zur Behandlung von sekundären und auch primären Schlafstörungen eingesetzt.
- Neuroleptika können bei älteren Menschen mit starken Unruhezuständen indiziert sein.
- Clomethiazol darf nur als Ultima ratio bei älteren Klinikpatienten angewendet werden.

Weiterführende Literatur ▶ www.springer.com

---

6 Melperon-ratiopharm®, Melneurin®
7 Dipiperon®, Pipamperon-neuraxpharm®
8 Promethazin-neuraxpharm®, Atosil®
9 Ardeydorm®, L-Tryptophan-ratiopharm®
10 Distraneurin®

28 Anfallserkrankungen

H. Bigalke, R. Benecke

28.1 Allgemeine Vorbemerkungen

5–6% der Menschen erleiden in ihrem Leben einen Krampfanfall, $1/10$ von ihnen, also 6 aus 1000, werden auf Dauer behandlungsbedürftig, 3–4 von ihnen werden unter der Behandlung völlig anfallsfrei, 2 werden wesentlich gebessert, und weniger als 2 Patienten von 1000 sind therapieresistent. Einige Formen epileptischer Erkrankungen des Kindesalters können nach der Pubertät spontan remittieren, so dass sich eine weitere medikamentöse Therapie erübrigt. Die Behandlung der Epilepsie wird vorwiegend durch einen Neurologen und den Hausarzt durchgeführt. Dies ist aus mehreren Gründen im wohlverstandenen Interesse des Patienten:

- Die Epilepsie ist keine einheitliche Erkrankung, sondern nur ein Oberbegriff für recht unterschiedliche Erkrankungen mit unterschiedlich guter Prognose.
- Der Neurologe kann durch eine genaue Diagnostik zu einer Aussage darüber kommen, ob die Epilepsieform des Patienten erblich ist.
- Der Neurologe kann die am besten geeigneten Arzneimittel auswählen, wenn er vorher durch geeignete diagnostische Maßnahmen Ursprung und Art des Krampfleidens erkannt hat. Gerade aber die Therapie mit den am besten geeigneten Arzneimitteln und die Bereitschaft des Patienten, seine Lebensumstände der Erkrankung anzupassen, sind die beste Garantie dafür, dass er in Schule, Beruf und Freizeit durch die Therapie am wenigsten behindert ist.
- Es gibt Epilepsieformen, die durch eine Operation ein für allemal beseitigt werden können.
- Es muss nicht bei jeder Epilepsieform schon nach dem ersten Anfall behandelt werden (dies gilt besonders für die sog. Fieberkrämpfe bei Kindern), aber das sollte ein Neurologe entscheiden.

28.2 Ätiologie und Pathophysiologie – Bedeutung für die Prophylaxe

Neben einer genetischen Disposition zu Krampfleiden gibt es viele somatische Ursachen, die allein oder in Kombination zu epileptischen Erkrankungen führen können.

Eine genetische Disposition zu Krampfleiden kann durch somatische Ursachen unter Umständen manifest werden. Somatische Ursachen:

- Pränatale, perinatale und postnatale Läsionen; eine häufige Ursache für Epilepsien bei Neugeborenen und Kleinkindern.
- Selten sind degenerative Erkrankungen Ursache für eine Epilepsie.
- Raumfordernde Prozesse verlangen besondere Aufmerksamkeit, weil sie häufig operativ behandelbar sind. Raumfordernd sind z. B. Hirntumoren, Metastasen, Blutungen, Abszesse und Aneurysmen. Auch Meningitiden, Enzephalitiden und Ischämien können Krampfanfälle auslösen.
- Als metabolische Ursachen kommen Hypoglykämie, Hypokalzämie, Hypomagnesiämie, Hyponatriämie, Hypoxie, Alkalose, Mangel an Vitamin B_6 (z. B. unter der Therapie mit **Isoniazid**[1]), intrazelluläre Wasseranreicherung,

Schwangerschaftstoxikose, Niereninsuffizienz, ADH-Sekretionsstörung, Hyperbilirubinämie, Leberinsuffizienz, Morbus Addison sowie Eiweißstoffwechselstörungen in Frage.
- Durch verschiedene Arzneimittel kann die Krampfbereitschaft erhöht werden, wie beispielsweise durch Theophyllin, zentralwirkende Analeptika und durch Isoniazid, Phenothiazine und trizyclische Antidepressiva, H_1-Rezeptor-Antagonisten, Penicilline und Cephalosporine in hohen Dosen, Gyrasehemmern, Östrogene und Pyrazol-Derivate. Bei vielen Vergiftungen (z. B. mit Organophosphaten, Cocain) besteht erhöhte Krampfbereitschaft.
- Eine Erhöhung der Krampfbereitschaft tritt auch ein nach Absetzen bestimmter Arzneimittel wie Tranquilizer, Sedativa, Hypnotika, Opioide und anderer Arzneimittel mit zentral dämpfenden Eigenschaften und insbesondere nach dem Entzug von Alkohol!
- Es ist bekannt, dass bei gegebener Disposition bzw. beim Vorliegen einer sog. Reflexepilepsie epileptische Anfälle durch rhythmische akustische, optische oder taktile Reize ausgelöst werden können. Besonders idiopathische Epilepsien mit Grands maux können auch durch zu wenig Schlaf oder durch falsche Schlafzeiten provoziert werden.

Die Einteilung der Epilepsien erfolgt streng nach der Symptomatik. **Fokale Anfälle** beschränken sich auf einen Körperabschnitt oder eine Körperhälfte, **generalisierte Anfälle** breiten sich auf beide Körperhälften aus. Tritt bei fokalen Anfällen ein Bewusstseinsverlust auf, spricht man von **komplexen Anfällen**. Entsprechend dem Verlauf und der Art der Muskelkontraktionen werden die generalisierten Anfälle in Untergruppen unterteilt.

Die Auswahl des Arzneimittels zur Behandlung einer Epilepsie erfolgt an Hand des Anfalltyps (◘ Tab. 28.1).

28.3 Grand-mal-Status

Ein Grand-mal-Status liegt dann vor, wenn Anfälle im Abstand von ca. 5–15 Minuten rezidivieren, ohne dass der Patient im krampffreien Intervall das Bewusstsein wiedererlangt.

Der Grand-mal-Status mit Grand-mal-Anfällen ist ein lebensbedrohliches Ereignis. Auch bei optimaler Therapie muss mit einer **Letalität von bis zu 10%** gerechnet werden. Die Ursachen hierfür sind unter anderem Herz- und Atemstillstand, Hirn- oder Lungenödem, Hyperthermie oder eine sekundär eingetretene Aspirationspneumonie. Folgeerscheinungen sind bleibende oder nur schwer reversible, neurologische und/oder psychische Störungen.

Ursache eines Grand-mal-Status kann der abrupte Abbruch einer antiepileptischen Therapie sein.

Maßnahmen bei Grand-mal-Status

Vor Ort wird der Patient in eine Lage gebracht, die eine Selbstverletzung verhindert; Zahnprothesen werden entfernt (in anfallsfreier Periode) und die Atemwege freigehalten. Differenzial-

---

1 Tebesium®, Isozid®

■ Tab. 28.1. Einteilung der Epilepsien

Anfallsform	Unterformen	Symptome	Arznei 1. Wahl	Arznei 2. Wahl (Monotherapie)
Fokal	Einfache Anfälle	Lokalisierte motorische, sensorische, vegetative, psychische oder kombinierte Überaktivität	Carbamazepin[2], Oxcarbazepin[3], Lamotrigin[4]	Phenytoin[5], Gabapentin[6]
	Komplexe Anfälle	Siehe oben, mit Verlust des Bewusstseins	Carbamazepin	Phenytoin
	Sekundär generalisierte Anfälle	Siehe oben, dann weiter ausbreitend	Carbamazepin	Valproinsäure[7]
Generalisiert (mit/ohne Bewusstseins-verlust)	Absencen	Sekundendauernde Eintrübung des Bewusstseins	Ethosuximid[8]	Valproinsäure
	Myoklonische Anfälle	Symmetrische oder asymmetrische Muskelkontraktion	Valproinsäure	Clonazepam[9]
	Tonische Anfälle	Anstieg des Muskeltonus		
	Atonische Anfälle	Verlust des Muskeltonus		Carbamazepin
	Klonische Anfälle	Bewusstseinsverlust, generalisierte, tonische Spasmen		
	Tonisch-klonische Anfälle	Kombination aus obigen Formen		

diagnostisch ist zu bedenken, dass es sich um hypoglykämische oder hypoxische Krämpfe handeln kann. Ein bereits beendeter Anfall bedarf keiner nachträglichen Notfalltherapie.

Dosierung

Initialtherapie des Grand-mal-Status (z. B. durch den Notarzt):

- Venösen Zugang schaffen
- **Diazepam:** 0,25 mg/kg in 4–8 min. i.v.; alternativ: jede Minute 1/4 der Gesamtdosis i.v. (Bolus)
- **Phenytoin** (Bolusinjektion): 10–20 mg/kg in 10 min i.v. (Erwachsene), 10 mg/kg in 10 min i.v. (Kinder).
- Cave: Überwachung der Herzfunktion!
- Ohne venösen Zugang: 10 mg Diazepam[10] rektal (Erwachsene); 5 mg Diazepam rektal (Kinder von 1/2 bis 3 Jahre) bei Sistieren der Krämpfe: erneuter Versuch der Schaffung eines venösen Zugangs
- Bei Atemdepression: Maskenbeatmung (10 l/min O_2)

Der Patient wird, falls nötig, bei Sauerstoffbeatmung und laufender Infusion von Phenytoin sofort in die Klinik verlegt. Folgende Angaben sind für den aufnehmenden Klinikarzt von Bedeutung:

- Was ist zur Person des Patienten bekannt?
- Welche Antiepileptika wurden vom Notarzt in welcher Dosis zu welcher Uhrzeit gegeben?
- War der Patient am Ende der Injektion bewusstlos?

Wenn der intravenöse Zugang noch nicht besteht, wird er nach Klinikaufnahme geschaffen. Die Infusion von Diazepam und Phenytoin wird in den vorstehend genannten Dosierungen nachgeholt bzw. wiederholt. Wenn die Krämpfe nicht sistieren, muss der Patient auf einer Intensivstation weiterbehandelt werden, weil für die weitere Arzneitherapie die kontinuierliche Kontrolle von Kreislauf und Atmung notwendig wird und der Patient unter Umständen maschinell beatmet werden muss.

Begleitende Diagnostik. Die intensivmedizinische Standarddiagnostik informiert bereits über einen Teil der Ursachen, die zum Grand-mal-Status beigetragen haben können: Hyponatriämie, Hypocalcämie, Wasser-Intoxikation, Hypoglykämie. Die zusätzliche Diagnostik soll u. a. die Frage beantworten, ob der Patient sein Antiepileptikum ordnungsgemäß eingenommen hat und welche Faktoren den Grand-mal-Status ausgelöst haben könnten.

Nach der Verlegung auf die Normalstation soll dort bereits die Aufklärung und Beratung des Patienten durch den Neurologen, die neurologische Diagnostik und gegebenenfalls die Einstellung des Patienten auf eine geeignete medikamentöse Therapie erfolgen.

---

2 Tegretal®, Timonil®
3 Trileptal®, Timox®
4 Lamictal®, Lamotrigin HEXAL®
5 Zentropil®, Phenhydan®
6 Gabapentin HEXAL®, Gabapentin-ratiopharm®
7 Orfiril®, Ergenyl®
8 Petnidan®, Suxilep®
9 Rivotril®, Antelepsin®
10 Diazepam-ratiopharm® Zäpfchen, Diazepam STADA®, Faustan®

Dosierung

Intensiv-medizinische, stationäre Behandlung des Grand-mal-Status:

- Monitoring von Blutdruck, Atmung, EKG, Blutgasen und Plasmakonzentration der Antiepileptika
- Infusion von physiologischer Kochsalzlösung, Bolusinjektion von 50 ml Glucose (50%)
- **Diazepam:** 10–20 mg in 4–8 min. i.v. (Erwachsene); 5–10 mg in 2–4 min i.v. (Kinder); alternativ: jede Minute $^1/_4$ der Gesamtdosis i.v. als Bolus
- **Phenytoin:** 250–500 mg in 10 min. i.v. (Erwachsene), 10 mg/kg in 10 min. i.v. (Kinder)
- Cave: Überwachung der Herzfunktion!
- **Phenytoin (Perfusor):** 25–50 mg/min bis zu einer Gesamtdosis von 17 mg/kg Körpergewicht, obwohl noch nicht zugelassen, wird in vielen Kliniken (Heilversuch) alternativ **Valproat** als Bolusinjektion (1000 mg/h) sowie als kontinuierliche intravenöse Erhaltungstherapie (400 mg/h) bei Erwachsenen eingesetzt

Bei Persistenz des Status:

- **Diazepam** (s. oben). Bei bestehender Persistenz
- Intubation und assistierte Beatmung! **Thiopental**[11] 200 mg in 2 min als Bolusinjektion

Bei bestehender Persistenz:

- **Thiopental:** 4–15 mg/min (Perfusor) über 24 h
- **Clomethiazol**[12]**:** (bei Grand-mal-Status infolge Alkoholkrankheit) 40–100 ml 8%-ige Lösung i.v. innerhalb 10 min; schneller Wirkungseintritt! Im Erfolgsfall: Reduktion der Infusionsgeschwindigkeit auf 1–0,5 ml/min

---

28.4 Maßnahmen zur Einleitung einer medikamentösen Dauerbehandlung

28.4.1 Aufklärung, Führung und Beratung durch den Hausarzt

In der Regel kennt der Hausarzt die Lebensumstände und die Arzneimittel- und Fremdstoffzufuhr seines Patienten am besten. Der Neurologe sollte vom Hausarzt Informationen zu folgenden Fragen erhalten: Wie ist der Schlafrhythmus des Patienten? Ist er ein Nachtarbeiter? Ist er im Schichtdienst tätig? Welchen Beruf übt er aus und besteht ggf. der Verdacht auf eine Exposition gegen Chemikalien im Beruf oder in der Freizeit? Ist das Fernsehen seine hauptsächliche Feierabendbeschäftigung? Wurde er wegen Kopfschmerzen behandelt oder hat er darüber geklagt? Bestehen Sehstörungen? Besteht eine Hypertonie und welche antihypertensiven Arzneimittel nimmt der Patient ein? Wie wurden frühere Schwangerschaften vertragen? Besteht jetzt eine Schwangerschaft? Hat das Gewicht in den vergangenen Wochen zugenommen und war dies Folge einer Wassereinlagerung? Welche anderen Erkrankungen bestehen? Wie hoch ist der Alkoholkonsum (sehr

wichtige Frage, die der Hausarzt meist zutreffender beantwortet als der Patient!)? Besteht Abhängigkeit von Cocain, Opiaten, Appetitzüglern oder Tranquilizern? Es ist ebenfalls auf den Missbrauch von Designerdrogen (Ecstasy u. a.) zu achten. Nimmt die Patientin oder der Patient Analgetika, Antidepressiva oder Kontrazeptiva ein? Wurde sie (er) mit Penicillinen, Cephalosporinen oder Gyrasehemmern behandelt?

28.4.2 Aufklärung und Beratung durch den Neurologen

Die Diagnostik epileptischer Erkrankungen ist nicht Gegenstand dieses Kapitels. Nach Stellung der Diagnose müssen die Entscheidungen über weitere Maßnahmen getroffen werden.

- Besteht eine Indikation zu einem neurochirurgischen Eingriff?
- Trifft dies zu, benötigt der Patient i. d. R. eine medikamentöse Therapie bis zum Operationstermin. Carbamazepin und Valproat haben sich hierfür bewährt.
- Welche prophylaktischen Maßnahmen können dem Patienten empfohlen werden?
- Angesichts des weit verbreiteten Alkoholismus und der Abhängigkeit von Tabletten und Rauschmitteln ist die Abstinenz von Ethanol, Rauschmitteln und Sedativa bei sehr vielen Patienten die wichtigste Prophylaxe. Je nach Epilepsieform muss der Schlaf-Wach-Rhythmus geregelt werden.
- Besteht eine Indikation zum Beginn der medikamentösen Dauertherapie?
- Wenn nicht mehr als ein Anfall pro Jahr auftritt, sehen die meisten Therapeuten von einer medikamentösen Therapie ab. Probleme um die Fahrerlaubnis (Kraftfahrer sollen zwei Jahre anfallsfrei sein) oder im Beruf kann jedoch die Einleitung der Therapie notwendig machen.
- Wenn der Krampf Folge des Entzugs von Ethanol oder Rauschmitteln war, besteht zunächst kein Anlass für eine Arzneitherapie.

Empfehlungen beim Auftreten von Fieberkrämpfen im Kindesalter

- Beginn der antikonvulsiven Dauertherapie schon nach dem ersten Anfall: bei manifesten Hirnschäden, bei längerer Anfallsdauer (15 min), bei fokalen Anfällen und fortdauernden pathologischen Veränderungen im EEG nach dem Anfall.
- Beginn der antikonvulsiven Dauertherapie nach dem zweiten Anfall: bei familiärer Disposition, wenn Anfälle im ersten Lebenshalbjahr oder nach dem vierten Lebensjahr auftreten, wenn an einem Tag zwei oder mehr Anfälle auftreten.

▼

---

11 Trapanal®, Thiopental-Rotexmedica®
12 Distraneurin®

— Der Nutzen einer intermittierenden Prophylaxe von Fieberkrämpfen mit Antiepileptika ist durch kontrollierte Studien nicht erwiesen. Am wichtigsten ist die rechtzeitige Senkung der erhöhten Körpertemperatur mit Paracetamol[13]. Zusätzlich wird Diazepam rektal gegeben.

— Welche Aufklärung und Beratung erhält der Patient beim Beginn der Dauertherapie mit Antiepileptika? Die Regelmäßigkeit der Tabletteneinnahme ist die wichtigste Voraussetzung für den Erfolg der Therapie. Der Patient erhält hierfür schriftliche Anweisungen, die die Uhrzeiten für die Tabletteneinnahme, die für den Patienten verständliche Bezeichnung der Tabletten sowie deren Zahl enthalten. Die Verordnung einer Dosette ist sehr zu empfehlen. Andere Arzneimittel, besonders frei verkäufliche, dürfen nicht ohne Zustimmung des Arztes eingenommen werden. Falls ein anderer Arzt aufgrund einer anderen Erkrankung Arzneimittel verordnet, muss der Patient ihn auf die bestehende Dauertherapie mit Antiepileptika hinweisen, weil Antiepileptika mit anderen Arzneimitteln unverträglich sein können. Wenn die verordneten Antiepileptika eine Enzyminduktion verursachen, müssen Patienten darüber aufgeklärt werden, dass die Sicherheit oraler Kontrazeptiva nicht mehr gewährleistet ist (◘ Tab. 28.4). Ein nichtmedikamentöses Verfahren für die Kontrazeption sollte erwogen werden. Auf jeden Fall sollte der Therapeut auf die besonders zu Beginn der Behandlung auftretenden unangenehmen Begleitwirkungen der Antiepileptika hinweisen. Die Patienten erhalten einen Anfallskalender, den sie genau ausfüllen müssen. Die Eintragungen ermöglichen erstens, mit möglichst geringen Dosen eines Medikamentes zu behandeln (das ist für die geistige Entwicklung epileptischer Kinder wichtig). Zweitens können die Ergebnisse solcher Eintragungen auch dazu ermutigen, nach mehreren Jahren regelmäßiger Einnahme das Ausschleichen aus der medikamentösen Therapie zu wagen.

28.4.3 Führung der Dauertherapie durch den Hausarzt und den Neurologen

Nach einem halben Jahr Therapie wird der Patient in der Regel auf das für ihn beste Antiepileptikum in optimaler Dosierung eingestellt sein. Nachuntersuchungen sollen im Abstand von 6 Monaten erfolgen. Man untersucht, welches Ausmaß die unerwünschten Wirkungen angenommen haben. Die Fahndung nach immunologischen Reaktionen ist besonders wichtig: Tastbefund der Lymphknoten, dermatologischer Befund, Blutbild. Hinzu kommt die Leber- und Nierenfunktionsprüfung. Wegen des unterschiedlichen Verlaufs der Resorption aus unterschiedlichen Fertigarzneimitteln sollte man das einmal gewählte Mittel nicht ohne triftigen Grund wechseln.

28.4.4 Indikation zur Bestimmung der Konzentration im Plasma

Konzentrationen im Plasma soll man nur im Zusammenhang mit klinischen Befunden bewerten. Dann können sie zur Klärung folgender Fragen beitragen:
— Steigt die Konzentration in der Einstellungsphase wie erwartet an? Strebt sie einem Gleichgewicht im therapeutischen Bereich zu?
— Besteht eine Unter- oder Überdosierung?
— Nimmt der Patient seine Antiepileptika regelmäßig ein?
— Haben die Änderungen der Lebensumstände, wie beispielsweise höheres Lebensalter, Schwangerschaft, geänderte Ernährung, Erkrankungen, zusätzliche Verordnung anderer Arzneimittel, Alkoholismus die Resorption, Verteilung oder Elimination eines Antiepileptikums geändert?
— Welche Komponente in einer schlecht begründeten Kombinationstherapie könnte man abbauen?

28.4.5 Schwangerschaft, Geburt und Stillperiode

Antiepileptika können durch Enzyminduktion einen Vitaminmangel bei Mutter und Kind und, durch Änderung der Resorption, einen Folsäuremangel erzeugen.

Von der 28. Schwangerschaftswoche an verordnet man daher der Mutter 10 mg **Vitamin K**[14] pro Woche (p.o.) und substituiert **Folsäure**[15]. Alternativ wird, bei Kinderwunsch, frühzeitig auf Lamotrigin eingestellt.

28.4.6 Prophylaxe einer Osteopathia antiepileptica

Sie entwickelt sich besonders unter einer Kombinationstherapie mit Phenytoin und Carbamazepin, **Primidon**[16] oder **Phenobarbital**[17], unter einer mehr als zehnjährigen Therapie und verstärkt eine Alters- oder Immobilisationsosteoporose. Kinder sind stärker gefährdet als Erwachsene. Die alkalische Serumphosphatase kann stark erhöht sein. Prophylaktischen Wert haben Gymnastik, vielseitige Ernährung mit vielen Milchprodukten und ausreichende Exposition gegen UV-Licht. **Vitamin D**[18] in einer Tagesdosis von 1000–5000 I.D. gibt man nur bei erwiesener Gefährdung.

28.5 Auswahl des Antiepileptikums

Erstes Auswahlkriterium ist die Art der epileptischen Erkrankung (◘ Tab. 28.1). Weil aber für die Behandlung jedes

---

13 Paracetamol-ratiopharm®, Paracetamol AL
14 Konakion®, Kanavit® Tropfen
15 Folsan®, Folsäure-ratiopharm®
16 Mylepsinum®, Liskantin®
17 Luminal®
18 Vigantol/Vigantoletten®, Ospur D3®

□ Tab. 28.2. Wirkprofile und unerwünschte Arzneimittelwirkungen (UAW)

Antikonvulsiva	Wirkungsmechanismus			UAW	Indikation
	Na$^+$-Kanal	GABA	Ca^{2+}-Kanal		
Carbamazepin	Blockade +++		Blockade +	Müdigkeit, Diplopie, Ataxie, Leukopenie	Alle Formen außer Absencen
Phenytoin	Blockade +++			Gingivahyperplasie, Hypertrichose, Exantheme, Keratose, Hirsutismus, Ataxie, Megaloblastenanämie	Alle Formen außer Absencen
Valproat	Blockade ++	Blockade des Abbaus		Müdigkeit, Haarausfall, Leberfunktionsstörungen	generalisierte Anfälle
Ethosuximid			Blockade Typ T +++	Benommenheit, Nausea, Appetitmangel, Leukopenie	Absencen
Clonazepam, Diazepam		Aktivierung		Müdigkeit, Ataxie, Wirkungsverlust	Status epilepticus
Lamotrigin[19]	Blockade +++ der Glutamatfreisetzung		Blockade (+)	Exantheme, Schwindel, Ataxie, Somnolenz	Fokale Anfälle, Lennox-Gastaut
Vigabatrin[20]		Blockade des Abbaus		Psychosen, gastrointestinale Beschwerden, Gewichtszunahme	Fokale Anfälle, West-Syndrom, Lennox-Gastaut
Tiagabin[21]		Blockade der Aufnahme		Schwindel, Müdigkeit, Tremor, Diarrhoe	Fokale Anfälle
Phenobarbital		Aktivierung		Müdigkeit, Ataxie, Exantheme, Ostheopathie	Alle Formen außer Absencen
Felbamat[22]	Unbekannt			Übelkeit, Appetitlosigkeit, Schwindel, Erbrechen, aplastische Anämie (selten), Hepatotoxizität (selten)	Lennox-Gastaut-Syndrom
Gabapentin[4]	Unbekannt			Müdigkeit, Schwindel, Ataxie	Fokale Anfälle
Oxcarbazepin[23]	Blockade +++		Blockade +	Müdigkeit, Schwindel, Ataxie, Hyponatriämie	Fokale und generalisierte Anfälle
Levetiracetam[24]	Unbekannt			Asthenie, Benommenheit	Add-on-Therapie bei partiellen Anfällen mit und ohne sekundäre Generalisierung
Topiramat[25]	Blockade +++	Aktivierung	Blockade +	Benommenheit, Gewichtsverlust, Sehstörungen	Fokale und generalisierte Anfälle, Lennox-Gastaut-Syndrom
Zonisamid[26]	Blockade +++	Aktivierung	Blockade +	Müdigkeit, Schlafstörungen	Add-on-Therapie bei partiellen Anfällen mit und ohne sekundäre Generalisierung

19 Lamictal®
20 Sabril®
21 Gabitril®
22 Taloxa®
23 Timox®, Trileptal®
24 Keppra®
25 Topamax®
26 Zonigram

Formenkreises epileptischer Erkrankungen in der Regel mehrere Stoffe mit unterschiedlichen Wirkmechanismen zur Verfügung stehen, können weitere Auswahlkriterien beachtet werden (□ Tab. 28.2). Sie berücksichtigen insbesondere das Lebensalter, die Lebensumstände und die Begleiterkrankungen des Patienten. Wichtige Negativ-Faktoren sind:

- Stark schwankende Resorption von Phenytoin bei Kindern
- Sättigungskinetik von Phenytoin schon im therapeutischen Bereich
- Wesensveränderungen durch viele Antiepileptika mit Ausnahme von Valproinsäure besonders bei Kindern
- Gefahr einer hepatotoxischen Wirkung von Valproinsäure bei Kindern unter 10 Jahren und bei Alkoholikern
- Vermehrte Auftreten einer Spina bifida bei Neugeborenen nach Behandlung von Schwangeren mit Valproinsäure

Carbamazepin oder Valproinsäure werden gegenwärtig für den Beginn der Anwendung vorgezogen. In der Regel ist Carbamazepin das Mittel der ersten Wahl bei fokalen und sekundär generalisierten Anfällen. Valproinsäure wird bei generalisierten Anfällen verordnet.

Bei **Blick-Nick-Salaam (BNS)-Krämpfen** sind Clonazepam oder **Nitrazepam**[27] gut, aber oft nicht länger als ein halbes Jahr wirksam. Danach ist der Einsatz eines Corticoids (**Tetracosactid**[28]) erfolgversprechend, denn es fördert die Hirnreifung.

Bei juvenilen Absencen oder Pyknolepsien ist Valproinsäure indiziert; sie ist gleichzeitig gegen Grand-mal-Anfälle prophylaktisch wirksam, aber kann besonders bei Kindern unter 10 Jahren hepatotoxisch wirken. Das konkurrierende Ethosuximid ist kaum hepatotoxisch, wirkt aber nicht gegen Grand-mal-Anfälle.

Beim Grand-mal-Anfall mit oder ohne nachweisbaren Focus sind Carbamazepin und Valproinsäure gut wirksam. Bei therapieresistenten fokalen Anfällen ist die Kombination mit Lamotrigin oder Gabapentin erfolgversprechend. Diese Empfehlung gilt auch für sekundär generalisierte Anfälle.

28.6 »Andosieren«, Dosisreduktion und Beendigung der Dauertherapie durch den Neurologen

Antiepileptika werden einschleichend dosiert, um die unerwünschten Wirkungen so gering wie möglich zu halten. Die Therapie beginnt mit einer Substanz, deren Dosis bis zum Eintritt der Wirkung oder einer unerträglichen, unerwünschten Wirkung erhöht wird. In seltenen und wohlbegründeten Ausnahmefällen und nach vergeblicher Monotherapie kann die Therapie mit zwei Substanzen gerechtfertigt sein.

Wenn unter dreijähriger oder längerer Dauertherapie Anfälle nicht mehr aufgetreten sind und der Patient sich nicht in der Pubertät befindet, kann die Beendigung der Dauertherapie versucht werden. Dabei beträgt die Rezidivquote bei Kindern wenigstens 20% und steigt bei Erwachsenen auf mehr als 40%. Häufig aber kann man einen Patienten mit einer Minimaldosis anfallsfrei halten. Als Faustregel kann gelten, dass das Antiepileptikum über einen Zeitraum von 2 Jahren oder länger abgesetzt wird, wobei man im Abstand von 3 Monaten die Dosis jeweils um den gleichen Betrag (linear) reduziert.

28.7 Besonderheiten einzelner Antiepileptika

Angaben zum Wirkungsmechanismus, UAW und Anwendung enthält ▢ Tab. 28.2, Angaben zu Kinetik der besprochenen Antiepileptika enthält ▢ Tab. 28.3. Wechselwirkungen mit anderen Arzneimitteln und untereinander sind in ▢ Tab. 28.4 zusammengefasst.

Carbamazepin. Bei allergischen Hauterscheinungen oder **allergischen Leukopenien** muss Carbamazepin sofort abgesetzt werden. Es ist kontraindiziert bei idiopathischen oder kryptogenen Epilepsien.

Phenytoin. Die **Megaloblastenanämien** sind Ausdruck eines Abfalls der Folsäure-Konzentration im Plasma unter Phenytoin. Substitution mit Folsäure beseitigt die Megaloblastenanämie, reduziert jedoch oft auch die antiepileptische Wirkung. Leukopenien sind häufig, jedoch in der Regel harmlos. Werte bis 3500 Leukozyten bzw. 1500 Neutrophile können toleriert werden; jedoch ist dann häufigere Kontrolle notwendig. Phenytoin wird aus intramuskulären Depots und bei Kindern nach oraler Gabe mit großen Schwankungen resorbiert. Mit steigenden Konzentrationen im Plasma steigen zunächst auch die metabolische Umwandlung und damit die Elimination von Phenytoin an. Wird jedoch eine bestimmte Konzentration im Plasma überschritten, so bleibt die Eliminationsgeschwindigkeit trotz steigender Plasmaspiegel konstant (**Kinetik 0-ter Ordnung**).

Valproinsäure. Unter der Therapie können **Hämatome** auftreten. Es sollten Thrombozytenzahl, Thrombozytenadhäsivität und Blutungszeit kontrolliert werden. Vorsicht ist geboten bei chirurgischen Eingriffen. Nach Valproinsäure steigt die Konzentration an freiem Phenobarbital im Plasma an. Leichte Veränderungen im Muster der Leberenzyme sind häufig, in seltenen Fällen können sie jedoch am Beginn einer tödlich verlaufenden Leberfunktionsstörung stehen.

❶ Die Leberenzyme müssen daher regelmäßig kontrolliert werden.

Eine strikte Kontraindikation besteht zwischen dem 20. und 40. Schwangerschaftstag (**Spina bifida**). Unter Valproat steigt bei Frauen der Testosteronspiegel an. Dies führt zur **Virilisierung**. Häufig werden auch **polyzystische Ovarien** diagnostiziert.

Ethosuximid. Allergische Reaktionen treten auf. Die meisten der in ca. 10% der Fälle auftretenden Leukopenien sind nicht allergisch bedingt und zwingen nicht zum Absetzen.

Benzodiazepine. Clonazepam, Diazepam und Nitrazepam verschlechtern die Symptomatik eines bestehenden Glaukoms und einer Myasthenia gravis. Nach intravenöser Injektion können sie vorübergehend eine **Atemdepression** auslösen.

---

27 Nitrazepam AL®, Radedorm®
28 Synacthen®

◘ Tab. 28.3. Pharmakokinetik

Antikonvulsiva	HWZ Kinder [h]	HWZ Erwachsene [h]	Intervall bis Wirk-spiegel erreicht [Tage]	Proteinbindung [%]
Carbamazepin	14–28	14–27	3–4	80
Phenytoin	5–14 (60)	12–36	7–28	95
Valproat	8–15	6–15	1–2	95
Ethosuximid	20–60	20–60	7–10	0
Clonazepam	20–30	20–30		98
Lamotrigin	30–60	30–60	28	55
Vigabatrin	–	4–5		
Tiagabin	–	4–7	2	96
Phenobarbital	37–73	40–140	7–28	60
Felbamat	10–13	>13		
Gabapentin	5–7	5–7		0
Oxcarbazepin	–	10–13	4	40
Levetiracetam	–	6–8	2	<10
Topiramat	–	20–30	5	15
Zonisamid	60	60	13	45

◘ Tab. 28.4. Interaktionen wichtiger Antikonvulsiva

Antikonvulsiva	Blutspiegel von Antikonvulsiva werden von folgenden Substanzen		Blutspiegel folgender Substanzen werden durch Antikonvulsiva	
	Erhöht	Erniedrigt	Erhöht	Erniedrigt
Carbamazepin	Phenytoin, Cimetidin[29], Verapamil[30], Erythromycin[31]	Valproinsäure, Pheno-barbital, Phenytoin	Phenytoin	Haloperidol, Ethosu-ximid, Valproinsäure
Phenytoin	Phenobarbital, Isoniazid, Cimetidin, Sulfonamide	Phenobarbital, Valproin-säure, Carbamazepin	Phenobarbital	Theophyllin, orale Antikoagulanzien, Carbamazepin, Valproinsäure, Lamotrigin, Opiate
Valproat		Phenobarbital, Pheny-toin, Carbamazepin	Phenobarbital, Ethosuximid, Phenytoin, Lamotrigin	
Ethosuximid	Valproinsäure	Carbamazepin		
Phenobarbital	Phenytoin, Phenobarbital		Steroide, Verapamil, Diltiazem[32], Erythromycin, Gyrasehemmer	

29 Cime®, Cimetidin AL®
30 VeraHEXAL®, Verapamil-ratiopharm®, Isoptin®
31 EryHEXAL®, Infectomycin®
32 Diltiazem-ratiopharm®, DiltaHEXAL®

Vor allem bei erstmaliger Verwendung haben sie ein breites Wirkungsspektrum, jedoch nimmt die Wirkungsstärke bei einer gleich bleibenden Tagesdosis bereits während der ersten 6 Therapiemonate stark ab.

Lamotrigin. Die Na$^+$-Kanalblockade durch Lamotrigin führt zur Hemmung der Freisetzung von Glutamat. Lamotrigin ist als Monotherapeutikum bei fokalen und sekundär generalisierten Anfällen und als Zusatz-Antiepileptikum bei refraktären, sekundär generalisierten Epilepsien, Fokal-Epilepsien und Lennox-Gastaut-Syndrom zugelassen.

> **Lamotrigin wird bei Kinderwunsch und während der Gravidität verordnet.**

Vigabatrin. Die Gabe von Vigabatrin kann bei fokaler Epilepsie zusätzlich zum Basis-Antiepileptikum gegeben werden, wenn anders der Behandlungserfolg nicht zu erreichen ist. Die Anfallshäufigkeit nimmt bei 50% der Patienten um mehr als die Hälfte ab. Die anfängliche Schläfrigkeit (>10%), Gemütsschwankungen sowie Ataxie und Benommenheit verschwinden meist bei Fortsetzung der Therapie. Eine bestehende Depression kann sich verstärken. Das Körpergewicht nimmt zu. Gelegentlich treten gastrointestinale Beschwerden auf. Besonders relevant sind Gesichtsfelddefekte, die bei 30% der Patienten auftreten.

Tiagabin. Tiagabin wird als Zusatztherapeutikum bei Patienten mit therapieresistenten fokalen Epilepsien ohne und mit sekundärer Generalisierung eingesetzt. Etwa 25% der Patienten profitieren von der Therapie. Tiagabin wird in der Leber hydroxyliert, weshalb bei Lebererkrankungen eine Dosisanpassung erfolgen muss.

Phenobarbital. Der Abbau von Phenytoin wird bei Kindern bei gleichzeitiger Gabe von Phenobarbital beschleunigt. Bei Erwachsenen dagegen kommt es durch eine Enzymhemmung zur Erhöhung der Phenytoin-Spiegel.

Felbamat. Wird wegen der seltenen, aber desto trotz schweren, unerwünschten Wirkungen (aplastische Anämie) selten verwendet. Ist bei gegenüber anderen Antikonvulsiva resistenten Anfällen, besonders beim Lennox-Gastaut-Syndrom, indiziert.

Gabapentin. Antikonvulsivum mit wenig unerwünschten Wirkungen. Kaum Wechselwirkungen mit anderen Medikamenten. Bei Diabetikern kann die **Blutzuckerkonzentration im Serum** erhöht werden. Es ist kontraindiziert bei Pankreatitis.

Oxcarbazepin. Oxcarbazepin stellt eine Alternative zu Carbamazepin darstellt. Als besondere Vorteile einer Oxcarbazepin-Therapie gelten die gute Wirksamkeit sowie die **fehlende Enzyminduktion** für Vitamin D, Cholesterol, Geschlechtshormone und die Schilddrüsenhormone T_3/T_4. Bei Therapie mit Oxcarbazepin ist zu beachten, dass die Substanz zu **Hyponatriämie** unter 125 mmol/l führen kann, die in seltenen Fällen **Verwirrtheitszustände** bedingen können.

Levetiracetam. Levetiracetam zeigt eine relativ hohe Wirksamkeit bei Patienten mit Pharmakoresistenz gegenüber anderen Antiepileptika. Die Substanz ist derzeit in Deutschland nur zur Kombinationstherapie zugelassen. Durch die kurze Halbwertszeit ist eine Mehrfachgabe erforderlich. Wegen fehlender klinischer Studien ist die Substanz noch nicht für die Einnahme während der Schwangerschaft und Stillzeit zugelassen.

Topiramat. Topiramat ist ein wirksames Antikonvulsivum, dessen Anwendungsgebiete fokale, primär generalisierte tonisch-klonische Anfälle und Anfälle beim Lennox-Gastaut-Syndrom sind. Auch zur Monotherapie ist die Substanz unabhängig von der Anfallsart zugelassen. Bei Patienten mit herabgesetzter Nierenfunktion ist eine Topiramat-Therapie unter Berücksichtigung der verlängerten Halbwertszeit möglich. Als häufigste UAW werden reversible Gewichtsverluste beschrieben, die dosisabhängig auftreten.

Zonisamid. Zonisamid ist in Deutschland seit mehr als 3 Jahren zur Kombinationstherapie von Patienten mit fokalen epileptischen Anfällen mit und ohne sekundäre Generalisierung zugelassen. Der Wirkungsmechanismus des Zonisamid ist nicht vollständig geklärt. Es scheint jedoch auf spannungsabhängige Natrium- und T-Typ Calciumkanäle zu wirken und so die synchronisierte neuronale Entladung zu unterbrechen. Zulassungsstudien belegen die gute Sicherheit und Verträglichkeit von Zonisamid. Mit einer Häufigkeit von mindestens 5 % über Placebo-Niveau wurden in der Titrationsphase unter 500 mg Zonisamid/Tag Schwindel und Müdigkeit beobachtet. Da Zonisamid und seine Metaboliten über die Nieren ausgeschieden werden, muss das Arzneimittel abgesetzt werden bei Patienten, die ein akutes Nierenversagen entwickeln oder bei denen eine klinisch signifikante, anhaltende Erhöhung des Serumkreatinins beobachtet wird.

In Kürze

- Anfälle treten fokal und generalisiert auf. Das Bewusstsein kann erhalten bleiben (einfache Anfälle) bzw. verloren gehen (komplexe Anfälle).
- Mittel der ersten Wahl bei einfachen Anfällen ist Carbamazepin, bei komplexen Anfällen Valproinsäure.
- Absencen werden mit Ethosuximid behandelt.
- UAW fast aller Antikonvulsiva sind Müdigkeit und Ataxie.
- Wegen ihrer hohen Lipophilie müssen Antikonvulsive in der Leber mittels Cytochromoxidasen metabolisiert werden. Wechselwirkungen mit anderen Fremdstoffen müssen beachtet werden.
- Antikonvulsiva haben ein teratogenes Potenzial. Valproinsäure sollte in der Schwangerschaft nicht verordnet werden, da es eine Spina bifida induzieren kann.

Weiterführende Literatur ▶ www.springer.com

29 Morbus Parkinson

M. Heidbreder, P. Dominiak

29.1 Parkinsonsche Krankheit und Parkinson-Syndrom

29.1.1 Definition, Pathophysiologie und Rationale für die Pharmakotherapie

Der Morbus Parkinson ist eine neurodegenerative Erkrankung, die hauptsächlich durch vier Kardinalsymptome – Hypokinese, Rigor, Ruhetremor und posturale Instabilität – gekennzeichnet ist. Aber auch psychiatrische Symptome sind im Verlauf dieser chronisch-progredienten Erkrankung häufig. Die Gesamtprävalenz der Erkrankung liegt bei 1–2‰ und nimmt mit steigendem Alter kontinuierlich zu. Die Prävalenz bei den über 60-Jährigen beträgt in Deutschland bereits 1%, bei über 70-Jährigen 2–3%. Das durchschnittliche Erkrankungsalter liegt zwischen 50 und 60 Jahren, wobei die Erkrankung um das 1,5- bis 2-fache häufiger bei Männern als bei Frauen auftritt.

Während in der Pathophysiologie des M. Parkinson deutliche Fortschritte hinsichtlich der zu Grunde liegenden Mechanismen zu verzeichnen sind, liegt die Pathogenese weiterhin im Dunkeln. Umwelteinflüsse und genetische Faktoren sind an der Entwicklung des M. Parkinson (= **idiopathisches Parkinson-Syndrom**) zumindest beteiligt. Zusammen führen sie wahrscheinlich zu einer direkten oder indirekten Veränderung der Ubiquitin-Proteasom-vermittelten Proteindegradation, die den wichtigsten proteolytischen Weg zur Entsorgung falsch gefalteter Proteine in eukariotischen Zellen darstellt. Dadurch kommt es zur Anhäufung von aggregiertem, unlöslichem α-Synuclein in Form sog. **Lewy-Körperchen**. Welche Rolle die Lewy-Körperchen im Wechselspiel mit weiteren pathogenetischen Faktoren, wie oxidativer Stress, mitochondrialer Dysfunktion und sekundärer »Exzitotoxizität« spielen, ist bislang unklar. Die Folge ist eine Degeneration nigrostrialer dopaminerger Neurone und ein Untergang der melaninhaltigen Neurone in der Substantia nigra (Pars compacta). Der dadurch entstehende Dopaminmangel führt zu einer Steigerung der Aktivität:

- der Striatum-Globus-pallidus-externus-Schleife, die GABA als Transmitter nutzt und
- der Nucleus-subthalamicus-Globus-pallidus-internus-Schleife, die Glutamat als Transmitter besitzt.

Die gesteigerte Aktivität der Basalganglien hemmt die thalamo-kortiko-spinale Schleife, was sich klinisch als Hypokinese und Rigor bemerkbar macht.

Der **Ruhetremor** entsteht durch alternierende Kontraktionen vorwiegend distaler antagonistischer Muskeln. Er hat meist eine Frequenz von 4–6 Hz und ist eines der klinisch auffälligsten Symptome. Er beginnt oft einseitig in Armen oder Beinen und kann sich beispielsweise durch Stress, Ermüdung oder Kälte verschlimmern. Der typische Ruhetremor wird häufig von einem zusätzlichen Haltetremor höherer Frequenz begleitet.

Die **Hypokinese** bzw. Akinese ist eine der wichtigsten Ursachen der eingeschränkten Lebensqualität von Patienten, die an einem Parkinson-Syndrom leiden. Alltägliche Aktivitäten, wie Zähneputzen oder das Zuknöpfen von Kleidungsstücken, werden durch die Hypo- und Bradykinese stark eingeschränkt.

Der **Rigor** bezeichnet eine Erhöhung des muskulären Widerstands bei passiven Bewegungen z. B. wenn man versucht den Arm zu beugen. Er entsteht aufgrund anhaltender Kontraktionen antagonistischer Muskeln. Unbehandelt sind die Patienten dabei unter Umständen derart muskelsteif, dass sie nicht von selbst aufstehen können. Als »**Zahnradphänomen**« wird ein ruckartiges Nachgeben des Muskelwiderstandes bezeichnet, dessen Ursache wahrscheinlich ein den Rigor begleitender Tremor ist.

Stell- und Haltereflex-Verluste führen zu einer **posturalen Instabilität** (Haltungsinstabilität), die nicht selten zu einer Antero- oder Lateropulsion mit Stürzen der Patienten führt.

29.1.2 Parkinson-Syndrom

Dem Parkinson-Syndrom liegt meist eine bekannte Ursache zugrunde. Iatrogen kann das Parkinson-Syndrom vor allem durch Dopaminantagonisten (z. B. Antipsychotika) induziert werden. Das Parkinson-Syndrom kann jedoch auch Folge einer Toxineinwirkung (z. B. Mangan, MPTP), eines Schädelhirntraumas oder selten eines ischämischen Hirninfarkts sein. Die Symptome des Parkinson-Syndroms ähneln denen des M. Parkinson, insbesondere aber bei Antipsychotika-induzierten Parkinson-Syndromen steht aber der Ruhetremor deutlich im Hintergrund.

29.2 Pharmakotherapeutische Strategien

Hauptziele der Pharmakotherapie

- Schutz der dopaminergen Neuronen vor Zerstörung durch die degenerativen Prozesse (Neuroprotektion)
- Erhaltung der noch funktionstüchtigen Neuronen
- Funktionelle Wiederherstellung der beeinträchtigten neuronalen Schleifen

Dabei steht klinisch die Verbesserung der Lebensqualität der Parkinson-Patienten im Vordergrund. Die Pharmakotherapie stellt dabei eine wichtige Therapieoption dar.

Es existieren Substanzen wie der MAO-B-Hemmer Selegilin, Dopaminagonisten, Koffein und Nikotin, GABA-Agonisten und Glutamat-Antagonisten, denen ein neuroprotektiver Effekt zumindest experimentell unterstellt wird. Beim Menschen fehlen bislang eindeutige Nachweise für spezifische neuroprotektive Eigenschaften, daher ist die Pharmakotherapie vorwiegend symptomatisch ausgerichtet.

Zur Verfügung stehen die in ◻ Tab. 29.1 genannten Substanzklassen.

Die Pharmakotherapie kann unter verschiedenen Gesichtspunkten angewandt werden, als

- **kausale Therapie**, die gegen die Ursache der Erkrankung gerichtet ist und als neuroprotektiv bezeichnet wird;

Tab. 29.1. Substanzklassen und Substanzen für die Parkinson-Therapie

Substanzklasse	Substanzen	Handelsnamen
L-DOPA	Levodopa + Benserazid	z. B. Levopar®, Madopar®
	Levodopa + Carbidopa	z. B. Levocarb-GRY®, Nacom®
	Levodopa + Carbidopa + Entacapon	STALEVO®
Dopaminagonisten	Apomorphin	APO-go®
	Bromocriptin	z. B. Bromocriptin-beta®, Pravidel®
	Cabergolin	z. B. Cabaseril®, Dostinex®
	α-Dihydroergocryptin	Almirid®, Cripar®
	Lisurid	Dopergin®
	Pergolid	z. B. Parkotil®, Pergolid AbZ
	Piripedil	Clarium®
	Pramipexol	Sifrol®
	Ropinirol	Adartrel®, Requip®
	Rotigotin	Neupro®
MAO-B-Hemmstoffe	Rasagilin	AZILECT®
	Selegilin	z. B. Antiparkin®, Movergan®
COMT-Hemmstoffe	Entacapon	Comtess®
	Tolcapon	Tasmar®
NMDA-Antagonisten	Amantadin	z. B. Amantadin-ratiopharm®, PK-Merz®
	Budipin	Parkinsan®
M-Cholinozeptorantagonisten	Biperiden	Akineton®, Biperiden-neuraxpharm®
	Bornaprin	Sormodren®
	Metixen	Tremarit®
	Procyclidin	Osnervan®
	Trihexyphenidyl	Artane®, Parkopan®

- **symptomorientierte Therapie**, die die verschiedenen Kardinalsymptome und Begleiterscheinungen behandelt;
- **patientenorientierte Therapie**, die den Status des Patienten bzw. seine berufliche Situation oder sein Alter berücksichtigt und
- **nebenwirkungsorientierte Therapie**, die sich an dem Schweregrad der unerwünschten Wirkungen und an den typischen Fluktuationen wie dem End-of-dose- und der On-off-Fluktuation orientiert.

Da die Pathogenese des M. Parkinson nicht endgültig geklärt ist, ist eine kausale Therapie derzeit nicht möglich. Der in Deutschland verfügbare MAO-B-Hemmstoff **Selegilin**[1] und der COMT (Catechol-O-Methyl-Transferase)-Hemmstoff **Entacapon**[2] greifen zwar in experimentellen Untersuchungen in die Pathogenese der Krankheit ein, weil sie – ähnlich wie die Dopaminagonisten – die Bildung von zellschädigenden O_2-Radikalen verhindern, aber diese Effekte sind bei Menschen bisher nicht eindeutig nachgewiesen worden.

Die symptomatische Behandlung berücksichtigt die Wirkung der einzelnen Substanzklassen auf die Kardinalsymptome Ruhetremor, Rigor, Hypokinese und Verlust der Stell- und Haltereflexe (Tab. 29.2). So reduzieren alle Pharmaka, die am dopaminergen System und am NMDA-Rezeptor angreifen, stärker die Symptome Hypokinese, Rigor und Bradyphrenie, wohingegen Cholinozeptor-Antagonisten fast ausschließlich auf den Ruhetremor wirken.

1 Movergan®, Xilopar®

2 Comtess®

□ Tab. 29.2. Qualitative Effekte der einzelnen Substanzklassen bei der symptomorientierten Differenzialtherapie des M. Parkinson

Substanzklasse	Minussymptome		Plussymptome	
	Hypokinese	Bradykinese	Rigor	Ruhetremor
L-DOPA	+++	+++	++	+
Dopaminagonisten	++	++	+	+
MAO-B Hemmer	+	+	(+)	(+)
COMT-Hemmer	Keine direkten Effekte			
NMDA-Antagonisten	+(+)	+(+)	+(+)	+(A) ++(B)[a]
M-Cholinozeptor-Antagonisten	(+)	–	(+)	+
β-Adrenozeptor-Antagonisten	–	–	–	+

[a] A = Amantadin; B = Budipin

29.2.1 Therapie des Frühstadiums

Zur symptomorientierten Therapie ist die Einteilung der klinischen Symptomatik in einen hypokinetisch-rigiden Typ, einen Tremordominanz- und Äquivalenz-Typ hilfreich. Neben dieser Einteilung spielen die Schwere der Erkrankung, die Erkrankungsdauer, das Alter des Patienten sowie die Lebensumstände eine wichtige Rolle.

Im Frühstadium können **Amantadin**[3] oder MAO-B-Hemmer gegeben werden, wenn eine milde Symptomatik vorliegt. Dopaminagonisten sind dagegen bei Patienten mit einer leichten bis mittelschweren Einschränkung ihrer täglichen Aktivitäten als primäre Behandlung angezeigt. Bei älteren (>70 Jahren) und multimorbiden Patienten jeden Alters kann primär mit einer L-Dopa-Therapie begonnen werden. Anticholinergika waren zwar die ersten verfügbaren Medikamente in der Therapie des M. Parkinson, spielen aber mittlerweile nur noch eine sehr untergeordnete Rolle.

Die Initialtherapie mit Dopaminagonisten kann die Ausbildung der Wearing-off- und On-off-Fluktuationen verzögern. Patienten, deren Erkrankung vor dem 65. Lebensjahr beginnt, vertragen im Allgemeinen die medikamentöse Therapie besser, und zeigen ein niedrigeres Risiko zu unerwünschten Wirkungen. Ältere Patienten leiden dagegen unter der Behandlung mehr an Wahrnehmungsstörungen (Halluzinationen) und Psychosen. Daher sollten Amantadin und Anticholinergika nur mit Vorsicht Verwendung finden. Insbesondere bei älteren Patienten rufen L-Dopa und die Dopaminagonisten mehr unerwünschte Wirkungen hervor.

Da Dopaminagonisten die Gefahr von Einschlafattacken bergen, ist der Einsatz bei Patienten, die Autofahren, nur bedingt geeignet. Knöchelödeme werden durch Amantadin, Dopaminagonisten aber auch L-Dopa-Präparate deutlich verschlechtert.

---

3 PK-Merz®, Amantadin-neuraxpharm®

Algorithmus für die Therapie des Frühstadiums

1. Berücksichtigung des Grads der Einschränkung des Patienten, sowie des Alters, der möglichen Fluktuationen und des Nebenwirkungsprofils der Substanzen.
2. Dann:
   a) **Amantadin**, wenn eine minimale Therapie möglich ist; weniger geeignet bei älteren Patienten; ungeeignet bei Patienten mit einer eingeschränkten Nierenfunktion; kann Knöchelödeme verschlechtern.
   b) **MAO-B-Hemmstoffe**, wenn eine minimale Therapie möglich ist; weniger geeignet bei älteren Patienten; ungeeignet bei Patienten mit einer koronaren Herzkrankheit.
   c) **Dopaminagonisten** bei leichter bis mittelschwerer Beeinträchtigung; können langfristig das Auftreten von Fluktuationen reduzieren; können Müdigkeit und kognitive Störungen verursachen; können Knöchelödeme verschlechtern; sind ungeeignet für Patienten mit Herzklappenerkrankungen (besonders ergolinische Dopaminagonisten, s. u.).
   d) **L-Dopa** bei älteren (über 70 Jahre) und multimorbiden Patienten jeden Alters.
3. Bei Krankheitsverschlechterung:
   a+b: Wechsel zu Dopaminagonisten
   c: Dosiserhöhung oder zusätzlich L-Dopa
   d: Dosiserhöhung oder zusätzlich Dopaminagonisten

29.2.2 Therapie des Vollstadiums

Im Vollstadium muss häufig eine kombinierte Therapie erfolgen. Während der Behandlung treten Probleme auf, die besonderer Berücksichtigung bedürfen wie die Fluktuationen (»Wearing-off«- oder »End-of-dose-« und »On-off«-Phänomene), Zunahme der Symptome nachts und am frühen Morgen sowie Dyskinesien und paranoid-halluzinatorische Psychosen. Diesen Problemen muss mit spezifischer Veränderung der Pharmakotherapie begegnet werden.

Fluktuationen. Bei Fluktuationen soll die Einnahmefrequenz der L-Dopa-Dosis gesteigert werden und bei Patienten, die auf eine Standard-Kombinationstherapie aus L-Dopa und Benserazid oder Carbidopa eingestellt waren, zu einer **Slow-release-Formulierung** gewechselt werden. Zusätzlich zur bestehenden Therapie können COMT-Hemmer (z. B. **Entacapon**[2]), Dopaminagonisten (z. B. **Bromocriptin**[4], **Cabergolin**[5]), NMDA-Antagonisten (**Amantadin**[3]) sowie MAO-B-Hemmstoffe (**Selegilin**[1], **Rasagilin**[6]) kombiniert werden.

Zunahme der Symptome nachts und am frühen Morgen. Die Verschlechterung des Krankheitsbildes bei Nacht kann durch intakten Schlaf abgemildert werden, hier ist der Einsatz eines schwachen Sedativums hilfreich. Außerdem hilft die Gabe einer oder der Wechsel zu einer **Slow-release-Formulierung** aus L-Dopa und Benserazid oder Carbidopa am Abend. Auch die Kombination mit einem Dopaminagonisten mit längerer Halbwertzeit (z. B. **Cabergolin**[7]) ist angezeigt. Bei Verschlechterung der Symptome in den frühen Morgenstunden sollte man eine schnell-lösliche L-Dopa-Kombination noch vor dem Aufstehen einnehmen und nicht ein retardiertes Präparat, da es schneller wirksam ist.

Dyskinesien. Dyskinesien treten häufig als Begleiterscheinung der Anti-Parkinson-Therapie auf. Als sehr hilfreich bei Dyskinesien hat sich die zusätzliche Gabe von **Amantadin** erwiesen. Wenn Patienten bereits mit einem Dopaminagonisten eingestellt sind, sollte seine Dosis erhöht werden, bei gleichzeitiger Reduktion der L-Dopa-Dosis. Außerdem sollten Selegilin und Entacapon bei Patienten mit Dyskinesien abgesetzt werden. Ist der Patient auf eine **Slow-release-L-Dopa-Kombination** eingestellt, dann sollte zu einer Standardformulierung gewechselt werden.

Depressionen. Parkinson-Patienten entwickeln häufiger als die vergleichbare Bevölkerung **Depressionen**, die nicht selten schon vor Beginn der Parkinsonsymptomatik auftreten können. Dabei liegt die Häufigkeit depressiver Symptome bei 20–40% aller Patienten. Es besteht keine klare Korrelation zwischen dem Grad der motorischen Behinderung und der Ausprägung der depressiven Symptomatik, so dass diese auch nach Einleiten einer erfolgreichen dopamimetischen Therapie fortbestehen kann. Häufig ist deshalb eine antidepressive Therapie (z. B. mit Amitriptylin, Doxepin) erforderlich. Darüber hinaus können fast alle Anti-Parkinson-Medikamente paranoid-halluzinatorische Psychosen hervorrufen. Tritt eine Psychose ohne vorhergehende Medikationsänderung auf, sollte eine Änderung der Medikation in folgender Reihenfolge durchgeführt werden: Absetzen von Anticholinergika, MAO-B-Hemmstoffen, Amantadin, COMT-Hemmstoffen und Dopaminagonisten. Als zusätzliche Medikation ist die

Gabe von Zweitgenerations-Antipsychotika wie **Quetiapin**[8] oder **Clozapin**[9] erwägen.

🚫 **Kontraindiziert sind alle hochpotenten klassischen Antipsychotika, da diese bereits in geringen Dosen die hypokinetisch-ridigen Symptome erheblich verstärken können.**

29.3 Substanzklassen und Substanzen

29.3.1 L-Dopa

L-Dopa ist in der Behandlung des M. Parkinson die effektivste Pharmakotherapie. L-Dopa wird in dopaminergen Neuronen zu Dopamin metabolisiert. Nach der Gabe einer normalen L-Dopa-Standarddosis werden ca. 99% in der Peripherie zu Dopamin umgewandelt, was zu Übelkeit, Erbrechen und orthostatischer Hypotension führt. Durch die Kombination mit einem Dopa-Decarboxylase (DDC)-Hemmstoff (Benserazid, Carbidopa), der die Blut-Hirn-Schranke nicht penetriert, werden immer noch 90% in der Peripherie zu Dopamin umgesetzt. Entsprechend hoch sind auch die Dosen bei der chronischen Therapie: Sie beginnen mit 50–150 mg/Tag (in der Regel zu Beginn 3 Einzeldosen) und werden alle 2–3 Tage um 50 mg/Tag bis zum Ansprechen der klinischen Symptomatik gesteigert. Generell sollte versucht werden, eine Tagesdosis von 800 mg nicht zu überschreiten.

Üblicherweise werden fixe Kombinationen verwendet werden, die L-Dopa und DDC-Inhibitoren im Verhältnis 4:1 enthalten. Angebotene Kombinationspräparate, die im Verhältnis 10:1 zusammengesetzt sind, sind vermutlich weniger effektiv. Neben Standardformulierungen stehen eine schnell wirkende dispersible Form von **L-Dopa**[10] und **Slow-release (SR)-Formulierungen** zur Verfügung, die je nach Bedarf eingesetzt werden können. Die schnell wirkende Form in Form wasserlöslicher Tabletten eignet sich besonders zur Gabe am frühen Morgen, um die Beweglichkeit rasch zu verbessern. SR-Formulierungen führen zu einer kontinuierlichen L-Dopa-Freisetzung über den Tag, so sind wenige Tages-Einzeldosen notwendig. Weil L-Dopa aus den SR-Formulierungen das Gehirn später erreicht als aus den Standardformulierungen, wird empfohlen, die Therapie mit einer Standardzubereitung zu beginnen und später auf eine SR-Form zu wechseln. Die Tabletten sollten nüchtern eingenommen werden (mindestens eine Stunde vor oder nach dem Essen), um eine Konkurrenz mit anderen Aminosäuren bei der Resorption zu vermeiden.

L-Dopa ist besonders bei der Behandlung der hypokinetischen Symptome wirksam und sollte auch dann eingesetzt werden, wenn die Parkinson-Symptome sich unter der The-

---

4 Pravidel®, Bromocriptin-ratiopharm®
5 Cabaseril®, Dostinex®
6 Azilect®
7 Cabaseril®, Dostinex®
8 Seroquel®
9 Clozapin-neuraxpharm®, Leponex®
10 Madopar LT®

rapie mit anderen Anti-Parkinson-Mitteln verschlechtern. Es ist aber auch beim Rigor und weniger ausgeprägt beim Tremor wirksam. Die Mehrheit der Patienten (>70%) spricht gut auf die Therapie mit L-Dopa an. Patienten mit einem Parkinson-Syndrom sollen in der Regel nicht mit L-Dopa behandelt werden.

Unerwünschte Wirkungen. Die unerwünschten Wirkungen betreffen das vegetative System, die Motorik und die Psyche. So werden **Übelkeit**, **Erbrechen**, **orthostatische Dysregulation** und **Tachyarrhythmien** berichtet. Etwa 50% der Patienten entwickeln nach etwa 3–7 Jahren Therapie mit L-Dopa motorische Störungen, die als Fluktuationen bezeichnet werden und sich Wearing-off-, End-of-dose- und On-off-Phänomenen äußern. Diese Fluktuationen nehmen mit der Dauer der Behandlung zu, da die Degeneration in den nigrostriatären Neuronen ein progressiver Prozess ist, der die Wiederaufnahme und Freisetzung von Dopamin limitiert. Diskutiert wird auch eine toxische Wirkung von L-Dopa, die mit der Bildung freier O_2-Radikale bei der Umwandlung zu Dopamin erklärt wird.

> ❗ Die häufig auftretende Übelkeit darf nicht mit Metoclopramid, ein auch zentral wirksamer Dopamin D_2-Rezeptorantagonist, behandelt werden.

Patienten, die mit L-Dopa behandelt werden, entwickeln unter Umständen **Schlafstörungen**, visuelle **Halluzinationen** und paranoid-halluzinatorische Psychosen. Trotz dieser Reihe von Nebenwirkungen ist eine L-Dopa-Therapie zur Behandlung der Patienten gerechtfertigt, da durch sie die Lebenserwartung durch die Vermeidung krankheitsbedingter Komplikationen deutlich steigt.

29.3.2 Dopaminagonisten

Dopaminagonisten wirken direkt an den Dopaminrezeptoren und stimulieren vorwiegend den D_2- und D_3-Typ, können aber nicht wie Dopamin, das aus L-Dopa gebildet wird, das ganze Spektrum an D-Rezeptoren binden. Ein voll ausgeprägter Effekt sscheint nur dann erreicht werden, wenn auch D_1-Rezeptoren stimuliert werden, was offensichtlich nur durch Dopamin selbst möglich ist. Vielleicht erklärt der mangelnde Effekt am D_1-Rezeptor, warum Dopaminagonisten schwächer wirksam sind als L-Dopa (⬛ Tab. 29.2). Die Dopaminagonisten (Substanzen ⬛ Tab. 29.1) sind bei allen Stadien des M. Parkinson wirksam und werden bei leichter bis mittelschwerer Parkinson-Symptomatik in Monotherapie eingesetzt. Wenn sie im Frühstadium des M. Parkinson gegeben werden, können sie – besser als L-Dopa – die Entwicklung von Dyskinesien vermindern bzw. verzögern. Dopaminagonisten lassen sich strukturell in zwei Gruppen einteilen. Es werden Dopaminagonisten unterschieden, die eine ergolinische Struktur besitzen und sich von den Sekale-Alkaloiden ableiten. Diese weisen ein eher unspezifisches Rezeptorbindungsprofil auf (dirty drugs) und interagieren zusätzlich mit α-Adrenozeptoren und Serotoninrezeptoren. Zu den Ergolin-Derivaten zählen Bromocriptin, Cabergolin, α-Dihydroergo-

cryptin, Lisurid und Pergolid. Daneben gibt es neuere nicht-ergolinische Dopaminagonisten, die spezifisch nur an Dopaminrezeptoren binden. Zu diesen werden Piripedil, Pramipexol, Ropinirol und Rotigotin gezählt. Beide Gruppen unterscheiden sich untereinander durch ihre Nebenwirkungen.

> ❯ Alle Dopaminagonisten werden über einen Zeitraum von 2–4 Wochen langsam aufdosiert, ein schnelles Absetzen ist zu vermeiden.

Pramipexol[11] zeichnet sich durch eine gute Wirksamkeit auf den Ruhetremor aus, auch zeigt es eine gute Wirksamkeit gegen eine depressive Verstimmtheit im Rahmen des M. Parkinson.

Cabergolin[5] weist eine HWZ von 72 h auf, die eine einmal tägliche Dosierung erlaubt. Man beginnt mit 1 mg pro Tag und steigert dann im wöchentlichen Rhythmus um 0,5–1 mg auf eine Tagesdosis von 2–6 mg (Dosierungen und unerwünschte Wirkungen ⬛ Tab. 29.3).

Ropinirol[12] ist ein neuerer D_2-Agonist und wird zu Beginn der Therapie mit 0,25–1 mg dreimal täglich verordnet. Ein Ansprechen der Therapie beginnt bei 9 mg Tagesdosis. Es sollte aber insgesamt nicht mehr als 24 mg/Tag gegeben werden.

Vor kurzem wurde **Rotigotin**[13] für die einmal tägliche transdermale Applikation zugelassen. Durch diese Applikationsform soll eine gleichmäßige Wirkstoff-Freisetzung erreicht werden. Ob Rotigotin tatsächlich Vorteile gegenüber den anderen Dopaminagonisten besitzt, ist noch unklar.

Das Nebenwirkungsprofil der Dopaminagonisten ist dem von L-Dopa vergleichbar (⬛ Tab. 29.3), jedoch tritt nach Gabe von Dopaminagonisten gelegentlich eine ausgeprägte **Tagesmüdigkeit** zusammen mit **Einschlafattacken** auf. Außerdem sind insbesondere bei Dopaminagonisten mit ergolinischer Struktur Herzklappen-, Pleura- und pleurapulmonale **Fibrosen** beschrieben, die den therapeutischen Einsatz einschränken und vermutlich durch die hohe Affinität der Ergolin-Derivate zu Serotonin 5-HT$_{2B}$-Rezeptoren verursacht werden. Insbesondere bei Cabergolin und Pergolid ist das Risiko für eine **Fibrosierung der Herzklappen** signifikant erhöht, weshalb Cabergolin in einigen Ländern bereits vom Markt genommen wurde.

Dopaminagonisten werden neuerdings auch mit einer **Störung der Impulskontrolle** assoziiert, die sich in Hypersexualität, Spielsucht, gesteigertem Alkoholkonsum und Kaufzwang manifestieren kann. Beim Einsatz ergolinischer Dopaminagonisten ist darüber hinaus eine Kontrolle der Begleitmedikation erforderlich. Diese Substanzklasse wird über das Cytochrom-(CYP)-P$_{450}$-System abgebaut, vorwiegend über CYP3A4. Daher ist auf potenzielle Interaktionen mit anderen Medikamenten zu achten.

---

11 Sifrol®
12 Requip®
13 Neupro®

◻Tab. 29.3. Wirkungen, Nebenwirkungen und Dosierung von Anti-Parkinson-Medikamenten

Substanzklasse	Wirkmechanismus	Unerwünschte Wirkungen	Substanzen	Dosierung
L-Dopa	Umwandlung zu Dopamin in Neuronen, die Dopadecarboxylase enthalten	Übelkeit, Erbrechen, Hypotension, Psychosen, Halluzinationen, Fluktuationen, Dyskinesien	Levodopa + Benserazid Levodopa + Carbidopa	100–800 mg/Tag, einschleichend 3-mal täglich bis maximal 2-stündlich
Dopaminagonisten	Stimulierung dopaminerger Rezeptoren	Siehe L-Dopa, zusätzlich Tagesmüdigkeit, periphere Ödeme, Fibrosen	Bromocriptin	15–30 mg/Tag, 3- bis 4-mal täglich
			Cabergolin	2–6 mg/Tag, 1-mal täglich
			Dihydroergocriptin	60–120 mg/Tag, 2- bis 3-mal täglich
			Lisurid	1–3 mg/Tag, 3-mal täglich
			Pergolid	1,5–5 mg, 3-mal täglich
			Pramipexol	1,5–2,1 mg, 3-mal täglich
			Ropinirol	6–24 mg, 3-mal täglich
MAO-B-Hemmstoffe	Hemmung des Dopaminabbaus	Übelkeit, Benommenheit, Verwirrtheit, Schlaflosigkeit, eingeschränkte Wahrnehmung	Selegilin	5–10 mg, 2-mal täglich
			Rasagilin	1 mg täglich mit oder ohne Levodopa
COMT-Hemmstoffe	Erhöhung der Verfügbarkeit von L-Dopa	Verstärkung der L-Dopa-Nebenwirkungen, Durchfälle	Entacapon	200–1600 mg mit jeder L-Dopa-Dosis
			Tolcapon	100 mg, 3-mal täglich
NMDA-Antagonisten	Blockade des NMDA-Rezeptors für Glutamat	Kognitive Störungen, periphere Ödeme, Hautrötung, gastrointestinale Beschwerden	Amantadin	150–300 mg/Tag, 2- bis 3-mal täglich Vorsicht bei älteren Patienten mit eingeschränkter Nierenfunktion
		Budipin: auch anticholinerge Nebenwirkungen	Budipin	10–20 mg/Tag, 2–3-mal täglich
M-Cholinozeptor-Antagonisten	Blockade der M-Cholinozeptoren	Mundtrockenheit, Harnverhalten, Störungen der Magen-Darm-Motorik, Akkommodationsstörungen Glaukom, Tachykardien, Verwirrtheit, Agitation	Biperiden	6–12 mg, einschleichend mit 2 mg täglich
			Trihexyphenidyl	10–40 mg, einschleichend, 3-mal täglich

29.3.3 MAO-B-Hemmer

MAO-B-Hemmer inhibieren die Monoaminoxidase Typ B und damit den Abbau von Dopamin, was in einer Steigerung der Verfügbarkeit von Dopamin resultiert. Aufgrund ihrer Selektivität ist das Risiko von gravierenden Blutdrucksteigerungen geringer als bei nicht selektiven MAO-Hemmern. Verfügbaren Substanzen sind **Selegilin**[1] und **Rasagilin**[6].

Indikationen. Selegilin wird vor allem in der Frühphase des M. Parkinson eingesetzt. Selegilin kann die Parkinsonsymptome um wenige Monate verzögern, wenn es bei unbehandelten Patienten eingesetzt wird. Da die Effekte auf die Symptomatik relativ schwach ausgeprägt und eine signifikante Wirksamkeit im Voll- und Spätstadium des M. Parkinson nicht nachgewiesen ist, bleibt sein Einsatz auf die Frühphase beschränkt. Der Substanz wird eine schwach neuroprotektive

Wirkung nachgesagt, da sie den oxidativen Metabolismus von Dopamin hemmt, bei dem freie O_2-Radikale entstehen. Die Neuroprotektion bei Menschen wird allerdings kontrovers diskutiert. Die Indikationen von Rasagilin sind die Mono- oder Zusatztherapie mit Levodopa bei Patienten mit End-of-dose-Fluktuationen. Möglicherweise besitzt Rasagilin einen neuroprotektiven Effekt, wie es eine vor kurzem erschienene klinische Studie nahe legt.

Anwendung und Dosierung. Selegilin wird mit 2-mal 5 mg am Tag dosiert, wobei die zweite Dosis am Nachmittag gegeben werden sollte, um Schlafstörungen zu vermeiden. Höhere Dosen führen nicht zu einer Steigerung gewünschter Effekte, verursachen aber ein erhöhtes Risiko für massive Blutdrucksteigerungen aufgrund einer Abnahme der Selektivität. Werden MAO-Hemmer zusammen mit trizyklischen Antidepressiva oder selektiven Serotonin-Wiederaufnahme-Hemmern eingenommen, kann ebenfalls eine hypertensive Krise resultieren. Insbesondere bei älteren Patienten mit einer koronaren Herzkrankheit sollten MAO-Hemmer daher nicht verwendet werden. Da Selegilin einerseits den oxidativen Abbau von Dopamin vermindert, andererseits selbst zu Amphetamin abgebaut wird, können insbesondere bei gleichzeitiger Gabe von L-Dopa Dys- und Hyperkinesen sowie Halluzinationen auftreten. In diesem Fall sollte Selegilin als erstes abgesetzt werden. Rasagilin 1 mg wird einmal täglich mit oder ohne L-Dopa gegeben (◘ Tab. 29.3).

29.3.4 COMT-Hemmer

COMT-Hemmer hemmen den Abbau von Katecholaminen und damit auch von Dopamin zu inaktiven Metaboliten durch Inhibition der Catechol-O-Methyl-Transferase (COMT). Daher wird die Verfügbarkeit von L-Dopa im Gehirn unter COMT-Hemmern gesteigert und die Wirkdauer von L-Dopa um 20–30% verlängert. In Deutschland ist mit **Entacapon**[2] ein peripher wirksamer COMT-Hemmer für die Therapie auf dem Markt. Als Alternative ist seit kurzem wieder **Tolcapon**[14] verfügbar, das im Gegensatz zu Entacapon auch zentral wirksam ist. Die Anwendung von Tolcapon macht eine regelmäßige **Kontrolle der Leberfunktion** erforderlich. Entacapon und Tolcapon haben einen günstigen Einfluss auf On-off-Phänomene, in dem sie die On-Phasen verlängern. Es wird diskutiert, dass die Wirkung von Entacapon alleine mit der veränderten Kinetik von L-Dopa erklärt werden kann. Die Wirkdauer von Entacapon beträgt etwa 1,5 h, daher muss Entacapon in einer konstanten Dosis von 200 mg mit jeder L-Dopa-Dosis eingenommen werden, wodurch eine Reduktion der L-Dopa-Dosis um etwa 20% in den meisten Fällen möglich ist. Im Gegensatz zu Tolcapon wurde bisher keine Hepatotoxizität für Entacapon berichtet. Entacapon bewirkt häufig Verfärbungen des Urins.

29.3.5 NMDA-Hemmer

NMDA-Hemmer wie **Amantadin**[3] und **Budipin**[15] besitzen eine schwache Wirkung auf die Parkinsonsymptomatik. Der genaue Wirkmechanismus ist nicht bekannt, es wird aber ein Anstieg der Dopaminfreisetzung, eine Wiederaufnahmehemmung für Dopamin sowie Stimulation der Dopaminrezeptoren diskutiert. Am wahrscheinlichsten ist wohl der Antagonismus am NMDA-Rezeptor, der die Wirkung von Glutamat hemmt und so zur Verbesserung vor allem der Fluktuationen beiträgt. Amantadin vermittelt eine Verbesserung von Hypokinese, Rigor und Ruhetremor, wobei die Wirkung auf Hypokinese und Rigor stärker ausgeprägt ist als bei Behandlung mit Anticholinergika. NMDA-Antagonisten werden am günstigsten im Frühstadium der Erkrankung bei Patienten mit leichter Parkinson-Symptomatik eingesetzt. Die Kombination von Amantadin zur L-Dopa-Therapie soll die Wirkung von L-Dopa signifikant verbessern. Amantadin wird mit Dosen von 100–300 mg täglich eingesetzt. Da Amantadin auch als Infusion zur Verfügung steht, hat sich Amantadin zur Therapie der akinetischen Krise seit Jahren bewährt. Es wird unverändert im Urin ausgeschieden und soll deshalb bei eingeschränkter Nierenfunktion nur mit Vorsicht verwendet werden. Insgesamt ist aber die Nebenwirkungsrate relativ niedrig. Es treten Knöchelödeme, gastrointestinale Beschwerden, Appetitlosigkeit, innere Unruhe, erhöhter Antrieb, Verwirrtheitszustände und psychotische Symptome auf. Diese unerwünschten Wirkungen werden bei älteren Patienten häufiger als bei jüngeren beobachtet.

Budipin hat neben der Blockade von NMDA-Rezeptoren auch anticholinerge Effekte. Diese machen sich vor allem in den unerwünschten Wirkungen wie Mundtrockenheit, Miktionsbeschwerden, Schwindel, Unruhe und Müdigkeit bemerkbar. Die Substanz wird hauptsächlich bei Tremor eingesetzt und mit 2-bis 3-mal 10 mg bis 3-mal 20 mg täglich eingesetzt. Die Anwendung von Budipin wurde seit 2001 wegen der Verlängerung des QTc-Intervalls deutlich eingeschränkt. Das Präparat darf nur noch unter strengen Auflagen und regelmäßigen EKG-Kontrollen verordnet werden.

29.3.6 M-Cholinozeptor-Antagonisten

M-Cholinozeptor-Antagonisten (Anticholinergika) können das Ungleichgewicht zwischen depletiertem Dopamin und erhöhtem Acetylcholin in den Basalganglien verbessern. Die in Deutschland zur Verfügung stehenden Substanzen sind in ◘ Tab. 29.1 dargestellt. Sie werden allenfalls als Monotherapie eingesetzt sowie bei Patienten unter 70 Jahren mit vorwiegendem Ruhetremor, bei denen die Hypokinese kein größeres Problem darstellt (◘ Tab. 29.2). Patienten, die unter der Therapie mit L-Dopa und/oder Dopaminagonisten an persistierendem Tremor leiden, können probatorisch zusätzlich mit Anticholinergika behandelt werden. Unter ihnen werden **Biperiden**[16] und **Trihexyphenidyl**[17] am häufigsten in Deutschland verschrieben. Die Dosierungen sind in ◘ Tab. 29.3 dargestellt. Anticholinergika zeichnen sich bei geringem Effekt

---

14 Tasmar®
15 Parkinsan®
16 Akineton®, Biperiden-neuraxpharm®
17 Parkopan®, Artane®

durch ein breites Nebenwirkungsspektrum aus, das häufig ihre Anwendung limitiert. Vor allem ältere Patienten und Patienten mit kognitiven Störungen leiden unter zunehmenden Gedächtnisstörungen. Außerdem treten Mundtrockenheit, Störungen der Magen-Darm-Peristaltik, Akkommodationsstörungen (cave Glaukom), Tachykardien, Verwirrtheit und Psychosen auf.

In Kürze

Zur Therapie des M. Parkinson stehen verschiedene Wirkprinzipien zur Verfügung, die vor allem am gestörten Gleichgewicht zwischen dopaminerger und cholinerger Neurotransmission angreifen.

- Eine Steigerung der dopaminergen Neurotransmission wird durch eine Erhöhung der verfügbaren Dopaminkonzentration (L-Dopa, DDC- MAO-B- und COMT-Inhibitoren) oder eine direkte Stimulation zentraler Dopamin-Rezeptoren (Dopaminrezeptoragonisten) erreicht.
- Die Verminderung der cholinergen Transmission wird durch eine Blockade zentraler Cholinozeptoren bewirkt.
- Ein weiteres therapeutisches Prinzip stellt die Blockade zentraler NMDA-Rezeptoren (Amantadin) dar.

Die Pharmakotherapie ist symptomatisch. Neuroprotektive oder kausal wirksame Pharmaka stehen bislang nicht zur Verfügung.

Weiterführende Literatur ▶ www.springer.com

30 Erkrankungen und Schädigungen des Auges

B. Hinz, C. Mardin

30.1 Allgemeine Gesichtspunkte der Pharmakotherapie am Auge

30.1.1 Okuläre Resorption von Ophthalmika

Bei der Therapie von Augenerkrankungen dominiert die **topische Applikation**. Dabei wird der Arzneistoff in wässriger Lösung, als Suspension oder in Gel- bzw. Salbenform auf das äußere Auge aufgebracht.

Ophthalmika zur Therapie der Konjunktivitis oder Blepharitis, Tränenersatzmittel zur Behandlung von Benetzungsdefiziten oder Pharmaka zur Therapie der Keratitis bedürfen einer guten Durchmengung mit dem **präkornealen Tränenfilm**, da dieser die Brücke der Bioverfügbarkeit für die erkrankten Strukturen darstellt. Ein auf das Auge aufgebrachter wasserlöslicher Arzneistoff vermischt sich sehr schnell mit dem Tränenfilm, der physiologisch einem wässrigen Volumen von ca. 7–10 µl entspricht. Die meisten Mehrdosenbehälter für Ophthalmika geben eine Tropfengröße von etwa 40 µl ab. Der Überschuss wird von den abführenden Tränenwegen aufgenommen, und über die Tränenbasalsekretion setzt ein sofortiger Verdünnungsprozess für die aufgebrachte Arzneimittellösung ein. Die Basalsekretion beträgt 1,2 µl/min, steigt jedoch reflektorisch sehr schnell an, wenn es durch einen abweichenden pH-Wert der Arzneimittellösung, ungünstige Osmolalität oder Temperaturänderung zu einem reflektorischen Träneneinstrom kommt. Durch die Tränenbasalsekretion wird eine auf das Auge aufgebrachte Arzneimittellösung innerhalb einer Minute um 70% verdünnt, nach 8 min ist noch etwa 0,1% der ursprünglichen Arzneimittelkonzentration vorhanden. Mit gleicher Kinetik fällt der Diffusionsgradient für die Wirkstoffpermeation in das Auge. Der Lidschluss verursacht einen weiteren Abfluss des Arzneimittels über die ableitenden Tränenwege.

Der **Tränenfilm** besteht aus drei Schichten mit unterschiedlichem Löslichkeitsverhalten: Die obere Lipidschicht stellt eine hydrophobe Phase dar. Die mittlere, wässrige Phase, entspricht einem ausschließlich hydrophilen Kompartiment, während die präkorneale Muzinschicht wieder hydrophobes Verhalten zeigt. Die gegensätzlichen Löslichkeitseigenschaften der Grenzschichten des Tränenfilms sind für die okuläre Resorption und die Bioverfügbarkeit von Ophthalmika von Bedeutung.

Liegen die Zielstrukturen der Therapie im **Augeninneren**, muss der Arzneistoff die **Permeabilitätsbarrieren** der Hornhaut überwinden. Hierbei ist das mehrschichtige Hornhautepithel ein lipophiles Kompartiment, durch das überwiegend fettlösliche Pharmaka diffundieren. Das Hornhautstroma ist hydrophil, während das Hornhautendothel wiederum eine lipophile Grenzschicht darstellt. Wirkstoffe, von denen eine gute Hornhautpenetration verlangt wird, wie z. B. Antiglaukomatosa, sind entweder schwache Säuren oder schwache Basen, welche nur teilweise dissoziiert in ionisierter Form vorliegen. Der ionisierte Arzneistoff durchdringt leicht das hydrophile Stroma, während nicht-ionisierte Alkaloide, z. B. Pilocarpin oder Atropin, die lipophilen Grenzschichten Epithel und Endothel durchdringen. Entsprechend der Dissoziationskonstanten des diffundierenden Arzneistoffs stellen sich in den verschiedenen Kompartimenten ständig neue Diffusionsgleichgewichte und -gradienten ein, die durch die Konzentration und die biophysikalischen Eigenschaften des Arzneistoffs bzw. der jeweiligen Hornhautstruktur bestimmt werden. Hierbei kann das **Hornhautepithel** als Reservoir für lipophile Arzneistoffe und das **Hornhautstroma** als Reservoir für hydrophile Arzneistoffe dienen.

Subkonjunktival injizierte Arzneistoffe gelangen nicht nur durch eine Diffusion über die Sklera in das Auge, sondern nehmen über den Injektionskanal und den präkornealen Tränenfilm den Diffusionsweg durch die Hornhaut und Bindehaut in das Auge (vergleichbar der Tropfapplikation).

30.1.2 Resorption von Ophthalmika in den Kreislauf

In Abhängigkeit von der jeweiligen Pharmakokinetik werden >90% eines auf das äußere Auge aufgebrachten Arzneimittels vom Organismus aufgenommen. Nach der lokalen Applikation am Auge werden Pharmaka über die gut durchblutete Bindehaut und die nasale Mukosa resorbiert. Dorthin gelangt der Arzneistoff mit der Tränenflüssigkeit. Die schnelle systemische Resorption unter Umgehung des **First-pass-Effekts** der Leber (z. B. β-Blocker) kann für manche Patienten eine Gefahr bedeuten. Lediglich ein geringer Teil der aufgebrachten Arzneimittelmenge erreicht über die Nase den Intestinaltrakt und wird dort aufgenommen. Ein ebenso geringer Teil von Arzneistoffen wird über die Wege des Kammerwassers in das episklerale venöse Gefäßsystem und den allgemeinen Kreislauf gelangen.

Die Kompression der Tränenwege im medialen Lidwinkel nach Anwendung von Augentropfen für 1–2 min kann die Aufnahme des Arzneistoffs in den allgemeinen Kreislauf begrenzen. Die systemischen Risiken von unerwünschten Wirkungen steigen mit der Tropfengröße, da weiterer Arzneistoff durch den Volumenüberschuss in den allgemeinen Kreislauf gelangt. Das Gleiche gilt für die schnelle Applikation von mehreren Tropfen hintereinander, während eine wiederholte Tropfapplikation mit einer zeitlichen Distanz von einigen Minuten die Aufnahme von Wirkstoff in das Auge steigern kann. Die in den Geweben des vorderen Augensegmentes erzielbare Arzneistoffkonzentration ist eine Funktion der Konzentration der aufgebrachten Arzneimittellösung, jedoch nur in einem engen Bereich.

30.1.3 Aspekte der individuellen Wirksamkeit von Ophthalmika

Entsprechend den Vorschriften des deutschen Arzneibuches müssen Augentropflösungen in Mehrfachdosenbehältern zur Vorbeugung einer bakteriellen Kontamination mit Konservierungsstoffen versehen sein. Eine Vielzahl dieser oberflächenaktiven Stoffe, wie z. B. Benzalkoniumchlorid, beeinträchtigen durch unspezifische, **toxische Wirkungen** die Integrität des mehrschichtigen Hornhautepithels und steigern somit die Permeation des Wirkstoffes durch die hydrophobe Grenzschicht des Hornhautepithels. Das Antiglaukomatosum Carbachol beispielsweise permeiert lipophile Kompartimente sehr schlecht, kann allerdings unter Zusatz von Benzalkoniumchlorid eine ausreichende Permeation in die vordere Augenkammer erzielen. Oftmals sind solche **Konservierungsstoffe** Ursache von Unverträglichkeitserscheinungen und Allergisierung. Von Bedeutung können auch Arzneimittelinteraktionen bei gleichzeitiger Applikation von unterschiedlichen Ophthalmika sein.

Ist die Permeationsschranke des Hornhautepithels durch die zu behandelnde Augenerkrankung unterbrochen, wie z. B. bei einer Keratitis, wird eine größere Arzneimittelmenge in das Auge aufgenommen und kann von dort in den Kreislauf weitergegeben werden. Ebenso wie Konservierungsstoffe können auch Anästhetika die Epithelschranke der Hornhaut aufbrechen und die Arzneimitteldiffusion durch die Hornhaut erheblich verstärken. Die Bioverfügbarkeit des Pharmakons im Auge hängt auch vom Pigmentierungsgrad der Regenbogenhaut ab. Das Irispigment kann insbesondere Adrenozeptor- und M-Cholinozeptor-Liganden unspezifisch binden, weshalb die Bioverfügbarkeit sinkt, jedoch zugleich ein Arzneimittelreservoir in den **pigmentierten Irisstrukturen** verbleibt. So wirken beispielsweise Mydriatika und Parasympathomimetika bei dunkel pigmentierten Augen sehr viel schwächer als in weniger pigmentierten, blauen Augen.

30.2 Spezielle Pharmakotherapie von Augenkrankheiten

Die nachfolgende Besprechung der Pharmakotherapie der häufigsten und wichtigsten medikamentös behandelbaren Augenerkrankungen erfolgt nach topographischen Gesichtspunkten. Dementsprechend wurde eine Einteilung in Erkrankungen im vorderen (Lider, Binde-, Horn- und Regenbogenhaut, Vorderkammer, Ziliarköper und Linse) und hinteren Augenabschnitt (Glaskörper, Papille und Netzhaut) vorgenommen (◘ Abb. 30.1).

30.2.1 Erkrankungen des äußeren Auges und vorderen Augenabschnitts

Erkrankungen der Lider

Nicht-infektiöse, konstitutionelle Lidrandentzündungen sind die **seborrhoische Blepharitis** sowie die **Blepharitis bei Acne rosacea**. Bei diesen Erkrankungen erweisen sich lidrandhygienische Maßnahmen sowie am Lidrand applizierte glucocorticoid- und antibiotikahaltige Augensalben günstig, da die im Rahmen der Seborrhö auftretende Krustenbildung häufig von Staphylokokken superinfiziert ist.

Bei den **bakteriellen Lidentzündungen** orientiert sich die notwendige topische Antibiotikatherapie am nachgewiesenen Erreger. In den meisten Fällen sind Staphylokokken, seltener Chlamydien, beteiligt. Geeignet ist eine **Gentamicin**[1]- oder **Tetracylin**-haltige Augensalbe.

Beim Auftreten einer **Lidphlegmone** oder eines **Lidabszesses** ist die Kombination einer topischen Antibiotikatherapie mit einer antibiotischen Allgemeintherapie notwendig.

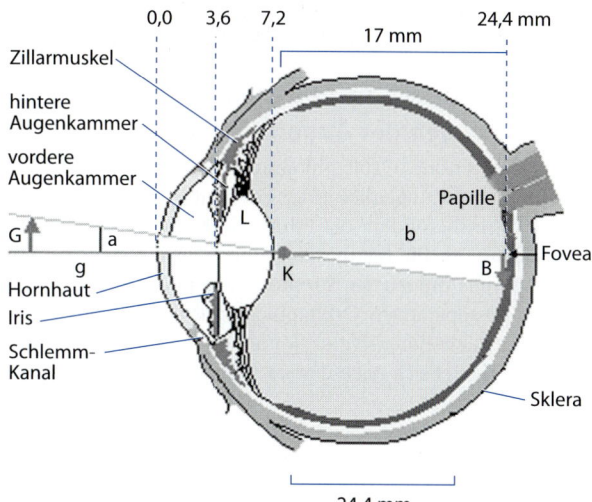

◘ **Abb. 30.1.** Anatomie des Auges. Horizontalschnitt durch ein Auge des Menschen mit Fovea und Papille mit Nervus opticus (*N. O.*). Abbildung im vereinfachten Strahlengang mit Gegenstand (*G*), Gegenstandsweite (*g*), Sehwinkel (α), Linse (*L*), Knotenpunkt (*K*), Bildweite (*b*) und umgekehrtem Bild (*B*). 1 Grad Sehwinkel entspricht etwa 0,3 mm Bildgröße auf der Retina. (Nach Eysel in Schmidt & Schaible 2000)

Bei Virusbefall der Lider (z. B. Herpes simplex oder Herpes zoster) ist eine topische, antivirale Therapie mit einer **Aciclovir**[2]-haltigen Augensalbe wirksam. Eine **systemische Behandlung** mit Aciclovir zur Prävention einer herpetischen Uveitis ist sinnvoll, bei bestehender Uveitis notwendig.

Bei **Pilzinfektionen** der Lider wird mit einer antimykotikahaltigen Salbe in Abhängigkeit vom Erreger behandelt.

Bei **allergischen Liderkrankungen** bringt der Einsatz einer glucocorticoidhaltigen Salbe nach Ausschaltung des Allergens schnelle Abhilfe.

Erkrankungen der Tränenorgane

Die **akute Entzündung** der Tränendrüse (**Dakryoadenitis**) wird **viral** im Rahmen einer anderen Grunderkrankung (z. B. Mumps, Masern, Influenza, Herpes zoster, Herpes simplex) oder **bakteriell** (meist akut durch Streptokokken, Gonokokken oder Staphylokokken) hervorgerufen. Oft findet man eine Sinusitis maxillaris in der Anamnese. Der **chronische Verlauf** wird durch **Tuberkulose** oder **Lues** verursacht. Selten sind Pilzinfektionen der Tränendrüse. Die antiinfektiöse Therapie richtet sich nach dem Erreger.

Eine **Dakryozystitis** (purulente Entzündung des Tränensacks) beruht am häufigsten auf einer Verlegung des Tränennasenkanals. Zur Therapie werden lokale und systemische Antibiotika, abschwellende Augentropfen (z. B. **Xylometazolin**[3]) und **Ethacridin**[4]-Umschäge angewandt.

Bei der **Kanalikulitis** der Tränenröhrchen besteht häufig ein Befall mit Aktinomyzeten; auch Aspergillus oder Candida

---

1 Refobacin® Augensalbe, Gentamicin® POS
2 Acic-Ophtal, Augensalbe, Viropus®, Zovirax®
3 Olynth, Otriven® Augentropfen
4 Rivanol®

ist möglich. Nach operativer Entfernung des pilzbefallenen Tränenröhrchens ist eine Erreger-orientierte antimykotische Therapie nötig.

Erkrankungen der Augenhöhle

Orbitaphlegmone. Orbitaphlogmone stellen eine infektiöse Erkrankung der Augenhöhle dar. Die häufigste Ursache ist die Simusitis, insbesondere die Ethmoiditis (Sinusitis der Siebbeinzellen). Als die häufigsten pathogenen Erreger wurden Haemophilus influenzae, Streptococcus pneumoniae und – bei der postoperativen Orbitaphlegmone – Staphylokokken identifiziert. Eine intensive lokale und systemische **Antibiotikatherapie** richtet sich nach den nachgewiesenen oder vermuteten Erregern.

Andere Orbitopathien. Ein **Exophthalmus** bedarf einer intensiven Oberflächenpflege des Auges durch Tränenersatzmittel. Bei einer Kompressionsneuropathie des Nervus opticus ist eine operative Dekompression notwendig. Der entzündliche Pseudotumor der Augenhöhle spricht gut auf systemische Glucocorticoidtherapie an und kann in den meisten Fällen mit einer Intervalldosierung zur Regression gebracht werden. Bei einem chronisch-entzündlichen Pseudotumor bestehen gute Erfahrungen mit dem Immunsuppressivum Cyclosporin. Bei einer orbitalen Raumforderung durch eine Myositis der geraden Augenmuskeln ist eine hochdosierte Glucocorticoidtherapie notwendig. Bei der orbitalen Sarkoidose gilt eine Kombination aus systemischen Glucocorticoiden sowie immunsuppressiver Therapie als medikamentöses Vorgehen der Wahl. Eine Orbitabeteiligung bei Erkrankungen des lymphatischen Systems wird mit Bestrahlung und Zytostatika behandelt.

Erkrankungen der Hornhaut
Keratokonjunctivitis sicca

Die Keratoconjunctivitis sicca (Syndrom des »trockenen Auges«) zählt zu den häufigsten Augenproblemen ab dem 4. Lebensjahrzehnt. Die Ursachen liegen in einer veränderten Zusammensetzung des Tränenfilms oder in einer verminderten Tränenproduktion infolge von Systemerkrankungen. Die zur Diagnostik verwendeten Verfahren umfassen die Quantifizierung der wässrigen Tränensekretion (Schirmer- und Jones-Test), die Tränenfilmaufreißzeit und die Markierung von Defekten im Tränenfilm (Vitalfärbung mit Bengalrot). Das Ziel der Therapie besteht in der Wiederherstellung der Integrität des dreischichtigen Tränenfilms.

Störungen der Lipidphase stellen die häufigste Form von Benetzungsstörungen dar. Aufgabe der von den Meibom-Drüsen gebildeten Lipidphase ist es, die Verdunstung des Tränenfilms von der Augenoberfläche zu reduzieren und damit die Stabilität des Tränenfilms zu gewährleisten. Leitsymptom ist das **Brennen**, das durch die Bildung trockener Stellen auf der Hornhaut entsteht.

Die **wässrige Phase** enthält eine Reihe funktionell bedeutsamer Inhaltsstoffe, die für die Regeneration des Oberflächenepithels, Proliferation und Differenzierung (Wachstumsfaktoren, Vitamin A), die antimikrobielle Abwehr (Lysozym, Lactoferrin) sowie für die Integrität der Zellmembranen der Oberflächenzellen (osmotisch wirksame Substanzen) verantwortlich sind. Störungen dieser Phase beruhen auf einer Funktionsveränderung der Tränendrüse. Bei weitestgehend unklarer Pathogenese wird seit kurzem ein **Androgenmangel** bzw. eine **Verschiebung des Androgen-Estrogen-Gleichgewichts** als ätiologischer Faktor diskutiert. In der Tat gehen Androgenmangelzustände, wie das Altern bei beiden Geschlechtern, die Menopause oder die antiandrogene Therapie bestimmter urogenitaler Erkrankungen des Mannes mit der Ausbildung eines trockenen Auges einher. Eine **sekundäre Insuffizienz** der Tränendrüse kann auch auf entzündliche Veränderungen (z. B. Sjögren-Syndrom) und Pharmaka (β-Blocker, Anticholinergika, Antihistaminika, Kontrazeptiva) zurückgeführt werden. Leitsymptom von Störungen der wässrigen Phase ist das **Fremdkörpergefühl**.

Störungen der Muzinphase, die die Verbindung des Tränenfilms mit der Augenoberfläche ermöglicht, sind Folge einer **Reduktion von Becherzellen**. Als Ursache werden Veränderungen des Vitamin A-Spiegels, chronisch entzündliche Bindehauterkrankungen (z. B. Stevens-Johnson-Syndrom), okuläres Pemphigoid (Vernarbung der Bindehaut) sowie virale oder bakterielle Infektionen angesehen.

Die Wahl der Behandlung von Benetzungsstörungen orientiert sich am Schweregrad der Erkrankung (◻ Tab. 30.1).

◻**Tab. 30.1.** Therapie von Benetzungsstörungen in Abhängigkeit vom Schweregrad

Grad	Beschreibung	Therapie
1	Leichte Benetzungsstörungen	Niedrig-visköse, konservierte Tränenersatzmittel (Polyvinylalkohole, Polyvidone, Cellulosederivate) bis zu 4-mal täglich, Salbe oder Gel zur Nacht
2	Patienten mit deutlicher Funktionsstörung mit Anfärbbarkeit der Oberfläche im Bengalrot-Test	Höher visköse, nach Möglichkeit unkonservierte Tränenersatzmittel (Carbomere, Hyaluronsäure, Dexpanthenol) bis zu stündlich, Salbe oder Gel zur Nacht
3	Patienten mit massiven Benetzungsstörungen	Zusätzlich Tränenwegsverschluss durch kleine Silikonpfropfen oder Cellulosestäbchen, Eigenserum-Augentropfen und je nach Indikation Antiphlogistika, Verbandslinsen und Stimulation der Tränendrüse

Nach Lemp (1994) und Kruse et al. (2002)

Bei **Störungen der Lipidphase** werden Antibiotika (**Erythromycin**[5], alternativ **Bacitracin**[6], **Chloramphenicol**[7]) zur Reduktion der bakteriellen Flora auf der Lidkante, die über Toxinablagerungen zu Irritationen der Augenoberfläche führen und die Ausbildung von Hornhautulzera begünstigen können, eingesetzt. Zur Behandlung von bakterienassoziierten marginalen Hornhautulzera sind **lokale Glucocorticoide** Mittel der Wahl. **Systemische Antibiotika (Tetracycline)** kommen zur Therapie von Störungen der Lipidphase zum Einsatz, die im Rahmen einer Systemerkrankung (z. B. Rosacea-assoziierte hintere Blepharitis) entstehen. Zur symptomatischen Substitutionstherapie kommen die auch zur Therapie von Störungen der wässrigen und Muzinphase eingesetzten **Filmbildner** zur Anwendung. Darüber hinaus sind mittlerweile Arzneimittel mit Bestandteilen der Lipidphase (aqualipides Augengel aus mittelkettigen Triglyceriden in Kombination mit **Carbomer**[8]) im Einsatz. Kontrollierte klinische Studien liegen hier allerdings noch nicht vor. Als adjuvante Maßnahmen sind **heiße Kompressen** (Verflüssigung des Drüsensekrets) und **Lidmassage** (zur Entleerung der Drüsen) angeraten.

Störungen der wässrigen Phase werden symptomatisch durch häufige Gabe von viskösen Tränenersatzmitteln behandelt. Ein entscheidendes Kriterium für die Verweildauer auf dem Auge ist dabei die Viskosität. Die gebräuchlichsten Filmbildner und Hilfsstoffe in Tränenersatzmitteln sind in ◪ Tab. 30.2 zusammengestellt. Des Weiteren ist über einen Einsatz von lokalen Glucocorticoiden bei Benetzungsstörungen entzündlicher Genese (z. B. schwere Formen beim Sjögren-Syndrom) berichtet worden.

Störungen der Muzinphase können durch **Retinolpalmitat**[17]-haltige Präparate behandelt werden. Eine Reihe Retinolpalmitat-haltiger Präparate beinhalten viskositätserhöhende Stoffe, die die Verweildauer auf der Augenoberfläche verlängern.

Zur Anregung der Tränen- und Speichelsekretion bei Sjögren-Syndrom wird **Pilocarpin**[18] (4-mal 5 mg/Tag p.o.) eingesetzt.

Keratitiden

Unter dem Begriff Keratitis werden Entzündungen der Hornhaut unterschiedlicher Ursache zusammengefasst. Die Hornhaut ist normalerweise durch das intakte Epithel sowie durch Abwehrmechanismen der Augenoberfläche geschützt. Für die Bildung eines Hornhautgeschwürs sind Läsionen des Hornhautepithels sowie eine Reihe von Risikofaktoren äußerer (z. B. Kontaktlinsen, topische Glucocorticoide, langfristige topische Antibiotika, warmes feuchtes Klima), lokaler (z. B. trockenes Auge, bakterielle oder mykotische Konjunktivitis, länger bestehender Hornhautepitheldefekt) oder systemischer Art (z. B. Mangelernährung, Alkoholismus, Immunsuppression, Diabetes mellitus, Verbrennungen) verantwortlich.

Bakterielle Keratitis. Die bakterielle Keratitis wird am häufigsten durch Staphylokokken, Pseudomonas aeruginosa, Streptococcus pneumoniae und Enterobakterien hervorgerufen. Charakteristisch sind Schmerzen, Photophobie, konjunktivale Rötung, Tränen, Sekretabsonderung, Blepharospasmus, Lidschwellung und herabgesetzte Sehschärfe. Eine keimorientierte, lokale antibiotische Therapie mit intensiver Applikation zum schnellen Erreichen einer geeigneten Wirkstoffkonzentration sollte sofort nach dem Resultat der Gramfärbung begonnen werden. Im Falle grampositiver Bakterien sind Kombinationen von **Neomycin**[19], **Polymyxin B**[20] und **Bacitracin**[21], bei gramnegativen Bakterien **Gentamicin** oder **Kanamycin**[22] indiziert. Die genannten Antibiotika werden lokal in den ersten 3 h alle 10 min, dann stündlich verabreicht. In schweren Fällen (intraokuläre Mitbeteiligung) werden Antibiotika zusätzlich subkonjunktival injiziert oder systemisch appliziert. Zur Behandlung der Begleitiritis und zur Ruhigstellung des Ziliarmuskels werden zusätzlich **Zykloplegika** (Arzneistoffe, die die Akkommodation lähmen, z. B. **Atropin**[23] und **Scopolamin**[24]) eingesetzt. Die lokalen Nebenwirkungen der genannten Zykloplegika, die auch als **Mydriatika** im Rahmen der Diagnostik des Augenhintergrundes (hier allerdings meist das kürzer wirksame **Tropicamid**[25]) oder zur Sprengung von Synechien eingesetzt werden, bestehen in Akkommodationslähmung, Photophobie, Mundtrockenheit, Gesichtsrötung und Tachykardie.

◪ **Tab. 30.2.** Hilfsstoffe in Tränenersatzmitteln	
Synthetische Polymere	Polyvinylalkohol[9]
	Povidon (Polyvinylpyrrolidon, PVP)[10]
	Polyacrylat (Carbomer)[11]
Cellulose-Derivate	Methylhydroxypropylcellulose (Hypromellose, HPMC)[12]
	Hyetellose (Hydroxyethylcellulose, HEC)[13]
	Carmellose (Carboxymethylcellulose, CMC)[14]
Dexpanthenol[15]	
Hyaluronsäure[16]	
Nach Kruse et al. (2002)	

---

5 in Ecolicin®

6 in Polyspectran®

7 Posifenicol®, Thilocanfol® C

8 Liposic®, Siccapos®

9 Liquifilm® N

10 Arufil®, Oculotect® fluid

11 Liposic®, Siccapos®

12 Artelac®, Sic-Ophtal®

13 Lacrigel®

14 Celluvisc®

15 Panthenol-ratiopharm, Panthenol Lichtenstein®, Bepanthen® Wund- u. Heilsalbe

16 Hylo-Comod®

17 Oculotect®

18 Pilomann®, Pilocarpin Ankerpharm®

19 Dispadex®

20 In Kombi-Stulln® N/-DU Augentropfen

21 Polyspectran®

22 Kanamytrex®, Kanamycin-POS®

23 Atropin-POS®

24 Boro-Scopol®

25 Mydrum®, Mydriaticum Stulln®

❗ **Bei engem Kammerwinkel besteht die Gefahr der Auslösung eines akuten Glaukomanfalls durch Mydriatika!**

Akanthamöben-Keratitis. Ein therapeutisch schwieriges Problem stellt die Akanthamöben-Keratitis dar, die in der Mehrzahl der Fälle bei Kontaktlinsenträgern auftritt, daneben auch durch Verletzungen oder über Kontakt mit kontaminiertem Wasser aus Schwimmbädern oder Seen hervorgerufen wird. In den Anfangstadien der Erkrankung sind **Aminoglykoside** hilfreich. In weitergehenden Stadien erfolgt meist eine **Kombinationstherapie**, bestehend aus **Propamidinisoethionat** (0,1%), **Polyhexamethylenbiguanid** (0,02%) sowie **Aminoglykosiden**. Zur Prävention wird eine **adäquate Kontaktlinsenreinigung** (zweistufiges 3%-iges Wasserstoffperoxid-Desinfektionssystem oder Desinfektion mit Chlorhexidin (0,001–0,005%-ig) über mindestens 30 min) empfohlen.

Keratomykose. Keratomykosen entstehen im Gefolge einer Infektion der Hornhaut mit filametösen Pilzen (Aspergillus, Cephalosporium, Fusarium) nach Verletzungen oder durch Candida-Infektionen, die sich auf vorbestehende Erkrankungen der Hornhaut aufpfropfen. In Abhängigkeit von der nachgewiesenen Pilzart wird die Erkrankung mit **Natamycin**[26], **Amphotericin B**, **Nystatin** oder **Miconazol** therapiert. Aufgrund der begleitenden Iritis ist eine Therapie mit **Zykloplegika** sinnvoll.

Herpes-simplex-Virus-Keratitis. Die durch Herpes-simplex-Viren verursachte Keratitis lässt sich nach klinischen Gesichtspunkten in mehrere Formen unterteilen. Bei der **epithelialen Keratitis** (Keratitis dendritica) erfolgt eine oberflächliche Infektion der Hornhautnerven mit Herpes simplex-Viren. Charakteristisch ist die Bildung bäumchenartiger Epitheldefekte, nach Abheilung bleiben allerdings keine Narben zurück. Die **stromale Keratitis** (Keratitis disciformis) ist durch eine diffuse scheibenförmige Stromafärbung mit oder ohne Epithelschädigung gekennzeichnet. Hier führen die entstehenden Narben nach Abheilung zu einer Transparenzminderung und Profilveränderung der Kornea und damit zu einer verminderten Sehqualität. Bei der **nekrotisierend-infiltrativen Keratitis** kommt es zur Stromanekrose, die bis zur Perforation fortschreiten kann. Die **endotheliale Keratitis** (Endotheliitis) geht mit einer Schwellung der Endothelzellen und einer Trübung der darunter liegenden Hornhaut einher. In der Regel kommt es bei der Herpes-simplex-Virus-Keratitis in früher Kindheit zur Erstinfektion. Die in Ganglien latent persistierenden Herpes simplex-Viren (entscheidend für Augenbeteiligung ist das Ganglion Gasseri) werden bei Vorliegen bestimmter prädisponierender Faktoren (z. B. reduzierter Allgemeinzustand, Fieber, UV-Exposition, Immunosuppression, physisches oder psychisches Trauma) reaktiviert.

Bei der epithelialen Form der Herpes-simplex-Keratitis ist die topische Gabe von **Virustatika** indiziert. Arzneimittel der 1. Wahl ist **Aciclovir**, das als 3%-ige Salbe 5-mal täglich für 3 Wochen gegeben wird. Sind die tiefen Hornhautabschnitte (herpetische Stromakeratitis) oder die vordere Uvea beteiligt, ist eine **Allgemeintherapie mit Aciclovir** nötig. Die per se pharmakologisch inaktive Substanz wird erst nach Penetra-

tion in eine Virus-infizierte Zelle über virale Thymidinkinasen und zelluläre Enzyme in das wirksame Aciclovir-Triphosphat überführt, das die virale DNA-Polymerase hemmt. Aciclovir führt in 92% der Fälle zu einer Abheilung der Keratitis innerhalb von 2 Wochen. Führt die Gabe von Aciclovir nicht zum gewünschten Therapieerfolg, kann auf **Trifluridin**[27] (1%-ige Augentropfen, alle 3 h 1 Tropfen) zurückgegriffen werden. Trifluridin weist bei einer im Vergleich zu Aciclovir gleichwertigen Bekämpfung der Keratitis eine stärkere epitheltoxische Wirkung auf. Bei der stromalen und endothelialen Form der Herpes-simplex-Keratitis steht neben der antiviralen Therapie mit Aciclovir die entzündungshemmende Therapie mit **lokalen Glucocorticoiden** im Vordergrund. Anstelle der Glucocorticoide kommt gegebenenfalls auch eine lokale Therapie mit **Cyclosporin** in Frage. Bei der epithelialen Keratitis ist die Gabe von Glucocorticoiden kontraindiziert.

Keratitis photoelectrica. Durch intensive Ultraviolett-Strahlung (z. B. durch Höhensonne, bei Seereisen, bei Schweißarbeiten) werden die äußeren Zellen der Hornhaut geschädigt. Schmerzen, Hyperämie und Tränenfluss treten erst einige Stunden nach der Schädigung auf. Die Anwendung von **schwach wirksamen Oberflächenanästhetika** z. B. **Oxybuprocain**[28], ist lediglich zur Untersuchung indiziert. Stark wirkende Lokalanästhetika können nach wiederholtem Gebrauch zu **Hornhautschädigungen** führen (Kunstfehler!). Daher sollten bei starken Schmerzen nur Analgetika verabreicht werden.

Neben kühlenden Umschlägen und Salben (z. B. **Dexpanthenol**[29]) können auch lokale Vasokonstriktoren (z. B. **Tetryzolin**[30], **Tramazolin**[31]) Hyperämie, Schwellung und Schmerz lindern. Nur bei stärksten entzündlichen Erscheinungen ist in Ausnahmefällen die **kurzfristige** lokale Gabe von Glucocorticoiden indiziert.

Erkrankungen der Bindehaut

Die Bindehautentzündung ist eine der häufigsten Augenerkrankungen, die durch Bakterien, Viren oder Allergene ausgelöst werden kann. Allen Formen gemeinsam ist eine Gefäßerweiterung, die sich als sog. »rotes Auge« manifestiert. Jede Bindehautentzündung sollte der Ursache entsprechend adäquat behandelt werden. Im Folgenden werden die wichtigsten Formen der nichtinfektiösen und infektiösen Konjunktividen vorgestellt.

Nichtinfektiöse Konjunktividen

Conjunctivitis simplex. Auslösender Faktor ist eine mechanische Reizung durch mechanische Einflüsse (Staub, Wind, Rauch), UV-Licht, Störungen des Binokularsehens, Überanstrengung oder Tränenmangel. Die Symptome sind Rötung, Jucken, Brennen, Verengung der Lidspalte und ein wässrigschleimiger Ausfluss. Die Therapie besteht in der sympto-

---

26 Pima-Biciron®
27 Triflumann®
28 Novesine®, Conjuncain® - EDO®
29 Bepanthen® Augensalbe
30 Berberil® N, Yxin®
31 Biciron®

matischen Behandlung mit **Dexpanthenol. Vasokonstriktorische Wirkstoffe (Tetryzolin, Tramazolin)** führen zu einem Rückgang der Rötung (daher als »Weißmacher« bezeichnet), sind allerdings nur kurzfristig gut wirksam und führen bei häufig wiederholter Gabe (hohes Abususpotenzial) zu einer reaktiven Hyperämie. Bei Patienten mit trockenem Auge werden Tränenersatzmittel eingesetzt.

Allergische Konjunktivitis. Ursache der **Conjunctivitis allergica** ist eine Überempfindlichkeitsreaktion gegen ein spezifisches Antigen (z. B. Staub, Graspollen, Arzneimittel). Charakteristisch ist ein starker Juckreiz, vermehrter Tränenfluss, häufig ausgeprägte Lidschwellung sowie eine Ansammlung eosinophiler Granulozyten in der Tränenflüssigkeit.

Zur Behandlung und Prophylaxe der Symptome der saisonalen und nicht-saisonalen allergischen Konjunktivitis gehört die weitestgehende Vermeidung des auslösenden Antigens und die lokale Gabe von Histaminfreisetzungs-hemmenden **Mastzellstabilisatoren (Natriumcromoglicat**[32]**, Nedocromil**[33]**, Lodoxamid**[34]**).** Zur schnellen und dauerhaften Symptomlinderung finden **lokale H1-Antihistaminika (Levocabastin**[35]**, Azelastin**[36]**, Emedastin**[37]**, Epinastin**[38]**)** Einsatz. **Glucocorticoide** sollten nur kurzfristig appliziert werden. Von Vorteil sind hier weniger stark penetrierende Vertreter wie **Fluorometholon**[39]. Eine akute Wirksamkeit zeigen auch **α1-Sympathomimetika (Tetryzolin, Tramazolin),** die wie bereits erwähnt nur kurz wirken.

Infektiöse Konjunktividen

Bakterielle Konjunktivitis. Eine bakterielle Konjunktivitis wird meist durch Staphylococcus aureus, Strepto- und Pneumokokken verursacht. Charakteristisch ist eine meist beidseitige Entzündung der Konjunktiva mit ausgeprägter Rötung, Ödembildung und Absonderung eines purulenten Sekrets. Ziel der Therapie ist die Beseitigung der konjunktivalen Bakterienbesiedelung. Die kausale Therapie erfolgt mit **topisch applizierten Antibiotika (Gentamicin, Chlortetracyclin**[40]**, Ciprofloxacin**[41]**, Ofloxacin**[42]**, Levofloxacin**[43]**, Kanamycin**[44]**, Natamycin, Chloramphenicol, Erythromycin).** Zum raschen Abklingen der Symptome werden Antibiotika auch in fixer Kombination mit **topischen Glucocorticoiden** (z. B. **Prednisolon** und **Chloramphenicol**[45], **Dexamethason** und **Gentamicin**[46]) eingesetzt. Grundsätzlich sollte der Einsatz von Glucocorticoiden in der akuten Therapie wegen der lokalen Immunosuppression allerdings kritisch gesehen werden. Unter antibiotischer Therapie kommt es in der Regel innerhalb von 1–2 Wochen zu einer Abheilung.

Neugeborenenkonjunktivitis. Die potenziell zur Erblindung führende **Gonoblenorrhö** kann beim Neugeborenen in einem Zeitraum von 2–4 Tagen nach Gonokokken-Übertragung von Gonorrhö-infizierten Müttern während der Geburt evident werden. Die **Gonokokkenkonjunktivitis** ist durch ein anfänglich serös-blutiges, später reichlich dickflüssig-eitriges Sekret gekennzeichnet. Zusätzlich kann es zu Beteiligung der Hornhaut (Geschwüre und Einschmelzungen) kommen.

Bei einer Gonoblenorrhö wird der hochinfektiöse Eiter durch wiederholtes Ausspülen mit physiologischer Kochsalz-lösung entfernt und gleichzeitig **Penicillin G** hochdosiert intravenös (0,4 Mio. I.E. pro Tag i.v. für 5–6 Tage) appliziert. Alternativ können **Cerfuroxim** oder **Cefotaxim** intravenös verabreicht werden. Häufig empfohlen wird die zusätzliche **lokale Gabe** von **Penicillin G** in kurzen Abständen, allerdings ist hiermit ein erhöhtes Sensibilisierungsrisiko verbunden.

Die innerhalb der 1. Stunde nach der Geburt durchgeführte **Credésche-Augenprophylaxe** erfolgt durch Einträufeln von je einem Tropfen 1%-iger **Silbernitratlösung**[47] in beide Bindehautsäcke des Neugeborenen. Mit dieser erstmals im Jahre 1881 durchgeführten (seit 1986 in Deutschland allerdings nicht mehr gesetzlich geregelten) Prophylaxe konnte die Inzidenz der Gonoblennorrhö enorm gesenkt werden, so dass entsprechende Fälle inzwischen extrem selten sind. Folge der Silbernitratprophylaxe können leichtere Reizzustände der Konjunktiven sein.

Weitere bakterielle Konjunktivitis-Formen können durch Staphylo- oder Pneumokokken hervorgerufen werden. Lokale Spülungen und Anwendung von **Gentamicin** oder **Kanamycin** als Augentropfen oder Augensalbe sind angezeigt. In schweren Fällen muss eine Allgemeinbehandlung entsprechend dem Antibiogramm durchgeführt werden.

Die heute am häufigsten vorkommende infektiöse Form der Neugeborenenkonjunktivitis stellt die durch Chlamydien hervorgerufene sog. **Einschlusskörperchen-Konjunktivitis** dar. Mittel der Wahl sind hier **Tetracyclin**-Augentropfen und 40 mg/kg/Tag **Erythromycin** i.m. in 3–4 Einzelgaben.

Keratoconjunctivitis epidemica. Die durch Adenoviren hervorgerufene Keratoconjunctivitis epidemica betrifft Augenbindehaut und Hornhaut. Entsprechende Infektionen haben ihren Ursprung häufig in Arztpraxen oder Kliniken, in denen augenärztliche Maßnahmen durchgeführt werden, oder in Gemeinschaftseinrichtungen, in denen Besucher und Personal engen Kontakt haben (z. B. Kindergarten). Die Übertragung erfolgt durch Tröpfcheninfektion oder durch unmittelbaren Kontakt (z. B. Hautkontakt oder augenärztliche Instrumente oder Tropfflaschen). Charakteristisch ist die himbeerrote Verfärbung der Bindehaut. In der Hornhaut können subepitheliale Infiltrate auftreten. Oft erkranken beide Augen gleichzeitig. Es besteht Juckreiz und Brennen. Das Allge-

---

32 Vividrin®, Allergo COMOD®
33 Irtan®
34 Alomide®
35 Livocab®
36 Allergodil®
37 Emadine®
38 Relestat®
39 Fluoropos®, Efflumidex®
40 Aureomycin®
41 CiproHEXAL®, Ciprofloxacin-ratiopharm®
42 Ofloxacin-ratiopharm®, Ofloxacin AL®
43 Tavanic®
44 Kanamytrex®, Kanamycin-POS®, Kan-Ophtal®
45 Aquapred® N
46 Refobacin® Augensalbe, Gentamicin-POS®
47 Mova Nitrate Pipette®

meinbefinden ist meist gestört. Die Erkrankung dauert etwa 2–4 Wochen und heilt in der Regel vollständig ab.

Eine symptomatische Therapie mit **vasokonstriktorisch** wirkenden Augentropfen (z. B. **Tetryzolin, Naphazolin**) lindert die Beschwerden, sollte jedoch nur vorübergehend durchgeführt werden. **Lokal applizierte Antibiotika** mit breitem antibakteriellem Wirkungsspektrum (**Gramicidin, Neomycin,** in Kombinationspräparaten) schützen ggf. vor einer Superinfektion. Oberflächlich wirksame Glucocorticoide (Fluorometholon) sollten nur nach augenärztlicher Rücksprache verwendet werden. Zur Prophylaxe vor kornealer Viruspersistenz wird die Anwendung von Povidon-Iod-Augentropfen in der akuten Phase diskutiert.

Erkrankungen der Aderhaut
Anteriore und intermediäre Uveitis

Die Aderhaut (Uvea) stellt ein gefäßreiches Gewebe dar, das der Lederhaut (Sklera) aufliegt und den gesamten Augapfel auskleidet. Bei der am häufigsten auftretenden **anterioren Uveitis (Iritis)** sind Regenbogenhaut (Iris) und Ziliarkörper betroffen. Bei der **intermediären Uveitis (Zyklitis)** steht eine entzündliche Infiltration des Glaskörpers und eine Ödembildung im Bereich der Makula im Vordergrund. Oft treten beide Formen zusammen als sog. **Iridozyklitis** auf. Die infolge einer Uveitis entstehenden **Synechien** können ein sekundäres Winkelblockglaukom (vordere Synechien zwischen Iris und Hornhautrückfläche) oder Katarakt (hintere Synechien zwischen Iris und Linse) zur Folge haben. Prinzipiell werden Uveitiden durch **Infektionen** (Bakterien, Viren, Pilze, Parasiten) oder **immunologische Mechanismen** (Erkrankungen des rheumatischen Formenkreises) ausgelöst.

Bei beiden Uveitis-Formen ist die pharmakotherapeutisch ausgelöste **Mydriasis** von ausschlaggebender Bedeutung, da die Schmerzempfindlichkeit des Patienten durch Relaxation des Ziliarmuskels herabgesetzt wird sowie Synechien verhindert bzw. wieder gelöst werden können. Als Mydriatika werden die **Parasympatholytika Tropicamid** und **Scopolamin** eingesetzt. Bei unzureichender Wirkung kommt das **α1-Sympathomimetikum Phenylephrin**[48] zum Einsatz. **Nichtinfektiöse Uveitis-Formen** werden mit antiphlogistisch wirkenden **lokalen Glucocorticoiden** (z. B. **Prednisolonacetat**[49]-Tropfen) behandelt. Unerwünschte Effekte der lokalen Glucocorticoidtherapie umfassen Sekundärglaukom, kortikale Linsentrübungen sowie ein erhöhtes Infektionsrisiko. Oft kann die Glucocorticoidtherapie durch die Gabe **nichtsteroidaler Antiphlogistika** wie **Diclofenac**[50] oder **Indomethacin**[51] ersetzt werden. Die **Erregerbedingte Uveitis anterior und intermedia** beinhaltet die antibiotische oder antivirale Therapie, die lokal, gegebenenfalls aber auch systemisch durchgeführt wird.

30.2.2 Erkrankungen im hinteren Augenabschnitt

Uveitis posterior

Der relativ selten auftretenden **Uveitis posterior (Chorioiditis)** liegt eine Infektion durch Bakterien (z. B. Borrelien, Lues, Mykobakterien) oder unspezifische Entzündungsvorgänge infolge einer meist bekannten Grunderkrankung zugrunde. Die im Bereich von Uvea und Retina auftretenden Entzündungen heilen innerhalb von 2–6 Wochen unter Ausbildung von chorioretinalen Narben ab, die bei Involvierung der Makula zu Gesichtsfeldausfällen und Visusverlusten führen können. Die Therapie erfolgt mit **Antibiotika** (infektiöse Chorioiditis) bzw. mit **systemischen Glucocorticoiden** (nichtinfektiöse Chorioiditis).

Glaukom
Begriffsbestimmung und Pathophysiologie

Das Glaukom (grüner Star) ist eine der häufigsten Sehnervenerkrankungen mit einer Prävalenz von 1–4% der über 40-jährigen Bevölkerung. Nach der diabetischen Retinopathie stellt das Glaukom die zweithäufigste Erblindungsursache (ca. 15–20%) in den entwickelten Ländern dar. Dem gegenwärtigen Kenntnisstand entsprechend wird das Glaukom als eine **progressive Optikusneuropathie** mit korrespondierendem Funktionsverlust (Gesichtsfeldverlust) angesehen.

Das Glaukom wird in ein **Offenwinkelglaukom** (offener Kammerwinkel) und in ein **Winkelblockglaukom** (verschlossener Kammerwinkel) eingeteilt. Innerhalb dieser Gruppen wird zwischen **primären** und **sekundären Formen** unterschieden. Letztere treten infolge einer anderen Augenerkrankung, eines Unfalls oder aufgrund unerwünschter Arzneimittelwirkungen auf.

Beim **primären Offenwinkelglaukom** (>90% aller Glaukome) kommt es durch strukturelle Veränderungen im Trabekelmaschenwerk zu einem erhöhten Widerstand des Kammerwasserabfluss (◨ Abb. 30.2) und konsekutiv zu einer Steigerung des Augeninnendrucks. Neben dem **Hochdruckglaukom** (Augeninnendruck >21 mmHg) sind beim primären Offenwinkelglaukom aber auch **Niedrig- und Normaldruckglaukom-Formen** beschrieben worden. Dementsprechend wurde die traditionelle Assoziation des Glaukoms mit einem erhöhten Augeninnendruck inzwischen verlassen. Zu den sekundären Offenwinkelglaukomen (Häufigkeit 2–4%) zählen das **Pigmentdispersionsglaukom** und das **Pseudoexfoliationsglaukom**, die infolge der Ablagerung von Pigment (aus der Rückfläche der Iris) bzw. von feinfibrillärem Material (im Ziliarepithel gebildetes sog. Pseudoexfoliationsmaterial) im Kammerwinkel entstehen. Wie bereits erwähnt können **Glucocorticoide** eine Augeninnendruck-Erhöhung bewirken und ein **Steroidglaukom** auslösen. Als molekularer Mechanismus wird die Induktion des Proteins **Myocilin** diskutiert, das den trabekulären Abflusswiderstand erhöht. Eine sekundäre Drucksteigerung wurde beispielsweise bei etwa 30% der Patienten nach 4-wöchiger Behandlung mit 0,1%-igen Dexamethason-Augentropfen registriert.

Das primäre akute Winkelblockglaukom wird durch eine Blockade des transpupillären Durchflusses des Kammerwassers aus der Hinter- in die Vorderkammer verursacht. Die sekundäre Form ist häufig Folge einer im Rahmen einer ischämischen diabetischen proliferativen Retinopathie auftreten-

---

48 Visadron®, Neosynephrin-POS®
49 Inflanefran®
50 Voltaren® ophtha
51 Indocolir®

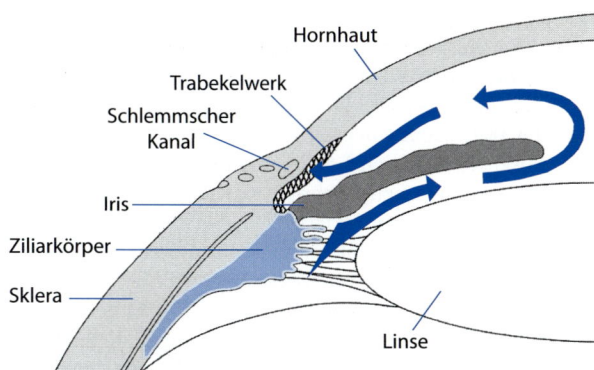

□ Abb. 30.2. Bildung und Abfluss des Kammerwassers. Das Kammerwasser wird vom nichtpigmentierten Epithel des Ziliarkörpers gebildet, gelangt von der hinteren Augenkammer durch die Pupillenöffnung in die vordere Augenkammer und fließt von hier zu etwa 80% über den Schlemmschen Kanal in die kleinen Venen ab und zu etwa 20% über den sog. uveoskleralen Abflussweg, d. h. durch die Bindegewebsspalten des Ziliarmuskels

den Neovaskularisation, die mit einem Verschluss und einer Vernarbung des Kammerwinkels einhergeht.

Prinzipien der Therapie des primären chronischen Offenwinkelglaukoms

Wesentliche Ziele der Glaukomtherapie liegen im Funktionserhalt (Sehschärfe und Gesichtsfeld), der Abwendung einer progressiven glaukomatösen Sehnervenschädigung und im Erhalt der Lebensqualität des Patienten.

Bei der Pharmakotherapie des Glaukoms kommt der **Senkung des Augeninnendrucks** nach wie vor die größte Bedeutung zu, da bisher nur für dieses Therapiekonzept ein Aufhalten der progressiven Sehnervenschädigung gezeigt werden konnte (Advanced Glaucoma Intervention Study). Die Ergebnisse der Normal Tension Glaucoma Study zeigen weiterhin, dass eine pharmakotherapeutische Senkung des Augeninnendrucks auch das Progressionsrisiko eines Normal- bzw. Niedrigdruckglaukoms verringern kann. Resultat einer für den jeweiligen Patienten individuell festzulegenden Pharmakotherapie sollte ein sog. **Zieldruck** sein, bei dem es nicht zu einer Progression von Gesichtsfeldverlust und Sehnervenschädigung kommt. Dabei empfiehlt sich eine **initiale Drucksenkung**

um 30%, bei Patienten mit extrem hohem Augeninnendruck um mehr als 30%. Die Pharmakotherapie des Glaukoms sollte zunächst mit einem Arzneistoff begonnen werden. Bei unzureichender Wirkung sollte vor Hinzufügen eines zweiten Arzneistoffs die Gabe eines anderen Wirkstoffs erwogen werden. Eine mögliche Herangehensweise ist in □ Tab. 30.3 dargestellt.

> **❯ Eine wichtige Grundregel ist die nicht öfter als 6-mal tägliche Applikation, um ein Absinken der Compliance wie auch eine Konjunktivitis infolge Belastung der Bindehaut mit Konservierungsmitteln zu verhindern. Zur Vermeidung eines Auswascheffektes sollte bei einer kombinierten Gabe von zwei verschiedenen Augentropfen ein Zeitraum von mindestens 5 Minuten zwischen den einzelnen Applikationen liegen.**

Therapie des primären Offenwinkelglaukoms

Die als Goldstandard der Glaukomtherapie angesehenen β-Blocker rufen eine sehr effiziente Drucksenkung (ca. 30%) via Hemmung der Kammerwasserproduktion hervor. β-Blocker werden 1- bis 2-mal täglich appliziert. Nichtselektive β-Blocker (z. B. **Timolol**[52]) bewirken eine im Vergleich zu selektiven β_1-Blockern (z. B. **Betaxolol**[53]) stärkere Drucksenkung, sind allerdings mit einer höheren Nebenwirkungsrate assoziiert. Unerwünschte Wirkungen können lokal (subklinische chronische Konjunktivitis, Sensibilitätsstörungen der Hornhaut, trockenes Auge) oder systemisch (u. a. Verstärkung einer Herzinsuffizienz, Bradykardie, Zunahme des Atemwegswiderstands) auftreten. Die verhältnismäßig kostengünstigen Substanzen stehen in verschiedenen Konzentrationen zur Verfügung und sind auch als konservierungsfreie Substanzen erhältlich.

Die Augeninnendruck-senkende Wirkung lokal applizierter **Prostaglandin-Analoga** (**Latanoprost**[54] 0,005%, **Tafluprost**[55], **Travoprost**[56] 0,004%, **Unoproston**[57]) wird über eine **Erhöhung des uveoskleralen Abflussweges** (zu ca. 20% genutzter Kammerwasserabflussweg) vermittelt. Als Mechanismus konnte eine über Stimulation von Kollagenabbauen-

---

52 Tim-Ophtal®, Timomann/Timo EDO®
53 Betoptima®
54 Xalatan®
55 Taflotan®
56 Travatan®
57 Rescula™ (in Deutschland nicht zugelassen)

	□ Tab. 30.3. Pharmakotherapie des primären Offenwinkelglaukoms	
1	Monotherapie	β-Blocker (1- bis 2-mal täglich) oder Prostaglandin-Analogon (1-mal täglich) oder Lokaler Carboanhydratase-Hemmer (3-mal täglich)
2	Zweifach-Kombination	2 der nachfolgenden 3 Präparate: β-Blocker, lokaler Carboanhydratasehemmer(2-mal täglich), Prostaglandin-Analogon (1-mal täglich)
3	Dreifach-Kombination	β-Blocker + lokaler Carboanhydratase-Hemmer (2-mal täglich) + Prostaglandin-Analogon (1-mal täglich)
4	Vierfach-Kombination	β-Blocker + lokaler Carboanhydratase-Hemmer (2-mal täglich) + Prostaglandin-Analogon (1-mal täglich) + α2-Agonist (Brimonidin)

Nach Jonas et al. (2005)

den **Matrix-Metalloproteinasen** vermittelte Auflockerung der extrazellulären Matrix im Bereich von Sklera und Aderhaut nachgewiesen werden. Latanoprost führt bei 1mal täglicher Applikation zu einer sehr effizienten Drucksenkung (ca. 30–35%). Als lokale Nebenwirkungen der Prostaglandin-Analoga sind eine Zunahme der braunen Irispigmentierung infolge erhöhter Melanogenese (bei ca. 10–20% der behandelten Patienten) sowie ein vermehrtes Wimpernwachstum (ca. 15%) beschrieben worden. In Bezug auf Latanoprost besitzt Travopost ein vergleichbares, Unoproston hingegen ein geringeres Drucksenkungspotenzial. Tafluprost ist als einziges Prostaglandin-Analogon auch ohne Zusatz von Benzalkoniumchlorid in Einzeldosisbehältnissen verfügbar. Dies ist insofern bedeutsam, als mit einer dauerhaften topischen Therapie das Risiko einer Allergisierung vor allem gegen die Konservierungsstoffe steigen kann.

Prostamide (**Bimatoprost**[58] 0,03%) zeigen ein den Prostaglandin-Analoga ähnliches Wirkprofil. Dabei scheint Bimatoprost neben dem uveoskleralen Abfluss auch die trabekuläre Fazilität zu verbessern. Inwiefern bislang nicht identifizierte Prostamid-Rezeptoren oder klassische FP-Rezeptoren die pharmakologische Wirkung der Substanz vermitteln, wird derzeit kontrovers diskutiert. Bisherigen klinischen Erfahrungen zufolge scheint Bimatoprost weniger unerwünschte Effekte (Irispigmentierung, Wimpernwachstum) als Prostaglandin-Analoga hervorzurufen.

Carboanhydratase-Hemmer (**Dorzolamid**[59], **Brinzolamid**[60]) senken den Augeninnendruck über Hemmung der Kammerwasserproduktion. Bei lokaler 2- bis 3-maliger Applikation pro Tag wird eine 25–30%ige Drucksenkung erreicht. Aufgrund der enthaltenen Sulfonamidstruktur besitzen die Substanzen ein gewisses (ca. 5%) lokales Allergisierungspotenzial. Systemische Nebenwirkungen sind hingegen selten.

α2-Agonisten (Antisympathotonika) bewirken eine sehr effiziente Drucksenkung (ca. 30%), die über eine Verminderung der Kammerwasserproduktion vermittelt wird. Die unter **Clonidin**[61] beobachteten unerwünschten zentralnervösen (Müdigkeit) und systemischen Effekte (Blutdrucksenkung) werden bei den weniger lipophilen Vertretern **Brimonidin**[62] und **Apraclonidin**[63] in geringerem Ausmaß registriert. Aufgrund seines lokalen Allergisierungspotenzials ist Apraclonidin allerdings nicht zur Dauertherapie des primär chronischen Glaukoms, sondern eher zur Behandlung intraokulärer Druckspitzen indiziert. Für Brimonidin konnte zusätzlich eine Verbesserung des uveoskleralen Kammerwasserabflusses nachgewiesen werden.

Parasympathomimetika wie Pilocarpin[64] und Carbachol[65] sind gegenwärtig nur Mittel der 2. und 3. Wahl. Die entsprechenden Substanzen führen via **Kontraktion des Musculus ciliaris** zu einer Erniedrigung des trabekulären Abflusswiderstands und zu einer effizienter Drucksenkung (ca. 30%). Ein wesentlicher Nachteil ist die durch diese Pharmaka hervorgerufene **Miosis**, die mit einer schlecht tolerierten Myopisierung (junge Patienten) bzw. Sehverschlechterung (ältere Kataraktpatienten) einhergehen kann. Darüber hinaus müssen die Substanzen in relativ hochfrequenten Therapieschemata (3- bis 4-mal pro Tag) appliziert werden. Parasympathomimetika können zu einem generalisierten **parasympathischen Syndrom** (gesteigerte Sekretionen, Schwitzen, gastrointestinale Symptome, Bronchospasmus) und u. U. zu Kreislaufkollaps führen.

Sympathomimetika rufen eine relativ geringe Drucksenkung (ca. 20%) hervor, die wahrscheinlich über β2-Rezeptoren im Trabekelmaschenwerk (Förderung des Kammerwasserabfluss) vermittelt wird. Sympathomimetika sind mit einer Reihe von systemischen (hypertensive Krisen bei disponierten Patienten) und lokalen (reaktive Gefäßerweiterungen, allergische follikuläre Blepharokonjunktividen) Nebenwirkungen verbunden. Anstelle des früher verabreichten Adrenalins wird heute dessen Dipivalylester Dipivefrin[66] (0,1%) verwendet. Wenngleich die systemischen Nebenwirkungen dieser Substanz geringer sind, sollte der Arzneistoff bei Patienten mit schweren kardiovaskulären Erkrankungen mit entsprechender Vorsicht eingesetzt werden.

Therapie des akuten Winkelblockglaukoms

Beim Winkelblockglaukom kann es infolge einer akuten Verlegung des Kammerwinkels durch die Iris zur Auslösung eines akuten Glaukomanfalls kommen, der mit einem plötzlichen, schmerzhaften und massiven intraokulären Druckanstieg auf bis zu 80 mmHg einhergeht. Ziele der Therapie bei Winkelblockglaukom bestehen in der Senkung des intraokulären Drucks, der Schmerzbekämpfung sowie im Aufklaren der Hornhaut für die operative Therapie.

Parasympathomimetika wie **Pilocarpin** sind Mittel der ersten Wahl bei drohendem bzw. akut bestehendem Winkelblockglaukom. Bei nicht ausreichender Drucksenkung können zusätzlich **osmotisch wirksame Substanzen** (**Mannitol**[67]) eingesetzt werden, die den Augeninnendruck über eine relative Dehydratation des Augeninneren (Glaskörper, Hinter- und Vorderkammer) senken. Mannitol wird als intravenöse Infusion verabreicht. Zur Abnahme der Kammerwasserproduktion werden **Carboanhydratase-Hemmer** (z. B. **Acetacolamid**[68], 500 mg i.v., danach 250 mg p.o. alle 4–6 h) eingesetzt. Lokal können zur Drucksenkung weiterhin **β-Blocker** und **α2-Agonisten** eingesetzt werden. Bei einem primären Winkelblockglaukom wird mit der Neodymium-YAG-Laser-Iridotomie ein kleines Loch in die Iris geschossen, welches das transpupilläre Durchflusshindernis umgeht. Bis zur Durchführung einer Iridotomie muss die Pupille durch häufige Applikation von Pilocarpin-Augentropfen 2% (alle 5 min) eng gestellt werden.

Altersabhängige Makuladegeneration

Die altersabhängige Makuladegeneration ist eine Sehstörung, bei der es zum Verlust der Zapfen im Bereich der **Makula lutea** (gelber Fleck), der Stelle des schärfsten Sehens, kommt. In

---

58 Lumigan®
59 Trusopt®
60 Azopt®
61 Clonid-Ophtal®, Isoglaucon®
62 Alphagan®
63 Iopidine®
64 Pilomann®, Pilocarpin Ankerpharm®
65 Isopto Carbachol®, Carbamann®
66 Glaucothil®, d Epifrin®
67 Osmofundin®, Mannit-Lösung®
68 Diamox® parenteral

Deutschland leidet etwa ein Viertel der Bevölkerung über 65 Jahre an dieser Krankheit. Charakteristisch ist eine **Dysfunktion des retinalen Pigmentepithels**, die mit einer Akkumulation von Stoffwechselprodukten des Pigmentepithels und der Bildung von Drusen auf der Bruchmembran einhergeht. Letztere zerstören das Pigmentepithel und beeinträchtigen damit die Funktion der benachbarten Photorezeptoren. Bei der häufigen (ca. 80%) **trockenen** und langsam fortschreitenden Verlaufsform werden harte und kalzifizierte Drusen gebildet. Bei der **feuchten** oder exsudativen Verlaufsform führen weiche Drusen zu einer Flüssigkeitsansammlung unter dem Pigmentepithel und damit zu einer Pigmentepithelanhebung, die oft mit einer subretinalen **Neovaskularisation** und einem schnellen und drastischen Visusabfall verbunden ist.

Die bisherigen Behandlungsmethoden hemmen die Neubildung von Blutgefäßen und eignen sich somit nur zur Therapie der feuchten Form. Bei der ältesten Therapieform werden die entsprechenden Gefäße mit Hilfe eines Argon-Lasers verödet. Meistens kommt es dabei allerdings auch zu einer Zerstörung benachbarter gesunder Sinneszellen. Bei der photodynamischen Therapie wird der **Photosensitizer Verteporfin**[69] infundiert, der sich vorwiegend in proliferierenden Geweben anreichert. Durch die anschließende Bestrahlung mit nicht thermischem Laserlicht kommt es über eine künstlich erzeugte Thrombose zu einem selektiven Verschluss der Gefäße. Als Inhibitoren des für die Neovaskularisierung verantwortlichen proangiogenen »vascular endothelial growth factor« (VEGF) stehen **Pegaptanib**[70] (Oligonukleotid-Aptamer; hemmt selektiv die Unterform VEGF 165) und **Ranibizumab**[71] (humanisiertes Antikörperfragment; bindet alle Unterformen von VEGF) zur Therapie der feuchten altersabhängigen Makuladegeneration zur Verfügung. Beide Arzneistoffe werden direkt in den Glaskörper des Auges injiziert. Der zur Therapie von Mamma- und Kolonkarzinom zugelassene kostengünstigere VEGF-Antikörper **Bevacizumab**[72] wird im Rahmen eines »off-label use« eingesetzt.

Kombinationstherapien von Verteporfin mit einer intravitrealen Injektion von **Triamcinolon** (Glucocorticoid mit antiangiogener und antientzündlicher Wirkung) werden in klinischen Studien untersucht. Ebenso getestet wurde das Steroid **Anecortave Acetat**[73], das lediglich antiangiogene Eigenschaften (Hochregulation des Plasminogenaktivator-Inhibitors) bei fehlenden Glucocorticoid-typischen Nebenwirkungen (z. B. Druckerhöhung, Kataraktbildung) ausüben soll. Allerdings liegen über den Langzeiterfolg dieser Therapieformen noch keine Daten vor und eine weitere Verbreitung ruht derzeit. Eine im Hinblick auf den Übergang der trockenen zur feuchten Form risikomindernde Wirkung wurde einer **vitamin-, lutein- und zinkreichen Nahrung** unter anderem in der 2001 veröffentlichten Age-Related Eye Disease Study zugeschrieben.

30.3 Unerwünschte Wirkungen von Arzneimitteln am Auge nach systemischer Anwendung

Das Auge nimmt unter allen Organen des Körpers eine Sonderstellung ein, da **Hornhaut** und **Linse stark bradytrophe Gewebe** sind. Beide Augenanteile sind daher für eine Schädigung durch Arzneimittel besonders anfällig. Arzneistoffe können sich in mikrokristalliner Form in der Kornea ablagern. Retina und Uvea haben neben einer speziellen Durchblutungsregulation den höchsten Melanin-Gehalt des Körpers. Zahlreiche Arzneimittel (Phenothiazine, Tetracycline, Chloroquin, Pilocarpin) haben eine hohe Affinität zu **Melaninen**; sie reichern sich deshalb in Netzhaut und Uvea an. Dies erklärt, warum durch eine lang dauernde Pharmakotherapie (z. B. mit Chloroquin) die Netzhaut isoliert geschädigt werden kann. Die ◘ Tab. 30.4 gibt einen Überblick über unerwünschte Wirkungen von Arzneimitteln am Auge nach oraler bzw. parenteraler Applikation.

---

69 Visudyne®
70 Macugen®
71 Lucentis®
72 Avastin®
73 Retaane™

◘ **Tab. 30.4.** Unerwünschte Wirkungen von Arzneistoffen am Auge nach systemischer Anwendung

Arzneistoffe	Handelsname	Wirkungen	Besonderheiten
Herz- und kreislaufwirksame Arzneistoffe			
Amiodaron	Cordarex®	Hornhauttrübung	Reversibel
		Schädigung des Nervus opticus	Irreversibel
Digitalis-Glykoside		Unscharfes Sehen, Lichtscheu Farbsinnstörung im Rot-Grün-Bereich, Gelbsehen, Gesichtsfeldausfälle	Zeichen der Überdosierung! reversibel
Diuretika (Benzothiadiazin-Derivate)		Transitorische Myopie	Relativ selten
Parasympatholytika (Atropin- und Scopolamin-Derivate) ▼		Mydriasis, Akkommodationsschwäche, Lichtscheu Erhöhung des Augeninnendrucks bei Engwinkelglaukom	Auch nach Absetzen des Arzneimittels noch Tage anhaltende Gefahr eines Glaukomanfalls bei engem Kammerwinkel

◨ Tab. 30.4 (Fortsetzung)

Arzneistoffe	Handelsname	Wirkungen	Besonderheiten
CSE-Hemmstoffe			
Lovastatin	Lovastatin-ratiopharm®	Katarakt, Verschwommensehen	Reversibel
Pravastatin	Pravastatin-ratiopharm®		
Simvastatin	SimvaHEXAL®, Simva-beta®, Simvastatin-ratiopharm®		
Antirheumatika			
Glucocorticoide		Katarakt[a], Steroidglaukom, Papillen-ödem Abduzenslähmung	Keine lokale Anwendung bei defektem Hornhautepithel! Ausnahme: bei Ver-ätzungen
D-Penicillamin	Metalcaptase®	Neuritis optica	Reversibel
Antiepileptika			
Phenytoin	Zentropil®, Phenhydan®	Nystagmus, Doppeltsehen durch Augenmuskellähmung	Bei Überdosierung auftretend; meist reversibel
Trimethadion		Lichtscheu, Abschwächung des Farbsehens, Nyktalopie	Langsam reversibel
Psychopharmaka			
Phenothiazin-Derivate		Pigmentablagerungen in Hornhaut, Linse und Bindehaut Unter Umständen toxische Retino-pathie (s. Chloroquin)	Bei Dosierungen >200 mg/Tag über Jahre, Verstärkung der toxischen Wirkung durch Belichtung
Levomepromazin	Levomepromazin-neuraxpharm®, Neurocil®		
Fluphenazin	Fluphenazin-neurax-pharm®, Lyogen®		
Thioridazin	Thioridazin-neurax-pharm®, Melleril®		
Antidepressiva		Mydriasis, erhöhter Augeninnen-druck, trockenes Auge	Bei Engwinkelglaukom
Imipramin	Imipramin-neurax-pharm®, Tofranil®,		
Amitriptylin	Amitriptylin-neurax-pharm®, Amineurin®		
Antibiotika			
Chloramphenicol	Paraxin®	Neuritis optica	Nur nach hoher Dosierung
Steptomycin	Streptomycin® (Grünenthal)	Nystagmus, Lähmung der äußeren Augenmuskeln, Neuritis retrobulbaris, Atrophie des N. opticus	Nur nach lang dauernder Therapie
Tetracycline		Kurzsichtigkeit, unscharfes Sehen, Doppeltsehen	Selten
Linezolid	Zyvoxid®	Optische Neuropathie	Überwiegend bei Patienten, die über einen längeren Zeitraum als die maxi-mal empfohlenen 28 Tage behandelt wurden

▼

◘ Tab. 30.4 (Fortsetzung)

Arzneistoffe	Handelsname	Wirkungen	Besonderheiten
Chemotherapeutika			
Sulfonamide		Transitorische Myopie Narbenbildung auf Bindehaut und Kornea	Reversibel nach Stevens-Johnson-Syndrom
Chloroquin	Resochin®	Hornhauttrübung und Lichtscheu, Chloroquin-Retinopathie: perizentrale Gesichtsfeldausfälle, Ringskotom, Störung des Farbsehens und der Dunkeladaptation	Hornhauttrübungen sind reversibel Retinopathien sind irreversibel und treten bei Einhalten der Tagesdosis von 2,5 mg Chloroquin pro kg Körpergewicht nur noch selten auf
Hydroxychloroquin	Quensyl®		
Chinin	Chininum hydrochloricum®	Diffuse Retinopathie	Bei hoher Dosierung
Tuberkulostatika			
Ethambutol	Myambutol®	Retrobulbäre Neuritis, Pigmentverschiebungen, Atrophie des N. opticus	Bei Dosierung von >25 mg/Tag über mehr als 3 Monate ansteigende Häufigkeit
Isoniazid	Isozid®	Atrophie des N. opticus	
Hemmstoffe der Na⁺/K⁺-ATPase			
Omeprazol	Omep®, Omeprazol-biomo®	Verschwommensehen	Selten bis gelegentlich
Pantoprazol	Pantozol®		
Esomeprazol	Nexium®		
Antikoagulanzien und Kontrazeptiva			
Antikogulanzien		Netzhautblutungen	
Kontrazeptiva		Verdacht auf gehäuft auftretende venöse Gefäßverschlüsse mit Netzhautblutungen Anstieg des Augeninnendrucks	Häufigkeit und Schweregrad abhängig vom Östrogengehalt
Urologika			
Sildenafil	Viagra®	Augenschmerzen und Augenrötung, nichtarteriitische anteriore ischämische Optikusneuropathie (NAION), Verschluss von Netzhautgefäßen, Gesichtsfelddefekte	Bei der Post-Marketing-Überwachung gelegentlich oder selten berichtete unerwünschte Ereignisse
Antiöstrogene			
Tamoxifen	Tamoxifen HEXAL®, Tamoxifen AL®	Papillen- und Maculaödem, Retinaeinlagerungen, Corneatrübungen	reversibel
Vitamine			
Vitamin A	Retinol Tabletten®	Unscharfes Sehen, Doppeltsehen Papillenödem	Bei Überdosierung, reversibel
Vitamin D	Vigantoletten®	Ca^{2+}-Ablagerungen in Hornhaut und Bindehaut	Bei Überdosierung, reversibel

[a] Gefährdung bei >10 mg Prednisolon/Tag länger als 1 Jahr, irreversibel

In Kürze

Bei der Therapie von Augenerkrankungen (Infektionen, Entzündungen, Konjunktividen, Glaukom, Störungen der Tränensekretion u.a.) dominiert die topische Applikation. Eine schnelle systemische Resorption unter Umgehung des First-pass-Effektes, die über die gut durchblutete Bindehaut und nasale Mukosa gewährleistet wird, erklärt die nicht geringe Gefahr unerwünschter systemischer Wirkungen bei dieser Therapieform (z. B. Blutdruckabfall durch β-Blocker). In Augentropfen vorhandene Konservierungsmittel sind oft Ursache von Unverträglichkeitserscheinungen und Allergisierung. Eine systemische Therapie von Augenerkrankungen erfolgt mit dem Ziel, tiefe Kompartimente zuverlässig zu erreichen (z. B. bei Infektionen). Unerwünschte Wirkungen am Auge nach oraler bzw. parenteraler Applikation manifestieren sich vor allem infolge einer Ablagerung von Arzneistoffen in der Kornea bzw. bei hoher Melanin-Affinität in Netzhaut und Uvea. In den letzten Jahren hat sich auch die intravitreale Applikation durchgesetzt, die das Behandlungsspektrum der neovaskulären altersassoziierten Makuladegeneration deutlich erweitert hat.

Weiterführende Literatur ▶ www.springer.com

31 Erkrankungen und Schädigungen der Haut

H. Glossmann, H. Hofmann

31.1 Die Haut als Manifestationsorgan unerwünschter Arzneimittelwirkungen

Die Haut imponiert nicht nur als aktives synthetisches Organ, sondern als immunologisch äußerst reaktives Gewebe.

Kein Wunder, dass sich auch eine Vielzahl von **unerwünschten Arzneimittelnebenwirkungen** an der Haut manifestieren.15% aller Arzneimittelnebenwirkungen manifestieren sich an der Haut. Schwere lebensbedrohliche Hautreaktionen wie generalisierte Urticaria mit Anaphylaxie, Stevens-Johnson-Syndrom oder toxische epidermale Nekrolyse werden vor allem von **Antibiotika** wie Co-trimoxazol und Penicillinen, von **Antikonvulsiva** wie Phenytoin, Carbamazepin und Lamotrigin sowie von Allupurinol, Analgetika und **nichtsteroidalen Antirheumatika** (Pyrazolonen) ausgelöst. Am häufigsten sind toxische Arzneimittelexantheme, beispielsweise durch **Ampicillin**[1] ausgelöst, gefolgt von Urtikaria, Erythema multiforme, Erythrodermie und phototoxische Reaktionen der Haut z. B. nach **Thiaziden**, **Furosemid** sowie **Tetracyclinen**. Andere Dermatosen wie Akne, Alopezie, Pemphigus oder Lupus erythematodes können durch Arzneimittel induziert oder verschlimmert werden.

31.2 Pharmakokinetik und Pharmakodynamik der Epidermis

31.2.1 Pharmakokinetische Barriere: Die Hornschicht

Die Hornschicht (**Stratum corneum**) besteht aus 10–20 Zelllagen von Korneozyten, die auf ihrer Oberfläche kovalent gebundene Lipide tragen und über diese zementartig mit dem interzellulären »Barrierelipid« verbunden sind. Aufgrund der physikochemischen Eigenschaften ist die Hornschicht nahezu, aber nicht vollständig (als Beispiel: Perspiratio insensibilis) impermeabel für hydrophile Moleküle und Wasser. Sie fungiert als einzige Barriere der Haut in der transdermalen Applikation systemisch wirkender Arzneimittel (**Estrogene**, **Fentanyl**[2], **Nicotin**[3], **Nitrate**) und der transepidermalen (topischen) Applikation von Lokaltherapeutika. Dicke der Hornschicht und Barrierelipidgehalt sind regional extrem unterschiedlich. Besonders gut penetrabel sind Gesichts- und Halsregion, die Beugefalten (Achsel, Leiste) sowie Perianal- und die Genitalgegend. Diese Areale werden als »Problemzonen« bezeichnet, da hier oft unerwünschte Wirkungen von Lokaltherapeutika – v. a. von Corticosteroiden – auftreten. Besonders schlecht penetrabel sind Fußsohle und Handflächen.

Diese regionalen Unterschiede müssen bei der transdermalen ebenso wie bei der topischen Therapie z. B. mit **Retinoiden**, **Glucocorticoiden**, **Vitamin-D-Derivaten** beachtet werden. Länger dauernde Wasserexposition der Hornschicht führt zur hygroskopischen Quellung, der partiellen Aufhebung der Barrierefunktion und zur beschleunigten transepidermalen und transdermalen Resorption von Wirkstoffen (Prinzip des »Okklusivverbandes«). Die Barrierefunktion ist bei einer Reihe von Hautkrankheiten in den betroffenen

Arealen erniedrigt bzw. wird durch den Wirkstoff selbst verändert. **Tacrolimus**[4] penetriert die gesunde Haut ca. 10-mal geringer als entzündete Haut bei atopischer Dermatitis. Hydrophobe Wirkstoffe penetrieren die Hornschicht rasch – je nach Verteilungskoeffizient zwischen Vehikel und Hornschicht. Dies ist abhängig vom Konzentrationsgradienten und von der Temperatur. Beim Übertritt in die tiefer gelegenen Zellschichten kann es zur Aktivierung von Prodrug-Wirkstoffen (Beispiel: Esterasespaltung von **Tazaroten**), und zur Induktion von inaktivierenden Enzymen kommen. Die Haut besitzt ähnlich wie die Leber expressionsregulierte Cytochrom-P450-Enzyme. **Tretinoin** z. B. induziert das Cytochrom-P450-Enzym, das die Inaktivierung zu 4-Hydroxyretinsäure katalysiert. Auch individuelle Unterschiede im Ansprechen auf topische Medikamente könnten durch Cytochrom-P450-Polymorphismus erklärt werden.

Quantitativ unerheblich als Adsorptionsmatrix sind die **Hautadnexe** (Schweißdrüsen und Haarfollikel). Als Eintrittspforten für hochmolekulare Substanzen (z. B. Kontaktallergene) und als Zielort für die Lokaltherapie bei der topischen Aknetherapie sind sie jedoch von Bedeutung. Ein entscheidender Faktor in der Penetrationsfähigkeit eines topisch applizierten Wirkstoffes ist das jeweilige Vehikel. Salben, Cremes, Gele und Lotionen haben einen in dieser Reihenfolge zunehmenden Wassergehalt, der zur hygroskopischen Aufquellung, raschen Diffusion und Verteilung des Wirkstoffes in die Hornschicht oder in die Hautadnexe führt. Aus diesem »Depot« kann der Wirkstoff in tiefere Lagen der Epidermis gelangen.

31.2.2 Epidermis – Wirkort topischer Medikamente, Zielorgan systemischer Therapie und Sekretionsorgan

Das mehrschichtige Plattenepithel der gesunden Epidermis besteht zu 90% aus **Keratinozyten**, die über spezifische Adhäsionsmoleküle (Cadherine) untereinander und mit der Basalmembran verbunden sind. Keratinozyten sezernieren Defensine. Diese **antimikrobiellen Peptide** sind für die normale Abwehr der Haut gegen Bakterien, Pilze und Viren wichtig. Bei der atopischen Dermatitis sind Expression und Konzentration der Defensine vermindert – bei der Psoriasis hingegen erhöht. Dazwischen liegen Melanozyten, Langerhans-Zellen, neuroendokrine Zellen sowie Sinneszellen. Die **Langerhans-Zellen** spielen eine zentrale Rolle in der Immunreaktion der Haut. Nach Kontakt mit Antigen aktivieren sie die **Helfer-T-Lymphozyten** im zugeordneten Lymphknoten. Keratinozyten sind zur Bildung einer Vielzahl von Mediatoren (**Zytokine**) befähigt, die für die Kommunikation untereinander, mit der darunter liegenden Dermis, mit Entzündungszellen und dem Immunsystem dienen. Umgekehrt können eine Vielzahl von Mediatoren die Keratinozyten beispielsweise in ihrem Proliferationsverhalten, ihrer Differenzierung und ihrem Sekretions-

---

1 Binotal®, Ampicillin-ratiopharm®

2 Fentanyl HEXAL TTS®, Durogesic®

3 Nicorette Microtab®, Nicotinell®

4 Protopic®

muster beeinflussen. Bei extremen Noxen (z. B. UV-Bestrahlung, bakterielle Infektion, physikalisches Trauma) sowie bei vielen Hauterkrankungen ist dieses Kommunikationsnetzwerk aktiviert oder die Homöostase verändert. Ziel der topischen Therapie mit **Glucocorticoiden** und **Calcineurininhibitoren** bei der atopischen Dermatitis, dem akuten Kontaktekzem oder der Psoriasis ist die Inhibition der T-Lymphozyten in der Epidermis.

31.2.3 Dermis

Im **fibroelastischen Gewebe** (bestehend aus Fibroblasten, Kollagen- und Elastinfasern, umgeben von Glykosaminglykanen und Proteinglykanen) finden sich Blut- und Lymphgefäße, Nerven und Mastzellen. Da nach der Hornschicht keinerlei pharmakokinetische Barriere existiert, wird die Dermis von topisch applizierten Medikamenten erreicht und ist damit auch Manifestationsort von unerwünschten Wirkungen z. B. Teleangiektasien und Hautatrophie durch Glucocorticoide.

31.3   Wichtige Arzneimittelgruppen

31.3.1 Glucocorticoide

Topische Glucocorticoide können in 4 Klassen nach Wirkstoffstärke eingeteilt werden (◘ Tab. 31.1). Nach topischer Applikation werden sie in den oberen Lagen der Hornschicht gespeichert (Reservoir), sodass eine einmalige tägliche Anwendung ausreichend ist. Vor dem 6. Lebensmonat, bei erhöhter Permeabilität des Stratum corneum (z. B. bei atopischer Dermatitis) und in den sog. Problemzonen ist die Penetration z. T. extrem gesteigert und mit verstärkten systemischen bzw. lokalen unerwünschten Wirkungen zu rechnen. Glucocorticoide wirken über Rezeptoren, die als Homodimere über Bindung an DNA die Gentranskription aktivieren. Dieser Signalweg ist für systemische Nebenwirkungen verantwortlich.

Glucocorticoide aktivieren über monomere Rezeptoren (ohne DNA-Bindung) Transkriptionsfaktoren wie AP-1, die die Expression von Entzündungsgenen blockieren. Obwohl einige neu entwickelte Glucocorticoide wie **Prednicarbat** und **Mometason** präferenziell diese blockierende Wirkung aufweisen und damit weniger kutane und systemische unerwünschte Wirkungen auslösen sollen, ist deren klinische Überlegenheit in der Langzeitanwendung noch nicht hinreichend belegt.

Unerwünschte Wirkungen. An lokalen unerwünschten Wirkungen sind die Hautatrophie (bei bis zu 4-wöchiger Therapie reversibel), akneiforme Veränderungen, periorale Dermatitis, Striae vor allem in Hautfalten und Hypopigmentierung zu beobachten. Systemische unerwünschte Wirkungen (▶ Kap. 23) sind bei sachgerechter Anwendung eher selten.

Indikationen für **systemische Glucocorticoidtherapie** sind allergische Dermatosen mit systemischer Beteiligung (schwere Urtikaria, Quincke-Ödem, schwere Arzneimittelexantheme) und verschiedene Autoimmunerkrankungen.

31.3.2 Retinoide

Retinoide, synthetische Derivate des Vitamin A, sind Modulatoren des Wachstums, der Differenzierung und des Stoffwechsels epidermaler Zellen. Sie wirken – wie Calcitriol oder Steroidhormone – über Bindung an nukleäre Rezeptoren mit verschiedenen Subtypen, die als RAR und RXR bezeichnet werden. Sie können systemisch (◘ Tab. 31.2) und topisch eingesetzt werden. Systemisches **Isotretinoin** hat eine ausgeprägte sebostatische Wirkung, die bei topischer Anwendung fehlt. **Acitretin** hingegen »normalisiert« hyperproliferative Keratinozyten bei Psoriasis und erblichen Verhornungsstörungen. **Alitretinoin** ist zur Behandlung des chronischen Handekzems zugelassen. Retinoide werden auch zur Prophylaxe von Hauttumoren bei chronischer UV-Schädigung und

---

◘ Tab. 31.1. Glucocorticoid-Externa (Auswahl)

Klasse	Beispielpräparat(e)	Handelspräparat(e)
IV: sehr stark wirksam	Clobetasol	Dermoxin®, Karison®
	Diflucortolon	Nerisona®
III: stark wirksam	Mometason	Ecural®
	Fluocortolon	Ultralan®
II: mittelstark wirksam	Prednicarbat	Dermatop®
	Methylprednisolona-ceponat	Advantan®
I: schwach wirksam	Hydrocortisonbutyrat	Laticort®, Alfason®
	Prednisolon	Decortin H®, Prednisolon JENAPHARM®

◘ Tab. 31.2. Orale Retinoide

	Acitretin	Isotretinoin
Handelspräparat	Neotigason®	Roaccutan®, Isotret HEXAL®
Bioverfügbarkeit	20–90%[a]	25%[b]
Eliminationhalbwertszeit	2–4 Tage	10–20 h
Aktiver Metabolit (Eliminationsdosishalbwertszeit)	Etretinat (80–175 Tage)	–
Standarddosis	0,5–0,6 mg/kg/Tag	0,5–1 mg/kg/Tag
Hauptanwendungsgebiet	Psoriasis	Akne

[a] variabel, bei Einnahme mit fettreicher Nahrung verbessert
[b] bei Einnahme mit fettreicher Nahrung verdoppelt

Xeroderma pigmentosum eingesetzt. Zur topischen Therapie werden der nicht Rezeptorsubtyp-selektive körpereigene Agonist **Tretinoin** (all-trans-Retinsäure) sowie **Adapalen** und **Tazaroten** verwendet. Diese binden präferentiell an RX-Rezeptoren. Die durch Retinoide bewirkte Ausdünnung der Keratinozytenschicht kann als Vorbereitung zur Laser- und photodynamischen Therapie bei Präkanzerosen genutzt werden.

❗ **Alle Retinoide sind stark teratogen wirksam.**

Für systemische Retinoide gelten deshalb strenge Regeln für die Anwendung bei Frauen im gebärfähigen Alter. Bei Frauen mit Kinderwunsch sollen auch die topischen Retinoide in der Schwangerschaft und Stillzeit nicht eingesetzt werden. Fall-Kontroll-Studien haben aber kein erhöhtes Fehlbildungsrisiko für topisches **Tretinoin** in der Schwangerschaft belegen können. Grundsätzlich ist bei jeder Retinoidtherapie die gleichzeitige Einnahme von Vitamin-A-Präparaten wegen des erhöhten Risikos von unerwünschten Wirkungen zu unterlassen.

31.3.3 Vitamin-D-Analoga

Calcitriol[5] (1,25-Dihydroxy-Vitamin D_3) besitzt als fettlösliches Hormon ebenso wie die Retinoide ideale pharmakokinetische Eigenschaften, um das Stratum corneum zu penetrieren. Keratinozyten, Langerhans-Zellen, Fibroblasten und T-Zellen besitzen Vitamin-D-Rezeptoren (VDR), die als heterodimere Partner bestimmte Retinoidrezeptoren zum Signaltransfer benötigen. Vitamin-D-Analoga (**Calcipotriol**[6], **Tacalcitol**[7]) führen bei topischer Anwendung bei Psoriasis zu einer Reduktion der Hyperproliferation von Keratinozyten, zu ihrer terminalen Differenzierung und zur Verminderung von T-Zellen und Granulozyten in den betroffenen Hautarealen.

Dabei kommt es zu einer Erhöhung der Dichte der VDR in den Keratinozyten. Dies kann als mögliche Erklärung für fehlende Desensibilisierung und Rebound-Phänomene bei der topischen Psoriasistherapie mit Vitamin-D-Analoga dienen. TH-1-Lymphozyten-Funktionen werden durch die Vitamin-D-Analoga präferentiell inhibiert, ein Hinweis auf funktionellen Synergismus mit Ciclosporin.

31.3.4 Calcineurininhibitoren

Tacrolimus[4] und **Pimecrolimus**[8] sind zur topischen Therapie von Hautkrankheiten, bei denen aktivierte T-Lymphozyten eine dominante Rolle spielen, geeignet. Sie binden ebenso wie Cyclosporin an zytosolische Rezeptorproteine (Cyclophilin, Macrophilin), die die Phosphatase Calcineurin blockieren. Calcineurin ist für die Übermittlung des Signals vom T-Zellrezeptor zum Kern wichtig. Die Hemmung der Phosphatase verhindert die Transkription inflammatorischer Zytokine, Proliferation und Differenzierung.

5 Rocaltrol®
6 Daivonex®, Psorcutan®
7 Curatoderm®
8 Elidel®, Douglan®

Vorteile gegenüber topischen Glucocorticoiden

- Keine Hautatrophie
- Raschere antipruritische Wirkung
- Kein Rebound

Nachteile gegenüber topischen Glucocorticoiden

- Schlechte oder fehlende Wirkung bei chronisch lichenifizierten Ekzemen
- Fehlende Wirkung bei etwa einem Drittel der Patienten mit atopischem Ekzem
- Sehr hohe Behandlungskosten!
- Spätfolgen (maligne Hauttumoren) mangels Langzeiterfahrung nicht auszuschließen

31.4 Therapie der Ekzeme

Pathogenese. Ekzeme gehören zu den häufigsten Hautkrankheiten. Das **allergische Kontaktekzem** ist eine im Wesentlichen von TH-1-Lymphozyten vermittelte (Typ-IV-) Reaktion der Epidermis nach Sensibilisierung durch Antigene. Das **toxische Kontaktekzem** ist eine Reaktion der Keratinozyten auf Chemikalien, häufig in Kombination mit Schädigung der Barrierefunktion der Haut (chronischer Lipidentzug z. B. durch Detergenzien, chronische hygroskopische Quellung z. B. durch Wasser, chronische mechanische Irritation). Das **atopische Ekzem** ist eine Manifestation der Atopie und wird über eine genetische Disposition mit Sensibilisierung gegen exogene oder endogene Antigene erklärt. Trotz unterschiedlicher Pathogenese ist die Reaktion der Haut bei den Ekzemkrankheiten nahezu uniform und kann in Stadien von akut nässend bis chronisch lichenifiziert ablaufen. Die Beurteilung des Stadiums ist für die Wahl des richtigen Vehikels entscheidend (sog. **stadiengerechte Therapie**).

Alle Ekzeme sind durch starken Juckreiz gekennzeichnet, der durch den Kratzreflex und nachfolgende Irritation auch nicht sichtbar lädierter Haut zu neuen Läsionen und Senkung der Juckreizschwelle führen kann. Einhergehend mit der Verminderung der Barrierefunktion und der Expression von antimikrobiellen Lipiden kommt es zur verstärkten Besiedelung mit **Staphylococcus aureus** bei atopischem Ekzem und Besiedlung mit dem Pilz **Mallassezia furfur** bei seborrhoischem Ekzem. Diese Keime können als Produzenten von Superantigenen fungieren und die Persistenz der Entzündung verursachen.

31.4.1 Kontaktekzem

Beim **akuten toxischen** und **allergischen Kontaktekzem** ist die Erkennung und **Vermeidung der Noxe** bzw. des Antigens die wichtigste Maßnahme. Derzeit Mittel der Wahl für die Therapie sind stark wirksame **Glucocorticoide** (Klasse III–IV) in Lotio- oder Cremegrundlage, die nur einmal täglich aufgetragen werden (◘ Tab. 31.3). Bei akut nässenden Ekzemen werden zusätzlich feuchte Umschläge angewendet (»feucht auf feucht«). Die Therapie kann nach wenigen Tagen beendet werden.

Für das **chronische Kontaktekzem** wird entweder eine tägliche Behandlung mit einem stark wirksamen Glucocorticoid vorgeschlagen oder eine intermittierende Therapie – abwechselnd mit einer **fetten** (wirkstofffreien oder harnstoffhaltigen) **Salbengrundlage**. Alternativ kann von einem stark wirksamen Glucocorticoid auf ein schwächer wirksames nach Eintreten der Besserung umgestellt werden.

> Die Therapie erfordert Geduld. Zur Vermeidung von berufsbedingten Ekzemen sind präventive Maßnahmen wie Schutzhandschuhe und Hautschutzpräparate für besonders gefährdete Berufe unerlässlich. Für die Problemzonen (Gesicht, Beugefalten) sollten, wenn überhaupt, nur schwache Glucocorticoide verwendet werden.

31.4.2 Atopisches Ekzem

Das atopische Ekzem (Synonyme: atopische Dermatitis, Neurodermitis atopica) ist eine häufige, bei 3–15% der mitteleuropäischen Bevölkerung auftretende, chronisch rezidivierende Entzündung der Haut, die sich meist im Kindesalter manifestiert. Außer durch die typischen Charakteristika des Ekzems ist sie durch besonders trockene Haut und quälenden Juckreiz gekennzeichnet.

Topische Therapie

Neben der genetischen Disposition tragen zahlreiche Provokationsfaktoren zur Manifestation bei, deren Meidung die erste therapeutische Maßnahme beim atopischen Ekzem darstellt: z. B. bei nachgewiesener Sensibilisierung, Reduktion oder Meidung von oralem oder inhalativem Allergenkontakt (z. B. Kuhmilch, Fisch, Nüsse, Hausstaubmilben und Tierhaare). Aufgrund der trockenen Haut ist die tägliche rückfettende und feuchtigkeitsspendende Basistherapie mit wirkstofffreien oder glyzerin- und harnstoffhaltigen Cremegrundlagen sehr wichtig, vorzugsweise unmittelbar nach dem Baden oder Duschen, solange die Haut noch befeuchtet ist. Durch konsequente Basistherapie kann bei einem leichten atopischen Ekzem bereits Symptomfreiheit erreicht werden. Bei schweren Verläufen und Exazerbationen ist die intermittierende (1- bis 3-wöchige) Therapie mit **Hydrocortisonacetat** oder neuen, nebenwirkungsarmen Glucocorticosteroiden der Klasse II–III (z. B. **Prednicarbat** oder **Mometason**[9]) abwechselnd mit wirkstofffreien Pflegesalben, durchzuführen. Zum Ausschleichen der Glucocorticoide und zur Behandlung des abheilenden Ekzems sind Schieferöl-Extrakte wie **Ichthyol** hilfreich. **Bufexamac** ist wenig wirksam und führt zu Sensibilisierungen.

Eine wesentliche Verbesserung der Therapie ist durch die Entwicklung der topisch wirksamen Calcineurininhibitoren **Tacrolimus** und **Pimecrolimus** erreicht worden. Sie sind zur Behandlung ab dem 2. Lebensjahr zugelassen. Sie eigenen sich vor allem für akute entzündliche Schübe in Gesicht-, Hals- und Genitalbereich. Systemische Spiegel sind bei äquieffektiver Dosierung für Pimecrolimus geringer als bei Tacrolimus.

Diese Präparate sollen aufgrund von Studiendaten kein erhöhtes Malignitätsrisiko besitzen.

Systemische Therapie

Der quälende **Juckreiz** und dadurch bedingte **Schlafstörungen** sind die gravierendsten Symptome des atopischen Ekzems. Die Wirksamkeit von **Histamin-H1-Antagonisten** ist nicht belegt, es sei denn in Dosen, in denen diese sedierend wirken. Mangels besserer Alternativen werden die sedativ wirkenden Substanzen (z. B. **Dimentindenmaleat**[10] oder **Hydroxyzin**[11]) bei Erwachsenen und Kindern bzw. **Doxylaminsuccinat**[12] bei Kleinkindern (ab 6 Monaten) am Abend gegeben.

Phototherapie

Die Behandlung mit kombiniertem UVA- und UVB-Licht oder 311 nm (Schmalspektrum-UVB)-Licht hat sich als **adjuvante Therapie** zur Einsparung von Glucocorticoiden bei schwerem atopischen Ekzem bewährt. Eine komplette Remission kann mit hochdosiertem UVA_1-Licht (340–400 nm) und PUVA (▶ Kap. 31.5.4) erreicht werden. Die Anwendung ist allerdings limitiert wegen Reboundeffekten, der Gefahr der Lichtalterung sowie kanzerogener Spätfolgen und sollte keinesfalls bei Kindern eingesetzt werden.

Antibiotika/Virostatika

Die Haut der Mehrheit der Patienten mit atopischem Ekzem ist mit **Staphylococcus aureus** besiedelt. Eine ausgedehnte Superinfektion mit Staphylokokken (**Impetiginisierung**) wird topisch mit antiseptischen Lösungen oder Cremes behandelt oder als Kurzzeittherapie (3–5 Tage) mit oralem **Flucloxacillin**[13] oder einem **Cephalosporin**. Beim **Eczema herpeticatum**, einer potenziell lebensbedrohlichen ausgedehnten Herpes-simplex-Infektion muss das topische Glucocorticoid abgesetzt und **Aciclovir**[14] systemisch gegeben werden.

Immunsuppressive Therapie

Die systemische Gabe von Glucocorticoiden ist wirksam, jedoch so belastet mit unerwünschten Wirkungen (z. B. schneller Rebound nach Absetzen, Cushing-Syndrom, Wachstumsverzögerung, Infektionen), dass erfahrene Dermatologen darauf verzichten.

In schweren Fällen kann **Ciclosporin**[15] eingesetzt werden. Nach 4–6 Wochen kann mit einer erheblichen Besserung gerechnet werden. Eine Langzeittherapie ist jedoch nur in Ausnahmefällen gerechtfertigt.

Dosierung

Ciclosporin:
- 2,5–5 mg/kg KG/Tag
- ausschleichend 1 mg/kg KG/Tag

---

9 Ecural®
10 Fenistil®
11 Atarax®, AH3® N
12 Mereprine®
13 Staphylex®, Flucloxacillin DeltaSelect®
14 Aciclovir-ratiopharm®, Acic Creme®
15 Sandimmun®, Cicloral HEXAL®

31.5 Therapie der Acne vulgaris

Pathogenese. Bei der Acne vulgaris spielen eine Rolle:

- Genetisch bedingte Follikelhyperkeratose
- Androgen-induzierte Talgdrüsenhyperplasie
- Durch Talgdrüsenhyperplasie und Talgretention: Vermehrung der mikrobiellen Flora, u. a. von Propionibacterium acnes

Zirkulierende Androgene der Nebennierenrinde und der Gonaden führen bei ca. 80% der Menschen in der Adoleszenz und im frühen Erwachsenenalter zu einer Überaktivierung von Androgenrezeptoren regionaler Talgdrüsen (Gesicht, Brust, Rücken, Oberarme). Eine genetische Prädisposition ist wahrscheinlich. Die Stimulation der Androgenrezeptoren führt zu einer Vergrößerung der Talgdrüsen, Proliferationssteigerung des Epithels und exzessiver Talgproduktion. Die Proliferationssteigerung geht mit einer Follikelhyperkeratose einher. Die adhärenten, verhornten Zellen bilden sog. Mikrokomedonen, die im Gemisch mit dem sezernierten Talg klinisch sichtbare Komedonen bilden. Dieses Stadium wird als **Acne vulgaris comedonica** bezeichnet. **Propionibacterium acnes** gehört zur normalen Flora in den Haarfollikeln. Dieser Keim proliferiert in dem für ihn günstigen Nährmedium; bakterielle Lipasen setzen freie Fettsäuren aus den Talglipiden frei, die ihrerseits proinflammatorisch- und proliferationsfördernd wirken. Der Keim aktiviert außerdem Komplement und bewirkt durch Sekretion chemotaktischer Faktoren eine Inflammation (**Acne papulopustulosa**). In seltenen Fällen kann es zur abszedierenden **Acne conglobata** und zur Narbenbildung kommen.

Die Auswahl der Therapeutika (Tab. 31.3) richtet sich nach dem klinischen Bild der Akne (z. B. nur Komedonen oder milde Inflammation bzw. schwere abszedierende Inflammation), ihrer Ausdehnung und der Tendenz zur Narbenbildung.

◻Tab. 31.3. Topische Aknepräparate (Auswahl)

Bestandteil(e)	Handelspräparat(e)
Benzoylperoxid	Sanoxit®
	PanOxyl®
	Benzaknen®
Erythromycin	Aknemycin®
	Inderm®
Clindamycin	Basocin®
Tretinoin	Cordes VAS Creme®
	Eudyna®
	Airol Creme®
Isotretinoin	Isotrex®
Adapalen	Differin®

31.5.1 Komedonenakne

Ziel der Therapie ist es, die Entwicklung neuer Komedonen zu vermindern, die abnorme follikuläre Keratinisierung zu normalisieren und die gesteigerte Lipidsynthese und Sekretion (Talgbildung) zu dämpfen. Die ersten beiden Ziele können durch topisch applizierte Retinoide erreicht werden. Eine starke Inhibition der pathologisch gesteigerten Talgsynthese wird derzeit lediglich mit systemisch appliziertem Retinoid (**Isotretinoin**) erzielt. Klinisch ausreichend geprüfte topische Präparate sind **Tretinoin, Isotretinoin** sowie **Adapalen. Tazaroten** ist ebenfalls bei der Akne gut wirksam. Alle Retinoide führen zur Hautirritation und bewirken eine erhöhte Empfindlichkeit der behandelten Haut gegenüber UV-Licht. Die topische Therapie mit Retinoiden soll mit den geringsten Konzentrationen beginnen (z. B. Tretinoin 0,025%-ige Creme bzw. Isotretinoin als 0,05%-iges Gel). Unter dieser Therapie kommt es zur Abschälung der Follikelhyperkeratose mit initialer Hautrötung und Brennen. Für leichte Fälle der Akne könnte Adapalen aufgrund seiner geringeren Hautirritation vorteilhaft sein. Deutlich sicht- (und mess)bare Erfolge sind nach 3–4 Wochen, wesentliche Besserungen nach ca. 3 Monaten zu beobachten. Tretinoin und Isotretinoin dürfen nicht gleichzeitig mit **Benzoylperoxid** wegen der chemischen Inaktivierung der Retinoide aufgetragen werden.

31.5.2 Papulopustulöse Akne

Topische antibakterielle Therapie

Stehen entzündliche Veränderungen im Vordergrund, werden entweder **Benzoylperoxid** (oder/und) topische Antibiotika (**Erythromycin, Clindamycin**) auf die erkrankten Bereiche aufgebracht. Benzoylperoxid ist ein lipophiles Oxidationsmittel, das neben einer keratolytischen eine hervorragende Wirkung gegen die Propionibakterien entfaltet und keinerlei Resistenz auslöst. In 2,5%-iger Zubereitung ist es ebenso wirksam wie in höherprozentigen Konzentrationen, bewirkt aber weniger Hautirritation. **Erythromycin** und **Clindamycin** entfalten bei topischer Anwendung außer der gewünschten Keimreduktion schwach antiinflammatorische Wirkungen über Granulozyten-Migrationshemmung. Bei Langzeitanwendung kommt es zur Selektion von **Erythromycin- bzw. Clindamycin-resistenten Staphylokokken**, die auch auf die Haut von Kontaktpersonen übertragen werden. Dies ist allerdings ohne klinische Relevanz. Geringe Anteile (z. B. vom Clindamycin bis 8% der aufgebrachten Dosis) gelangen in die allgemeine Zirkulation. Viele mit Erythromycin oder Clindamycin vorbehandelte und ein zunehmender Anteil von Antibiotika-naiven Patienten sind Träger von z. B. Erythromycin-resistenten Propionibakterien. Die lokale Therapie soll deshalb auf **4–6 Wochen** beschränkt bleiben. Sie kann mit topischen Retinoiden kombiniert werden.

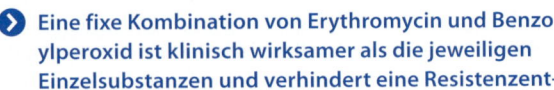 Eine fixe Kombination von Erythromycin und Benzoylperoxid ist klinisch wirksamer als die jeweiligen Einzelsubstanzen und verhindert eine Resistenzent-
▼

wicklung. In vielen Fällen ist die topische Therapie mit Antibiotika ebenso wirksam wie die systemische und daher gegenüber dieser zu bevorzugen.

Systemische antibakterielle Therapie

Bei schwerer papulopustulärer Akne werden orale **Antibiotika** angewendet. Aufgrund der Gefahr der Resistenzentwicklung und der Entwicklung einer gramnegativen bakteriellen Follikulitis soll deren Einsatz ebenfalls auf 6 Wochen, maximal 3 Monate beschränkt werden. Tetracyclin-Derivate sind gut wirksam. **Doxycyclin**[16] in einer Dosierung von 50 mg/Tag ist Mittel der Wahl, da schwerwiegende unerwünschte Wirkungen für dieses Tetracyclin nicht beschrieben sind. Die Photosensibilisierungsgefahr ist mit weniger als 3% sehr gering.

> ❗ Doxcyclin ist wie alle Tetracycline in der Schwangerschaft kontraindiziert. Erythromycin kann als Ersatz für Doxycyclin in der Schwangerschaft dienen.

Minocyclin[17] sollte wegen der Gefahr von seltenen, jedoch schwerwiegenden Nebenwirkungen z. B. Lupus erythematodes, (geschätzte Inzidenz 1:2000), Autoimmunhepatitis, Arthritiden bei Akne nur noch in begründeten Ausnahmefällen angewendet werden. Die unerwünschten Wirkungen von Minocyclin treten in Abhängigkeit von der kumulativen Dosis und überwiegend bei Mädchen und Frauen auf.

31.5.3 Systemische Therapie mit Isotretinoin

Die systemische (orale) Therapie mit Isotretinoin bewirkt schon in sehr niedrigen Tagesdosen von 0,1 mg/kg Körpergewicht eine starke (ca. 75%-ige) Reduktion der Talgproduktion und Verkleinerung der Talgdrüsen. Als optimal werden derzeit kumulative Gesamtdosen von etwa 150 mg/kg KG angesehen. Da die Rückfallrate bei schwerer Akne umso höher ist, je niedriger die kumulative Gesamtdosis war, wird die Therapie häufig mit den in ▯ Tab. 31.2 angegebenen Tagesdosen begonnen. Sie sollte ausschließlich von erfahrenen Dermatologen durchgeführt werden.

> ❯ Eine ausführliche Patientenaufklärung über die sicher zu erwartenden und möglichen unerwünschten Wirkungen ist unerlässlich.

Bei Frauen im gebärfähigen Alter muss (nach Schwangerschaftsausschluss) eine wirksame **Antikonzeption** einen Monat vor der Therapie beginnen und nach Abschluss der Therapie noch für 3 weitere Monate erfolgen. Schwere Leber- und Nierenfunktionsstörungen sind absolute Kontraindikationen. Zweckmäßigerweise erfolgt die Antikonzeption mit Estrogen-Gestagen-Kombinationen, wobei das Gestagen möglichst antiandrogene Wirkungen haben sollte (**Dienogest**[18], **Cyproteronacetat**[19], **Chlormadinon**[20]), da hiermit eine zusätzliche Reduktion der Talgproduktion erreicht wird. Laborwerte für Triglyceride, Cholesterin und Transaminasen müssen vor und in 4- bis 6-wöchigen Abständen während der Therapie bestimmt werden. Die gleichzeitige Gabe von Tetracyclinpräparaten ist wegen der Gefahr eines **Pseudotumor cerebri** (Hirndrucksteigerung) untersagt.

Unerwünschte Wirkungen. Die wichtigsten unerwünschten Wirkungen entsprechen einer Vitamin-A-Überdosierung entsprechen. Inzidenz und Schweregrad sind dosisabhängig. Nahezu obligat nach 2–3 Wochen auftretend ist eine Cheilitis, die als klinisches Zeichen von Compliance und wirksamer Retinoid-Spiegel angesehen wird. Bei etwa $^2/_3$ der behandelten Patienten kommt es nach 5–6 Monaten zu einer Ausheilung der Akne.

31.6 Therapie der Psoriasis

Pathogenese. Die Psoriasis ist eine chronische, häufig in Schüben verlaufende Hauterkrankung, deren Prävalenz etwa 1,5% in der zentraleuropäischen Bevölkerung beträgt. Manifestiert sie sich im jugendlichen Alter, liegt eine erbliche Disposition zugrunde; für die im späten Lebensalter auftretende Variante gilt dies nicht. Aktivierte T-Lymphozyten vom Subtyp 1 (TH$_1$-Zellen) sind als Hauptverursacher des sich überstürzenden Proliferationsgeschehens der Keratinozyten und ihrer mangelnden Differenzierung erkannt worden, allerdings ist der T-Zell-Stimulus (Superantigene mikrobieller Herkunft, Autoantigene?) unbekannt. Ein ganzes Orchester proinflammatorischer Zytokine und Mediatoren (z. B. Leukotriene) führt in den betroffenen Arealen zu den charakteristischen, erythemato-squamösen Herden. Außer mechanischer Irritation können auch systemische Arzneimittel (Lithium, ACE-Hemmstoffe, β-Rezeptor-Antagonisten) Schübe auslösen.

Zur Behandlung stehen **topische** (▯ Tab. 31.4) und **systemische Präparate** (▯ Tab. 31.2), die **Phototherapie** und die **Photochemotherapie** zur Auswahl. Betrifft die Ausdehnung der Herde ca. 10% der Körperoberfläche, werden topische Präparate verwendet. Beim Versagen der topischen Therapie

▯ **Tab. 31.4.** Topische Antipsoriatika[a]

Arzneimittelgruppe	Wirkstoff	Handelspräparat(e)
Vitamin-D-Analoga	Calcipotriol	Psorcutan®, Daivonex®
	Tacalcitol	Curatoderm®
Retinoide	Tazaroten	Zorac®
Dithranolpräparate	Dithranol (als Monopräparat)	Micanol®
	Mit Harnstoff	Psoradexan®
	Mit Salicylsäure	Psoralon MT®

[a] Glucocorticoide ▯ Tab. 31.1

---

16 Doxycyclin-ratiopharm/Doxy M®, Doxycyclin AL
17 Skid®, Minocyclin Hexal®
18 In Valette®
19 In Diane®
20 In Belara®

oder wenn mehr als 20% der Körperoberfläche betroffen sind, kommt die Photo- bzw. Photochemotherapie zum Einsatz. Die systemische Therapie mit **Acitretin**, **Ciclosporin** und **Methotrexat**[21] ist Sonderformen der Psoriasis und schweren therapierefraktären Fällen vorbehalten.

31.6.1 Topische Therapie

Pflegende und harnstoffhaltige **Basissalben** und **Ölbäder** führen zur hygroskopischen Quellung der verhärteten, parakeratotischen Oberfläche der Plaques und können bei Patienten zu einer Reduktion der inflammatorischen Läsionen führen. Etwa gleiche (ca. 30%-ige) prozentuelle »Heilungsraten« werden immer wieder in klinischen Studien allein für die wirkstofffreien Vehikel beschrieben. Angaben in der Werbung über Erfolgsquoten mit wirkstoffhaltigen Präparaten lassen diese Tatsache gern unberücksichtigt.

Keratolytika sind unverzichtbar für die Ablösung von Schuppen. Mittel der Wahl ist Salicylsäure 2–10% zur Vorbereitung von Psoriasisherden für die topische Therapie mit anderen Wirkstoffen und die Phototherapie.

 ❶ Bei großflächiger Anwendung bei Kindern oder Patienten mit Erythrodermie besteht die Gefahr der metabolischen Azidose durch systemische Resorption von Salicylsäure.

Dithranol

Seit 1915 ist die lokale Anwendung von Dithranol (Cignolin) in aufsteigender Dosierung von 0,025–2% die Standardtherapie der chronisch stationären Psoriasis. Der Wirkungsmechanismus ist nicht aufgeklärt. Dithranol inhibiert die Langerhans-Zellen, die Keratinozytenproliferation, die Leukotriensynthese und die Sekretion von bestimmten Zytokinen, stimuliert aber auch proinflammatorische Mediatoren. Es kommt zu einer starken Entzündungsreaktion mit Freisetzung von freien O_2-Radikalen. Nach etwa 4- bis 6-wöchiger Anwendung ist die Psoriasis abgeheilt. Nachteilig ist die Bildung von Dimeren, die zu einer Braunverfärbung der Haut und der Wäsche führen. Dithranol[22] in neuer Zubereitung soll diese unerwünschten Wirkungen vermindern. Eine praktische Verbesserung stellt die »Dithranol-Minutentherapie« dar, bei der die Hautirritierende Wirkung abgeschwächt ist.

Unerwünschte Wirkungen. Systemische unerwünschte Wirkungen sind nicht beobachtet worden, obwohl Dithranol in Form oxidativer Abbauprodukte resorbiert wird. In anderen Zubereitungen (❏ Tab. 31.4) sollen Zusatzstoffe entweder die Penetration verbessern, oder die Wirksubstanz vor Oxidation zu unwirksamen Produkten schützen.

Glucocorticoide

Die täglich einmalige Anwendung von mittelstarken oder starken Glucocorticoiden führt für die Dauer der Applikation zu einer raschen Besserung der psoriatischen Läsionen, die nach Absetzen allerdings prompt rezidivieren (Rebound-Phänomen). Topische Glucocorticoide werden auch abwechselnd mit topischen Retinoid (**Tazaroten**) oder Vitamin-D-Derivaten (**Calcipotriol, Tacalcitol**) eingesetzt. Diese Kombinationen sollen unerwünschte Wirkungen vermindern und die Abheilungsraten verbessern.

Retinoide

Tazaroten, ein Retinoid, das auch bei Akne wirksam ist, kann nach 3-monatiger Anwendung psoriatische Läsionen (besonders am Rumpf und Extremitäten, weniger an den Prädilektionsstellen Ellenbogen und Knien) verbessern. Langzeiterfahrungen (über Jahre) liegen nicht vor; die Psoriasis kann sich sogar verschlimmern bzw. Kontaktdermatitis auftreten. Wie bei allen Retinoiden ist die Anwendung in der Schwangerschaft untersagt bzw. muss während der Therapie eine wirksame Antikonzeption betrieben werden.

Vitamin-D-Analoga

Calcipotriol. Dieses Vitamin-D-Analogon zeigt in vergleichenden Studien mindestens die gleiche (wenn nicht bessere) Wirksamkeit im Vergleich zu starken oder mittelstarken Glucocorticoiden oder Dithranol. Im Gegensatz zu den Glucocorticoiden führt es auch bei länger dauernder Anwendung nicht zur Hautatrophie; beim Absetzen ist auch kein Rebound-Phänomen beobachtet worden. Eine pharmakodynamische Toleranz (Nachlassen der Wirkung) ist nicht bekannt.

Pharmakokinetik. Calcipotriol gelangt nur in sehr geringem Ausmaß (etwa 5%) in die systemische Zirkulation und wird rasch zu inaktiven Metaboliten konvertiert. Dennoch sind bei großflächiger Anwendung bzw. bei Verwendung in Problemzonen Veränderungen in der Ca^{2+}-Homöostase zu erwarten.

Unerwünschte Wirkungen. Calcipotriol ist hautirritierend. Die Gesamtdosis pro Woche soll 5 mg bei Nierengesunden (entspricht 100 g der 0,005%-igen Zubereitung) nicht überschreiten. In sehr seltenen Fällen (Patienten mit eingeschränkter Nierenfunktion) kann es zur **Hyperkalzämie** kommen. Als empfindlichster Parameter der Ca^{2+}-Homöostase wird die Kontrolle des Parathormonspiegels empfohlen, der sich bei Calcipotriol-induzierter, erhöhter Ca^{2+}-Aufnahme (aus dem Intestinum) erniedrigt. Selten werden **Kontaktdermatitiden** gegen den Wirkstoff beobachtet.

Tacalcitol. In vergleichenden Untersuchungen zeigte dieses Vitamin-D-Derivat (1-mal 4 µg/Tag) geringere Wirksamkeit als Calcipotriol (2-mal 50 µg/Tag). Auch im Vergleich zu **Betamethason**[23] schnitt das Präparat nicht besser ab. Aufgrund seiner pharmakokinetischen und pharmakodynamischen Charakteristika kann von einem Nebenwirkungsprofil in der Ca^{2+}-Homöostase ähnlich dem des Calcipotriols ausgegangen werden. Lokale Irritation wird ebenso wie bei Calcipotriol beobachtet und – allerdings sehr vereinzelt – Wirkstoff bedingte Kontaktdermatitis und **Erythema multiforme**.

---

21 Metex®, MTX-Hexal®

22 Micanol®

23 Betagalen®, Soderm®

31.6.2 Systemische Therapie

Acitretin

Systemisches Acitretin hat sich für Sonderformen der Psoriasis (**Psoriasis pustulosa, erythrodermatische Psoriasis**) als Monotherapie (in einer Tagesdosis von 25–50 mg) bewährt. Für die ausgedehnte chronische Plaqueform der Psoriasis kann Acitretin mit UVB Phototherapie oder mit PUVA kombiniert werden. Dabei wird die orale Therapie mit niedrigen Tagesdosen (10–25 mg/Tag) 1–2 Wochen vor der Phototherapie begonnen und die applizierten UV-Dosen auf die Hälfte des Üblichen gesenkt. Die Erfolgsquoten mit dieser kombinierten Behandlung sind in kontrollierten Studien (allerdings mit kleinen Patientenzahlen) eindrucksvoll. Bei einer Langzeittherapie wurden Verkalkungen der Ligamente und Osteoporosen beobachtet.

Acitretin wird in vivo zu einem wirksamen Metaboliten Etretinat verestert, der extrem lipophil ist und für viele Monate im Fettgewebe residiert. Die Veresterung von Acitretin in Etretinat wird durch Alkoholkonsum gesteigert, findet jedoch auch bei Abstinenz statt. Aus diesem Grund wird Frauen im gebärfähigen Alter empfohlen, während der Therapie mit Acitretin und für mehrere Monate und danach keinen Alkohol zu trinken. Wegen der überaus langen Gewebsresidenz der Acitretinmetaboliten muss die Antikonzeption mindestens (!) 2 Jahre nach Absetzen fortgeführt werden.

Methotrexat

In sehr niedriger Dosierung (z. B. 7,5–15 mg/70 kg KG) einmal pro Woche ist Methotrexat (Therapie der primär chronischen Polyarthritis ▶ Kap. 23) bei Psoriasis als Inhibitor der T-Lymphozytenproliferation wirksam. Da der aktive Metabolit (Methotrexatpolyglutamat) eine monatelange (intrazelluläre) Verweildauer in den T-Lymphozyten und z. B. in der Leber hat, können viele Nebenwirkungen des Antimetaboliten an Wechselgeweben durch die Gabe von Folsäure (1 mg/Tag an Methotrexat-freien Tagen) verhindert bzw. vermindert werden. Wegen **embryotoxischer Wirkung** ist die Anwendung bei Frauen mit Kinderwunsch untersagt und eine Antikonzeption noch mehrere Monate nach Absetzen der Therapie fortzuführen. Die Nebenwirkungen (Hepatotoxizität) und Überwachungsmaßnahmen entsprechen denen im ▶ Kap. 12.2.4 genannten.

31.6.3 Immunosuppressiva

Ciclosporin[17]

Die Anwendung des Calcineurininhibitors in Tagesdosen von 3–5 mg/kg KG führt bei über 60% der Psoriasis-Patienten zu einer signifikanten Verbesserung innerhalb von 1–3 Monaten. Danach kann eine wesentlich reduzierte Erhaltungsdosis gegeben werden. Das Medikament sollte nicht länger als ein Jahr und keinesfalls gleichzeitig mit potenziell mutagenen Therapien (z. B. Photo(chemo)therapie) wegen eines erhöhten Risikos von Tumoren verabfolgt werden. Die Nebenwirkungen entsprechen den in ▶ Kap. 12.2.5 genannten.

Selektive Immunosuppressiva und Zytokininhibitoren (*Biologicals*)

Diese biotechnologisch hergestellten Proteine (monoklonale Antikörper, Fusionsproteine) können nur parenteral angewendet werden. Sie sind zwar selektiv für bestimmte Liganden oder Rezeptoren, führen aber auch zur Beeinträchtigung der körpereigenen Immunabwehr und können selbst als Immunogene wirken. Aktivierung von latenten Infektionen (Tuberkulose) oder Sepsisfälle mit tödlichem Ausgang sind schwerwiegende Nebenwirkungen. Das erhöhte Risiko von Tumoren (insbesondere Non-Hodgkin-Lymphome) ist belegbar. **Infliximab** (Anti-TNF-α-Antikörper) und **Eternacept** (löslicher TNF-α-Rezeptor), **Alefacept** (Fusionsprotein LFA$_3$ mit Fc-Anteil) werden bei therapierefraktärer, schwerer arthropatischer oder erythodermatischer Psoriasis vorübergehend eingesetzt. Sie sind für eine Langzeitbehandlung ungeeignet, wegen der extrem hohen Kosten, möglicher Spätfolgen durch die Immunsuppression und/oder ihrem immunogenen Potenzial mit dem Risiko für Autoimmunreaktionen (z. B. sind Thrombozytopenie und schwere hämolytische Anämien für Alefecept und Lupus-Syndrome für Infliximab berichtet worden).

31.6.4 Photo- und Photochemotherapie

Phototherapie (Ultraviolettbestrahlung) als **UVB** (290–320 nm) oder als **PUVA** (Psoralen und UVA Bestrahlung, 320–400 nm) gehört zu den wirksamsten Therapieformen der Psoriasis. Psoralene, z. B. 8-Methoxypsoralen, werden entweder systemisch (oral) oder topisch (**Creme-PUVA, Bade-PUVA**) als Photosensibilisierer für die nachfolgende UVA-Strahlung appliziert. Während die UVB-Therapie das Risiko für Nichtmelanomhauttumoren nur geringfügig erhöht, birgt PUVA ein erhebliches Risiko für Plattenepithelkarzinome. Neuere Daten belegen die Assoziation von PUVA mit erhöhter Inzidenz der wesentlich gefährlicheren Melanome. Eine eingeschränkte »Überwachung« seitens der epidermalen Lymphozyten wird hierfür verantwortlich gemacht. Es gelten deshalb strikte Regeln und Höchstgrenzen für PUVA.

❶ **Wegen des Risikos für Tumorentstehung sind Ciclosporin und Methotrexat gleichzeitig mit PUVA strikt untersagt. Einzelberichte lassen ein kumulatives Risiko von aufeinander folgender PUVA und systemischer Therapie mit den oben genannten Medikamenten vermuten.**

31.7 Therapie der Mykosen der Haut und Schleimhäute

Pilzinfektionen der Haut, Haare und Nägel sowie der Schleimhäute werden durch Dermatophyten und Hefen hervorgerufen.

Dermatophyten. Dermatophyten sind Fadenpilze, die auf den Abbau von Keratin spezialisiert sind. Sie können aus dem Erdboden stammen (**geophil**) oder von Tieren (**zoophil**) bzw.

von Menschen (anthropophil) übertragen werden. Dermatophyteninfektionen werden als **Tinea** bezeichnet. Die Lokalisation (z. B. **Tinea corporis, T. capitis, T. unguium**) und die Eindringtiefe (**T. superficialis, T. profunda**) sind entscheidend, ob eine topische oder systemische Therapie durchgeführt wird.

Hefen. Hefen sind Sprosspilze, die passager die Haut, v. a. Hautfalten und Schleimhäute, besiedeln. Eine lipophile Hefe (**Malassezia furfur**) gehört zur physiologischen Flora des Haarfollikels. Hefen sind opportunistische Erreger. Sie können sich bei verminderter zellulärer Immunabwehr des Wirtes vermehren und akute und chronische Entzündungen hervorrufen. Häufigster Erreger ist **Candida albicans**. Die Erkrankungen durch Candida werden als **Candidose** bezeichnet, in der Mundhöhle auch als **Soor**. Hefeinfektionen der Haut treten v. a. bei Schädigungen der Haut (z. B. Mazeration im Windelbereich) auf. Austrocknende, antiseptische Pinselungen sind oft schon ausreichend.

31.7.1 Topische Therapie von Mykosen

Einzelne Herde einer **Tinea superficialis** oder aber Hefeinfektion können mit antimykotischen Lösungen oder Cremes behandelt werden. Hierzu werden Wirkstoffe verwendet, die entweder nur auf Dermatophyten wirken (**Tolnaftat**[24]) oder nur auf Hefen (Polyene wie z. B. **Nystatin**[25] oder **Amphotericin B**[26]). Zunehmend werden Breitband-Antimykotika eingesetzt, die auf Dermatophyten, Hefen und grampositive Bakterien wirken. Aus der Substanzklasse der Pyrolidone hat sich **Ciclopiroxolamin**[27] bewährt, aus der Gruppe der Azole unter anderem **Clotrimazol**[28], **Bifonazol**[29], **Ketoconazol**[30] und **Econazol**[31], aus der Gruppe der Allylamine **Terbinafin**[32] und aus der Gruppe der Morpholine **Amorolfin**[33].

31.7.2 Systemische Therapie von Mykosen

Bei ausgedehnter **Tinea superficialis**, bei **Tinea profunda**, bei der chronischen **Tinea palmoplantaris**, **Tinea capitis** und **Tinea unguium** ist nur eine systemische Behandlung erfolgreich. **Griseofulvin** ist wegen unerwünschter toxischer Wirkungen inzwischen durch neu entwickelte Antimykotika ersetzt worden. **Azole** und **Allylamine** sind wirksamer und weniger toxisch. Sie hemmen den Aufbau der Pilzzellmembran durch Inhibition der Ergosterinbiosynthese und reichern sich selektiv am Ort der Pilzinfektion – im Keratin – an. Dies erlaubt eine verkürzte Therapiedauer. Da die myzetische Ergosterinsynthese in vielen Schritten analog der der Cholesterinsynthese abläuft, muss bei wenig selektiven Wirkstoffen mit einer Inhibition humaner Enzyme gerechnet werden. Dies ist zum Beispiel für **Ketoconazol** der Fall: Durch Hemmung von Cytochrom-P450-Enzymen kommt es zu erniedrigten Testosteronspiegeln und schweren unerwünschten Arzneimittelinteraktionen. Die Selektivität für pilzspezifische Enzyme ist bei den neuen Triazolen (**Itraconazol**[34] und **Fluconazol**[35]) wesentlich besser. Inhibition der Cytochrom-P450-Enzyme wird

daher seltener beobachtet. Nur bei Itraconazol müssen Arzneimittelinteraktionen mit Medikamenten, die über CYP 3A4 abgebaut werden, unbedingt berücksichtigt werden.

In therapeutischen Konzentrationen wirken Triazole fungistatisch auf Dermatophyten, Hefen und einige Schimmelpilze. Itraconazol wird nur bei saurem pH im Magen resorbiert. Als hilfreich bei der Resorption haben sich saure Colagetränke erwiesen. Fluconazol ist ein wasserlösliches Triazol und zeichnet sich durch besonders gute Liquorgängigkeit aus. Resistenzentwicklungen von Candida albicans sind bei Langzeittherapie beschrieben: Fluconazol sollte daher nur für schwere Hefeinfektionen reserviert werden. Allylamine (**Terbinafin**) hemmen die Squalenepoxidase in der Sterolbiosynthese. Sie wirken fungizid auf Dermatophyten. Interaktionen mit anderen Medikamenten (z. B. mit trizyklischen Antidepressiva) sind zu erwarten, da sie das Cytochrom-P450-Isoenzym CYP 2D9 hemmen. Bei etwa 1–2% treten reversible Geschmacksstörungen und Exantheme auf. Aufgrund besserer Heilungsraten in kontrollierten Vergleichstudien mit Griseofulvin und Itraconazol ist Terbinafin bei Dermatophyteninfektionen derzeit Mittel der Wahl.

31.8   Therapie von bakteriellen Hautinfektionen

Hautinfektionen sollten nach Möglichkeit topisch behandelt werden. Hierzu eignen sich in erster Linie Antiseptika. **Triphenylmethan-Farbstoffe** werden in der Dermatologie seit über 100 Jahren eingesetzt. Sie sind bei oberflächlichen Hautinfektionen wirksam und preiswert. Lediglich **Eosin** und **Pyoctanin** können verordnet werden. Sie wirken als wässrige Lösungen antiseptisch, austrocknend und Juckreizstillend. **Polyvinylpyrolidon-Iod**[36] wirkt sehr gut antiseptisch wirksam, kann aber zu Wundheilungsstörungen führen. Gut geeignet für sekundär infizierte Wunden sind antiseptische Umschläge oder Cremes mit Chinolonen, beispielsweise **Triclosan**[37], **Octenidinsäure** und **Chlorhexidin**[38]. Lokal applizierte Antibiotika führen leicht zu allergischer Sensibilisierung und fördern die Resistenzentwicklung von Bakterien. Daher sollten nur Antibiotika topisch angewendet werden, die nicht zur systemischen Therapie eingesetzt werden. Zur Behandlung von grampositiven Bakterien, u. a. Staphylococcus aureus wird

24 Tonoftal®, Tinatox®
25 Nystatin Lederle®, Moronal®
26 Ampho-Moronal®, Amphotericin B®
27 Batrafen®, Sebiprox®
28 Clotrimazol AL®, Fungizid-ratiopharm®
29 Mycospor®, Bifon®
30 Nizoral®, Terzolin®
31 Gyno-Pevaryl®
32 Myconormin®, Amiada®
33 Loceryl®
34 Itracol/-7 HEXAL®, Sempera®
35 Diflucan®, Fluconazol-ratiopharm®
36 Betaisodona®, Braunovidon®
37 Sicorten Plus Creme®
38 Chorhexamed®

derzeit **Fusidinsäure**[39] empfohlen; für Träger von multiresistenten Staphylokokken (MRSA) **Mupirocin**[40]-Salbe. Bei ausgeprägter **Impetigo contagiosa** oder Furunkeln ist eine systemische Antibiotikatherapie beispielsweise mit **Flucloxacillin**[15] oder **Cephalosporinen** erforderlich.

31.9 Therapie der parasitären Hautkrankheiten

31.9.1 Therapie der Skabies

Die antiparasitäre Therapie ist wegen der Gefahr von neurotoxischen Nebenwirkungen nicht ohne Risiken. Das geringste Risiko besteht bei **Crotamiton** und wird deshalb zur Behandlung von Schwangeren und Säuglingen empfohlen. **Lindan**[41] (Hexachlorcyclohexan 0,3%) wird nicht mehr eingesetzt. **Permethrin**[42] 5% als Einzeittherapie ist Mittel der Wahl. Eine Wiederholung der Therapie nach einer Woche führt zu höheren Heilungsraten.

> ❯ Entscheidend für den Erfolg ist die Simultanbehandlung aller (!) Kontaktpersonen, sonst kommt es unweigerlich zu Rezidiven (»Ping-Pong-Infektionen«).

Ivermectin hat sich zur systemischen Einmaltherapie auch bei therapierefraktären und schweren Skabiesinfektionen bei Immunsupprimierten als sehr wirksam erwiesen. Es ist jedoch für die Skabiestherapie noch nicht zugelassen.

31.10 Therapie und Prophylaxe von Hautschäden durch Sonnenlicht

Die ultraviolette Strahlung des Sonnenlichtes hat erwünschte und unerwünschte Wirkungen auf die Haut. Dauer und Intensität bestimmen z. B. die Vitamin-D-Vorräte. Da im Alter die Biosynthese von Prävitamin D_3 (7-Dehydrocholesterin) in der Haut auf etwa ein Drittel des Jugendlichen abnimmt, ist der alte Mensch, ohne ausreichende Sonnenexposition, auf orale Vitamin-D_3-Zufuhr (empfohlen: 10–15.000 I.U. Vitamin D_3 pro Woche) angewiesen. **Sonnenbrand** und **Immunsuppression** sind akute Reaktionen der Haut auf übermäßige UV-Bestrahlung. Hautkrebs, das häufigste Karzinom überhaupt, entwickelt sich mit Vorliebe in einer durch vielfach wiederholte UV-Bestrahlung gealterten Haut (extrinsische Altershaut). Diese ist, im Gegensatz zur intrinsischen Altershaut, durch lederartige Struktur, ungleiche Pigmentation (Hypo- und Hyperpigmentierung), Altersflecken, Falten und herabgesetzte Elastizität gekennzeichnet.

Ultraviolette Strahlung (ohne sichtbaren Sonnenbrand) führt zum Kollagenverlust durch Induktion der Expression von Kollagenabbauenden Enzymen (▶ Kap. 31.2). Experimentell gelingt es, diese Kaskade durch vorausgehende topische Applikation von **Tretinoin** zu verhindern. Klinische Belege für die Prävention der extrinsischen Altershaut oder von Hauttumoren sind allerdings ausstehend. Durch 12-monatige tägliche topische Applikation von Tretinoin in sehr geringer Dosierung (0,025%-ige Creme) gelingt es, die klinischen und histologischen Zeichen der Altershaut signifikant zu verbessern. Danach kann die Anwendung ein-, zweimal oder wöchentlich erfolgen.

Topisches **Imiquimod**[43] bindet an den Toll-Rezeptor 7 der Makrophagen und induziert die Sekretion von Zytokinen (TNF-α, Interleukin-12 und Interferon-α), die zu einer starken, lokalen Entzündungsreaktion führen. Aktinische Keratosen und oberflächliches Basalzellkarzinom sprechen auf diese Behandlung an. Systemische Zytokinwirkungen mit Grippesymptomatik (Gelenkschmerzen, Fieber) sind bei großflächiger Anwendung möglich.

Lichtschutzmittel (mit hohem Schutzfaktor d. h. >15) konsequent und korrekt angewendet, können Sonnenbrand verhindern sowie aktinische Keratosen (Präkanzerosen) und Plattenepithelkarzinome in ihrer Inzidenz vermindern. Nach derzeitigem Erkenntnisstand bieten Lichtschutzmittel keinen Schutz vor Melanomen und Basalzellkarzinomen. Einige Bestandteile der Lichtschutzmittel werden geringfügig systemisch resorbiert, stellen aber keine Gesundheitsgefährdung dar.

> ❯ Sonnenbaden – mit oder ohne – Lichtschutzmittel sowie gehäufte Sonnenbrände im Kindesalter und in der Pubertät führen zur beschleunigten Entwicklung von Nävuszellnävi, deren Zahl mit dem Melanomrisiko korreliert. Daher wäre in diesem Lebensalter ein konsequenter Lichtschutz mittels Kleidung und Vermeidung von intensiver UV-Bestrahlung als logische Prophylaxe anzusehen!

In Kürze

Es besteht kein Zweifel am kausalen Zusammenhang zwischen kumulativer lebenslanger UV-Exposition und erhöhten Risiko von Hautkrebs. Besonders gefährdet sind hellhäutige Menschen mit Hauttyp I und II. Insbesondere erhöhen Sonnenbrände im Kindesalter bei Hauttyp I und II das Risiko für maligne Melanome. Der häufige Gebrauch von Solarien beschleunigt ebenso wie das Sonnenlicht die UV-induzierte Hautalterung und erhöht zusätzlich das Risiko für Melanome und aktinische Präkanzerosen sowie Basalzell- und Plattenepithelkarzinome. Lichtschutz durch Meidung der intensiven UV-Strahlung in den Mittagsstunden, UV-undurchlässige Kopfbedeckung und Bekleidung plus Anwendung von physikalischen oder chemischen Lichtschutzcremes sowie Meidung von Solarien sind wirksame Maßnahmen zur Prophylaxe von malignen Hauttumoren.

Weiterführende Literatur ▶ www.springer.com

---

39 Fucithalmic®
40 InfectoPyoderm®, Turixin®41   Delicia Delitex®, Jacutin®
42 Infectopedicul®, Infectoscab®
43 Aldara®

32 Arzneitherapie in der Schwangerschaft und während der Stillperiode

H. Foth, R. Stahlmann

32.1 Problembeschreibung

Embryonen und Feten können eine eigene Sensitivität gegenüber Arzneimittelwirkungen haben, die sich nur zu bestimmten Entwicklungsstufen während der Schwangerschaft ausprägt. Daher können Arzneimittelbedingte pränatal-toxische Wirkungen unterschiedliche Phasen der Entwicklung betreffen.

Besondere Risiken von Arzneimitteln für die Schwangerschaft werden unter anderem durch epidemiologische Studien aufgedeckt, und hier ist die Ursachen-Wirkungs-Beziehung zunächst verschleiert, weil die zu beurteilenden Effekte die Endpunkte verschiedener toxischer Wirkmechanismen sein können. Es resultiert eine Unsicherheit im Urteil, da verschiedene Faktoren am ursächlichen pathophysiologischen Prozess beteiligt sein können.

Mit Hilfe experimenteller Prüfmethoden können schwangerschaftsbezogene Risiken abgebildet werden. Allerdings sind die tierexperimentellen Methoden darauf ausgerichtet, Störungen der Fertilität der embryo-/fetalen Entwicklung, sowie der postnatalen Entwicklung unter höheren Dosierungen als therapeutisch erforderlich abzubilden. Damit wird das Prüfergebnis experimentell überzeichnet, und es ergibt sich zwangsläufig das Problem der Übertragbarkeit zwischen Modell und der Anwendung am Menschen. In jedem Fall sollten die pharmakokinetischen Daten von Mensch und Tier als Grundlage für eine rationale Interpretation tierexperimenteller Ergebnisse dienen.

32.1.1 Definitionen, reproduktionstoxische Endpunkte

Arzneimittelbedingte pränatal-toxische Wirkungen können unterschiedliche Phasen der Entwicklung betreffen. Ausgeprägte Effekte können zum pränatal induzierten Fruchttod beitragen, der sich auch in Form von Präimplantationsverlusten oder Abort manifestieren kann, sofern Frühphasen der Schwangerschaft betroffen sind. Grobstrukturelle Anomalien werden während der **Organogenese** in den Schwangerschaftswochen 3–10 ausgelöst und stellen die teratogenen Wirkungen im engeren Sinne dar. In dieser Phase entwickeln sich aus den Keimblättern und Primitivorganen durch fein auf einander abgestimmte Vorgänge, wie Zellproliferation, Zelltod und Zelldifferenzierung, die eigentlichen Organanlagen. Am auffälligsten sind teratogene Effekte wie z. B. Lippen-Kiefer-Gaumenspalten, Störungen in der Entwicklung der Gesichts- und Schädelknochen oder der Extremitätenentwicklung. Seitens der inneren Organe sind Herzfehler und Anomalien des Urogenitalsystems dominierend.

Nach Abschluss der Organogenese findet während der Fetalentwicklung ein weiterer Wachstumsschub mit aufeinander abgestimmtem Entwicklungsprogramm in der Organ- und Gewebedifferenzierung statt, so dass toxische Effekte zu strukturellen wie funktionellen Anomalien führen können. Eine allgemeine Wachstumsretardierung wird im Allgemeinen von den teratogenen und embryo-/fetotoxischen Wirkungen unterschieden, ist jedoch nicht weniger gravierend, da

sich hier erhebliche Störungen in der Anpassung zwischen intra- und extrauterinem Leben und der postnatalen Entwicklung verbergen können. Ein besonderer Fall arzneimittelbedingter pränataler Schädigung ist die transplazentar hervorgerufene kanzerogene Wirkung, die unter Umständen erst mit großer Latenz manifest wird, was die Aufdeckung der Ursachen erschwert.

32.1.2 Erkenntnismaterial aus der Prüfung auf Reproduktionstoxizität

Seit Inkrafttreten des Arzneimittelgesetzes (1978) müssen Arzneimittel vor Zulassung hinsichtlich ihrer Wirksamkeit und Sicherheit geprüft werden. Die Stufen der embryonal-fetalen Entwicklung werden in der Reproduktionstoxikologie nach den Protokollen der klassischen Segment-I-, -II- und -III-Tests untersucht.

- Der **Segment-I-Test** erfasst mit seinem Behandlungsschema den gesamten Reproduktionszyklus.
- Der **Segment-II-Test** erfasst die Embryo-Fetal-Entwicklung, d. h. den Zeitraum zwischen Implantation und Abschluss der Organogenesephase, für die stellvertretend der Schluss des knöchernen Gaumens herangezogen wird.
- Im **Segment-III-Test** wird die späte prä- und die frühe postnatale Reifung untersucht, das heißt der Zeitraum zwischen Verschluss des knöchernen Gaumens bis zur Geburt sowie der Zeitraum nach der Geburt bis zum Abschluss der Laktation.

Das Studiendesign folgt in der Regel einem Routineprotokoll, da die Ergebnisse zum gegenseitigen Vergleich zwischen Testsubstanzen nutzbar sein müssen. Andererseits wird heute die strenge Gliederung in »Segmente« nicht immer befolgt, sondern die Prüfung wird den speziellen Gegebenheiten angepasst. Es sollte generell bedacht werden, dass wegen der langen Behandlungszeiten (z. B. bei Segment-I-Studien) nur relativ niedrige Dosierungen angewandt werden können.

Für die Prüfung auf **Reproduktionstoxizität** können lediglich Säugetiere herangezogen werden, die Übereinstimmung im Schwangerschaftsablauf und in der Embryonalentwicklung mit dem Menschen zeigen. Es werden zwei verschiedene Tierspezies einbezogen, wobei es sich in den meisten Fällen um Ratten und Kaninchen handelt. Die Testergebnisse müssen objektivierbar sein und Kriterien der statistischen Prüfung standhalten können. Damit ist verbunden, dass eine Fülle von Basisdaten zu Fertilität, Implantationsfrequenz und sensiblen Entwicklungsstufen zur Verfügung stehen müssen.

Bei nahezu allen der häufig verwendeten Tierspezies sind inzwischen wichtige physiologische Unterschiede zum Menschen bekannt. Bei der Ratte hat im Gegensatz zum Menschen nicht Dopamin, sondern Prolaktin eine entscheidende Funktion bei Implantation und früher Embryonalentwicklung. Ratten haben eine größere Empfindlichkeit gegenüber nichtsteroidalen Antiphlogistika als der Mensch. Kaninchen haben eine größere Sensitivität gegenüber Antibiotika und entwickeln häufiger Störungen des Gastrointestinaltraktes, was das

Studiendesign einschränken kann. Mäuse sind besonders empfindlich gegenüber Stressbedingungen.

Bei aller Sorgfalt in der reproduktionstoxikologischen Vorprüfung besteht zwangsläufig ein Restrisiko, arzneimittelbedingte pränatal-toxische Wirkungen am Menschen erst nach Markteinführung zu entdecken.

32.2 Schädigungen durch Arzneimittel während der Schwangerschaft

32.2.1 Beispiele und Konsequenzen für die Sicherheitsprüfung

Thalidomid ist das eindrücklichste Beispiel für Teratogenität am Menschen durch ein Arzneimittel. Es wurde aufgrund der geringen akuten Toxizität zur Behandlung von Schlaflosigkeit auch für Schwangere verordnet und stellte zunächst gegenüber der damals verfügbaren Alternative, den Barbituraten, die sicherere Therapie dar.

Die ungewöhnliche Häufung von Anomalien der Extremitäten, den Phokomelien sowie Amelien, die nur sehr selten spontan auftreten, ließ den Verdacht einer externen Ursache aufkommen. Bei der epidemiologischen Aufklärung der Risikofaktoren für diese Auffälligkeit konnte eine relativ schnelle Zuordnung der Ursache geführt werden, was auf die außerordentlich starke teratogene Potenz, die geringe Spontanfrequenz der betroffenen Anomalie, sowie die kurze Zeitspanne der sensiblen Phase in der Embryonalentwicklung für diese Anomalie zurückzuführen ist. Thalidomid wurde 1961 vom Arzneimittelmarkt genommen. Als weitere Konsequenz auf diese dramatischen Schäden durch intrauterine Arzneimittelexposition wurde daraufhin die Reproduktionstoxikologie entwickelt und ist nun Standard für die Sicherheitsprüfung von Arzneimitteln vor der Zulassung.

Bei der Etablierung von Prüfmodellen hat sich aber auch gezeigt, dass nur sehr wenige Tierspezies, beispielsweise Primaten, neben dem Menschen gegenüber der Teratogenität von Thalidomid empfindlich sind. Im Zusammenhang mit der Aufklärung des toxischen Mechanismus wurde die immunmodulatorische und antiinflammatorische Wirkung von Thalidomid erkannt, die inzwischen zu neuen Indikationen, wie der Behandlung des Erythema nodosum leprosum, des chronischen kutanen systemischen Lupus erythematodus, des multiplen Myeloms und HIV-assoziierter Erkrankungen geführt hat. Die Nutzen-Risiko-Abwägung wurde in einigen Ländern in Form einer Wiederzulassung mit strenger Indikationsbeschränkung zum Schutz vor pränataler Toxizität umgesetzt.

Ein weiteres Beispiel für ein Arzneimittel mit pränataltoxischer Wirkung ist das **Diethylstilbestrol** (DES), ein synthetischer nichtsteroidaler Agonist am Östrogenrezeptor, der in den 70er-Jahren vor allem in den USA unter anderem zur Aufrechterhaltung von Frühschwangerschaften bei drohendem Abort verordnet wurde. Die ungewöhnlich frühe Erkrankung an Karzinomen bei jungen Frauen hat im Rahmen der Suche nach Risikofaktoren gezeigt, dass die Einnahme von DES in hohen Dosierungen während der Schwangerschaft bei den Töchtern zu Fehlbildungen in den Reproduktionsorganen

sowie zu Karzinomen der Zervix und Vagina geführt haben, die sich erst mit der hormonellen Reifung entwickelten. Unter den während der Schwangerschaft DES-exponierten Söhnen wurde eine erhöhte Rate von Kryptorchismus, Hodenhypoplasie und abnormer Spermienmorphologie gefunden.

DES ist bislang die einzig erkannte Substanz mit Potenz zur transplazentaren Kanzerogenese am Menschen. Gleichzeitig wurde aber auch evident, dass ein physiologischer Prozess, die Stimulierung von Hormonrezeptoren, wenn er zum falschen Zeitpunkt in der Embryonalentwicklung erfolgt und durch unphysiologisch hohe Konzentrationen hormonell wirksamer Stoffe aufrechterhalten wird, eine pränatale Toxizität auslöst, die sich an hormonsensitiven Organen unter Umständen erst im Erwachsenenalter manifestiert.

Inzwischen ist für **Antiandrogene** (Bicalutamid, Cyproteron, Flutamid) und **Antiöstrogene** (Aminoglutethimid, Anastrozol, Formestan, Raloxifen, Tamoxifen) bekannt, dass Entwicklungsstörungen der Geschlechtsorgane von weiblichen Feten induziert werden. Ähnliches wurde auch für **Androgene** und **Anabolika** wie Testosteron, Mesterolon, Clostebol, Nandrolon gefunden, die zur Virilisierung weiblicher Feten nicht nur im Tierexperiment, sondern auch beim Menschen führen.

32.2.2 Unsicherheit

Im individuellen Beratungsfall kann eine Auskunft über bestimmte Risiken von Arzneimitteln in der Schwangerschaft nur mit einem gewissen Grad an Unsicherheit gegeben werden, die bei konkreter Nutzen-Risiko-Abwägung den Wechsel zu anderen Arzneimitteln nahe legen kann beziehungsweise andere Therapiestrategien empfehlenswert macht.

Eine wesentliche Quelle der Unsicherheit ist die ungenügende Datenlage zum Risiko pränatal-toxischer Wirkungen von Arzneimitteln. Datenlücken sind insbesondere dann zu erwarten, wenn das Arzneimittel bereits vor Inkrafttreten des Arzneimittelgesetzes zugelassen war (Altarzneimittel), und es keine systematischen Prüfungen auf reproduktionstoxische Wirkungen gibt. Dessen ungeachtet kann es insbesondere für Altarzneimittel eine relativ breite Erfahrung zur Anwendung in der Schwangerschaft geben, so dass gerade die Prüfung zu diesem Sicherheitsaspekt auf eine häufige Anwendung am Menschen ohne Auffälligkeiten verweisen kann.

Es kann sich daher die paradoxe Situation ergeben, dass ein Arzneimittel mit ungenügend bekanntem Wirkungsmechanismus, das ohne gezielte Prüfung auf Reproduktionstoxizität in der Schwangerschaft schon oft eingesetzt und offenbar vertragen wurde, gegen ein anderes Arzneimittel abgewogen werden muss, das hinsichtlich der humanpharmakologischen Wirkung fundiert dokumentiert ist, einen spezifischen Wirkungsmechanismus aufweist, auch ein schmales Spektrum an unerwünschten Wirkungen hat und schließlich gezielt hinsichtlich reproduktionstoxischer Wirkungen geprüft ist, für das aber zu wenig Erfahrung zur Anwendung in der Schwangerschaft verfügbar ist.

In den Anwendungsrichtlinien zugelassener Arzneimittel findet sich häufig der Hinweis »Kontraindikation Schwangerschaft«, der sich mehr aus der allgemeinen Risikokalkulation aufgrund ungenügender Belege für Sicherheit als aus vorliegenden Hinweisen auf Risiken für die Schwangerschaft ableitet.

Ein weiterer Aspekt für Unsicherheit ist darin begründet, dass seltene Effekte ebenso wie Effekte, die Endpunkt einer Serie von Einzelwirkungen sind, nur bei der Auswertung großer Fallzahlen identifiziert werden können. Es ist daher nicht verwunderlich und wird trotz aller Bemühungen um Daten zur Sicherheit auch weiterhin nicht ausbleiben, dass für einige Arzneimittel erst nach Markteinführung seltene toxische Wirkungen am Menschen beobachtet werden und bei der Suche möglicher Ursachen dieser Risiken Arzneimittel als auslösende Faktoren identifiziert werden.

Auch umgekehrte Situationen wurden beobachtet, die zeigen, dass Arzneimittel, die im Tierversuch reproduktionstoxisch wirken, am Menschen in der Schwangerschaft gut vertragen werden. Ein Beispiel dafür ist die **Acetylsalicylsäure**[1] (ASS), die in hohen Dosierungen im Tierversuch zu einer erhöhten Rate an Gaumenspalten führt, bei vielfacher Anwendung während der Schwangerschaft in analgetisch wirksamen Dosierungen aber nicht teratogen am Menschen wirkt. Die schwangerschaftsbezogenen Risiken für ASS lassen sich auf die Folgen der Cyclooxygenase-Hemmung zurückführen, mit vorzeitigem Verschluss des Ductus arteriosus Botalli sowie verzögertem Geburtsverlauf und verlängerter Blutungszeit. Die Risiken sind daher mit der Hauptwirkung von ASS verbunden und ASS sollte nicht während des 3. Trimenon und in der gesamten Schwangerschaft nicht in antiphlogistischer Dosierung eingenommen werden. Niedrige Dosierungen werden ohne Nachteile für die Schwangerschaft vertragen.

Ein weiteres Beispiel ist **Cotrimoxazol**, für das aus tierexperimenteller Vorprüfung der Verdacht auf teratogene Wirkung bei therapeutisch relevanten Dosierungen besteht. Dieser Verdacht konnte aber für den Menschen nach Auswertung der Schwangerschaften mit Anwendung von Co-trimoxazol nicht bestätigt werden und damit ist der Beleg für ein abweichendes Ergebnis zwischen Vortestung und klinischer Anwendung erbracht. Die noch verbleibende Unsicherheit beruht darauf, dass Co-trimoxazol nicht in gezielten epidemiologischen Studien an ausreichend großen Kollektiven untersucht worden ist, um auch geringe Risiken zu erkennen. Die Erfahrungen mit Erythromycin zeigen, dass auch nach langem Gebrauch neue Erkenntnisse gewonnen werden können, wenn gezielte Untersuchungen durchgeführt werden.

Ein »Fehlen von Hinweisen auf mögliche Effekte beim Menschen« kann auch dadurch bedingt sein, dass die epidemiologischen Prüfansätze immer von einem Bezugspunkt – hier die Spontanrate von Fehlbildungen bei Lebendgeborenen – ausgehen müssen, um Abweichungen im Studienkollektiv zu prüfen. Die Inzidenz der bei der Geburt erkennbaren »gröberen Fehlbildungen« liegt bei 2% aller Lebendgeborenen. Werden geringere Abnormitäten, wie Ohranhängsel, Ohrkerbe oder Naevus flammeus, mitgezählt, so übersteigt die Häufigkeit der abnormen Entwicklung die 30%-Grenze. Jede

einzelne grobstrukturelle Abnormität tritt mit einer Häufigkeit von kleiner als 1%, häufig auch kleiner als 1‰, auf. Eine exakte Definition der Kriterien für die Diagnose »Fehlbildung« ist daher unerlässlich. Da eine statistische Signifikanz in den Effekten nur bei einer genügend großen Fallzahl erreicht werden kann, ist die Aussagekraft von Kasuistiken gering. Aus den Einzelfallberichten kann sich ein Verdacht auf ein Schädigungspotenzial ergeben, das in fundierten Studien weiter untersucht werden muss.

32.2.3 Information über Risiken – Risikokommunikation

Seit vielen Jahren gibt es Versuche, die entsprechenden Informationen über Arzneimittelrisiken während der Schwangerschaft zu klassifizieren, um im Falle einer Behandlungsnotwendigkeit aus einer Gruppe dasjenige Arzneimittel mit den geringsten Risiken auszuwählen. Auf die Zusammenstellung und Bewertung entsprechender Daten für häufig benutzte Arzneimittel im Internet sei an dieser Stelle hingewiesen (www.arzneimittel-in-der-schwangerschaft.de).

Die »Rote Liste« bietet eine Klassifizierung in Chiffren **Gr 1** bis **Gr 11** an, um Anwendungsbeschränkungen etwas differenzierter zu erläutern (◘ Tab. 32.1). Dies kann zumindest als erster Schritt zu einer angemessenen Risikobetrachtung verstanden werden, die über die pauschalisierte Angabe »Kontraindikation Schwangerschaft« hinausgeht.

Diese Informationen wurden erstellt, um im Falle einer Behandlungsplanung die bestmögliche Entscheidung treffen zu können. Im konkreten Beratungsfall ergeben sich aber häufig anders gelagerte Konstellationen, bei denen etwa drei Standardsituationen voneinander unterschieden werden müssen:
- Retrospektive Beratung im Falle einer Arzneimitteleinnahme bei unerkannter Schwangerschaft

◘ **Tab. 32.1.** Chiffren zu vorliegenden Humandaten

Gr 1–3	»Bei umfangreicher Anwendung am Menschen hat sich kein Verdacht auf eine embryotoxische/teratogene Wirkung ergeben«
Gr 4–6	»Ausreichende Erfahrungen über die Anwendung beim Menschen liegen nicht vor«
Gr 7	»Es besteht ein embryotoxisches/teratogenes Risiko beim Menschen (1. Trimenon)«
Gr 8	»Es besteht ein fetotoxisches Risiko beim Menschen (2. und 3. Trimenon)«
Gr 9	»Es besteht das Risiko perinataler Komplikationen oder Schädigungen beim Menschen«
Gr 10	»Es besteht das Risiko unerwünschter hormonspezifischer Wirkungen auf die Frucht beim Menschen«
Gr 11	»Es besteht das Risiko mutagener/karzinogener Wirkung«

1 ASS-ratiopharm®, ASS-1 A Pharma®

- Prospektive Beratung bei geplanter Schwangerschaft aber behandlungspflichtiger Grunderkrankung
- Prospektive Beratung bei akuten Erkrankungen während der Schwangerschaft und Beschwerden aufgrund der Schwangerschaft

Die **retrospektive Beratungssituation** steht vor dem Problem, dass die Datenlage selten spezifisch genug ist, um alle Aspekte beurteilen zu können und die verfügbaren Informationssysteme dafür nicht entwickelt wurden und daher selten wissenschaftlich exakte Abschätzungen geben können. Die meisten dieser Beratungssituationen betreffen die Frühschwangerschaft und gerade hier ist der mögliche Einfluss embryotoxischer/teratogener Wirkungen besonders gravierend. Dennoch sind Fälle, in denen nach Abwägung aller Informationen zum Abbruch der Schwangerschaft geraten werden sollte, eine Rarität.

Die ohne Kenntnis der Schwangerschaft eingenommenen Arzneimittel werden meist unter therapeutischen Bedingungen in üblichen Dosierungen angewendet. Hier ergeben sich trotz verbleibender Unsicherheit in der exakten Risikoabschätzung selten Unsicherheiten, wie weiter zu verfahren ist. Die zu ergreifenden Maßnahmen konzentrieren sich auf kritische Überprüfung der weiteren Behandlungsnotwendigkeit mit Arzneimitteln sowie gegebenenfalls weitere sonographische Kontrollen des Schwangerschaftsverlaufs.

Die **prospektive Beratung** bei geplanter Schwangerschaft wird sich auf die Überprüfung der Notwendigkeit zur weiteren Behandlung sowie die Optimierung des Therapieregimes beschränken. Hier gilt es, unter den therapeutischen Alternativen, diejenige mit den besten Informationen und der geringsten Risiken auszuwählen sowie die Risikoabwägung zu den Folgen einer ungenügenden Behandlung der Grunderkrankung zu treffen. In der Regel sind soweit möglich Monotherapien zu bevorzugen, da hier die wissenschaftlich exakteren Informationen verfügbar sind.

Im Verlaufe der Schwangerschaft können akute Erkrankungen auftreten, die die Gesundheit der Mutter und den Schwangerschaftsverlauf gefährden, und daher behandlungspflichtig sind. Hier muss die Nutzen-Risiko-Entscheidung nach üblichen Behandlungsgesichtspunkten erfolgen und die Behandlung nach dem geringsten Risiko für reproduktionstoxische Wirkungen ausgewählt werden. Die schwangerschaftsbedingten Änderungen in der Pharmakokinetik sowie die Folgen schwangerschaftsbedingter Anpassungsvorgänge, die ein erhöhtes Risiko in sich bergen, z. B. Erbrechen, Blutdruckanstieg, Thrombose, müssen natürlich besondere Beachtung finden.

32.2.4 Arzneimittel mit Risiken für die Schwangerschaft

In ◘ Tab. 32.2 wird eine Übersicht über Arzneimittel gegeben, die bereits in therapeutischer Dosierung embryo-/fetotoxische Wirkungen an Menschen haben können. Diese Zuordnung resultiert in der Regel aus der Beurteilung von Kasuistiken, da gezielte Studien meist fehlen. Daher ist der Kausalzusammenhang nicht immer eindeutig.

32.3 Behandlung mit Arzneimitteln während der Schwangerschaft

32.3.1 Allgemeine Gesichtspunkte

Nach wie vor gilt, dass für mehr als 60% der bei Geburt feststellbaren Fehlbildungen am Menschen die Ätiologie unklar ist. Für weniger als 5% der Fehlbildungen sind Arzneimittel oder Chemikalien als verantwortliches Agens reproduktionstoxischer Wirkungen mit hinreichender Sicherheit zu identifizieren. Damit besteht für die Mehrzahl der Fälle weiterhin ein großer Klärungsbedarf hinsichtlich ursächlicher Faktoren oder Ereignisketten und insbesondere zur Präventionsmöglichkeit.

❯ **Bei der Verordnung von Arzneimitteln sollte daher stets bedacht werden, dass wegen der bekannten methodischen Mängel ein Medikament für das keine pränatal-toxischen Risiken bekannt sind, nicht unbedingt sicher sein muss, solange ein Mangel an Daten besteht. Eine Arzneitherapie muss daher bei bekannter oder möglicher Schwangerschaft bei der Planung neben anderen Gesichtspunkten auch die möglichen Risiken für die Schwangerschaft abwägen.**

Die Entscheidung für oder gegen eine Therapieform muss die üblichen Kriterien für Notwendigkeit, Wirksamkeit und Sicherheit eines Arzneimitteleinsatzes für die jeweilige Erkrankung erfüllen und zusätzlich darauf eingehen, dass die Pharmakokinetik gegenüber nicht schwangeren Patienten verändert sein kann (◘ Abb. 32.1). Während der Schwangerschaft steigen das Gesamtkörperwasser und ebenso das Plasmavolumen sowie der Fettgewebsanteil an, während die Plasmaproteinkonzentration absinkt. Glomeruläre Filtrationsleistung und Lungenfunktion werden gesteigert. Die Plazenta ist keine wirksame Barriere für Arzneimittel, so dass, bis auf wenige Ausnahmen, z. B. Heparin[2], praktisch alle Arzneimittel den Feten erreichen.

Weiterhin ergeben sich neue Risikofaktoren, wie erhöhte Thromboseneigung, auf die eingegangen werden muss. Eine falsche Therapieentscheidung kann aus zweierlei Sicht ein Risiko für die embryo-/fetale sowie postnatale Entwicklung darstellen, da Risiken sowohl aus der Verordnung eines pränatal-toxischen Arzneimittels als auch aus der zu zögerlichen Verordnung wirksamer Substanzen und damit nicht angemessenen Behandlung der Erkrankung erwachsen.

Akute Erkrankungen der Schwangeren, wie z. B. Infektionen, Fieber, Schmerzen, erfordern eine wirksame Therapie mit Arzneimitteln und hier ist aus den Alternativen die wirksamste und zugleich sicherste Substanz zu wählen. In Notsituationen gelten die gleichen Überlegungen, das heißt unter den gleichrangig wirksamen Substanzen ist die für die Schwangerschaft sicherste Substanz auszuwählen.

Bei schwangerschaftsbedingten Erkrankungen wie Hyperemesis gravidarum, Thrombembolie, Bluthochdruck und Präeklampsie sind zum Teil abweichende Behandlungsstrategien gegenüber Nichtschwangeren erforderlich, da die phar-

---

2 Heparin-ratiopharm®, Thrombophob®

◨ Tab. 32.2. Beispiele für Arzneimittel mit embryo-/fetotoxischer Wirkung beim Menschen in therapeutischer Dosierung

Arzneimittelgruppe	Embryo-/Fetotoxizität
Antibiotika, antibakterielle Chemotherapeutika	
Aminoglykoside	Ototoxizität; Behandlung mit Streptomycin während der Schwangerschaft hat zu Hörstörungen bei den Kindern geführt
Sulfonamide	Hyperbilirubinämie beim Neugeborenen bei Gabe in der Spätschwangerschaft
Tetrazykline	Behandlung im 2. und 3. Trimenon der Schwangerschaft kann zu Störungen der Zahnentwicklung und Knochenentwicklung führen
Antihypertensiva	
AT$_1$-Rezeptor-antagonisten (Losartan u. a.)	Bei Anwendung im zweiten und dritten Schwangerschaftsdrittel können AT-Rezeptorantagonisten (»Sartane«) diverse Schädigungen z. B. Nierenfunktionsstörungen, Oligurie, Oligohydramnie, Schädel-hypoplasie) und Todesfälle bei Feten und Neugeborenen verursachen
ACE-Hemmer (z. B. Captopril, Enalapril)	Behandlung in der zweiten Hälfte der Schwangerschaft führt zu gestörter Ossifikation der Schädelknochen, Nierenversagen bei Neugeborenen, Dysgenesie der Nierentubuli (Kinder oft nicht lebensfähig!) eine epide-miologische Untersuchung in den USA zeigte, dass auch die Einnahme von ACE-Inhibitoren während es ersten Trimenons mit einer Risikoerhöhung assoziiert war
Antiepileptika	
(◨ Tab. 32.6)	Einige Antiepileptika erhöhen die Fehlbildungsrate
Antikoagulanzien (Cumarinderivate)	
Warfarin Phenprocoumon	Diverse Fehlbildungen (Mittelgesichtshypoplasie, Mikrognathie, Extremitätenverkürzungen etc.)
Antimykotika	
Fluconazol Itraconazol Voriconazol	Kongenitale Anomalien wurden nach Behandlung mit Fuconazol beschrieben (Kausalzusammenhang nicht eindeutig), Azole wirken im Tierexperiment teratogen
Immunsuppressiva	
Thalidomid	Multiple Fehlbildungen (Extremitäten, kardiovaskuläres System etc.)
Lenalidomid	Bei Primaten sehr ähnliche teratogene Eigenschaften wie Thalidomid; auch beim Menschen muss mit teratogenen Wirkungen gerechnet werden
Mycophenolat-Mofetil	Teratogen im Tierexperiment; Fehlbildungen, z. B. des Ohres, wurden beim Menschen nach pränataler Exposition beobachtet
Retinoide	
Acitretin[a]	Multiple Fehlbildungen (Gesicht, ZNS, kardiovaskuläres System etc.)
Alitretinoin Isotretinoin	Siehe Acitretin
Psychopharmaka	
Lithium	Kardiovaskuläre Fehlbildungen (Epstein-Anomalie)
Magen-Darm-Therapeutika	
Misoprostol	Kann zur Fehlgeburt und Fehlbildungen führen; Moebius-Sequenz
Virustatika	
Efavirenz	Im Tierexperiment teratogen; beim Menschen Neuralrohrdefekte (z. B. Meningomyelocele) in geringer Inzidenz
Zytostatika	
Cyclophosphamid	ZNS-Fehlbildungen
Methotrexat	ZNS-Fehlbildungen

[a] Acitretin ist ein Metabolit des Etretinats (nicht mehr im Handel), es liegen über dieses Retinoid nur wenige Fallberichte vor, es wird aber hinsichtlich des teratogenen Risikos ähnlich wie Etretinat beurteilt.

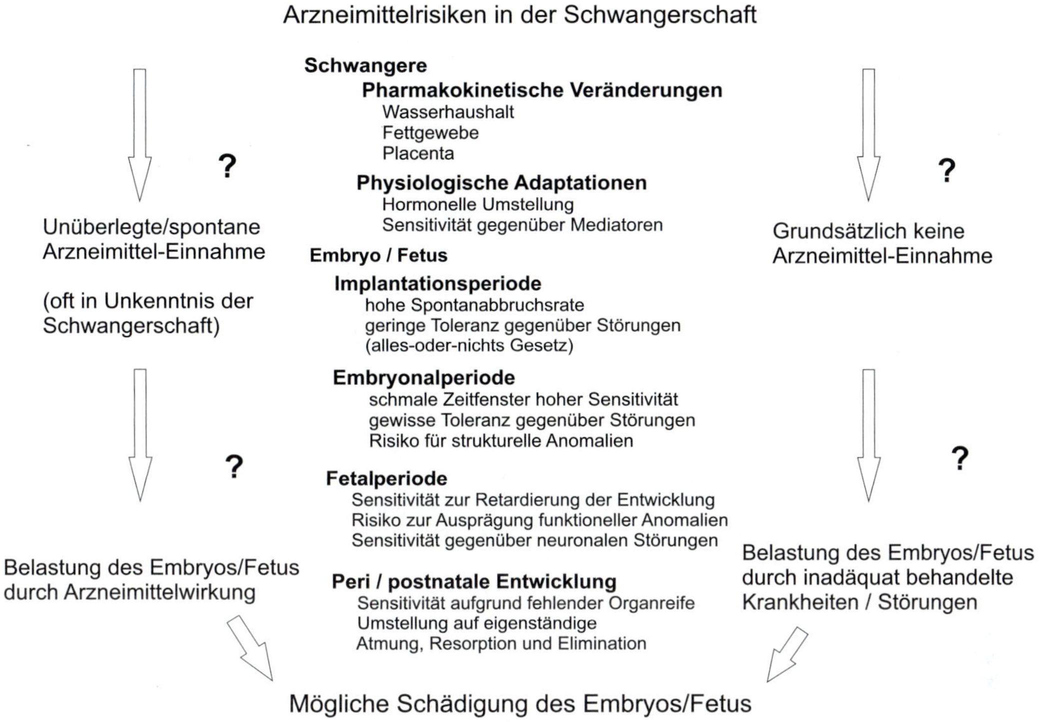

Arzneimittelrisiken in der Schwangerschaft

Schwangere
Pharmakokinetische Veränderungen
Wasserhaushalt
Fettgewebe
Placenta

Physiologische Adaptationen
Hormonelle Umstellung
Sensitivität gegenüber Mediatoren

Embryo / Fetus
Implantationsperiode
hohe Spontanabbruchsrate
geringe Toleranz gegenüber Störungen
(alles-oder-nichts Gesetz)

Embryonalperiode
schmale Zeitfenster hoher Sensitivität
gewisse Toleranz gegenüber Störungen
Risiko für strukturelle Anomalien

Fetalperiode
Sensitivität zur Retardierung der Entwicklung
Risiko zur Ausprägung funktioneller Anomalien
Sensitivität gegenüber neuronalen Störungen

Peri / postnatale Entwicklung
Sensitivität aufgrund fehlender Organreife
Umstellung auf eigenständige
Atmung, Resorption und Elimination

?
Unüberlegte/spontane
Arzneimittel-Einnahme

(oft in Unkenntnis der
Schwangerschaft)

?
Belastung des Embryos/Fetus
durch Arzneimittelwirkung

?
Grundsätzlich keine
Arzneimittel-Einnahme

?
Belastung des Embryos/Fetus
durch inadäquat behandelte
Krankheiten / Störungen

Mögliche Schädigung des Embryos/Fetus

◘ Abb. 32.1. Arzneimittelrisiken in der Schwangerschaft. Arzneimittelwirkungen können in der Schwangerschaft aufgrund der physiologischen Entwicklungsabläufe und der Umstellungsprozesse auf maternaler Seite ein besonderes Profil haben. Sowohl die spontane wie auch die unterlassene Einnahme von Arzneimitteln kann Ausgangspunkt für eine mögliche Schädigung des Embryos/Fetus sein

makodynamische Antwort, z. B. bei Antiemetika, verändert ist und möglicherweise auch eine verminderte Toleranz gegenüber unerwünschten Wirkungen, z. B. Verminderung des Plasmavolumens bei Diuretika, eingetreten ist oder vergleichbare Situationen bei nicht schwangeren Patientinnen nicht auftreten, z. B. Eklampsie. Im Falle chronischer Erkrankungen und geplanter Schwangerschaften sollten die Behandlungsprotokolle überprüft und gegebenenfalls optimiert werden.

Einige Arzneimittelgruppen sollen im Folgenden hinsichtlich der wesentlichen Aspekte bei der Nutzen-Risiko-Abwägung für Schwangere näher dargestellt werden.

32.3.2 Schmerz, Entzündung, Infektionen

Schmerzbehandlung (◘ Tab. 32.3, Tab. 32.4)

Die Schmerzbehandlung und Behandlung von entzündungsbedingtem Schmerz muss für die Schwangerschaft angemessen berücksichtigen, dass einige Substanzen aufgrund ihres Wirkungsmechanismus zur Hemmung der Prostaglandinsynthese führen und dadurch ungünstig in wichtige physiologische, Prostaglandin-vermittelte Prozesse bei der Schwangerschaft eingreifen können. Dazu gehört die Verlängerung des Geburtsverlaufs mit Hemmung der Wehentätigkeit sowie verminderte Lockerung im Gewebe des kleinen Beckens vor der Geburt. Auf Seiten des Feten sind vorzeitiger Verschluss des Ductus arteriosus Botalli und Störungen der fetalen Kreislaufverhältnisse sowie der postnatalen Anpassung zu nennen.

Agonisten an Opioidrezeptoren können bei therapeutischer Verwendung unter der Geburt zur Atemdepression beim Neugeborenen mit entsprechenden Risiken für die postnatale Anpassung an eigenständige Atmung führen. Ein Drogenabusus während der Schwangerschaft löst im Feten eine Opioidabhängigkeit aus, die postnatal zu akuten Entzugserscheinungen mit vegetativer Labilität führt und eine vorübergehende Opioidsubstitution bei den Neugeborenen erfordert.

Paracetamol[3] ist gut analgetisch und antipyretisch wirksam und hat in therapeutischen Konzentrationen nur geringe Hemmeffekte auf die Cyclooxygenase. Es ist plazentagängig und erreicht dadurch auch den Embryo bzw. Feten. Für Paracetamol ist keine embryotoxische Wirkung bekannt und daher ist es auch aufgrund seiner guten Verträglichkeit das Mittel der ersten Wahl zur Behandlung von Schmerzen und Fieber in allen Phasen der Schwangerschaft. Im Falle massiver Überdosierung gelten für Schwangere gleichartige Behandlungsstrategien wie für Nichtschwangere. N-Acetylcystein ist ebenfalls plazentagängig und daher als Antidot angezeigt.

Für **Acetylsalicylsäure** (ASS) liegen umfassende Erfahrungen zur Anwendung am Menschen vor. Wie bei keinem anderen Beispiel wird bei ASS deutlich, dass Risiken und möglicher Nutzen entscheidend von den Dosierungen und den jeweiligen Entwicklungsphasen abhängen. In niedrigen Dosierungen von 75–300 mg/Tag ist ASS wirksam zur Thromboseprophylaxe und wird auch in analgetisch-antipyretisch

---
3 Paracetamol-ratiopharm®, Paracetamol AL®

wirksamen Dosierungen bei gelegentlicher Einnahme während der Schwangerschaft ohne erhöhte Risiken vertragen. Dennoch ist ASS als Analgetikum ein Mittel der zweiten Wahl. Die Wirksamkeit von ASS zur Prophylaxe der Präklampsie mit Bluthochdruck und der damit verbundenen Risiken (Wachstumsretardierung) ist auch in umfangreichen Studien nicht eindeutig zu belegen und bleibt weiterhin Gegenstand kontroverser Diskussionen.

> **In der Spätschwangerschaft sowie in antiphlogistischer Dosierung während aller Phasen der Schwangerschaft hat ASS aufgrund der Prostaglandinsynthesehemmung substanzielle Effekte auf den Geburtsverlauf und erhöhte Risiken für den Feten. Zudem kann die Thrombozytenaggregations-Hemmung zu Komplikationen mit verlängerter und verstärkter Blutung führen. Eine Einnahme nach der 28. Schwangerschaftswoche ist aus diesem Grund nicht angezeigt.**

Codein[4] ist als Agonist am Opioidrezeptor verdächtig, bei Einnahme kurz vor Geburtstermin zur Atemdepression im Neugeborenen zu führen. Grundsätzlich kann Codein zu Entzugserscheinungen in Neugeborenen führen, jedoch nur nach längerer Anwendung im Abusus. Bei üblicher therapeutischer Verwendung als Antitussivum sowie als Analgetikum in Kombination mit Paracetamol oder ASS während der Schwangerschaft sind keine Fehlbildungsrisiken bekannt geworden. Codein ist als Analgetikum angezeigt, wenn Paracetamol allein nicht ausreicht, sowie als Antitussivum mit den üblichen Indikationseinschränkungen z. B. bei bronchialer Verschleimung. Ähnliche Überlegungen gelten auch für das antitussiv ähnlich wirksame **Dextromethorphan**.

Für den Einsatz anderer Agonisten am Opioidrezeptor mit stärkerer analgetischer Potenz ist, wie bereits erwähnt, das Risiko zur postnatalen Ateminsuffizienz beim Neugeborenen sowie zu möglichen Entzugserscheinungen bei langfristigem Konsum bei Abusus zu beachten. Die meisten klinischen Erfahrungen zur Sicherheit für die Schwangerschaft liegen für **Fentanyl** und weniger für **Alfentanyl**, **Remifentanil** und **Sulfentanil** vor. Alle Opioide sind während der Schwangerschaft nur nach Nutzen-Risiko-Abwägung im Zusammenhang mit der Dringlichkeit der klinischen Situation und der Wirksamkeit zur Behandlung schwerer Schmerzen zu verwenden.

Die Belege für embryo-/fetotoxisches Potenzial, Entwicklungsretardierung und Gedeihstörungen sowie Abhängigkeitspotenzial am Menschen durch Opioide sind nicht im Zusammenhang mit therapeutischer Verwendung, sondern im Zusammenhang mit Abusus, z. B. mit Heroin und **Morphin**[5], erhoben worden. Hier sind am Ausgang der Schwangerschaft und der Entwicklung nach der Geburt vielfältige Zusatzfaktoren seitens der Gesundheit sowie aus dem Lebensumfeld der Mutter beteiligt. Es gibt keine Hinweise auf ein teratogenes Risiko bei gelegentlicher, therapeutischer Anwendung von Morphin, auch bei Gabe von hohen Dosen ist das Risiko offenbar sehr gering.

Die Behandlung des **chronischen, meist entzündlich bedingten Schmerzes** kann durchaus schwierig durchzuführen

sein. Die nichtsteroidalen Antiphlogistika (**NSAID, non steroidal antiinflammatory drugs**) werden – bzw. wurden – in der Schwangerschaft nicht nur als Antirheumatika, sondern auch bei drohender Frühgeburt sowie bei schwangerschaftsbezogenen Situationen wie Polyhydramnion und Bluthochdruck verwendet. Die meisten Erfahrungen zur Sicherheit in der Schwangerschaft liegen für Indomethacin, **Diclofenac**[6] und **Ibuprofen**[7] vor. In Abhängigkeit von den Entwicklungsstufen steht für Indomethacin das Risiko für Konstriktion im Ductus arteriosus im Vordergrund. Die Häufigkeit dieser unerwünschten Wirkung ist vor der 27. Schwangerschaftswoche gering, steigt dann aber steil an. Die Dosis-Wirkungs-Beziehung ist für diesen Effekt nicht überzeugend.

NSAID führen offenbar zu einem verminderten fetalen Urinfluss, Nierenschaden und Oligohydramnion, wofür eine verminderte renale Perfusionsrate und verstärkte Vasopressinwirkung verantwortlich gemacht wird.

Die schon häufiger in der Schwangerschaft verwendeten NSAID wie z. B. Diclofenac und Ibuprofen sind als Antiphlogistika in der Schwangerschaft zumindest bis etwa zur 27. Woche hinreichend gut verträglich. In den weiteren Entwicklungsstufen ist die Nutzen-Risiko-Abwägung auf Seiten der Risiken verschoben und die Substanzen werden zunehmend (relativ) kontraindiziert. Fetotoxische Komplikationen

◻ Tab. 32.3. Behandlung mit Analgetika und Antiphlogistika in der Schwangerschaft	
Arzneistoff	**Bemerkungen**
Paracetamol	Klinisch keine embryotoxischen Reaktionen bekannt, auch für Überdosisfälle, übliche Gesichtspunkte zur Behandlungsplanung
Codein	Risiko für Atemdepression bei perinataler Gabe, Entzugserscheinungen im Neugeborenen nach längerer Gabe, als Analgetikum und Antitussivum in üblicher Dosierung anwendbar
Opioide	Risiko für Atemdepression bei perinataler Gabe, Entzugserscheinungen im Neugeborenen bei Abusus während der Schwangerschaft, anwendbar mit üblicher Indikationsstellung
NSAID	Risiko für verzögerten Geburtsverlauf und vorzeitigem Verschluss des Ductus arteriosus mit Hauptwirkung verbunden, Tokolyse, relative Kontraindikation nach der 28. Schwangerschaftswoche; die meisten Informationen zur Sicherheit liegen für Ibuprofen, Diclofenac und Indomethacin vor. Acetylsalicylsäure nur, wenn Plättchenaggregationshemmung therapeutisch nötig ist!

---

4 Codeintropfen-CT®, Codicaps mono/Neo®
5 MST Mundipharma®, Morphin-ratiopharm®
6 Voltaren®, Diclofenac-ratiopharm®
7 Ibuprofen Atid®, Ibuprofen AL®, Ibu-HEXAL®

im Herzkreislaufsystem oder Funktion der fetalen Niere können durch Ultraschall frühzeitig erkannt werden. Alle derartigen Substanzen wirken tokolytisch und verändern damit den physiologischen Geburtsverlauf.

Behandlung von Infektionskrankheiten

(◨ Tab. 32.4)

Die Nutzen-Risiko-Abschätzung muss auf die drei Interaktionsebenen zwischen Mikroorganismus und Patient, Mikroorganismus und Antibiotikum, Antibiotikum und Patient angemessen eingehen. Zusätzliche Risiken für die Schwangerschaft, teratogene Wirkungen durch Antibiotika sowie die Risiken für den Schwangerschaftsverlauf bei ungenügend behandelter Infektionskrankheit, z. B. durch eingeschränkte Organfunktion oder Folgen der Immunantwort, sind zu beachten. Die Arzneistoffe sind in den Behandlungsregimes daher nur innerhalb ihrer Äquivalenz in der Keimempfindlichkeit und entsprechend Sicherheit für die Schwangerschaft austauschbar.

Penicilline haben keine embryo-/fetotoxischen Wirkungen und können zu allen Entwicklungsstufen der Schwangerschaft gegeben werden. Ähnliches gilt für die Gruppe der **Cephalosporine**. Für die älteren Substanzen liegen die meisten Erfahrungen für eine Anwendung in der Schwangerschaft vor, sie sind daher zu bevorzugen.

Bei den **Makrolidantibiotika** ist die Datenlage unterschiedlich. Für Erythromycin liegt eine Jahrzehnte lange Erfahrung über die Anwendung in der Schwangerschaft vor, ein ausgeprägtes teratogenes Risiko ist dabei nicht aufgefallen. Allerdings weisen neuere epidemiologische Untersuchungen

◨ Tab. 32.4. Behandlung mit Antiinfektiva in der Schwangerschaft

Arzneistoff	Bemerkungen
Antibiotika	
Penicilline Cephalosporine	Keine Hinweise auf Teratogenität und Embryo-/Fetotoxizität
Makrolide	Zur Sicherheit von Erythromycin in der Schwangerschaft gibt es widersprüchliche Daten (s. Text)
Tetracycline	Störungen der Calciumutilisation bei Knochen- und Zahnschmelzbildung, bis zur 15. Schwangerschaftswoche Risiken gering
Chinolone	Im Tierexperiment nicht teratogen, allerdings Störung der Knorpelbildung und Gelenkschäden bei postnataler Exposition. In klinischen Studien kein erhöhtes Risiko bei Gabe im ersten Trimenon festgestellt
Sulfonamide Trimethoprim Aminoglycoside Metronidazol	Dokumentierte Embryo-/Fetotoxizität im Tierexperiment, Humandaten teilweise widersprüchlich; in therapeutischer Dosierung sind bisher keine eindeutigen pränatal-toxischen Wirkungen von Trimethoprim (bzw. Co-trimoxazol) oder Metronidazol bekannt geworden
Tuberkulostatika	
Isoniazid Rifampicin Ethambutol Pyrazinamid	Eine Tuberkulose muss auch während der Schwangerschaft behandelt werden. Begleittherapie mit Pyridoxal und Vitamin K sowie Kontrolle der Leberfunktion und des Gerinnungsstatus; Streptomycin ist embryo-/fetotoxisch (Ototoxizität)
Antimykotika	
Nystatin Clotrimazol Voriconazol Fluconazol Itraconazol Amphotericin B Caspofungin Anidulafungin	Topische Behandlung in der Regel ohne Risiko, systemische Gabe nur nach sorgfältiger Abwägung der Erfordernis und Bevorzugung von Substanzen mit der meisten Information zur Sicherheit (z. B. Nystatin oder Co-trimazol für lokale Behandlung und Amphotericin B für systemische Behandlung), die Informationen für Echinocandine (Caspofungin, Anidulafungin) sind unzureichend; Azole sind im Tierexperiment teratogen, die Humandaten sind unzureichend
Antivirale Mittel	
Aciclovir Ribavirin Zidovudin	Embryo-/fetotoxisch im Tierexperiment, die topische Anwendung von Aciclovir ist unkritisch; nach oraler Behandlung wurde keine Erhöhung der Fehlbildungsrate beobachtet; die möglichen Risiken bei intravenöser Therapie sind unklar Bei systemischer Gabe wirken Zidovudin und andere antireroviralen Substanzen protektiv für Feten/Neugeborene gegenüber Transfer von HIV; insgesamt liegen zu wenig Informationen zur Sicherheit vor

auf ein leicht erhöhtes Risiko für kardiovaskuläre Anomalien bei Einnahme in der Frühschwangerschaft hin. Clarithromycin zeigte im Tierexperiment ein teratogenes Potenzial. Bei Ratten verursachte die Substanz kardiovaskuläre Fehlbildungen bei Dosierungen, die zu etwa doppelt so hohen Konzentrationen führen, wie sie während der Therapie beim Menschen bestehen. Ebenso wie die anderen Makrolide, Azalide (Azithromycin) oder Ketolide (Telithromycin) sind die Erfahrungen beim Menschen nicht ausreichend, um die Sicherheit bei Einnahme während der Schwangerschaft begründen zu können.

Tetracycline interagieren wegen ihrer großen Affinität zu Calcium-Ionen mit der Calcifizierung von Knochen und Zahnschmelz. Die Folge ist eine Verfärbung und eine Gefügeveränderung im Hydroxylapatit-Protein-Komplex mit geringerer mechanischer Belastbarkeit. Tetracycline sind in Abhängigkeit von der Entwicklungsstufe fetotoxisch und insbesondere nach der 15. Schwangerschaftswoche kontraindiziert. Im ersten Trimenon sind sie Mittel der zweiten Wahl.

Ähnlich wie die Tetracycline bilden auch die antibakteriell wirksamen **Chinolone** (**Gyrasehemmer** in älteren Bezeichnungen) Chelatkomplexe mit divalenten Kationen. Chinolone wirken im Experiment toxisch auf Sehnen und Knorpelstrukturen. Studien haben gezeigt, dass vor allem der juvenile Gelenkknorpel und die Epiphysenfuge während der frühen postnatalen Entwicklung empfindlich auf Chinolone reagieren. Sie sind daher kontraindiziert bei Kindern und Jugendlichen.

Das Risiko unter therapeutischen Bedingungen scheint zumindest für einige Chinolone gering zu sein und daher wird die Behandlung von Infektionen bei Mukoviszidose-Patienten mit Ciprofloxacin als akzeptabel betrachtet. Die vorliegenden günstigen Erfahrungen sind aber nicht ausreichend, um sie auf die gesamte Arzneistoffgruppe zu übertragen.

Die Indikationen zur Behandlung der aktiven Tuberkulose sind für Schwangere übereinstimmend mit den Gesichtspunkten für Nicht-Schwangere. **Isoniazid**[8], **Rifampicin**[9] und **Ethambutol**[10] sind Mittel der ersten Wahl auch für die Behandlung während der Schwangerschaft. Spezielle Aufmerksamkeit erfordert bei Isoniazid der beschleunigte Pyridoxalmetabolismus und bei Rifampicin die veränderte Vitamin-K-Synthese. Pyridoxal und Vitamin K sollten substituiert werden, um eine ZNS-Toxizität und hämorrhagische Komplikationen zu verhindern.

Streptomycin und andere Aminoglykoside sind aufgrund ihrer Ototoxizität in der Schwangerschaft kontraindiziert.

Die Behandlung mit **Antimykotika** ist insbesondere für die lokale Therapie mit Nystatin ausreichend in der Sicherheit für die Schwangerschaft belegt. Ähnliches gilt für die lokale Therapie mit Clotrimazol und Miconazol. Azol-Antimykotika zeigen im Tierexperiment ein teratogenes Potenzial. Fallberichte über kongenitale Fehlbildungen bei Kindern, deren Mütter in der Frühschwangerschaft zum Beispiel Fluconazol oder Itraconazol eingenommen hatten, wurden publiziert. Für eine fundierte wissenschaftliche Beurteilung der Risiken bei einer Behandlung in der Schwangerschaft ist die Datenlage jedoch nicht ausreichend. Entsprechendes gilt für die Echinocandine Caspofungin und Anidulafungin. Amphotericin B ist sowohl für die lokale als auch die systemische Therapie bei Schwangeren aufgrund vorliegender Erfahrungen geeignet. Unerwünschte Wirkungen können an Schwangeren in Form von Fieberreaktionen, Elektrolytverschiebungen und Nierentoxizität auftreten.

Antivirale Mittel aus der Gruppe der **Nukleosidanaloga** greifen in die DNA-Synthese ein und haben ein reproduktionstoxisches Potenzial im Tierexperiment. **Aciclovir**[11], **Ribavirin**[12], **Zidovudin** u. a. weisen eine relativ ausgeprägte Spezifität zwischen der Hemmung virusspezifischer DNA-Replikation und der DNA-Synthesehemmung in Säugerzellsystemen auf. Auch sind die Dosierungen für reproduktionstoxische Effekte im Tierexperiment höher als die therapeutisch erzielten Plasmakonzentrationen. Dennoch ist eine kritische Nutzen-Risiko-Abwägung angezeigt. Der topische Einsatz von Aciclovir, z. B. zur Herpesbehandlung, ist hinsichtlich spezifischer Risiken für die Schwangerschaft sicher, da nur eine unbedeutend geringe systemische Verfügbarkeit zu erwarten ist. Die systemische Gabe muss im konkreten Fall zwischen Risiken der Virusinfektion, z. B. disseminierter Herpes simplex- oder Varicella pneumoniae-Infektion, und den Aciclovirbedingten Risiken aufgrund des tierexperimentell nachgewiesenen teratogenen Potenzials abwägen. In einer umfangreichen Zusammenstellung von Aciclovir-behandelten Schwangeren (Aciclovir in Pregnancy Registry) ergab sich kein Hinweis auf Pränataltoxizität beim Menschen. Allerdings handelte es sich überwiegend um Frauen, die das Medikament in niedriger Dosierung oral eingenommen hatten. Zur Frage eines möglichen Risikos bei intravenöser Aciclovir-Therapie liegen keine ausreichenden Informationen vor. Ribavirin darf mit Ausnahme bedrohlicher Infektionen in der Schwangerschaft nicht verwendet werden. Für Schwangere mit beruflichem Umgang mit Ribavirin, z. B. Pflegepersonal, bestehen Bedenken bezüglich der Sicherheit, wenn eine Kontaktmöglichkeit gegenüber dem zur Therapie von RS-Virusinfektionen angewandten Aerosol vorliegt.

Zidovudin verringert das Risiko einer transplazentaren respektiven perinatalen HIV-Infektion der Neugeborenen HIV-infizierter Mütter. Es wird heute in Kombination mit anderen antiretroviralen Wirkstoffen verabreicht. Die optimale Kombination von Wirkstoffen, die mit dem geringsten pränatal-toxischen Risiko verbunden ist, ist nicht bekannt. Wegen des teratogenen Potenzials soll Efavirenz nicht während der Schwangerschaft gegeben werden.

32.3.3 Blutdruck, Blutgerinnung, Atemwege

Hypertoniebehandlung (☐ Tab. 32.5)

Ein Hypertonus während der Schwangerschaft stellt an sich ein erhöhtes Risiko dar, v. a. wenn die diastolischen Werte dauerhaft 110 mmHg übersteigen. Dabei sind chronische Hy-

---

8 tebesium®-S, Isozid®
9 Eremfat®, Rifa®
10 Myambutol®, EBM-Fatol®
11 Aciclovir-ratiopharm®, Acic Tbl./Amp.®
12 Copegus®

pertonie, während der Schwangerschaft auftretende Hypertonie und Präeklampsie (Hypertonus, Ödeme, Proteinurie) voneinander zu unterscheiden, da sie auf unterschiedlichen Pathomechanismen beruhen und daher auch unterschiedliche Behandlungsstrategien erfordern. **Eklampsie** und **HELLP-Syndrom** (»hematolysis, elevated liver enzyme, low platelet count«) sind schwere Komplikationen, so dass bereits ihre Vorstufen möglichst effektiv behandelt werden müssen.

Unter den blutdrucksenkenden Arzneistoffen sind einige Substanzen in ihrer Wirksamkeit und Sicherheit für die Schwangerschaft besser bekannt als andere und sind daher als Mittel der ersten Wahl zu bevorzugen, obwohl das Spektrum unerwünschter Wirkungen sie aus den Erstrangmitteln in der Hypertonustherapie außerhalb der Schwangerschaft verdrängt hat (z. B. **α-Methyldopa**[13]). Abhängig vom therapeutisch erforderlichen und vom erreichbaren Effekt auf den Blutdruck sind auch Zweitrangmittel einzusetzen, für die oft weniger Informationen zur Sicherheit in der Schwangerschaft vorliegen.

Einige β-Adrenozeptorenblocker, v. a. **Metoprolol**[14] und auch **Atenolol**, wurden häufig zur Behandlung von Bluthochdruck in der Schwangerschaft eingesetzt und die Wirkung auf die Entwicklung der Feten untersucht. Dabei wurde in einigen Studien für Atenolol eine Wachstumsretardierung festgestellt, die in weiteren Untersuchungen jedoch nicht bestätigt wurde. β-Adrenozeptorenblocker werden zur Behandlung von Bluthochdruck in der Schwangerschaft angewandt, wobei die meisten Informationen zu Verträglichkeit und Sicherheit für die älteren Substanzen vorliegen. Im Neugeborenen können Bradykardie und Hypoglykämie ausgelöst werden, daher sollten β-Adrenozeptorenblocker nicht bis kurz vor Geburtstermin gegeben werden.

α-Methyldopa ist aufgrund der Erfahrungen zu Wirksamkeit und Sicherheit in der Schwangerschaft Mittel der ersten Wahl, obwohl seine Bedeutung als Mittel gegen Bluthochdruck außerhalb der Schwangerschaft aufgrund unerwünschter Wirkungen gering ist.

Hydralazin[15] und Dihydralazin werden zur akuten Blutdrucksenkung in der Schwangerschaft eingesetzt. Es gibt keine Evidenzen zur Teratogenität, aber die Erfahrungen zur Gabe im ersten Trimenon sind begrenzt. In Fällen mit Präeklampsie sollte (Di)Hydralazin intravenös erst nach Korrektur einer möglichen Hypovolämie gegeben werden, um starke Blutdruckabfälle zu verhindern, die ein Risiko für den Feten darstellen.

Calciumkanalblocker wie **Nifedipin**[16], werden nicht primär angewandt da aufgrund des Wirkungsmechanismus und experimenteller Daten mit Störungen der frühen Entwicklungsstufen gerechnet werden muss. Im zweiten und dritten Trimenon sind Nifedipin zur Blutdrucksenkung und **Verapamil**[17] zur Arrhythmiebehandlung ausreichend sicher.

Diuretika können durch Verringerung des Plasmavolumens die Perfusionsverhältnisse der Plazenta nachhaltig verschlechtern und werden daher nicht empfohlen. Bei Herzinsuffizienz, Niereninsuffizienz und Lungenödem kann sich eine Notwendigkeit ergeben, Diuretika einzusetzen. Kontrollen des Elektrolytstatus und des Hämatokrit sind angezeigt und die Entwicklung eines Oligohydramnions ist auszuschlie-

ßen. **Hydrochlorothiazid**[18] kann bei längerfristiger Gabe eine Hypoglykämie im Neugeborenen begünstigen.

Bei Anwendung im zweiten und dritten Trimenon können Arzneimittel wie die **ACE-Inhibitoren oder Angiotensin-rezeptor-Antagonisten** (»Sartane«), die direkten Einfluss auf das Renin-Angiotensin-System haben, diverse Schädigungen (Hypotonie, Nierenfunktionsstörungen, Oligurie und/oder Anurie, Oligohydramnie, Schädelhypoplasie, intrauterine Wachstumshemmung) und Todesfälle bei Feten und Neugeborenen verursachen. Diese Antihypertensiva dürfen daher nicht während der Schwangerschaft verabreicht werden. Wenn im Verlauf der Behandlung eine Schwangerschaft festgestellt wird, müssen ACE-Inhibitoren und AT-Rezeptor-Antagonisten abgesetzt werden.

Hypotoniebehandlung (◘ Tab. 32.5)

Hypotension während der Schwangerschaft kann die Entwicklung des Feten beeinträchtigen und stellt ein Risiko an sich dar. Adrenerg wirksame Substanzen haben, soweit bekannt, kein teratogenes Potenzial, bei hohen Dosierungen haben sie Embryo-/Fetotoxizität sowie maternale Toxizität im Tierexperiment. Insgesamt gibt es zu wenige Daten zur Sicherheit; so dass nur bei Behandlungsnotwendigkeit adrenerg wirksame Substanzen eingesetzt werden sollten.

Während der Schwangerschaft ist das Risiko zur **Thrombembolie** mehrfach erhöht und dennoch fehlen eindeutige Belege für den Nutzen einer prophylaktischen Therapie während der Schwangerschaft. Ausgenommen sind Fälle mit zusätzlichen Risikofaktoren, wie längerer Immobilisierung, postoperative Situationen, Herzklappenschäden oder Klappenersatz sowie Fälle mit drohendem Abort bei Antiphospholipid-Antikörper-Nachweis. Unfraktioniertes sowie niedermolekulares **Heparin** ist indiziert, weil eine Passage von Heparin über die Plazentaschranke nicht stattfindet (◘ Tab. 32.5). **ASS** ist auch in Thrombozytenaggregations-hemmenden Dosierungen während der Schwangerschaft einsetzbar und sicher. **Cumarinderivate** sind aufgrund der für den Menschen bekannten teratogenen und embryo-/fetotoxischen Wirkungen (Cumarinembryopathie mit Fehlbildungen im ZNS und fetaler Blutungsneigung) kontraindiziert.

Behandlung von obstruktiven Atemwegserkrankungen (◘ Tab. 32.5)

Obstruktive Atemwegserkrankungen erfordern auch während der Schwangerschaft die Fortführung der Therapie. **Asthma** stellt an sich einen Risikofaktor für Störungen im Schwangerschaftsverlauf (Bluthochdruck, häufigere Frühgeburten, intrauterine Wachstumsretardierung) dar, weshalb eine konsequente und effektive Therapie der Schwere und Häufigkeit von Asthmaanfällen ein entscheidender Schritt zur Normalisierung des Risikos für die Schwangerschaft ist.

---

13 Presinol®, Methyldopa STADA®
14 MetoHEXAL comp®, Metoprolol-ratiopharm®
15 Treloc®
16 NifeHEXAL®, Nifedipin-ratiopharm®
17 VeraHEXAL®, Verapamil-ratiopharm®, Isoptin®
18 HCT HEXAL®, HCT-CT®

◗ **Tab. 32.5.** Behandlung mit Arzneimitteln in der Schwangerschaft bei Hyper- und Hypotonie, Gerinnungsstörungen und Asthma

Arzneimittel	Bemerkungen
Antihypertensiva/Vasodilatatoren	
β-Blocker	Keine Hinweise auf Teratogenität und Embryo-/Fetotoxizität für Metoprolol, können in der Schwangerschaft angewandt werden; Hinweise auf Wachstumsretardierung nach z. B. Atenolol
α-Methyldopa	Untersuchungen zur Entwicklung nach der Geburt haben bislang kein Risiko für veränderte ZNS-Funktionen ergeben; Erstrangmittel für die Verwendung in der Schwangerschaft
Hydralazin Dihydralazin	Begrenzte Erfahrungen zur Sicherheit im ersten Trimenon; intravenös applizierbar; Anwendung zur akuten Blutdrucksenkung
Nifedipin und andere Dihydropyrimidine	Bei Verwendung im 2. und 3. Trimenon kein Hinweis auf Embryo-/Fetotoxizität
Clonidin[39] Prazosin[40]	Soweit bekannt kein teratogenes Potenzial beim Menschen; insgesamt zu wenig Information zur Sicherheit
Antihypotensiva	
Adrenalin[41] Amezinium[42] Etilefrin[43] Norfenefrin	Soweit bekannt kein teratogenes Potenzial; bei hohen Dosierungen wirken sie embryo-/fetotoxisch; insgesamt gibt es zu wenig Daten zur Sicherheit
Diuretika	
Hydrochlorothiazid Furosemid Mannit[44]	Bei Herzinsuffizienz, Niereninsuffizienz und Lungenödem kann sich eine Notwendigkeit ergeben, Diuretika einzusetzen, aber sie können durch Verringerung des Plasmavolumens die Perfusionsverhältnisse der Plazenta nachhaltig verschlechtern; die Entwicklung eines Oligohydramnions ist auszuschließen; Hydrochlorothiazid kann bei längerfristiger Gabe eine Hypoglykämie im Neugeborenen begünstigen
Antikoagulanzien/Fibrinolytika	
Heparin Protamin	Heparin ist nicht plazentagängig und sicher anwendbar; Protamin ist nicht plazentagängig und als Antidot bei Überdosierung mit unfraktioniertem Heparin wirksam; bei niedermolekularem Heparin ist die Wirksamkeit schwächer
Streptokinase	Plazentagängigkeit offenbar gering; zu wenig Information zur Sicherheit
Antiasthmatika	
Selektive β₂-Agonisten	Möglichst inhalativ anwenden und kurzwirksame Präparate bevorzugen; der systemisch verfügbare Anteil kann zur Tokolyse und zur fetalen Tachykardie führen
Theophyllin	Fetotoxisch (Tachykardie), in Abhängigkeit von Lungenfunktion als Mittel der zweiten Wahl einsetzbar, Plasmaspiegel kontrollieren!
Ipratropiumbromid	Bei inhalativer Gabe ist das Risiko für systemische Wirkungen gering
Glucocorticoide	Teratogen im Tierexperiment, nicht für die Anwendung beim Menschen bestätigt, für Beclomethason liegen Informationen zur inhalativen Anwendung vor, die Sicherheit belegen

Die Therapie mit Agonisten am β₂-Adrenozeptor ist hinsichtlich zusätzlicher Risiken für die Schwangerschaft sicher, insbesondere wenn kurzwirksame Substanzen inhalativ angewendet werden. Sie wirken nicht nur bronchospasmolytisch, sondern auch in Abhängigkeit von der systemisch verfügbaren Fraktion tokolytisch.

Die inhalative Anwendung von **Glucocorticoiden** kann während der Schwangerschaft unverändert weitergeführt werden. Insbesondere für Beclomethason und Budenosid gibt es ausreichende klinische Erfahrungen zur Sicherheit in der Schwangerschaft. Wenn eine systemische Anwendung von Glucocorticoiden erforderlich wird, ist Prednison/Prednisolon das Mittel der Wahl aufgrund der vorliegenden Behandlungserfahrung. Glucocorticoide stehen im Verdacht, beim Menschen Wachstumsretardierungen auszulösen. Bei längerer Anwendung ist eine Suppression der Nebennierenrindenfunktion denkbar. Eindeutige Belege gibt es bislang nicht.

In Fällen ungenügender Effektivität durch β$_2$-Agonisten kann **Theophyllin**[19] nach üblichen Anwendungskriterien auch in der Schwangerschaft gegeben werden. Die Plasmakonzentrationen sollten möglichst geringen Schwankungen unterliegen und bei Erreichen von Steady-state-Bedingungen engmaschig kontrolliert werden. Theophyllin ist plazentagängig und hat im Neugeborenen aufgrund der Unreife der Stoffwechselkapazität eine längere Präsenz. Im Neugeborenen wird neben einer Veränderung der Atemtätigkeit eine zentrale Erregung mit Brady- und Tachykardie ausgelöst.

Für **Ipratropiumbromid**[20] sind keine schwangerschaftsspezifischen Risiken bekannt. Da es zudem eine geringe systemische Verfügbarkeit bei inhalativer Anwendung hat, kann es in der Schwangerschaft nach üblichen Kriterien verwendet werden.

32.3.4 Übelkeit/Erbrechen, Schlafstörungen, psychische Erkrankungen

Behandlung der Übelkeit (■ Tab. 32.6)

Die Mehrzahl der Schwangerschaften wird durch Phasen mit mehr oder weniger starker Übelkeit und mit Erbrechen (**Hyperemesis gravidarum**) begleitet. Nicht-medikamentöse Behandlungsstrategien, z. B. häufigere und kleinere Mahlzeiten, Auswahl nach persönlicher Präferenz, erste Mahlzeit schon vor dem Aufstehen, waren in vielen Untersuchungen in ihrer Wirksamkeit den Antiemetika äquivalent. Umgekehrt hat sich auch gezeigt, dass es schwierig sein kann, bei schwerer Hyperemesis gravidarum die Beschwerden erfolgreich mit Antiemetika zu behandeln.

Antihistaminika sind bei schwangerschaftsbedingtem Erbrechen zunächst Mittel der ersten Wahl. **Doxylamin**[21], **Dimenhydrinat**[22] oder **Diphenhydramin**[23] sind weitgehend äquivalent und die Datenlage hinsichtlich Sicherheit in der Schwangerschaft ist nicht substantiell verschieden. Dimenhydrinat und Diphenhydramin stimulieren die Uteruskontraktion und können dadurch zur verminderten Plazentaperfusion und zum Hypoxierisiko für den Feten beitragen. Von einer Anwendung im dritten Trimenon und bei drohender Frühgeburt wird abgeraten.

Metoclopramid[24] wirkt als Antagonist an Dopaminrezeptoren. Metoclopramid wirkt prokinetisch auf die Motilität im Magen und ist daher besonders bei Übelkeit und Erbrechen mit Motilitätsstörungen, beispielsweise Refluxneigung, angezeigt. Antiemetika aus der Gruppe der Phenothiazine, wie Chlorpromazin, Prochlorperazin und Promethazin haben sich bei auch bei schwerer Hyperemesis gravidarum als wirksam erwiesen. Teratogene oder embryo-/fetotoxische Effekte sind nicht bekannt. Allerdings ist die Datenlage insgesamt zu gering, um definitive Aussagen zur Sicherheit in der Schwan-

gerschaft am Menschen zu treffen. Andere Alternativen aus der Gruppe der Serotonin-Antagonisten oder stark wirksame Antiemetika, die sich für die Behandlung von Zytostatika-bedingter Übelkeit bewährt haben (z. B. Ondansetron), kommen für die Schwangerschaft in therapierefraktären Fällen in Frage.

Behandlung der Epilepsie (■ Tab. 32.6)

Epilepsie ist an sich ein substanzieller Risikofaktor für Fehlbildungen, und daher muss soweit möglich die Häufigkeit und Schwere von Anfällen vermindert werden. Viele Antiepileptika sind mit dem Risiko zur Embryo-/Fetotoxizität behaftet oder es liegen zu wenige Informationen zur Sicherheit vor. Daher ist die Behandlung zu optimieren und Monotherapien sollten möglichst bevorzugt werden. Bei geplanten Schwangerschaften sollte wenn möglich schon im Vorfeld die Therapie auf dringende Erfordernis überprüft und auf die am besten dokumentierten Substanzen innerhalb der gleichrangig wirksamen Stoffe umgestellt werden. Grundsätzlich muss die Behandlungsplanung nach üblichen neurologischen Gesichtspunkten mit dem Ziel der weitgehenden Anfallsfreiheit erfolgen.

Einige der neueren Antiepileptika, wie **Felbamat**, **Gabapentin** und **Lamotrigin**, zeigten tierexperimentell im Gegensatz zu den klassischen Wirkstoffen keine teratogenen Wirkungen. Die umfangreichsten klinischen Erfahrungen zur Therapie in der Schwangerschaft liegen mit Lamotrigin vor. Daraus ergab sich bisher kein Hinweis auf eine erhöhte Fehlbildungsrate, allerdings sind die Daten der verschiedenen Schwangerschaftsregister nicht einheitlich. Da eine erhöhte Fehlbildungsrate bei Kombination mit Valproinsäure beschrieben wurde, muss diese Kombination vermieden werden. Da sich das pharmakokinetische Verhalten von Lamotrigin während der Schwangerschaft deutlich ändern kann, werden regelmäßige Spiegelkontrollen empfohlen. Der bei Schwangeren gesteigerte Metabolismus unterliegt einer erheblichen individuellen Variabilität.

Behandlung von Schlafstörungen (■ Tab. 32.6)

Im Falle von Schlafstörungen stellen sich die Nutzen-Risiko-Überlegungen für die Schwangerschaft noch kritischer dar als für die üblichen Behandlungssituationen. **Doxylamin** und **Diphenhydramin** wirken sedativ und sind aus der Behandlung von Hyperemesis gravidarum auch relativ gut bezüglich schwangerschaftsbezogenen Risiken bekannt (s. oben). **Benzodiazepine** sind Hypnotika der ersten Wahl außerhalb der Schwangerschaft. Für die Schwangerschaft ergeben sich allerdings Risiken aus den am Neugeborenen auftretenden Effekten mit vermindertem Muskeltonus, Trinkschwäche und verminderter Atemaktivität (**Floppy-infant-Syndrom**). Bei gelegentlicher Einnahme sowie geringen, therapeutisch ausreichenden Dosierungen scheint das Risiko insgesamt gering zu sein.

> ❯ Es wird empfohlen, Benzodiazepine nur bei kritisch geprüfter Behandlungsnotwendigkeit in der Schwangerschaft zu verordnen und dabei kurzwirksame Substanzen in der niedrigsten therapeutisch ausreichenden Dosierung zu verwenden und die Behandlungsdauer möglichst zu verkürzen.

---

19 Bronchoretard®, Theophyllin-ratiopharm®, Euphylong®
20 Atrovent®, Itrop®
21 Sedaplus®, Hoggar®, Mereprine®
22 Vomex®, Vomacur®
23 Emesan®, Sedopretten®
24 Migraeflux MCP®

Behandlung von psychischen Erkrankungen
(◘ Tab. 32.6)

Chronische und akut während der Schwangerschaft auftretende **psychische Erkrankungen** sind ein Risiko für den Schwangerschaftsverlauf und möglicherweise auch für die Organogenese in der Frühschwangerschaft. Es muss daher das Ziel sein, die Erkrankung mit psychotherapeutischen Maßnahmen und soweit erforderlich medikamentöser Unterstützung erfolgreich zu behandeln. Die Therapieplanung richtet sich vordergründig am klinischen Erscheinungsbild und der Wirksamkeit der geplanten Maßnahmen aus. Zusätzliche Überlegungen zur Sicherheit in der Schwangerschaft betreffen das Fehlbildungsrisiko, das am Menschen für die gebräuchlichen Psychopharmaka – soweit bekannt – gering ist. Verschiedene Substanzen können am Neugeborenen postnatale Anpassungsstörungen erzeugen, z. B. Phenothiazine, Butyrophenone oder trizyklische Antidepressiva. Andere Arzneistoffe, wie spezifische Serotonin-Rückaufnahmehemmstoffe (SSRI) oder Lithium, sind in ihrer Wirkung auf den Schwangerschaftsverlauf und die fetale Entwicklung ungenügend bekannt. Diese Unsicherheit in der Datenbasis macht es erforderlich, die Dosierungen auf das therapeutisch notwendige Mindestmaß zu verringern.

Im Falle von **Schlafstörungen** stellen sich die Nutzen/Risiko-Überlegungen für die Schwangerschaft noch kritischer dar als für die üblichen Behandlungssituationen. Doxylamin und Diphenhydramin wirken sedativ und sind aus der Behandlung von Hyperemesis gravidarum auch relativ gut bezüglich schwangerschaftsbezogenen Risiken bekannt. Bei Doxylamin hat sich der Verdacht auf ein erhöhtes Fehlbildungsrisiko in klinischen Studien nicht bestätigt. Diphenhydramin stimuliert die Uteruskontraktion und wird daher mit erhöhtem Risiko zur Hypoxie in Verbindung gebracht. Dennoch gibt es hinreichende Informationen zur Sicherheit (◘ Tab. 32.6).

Benzodiazepine sind Hypnotika der ersten Wahl außerhalb der Schwangerschaft. Für die Schwangerschaft ergeben sich allerdings Risiken aus den am Neugeborenen auftretenden Effekten mit vermindertem Muskeltonus, Trinkschwäche und verminderter Atemaktivität (**Floppy-infant-Syndrom**). Bei gelegentlicher Einnahme sowie geringen, therapeutisch ausreichenden Dosierungen scheint das Risiko insgesamt gering zu sein. Es wird empfohlen, Benzodiazepine nur bei kritisch geprüfter Behandlungsnotwendigkeit in der Schwangerschaft zu verordnen und dabei kurzwirksame Substanzen in der niedrigsten therapeutisch ausreichenden Dosierung zu verwenden und die Behandlungsdauer möglichst zu verkürzen.

◘Tab. 32.6. Behandlung mit Antiemetika, Hypnotika, Antiepileptika und Psychopharmaka in der Schwangerschaft

Arzneimittel	Bemerkungen
Antiemetika	
Metoclopramid	Keine erhöhten Fehlbildungsraten bekannt, wirkt prokinetisch auf die Motilität im Magen und ist Mittel der Wahl bei Übelkeit und Erbrechen mit Refluxsymptomatik
Serotonin-Antagonisten	Starke antiemetische Wirkung und daher erforderlich, wenn andere Mittel nicht ausreichen; zu wenig Information zur Sicherheit
Dimenhydrinat	Keine embryo-/fetotoxischen Effekte bekannt, stimuliert Uteruskontraktion, wodurch das Risiko zu nachfolgender Hypoxie steigt; nicht Mittel der ersten Wahl
Phenothiazine	Bei nicht ausreichender Wirksamkeit einsetzbar, die antiemetische Wirksamkeit ist stark, zu wenig Information zur Sicherheit
Hypnotika	
Benzodiazepine	Sedation, Skelettmuskelhypotonie, Trinkschwäche, Atemschwäche, Zyanose und Hypothermie (Floppy-infant-Syndrom) bei Anwendung in Spätschwangerschaft
Doxylamin	Verdacht auf erhöhtes Fehlbildungsrisiko in klinischen Studien nicht bestätigt, wirkt sedativ und antiemetisch
Diphenhydramin	Stimuliert Uteruskontraktion, wodurch das Risiko zu nachfolgender Hypoxie steigt, wirkt antihistaminisch, sedativ, anticholinerg; es gibt hinreichende Informationen zur Sicherheit
Antiepileptika	
Diazepam Clonazepam	Zur Frage der möglichen Teratogenität von Diazepam ist die Datenlage widersprüchlich; am Ende der Schwangerschaft steigt das Risiko für postnatale Effekte beim Neugeborenen (Entzugserscheinungen, Anpassungsstörungen)
Carbamazepin	Wirkt beim Menschen teratogen (Neuralrohrdefekte; Fehlbildungsrisiko etwa verdoppelt), kann Vitamin-K-Mangel erzeugen mit Hämorrhagie-Risiko falls Therapie unumgänglich: möglichst Monotherapie, geringe Konzentrationen, Plasmaspiegel kontrollieren
Valproinsäure ▼	Wirkt beim Menschen teratogen (Neuralrohrdefekte; Fehlbildungsrisiko etwa verdreifacht), falls Therapie unumgänglich: möglichst Monotherapie, geringe Konzentrationen, Plasmaspiegel kontrollieren

Tab. 32.6 (Fortsetzung)

Arzneimittel	Bemerkungen
Phenobarbital Primidon	Hinweise auf erhöhte Fehlbildungsrate und Entzugserscheinungen in Neugeborenen
Phenytoin	Teratogen beim Menschen (fetales Hydantoin-Syndrom); falls Therapie unumgänglich: möglichst Monotherapie, geringe Konzentrationen, Plasmaspiegel kontrollieren
Ethosuximid	Teratogene Wirkung beim Menschen bislang nicht bekannt, allerdings fehlt die Datenlage für eine wissenschaftlich fundierte Beurteilung
Topiramat	Im Tierexperiment ist Topiramat teratogen; auch die begrenzten Erfahrungen beim Menschen deuten auf ein erhöhtes Fehlbildungsrisiko hin (Lippenspalten, Hypospadien)
Lamotrigin	Eine teratogene Wirkung wurde bisher weder im Tierexperiment noch beim Menschen beobachtet
Weitere Antiepileptika	Die Erfahrungen mit Felbamat, Gabapentin, Levetiracetam, Oxcarbazepin, Pregabalin, Tiagabin und anderen Antiepileptika sind nicht ausreichend für eine abschließende Beurteilung
Psychopharmaka	
Phenothiazine	Fehlbildungsrisiko offenbar gering, insgesamt zu wenig Information zur Sicherheit bei antipsychotischer Dosierung, da Studien meist die Verwendung als Antiemetikum betreffen; Neugeborene können extrapyramidale Störungen und Entzugserscheinungen zeigen
Butyrophenone	Für Haloperidol[25] liegen die meisten Informationen zur Sicherheit vor, es gibt keine Hinweise auf Teratogenität, Neugeborene können Sedation, Trinkschwäche und Unruhe aufweisen
Trizyklische Antidepressiva	Verdacht auf erhöhte Fehlbildungsrate konnte bislang nicht bestätigt werden, Entzugserscheinungen im Neugeborenen sind möglich; Monotherapien mit älteren Substanzen sollten bevorzugt werden, da hier die meisten Informationen zur Sicherheit vorliegen
SSRI	Die meisten Informationen zur Sicherheit liegen für das langwirksame Fluoxetin vor, keine Hinweise auf erhöhte Fehlbildungsrate oder gestörte neuronale Entwicklung; für andere SSRI gibt es zu wenig Informationen zur Sicherheit in der Schwangerschaft
Lithium	Verdacht auf erhöhte Fehlbildungsrate am Herzen, Lithium hat insgesamt eine geringe therapeutische Breite und die Eliminationsparameter verändern sich innerhalb der Schwangerschaft; die Behandlung mit Lithium sollte kritisch geprüft werden, die Verteilung auf mehrere Einzelgaben wird empfohlen, um Konzentrationsspitzen zu verringern

32.3.5 Stoffwechselerkrankungen

Ein deregulierter Blutzuckerspiegel im Rahmen von **Diabetes mellitus** ist, unabhängig vom Typ, ein erheblicher Risikofaktor für den Schwangerschaftsverlauf und Komplikationsraten (große Abortrate, hohe Geburtsgewichte, postnatale Stoffwechselinstabilitäten). Es muss daher das unbedingte Therapieziel sein, während und möglichst auch vor einer Schwangerschaft zu einer physiologisch ausgeglichenen Stoffwechsellage zu kommen. Dabei ist Insulin das Mittel der Wahl auch für Diabetes Typ II und während der Schwangerschaft neu aufgetretenen Diabetes. Insulin ist nicht plazentagängig und hat daher im Feten auch keine Effekte.

Orale Antidiabetika sind weniger effektiv hinsichtlich der Stabilisierung einer euglykämischen Stoffwechsellage in der Schwangerschaft. Sie sind weiterhin plazentagängig und haben daher das Risiko, fetale Hypoglykämien zu erzeugen. Einige Sulfonylharnstoffderivate wurden mit erhöhten Fehlbildungsraten in Verbindung gebracht, wobei die Abgrenzung

zwischen substanzbezogenem Effekt und den Folgen nicht hinreichend korrigierter Hyperglykämien nicht möglich war.

Während der Schwangerschaft kann eine **Schilddrüsenunterfunktion** ebenso wie ein **Iodmangel** die mentale Entwicklung beeinträchtigen. Aus dieser Sicht ist die Schilddrüsenfunktion zu überprüfen und eine Unterfunktion mit Thyroxin zu korrigieren. Thyroxin wird zum aktiven Triiodthyronin konvertiert.

Eine **Schilddrüsenüberfunktion** kann zu zahlreichen Komplikationen führen, wie Abort, Frühgeburten, geringem Geburtsgewicht, Totgeburten, neonataler Schilddrüsenüberfunktion und Herzversagen. Als Thyreostatika sollten in erster Linie Propylthiouracil, besonders im ersten Trimenon, und in zweiter Linie dann Thiamazol oder Carbimazol gegeben werden.

---

25 Haldol®, Haloperidol-ratiopharm®

32.4   Risiken durch Genussgifte und Stoffe mit Abhängigkeitspotenzial

Die embryo-/fetotoxische und teratogene Wirkung von **Alkohol** ist das am besten dokumentierte Beispiel eines Stoffes mit hohem Risiko und hoher Relevanz außerhalb der Arzneimittelgruppe. Der Alkoholkonsum ist weit verbreitet und kann auch den Gebrauch von Arzneistoffaufbereitungen mit Alkohol betreffen. Das fetale Alkoholsyndrom umfasst sowohl strukturelle Anomalien (kraniofaziale Fehlbildungen, Mikrozephalie, u. a.), Entwicklungsstörungen (verringertes Geburtsgewicht, geringere Körperlänge und geringerer Kopfumfang) sowie funktionelle Störungen (retardierte mentale und motorische Entwicklung). Das volle Bild der fetalen Alkoholschädigung mit strukturellen und funktionellen Manifestationen ist auf Fälle mit jahrelang bestehender Alkoholkrankheit und exzessivem Konsum während der Schwangerschaft beschränkt. Bei periodisch exzessivem sowie regelmäßigem substantiellen Konsum dominieren funktionelle Störungen, die postnatal permanente mentale und motorische Retardierungen umfassen. Mit sensitiven Methoden können Einflüsse auf die psychosoziale und intellektuelle Entwicklung schon ab einem regelmäßigen Konsum von 15 g Alkohol/Tag festgestellt werden. Das Risiko für embryo-/fetotoxische Effekte bei gelegentlichem und moderatem Konsum während der Schwangerschaft ist offenbar sehr gering. Andererseits können keine sicher unschädlichen Aufnahmemengen wissenschaftlich begründet werden und daher wird vom Alkoholkonsum während der Schwangerschaft abgeraten.

Methylxanthine wie Coffein, Theobromin und Theoxanthin werden in Kaffee, Tee, Kakaoprodukten und Softdrinks konsumiert. Die möglichen Auswirkungen auf die Schwangerschaft waren Gegenstand intensiver Diskussionen, da sich tierexperimentell für Coffein Hinweise auf teratogene Wirkungen ergaben (Störungen bei der Entwicklung der Phalangen in hohen Dosierungen). Bei einem täglichen Konsum bis 150 mg Coffein pro Tag bestehen keine Bedenken für Risiken für die Schwangerschaft. Für darüber hinaus gehende Dosierungen wurden am Menschen ebenfalls keine Schädigungen festgestellt, allerdings ist die Datenlage für eine wissenschaftlich begründete Risikoabwägung nicht umfangreich genug.

Beim **Tabakrauchen** wird eine sehr komplexe Stoffmischung aus zum Teil hochaktiven zytotoxischen, kanzerogenen sowie modulierenden Stoffen für zelluläre Differenzierung konsumiert. Das Rauchen während der Schwangerschaft stellt ein embryo-/fetotoxisches Risiko, offenbar aber nicht ein teratogenes Risiko dar. Rauchen erhöht das Risiko für Komplikationen im Schwangerschaftsverlauf, wie Plazentaablösungen, Frühgeburten, perinatale Mortalität und für fetale Entwicklungsstörungen, wie verringertes Geburtsgewicht und verringerter Kopfumfang. Auch passive Exposition gegenüber Tabakrauch ist offenbar nicht ohne Risiko. Es wurden keine Auffälligkeiten in der postnatalen Entwicklung registriert, die ein kanzerogenes Risiko belegen.

Opiatabhängigkeit vorrangig gegenüber Heroin während der Schwangerschaft ist nicht selten. Als wesentliche Wirkungen sind verringerte Geburtsgewichte, häufigere Frühgeburten, erhöhte perinatale Mortalität und postnatale

Entwicklungsretardierungen dokumentiert. Postnatale Entzugserscheinungen, Atemstörungen, Hyperaktivität, Tremor, Diarrhö, Erbrechen, treten 24–72 h post partum auf. Postnatale Störungen können jedoch nicht von Auswirkungen durch Defizite in sozialen Faktoren wie Zuwendung, Intensität der Versorgung und Förderung abgetrennt werden. Kinder heroinabhängiger Mütter, die unmittelbar nach der Geburt adoptiert wurden und in intakten Familienverhältnissen aufwuchsen, wiesen gegenüber Kontrollen lediglich geringfügig veränderte Merkmale wie Konzentrationsmangel und vermehrte Hyperaktivität auf.

Für den gelegentlichen Konsum von Cocain, Marihuana, LSD, Phencyclidin (PCP), Mescalin und Psilocybin sind keine direkten teratogenen oder embryo-/fetotoxischen Wirkungen bei intaktem sozialen Umfeld bekannt. Komplikationen für den Schwangerschaftsverlauf resultieren aus einer erhöhten Häufigkeit von Plazentaablösungen (Cocain) oder Vasokonstriktionen (Amphetamin) mit Malperfusion der Plazenta und Hypoxierisiko. Durch Marihuana-Rauchen werden im mütterlichen Kreislauf vergleichsweise hohe Kohlenmonoxid-Belastungen erreicht, die im Zusammenhang mit postnatalen Entwicklungsstörungen, z. B. verzögerten Spracherwerb gesehen werden. Postnatale Adaptationsstörungen mit Tremor, Trinkschwäche, Hypertonie und Tachypnoe sind für Cocain bekannt.

32.5   Behandlung mit Arzneimitteln während der Stillperiode

Durch das Stillen wird das Kind mit einer optimal auf die Bedürfnisse für seine Entwicklung abgestimmten Ernährung in den ersten Lebensmonaten versorgt. Zudem wird die in den ersten Monaten noch nicht entwickelte Immunkompetenz durch den Transfer von Antikörpern durch die Frauenmilch ausgeglichen. Weiterhin stärkt das Stillen ganz wesentlich die Entwicklung der Mutter-Kind-Beziehung. Das Stillen hat damit einige essentielle Vorteile gegenüber Alternativen.

Wird in dieser Zeit die Behandlung der Mutter mit Arzneimitteln erforderlich, ist zu klären, ob über die Milch ein ungewollter Transfer vom Arzneistoff und seinen Metaboliten in nennenswertem Ausmaß stattfindet und dadurch mögliche Risiken für das Kind zu beachten sind. Ganz konkret ist abzuschätzen, ob die Nachteile eines Abstillens, das die »Mitbehandlung« des Kindes beenden würde, zu rechtfertigen sind, um möglichen unerwünschten Wirkungen oder möglichen Risiken für die Entwicklung im Vorfeld zu begegnen.

Die bei einer Behandlung der Mutter zu erwartende Aufnahme von Arzneimitteln und Metaboliten über die Frauenmilch kann quantitativ abgeschätzt werden. Bei einer durchschnittlichen Tagesaufnahme von 150 ml Milch pro kg Körpergewicht kann aus der Konzentration in Frauenmilch die Gesamtaufnahme ermittelt werden. Alternativ kann aus der Dosis pro kg Körpergewicht, die das Kind über die Milch erreicht, bezogen auf Dosis pro kg Körpergewicht der Mutter eine prozentuale Dosis errechnet werden. Dadurch ist der Bereich möglicher pharmakologisch-toxikologischer Wirkungen im Kind quantitativ abschätzbar, auch ohne eine invasive Abklärung der tatsächlichen Plasmakonzentrationen im Kind vornehmen zu müssen. Die verbleibenden Unsicherheiten für die Interpretation der Daten liegen vor allem auf Seiten der ungenügend bekannten Sensitivität gegenüber pharmakodynamischen Wirkungen sowie der für einige Enzymsysteme noch nicht ausgereiften metabolischen Kompetenz, die die Kinetik entscheidend beeinflussen kann.

Der Quotient zwischen Konzentration in Frauenmilch und im mütterlichen Plasma (**M/P-Quotient**) gibt Auskunft, ob eine Konzentrierung von Arzneistoff in der Milch stattgefunden hat. Dieser Parameter ist allerdings ohne den direkten Bezug zur Plasmakonzentration in der Mutter nicht aussagekräftig. Durch Verteilungsprozesse kann die Plasmakonzentration sehr niedrig sein, und ein M/P-Quotient >1 würde dennoch nicht zu einer großen Arzneistoffbelastung führen. Umgekehrt ist ein niedriger M/P-Quotient bei hoher Plasmakonzentration in der Mutter unter Umständen für das Kind insgesamt dennoch relevant, obwohl zunächst ein niedriger Quotient eine niedrige relative Konzentration und somit Sicherheit signalisieren würde.

Im Unterschied zur Schwangerschaft kann die Frage möglicher arzneimittelbedingter Effekte am gestillten Kind durch Beobachtung der klinischen Effekte in Verbindung mit den Informationen zur relativen Dosis direkt beantwortet werden. Eine wesentliche Voraussetzung für die Überlegungen ist aber, dass die Endpunkte der Arzneimittelwirkungen im Kind qualitativ denen der Erwachsenen entsprechen und durch die Beobachtung mögliche Verschiebungen in Dosis-Effekt-Beziehungen beurteilbar werden. Bei Kindern kann jedoch durch Wachstum und Entwicklung das Profil der Arzneiwirkung substanziell von Erwachsenen abweichen. Etwaige altersabhängige Effekte in der Wirkqualität können nur durch gezielte Untersuchung in den Altersgruppen erfasst werden. Im Falle der ungewollten »Mitbehandlung« über die Milch gerade bei sehr jungen Kindern ist abzuwägen, dass auf der einen Seite dies die Altersgruppe mit dem ausgeprägtesten Wachstum ist. Andererseits entspricht die bezogen auf kg Körpergewicht transferierte Dosis unter Umständen nur wenigen Prozent der am Erwachsenen therapeutisch wirksamen Dosis und die Behandlungsdauer ist oftmals kurzfristig oder zumindest zeitlich begrenzt. Trotz aller Unsicherheit wegen oftmals fehlenden speziellen altersabhängigen Untersuchungen kann die tatsächlich zu erwartende Wirkung durch Arzneimitteltransfer über die Milch für viele Standardsituationen aus der dokumentierten Erfahrung zu Mutter-Kind-Paaren übertragen und die nötige Entscheidung zur Behandlung der Mutter mit oder ohne Empfehlung zum weiteren Stillen getroffen werden.

Beispielsweise ist für Iod-haltige Kontrastmittel und Iod-haltige Radiopharmazeutika bekannt, dass Iod in unterschiedlichem Ausmaß abgespalten wird und teilweise eine sehr lange Präsenz in der Milch zu erwarten ist, die unter Umständen mehrere Tage umfassen kann. Je nach Ausgangslage im Iodhaushalt kann diese zusätzliche Aufnahme die notwendige Substitution für das Kind substanziell übersteigen und die Schilddrüsenfunktion zumindest transient beeinflussen. Die Anwendung Iod-haltiger Arzneimittel, die zur Freisetzung von Iod neigen, ist für stillende Frauen daher problematisch.

Andererseits stellt sich immer seltener die Notwendigkeit zur Verwendung Iod-haltiger Kontrastmittel angesichts diagnostischer Alternativen in bildgebenden Verfahren mit geringerer Strahlenbelastung und geringeren unerwünschten Wirkungen.

Unter den antibakteriell wirkenden Stoffen haben **Chinolone** (sog. Gyrase-Inhibitoren) ein Schädigungspotenzial gerade auf den sich entwickelnden Knorpel, so dass junge Kinder die Risikogruppe für diese am Erwachsenen nicht zu erwartende Wirkung darstellen. Chinolone sollten daher nicht für stillende Frauen verordnet werden. Generell gilt, dass die Behandlung mit Antibiotika bei vielen Substanzen im gestillten Kind die Neigung zu Durchfällen fördert.

Codein wird oft als Analgetikum für stillende Frauen empfohlen, wenn bei starken Schmerzen eine Behandlung mit anderen Analgetika nicht ausreicht. Allerdings bestehen bei dieser Therapie Risiken, weil Codein durch O-Demethylierung über das polymorph exprimierte CYP2D6 zum Morphin verstoffwechselt wird. Wenn die stillende Frau zum Typ der »ultraschnellen« Metabolisierer gehört, besteht ein Intoxikationsrisiko für den gestillten Säugling.

Mittel, die zur **Steigerung des Milchflusses** beitragen, wirken in der Regel über Dopaminantagonismus verstärkt auf die Prolaktinfreisetzung. Diese Wirkung haben viele Neuroleptika wie Phenothiazine, Haloperidol, Sulpirid, sowie Mittel mit Förderung der Magenperistaltik, z. B. Domperidon oder Metoclopramid, oder das Blutdruckmittel α-Methyldopa. Wird eine Förderung des Milchflusses benötigt, ist im Vergleich mit anderen Substanzen Metoclopramid Mittel der Wahl und die Behandlung sollte auf eine Dauer von etwa 1–1,5 Wochen beschränkt werden. Oxytocin erleichtert den Beginn des Milchflusses (»Einschießen der Milch«) und fördert die Rückbildung des Uterusvolumens in der Phase nach der Geburt.

Mittel mit **Senkung des Milchflusses** aufgrund einer Hemmung der Prolaktin-Wirkung sind Dopaminagonisten, Amphetamin, einige Diuretika oder Östrogene. Alkohol und Opiate hemmen die Oxytocin-Freisetzung und wirken daher ebenfalls Milchfluss-senkend. Eine Unterstützung beim Abstillen kann durch Bromocriptin erreicht werden; allerdings ist die Wirkung durch unerwünschte Effekte im Herzkreislaufsystem begleitet und daher rückt die Empfehlung zum Abstillen mit Bromocriptin zugunsten unterstützender Maßnahmen wie Kühlung und Abpumpen in den Hintergrund. Bei Mastitis richten sich die Empfehlungen zunächst ebenfalls auf physikalische Maßnahmen wie Bettruhe, häufiges Abpumpen, Wärme vor Abpumpen gefolgt von Kühlung und ggf. unterstützt durch antibiotische Therapie.

Eine Übersicht zu den Gesichtspunkten bei der Arzneimittelwahl für einige Standardsituationen wird in ▫ Tab. 32.7 gezeigt.

▫**Tab. 32.7.** Behandlung mit Arzneimitteln während der Stillzeit

Arzneimittelgruppe	Zu bevorzugende Mittel	Alternativen
Analgetika Antiphlogistika Lokalanästhetika	Paracetamol Codein (cave: ultraschnelle Metabolisierer, s. Text)	Acetylsalicylsäure (<1,5 g/Tag)
	Morphin	Andere Agonisten und Partialagonisten
	Ibuprofen	Diclofenac
	Lidocain Bupivacain	
Antiinfektiva	Penicilline	
	Cephalosporine	
	Erythromycin	
	Roxitromycin	
	Lokale Antimykotika	Fluconazol (systemisch)
Antihypertensiva/ Vasodilatatoren	Metoprolol Oxprenolol Propranolol Hydralazin Dihydrohydralazin α-Methyldopa Diltiazem Nifedipin Captopril Enalapril	
Antiasthmatika	Salbutamol Terbutalin Ipratropiumbromid Theophyllin	Formoterol Formoterol
Antiepileptika	Valproinsäure Phenytoin Carbamazepin	
Psychopharmaka[a]	Levomepromazin Perphenazin Triflupromazin	
	Amitriptylin Clomipramin Nortriptylin Imipramin Desipramin Dosulepin	Paroxetin[b] Sertralin[b] Fluvoxamin[b]
	Diphenhydramin	Lormetazepam[b], Temazepam[b]
Hypnotika		

[a] nur bei dringender Indikation, möglichst als Monotherapie, Erfahrungen zur Langzeitwirkung unzureichend
[b] nur bei Dringlichkeit, z. B. therapeutischer Überlegenheit

In Kürze

Seit fast drei Jahrzehnten werden neue Arzneimittel systematisch auf Wirksamkeit und Verträglichkeit geprüft. Dabei wird ein besonderes Augenmerk auf die Anwendungssicherheit in Schwangerschaft und Stillperiode und auf die systematische Weiterentwicklung der Prüfstrategien gelegt. Bei allen berechtigten Hinweisen auf verbleibende Unsicherheiten in der Erkenntnistiefe stehen für die Behandlung von Schwangeren und Stillenden sichere und wirksame Arzneimittel zur Verfügung. Die Auswahl bedarf in jedem Einzelfall der besonderen Sorgfalt und Expertise, die je nach Schweregrad der Erkrankung auch nicht-medikamentöse Verfahren abwägen und gegebenenfalls einbeziehen sollte.

Weiterführende Literatur ► www.springer.com

33 Besonderheiten der Arzneimitteltherapie im Kindesalter

H.W. Seyberth, M. Schwab

33.1   Allgemeine Erwägungen

> ❯ **Kinder sind keine kleinen Erwachsenen.**

Dieser Satz gilt auch in der Arzneitherapie. Nachfolgend sollen wichtige Prinzipien der Arzneitherapie im Kindesalter vermittelt werden. Dazu ist die allgemein übliche Einteilung

- Neugeborenes: bis 4. Lebenswoche,
- Säugling: bis ein Jahr,
- Kleinkind: bis 6 Jahre und
- Schulkind einschließlich Adoleszenz

nur begrenzt brauchbar. Eher eignet sich die in ◻ Abb. 33.1 vorgenommene Einteilung.

33.2   Pharmakokinetik

Die Pharmakokinetik beim Kind ist nur unzureichend bekannt. Auch wenn große Bemühungen unternommen werden, hier Abhilfe zu schaffen, trifft für Kinder immer noch der Begriff **der therapeutic orphans** (therapeutische Waisenkinder) zu. Die Folge sind häufige Über- und Unterdosierungen.

In den Industriestaaten sind 80% der Arzneimittel nicht für Kinder zugelassen, da oft geeignete Zubereitungen fehlen, was wiederholt zu schweren Zwischenfällen geführt hat. Besonderes gravierend ist dieser Zustand in der Früh- und Neugeborenenmedizin mit einer ausgesprochenen Polypharmakotherapie im Intensivbereich!

33.2.1 Resorption

Neugeborene (insbesondere Frühgeborene) weisen eine stark **verminderte Säureproduktion** auf. Erst im Alter von 3 Jahren werden Erwachsenenwerte erreicht. Außerdem ist die Entleerung des Magens in den ersten 6 Monaten verzögert. Daraus ergibt sich unter anderem eine verbesserte intestinale Resorption von Penicillinen, während die Resorption bestimmter Antiepileptika (z. B. **Phenytoin**[1]) vermindert ist. Von praktischer Bedeutung sind diese Besonderheiten nur in den ersten Lebenswochen.

Wie bei Erwachsenen ist die **rektale Resorption** meist gering, stets aber unzuverlässig. Folgende Arzneistoffe sind für Suppositorien geeignet: **Paracetamol**[2], **Ibuprofen**[3], **Chloralhydrat**[4], **Diazepam**[5] (einmalige Gabe, z. B. bei Fieberkrampf) und **Glucocorticoide** (einmalige Gabe, z. B. bei Laryngotracheobronchitis).

Auch die **Resorption aus dem Muskel** nach i.m. Injektion ist in den ersten drei Lebenswochen unzuverlässig. Dazu kommt, dass bei Injektion in den Gesäßmuskel die Gefahr besteht, den Nervus ischiaticus zu verletzen. Nach der Entwicklung geeigneter intravenöser Applikationssysteme ist die intramuskuläre Anwendung heute weitgehend zugunsten einer

---

1 Phenytoin AWD®, Phenhydan®
2 ben-u-ron®, Paracetamol AL®
3 Nurofen® junior
4 Chloraldurat®
5 Diazepam Desitin rectal®, Diazepam-ratiopharm® Zäpfchen

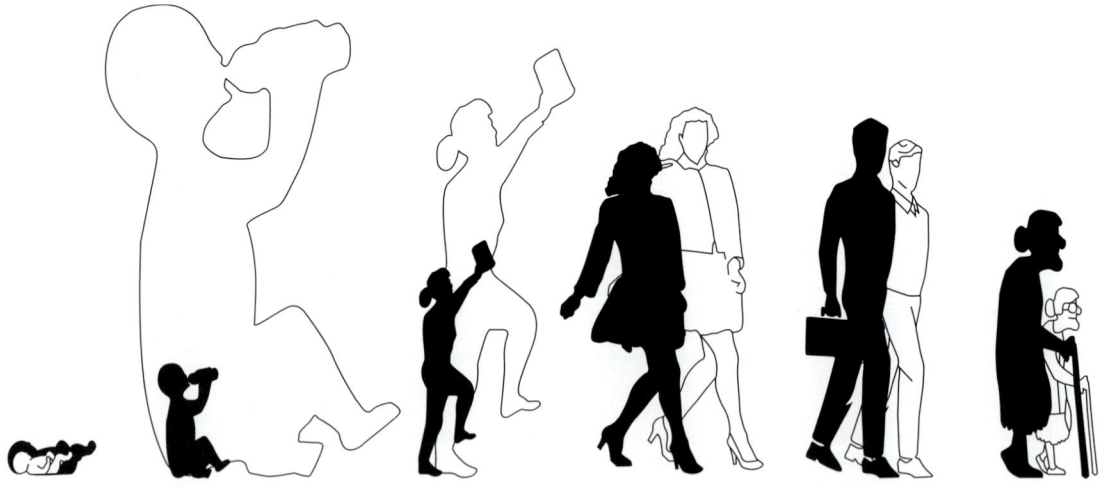

| 1–15 Tage | 1–24 Monate | 2–10 Jahre | 10–18 Jahre | 20–60 Jahre | 70–95 Jahre |

◻ **Abb. 33.1.** Altersabhängigkeit von Gesamtkörper-Clearance (GKC) und Gesamtkörpervolumen (GKV). GKC (*grau*) und GKV (*schwarz*) sind relativ zu denen des Erwachsenen (10–18, 20–60 Jahre) dargestellt. Beim Neugeborenen ist das Verteilungsvolumen für die meisten Arzneistoffe groß, der hepatische Metabolismus und die renale Exkretion sind gering. Daraus resultiert eine niedrige GKC. Die hohe GKC vom 1. Monat bis zum 10. Lebensjahr ist auf die im Vergleich zum Erwachsenen gesteigerte Funktion von Leber und Niere zurückzuführen. Vom 10. bis zum 60. Lebensjahr ändert sich die GKC relativ wenig, danach nimmt sie ab

intravenösen Applikation verlassen worden. **Phenytoin, Digoxin, Cloramphenicol** und **Diazepam** sollten aufgrund von schlechter Resorption aus einem muskulären Depot grundsätzlich nicht intramuskulär verabreicht werden.

Die **Resorption von Arzneistoffen durch die Haut** ist bei Früh- und Neugeborenen gesteigert. Dies ist therapeutisch nutzbar, hat aber in der Vergangenheit auch zu Vergiftungen durch Methylenblau (Kennzeichnung von Windeln), extern anzuwendende Desinfektionsmittel und Borsäure geführt.

33.2.2 Verteilung

Die Größe des **Extrazellulärraums** (EZR) im Vergleich zum Gesamtkörpervolumen ist altersabhängigen Veränderungen unterworfen. So macht die Extrazellulärflüssigkeit beim Frühgeborenen 50% des Körpergewichts aus, beim reifen Neugeborenen 45%, bei Kindern über einem Jahr 25% und bei Erwachsenen 20–25%. Anschaulich bedeutet das, dass die Organe des Kindes in einem im Vergleich zum Erwachsenen großen »Organbad« untergebracht sind.

Die **Fett- und Muskelmasse** dagegen ist bei Kindern gering. Der Fettgehalt steigt von 3% des Körpergewichts bei Frühgeborenen über 12% beim reifen Neugeborenen auf 30% beim Einjährigen an (Erwachsene: durchschnittlich 18%). Die **Plasmaproteinbindung** von Stoffen ist auch erniedrigt. Die überwiegende Mehrzahl der bei Kindern eingesetzten Arzneistoffe ist wasserlöslich und verteilt sich im (relativ großen) EZR. Um bei Kindern therapeutische Plasmaspiegel zu erreichen, müssen diese Arzneistoffe bezogen auf das Körpergewicht bei Therapiebeginn höher als bei Erwachsenen dosiert werden. Das **relativ große Verteilungsvolumen** führt außerdem zu einer **Verlängerung der Plasmahalbwertzeit** (lange Dosierungsintervalle beachten!). Bei Festlegung der Erhaltungsdosis/Dosierungsintervalle müssen allerdings auch hepatischer Metabolismus und renale Exkretion berücksichtigt werden, die je nach Alter der Kinder im Vergleich zum Erwachsenen vermindert oder gesteigert sind (s. unten).

Zur **Vermeidung von Unterdosierungen** wurde in der Vergangenheit nach Körperoberfläche dosiert, da diese proportional zum EZR ist (**Oberflächenregel**). Aus verschiedenen Gründen hat sich dieses Vorgehen in der Praxis nicht bewährt. Zum einen führen Fieber, Erbrechen, Exsikkose oder Ödembildung bei Kindern zu erheblichen Größenveränderungen des EZR, zum anderen finden altersspezifische Unterschiede in der Leber- und Nierenfunktion keine Berücksichtigung. Moderne Prinzipien der Dosierung von Arzneimitteln im Kindesalter werden nachfolgend dargestellt (▶ Kap. 33.2.5).

33.2.3 Elimination

Die Gesamtkörper-Clearance unterliegt einer altersabhängigen Entwicklung (◘ Abb. 33.1). Ursächlich sind Veränderungen im hepatischen Metabolismus und in der renalen Exkretion beteiligt.

Hepatischer Metabolismus

Bei Neugeborenen und in verstärktem Ausmaß bei Frühgeborenen liegt eine ausgesprochene Hydroxylierungs- und Glucuronidierungsschwäche der Leber vor, während Methylierung und Sulfatierung weniger betroffen sind. Für die Cytochrom-P450-Enzyme, die wichtigsten am Phase-1-Metabolismus beteiligten Enzyme, ist bekannt, dass in der Fetalperiode wie auch bei Früh- und Neugeborenen ein spezifisches Isoenzym, das Cytochrom P450 3A7, exprimiert wird, welches bei Erwachsenen i. d. R. nicht nachweisbar ist. Im Alter von einem Monat ist die hepatische Biotransformation aber bereits gegenüber dem Erwachsenen gesteigert. Neuere Daten zur hepatischen Expression und Funktion von Cytochrom-P450-Enzymen weisen darauf hin, dass im Vergleich zu Erwachsenen auch noch im Kleinkindesalter eine verringerte Expression vorliegt. Trotzdem gilt für dieses Alter der Grundsatz, dass gegenüber Erwachsenen vielfach höhere Arzneimitteldosen eingesetzt werden müssen, da die Gesamtkörper-Clearance (GKC) im Verhältnis zum Gesamtkörpervolumen (GKV) gesteigert ist.

> ❯ Dieser komplexe Verlauf macht eine Anpassung der Erhaltungsdosis von Arzneistoffen, die in der Leber metabolisiert werden, erforderlich. Während das Früh- und Neugeborene nur einen Bruchteil der Erwachsenen-Erhaltungsdosis bezogen auf das Körpergewicht benötigt, muss dem Kleinkind häufig eine höhere Dosis als dem Erwachsenen verabreicht werden.

Ein praktisch wichtiges Beispiel ist **Theophyllin**[6], das außer bei Asthma bronchiale bei der Neugeborenen-Apnoe eingesetzt wird. Hier liegt die Erhaltungsdosis beim Früh- und Neugeborenen bei 3, beim Kleinkind bei 25 und beim Erwachsenen (<50 Jahre) bei 15 mg/kg/Tag. Eine entsprechende Anpassung ist auch bei anderen, überwiegend hepatisch eliminierten Arzneistoffen erforderlich (**Phenobarbital, Carbamazepin**[7]**, Diazepam, Valproinsäure**[8]**, Paracetamol, Imipramin**[9]). Außer quantitativen Besonderheiten werden beim Neugeborenen auch qualitative Besonderheiten gefunden. So wird beim Frühgeborenen aus Theophyllin durch Methylierung das pharmakologisch aktive Coffein gebildet, während der bei älteren Kindern und Erwachsenen nachweisbare, durch Demethylierung entstehende Metabolit 3-Methyl-Xanthin nicht relevant gebildet wird. Wie beim Erwachsenen ist auch beim Neugeborenen eine Induktion des hepatischen Arzneimittelmetabolismus zu beobachten, beispielsweise durch **Betamethason**[10], das bei drohender Frühgeburt der Schwangeren zur Beschleunigung der Lungenreifung des Feten verabreicht wird.

Die Nichtbeachtung der **eingeschränkten Leistungsfähigkeit der Leber bei Früh- und Neugeborenen** führt zu relativen Überdosierungen und gefährlichen unerwünschten

---

6 Bronchoretard®, Theophyllin Stada®
7 Tegretal®, Carbium®
8 Ergenyl®, Convulex®
9 Tofranil®, Imipramin-neuaxpharm®
10 Celestan®

Wirkungen. So ist das durch **Chloramphenicol** hervorgerufene Grey-Syndrom, das häufig einen tödlichen Ausgang nahm (▶ Kap. 10.1), Folge einer falschen (zu hohen) Dosierung bei hepatischer Glucuronidierungsschwäche. Durch die physiologische Reifung der Leber innerhalb der ersten 6 Lebenswochen ist eine Dosissteigerung von 25 auf 150–300 mg/kg/Tag erforderlich.

Auch bei Kindern muss eine genetisch bedingte Einschränkung der Metabolisierungskapazität berücksichtigt werden (Pharmagenetik). Am Beispiel von 6-Mercaptopurin und der Therapie der kindlichen akuten lymphoblastischen Leukämie ist eindeutig belegt, dass eine genetisch bedingte Defizienz der am Abbau von 6-Mercaptopurin beteiligten Thiopurin S-Methyltransferase eine Dosisanpassung von 6-Mercaptopurin auf 10–15% der Standarddosis erforderlich macht. Eine entsprechende pharmagenetische Diagnostik sollte deshalb nicht nur Erwachsenen vorbehalten sein.

Renale Elimination

Bei der renalen Elimination ist eine ähnliche Entwicklung wie beim hepatischen Arzneimittelmetabolismus zu beobachten. In der ersten Lebenswoche ist die Plasmahalbwertzeit renal eliminierter Arzneimittel stark verlängert. Dies ist dadurch zu erklären, dass bei der Geburt ein beträchtlicher Teil der Glomeruli noch nicht an das Tubulussystem funktionell »angeschlossen« ist. Nach der Geburt kommt es zu einer raschen Steigerung der renalen Elimination, so dass bereits am Ende des ersten Monats Erwachsenen-Halbwertzeiten für renal eliminierte Arzneimittel erreicht werden. Vom 5. Monat bis zum 8. bis 10. Lebensjahr ist die renale Clearance vieler Arzneistoffe im Vergleich zum Erwachsenen erhöht. Die renale Elimination bei der Geburt ist desto geringer, je geringer das Gestationsalter ist. Der Rückstand der Frühgeborenen wird innerhalb von etwa 4 Wochen aufgeholt. In der Pädiatrie wichtige, renal eliminierte Arzneimittel sind u. a. Digoxin, Aminoglykoside und Penicilline.

33.2.4 Wichtige Arzneimittelinteraktionen

An dieser Stelle soll nur eine Interaktion genannt werden, die in der Praxis besonders wichtig ist. **Erythromycin**[11] und in geringerem Umfang auch neue Makrolide wie **Clarithromycin**[12] **verstärken die Wirkung von Theophyllin** durch Hemmung des hepatischen Metabolismus. In Anbetracht der geringen therapeutischen Breite von Theophyllin sollten diese Kombinationen vermieden werden. Darüber hinaus sind die auch bei Erwachsenen zu beobachtenden Arzneimittelinteraktionen zu beachten.

33.2.5 Praktische Empfehlungen

In der Praxis werden Dosierungen für Kinder häufig – ausgehend von der Erwachsendosierung auf Körpergewichtsbasis – »heruntergerechnet«. Es ist damit zu rechnen, dass bei diesem Vorgehen die Plasmakonzentrationen bei Kindern diejenigen bei Erwachsenen je nach Alter sowohl überschreiten

(Neugeborenes) als auch unterschreiten (Kleinkind). Dass die Arzneimitteltherapie bei Kindern dennoch gewöhnlich erfolgreich ist, ist am ehesten auf den vorwiegenden Einsatz »sicherer« Arzneimittel, d. h. **Arzneimittel mit großer therapeutischer Breite**, zurückzuführen (z. B. **Paracetamol, Amoxicillin**[13]).

Dagegen müssen die pharmakokinetischen Besonderheiten im Kindesalter gezielt bei **Arzneimitteln mit einer geringen therapeutischen Breite** berücksichtigt werden, z. B. bei der Anwendung von **Digoxin, Theophyllin, Aminoglykosiden** und **Zytostatika**. Früh- und Neugeborene zeichnen sich einerseits durch ein großes EZV und andererseits durch eine kleine Arzneimittelclearance aus. Daraus ergibt sich die Notwendigkeit, in den ersten Lebenswochen zwischen einer (relativ hohen) Sättigungs- und einer (relativ niedrigen) Erhaltungsdosis zu unterscheiden. Besonders in der Akutmedizin muss, um eine rasche Verbesserung der Symptomatik zu erreichen, eine **ausreichend hohe Sättigungsdosis** verabreicht werden. Dies gilt u. a. für **Phenobarbital, Digoxin, Aminoglykoside** und **Indometacin**. Bei älteren Säuglingen und im Kleinkindalter dagegen ist die Unterscheidung von Erhaltungs- und Sättigungsdosis i. d. R. nicht mehr notwendig, da sich – bedingt durch eine hohe Arzneimittelclearance – die Erhaltungsdosis der Sättigungsdosis im allgemeinen angenähert hat. Ausgenommen bleiben Digoxin und Phenobarbital.

Vor allem in den ersten Lebensmonaten verändert sich die Pharmakokinetik vieler Arzneimittel in nichtlinearer Weise. Außer den entwicklungsbedingten Veränderungen ist der Einfluss weiterer **Störfaktoren**, wie sie im Rahmen von Zuständen mit eingeschränkter renaler oder hepatischer Perfusion auftreten (z. B. Exsikkose), zu beachten. Ferner ist besonders bei Frühgeborenen der **Reifegrad** zu beachten. Die direkte Bestimmung der Plasmakonzentration von Arzneistoffen oder deren Metaboliten ermöglicht eine individuelle Dosisanpassung. Deshalb spielt sie in der Pädiatrie eine wichtige Rolle.

Eine besondere Indikation für die Bestimmung der Konzentration von Arzneistoffen im Plasma besteht bei der Anwendung von Arzneimitteln, die sich durch einen **sättigbaren Metabolismus** auszeichnen. Dazu gehören **Phenytoin, Theophyllin** und **Acetylsalicylsäure**[14] (antirheumatische Dosierung). Der Metabolismus von Phenytoin und Theophyllin unterliegt außerdem großen interindividuellen Schwankungen. Die Arzneimittelkonzentrationsbestimmung ist auch beim Einsatz oto- und nephrotoxischer Arzneistoffe wie **Aminoglykoside, Vancomycin** und **Amphotericin B**[15] indiziert.

Bei Patienten mit **Mukoviszidose** ist eine gesteigerte Elimination von Arzneimitteln zu beobachten. Diese ist v. a. auf einen Anstieg der renalen Clearance zurückzuführen. Daher müssen Antibiotika wie **Aminoglykoside, Penicilline** und **Cotrimoxazol** bei Patienten mit Mukoviszidose höher dosiert werden als allgemein üblich. In geringerem Ausmaß werden bei Mukoviszidose auch Arzneimittel, die einem hepatischen

---

11 Monomycin®, Erythromycin Stada®
12 Klacid®, Clarithromycin-ratiopharm®
13 Amoxypen®, Amoxicillin AL®
14 Aspirin®, ASS-ratiopharm®
15 Ampho-Moronal®, Amphotericin®

Metabolismus unterliegen, beschleunigt ausgeschieden; dazu gehören u. a. H_1-Rezeptor-Antagonisten und Antiepileptika.

Die Möglichkeit, Plasmakonzentrationen von Arzneimitteln direkt zu bestimmen, hat bereits zu einer Reihe von Dosisempfehlungen auf Körpergewichtsbasis geführt, die das Alter des Kindes und bei Neugeborenen bzw. Säuglingen auch den Reifegrad berücksichtigen. Es bleibt aber festzuhalten, dass bei Kindern die **Individualdosierung** Vorrang hat vor der Pauschaldosierung. In vielen Fällen hat bereits jetzt die Therapiesteuerung durch individuelle Konzentrationsbestimmung von Arzneimitteln im Plasma die Pauschaldosierung abgelöst.

33.3   Pharmakodynamik

Die pharmakodynamischen Besonderheiten im Kindesalter sind noch weitgehend unerforscht. Als Ursache für die fast fehlende bronchospasmolytische Wirkung von **β₂-Rezeptor-Agonisten** bei Säuglingen wird eine unzureichende Expression von β₂-Rezeptoren bzw. von funktionell nachgeschalteten Proteinen in der Bronchialmuskulatur angenommen. Erst im fortgeschrittenen Schulalter wird hier eine normale Ansprechbarkeit gefunden. Die hohen Plasmakonzentrationen von **Vasopressin** (ADH), **Prostaglandinen** und **Catecholaminen**

deuten auf eine relative Unempfindlichkeit weiterer Rezeptorsysteme hin. Besonderheiten im Immunsystem von Säuglingen und Kleinkindern müssen bei der antibiotischen bzw. antiviralen Therapie berücksichtigt werden. Die noch nicht abgeschlossene Myelinisierung im Zentralnervensystem könnte die Ursache für das geringe oder paradoxe Ansprechen auf zentralwirkende Substanzen wie **Diazepam** und **Phenobarbital** sein.

33.4   Unerwünschte Wirkungen von Arzneimitteln, die nur nach Anwendung bei Kindern auftreten

An dieser Stelle werden lediglich unerwünschte Wirkungen dargestellt, die spezifisch bei Kindern auftreten (◘ Tab. 33.1). Aus diesen ergeben sich kinderspezifische relative oder absolute Kontraindikationen. Darüber hinaus sind alle aus der Erwachsenenmedizin geläufigen unerwünschten Wirkungen und Kontraindikationen in Rechnung zu stellen.

Chloramphenicol. Bereits erwähnt wurde das durch relative Überdosierung von Chloramphenicol hervorgerufene, lebensbedrohliche **Grey-Syndrom** (▶ Kap. 10.1.11). Ursächlich ist eine Glucuronidierungsschwäche des Früh- bzw. Neugebore-

◘ **Tab. 33.1.** Besondere unerwünschte Wirkungen bei der Anwendung von Arzneimitteln im Kindesalter

Arzneistoff	Handelsname (Beispiele)	Unerwünschte Wirkung	Altersabschnitt
Chloramphenicol	Paraxin®	Grey-Syndrom	Neugeborenes[a]
Sulfonamide, Co-trimoxazol	Eusaprim®, Cotrimoxazol AL®	Kernikterus	Neugeborenes[a]
Tetracycline		Dentinverfärbung und Kariesanfälligkeit der Zähne, Wachstumsverzögerung	Bis zum 8. Lebensjahr
Gyrase-Hemmstoffe		Knorpelschädigung (tierexperimentell)	Gesamte Wachstumsperiode?
Phenobarbital	Luminal®	Atemstillstand	Neugeborenes[a]
Digoxin	Lanicor®, Dilanacin®	Herzrhythmusstörungen mit Hirnblutung	Neugeborenes[a]
Glucocorticoide (Dauertherapie)		Wachstumsverzögerung, Minderwuchs	Gesamte Wachstumsperiode?
Indometacin	Indo-paed®, Indometacin BC®	Verminderung der glomulären Filtrationsrate	Neugeborenes[a]
Furosemid	Lasix®, Furosemid AL®	Nephrokalzinose	Frühgeborenes
ACE-Hemmstoffe		Starker Blutdruckabfall, Nierenversagen	Neugeborenes[a]
Vitamin-A-Überdosierung	A-Mulsin®	Hirndrucksteigerung, Zunahme des Kopfumfangs	Säugling
Neuroleptika, Metoclopramid	Paspertin®, MCP-Hexal®	Bewegungsstörungen	Alle Altersabschnitte

[a] Die unerwünschte Wirkung ist verstärkt beim Frühgeborenen zu beobachten.

nen. Bei entsprechend hoher Dosierung mit toxischen Plasmakonzentrationen tritt das Grey-Syndrom auch beim Erwachsenen auf. In der Pädiatrie ist Chloramphenicol ein wichtiges Reservetherapeutikum, z. B. bei abszedierenden bakteriellen Meningitiden und Anaerobier-Infektionen. Durch Arzneimittelkonzentrationsbestimmung sollte die Erhaltungsdosis kontinuierlich angepasst werden.

Sulfonamide, Sufonylharnstoffe, Ceftriaxon. Die Bindungskapazität von Albumin für Bilirubin ist bei reifen Neugeborenen in den ersten 2 Wochen, bei Frühgeborenen für längere Zeit niedrig. Stark proteingebundene Arzneistoffe wie Sulfonamide (einschließlich **Co-trimoxazol**) können in diesem Zeitraum zum Kernikterus führen; sie sind daher kontraindiziert. Die Kontraindikation für Sulfonamide sowie weitere Arzneistoffe mit starker Proteinbindung (z. B. **Sulfonylharnstoffe**, **Ceftriaxon**[16]) gilt auch für Schwangere vor und während der Geburt.

Tetracycline. Tetracycline bilden Komplexe mit Ca^{2+} und führen dadurch zu einer Wachstumsverlangsamung beim Feten sowie zur Dentinverfärbung und erhöhten Kariesanfälligkeit der Zähne, die während der Tetracyclin-Therapie angelegt wurden (▶ Kap. 10.1.2). Daher sind sie vor dem 8. Lebensjahr und während der gesamten Schwangerschaft kontraindiziert.

Gyrase-Hemmstoffe. Für Gyrase-Hemmstoffe (Fluorchinoline ▶ Kap. 10.1.1) gilt während der gesamten Wachstumsperiode (bis zum 18. Lebensjahr) ein striktes Anwendungsverbot, da sie im Tierversuch schwere Knorpelschäden hervorrufen. Daher dürfen sie auch während der gesamten Schwangerschaft und Stillzeit nicht angewendet werden. Von dem Anwendungsverbot ausgenommen sind Kinder mit Mukoviszidose, da sich in zwei Studien bei dieser Patientengruppe keine Hinweise auf eine Schädigung der Gelenke durch den Gyrase-Hemmstoff **Ciprofloxain**[17] ergaben.

Phenobarbital. Die Plasmahalbwertzeit von Phenobarbital ist bei reifen Neugeborenen in der ersten Woche, bei Frühgeborenen für längere Zeit, um den Faktor 4–7 gegenüber Säuglingen jenseits des ersten Lebensmonats erhöht. Ursache ist die **mangelnde Reife der Leber** mit entsprechend geringer Clearance. Nichtbeachtung dieser Besonderheit hat in der Vergangenheit bei der Behandlung von Anfallsleiden zu schweren Zwischenfällen (Atemstillstand) durch eine zu hohe Erhaltungsdosis geführt. Bei der Behandlung mit Phenobarbital sollte in der ersten Lebenswoche streng zwischen Sättigungsdosis in der Akutbehandlung und Erhaltungsdosis unterschieden werden.

> **Dosierung**
>
> **Phenobarbital:**
> — Akutbehandlung: 20–30 mg/kg/Tag
> — Erhaltungsdosis: 5 mg/kg/Tag

Digoxin. Auch für Digoxin gilt, dass die Plasmahalbwertzeit besonders in der ersten Lebenswoche, v. a. bei Frühgebore-

nen, stark verlängert ist (Faktor 2–5 im Vergleich zu Kindern jenseits der 4. Lebenswoche und zu Erwachsenen). Ursache ist in diesem Fall die noch nicht abgeschlossene Entwicklung der Nieren (geringe renale Clearance). Relative Überdosierung in der ersten Lebenswoche (z. B. bei Komedikation mit Indometacin, s. unten) hat zu Herzrhythmusstörungen mit Hirnblutung geführt. Durch individuelle Dosierung auf der Grundlage von Arzneimittelkonzentrationsbestimmungen sind diese unerwünschten Wirkungen vermeidbar.

Glucocorticoide. Während der gesamten Wachstumsperiode führt jede lang dauernde systemische Therapie mit Glucocorticoiden zu einer Verzögerung des Knochenwachstums und deshalb zu Minderwuchs; Ursache ist die katabole Wirkung der Glucocorticoide. Dies gilt auch dann, wenn Zeichen des Hyperkortizismus nicht erkennbar sind. Grundsätzlich anders zu bewerten ist die inhalative Anwendung von Glucocorticoiden bei Asthma bronchiale (▶ Kap. 23.3.2). Als einzige systemische unerwünschte Wirkung wird eine geringgradige Wachstumsverzögerung beobachtet, die lediglich bei einer hohen Dosierung nicht vollständig reversibel ist. Bei den üblichen niedrigen Dosisempfehlungen sind klinisch relevante Wachstumsverzögerungen nicht zu erwarten.

Indometacin. Indometacin, ein Nichtsteroid-Antiphlogistikum (▶ Kap. 23.3.1), wird bei persistierendem Ductus arteriosus eingesetzt. Bei Früh- und Neugeborenen setzt es stark die glomeruläre Filtrationsrate herab und kann zum Nierenversagen führen. Ursachen sind pharmakokinetische und pharmakodynamische Besonderheiten (verminderter hepatscher Metabolismus, prostaglandinabhängige Perfusion der Nieren). So wird bei gleicher Plasmakonzentration, für die beim Frühgeborenen ein Zehntel der Erwachsenendosis erforderlich ist, die glomeruläre Filtrationsrate beim Frühgeborenen um 40% und beim Erwachsenen um 12% reduziert.

Furosemid. Bei prolongierter Anwendung führt Furosemid wegen seiner kalziuretischen Wirkung beim Frühgeborenen – aber nicht in einer anderen Altersstufe – zur Nephrokalzinose. Bei zwingender Indikation (z. B. Herzinsuffizienz, Beatmungslunge) ist bei Frühgeborenen eine regelmäßige Ultraschalluntersuchung der Niere erforderlich.

ACE-Hemmstoffe. Beim Neugeborenen scheint das Renin-Angiotensin-Aldosteron-System für die Blutdruckregulation und zur Aufrechterhaltung der renalen Filtrationsrate bedeutsamer zu sein als das sympathische Nervensystem. Die damit zusammenhängende starke Stimulation des Renin-Angiotensin-Aldosteron-Systems erklärt die erhöhte Ansprechbarkeit des Neugeborenen auf ACE-Hemmstoffe; klinisch kommt es zu starkem Blutdruckabfall und zum Nierenversagen. Vergleichbar reagieren Erwachsene, bei denen durch eine Therapie mit Diuretika das Renin-Angiotensin-Aldosteron-System aktiviert ist.

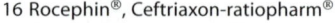

16 Rocephin®, Ceftriaxon-ratiopharm®
17 Ciprobay®, Cipro Basics®

❗ **ACE-Hemmstoffe sind daher in der Neonatologie, insbesondere bei Frühgeborenen, kontraindiziert.**

Vitamin A. Überdosierungen mit Vitamin A (Retinol) sind zu befürchten, wenn eine Rachitis-Prophylaxe mit Multivitaminpräparaten versucht wird. Beim Erwachsenen ruft eine Überdosierung eine Hirndrucksteigerung durch Hyperliquorrhö mit entsprechender Symptomatik hervor. Beim jungen Säugling kommt es zusätzlich zu einer Zunahme des Kopfumfanges. An dieser Stelle sei darauf hingewiesen, dass eine übermäßige Vitamin-A-Zufuhr in der Schwangerschaft mit einer Häufung von Missbildungen assoziiert ist und dass die Retinoide **Isotretinoin**[18] und **Acitretin**[19] **teratogen** sind.

Neuroleptika, Metoclopramid. Die wichtigste unerwünschte Wirkung von Neuroleptika bei Erwachsenen sind Bewegungsstörungen; sie sind auf den Antagonismus an Dopamin-Rezeptoren zurückzuführen. Auch bei korrekter Dosierung rufen Neuroleptika bei Kindern besonders häufig Dyskinesien, Tics, Grimassieren, Tortikollis etc. hervor, die ihrerseits psychotische Bilder auslösen können. Ähnliche Symptome treten auch bei Gabe des Dopamin-Rezeptor-Antagonisten **Metoclopramid** auf, der häufig als Antiemetikum im Kindesalter verordnet wird. Als Antidot bei akut aufgetretenen Bewegungsstörungen wirkt der Muscarin-Rezeptor-Antagonist **Biperiden**[20] (▶ Kap. 29), der langsam i.v. gegeben wird. Es ist aber nicht auszuschließen, dass bei Kindern, ähnlich wie bei Erwachsenen, die Bewegungsstörungen nach Absetzen des Dopamin-Rezeptor-Antagonisten in seltenen Fällen persistieren. Eine strenge Indikationsstellung beim Einsatz von Neuroleptika im Kindes- und Jugendalter ist deswegen obligat. Als Antiemetika sind bei Kindern Histamin-H_1-Rezeptor-Antagonisten wie **Dimenhydrinat**[21] zu bevorzugen (Achtung: ausgeprägte Müdigkeit, Sedation!).

33.5 Prinzipien der Verordnung

Der verordnende Arzt hat den größten Einfluss auf die **Compliance** (Einnahmezuverlässigkeit). Er muss die Eltern oder das ältere Kind über die Risiken der Erkrankung und den Nutzen bzw. die Risiken der Arzneimitteltherapie aufklären. Sehr hilfreich sind kurz gehaltene, schriftliche Informationen. Die für die Durchführung der Arzneimitteltherapie verantwortliche Person (Elternteil, Kind) sollte vom Arzt ausdrücklich benannt werden. Dies ist von besonderer Bedeutung für die Compliance bei der Behandlung chronischer Erkrankungen. Eine wesentliche Verbesserung der Compliance wird erreicht, wenn der Arzt mit Eltern bzw. Patienten den Behandlungserfolg zu einem geeigneten Zeitpunkt überprüft.

Wenn möglich sollten bei Kindern Arzneimittel zur **oralen Applikation** verordnet werden (▶ Kap. 33.2.1). Aufgrund der einfachen Applizierbarkeit und besseren Möglichkeit der Dosisanpassung sind zumindest bis zum 5. Lebensjahr Säfte oder besser noch Tropfen – letztere enthalten nur wenig galenische Begleitstoffe – den festen Zubereitungen vorzuziehen. Ist eine inhalative Therapie angezeigt, ist u. U. eine Technik erforderlich, die ohne die aktive Mitarbeit des Kindes auskommt (Ultraschall-Vernebler statt Dosier-Aerosol). **Suppositorien** sind nur für solche Arzneistoffe in Betracht zu ziehen, bei denen es nicht auf gut reproduzierbare Plasmakonzentrationen ankommt (▶ Kap. 34.2).

❗ **Suppositorien sind daher nicht als Träger für Antibiotika, β_2-Rezeptor-Agonisten oder Glucocorticoide (prolongierte Behandlung) geeignet. Dies gilt wegen der sehr geringen therapeutischen Breite insbesondere auch für Theophyllin, das leider immer noch in der rektalen Darreichungsform für die Akutbehandlung des Asthma bronchiale angeboten wird.**

Aus Gründen der Compliance sollte die Einnahme zu den Mahlzeiten erfolgen, vorausgesetzt diese sind einigermaßen gleichmäßig über den Tag verteilt (Achtung: zu lange Nachtintervalle bei vorgezogener Abendmahlzeit im Krankenhaus!). Wegen verringerter Bioverfügbarkeit bei gleichzeitiger Nahrungsaufnahme sind nur **Penicilline** mit einem schmalen Spektrum, bestimmte Tetracycline (jedoch nicht die häufig eingesetzten Tetracycline **Doxycyclin**[22] und **Minocyclin**[23]!) und die Tuberkulostatika **Isoniazid**[24] und **Rifampicin**[25] ausgenommen. Unter Berücksichtigung der pharmakokinetischen Eigenschaften eines Arzneimittels ist eine **möglichst geringe Zahl von Tagesdosen** anzustreben. Daher ist die Entwicklung von **Retardpräparaten** für Kinder von Bedeutung. Bis zu drei Tagesdosen können zu den Hauptmahlzeiten eingenommen werden. Günstiger sind allerdings zwei Tagesdosen (morgens und abends), da die u. U. kritische Mittagsdosis im Kindergarten oder in der Schule entfällt. Bei mehr als drei Tagesdosen beträgt selbst bei Erwachsenen die Compliance nur 25%!

33.6 Grundsätze der Arzneimitteltherapie häufiger Erkrankungen oder Symptome bei Kindern

33.6.1 Akute Erkrankungen

Akute Krankheitsbilder mit rascher Spontanheilung sind bei Kindern häufiger als bei Erwachsenen. Deshalb sollte man sich bei Kindern mit akuten Erkrankungen die Frage stellen, ob eine Arzneitherapie überhaupt erforderlich ist. Bei sorgfältiger Beobachtung wird es häufig sinnvoll sein, ein in vergleichbarer Situation beim Erwachsenen indiziertes Arzneimittel nicht zu verabreichen (z. B. Antiemetikum bei einer Gastroenteritis). Gegen diese Grundsätze wird vielfach verstoßen. So werden in großem Umfang virale Infekte der oberen Luftwege von vornherein mit Antibiotika behandelt. Da es

---

18 Roaccutan®, Isotret-HEXAL®
19 Neotigason®
20 Akineton®, Biperiden-neuraxpharm®
21 Vomex®, Vertigo-Vomex S®
22 Supracyclin®, Doxycyclin AL®
23 Skid®, Minocyclin-ratiopharm®
24 Isozid®, tebesium®-s
25 Rifa®, Eremfat®

für diese Vorgehensweise keine rationale Grundlage gibt, werden Kinder unnötig den Risiken einer Therapie mit Antibiotika ausgesetzt (Allergie, Durchfall etc.); außerdem werden Resistenzentwicklungen begünstigt. So hat sich die großzügige Verschreibung von Makrolid-Antibiotika mit langer Halbwertzeit weltweit ungünstig auf die Resistenzentwicklung ausgewirkt. Die ungerechtfertigte Verschreibung von Antibiotika mag u. a. ursächlich für die schlechte Compliance bei der Antibiotikatherapie von Kindern sein. Daher sind die vorstehenden Ausführungen zur Verbesserung der Compliance bei einer Infektion, die mit Antibiotika behandelt werden muss, besonders wichtig. Eltern bzw. Kinder sind ferner darauf hinzuweisen, dass die Antibiotikatherapie auch nach Abklingen der Symptome über den vom Arzt vorher festgelegten Zeitraum zu erfolgen hat.

33.6.2 Fieber

Fieber, das häufigste Symptom in der pädiatrischen Praxis, ist per se für Kinder nicht gefährlich, deshalb auch nicht grundsätzlich behandlungsbedürftig. Meistens ist es ausreichend, für eine reichliche Flüssigkeitszufuhr zu sorgen, eine gute Wärmeabgabe zu ermöglichen (leichte Kleidung und Decken) sowie eine übermäßige Wärmezufuhr, z. B. durch überheizte Räume, zu vermeiden. In der Regel sollen antipyretische Arzneimittel zurückhaltend eingesetzt werden. Ausgenommen sind Kinder mit Krampfanfällen bei Fieber oder mit einer neurologischen (Vor-)Erkrankung.

Bei **behandlungsbedürftigem Fieber** verfügen **Paracetamol** und **Acetylsalicylsäure** zwar über eine gleiche Wirksamkeit, es soll jedoch im gesamten Kindesalter Paracetamol als Standardmittel eingesetzt werden, da seine Anwendung im Gegensatz zu der von Acetylsalicylsäure nicht mit einem erhöhten Blutungsrisiko einhergeht und nur für Paracetamol kindergerechte Zubereitungsformen (Saft, Suppositorien) zur Verfügung stehen. Für eine Bevorzugung von Paracetamol spricht ebenfalls der Zusammenhang zwischen der Einnahme von Acetylsalicylsäure und dem seltenen **Reye-Syndrom**, das bei Kindern unter 18 Jahre auftritt. Paracetamol-Vergiftungen mit Leberschädigung sind bei Kindern selten. Dennoch sollten Eltern auf die Einhaltung der empfohlenen Einzeldosis und Dosierungsintervalle sowie die Gefahr der akzidentellen Vergiftung hingewiesen werden.

Das Propionsäure-Derivat **Ibuprofen**[26] steht als Saft zur Verfügung und darf ab dem 3. Lebensmonat eingesetzt werden. Es gibt allerdings experimentelle Hinweise darauf, dass Ibuprofen ähnlich wie Acetylsalicylsäure ein Reye-Syndrom hervorrufen kann. Außerdem hat eine Studie gezeigt, dass Ibuprofen durch Hemmung der renalen Cyclooxygenase gerade bei Kindern unter 2 Jahren eine transitorische Einschränkung der Nierenfunktion bewirkt. Insgesamt konnte aber gezeigt wurde, dass bei kurzfristiger Anwendung bei Kindern mit Fieber schwere unerwünschte Wirkungen nicht häufiger vorkommen als bei einer vergleichbaren Behandlung mit Paracetamol. Da Ibuprofen rezeptfrei zur Verfügung steht, ist davon auszugehen, dass es im Rahmen der Selbstmedikation zunehmend bei Kindern Anwendung findet.

Das Pyrazolderivat **Metamizol**[27] darf wegen seiner unerwünschten Wirkungen nur bei gezielter Indikation (z. B. hohes Fieber, das auf andere Maßnahmen nicht anspricht), eingesetzt werden; für Kinder eignet sich die Tropfenform.

33.6.3 Schmerz

Die Schmerzbehandlung bei Kindern ist häufig unzureichend. Entgegen der weithin herrschenden Auffassung haben bereits Frühgeborene ein ausgeprägtes Schmerzempfinden. Geeignet für die Schmerztherapie sind **antipyretische Analgetika** (s. oben). Bei schweren Schmerzzuständen sollte bei Kindern aller Altersstufen (wie bei Erwachsenen) nicht auf den Einsatz von **Morphin**[28] oder Morphin-artig wirkenden Analgetika verzichtet werden.

> **In Kürze**
>
> Wichtige Prinzipien der Arzneimitteltherapie im Kindesalter sind:
> - Von den auf dem Markt befindlichen Arzneimitteln sind nur 20% für Kinder zugelassen (mit Angaben über pädiatrische Dosierungen).
> - Die Ontogenese beeinflusst in nicht-linearer Weise die Pharmakokinetik vieler Arzneimittel.
> - Die Unterscheidung von Sättigungsdosis und Erhaltungsdosis ist v. a. in der Neonatologie zu beachten.
> - Individualdosierung hat Vorrang vor der Pauschaldosierung.
> - Bei akuten Erkrankungen mit rascher Spontanheilung ist der Einsatz von Arzneimitteln, insbesondere Antibiotika, häufig nicht indiziert.

Weiterführende Literatur ► www.springer.com

---

26 Nurofen für Kinder Fiebersaft®
27 Novalgin®, Novaminsulfon Lichtenstein®
28 Morphin-Merck®, MST-Mundipharma®

34 Arzneitherapie im Alter

W. Siegmund, K. May

34.1 Begriffsbestimmung, allgemeine Vorbemerkungen

Eine allgemein anerkannte Definition des biologischen Alter(n)s gibt es nicht. Altern ist ein kontinuierlicher Prozess. Dementsprechend unterscheidet sich auch die Arzneitherapie beim alten Menschen nicht grundsätzlich von derjenigen beim jüngeren, sie besitzt jedoch einige, vorwiegend quantitative Besonderheiten.

Der prozentuale Anteil alter Menschen an der Gesamtzahl der Patienten wird in den nächsten 20 Jahren überproportional steigen und noch stärker deren Anteil am Arzneimittelverbrauch. 2005 entfiel über die Hälfte des GKV-Fertigarzneimittelumsatzes auf Versicherte ab 60 Jahren (26,5% der Gesamtmitglieder); jeder Patient bezog im Mittel 19 Arzneimittelpackungen im Wert von € 786,–, wobei die Aufwendungen für Frauen deutlich höher als für Männer gleichen Alters waren. Jedoch steigen Krankheitskosten nicht nur mit dem wachsenden Alter, sondern eher mit der Nähe des Todes. Somit kann die Kostenexplosion im Gesundheitswesen nicht pauschal mit der Überalterung der Bevölkerung erklärt werden.

Bei vielen Menschen ergeben sich aber unmittelbar nach dem Erreichen des Rentenalters ökonomische und psychologische Besonderheiten. Mit zunehmendem Lebensalter können auch bei gesunden Personen langsam bedeutsame **physiologische Veränderungen** hinzukommen, mit denen sich klinisch relevante **pharmakokinetische und pharmakodynamische Besonderheiten** begründen lassen. Darüber hinaus sind Menschen im hohen Alter häufig dauernd behandlungsbedürftig, weil sie an chronischen Erkrankungen des Gehirns (Demenz, hirnorganisches Psychosyndrom, Parkinsonismus, Depressionen), an den Folgekrankheiten von Arteriosklerose und Hypertonie, an Funktionsstörungen von Niere, Lunge oder Endokrinium (Altersdiabetes, Postmenopause) oder an entzündlich oder degenerativ bedingten Veränderungen des Bewegungsapparates (Arthrose, Osteoporose) leiden.

Multimorbidität begründet häufig die gleichzeitige Gabe mehrerer Arzneimittel und führt zur exponentiellen Zunahme **unerwünschter Arzneimittelwirkungen** und -**wechselwirkungen**. In der ärztlichen Allgemeinpraxis wird etwa die Hälfte der Versicherten über 60 Jahre mit durchschnittlich 2,7 Arzneimitteln täglich dauerhaft behandelt, im internistischen Patientengut sind sechs oder mehr Verordnungen pro Patient eher die Regel. Das Problem der **Polytherapie** wird häufig kompliziert durch mitbehandelnde Ärzte (und Vertreter »besonderer Therapierichtungen«) und durch unkontrollierbare **Selbstmedikation**. Ungefähr 10% aller internistischen Krankenhauseinweisungen sollen Folge unerwünschter Arzneimittelwirkungen sein, 2,5-fach häufiger als im Durchschnitt der Bevölkerung.

Ein besonderes Problem ist die Einnahmezuverlässigkeit (Compliance) bei ambulanten älteren Patienten. Besonders unregelmäßig werden Antibiotika und Mittel zur Behandlung der chronischen Herzinsuffizienz und Hypertonie eingenommen. Wichtige Gründe für eine schlechte Compliance sind mangelnde Aufklärung der Patienten und unzureichende Akzeptanz der Arzneitherapie. Oft verstehen alte Menschen die Notwendigkeit einer regelmäßigen Arzneimitteleinnahme nicht, besonders bei symptomarmen chronischen Erkrankungen mit geringem oder fehlendem Leidensdruck, oder nachdem subjektiv unangenehme Nebenwirkungen erlebt wurden. Fehleinnahmen entstehen auch bei vermindertem psychischem und/oder physischem Leistungsvermögen des Patienten. Als Beispiele seien genannt: mangelnde Aufmerksamkeit und Merkfähigkeit, Sehstörungen bei Glaukom oder Katarakt (Unterscheiden von optisch ähnlichen Zubereitungen, Lesen von Informationen), motorische Störungen bei Rheumatoidarthritis oder Morbus Parkinson (Öffnen von Packungen, Teilen von Tabletten, Abzählen von Tropfen), Schluckstörungen nach Apoplexie (Einnahme großer fester Zubereitungen).

34.2 Pharmakokinetische Besonderheiten

Pharmakokinetische Besonderheiten im Alter entstehen nur teilweise durch physiologische Veränderungen (◘ Tab. 34.1). Resorption, Verteilung und Elimination werden von Umweltfaktoren, schlechten Gewohnheiten (Rauchen, Alkohol, Fehlernährung) oder Begleiterkrankungen meist stärker als durch das kalendarische Alter verändert.

So kann die **Resorption** aus dem Magen-Darm-Trakt wegen der verminderten Säuresekretion und Abnahme von Motilität, Durchblutung und Größe der resorbierenden Fläche verändert sein. Wegen der verminderten Gewebedurchblutung besteht auch ein verzögerter Wirkungseintritt subkutan oder intramuskulär applizierter Pharmaka. Im Allgemeinen muss man jedoch bei Gesunden nicht mit klinisch relevanten Störungen der Bioverfügbarkeit rechnen.

Besonderheiten in der **Verteilung** kommen durch geringere Organdurchblutung, Schwund von Muskelmasse, Minderung des Körperwassers (v. a. intrazellulär), Veränderungen im Plasmaproteinmuster (Abnahme der Albumine, Zunahme des α_1-sauren Glykoproteins) und die oft drastische Zunahme (im sehr hohen Alter auch Abnahme) des Fettgewebes zustande. Dies kann im Einzelfall für gut wasser- oder fettlösliche Arzneimittel (z. B. höhere Plasmakonzentrationen von Digoxin, Überhangwirkungen zentral dämpfender Pharmaka) oder für solche mit extrem hoher Proteinbindung bei geringer therapeutischer Breite und kleinem Verteilungsvolumen (z. B. Wirkungsverstärkung von gerinnungshemmenden Vitamin-K-Antagonisten, **Phenytoin**[1]) von klinischer Bedeutung sein. Allerdings werden auch **Verteilungsvorgänge** in stärkerem Maße von Krankheiten als durch »Alter« beeinflusst.

Störungen der **Biotransformation** von Arzneistoffen sind wegen der reduzierten metabolischen Kapazität und Durchblutung von Darmmukosa und Leber im Alter zu erwarten. Dies kann zur verzögerten Elimination von Arzneistoffen führen, die durch Phase-I-Reaktionen insbesondere vom mikrosomalen Cytochrom-P450-System abgebaut werden. Bei Arzneistoffen mit **hoher präsystemischer Elimination** (z. B. **Propranolol**[2], **Metoprolol**[3], **Propafenon**[4], **Clomethiazol**[5], **Prazo-**

---

1 Phenhydan®, Phenytoin AWD®
2 Obsidan®, propra von ct®
3 Beloc®, metoprolol-ratiopharm®
4 Rytmonorm®, Propafenon-ratiopharm®
5 Distraneurin®

◘ Tab. 34.1. Pharmakokinetische Besonderheiten beim alten Menschen

Pharmakokinetik	Altersbedingte Veränderungen	Klinische Konsequenzen
Resorption	↓ Säuresekretion des Magens	Meist keine Störung der Resorptionsrate
	↓ Magen-Darm-Motilität	
	↓ Durchblutung	Unter Umständen veränderte Resorptionsgeschwindigkeit
	↓ resorbierende Fläche	
	↓ Gewebedurchblutung	Verzögerter Wirkungseintritt s.c. oder i.m. applizierter Arzneimittel
Verteilung	↓ Organdurchblutung	Im Einzelfall: veränderte Serumkonzentrationen gut wasser- oder lipidlöslicher Arzneimittel
	↓ Muskelmasse	
	↓ Serumalbumin	
	↑ α_1-Glykoprotein	
	↑ Körperfettgewebe	Überhangeffekte zentral dämpfender Pharmaka
Biotransformation	↓ Lebergröße (bis 40%)	Höhere Serumkonzentrationen von High-clearance-Arzneimitteln durch bessere Bioverfügbarkeit und langsamere Elimination
	↓ Leberdurchblutung (ca. 30%)	
	Bei multimorbiden Patienten oft verlangsamt: Cytochrom-P-450-abhängige Phase-I-Reaktionen Meist unverändert: Phase-II-Reaktionen (Glukuronidierung, Sulfatierung, Acetylierung)	Beispiele: Propranolol, Metoprolol, Propafenon, Verapamil, Clomethiazol, Nifedipin
Exkretion	↓ Renale Durchblutung	Verzögerte Elimination vorwiegend renal ausgeschiedener Arzneimittel Beispiele: Amphotericin B, Aminoglykoside, Gyrase-Hemmstoffe, Vancomycin, Atenolol, Digoxin

sin[6]) kann es zusätzlich infolge besserer Bioverfügbarkeit zu unerwünscht hohen Blutkonzentrationen kommen (verminderter **First-pass-Effekt**). Ein höheres Risiko haben multimorbide Patienten. Die Elimination durch Konjugation (Glukuronidierung, Sulfatierung, Acetylierung u. a.) ist dagegen kaum altersabhängig. Insgesamt ist die Bedeutung von rein altersbedingten Veränderungen der Biotransformation eher gering.

Mit klinisch relevanten Einschränkungen muss dagegen in Bezug auf die **renale Exkretion** von Arzneimitteln gerechnet werden, auch beim gesunden alten Menschen. Durch Minderung der Größe und/oder Zahl von Glomeruli und Nephronen nimmt die glomeruläre Filtrationsrate jährlich um ca. 1 ml/min und die tubuläre Funktion um etwa 1% ab. Die Normalwerte der Kreatinin-Clearance sinken mit zunehmendem Alter. Da bleibt das Serumkreatinin oft normal, da auch die endogene Kreatininsynthese aufgrund der Abnahme der Muskelmasse abnimmt und so eine normale Nierenfunktion vorgetäuscht werden kann. Im Alter ist das Serumkreatinin kein Maß für die Nierenfunktion. Ferner sind die Folgen chronischer Begleiterkrankungen (Hypertonie, Herzinsuffizienz) sowie die Ernährung zu berücksichtigen.

❯ **Die Dosis vorwiegend renal eliminierter Arzneistoffe mit geringer therapeutischer Breite muss deshalb angepasst werden.**

34.3 Pharmakodynamische Besonderheiten

Pharmakodynamische Besonderheiten bei älteren Menschen betreffen die Arzneistoff-Rezeptor-Interaktionen, die Reagibilität von Geweben und Organen sowie Regulationsvorgänge. So ist die nachlassende Wirkung von M-Cholinozeptor-Antagonisten, β-Adrenozeptor-Agonisten oder -Antagonisten oder Herzglykosiden mit der verminderten Anzahl oder Ansprechbarkeit der jeweiligen Rezeptoren zu erklären. Funktionsänderungen des Zentralnervensystems können die Wirkung zentral dämpfender Arzneimittel verstärken und die Effekte stimulierender Stoffe abschwächen. Nach Verordnung von Hypnotika und Sedativa ist vermehrt mit paradoxen Reaktionen wie mit Schlaflosigkeit und Erregungszuständen, nach Coffein hingegen mit Schläfrigkeit zu rechnen. Die Rigidität der Gefäße schränkt die Reaktionsbreite vasodilatierend und -konstriktorisch wirkender Arzneistoffe ein. Alte Menschen neigen stärker zu Hypoglykämien durch Antidiabetika,

---

6 Minipress®, Prazosin-ratiopharm®

zu orthostatischen Dysregulationen durch Arzneimittel mit antiadrenergen Wirkungen (α-Adrenozeptor-Antagonisten, H_1-Antihistaminika, trizyklische Antidepressiva, schwache Neuroleptika), zu Störungen des Wasserhaushaltes durch Diuretika und Laxanzien oder zu Unterkühlung durch Neuroleptika.

34.4 Dosierungsempfehlungen im Alter

Im Alter gibt es keine allgemeingültigen Dosiervorschriften oder Faustregeln. Immer ist eine gründliche Arzneimittelanamnese geboten. Wegen der unüberschaubaren Vielfalt von Besonderheiten ist stets eine **individuelle Dosierung** erforderlich.

> ❯ Die Therapie sollte einschleichend mit niedrigen Dosen (etwa 50% der üblichen Erwachsenendosis) begonnen und in Abhängigkeit vom Therapieerfolg angepasst werden.

Bei wenigen Problemarzneimitteln (beispielsweise **Theophyllin**[7], Herzglykoside, Aminoglykosid-Antibiotika, Antiepileptika) kann die Überprüfung der Plasmakonzentration der Arzneistoffe zur Dosisfindung genutzt werden. Die Dosis vorwiegend renal eliminierter Arzneistoffe (wie z. B. Aminoglykosid-Antibiotika, **Digoxin**[8], **Atenolol**[9]) sollte an die aktuelle glomeruläre Filtrationsrate (GFR) nach Messung der Kreatinin-Clearance (CL_{KR}) oder wenigstens durch Verwendung der folgenden **Formel nach Cockroft und Gault**

$$CL_{KR} \, [\text{ml/min}] = \frac{(140 - \text{Alter } [a]) \times \text{Gewicht } [\text{kg}]}{(f \times \text{Serumkreatinen } [\text{mg/dl}])}$$

angepasst werden (für Männer f=72, für Frauen f=85). Neuere Daten weisen aber darauf hin, dass offensichtlich die wirkliche glomeruläre Filtrationsrate im Alter durch Messung der Kreatinin-Clearance und besonders durch Berechnung mit der Formel nach Cockroft und Gault zu niedrig bestimmt wird. Die Notwendigkeit der Dosisanpassung wird auch von der therapeutischen Breite des betreffenden Arzneimittels sowie von der Forderung nach Einhaltung eines therapeutischen Fensters oder einer pharmakologischen Zielgröße (z. B. INR-Wert, Blutzucker) mitbestimmt.

Oft ist es nicht möglich, sämtliche Beschwerden zu behandeln; deshalb müssen **Schwerpunkte** gesetzt werden, die sich aus dem **Nutzen-Risiko-Verhältnis** ableiten. Die Zahl gleichzeitig gegebener Arzneimittel ist durch einfache Behandlungsschemata und Verwendung von retardierten Zubereitungen auf ein unbedingt erforderliches Minimum zu beschränken. Vorteilhaft ist die Verordnung oral anzuwendender Präparate und anwendungsfreundlicher Verpackungen. Die Gabe von Suppositorien bedarf bei Patienten mit eingeschränkter Beweglichkeit oft einer helfenden Hand. Kindersichere Packungen sind auch »greisensicher«. Dosisanpassungen sollten langsam vorgenommen werden (»start low – go slow«). Die Einnahmedisziplin lässt sich verbessern, wenn der Patient und eine ihm nahestehende Pflegeperson über die Notwendigkeit der beabsichtigten Therapie informiert werden und möglichst schriftliche Anweisungen erhalten. Dies gilt insbesondere beim Verschreiben von »Prophylaktika« und solchen Arzneimitteln, deren Wirkung erst nach einer Latenz einsetzt.

Eine begonnene Arzneitherapie bedarf der regelmäßigen Kontrolle, um bei veränderter klinischer Situation so frühzeitig wie möglich Korrekturen vornehmen bzw. über ihr Absetzen unter sorgfältiger Beobachtung der Patienten entscheiden zu können. Entscheidungen sollten besonders aus der Sicht des zu erwartenden Beitrages zur **Lebenserwartung und Lebensqualität** getroffen werden, wobei bevorzugt gut erprobte und bewährte Arzneimittel verschrieben werden sollten.

34.5 Beispiele für Besonderheiten bei der Therapie mit einzelnen Stoffgruppen

Auch im Alter sollte rationale Pharmakotherapie durch die Verordnung von Arzneimitteln mit erwiesenen pharmakologischen Wirkungen unter Berücksichtigung der individuellen Besonderheiten der Patienten geprägt sein. So genannte **Geriatrika** werden zur Vorbeugung und Behandlung der körperlichen und psychischen Leistungsminderung im Alter angeboten. Vertreter dieser Gruppe sind einige Phytopharmaka wie Ginseng oder Knoblauch, chemische Stoffe wie Procain und Lecithin, Vitamine, Spurenelemente, Anabolika oder Organextrakte. Ihnen gemeinsam ist, dass ihr therapeutischer Wert gegen das Altern bisher mit wissenschaftlichen Methoden nicht belegt werden konnte, zumal angezweifelt werden muss, ob der wahrscheinlich genetisch determinierte Altersprozess überhaupt durch Arzneimittel beeinflussbar ist. In den folgenden Abschnitten sollen deshalb einige Besonderheiten der rationalen Anwendung solcher Arzneimittel dargestellt werden, deren Wirksamkeit auch im Alter gesichert ist.

34.5.1 Antibiotika

Alte Menschen sind besonders infektanfällig. Infektionen verlaufen häufig atypisch, spezifische Symptome wie Fieber und Leukozytose können fehlen. Der Krankheitsverlauf ist dennoch in der Regel schwerer und die Letalität höher als bei jüngeren Personen. Wegen wiederholter Anwendung von Antibiotika ist mit selektierten Problemkeimen zu rechnen.

Eine altersspezifische Behandlung mit Antiinfektiva gibt es nicht. Es sind allerdings häufiger als üblich bakteriologische Kontrollen und eine gezielte Therapie zu empfehlen. Kalkulierte Chemotherapien sollten möglichst mit bakterizid wirkenden Stoffen erfolgen, wobei auch in der Geriatrie β-Lactam-Antibiotika Mittel der ersten Wahl sind.

> ❶ Bei Arzneistoffen mit geringer therapeutischer Breite ist besondere Vorsicht geboten.

---

7 Bronchoretard®, Theophyllin retard-ratiopharm®

8 Digacin®, Lanicor®

9 Tenormin®, Atenolol-AL®

Die Erhaltungsdosis (nicht Initialdosis) muss bei Patienten mit stark eingeschränkter Nierenfunktion (Aminoglykosid-Antibiotika, Gyrase-Hemmstoffe, **Clindamycin**[10], **Co-trimoxazol**[11], **Ethambutol**[12], **Flucytosin**[13], **Fluconazol**[14], **Aciclovir**[15], **Vancomycin**[16], **Amphotericin B**[17]) bzw. mit schweren Leberschäden (Makrolid-Antibiotika, **Doxycyclin**[18], **Fusidinsäure**[19], **Mezlocillin**[20], **Ceftriaxon**[21]) angepasst werden.

Zu berücksichtigen ist auch, dass Superinfektionen oder Gerinnungsstörungen nach Breitband-Antibiotika (β-Lactam-Antibiotika, Makrolid-Antibiotika, Lincosamide) häufiger auftreten und Aminoglykosid-Antibiotika eine bestehende Hörstörung und Nierenschädigung verschlimmern können.

34.5.2 Analgetika

Im Alter kommen Schmerzsyndrome überwiegend bei degenerativen Skeletterkrankungen, Tumoren, Minderdurchblutungen oder nach Herpes zoster vor. Bei Behandlung mit NSAID besteht ein höheres Risiko für gastrointestinale und renale Nebenwirkungen, besonders bei multimorbiden Patienten, die weitere Medikamente einnehmen (Diuretika, Antihypertensiva). Eine Kombinationstherapie mit Psychopharmaka, v. a. Antidepressiva, zur Behandlung chronischer Schmerzzustände senkt den Analgetikabedarf.

Die Therapie mit **Morphin**[22] oder morphinartig wirkenden Analgetika sollte möglichst oral unter Beachtung der höheren Empfindlichkeit alter Menschen auf die zentraldämpfenden und die hypotensiven Wirkungen dieser Arzneistoffe erfolgen. Eine Kombination mit Laxanzien ist erforderlich. Die Entwicklung von Abhängigkeit und Toleranz sind bei Verwendung von retardierten Zubereitungen kaum zu befürchten.

Pethidin[23] und **Methadon**[24] sind zur Schmerztherapie im Alter ungeeignet. Bei der Behandlung der häufig polymorbiden alten Patienten mit schwersten Schmerzzuständen sind auch invasive Methoden der Schmerztherapie (Peridural-, Spinalkatheter, Portsysteme) wegen der geringeren Gefahr unerwünschter Wirkungen von Vorteil. Im Alter sollten auch stärker physikalische und psychologische Behandlungsverfahren eingesetzt werden.

34.5.3 Psychopharmaka

Die Anwendung von Psychopharmaka ist bei alten Menschen mehrfach höher als im mittleren Lebensalter. 20–30% der alten Menschen sind behandlungsbedürftig psychisch krank, mehr als 40% der über 65-Jährigen haben Schlafstörungen. Der Verbrauch von Psychopharmaka bei den über 80-Jährigen reicht aus, um fast jeden vierten Patienten in einer Dauertherapie zu halten.

Vor jeder Verordnung von Psychopharmaka müssen die der psychischen Störung möglicherweise zugrunde liegenden körperlichen Krankheiten ausgeschlossen bzw. behandelt werden (z. B. Störungen von Blutdruckregulation, Herzfunktion, von Wasser- und Elektrolythaushalt). Auch Komedikationen durch mitbehandelnde Ärzte könnten kognitive Störungen und Verwirrtheitszustände verursacht haben, z. B.

durch Psychopharmaka, zentral wirkende Antihypertensiva, Antiparkinson-Mittel, Opioide, Glucocorticoide, Theophyllin, Herzglykoside, Histamin-H_2-Rezeptor-Antagonisten oder Arzneimittel mit starken anticholinergen Eigenschaften. Neben den in ▶ Kap. 34.4 genannten Besonderheiten ist besonders das gesteigerte Sturz- und Frakturrisiko alter Menschen nach Gabe von Antidepressiva, Neuroleptika und Tranquilizern/Hypnotika zu beachten.

Antidepressiva

Sie sind im Alter häufig indiziert, oft im Zusammenhang mit den bei beginnender **Demenz** zu behandelnden depressiven Syndromen.

Trizyklische Antidepressiva (TCA) sind wegen Vorschädigungen im Alter oft nur eingeschränkt anwendbar bzw. kontraindiziert. Ihre M-Cholinozeptor-antagonistischen Wirkungen können folgenschwere Komplikationen verursachen (Tachykardie, Glaukomanfall, akute Harnverhaltung, paralytischen Ileus, Vigilanzstörungen, psychische bis psychotische Reaktionen). Die α-Adrenozeptor-antagonistische Wirkung (Störungen der Blutdruckregulation und der kardialen Erregungsleitung) ist bei Kombination mit Antihypertensiva und Antiarrhythmika zu berücksichtigen. **Nortriptylin**[25] soll vergleichsweise besser Herz-Kreislauf-verträglich sein.

Tetrazyklische Antidepressiva wie **Mirtazapin**[26] haben bei vergleichbarer Wirksamkeit weniger solche unerwünschten Wirkungen. Serotonin-Wiederaufnahmehemmer (SSRI, z. B. **Paroxetin**[27], **Citalopram**[28]) können wegen nahezu fehlender M-Cholinozeptor- und α-Adrenozeptor-antagonistischer Effekte eine Alternative bei älteren, antriebs- und affektarmen Depressiven sein. Sie verursachen aber oftmals gastrointestinale Beschwerden, innere Unruhe und Schlafstörungen. Auch der reversible MAO-Hemmstoff **Moclobemid**[29] wird wegen der im Vergleich zu TCA geringeren M-Cholinozeptor-antagonistischen und kardiotoxischen Wirkung vorteilhaft beurteilt. Seine antriebssteigernde Wirkung kann allerdings bei psychoorganisch beeinträchtigten Patienten zu nächtlicher Unruhe führen.

---

10 Sobelin®, Clinda-saar®
11 Eusaprim®, Cotrim-ratiopharm®
12 Myambutol®, EMB-Fatol®
13 Ancotil®
14 Fungata®, FlucoLich® derm
15 Zovirax®, Aciclovir-1A Pharma®
16 Vancomycin CP Lilly®, Vancomycin-ratiopharm®
17 Ampho-Moronal®, Amphotericin B®
18 Supracyclin®, Doxycyclin STADA®
19 Fucidine®
20 Baypen®
21 Rocephin®, Ceftriaxon-ratiopharm®
22 MST Mundipharma®, M-STADA®
23 Dolantin®
24 Polamidon®
25 Nortrilen®
26 Remergil®, Mirtazapin STADA®
27 Seroxat®, Paroxetin-ratiophram®
28 Cipramil®, Citalopram HEXAL®
29 Aurorix®, Moclobemid – 1A Pharma®

Ferner stehen **Johanniskraut-Präparate**[30] als pflanzliche Mittel zur Verfügung, die bei leicht- und mittelgradigen Depressionen wirksam sein sollen.

Neuroleptika

Die niedrigpotenten Butyrophenone **Melperon**[31] und **Pipamperon**[32] werden wegen ihrer guten psychomotorisch dämpfenden und sedierenden Wirkung bei geringen anticholinergen und kreislaufdepressiven Eigenschaften in der Geriatrie häufig verordnet. Schwach wirkende Phenothiazine wie z. B. **Levomepromazin**[33], **Promethazin**[34] und **Thioridazin**[35] eignen sich zwar als Sedativa, haben aber stärkere vegetative Wirkungen (Vigilanzstörungen, Delirgefahr, Orthostase).

Stark wirkende Neuroleptika werden im Alter hauptsächlich symptomatisch zur Behandlung von funktionellen und organischen Wahnsymptomen sowie Erregungszuständen verwendet. Sie sind jedoch **keine Schlafmittel** und sollten bei Schlafstörungen mit anderer Ursache nicht eingesetzt werden. Die nicht unumstrittene Therapie mit geringen Dosen meist eines Butyrophenons (z. B. **Haloperidol**[36]) ist nicht selten mit extrapyramidal-motorischen Störungen (Parkinson-Syndrom, Frühdyskinesien, auch Spätdyskinesien) belastet. Die atypischen Neuroleptika **Risperidon**[37], **Olanzapin**[38] und **Clozapin**[39] sind zwar nicht mit diesen Nachteilen behaftet, doch werden zahlreiche andere, nicht minder schwerwiegende Nebenwirkungen beobachtet (z. B. Hypersalivation und Agranulozytosen nach Clozapin). Neueren Mittel wie **Ziprasidon**[40] und **Quetiapin**[41] könnten wegen ausbleibender Gewichtszunahme gegenüber anderen Neuroleptika vorteilhaft sein.

Tranquilizer, Hypnotika

Schlafstörungen im Alter sind häufig durch Faktoren bedingt, die nicht auf Schlafmittel ansprechen, etwa allgemeine Inaktivität oder Kreislaufstörungen. Ein besonders hoher Verbrauch von Schlaf- und Beruhigungsmitteln in Pflegeheimen lässt oft den Verdacht aufkommen, dass ihr Einsatz auch der Erleichterung der Pflege dient!

Zur Behandlung von Schlafstörungen sowie von Angst, Unruhe und Erregungszuständen im Alter eignen sich v. a. Benzodiazepine mit schnellem Wirkungseintritt und mittlerer Halbwertszeit (**Oxazepam**[42], **Lorazepam**[43], **Temazepam**[44]). Weniger empfehlenswert sind Präparate mit kurzer Halbwertszeit (z. B. **Triazolam**[45]), da paradoxe Reaktionen wie Wachzustände, Agitiertheit und delirante Zustände bei psychoorganisch beeinträchtigten älteren Patienten häufiger auftreten. Alle Benzodiazepine verursachen besonders im Alter kognitive und psychomotorische unerwünschte Wirkungen und bergen die Gefahr einer Niedrigdosisabhängigkeit. In dieser Hinsicht sind auch **Zolpidem**[46] und **Zopiclon**[47] nur relativ besser. Auch von ihnen ist heute bekannt, dass sie zur Abhängigkeit führen und Entzugserscheinungen hervorrufen können. Durch Verzicht auf Benzodiazepine und deren Analoga lassen sich die im Alter häufig folgenschweren Konsequenzen von Gangunsicherheit und Sturzgefahr deutlich vermindern.

Chloralhydrat[48] ist wegen der geringen therapeutischen Breite und der möglichen kardiovaskulären unerwünschten Wirkungen trotz guter Wirkung bei alten Menschen mit Vorsicht einzusetzen. Die Wirkung pflanzlicher Hypnotika ist zwar umstritten, doch sollte alten Menschen, wenn sie glauben damit schlafen zu können, nicht davon abgeraten werden. Es muss jedoch vermerkt werden, dass Langzeitwirkungen noch unzureichend geprüft und Wechselwirkungen bei Komedikation nicht auszuschließen sind. Gut charakterisiert wurden bislang Wechselwirkungen zwischen dem Enzym-induktorisch wirkenden Johanniskraut und Arzneimitteln, die Substrat von CYP3A4 und/oder P-Glykoprotein sind (z. B. **Cyclosporin**[49], **Digoxin**). Von dem seit kurzem auch in Deutschland zugelassenen Melatonin ist bekannt, dass niedrige Abenddosen die Schlaflatenz und -qualität verbessern sowie die Anzahl der Aufwachperioden vermindern können, besonders bei älteren Patienten mit Schlafstörungen.

Antidementiva

Sie werden zur Behandlung von Hirnleistungsstörungen im Zusammenhang mit der Alzheimer und vaskulären Demenz eingesetzt und sollen Funktionen wie Gedächtnis, Konzentrations- und Lernfähigkeit, Denken und Vigilanz verbessern. Ziel der Behandlung mit Antidementiva ist die Erhaltung oder Wiederherstellung von Selbständigkeit und Selbstbestimmung der Patienten und damit die Verbesserung ihrer Lebensqualität. Klinische Studien, die diese Therapieziele zum Gegenstand haben, stehen für die meisten Antidementiva ebenso aus wie für die sog. Geriatrika.

Antidementiva entstammen chemisch und pharmakologisch sehr heterogenen Stoffklassen. In einzelnen physiologischen oder biochemischen Parametern, psychometrischen Tests und kontrollierten klinischen Studien konnten mit einigen dieser Stoffe wie den Cholinesterase-Hemmern **Galantamin**[50], **Donepezil**[51] und **Rivastigmin**[52] sowie den NMDA-Rezeptorantagonisten **Memantin**[53] Wirksamkeitsbelege erbracht werden. Sie verbessern bei Patienten mit leichter bis schwerer Demenz vom vaskulären und Alzheimer Typ signifikant kognitive Leistungen, den Grad der Hilfsbedürftigkeit sowie

---

30 Jarsin®, Texx®
31 Melperon-ratiopharm®, Melneurin®
32 Dipiperon®, Pipamperon-neuraxpharm®
33 Levomepromazin-neuraxpharm®, Neurocil®, Levium®
34 Promethazin-neuraxpharm®, Atosil®
35 Thioridazin-neuraxpharm®, Melleril®
36 Haldol®, Haloperidol-ratiopharm®
37 Risperdal®
38 Zyprexa®
39 Clozapin-neuraxpharm®, Leponex®
40 Zeldox®
41 Seroquel®
42 Oxazepam-ratiopharm®, Adumbran®
43 Tavor®, Lorazepam-neuraxpharm®
44 Planum®, Remestan®, Temazep-CT®
45 Halcion®
46 Zolpidem-ratiopharm®, Stilnox®
47 Zopiclon-ratiopharm®, Zopiclon AL®
48 Chloraldurat®
49 Sandimmun®, Cicloral HEXAL®
50 Reminyl®
51 Aricept®
52 Exelon®
53 Axura®, Ebixa®

Verhaltenssymptome. Doch ist der klinische Nutzen dieser Wirkungen in Hinblick auf eine praktisch bedeutsame Verbesserung der Lebensqualität der Patienten begrenzt. Auch hinsichtlich der Progressionsverzögerung der Demenz erfüllen alle heute verfügbaren Nootropika die Erwartungen nicht.

34.5.4 Herzglykoside

Der Nutzen einer Therapie mit Herzglykosiden im Alter sollte besonders kritisch bedacht werden. Sie wirken bei chronischer Herzinsuffizienz symptomatisch, jedoch nicht lebensverlängernd, verursachen aber wegen ihrer geringen therapeutischen Breite häufig unerwünschte Wirkungen. Die Dosisfindung wird durch pharmakokinetische Besonderheiten älterer Patienten, wie geringeres Verteilungsvolumen bedingt durch weniger Muskelmasse und Plasmaproteine sowie eine langsamere renale und/oder hepatische Elimination, kompliziert (► Kap. 34.2). Bei gleicher Dosis sind die Plasmakonzentrationen von Digoxin bei älteren Patienten etwa doppelt so hoch wie im mittleren Lebensalter. Zu beachten sind ferner die altersbedingte Neigung zu Bradykardie sowie die geringere Kaliumkonzentration im Plasma und die damit erklärbare höhere Digitalisempfindlichkeit trotz normaler Plasmaspiegel. Digitalisierte alte Patienten sollten kaliumreiche Nahrung zu sich nehmen (Bohnen, Erbsen, Linsen, Kartoffeln, Spinat), ggf. sind erniedrigte Kaliumkonzentrationen durch Substitution in den oberen Normbereich anzuheben. Eine Therapie mit Herzglykosiden im Alter sollte mit langsamer Sättigung begonnen und individuell, unter Umständen mithilfe einer Kontrolle der Plasmakonzentration angepasst werden. Bei Verschlechterungen der Nieren- (**Digoxin**[54]) und der Leberfunktion (**Digitoxin**[55]) sind rechtzeitig Dosiskorrekturen durchzuführen.

34.5.5 Antihypertensiva

Etwa 40–60% der über 65-Jährigen haben erhöhte Blutdruckwerte, wobei eine isolierte systolische Hypertonie bei bis zu einem Drittel dieser Menschen auftritt. Von einer antihypertensiven Therapie profitieren bis ins hohe Alter von 80 Jahren sowohl Patienten mit klassischer als auch mit isolierter systolischer Hypertonie durch Verringerung von Mortalität und Häufigkeit zerebro- und kardiovaskulärer Ereignisse. Im Gegensatz zu jüngeren Patienten sind im Alter der systolische Blutdruckwert bzw. der Pulsdruck von besonderer prädiktiver Bedeutung. Vor und besonders zur Kontrolle einer medikamentösen Therapie sind wiederholte Blutdruckmessungen im Sitzen und Stehen unbedingt erforderlich, um situationsbedingte Druckanstiege auszuschließen und Orthostasereaktionen zu erkennen. Geeignete Methoden sind ambulantes 24-h-Blutdruckmonitoring und Blutdruckselbstmessungen.

Die Arzneitherapie sollte nach Ausschöpfung nicht-medikamentöser Verfahren mit einer Monotherapie in geringstmöglicher Dosis bei Blutdruckwerten über 160/100 mmHg

begonnen werden, wobei aus den Mitteln der Wahl nach individuellen Gesichtspunkten ausgewählt wird. Bevorzugt werden Präparate mit einer 24-stündigen Wirkdauer frühmorgens appliziert. Der diastolische Blutdruck sollte langsam über Wochen und Monate möglichst unter 90 mmHg und der systolische Druck unter 140 mmHg gesenkt werden. Bei Patienten im Alter von über 80 Jahren sollte eine Senkung des Blutdruck auf <150/80 mmHg angestrebt werden. Bei zu schneller Blutdrucksenkung können orthostatische Dysregulation und Schwindel häufiger auftreten und die Sturzgefahr erhöhen. Bei kardial und zerebral vorgeschädigten Patienten erhöht sich das Herzinfarkt- und Apoplexierisiko. Bei deutlichem orthostatischen Blutdruckabfall (= 30 mmHg) wird die Dosis auf die Werte im Stehen eingestellt. Im Interesse der Compliance sind bei unzureichendem Erfolg der Monotherapie auch fixe Kombinationen sinnvoll. Besonders empfohlen werden Thiaziddiuretika oder β-Adrenorezeptor-Antagonisten in Kombination mit Thiaziddiuretika. Bei der isolierten systolischen Hypertonie kommen auch langwirksame Calcium-Kanal-Blocker aus der Gruppe der Dihydropyridine zum Einsatz.

Diuretika

Bei mittleren Dosen ist bereits mit einer Hyponatriämie zu rechnen, besonders bei gestörtem Trinkverhalten. Es ist darauf zu achten, dass die Kochsalzzufuhr nicht zu drastisch vermindert wird. Alte Patienten neigen auch zur Hypokaliämie und deren schwerwiegenden Folgen unter anderem für die Wirkung gleichzeitig verordneter Herzglykoside. **Hydrochlorothiazid**[56] (12,5 mg/Tag) kann darum mit einem kaliumsparenden Diuretikum kombiniert werden. Bei geringfügig eingeschränkter Nierenfunktion und gleichzeitiger Einnahme von ACE-Hemmstoffen oder Nicht-Steroid-Antiphlogistika besteht die Gefahr der Hyperkaliämie. Bei deutlich eingeschränkter Nierenfunktion (Kreatinin >2 mg/dl) müssen Schleifendiuretika eingesetzt werden, kaliumsparende Diuretika sind kontraindiziert.

β-Adrenozeptor-Antagonisten

Ihr Nutzen ist gut belegt, obwohl die Wirksamkeit mit dem Lebensalter abnimmt, während die bekannten unerwünschten Wirkungen stärker hervortreten. Wegen der im Alter häufig verminderten Nierenfunktion sollten Stoffe eingesetzt werden, die vorwiegend in der Leber metabolisiert und nicht vorwiegend renal eliminiert werden wie beispielsweise **Metoprolol** oder **Bisoprolol**[57]. Bei der Indikationsstellung sollten differenzialtherapeutische Überlegungen berücksichtigt werden (z. B. Einsatz besonders bei KHK, tachykarde Rhythmusstörungen und Herzinsuffizienz, Probleme bei Diabetes mellitus oder COPD, Kontraindikation bei Asthma bronchiale).

---

54 Lanicor®, Digacin®
55 Digimerck®, Digitoxin AWD®
56 Esidrix®, HCT von ct®
57 Bisoprolol-ratiopharm®, Bisoprolol-corax®

Calcium-Kanalblocker

Lang wirksame Vertreter vom Dihydropyridintyp (z. B. **Nitrendipin**[58], **Amlodipin**[59], **Felodipin**[60]) haben im Alter eine gute antihypertensive Wirkung, während unerwünschte Wirkungen seltener als bei jüngeren Patienten auftreten. Sie werden bevorzugt bei Patienten mit »metabolischem Syndrom«, Asthma bronchiale, koronarer Herz- und peripherer Verschlusskrankheit verordnet.

ACE-Hemmstoffe

Sie sind Mittel der Wahl bei Hypertonie-Patienten mit Nierenerkrankungen, Herzinsuffizienz, nach Herzinfarkt und bei Diabetes mellitus. Wegen fehlender Kontraindikationen eignen sie sich auch bei Patienten mit obstruktiven Atemwegserkrankungen und peripheren arteriellen Durchblutungsstörungen. Die Therapie sollte mit der niedrigsten empfohlenen Dosis begonnen werden. Bei schwerer Herzinsuffizienz ist der Gefahr eines plötzlichen Blutdruckabfalls (**First-dose-Hypotonie**) durch entsprechende Maßnahmen zu begegnen (Überwachung, gegebenenfalls Absetzen von Diuretika, stationäre Einstellung). Besondere Beachtung ist auch dem Serumkalium und der Nierenfunktion zu widmen.

34.5.6 Antikoagulanzien

Zunehmend werden auch alte Menschen mit Vitamin-K-Antagonisten behandelt, beispielsweise bei Vorhofflimmern oder rezidivierenden Beinvenenthrombosen. Die Indikationsstellung für diese orale Antikoagulation ist im Einzelfall sehr sorgfältig zu abzuwägen. So kann bei bestimmten Grunderkrankungen (z. B. Diabetes mellitus, Hypertonie, Divertikulose) ein erhöhtes Blutungsrisiko vorliegen. Die Wirkung von **Cumarinen**[61] wird von einseitigen Ernährungsgewohnheiten (Vitamin K), Komedikationen (Enzyminduktoren und -hemmer) und Krankheiten (Synthesestörung von Gerinnungsfaktoren) im Alter beeinflusst. Wegen ihrer sehr langen Halbwertszeit können Fehleinnahmen weitreichende Konsequenzen haben. Die Therapie sollte langsam begonnen (initial 6–9 mg/Tag) und auf die erforderlichen INR-Werte zuverlässig eingestellt werden. Die Nutzen-Risiko-Abschätzung hat auch zu berücksichtigen, ob die kontrollierte Medikamenteneinnahme gewährleistet werden kann. Alternativen sind Thrombozytenfunktionshemmer oder die parenterale Gerinnungshemmung mit Heparin (z. B. einmal täglich niedermolekulares Heparin durch Pflegepersonal).

34.5.7 Sexualhormone

Bei der Frau sinkt die Konzentration an Sexualhormonen nach dem Klimakterium schnell und erheblich ab. Daher kann der symptomatische Einsatz von Östrogenen zur Behandlung von klimakterischen Ausfallerscheinungen sinnvoll sein. Stark belastende Menopausensymptome (Hitzewallungen, nächtliches Schwitzen) werden gemildert. Die Östrogengabe reduziert ebenfalls Stimmungsschwankungen und hält die Haut dicker und feuchter. Eine Stressinkontinenz infolge der Atrophie des Genitale und der Erschlaffung des Beckenbodens lässt sich somit erfolgreich behandeln. Die langjährige prophylaktische Anwendung ist dagegen nicht gerechtfertigt, da sich die Erwartungen an die Östrogensubstitution wie Verminderung der Inzidenz von Herzinfarkt und Schlaganfall nicht erfüllt haben. Nach den Ergebnissen der WHI-Studie (**Women's Health Initiative**) müssen von 10.000 hormonsubstituierten Frauen pro Jahr zusätzlich 8 mit einem invasiven Mammakarzinom, 7 mit einem Herzinfarkt, 8 mit Schlaganfall sowie 18 mit Thrombosen rechnen. Dieses Risiko wird nicht durch die Verhinderung von 6 kolorektalen Karzinome und 5 Hüftfrakturen aufgewogen. Die Hormongabe scheint auch das Demenzrisiko zu erhöhen.

Auch beim alternden Mann können Symptome wie Muskelschwäche, Libidominderung, Osteopenie und psychische Auffälligkeiten durch Hormonmangel bedingt sein (Climacterium virile). Der derzeitige Erkenntnisstand erlaubt aber keinesfalls eine eindeutige Substitutionsempfehlung mit Testosteron.

Weiterführende Literatur ▶ www.springer.com

---

58 Nitrendipin-ratiopharm®, Nitrendipin-corax®
59 Amlodipin-ratiopharm®, Amlodipin HEXAL®
60 Felodipin-ratiopharm®, Felo-PUREN®
61 Marcumar®, Falithrom®

35 Wechselwirkungen zwischen Arzneimitteln

C.A. Ritter, U. Klotz, H.K. Kroemer

35.1 Definitionen, Mechanismen und klinische Bedeutung

Viele Patienten erhalten gleichzeitig mehrere Medikamente, die sich in ihrer Wirkung gegenseitig beeinflussen können. Hat dies Auswirkungen für die therapeutische Anwendung, spricht man von Arzneimittelinteraktionen (bzw. Wechselwirkungen).

Ungefähr 5–22% der unerwünschten Arzneimittelwirkungen (UAW) sind auf Arzneimittelinteraktionen zurückzuführen (bei Patienten im Altersbereich von 70–103 Jahren sind es 56%!). Bei den UAW-bedingten stationären Krankenhauseinweisungen (10,2% bei älteren Patienten) kommt den Arzneimittelinteraktionen mit 4,6% der Fälle eine große Bedeutung zu. Auch bei der Entlassung aus der Klinik erhalten Patienten häufig (60%) Arzneimittelkombinationen, die potenzielle Interaktionen beinhalten, die in 12,2% der Fälle als schwerwiegend bezeichnet werden. Ihre Häufigkeit nimmt exponentiell mit der Zahl der gleichzeitig verabreichten Medikamente zu. Die Anzahl der theoretischen Interaktionsmöglichkeiten N lässt sich mathematisch ausdrücken

$$N = \frac{(\text{Zahl der Arzneimittel})!}{2! \, (\text{Zahl der Arzneimittel} - 2)!}$$

und bei 3 Arzneimitteln sind 3 Kombinationen von jeweils 2 interferierenden Pharmaka möglich. Bei in der Klinik durchschnittlich 7 gleichzeitig verabreichten Medikamenten sind bereits 21 Interaktionen theoretisch denkbar. Grundsätzlich können diese auf allen pharmakokinetischen Ebenen ablaufen, was aus folgender Gegenüberstellung deutlich wird.

$$C_{av}^{ss} \,(\text{im Blut}) = \frac{(f) \times D}{\tau} \times \frac{1}{CL_R + CL_H}$$

bestimmt die   »Dosierungs-   Eliminations-
reversible Wirkung   geschwindigkeit«   leistung

Es hängt zum einen vom Ausmaß der Konzentrationsveränderungen und zum anderen von der Steilheit der Konzentrations-Wirkungs-Kurve ab, ob die beobachteten pharmakokinetischen Interaktionen auch pharmakodynamische bzw. klinische Auswirkungen haben.

Wird das Interaktionspotenzial eines (neuen) Arzneimittels nicht rechtzeitig erkannt bzw. berücksichtigt, kann dies, wie am Beispiel des neuartigen Ca-Kanalblockers **Mibefradil**[1] geschehen, zur Rücknahme vom Markt zwingen. Schon präklinische Tests hatten ergeben, dass Mibefradil ein potenter Hemmstoff des arzneimittelabbauenden Enzyms CYP3A4 ist. Dieses Enzym ist für den Abbau einer Vielzahl von Medikamenten verantwortlich. Da die kombinierte Gabe von Mibefradil und anderen Arzneimitteln zu schwerwiegenden pharmakokinetischen und pharmakodynamischen Interaktionen führte, musste Mibefradil 1,5 Jahre nach seiner Einführung wieder vom Markt genommen werden.

Weiterhin wurde von der FDA und vom BfArM **Cisaprid**[2] vom Markt zurückgenommen, da bei bestimmten Risikopatienten gefährliche Herzrhythmusstörungen auftraten. Einen wesentlichen Risikofaktor stellte die Komedikation von CYP3A4-Inhibitoren dar (z. B. **Erythromycin, Clarithromycin, Ketoconazol**[3]**, Fluconazol**[4]**, Fluvoxamin, Nefazodon**[5] oder **Grapefruitsaft**), da dieses Enzym für den Abbau von Cisaprid verantwortlich ist. Auch beim 2001 zurückgezogenen Lipidsenker Cerivastatin spielten Wechselwirkungen mit Fibraten eine wesentliche Rolle bei den sehr selten aufgetretenen Rhabdomyolysen. Diese aktuellen Beispiele verdeutlichen die klinische Relevanz von Arzneimittelwechselwirkungen.

Häufig werden die Wechselwirkungen initial nur bei einzelnen Patienten beobachtet, deren Mechanismen dann in kontrollierten Studien abgeklärt werden. Aus der Kenntnis der ablaufenden Mechanismen lassen sich meistens entsprechende Dosierungskorrekturen bzw. alternative Therapiemöglichkeiten ableiten. Durch entsprechende In-vitro-Techniken können heute wichtige Interaktionen vor der Erstanwendung am Menschen abgeschätzt werden.

35.2 Pharmakokinetische Arzneimittelinteraktionen

Pharmakokinetische Wechselwirkungen können alle Teilprozesse der Pharmakokinetik (Resorption, Verteilung, Elimination, Transportvorgänge) oder mehrere gleichzeitig betreffen. Da eine große Vielfalt von Interaktionen bekannt ist, kann im Folgenden nur an Hand von einigen wichtigen Beispielen auf ihre Prinzipien eingegangen werden.

35.2.1 Interaktionen bei der Resorption

Arzneimittelinduzierte Veränderungen der pH- und Motilitätsverhältnisse im Magen-Darm-Kanal können insofern einen Einfluss auf die Co-Medikation haben, als deren Geschwindigkeit und/oder Ausmaß der Resorption verändert werden.

H_2-Rezeptorantagonisten (Cimetidin, Ranitidin, Famotidin) und v. a. Protonenpumpen-Inhibitoren (z. B. **Omeprazol**[6]**, Lansoprazol**[7]**, Pantoprazol**[8]**, Rabeprazol**[9]) hemmen längerfristig die Magensäuresekretion und erhöhen somit den intragastralen pH-Wert. Dadurch kommt es beispielsweise unter Cimetidin oder Omeprazol zu einer pH-abhängigen Verminderung der Resorption des Antimykotikums Ketoconazol. Umgekehrt nehmen die resorbierten Mengen an Cimetidin, Ranitidin oder auch Digoxin ab, wenn gleichzeitig Antazida eingenommen werden, was in der täglichen Praxis vermieden werden kann, wenn ein Zeitabstand von mindestens 2 h bei der Einnahme eingehalten wird.

---

1 Posicor 50®, Cerate® (in Deutschland nicht mehr im Handel)
2 Propulsin® (in Deutschland nicht mehr im Handel)
3 Nizoral®, Terzolin®
4 Diflucan/-Derm®, Fluconazol-ratiopharm®
5 Nefadar®
6 Omep®, Omeprazol-biomo®
7 Agopton®, Lansoprazol HEXAL®
8 Pantozol®, Rifun®
9 Pariet®

Antazida und **Sucralfat**[10] können auch dafür verantwortlich sein, dass Gyrasehemmer (z. B. **Ciprofloxacin**[11], **Ofloxacin**[12], **Temafloxacin**) unwirksam sind, da deren orale Bioverfügbarkeit deutlich abnehmen kann.

Verschiedene Zytostatika können wahrscheinlich über eine Schädigung der Darmschleimhaut dazu führen, dass die Resorption von Digoxin beeinträchtigt wird.

Anticholinergika (z. B. atropinähnliche Stoffe) und Opiate (z. B. **Morphin, Codein**[13], **Pethidin**) verzögern die Magenentleerungszeit. Daher kann die Absorption von Paracetamol deutlich verlangsamt werden. Wird die Magenentleerung stimuliert, z. B. durch **Metoclopramid**[14], kommt es umgekehrt zu einer Beschleunigung der Absorption von Alkohol und Paracetamol.

Die Salze von zwei- und dreiwertigen Metallen (Calcium, Magnesium, Eisen und Aluminium; in Antacida oder Nahrungsmitteln enthalten) können mit einigen Medikamenten (z. B. Tetracycline) schlecht resorbierbare Komplexe bilden. Ähnlich verhält sich das Ionenaustauscherharz **Colestyramin**[15], das eine starke Bindungsaffinität für saure Arzneimittel aufweist und z. B. Warfarin, Aspirin und Digitoxin im Gastrointestinaltrakt »abfängt«. Bei der kombinierten Tbc-Behandlung ist zu beachten, dass die p-Aminosalicylsäure (PAS) die Absorption von gleichzeitig oral gegebenem Rifampicin um etwa 50% vermindert.

Wird bei Patienten mit chronisch entzündlichen Darmerkrankungen, die häufig unter Diarrhoe leiden oder gleichzeitig Antibiotika erhalten, **Sulfasalazin**[16] eingesetzt, so kann aus diesem nur noch im abgeschwächten Maße durch die Colon-Bakterien die eigentliche Wirksubstanz 5-Aminosalicylsäure (Mesalazin) durch reduktive Spaltung der Azoverbindung freigesetzt werden.

35.2.2 Interaktionen bei der Verteilung

Durch Konkurrenz um die im Plasma oder Gewebe vorhandenen sättigungsfähigen Proteinbindungsstellen können unter folgenden kinetischen Voraussetzungen bei der häufig durchgeführten Polypragmasie Wechselwirkungen auftreten:

- Das in Frage kommende Arzneimittel muss einen engen therapeutischen Bereich aufweisen.
- Es muss eine Beziehung zwischen der freien (ungebundenen) Arzneimittelkonzentration und der Wirkung bestehen.
- Das scheinbare Verteilungsvolumen muss kleiner als 2 l/kg sein.
- Die Plasma-Eiweißbindung muss über 85% liegen, das heißt die freie Fraktion f_u ist <0,15.
- Bei therapeutischer Dosierung muss eine Sättigung der zur Verfügung stehenden Bindungsstellen eintreten.

Aus diesen Gegebenheiten geht hervor, dass besonders bei Amitriptylin, Desipramin, Digitoxin, Disopyramid, Imipramin, Nortriptylin, Phenytoin, Phenylbutazon, Salicylsäure, Tolbutamid, Valproinsäure und Warfarin Probleme auftreten könnten.

◻ Tab. 35.1. Pharmakokinetische Interaktionen, die auf einer Verdrängung aus der Plasmaproteinbindung **und** Hemmung des Abbaus beruhen

Arzneimittel	Konsequenz
Orale Antikoagulanzien	Verstärkte Blutungsneigung
+ Phenylbutazon	
+ Tolbutamid	
+ Sulfonamid	
Orale Antidiabetika	Hypoglykämie
+ Phenylbutazon	
Phenytoin	Verstärkte zentrale Dämpfung
+ Salicylate	
+ Valproinsäure	

Am humanen Serumalbumin konnten durch Ligandenexperimente drei verschiedene Bindungsstellen gefunden werden, die durch die Modellsubstanzen Diazepam, Warfarin und Digitoxin charakterisierbar sind. Wenn ab einer bestimmten Konzentration der Arzneimittel bzw. endogenen Liganden diese Bindungsstellen abgesättigt sind, kommt es zu kompetitiven Verdrängungsreaktionen. Klinisch relevante Beispiele sind allerdings sehr selten:

- Verdrängung des Phenytoins durch Valproinsäure;
- Verdrängung des Warfarin durch Phenylbutazon und
- Verdrängung von Valproinsäure durch Salicylate.

Grundsätzlich sind solche Interaktionen besonders bei solchen Medikamenten zu erwarten, die eine konzentrationsabhängige Plasma-Eiweißbindung aufweisen, wie z. B. Disopyramid, Phenylbutazon, Salicyl- und Valproinsäure.

Im Allgemeinen kann davon ausgegangen werden, dass bei erniedrigter Plasma-Eiweißbindung mit der Erhöhung der freien Fraktion f_u das scheinbare Verteilungsvolumen zunimmt, weil nun ein größerer Anteil des Arzneimittels sich in periphere Gewebe verteilen kann. Eine Zunahme von f_u führt auch häufig zu einer Beschleunigung der Elimination.

In der Vergangenheit wurden die Bindungswechselwirkungen überschätzt, da die freie Konzentration nur sehr kurzfristig ansteigt und andere Mechanismen (häufig Hemmung des Abbaus) überwiegen (◻ Tab. 35.1). Sie sind selten von pharmakologischer bzw. klinischer Relevanz.

---

10 Ulcogant®
11 CiproHEXAL®, Ciprofloxacin-ratiopharm®
12 Ofloxacin-ratiopharm®, Ofloxacin AL®
13 Codeintropfen CT®, Codicaps®mono
14 Paspertin®, MCP-Hexal®
15 Migraenerton®, Migraeflux MCP®
16 Sulfasalazin HEXAL®, Azulfidine®

35.2.3 Interaktionen beim Arzneimittel- metabolismus

Vor ihrer endgültigen Ausscheidung werden viele Arzneimittel in der Leber (bei oraler Applikation zum Teil auch bereits im Dünndarm) metabolisiert. Für den Stoffwechsel sind verschiedene Enzymsysteme, beispielsweise die großen Familien der Cytochrom-P450 (CYP)-Isoenzyme oder der Glukuronosyltransferasen verantwortlich. Dieser enzymvermittelte Um-/ Abbau kann durch Arzneimittel gehemmt oder beschleunigt werden.

Die Beschleunigung der hepatischen Elimination beruht in aller Regel auf einer Enzyminduktion, das heißt, meistens wird die Enzymmenge in der Leber und/oder im Dünndarm vermehrt. Die Stimulation der Proteinsynthese wird erst nach 5–10 Tagen voll wirksam und hält nach Absetzen des Induktors (entsprechend der $t_{1/2}$ des Induktors und der Proteine) noch mehrere Tage an. Ein rascherer Induktionseffekt ist denkbar, wenn die Induktion auf einer Enzymstabilisierung beruht (z. B. Induktion von CYP2E1 durch Alkohol). Eine induktionsbedingte Erhöhung der metabolischen Clearance, die zu einem Abfall von Arzneimittelkonzentrationen führt, kann durch eine entsprechende Dosiserhöhung des induzierten Arzneimittels ausgeglichen werden (beim Absetzen des Induktors muss jedoch dann an die notwendige Dosisreduktion gedacht werden).

Typische Arzneimittel mit induzierenden Eigenschaften sind Barbiturate, Antikonvulsiva (vor allem Carbamazepin, Phenytoin, nicht jedoch die neuen Substanzen **Gabapentin**[17], **Lamotrigin**[18], **Tiagabin**[19] und **Vigabatrin**[20]), **Rifampicin**, **Rifabutin**[21], **Isoniazid**[22] (INH) oder **Dexamethason**, jedoch auch Genussgifte, wie Rauchen und Ethanol. Die verschiedenen Induktoren führen dazu, dass neben vielen Arzneimitteln auch endogene Substanzen (z. B. **Steroidhormone**, **Bilirubin**, **Vitamin D**[23]) beschleunigt metabolisiert werden.

Die genannten Induktoren vermehren nicht nur die verschiedenen CYP-Proteinmengen, sondern erhöhen auch die Konzentrationen der Glutathion-S-Transferasen und UDP-Glukuronosyltransferasen (Enzyme des Phase-II-Arzneimittelstoffwechsels).

Durch Induktion muss insbesondere bei oraler Einnahme mit einer Wirkungsabschwächung (-verlust) gerechnet werden, da nicht nur in der Leber, sondern auch die in der Dünndarmmukosa vorkommenden Enzymsysteme in ihrer Abbaukapazität gesteigert werden. Dabei ist zu bedenken, dass auch pflanzliche Inhaltsstoffe den Arzneimittelstoffwechsel induzieren können, beispielsweise kommt es unter einer antidepressiven Therapie mit **Johanniskrautpräparaten** zu einer Abnahme der oralen Bioverfügbarkeit von Theophyllin, Ciclosporin, Phenprocoumon, oralen Kontrazeptiva sowie Digoxin.

Der relativ unspezifische Induktor **Rifampicin** erniedrigt beispielsweise die orale Bioverfügbarkeit von Verapamil und Propafenon von ca. 20–30% auf 2–5%, so dass ihre kardiovaskulären Wirkungen nach oraler Einnahme kaum noch nachzuweisen sind.

Durch zahlreiche Substanzen können die arzneimittelabbauenden Enzyme gehemmt werden. Dabei werden unterschiedliche Mechanismen wirksam:

— (Reversible) nichtkompetitive Bindung des Hemmstoff an das Protein (nichtselektive Hemmung)
— Kompetitive (reversible) Bindung von zwei Medikamenten an den gleichen Substratbindungsstellen

17 Gabapentin HEXAL®, Gabapentin-ratiopharm®
18 Lamictal®, Lamotrigin HEXAL®
19 Gabitril®
20 Sabril®
21 Alfacid®
22 Isozid®, tebesium®-s
23 Vigantoletten®, Ospur D3®

Abb. 35.1. Induktoren der verschiedenen CYP-Isoenzyme; der dadurch beschleunigte Abbau kann zur Wirkungsabschwächung/ -verlust der beispielhaft genannten Substanzen führen sowie die Bildung von aktiven bzw. toxischen Metaboliten erhöhen

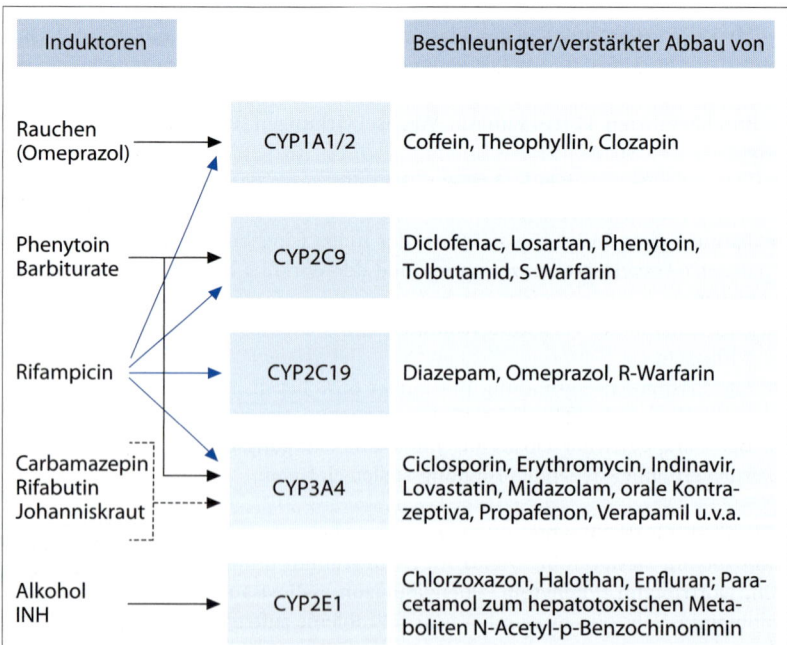

Induktoren		Beschleunigter/verstärkter Abbau von
Rauchen (Omeprazol)	CYP1A1/2	Coffein, Theophyllin, Clozapin
Phenytoin Barbiturate	CYP2C9	Diclofenac, Losartan, Phenytoin, Tolbutamid, S-Warfarin
Rifampicin	CYP2C19	Diazepam, Omeprazol, R-Warfarin
Carbamazepin Rifabutin Johanniskraut	CYP3A4	Ciclosporin, Erythromycin, Indinavir, Lovastatin, Midazolam, orale Kontrazeptiva, Propafenon, Verapamil u.v.a.
Alkohol INH	CYP2E1	Chlorzoxazon, Halothan, Enfluran; Paracetamol zum hepatotoxischen Metaboliten N-Acetyl-p-Benzochinonimin

- Irreversible Bindung eines Hemmstoffes (bzw. meistens seines in der Leber entstehenden reaktiven Metaboliten) an das Enzymsystem (sog. »mechanism-based Inhibition«)

Zur ersten Gruppe von Inhibitoren gehören beispielsweise Cimetidin und Ketoconazol, die beide aufgrund ihrer Imidazolringstruktur über das Eisenatom an das Hämoprotein von CYP-Enzymen gebunden werden und deshalb relativ unspezifisch den oxidativen Metabolismus einer Vielzahl von Arzneimitteln hemmen. Da die H_2-Blocker **Ranitidin, Famotidin** und **Nizatidin**[24] eine andere Struktur besitzen, weisen sie keine signifikanten Hemmeffekte auf.

Chinidin (Substrat von CYP3A4) stellt einen potenten Inhibitor von CYP2D6 dar und wird deshalb auch in die erste Gruppe eingeordnet.

Beispiele für die zweite Gruppe stellen die β-Blocker **Metoprolol** und **Propranolol** dar, bei deren Metabolismus u. a. CYP2D6 involviert ist und die sich deshalb gegenseitig in ihrem Abbau behindern können. Ebenso hemmt **Omeprazol** dosisabhängig den Stoffwechsel von Diazepam, Moclobemid und Proguanil, da diese Substanzen alle Substrate des CYP2C19 darstellen.

Reaktive Metabolite von **Chloramphenicol**[25], **Troleandomycin** und **Erythromycin** können stabile Komplexe mit dem CYP-System bilden und so zu einer »quasi« irreversiblen Hemmung des Arzneimittelstoffwechsels führen (Gruppe 3). Diallylsulphid (ein Bestandteil vom **Knoblauch**) ist als potenter Hemmstoff von CYP2E1 auch in diese Kategorie einzuordnen. Gleiches gilt für Inhaltsstoffe des **Grapefruitsaftes** (Bergamottin, Dihydroxybergamottin), die das qualitativ und quantitativ wichtigste CYP3A4 inhibieren.

Ob eine Substanz den Abbau eines gleichzeitig verabreichten Arzneimittels hemmt, hängt entscheidend von den kinetischen Parametern (K_m- und V_{max}-Werte) und von den in vivo vorliegenden Konzentrationen beider »Reaktionspartner« ab. Eine Enzyminhibition tritt rasch ein, sobald am Wirkort (Leber) eine ausreichende Hemmkonzentration erreicht wird.

Mehr als die Hälfte aller Arzneimittel werden durch CYP3A4 metabolisiert, das in der Leber etwa $^1/_3$ und im Darm etwa 70% des Gesamtgehalts an CYP darstellt. Deshalb ist es nicht verwunderlich, dass dieses Enzym im Mittelpunkt des klinischen Interesses steht, wie dies am Beispiel der Interaktion des Antihistaminikums **Terfenadin**[26] (CYP3A4-Substrat) mit **Ketoconazol** besonders deutlich wird. Das potenziell kardiotoxische Terfenadin wird durch CYP3A4 zu dem erst H_1-antagonistisch wirksamen Metaboliten Terfenadincarboxylat (**Fexofenadin**[27]) verstoffwechselt. Die gleichzeitige Gabe von Ketoconazol (und wie später gezeigt wurde auch von Itraconazol, Erythromycin, Clarithromycin) führt zur Hemmung dieses Abbauweges, wodurch es zu einer Konzentrationserhöhung der Ausgangssubstanz (**Prodrug**) kommt. Als Folge traten lebensbedrohliche Arrhythmien (Torsade des Pointes) auf, worauf das ehemals freiverkäufliche Terfenadin durch den aktiven Metaboliten Fexofenadin ersetzt wurde.

Bei der kombinierten AIDS-Therapie werden u. a. auch Proteaseinhibitoren eingesetzt. Entsprechend den Hemmkonstanten (K_i-Werte) stellt **Ritonavir**[28] den stärksten Inhibitor des CYP3A4 und **Nelfinavir**[29] einen schwächeren Hemmstoff dar; **Indinavir, Amprenavir** sowie **Saquinavir** nehmen eine Zwischenstellung ein. Bei der gleichzeitigen kurzfristigen Gabe von Ritonavir (R) und Saquinavir (S) wird z. B. die AUC von S um das 50-fache durch R erhöht. Es gibt jedoch Hinweise, dass bei längerer Gabe höherer Dosen von Ritonavir diese Substanz auch induzierend wirken kann.

Weitere Hemmstoffe des CYP3A4 stellen mit fallender Potenz Clotrimazol, Ketoconazol, Itraconazol, Fluconazol, Erythromycin, Roxithromycin[30] und Clarithromycin dar. Beim Einsatz all dieser Hemmstoffe, ist damit zu rechnen, dass CYP3A4-Substrate (z. B. Ciclosporin, Midazolam, Triazolam) verlangsamt abgebaut werden, was durch entsprechende Dosisreduktionen ausgeglichen werden muss.

Inhaltsstoffe des **Grapefruitsaftes** (Furanocoumarine) sind potente Hemmstoffe des CYP3A4 in der Dünndarmmukosa. Daher wird nach oraler Gabe von zahlreichen CYP3A4-Substraten bei gleichzeitigem Genuss von Grapefruitsaft die orale Bioverfügbarkeit dieser Arzneimittel z. T. drastisch erhöht. Da es sich hierbei um eine irreversible Hemmung mit nachfolgendem Abbau des Proteins handelt, bleibt die beeinträchtigte Enzymaktivität solange bestehen bis neues Enzym nachgebildet wurde, was bis zu drei Tage andauern kann.

Beim Stoffwechsel der heute sehr populären HMG-CoA-Reduktasehemmstoffe ist CYP3A4 das entscheidende Enzym für die Substanzen **Atorvastin**[31], **Lovastatin** und **Simvastatin**, während **Fluvastatin**[32] hauptsächlich durch CYP2C9 abgebaut wird. Myotoxizität mit schwerer Rhabdomyolyse und akutem Nierenversagen wird selten als dosis- und konzentrationsabhängige Nebenwirkung von Lovastatin und Simvastatin beobachtet, v. a. bei gleichzeitiger Gabe von anderen Arzneimitteln (z. B. Itraconazol, Clarithromycin, Azithromycin, Cyclosporin, Erythromycin, Gemfibrozil[33]), die CYP3A4-Substrate bzw. Hemmstoffe dieses Isoenzyms darstellen und deshalb Ausdruck von Arzneimittelwechselwirkungen sind. Eine kombinierte Gabe von Lovastatin bzw. Simvastatin mit anderen CYP3A4-Substraten und -Hemmstoffen ist daher nicht zu empfehlen. Für das Fluvastatin (CYP2C9-Substrat) wurde gezeigt, dass seine AUC bei gleichzeitiger Gabe von Fluconazol im Mittel um 84% ansteigt.

Bei den Protonenpumpeninhibitoren gibt es pharmakodynamisch und klinisch gesehen mittlerweile fünf gleichwertige Substanzen, die sich etwas in ihren Interaktionsmöglichkeiten unterscheiden, was eine Entscheidungshilfe bei der Auswahl darstellen kann (das Interaktionspotenzial von Esomeprazol ist ähnlich dem von Omeprazol).

---

24 Nisax®
25 Paraxin®
26 Terfenadin AL®, Teldane®, Terfenadin Stada®
27 Telfast®
28 Norvir®
29 Viracept®
30 Roxithromycin-ratiopharm®, RoxiHEXAL®
31 Sortis®
32 Locol®, Cranoc®
33 Gevilon®, Gemfi®

◘ Tab. 35.2. Selektive Serotoninwiederaufnahmehemmer (SSRI) als Substrate und potenzielle Inhibitoren verschiedener CYP-Isoenzyme

SSRI	Abbauende CYP	Hemmstoff von
Citalopram	2C19, 2D6, 3A4	(2D6)
Fluvoxamin	1A2	1A2, 2C19, 3A4; Amitriptylin, Clomipramin, Imipramin, Alprazolam, Diazepam, Bromazepam, Haloperidol, Clozapin, Theophyllin, Warfarin
Fluoxetin	2D6, (2C9/10), (2C19)	2C19, 2D6; Nortriptylin, Desipramin, Imipramin, Phenytoin
Paroxetin	2D6	2D6; Desipramin, Perphenazin
Sertralin	3A4	(3A4, 2D6), Desipramin

◘ Tab. 35.3. Beispiele von endogenen Substanzen und Arzneimitteln, die aktiv tubulär sezerniert werden

Organische Säuren mit Affinität für das Anionentransportsystem	Organische Basen mit Affinität für das Kationentransportsystem
Aromatische Aminosäuren	Kreatinin
Bilirubin	Verschiedene Katecholamine
Fettsäuren	Chinidin/Chinin
Aciclovir	Cimetidin
Cephalosporine	Disopyramid
Captopril	Ethambutol
Cisplatin	Famotidin
Furosemid	Metformin
Hydrochlorothiazid	N-Acetylprocainamid
Ibuprofen	Pindolol
Methotrexat	Procainamid
Penicilline	Ranitidin
Probenecid	Triamteren
Salicylate	Trimethoprim
Sulfonamide	Amilorid

Bei den selektiven Serotoninwiederaufnahmehemmern (SSRI) gibt es ebenfalls zahlreiche Substanzen, die sich bei vergleichbarer Wirkung in ihrem Interaktionspotenzial etwas unterscheiden (◘ Tab. 35.2). Am günstigsten scheint dabei Citalopram abzuschneiden.

Während durch die früher erwähnten Induktoren auch die Glukuronidierung von Arzneimitteln beschleunigt werden kann, bleiben die Konjugationsreaktionen in aller Regel gegenüber den zahlreichen Inhibitoren unbeeinflusst.

35.2.4 Interaktionen bei der renalen Elimination

Bei der renalen Elimination (glomeruläre Filtration, passive Rückresorption, aktive Sekretion) sind ebenfalls zahlreiche Interaktionen bekannt. Bei saurem Urin (pH-Wert ca. 5) wird beispielsweise vom Amphetamin mehr unverändert ausgeschieden (60–70%) als bei durch Natriumbicarbonat alkalisiertem Urin (10%). Bei Vergiftungen mit Salicylaten oder Barbituraten macht man sich die bei höherem pH-Wert schnellere Elimination zu Nutze, indem man den Urin alkalisiert.

Umgekehrt kann die sehr kurze Wirkdauer von **Penicillin** durch die gleichzeitige Gabe von **Probenecid** verlängert werden, da das Urikosurikum die aktive tubuläre Sekretion des Penicillins kompetitiv hemmt.

Bei der renalen Elimination des **Lithiums**[34] laufen – analog dem Natrium – neben der glomerulären Filtration auch tubuläre Rückresorptionsprozesse ab. Daher ist es nicht verwunderlich, dass verschiedene Diuretika über eine Beeinflussung dieser Mechanismen die Plasmakonzentration von Li^+ verändern können. **Acetazolamid**[35] behindert die Rückresorption und folglich wird die Li^+-Ausscheidung beschleunigt. Zur Erniedrigung der Li^+-Konzentrationen kommt es auch durch den diuretischen Effekt der Methylxanthine. Dagegen führen Furosemid und Thiaziddiuretika (bzw. auch eine natriumarme Diät) über eine Erhöhung der Reabsorption zu einer Abnahme der Li^+-Clearance (etwa 25%), so dass mit einem Anstieg des Li^+-Plasmaspiegels zu rechnen ist. Mit Ausnahme der Acetylsalicylsäure führen verschiedene nichtsteroidale Antiphlogistika, wie z. B. Phenylbutazon, Indometacin und Diclofenac, über eine Abnahme der renalen Clearance des Lithiums zu einem signifikanten Anstieg der Plasmakonzentrationen mit erhöhtem Intoxikationsrisiko. Nichtsteroidale Antirheumatika vermindern auch die renale Clearance von Methotrexat und erhöhen damit seine Toxizität.

Sowohl für saure als auch basische Arzneimittel sind aktive, sättigungsfähige renale Carriersysteme nachgewiesen. Aus diesem Grund können die »Säuren« Probenecid, Acetylsalicylsäure, Sulfonamide, Furosemid und Etacrynsäure im proximalen Tubulus kompetitiv die aktive Sekretion von Penicillin hemmen. In ähnlicher Weise kann die aktiv sezernierte »Base« Cimetidin (in stark abgeschwächter Form auch Ranitidin) die renale Sekretion von Procainamid, N-Acetylprocainamid, Metformin und Triamteren verlangsamen. In ◘ Tab. 35.3 sind weitere Arzneimittel aufgelistet, die potenziell von diesen Interaktionen betroffen sein können.

---

34 Quilonum®, Hypnorex®

35 Diamox®, Glaupax®

◻ Tab. 35.4. Vorkommen und Funktion von P-Glykoprotein im Körper. Sehr wahrscheinlich werden mehrere Transporter vom ABC-Typ an den gleichen Orten exprimiert

Organ	Zelle	Funktion
Leber	Hepatozyt	Exkretion in den Gallengang
Niere	Tubulusepithelzellen der proximalen und distalen Tubuli	Teil der Sekretion in den Tubulus
Darmschleimhaut	Enterozyt	Exkretion zurück in das Darmlumen
Blutgefäßsystem	Endothelzellen der Blut-Hirn-Schranke	Exkretion zurück in das Blut
Plexus choroideus	Epithelzelle der Blut-Liquor-Schranke	Sekretion in den Liquor

35.2.5 Interaktionen beim Arzneimitteltransport

Das Verständnis der Mechanismen von Interaktionen zwischen Arzneimitteln hat sich in den vergangenen Jahren erheblich verbessert. Insbesondere mit der intensiven Untersuchung des Cytochrom-P450-Systems (aber auch anderer Arzneimittel-verstoffwechselnder Enzyme) sind viele Interaktionen erklärbar und zum Teil bereits vor der Erstanwendung am Menschen vorhersagbar. Dennoch gibt es eine Reihe bekannter und klinisch relevanter Interaktionen, die bisher nur schwer verständlich waren. Ein klinisch besonders wichtiges Beispiel dafür sind die vielfältigen Interaktionen des Herzglykosids Digoxin. Diese Substanz wird nur zu geringen Anteilen einer Dosis verstoffwechselt und überwiegend unverändert renal ausgeschieden. Trotz dieser seit langem bekannten pharmakokinetischen Eigenschaften des Digoxin, gibt es eine breite Palette klinisch relevanter Interaktionen. Dazu zählen eine erhöhte Bioverfügbarkeit von Digoxin bei gleichzeitiger Gabe etwa von Antibiotika wie Clarithromycin, Antiarrhythmika wie Verapamil und Propafenon oder Antimykotika wie Itraconazol. Auch diese Interaktionen werden verständlich, wenn man als Ursache Proteine annimmt, die Arzneistoffe nicht metabolisieren, sondern über Biomembranen transportieren und auf diesem Wege erheblichen Einfluss auf die im Organismus erreichten Konzentrationen haben. Es handelt sich bei diesen Proteinen um die Gruppe der sogenannten **ABC-Transporter** (»ATP-binding cassette transporter«).

ABC-Transporter wurden im Rahmen der primären oder sekundären Resistenz gegenüber einer Tumortherapie mit Zytostatika erstmalig beschrieben. Diese Proteine haben die Funktion, einen Arzneistoff, der das Zellinnere erreicht hat, in einem gerichteten Transport unter Verbrauch von ATP wieder aus der Zelle herauszubefördern. Der bekannteste und 1976 erstbeschriebene Vertreter dieser Gruppe ist das **P-Glykoprotein** (P-Gp; Synonym P170), das Produkt des MDR1-Gens (MDR, multidrug resistence). Es ist zwischenzeitlich zweifelsfrei nachgewiesen, dass P-Gp nicht nur in Tumoren vorkommt, sondern physiologisch in vielen Organen des gesunden Organismus lokalisiert ist (◻ Tab. 35.4). Die physiologische Rolle liegt entweder in der schnellen Ausscheidung von Fremdstoffen (Transporter in Niere und Leber) oder in der Protektion des Organismus oder einzelner Organsysteme

(Transporter in Gehirn und Darmschleimhaut). Neue Forschungsergebnisse haben klar gezeigt, dass ABC-Transporter aus einer Vielzahl von Subgruppen bestehen, z. B. MDR-Proteine sowie der MDR-assoziierten Proteine (MRP) und – ähnlich den Cytochrom-P450-Enzymen – eine Vielzahl von Subtypen mit unterschiedlicher Substratspezifität aufweisen. Die Zuordnung einzelner Substrate zu definierten Transportern ist Gegenstand aktueller Untersuchungen.

Das Vorkommen dieses Transportproteins vermindert die intrazelluläre Konzentration verschiedenster Arzneimittel (◻ Tab. 35.5).

◻ Tab. 35.5. Auswahl von Substraten für P-Gp

Substrat	Substanzgruppe
Talinolol, Celiprolol	β-Adrenozeptorenblocker
Domperidon	Peripherer Dopaminantagonist
Paclitaxel	Zytostatikum
Saquinavir	HIV-Protease-Inhibitor
Loperamid	Peripher wirksames Opioid
Morphin	Opioid
Dexamethason	Steroidhormon
Vincaalkaloide, Anthracycline	Chemotherapeutika
Ciclosporin, Tacrolimus	Immunsuppressiva
Digoxin (inkl. seiner Derivate), Digitoxin	Herzglykoside
Phenytoin	Antiepileptikum
Itraconazol	Antimykotikum
Clarithromycin	Antibiotikum
Verapamil	Antiarrhythmikum
Ondansetron	Antiemetikum
Fexofenadin	Antihistaminikum
Ivermectin	Antiparasitäre Substanz

Transportproteine vom ABC-Typ können somit dazu beitragen, Fremdstoffe entweder nicht in den Organismus aufzunehmen oder empfindliche Organe zu schützen. So kann beispielsweise in der Dünndarmmukosa vorkommendes P-Gp Substanzen zurück in das Darmlumen transportieren und dadurch deren Bioverfügbarkeit reduzieren. Andererseits schützt P-Gp in den Endothelzellen der Blutgefäße im Gehirn das ZNS vor toxischen Fremdstoffen, weil deren Konzentrationen im ZNS reduziert werden.

Wie oben für andere Enzymsysteme beschrieben, kann die gleichzeitige Gabe von zwei Substraten, die über dasselbe Protein transportiert werden, zu Arzneimittelinteraktionen führen. Theoretisch können somit alle in ◘ Tab. 35.5 aufgelisteten Substanzen Interaktionen um P-Gp zeigen. Gleiches gilt für die Möglichkeit einer Induktion von ABC-Transportern durch simultan gegebene Induktoren.

Interessanterweise sind viele Arzneistoffe, die durch CYP3A4 verstoffwechselt werden, zusätzlich Substrate für P-Gp. Beide Proteinsysteme können daher als Teile einer kombinierten Entgiftungskette verstanden werden, bei der einer detoxifizierenden Oxidation ein eliminierender Transportschritt folgt. Es gibt allerdings auch Beispiele für Substanzen, die durch CYP3A4 oxidiert, aber nicht transportiert werden (z. B. Midazolam) und andere, die ausschließlich transportiert, nicht aber oxidiert werden (z. B. Digoxin oder Talinolol).

Interaktionen durch Inhibition von Transportproteinen

Dieser Typ von Interaktionen sollte genutzt werden, um die Chemoresistenz von Tumoren durch Gabe von P-Gp-Inhibitoren zu überwinden. Die Vorstellung dabei ist, dass eine Blockade des in vielen Tumoren vorkommenden P-Gp, z. B. durch R-Verapamil, zu erhöhten Konzentrationen von Zytostatika in der Tumorzelle führt und so den Therapieerfolg verbessert. Die meisten klinischen Studien verliefen allerdings bisher enttäuschend.

Eine klinisch relevante Interaktion wurde unter dem normalerweise nur peripher wirksamen Antidiarrhoikum **Loperamid** und **Chinidin** beobachtet. Lediglich bei gleichzeitiger Gabe des Opioids Loperamid und des P-Gp-Inhibitors Chinidin trat eine Atemdepression auf. Da die Loperamid-Plasmakonzentrationen nicht angestiegen waren, muss angenommen werden, dass durch die Chinidin-induzierte Hemmung der P-Gp-Barriere in der Blut-Hirn-Schranke nun Loperamid ins ZNS penetrieren konnte und somit aus einem normalerweise peripher wirksamen Arzneimittel ein zentralwirksames, atemdepressives Opioid wurde.

Wie bereits erwähnt, kommt P-Gp auch physiologisch in einer Vielzahl von Organen vor (◘ Tab. 35.4). Inhibitoren des P-Glykoproteins können daher die Sekretion anderer Substrate an Darm, Leber, Niere und Blut-Hirn-Schranke hemmen und so ein Ansteigen der Serum- und Organkonzentrationen bewirken. Im Falle des bereits beschriebenen P-Gp-Substrates **Digoxin** führt daher beispielsweise eine gleichzeitige Gabe des Antiarrhythmikums **Chinidin** zu stark erhöhten Plasmakonzentrationen. Viele der bisher nicht verstandenen Interaktionen von Digoxin und anderer Substrate für P-Gp sind über diesen Mechanismus erklärbar. Analoge Interaktionen sind auch für andere ABC-Transporter denkbar. Weitere Hemmstoffe des P-Gp-vermittelten Arzneimitteltransportes sind z. B. Ciclosporin, Grapefruitsaft, Nifedipin, Nitrendipin oder Valspodar.

Interaktionen durch Induktion von Transportproteinen

Ausgangspunkt für die Beschreibung dieses Typs von Interaktionen sind Fallbeschreibungen von Patienten, die bei gleichzeitiger Gabe von **Digoxin** und **Rifampicin** nur sehr geringe Konzentrationen von Digoxin aufwiesen. Der Mechanismus dieser Interaktion war bisher nicht verstanden, weil Rifampicin zwar als Induktor des Cytochrom-P450-Systems bekannt ist, Digoxin aber keinem nennenswerten Stoffwechsel unterliegt und daher durch Rifampicin nicht beeinflusst werden sollte. Es konnte aber gezeigt werden, dass für diese Interaktion eine Induktion des P-Gp im Duodenum durch Rifampicin verantwortlich ist. Diese Induktion führte zu einem vermehrten Vorkommen von P-Gp in den Enterozyten, wodurch nach oraler Gabe in vermehrtem Ausmaß Digoxin in das Darmlumen sezerniert wird. Dadurch wird die Bioverfügbarkeit von Digoxin erheblich eingeschränkt. Es ist davon auszugehen, dass auch andere P-Gp-Substrate (◘ Tab. 35.5) bei gleichzeitiger Gabe des Enzyminduktors **Rifampicin** bzw. **Johanniskraut** (Hyperforin) in ihrer Pharmakokinetik verändert werden, selbst wenn sie nicht metabolisiert werden. Solche Interaktionen wurden bisher für den β-Adrenozeptorenblocker **Talinolol** nachgewiesen. Die verschiedenen ABC-Transporter werden unterschiedlich durch eine Enzyminduktion beeinflusst; so ist neben P-Gp auch das MRP2, nicht aber MRP1 induzierbar.

35.3 Pharmakodynamische Arzneimittelinteraktionen

Pharmakodynamische Wechselwirkungen entstehen als Folge dynamischer, d. h. vom Arzneimittel ausgehender Prozesse. Sie sind stets dann zu erwarten, wenn verschiedene Wirkstoffe an einem Rezeptor, Zielzellen, Erfolgsorgan oder Regelkreis synergistisch (d. h. überadditiv) oder antagonistisch wirken. Die in ◘ Tab. 35.6 aufgeführten Beispiele sollen nur einen kurzen Überblick geben, denn die pharmakodynamischen Interaktionen werden bei den einzelnen Arzneimitteln erwähnt.

Das auf Rezeptorebene ablaufende Agonist-Antagonisten-Prinzip lässt sich bei Überdosierungen oder Vergiftungen therapeutisch ausnutzen, beispielsweise wird bei Opioidinduzierter Atemdepression das Antidot **Naloxon**[36] und bei einer Benzodiazepinvergiftung der Antagonist **Flumazenil**[37] verabreicht.

Wirken zwei Medikamente über den gleichen biochemischen Mechanismus – z. B. hemmen **Sildenafil**[38] und organische Nitroverbindungen beide die Phosphodiesterase (PDE)

---

36 Narcanti®, Naloxon-ratiopharm®
37 Anexate®, Flumazenil HEXAL®
38 Revatio®

◘ Tab. 35.6. Beispiele für pharmakodynamische Wechselwirkungen

Gleichzeitige Gabe von	Klinische Konsequenz
Hypnotika bzw. Psychopharmaka + Ethanol	Herabgesetzte Vigilanz; bei Überdosierung Atemdepression, Koma
Narkotika + Opioide bzw. Benzodiazepine oder Barbiturate oder Propofol	Verstärkte narkotische Wirkung
Selektive Serotoninwiederaufnahmehemmer + MAO-Hemmer (z. B. Moclobemid) bzw. + Johanniskraut-Extrakte	Serotoninsyndrom mit Flush, Hyperthermie, Verwirrtheit, Hyperaktivität, Tremor, Kopfschmerzen, Blutdruckanstieg und Krämpfen
Halothan + Sympathomimetika	Kardiale Arrhythmien
Digitalisglykoside + Hypokaliämie (durch Saluretika oder Laxanzien)	Verstärkte Glykosidwirkung
Spironolacton + KCl	Kardiale Arrhythmien
Aminoglykoside + Furosemid	Erhöhte Ototoxizität
β-Blocker + Verapamil oder Diltiazem	Bradykardie, AV-Block
NSAR + ACE-Inhibitoren	Einschränkung der Nierenfunktion
Albuterol + β-Blocker	Abnahme der bronchodilatierenden Wirkung

vom Typ 5, was zu einem Anstieg von cGMP mit entsprechendem Blutdruckabfall führt –, kann die gleichzeitige Einnahme dieser Substanzen zu lebensbedrohlichen, in diesem Falle kardiovaskulären Komplikationen führen.

MASTER-System

Ein Patient wird von negativen Auswirkungen im Rahmen von Arzneimittelinteraktionen am ehesten verschont bleiben, wenn sein behandelnder Arzt das folgende MASTER-System beachtet:

M inimum an Arzneimitteln verwenden
A lternative Medikamente einsetzen
S tarte mit niedriger Dosis/langsamer Dosissteigerung
T itriere Dosierung nach Wirkung (therapeutisches Monitoring)
E rkläre dem Patienten mögliche Probleme
R egelmäßige Überwachung von Patient und Arzneimittelwirkungen

In Kürze

Bei der gleichzeitigen Gabe von zwei oder mehreren Arzneimitteln können unerwartete bzw. ungewöhnliche Arzneimittelwirkungen auch durch Wechselwirkungen (Interaktionen) hervorgerufen werden. Diese können mit altbewährten Arzneimitteln (Digoxin/Chinidin), mit neuen Substanzen (Mibefradil), mit freiverkäuflichen pflanzlichen Präparaten (Johanniskraut) oder Nahrungsbestandteilen (Grapefruitsaft) auftreten. Die klinische Relevanz hängt dabei von den verabreichten Dosen, den erreichten Plasmakonzentrationen sowie der individuellen Sensitivität und/oder Compliance des Patienten ab.

Bei der Gabe von Arzneimitteln sollten stets bestimmte Medikamenten- und Patientenfaktoren berücksichtigt werden. Von Seiten des Arzneimittels sind seine therapeutische Breite, die Dosis, Behandlungsdauer, zeitliche Reihenfolge/Abstand der einzelnen Medikamentengaben von entscheidender Bedeutung.

Beim Patienten muss an Compliance, die Einnahme freiverkäuflicher Arzneimittel, Verordnung durch mehrere Ärzte, seine Grunderkrankungen, Leber- und Nierenfunktion, das Alter und genetische Faktoren gedacht werden.

Die Beschränkung der Gabe auf nur absolut notwendige und therapeutisch wirksame Medikamente tragen ebenso zur Vermeidung von Wechselwirkungen bei wie eine gründliche und klare Patienteninformation.

Weiterführende Literatur ▶ www.springer.com

36 Arzneimittelallergie

J. Striessnig, F.J. Legat

Als Arzneimittelallergie werden im Folgenden solche Reaktionen mit Krankheitswert bezeichnet, die auf einer Arzneimittel-bedingten Aktivierung des Immunsystems beruhen. Reaktionen des Immunsystems ohne Krankheitswert sind häufiger als klinisch manifeste Formen. So kommen Antikörper gegen Penicillin auch bei behandelten Individuen vor, die keine Penicillin-Allergie entwickeln.

Arzneimittelallergien sind von **pseudoallergischen** (oder anaphylaktoiden) Reaktionen, die nicht durch Antikörper vermittelt sind, aber auf einer arzneimittelinduzierten Freisetzung von Immunmediatoren aus Mastzellen und Basophilen beruhen, zu unterscheiden. Sie können damit allergische Reaktionen vortäuschen. Bei einer Reihe von Unverträglichkeitsreaktionen ist unklar, in welchem Ausmaß immunologische und/oder direkt toxische Wirkungen beteiligt sind. Solche Reaktionen sind schwer von sog. idiosynkratischen Reaktionen abgrenzbar, die nichtimmunologisch bedingt und genetisch determiniert sind (z. B. durch Enzymdefekte).

Auf Arzneimittelallergien beruhende unerwünschte Wirkungen werden gemeinsam mit den pseudoallergischen und Idiosynkrasien den Typ-B-UAW zugeordnet. Allen ist gemeinsam, dass sie weder vorhersehbar sind noch über den pharmakologischen Wirkungsmechanismus erklärt werden können.

Arzneimittelallergien sind häufig. Zusammen mit pseudoallergischen Reaktionen sind sie für etwa ein Drittel der wegen UAW hospitalisierten Patienten verantwortlich. Sie sind im Allgemeinen nicht dosisabhängig und können bereits durch kleinste Wirkstoffmengen ausgelöst werden.

36.1   Pathogenese

In der Pathogenese von Arzneimittelallergien lassen sich 2 Phasen unterscheiden:

In der **Sensibilisierungsphase** prägt sich das Immunsystem den Kontakt mit einem Antigen in das »immunologische Gedächtnis« ein und bildet spezifische Antikörper (humorale Immunreaktion) bzw. spezifische reaktionsfähige T-Lymphozyten (zelluläre Immunreaktion). In dieser Phase zeigen sich meistens noch keine klinischen Erscheinungen. Bei erneutem oder weiterhin bestehendem Kontakt mit dem Antigen wird in der **Effektorphase** das in der Sensibilisierungsphase ausgebildete »Gedächtnis« reaktiviert und führt zu klinischen Symptomen der Allergie.

36.1.1 Sensibilisierungsphase

Das Immunsystem erkennt normalerweise nur »Vollantigene«, etwa Makromoleküle wie rekombinante Proteine (sog. Biologicals, wie humanisierte Antikörper, lösliche Rezeptoren; Proteohormone), Heparine oder Dextrane. Niedermolekulare Arzneistoffe wirken erst nach fester Bindung an ein körpereigenes Trägermolekül immunogen (**Haptene**; Beispiele β-Lactamantibiotika, Thyreostatika vom Thionamid-Typ, Sulfonamide). Hierbei können auch **reaktionsfähige Derivate** von Arzneistoffen (als Haptene dienen (z. B. kovalente Bindung von Penicillinmolekülen nach Öffnung des β-Lactam-Ringes an Proteine).

36.1.2 Effektorphase

Hypersensitivitätsreaktionen nach Coombs and Gell

Bei Aktivierung des »immunologischen Gedächtnisses« durch Antigen Re-Exposition werden Reaktionen ausgelöst, die sich durch die vier Prototypen von immunologisch-vermittelten Hypersensitivitätsreaktionen (Typ I–IV) nach Coombs und Gell klassifizieren lassen. Einen Überblick gibt ▪ Abbildung 36.1. Im Wesentlichen lassen sich zwei große Gruppen von immunologischen Hypersensitivitätsreaktionen unterscheiden: Antikörper- und zellvermittelte Reaktionen. Auch im Tierexperiment sind diese Gruppen durch deren Übertragbarkeit entweder mittels Serum (Antikörper) oder mittels Zellen (T-Zellen) voneinander abzugrenzen. Jede der beiden Gruppen umfasst weitere Unterformen (▪ Abb. 36.1). Überschneidungen oder Kombinationen dieser Reaktionstypen sind üblich.

36.1.3 Charakteristika immunologischer Hypersensitivitätsreaktionen nach Coombs und Gell

IgE-vermittelte Reaktion (Anaphylaxie Typ I)

Anaphylaktische Reaktionen können nach Gabe einer Vielzahl von Arzneistoffen, Proteinen und Hilfsstoffen zur Arzneimittelzubereitung ausgelöst werden. Die wichtigsten Auslöser stellen Antibiotika dar. Andere etwa rekombinante Proteine und Blutprodukte.

Erstkontakt mit dem Allergen führt unter Vermittlung von speziellen Antigen-präsentierenden Zellen zur T-Zell

▪**Abb. 36.1.** Klassifikation der Hypersensitivitätsreaktionen

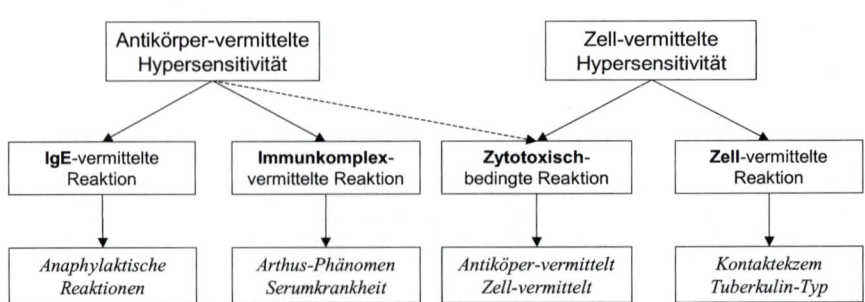

(TH-2)-induzierten Produktion von IgE durch B-Lymphozyten (Sensibilisierungsphase). IgE-Moleküle binden über ihre Fc-Regionen an hochaffine IgE-Rezeptoren von Mastzellen und Basophilen. Kontakt mit dem Allergen führt durch Quervernetzung (**Bridging**) zellständiger IgE-Moleküle zur Degranulation dieser Zellen und nachfolgenden Freisetzung von präformierten (v. a. Histamin) und neu gebildeten Mediatoren (wie Prostaglandine, Leukotriene, PAF), welche die pharmakologischen Effekte und klinischen Symptome der anaphylaktischen Reaktion hervorrufen. Während die **immediate phase** vor allem durch die Degranulation von ortsständigen Mastzellen und die dabei freigesetzten Mediatoren ausgelöst wird, ist die **late phase** der anaphylaktischen Reaktion insbesondere durch die Freisetzung von Mediatoren aus neu eingewanderten Entzündungszellen (v. a. auch eosinophilen Leukozyten) bestimmt. Je nach Gewebslokalisation können Entzündungsmediatoren in unterschiedlichem Ausmaß zur Entzündungsreaktion beitragen. Damit wird erklärt, dass Histamin-H$_1$-Rezeptorantagonisten bei Urticaria und Rhinitis jedoch nicht bei allergischem Asthma wirksam sind.

Bei **pseudoallergischen, anaphylaktoiden Reaktionen** wird die Degranulation von Mastzellen (oder Basophilen) durch IgE-unabhängige Mechanismen verschiedener Chemikalien oder Arzneistoffe ausgelöst. Die dabei auftretenden Symptome lassen sich klinisch nicht von spezifischen IgE-vermittelten anaphylaktischen Reaktionen unterscheiden, da ihnen die gemeinsame Endstrecke der Mastzellen-Degranulation zugrunde liegt (▸ Kap. 36.3).

Zytotoxisch bedingte Reaktion (Typ II)

Zellgebundene Antikörper (IgG oder IgM) führen über komplementabhängige Reaktionen (Lyse oder Opsonisierung) zur Zytolyse. Bindung zytotoxischer Zellen (Monozyten, Neutrophile, natürliche Killerzellen) an zellgebundene Antikörper über Fc-Rezeptoren kann ebenfalls zur Zellschädigung führen.

Zytotoxische Arzneimittelreaktionen betreffen häufig **Zellen des Blutes**. Beispiele hierfür sind immunhämolytische Anämien durch **Penicilline**, Thrombozytopenien durch **Propylthiouracil**[1], **Paracetamol**[2] oder **Sulfonamide** und Agranulozytosen durch **Phenothiazine**, **Sulfonamide** und **Antikonvulsiva**.

Beispiele für nicht durch Arzneimittel induzierte zytotoxische Hypersensitivitätsreaktionen sind die Hämolyse bei Transfusion inkompatibler Erythrozytenkonzentrate, bei Morbus haemolyticus neonatorum und Autoimmunhämolysen bzw. -thrombozytopenien.

Immunkomplex-vermittelte Reaktion (Typ III)

Die **Serumkrankheit** wurde ursprünglich bei Anwendung heterologer Antiseren für die passive Immunisierung bei Infektionserkrankungen beschrieben. Sie kann bei Therapie mit proteinhaltigen Arzneimitteln, wie z. B. **rekombinanten Antikörpern** oder **Anti-Lymphozytenimmunglobulinen** auftreten. Ein der Serumkrankheit ähnliches Bild ist auch nach Gabe nichtpeptidischer, niedermolekularer Arzneistoffe wie **Penicillinen, Sulfonamiden, Thiouracilen** und **Phenytoin** möglich. Hauptmanifestation sind Fieber, Exantheme, Urti-

caria, Lymphadenopathie und Arthralgien, die meist 1–3 Wochen nach der letzten Dosis des verursachenden Arzneimittels auftreten und sich mit der vollständigen Elimination des Arzneistoffs oder seiner Metaboliten zurückbilden. Die meisten klinischen Symptome werden auf Antigen-Antikörper-Komplexe des Arzneistoffs mit IgG und IgM zurückgeführt. Antigen-Antikörper-Komplexe werden normalerweise durch das Mononukleäre-Phagozyten-System rasch und effektiv entfernt. Bei Ablagerung von Immunkomplexen in der Zirkulation unterschiedlicher Gewebe kommt es jedoch durch Aktivierung des Komplementsystems und von Entzündungszellen zu einer Freisetzung von Entzündungsmediatoren, die zusammen mit einwandernden neutrophilen Granulozyten zur Entzündung und Gewebsschädigung führen.

Das **Arthus-Phänomen** stellt eine lokale Manifestationsform dieses Reaktionstyps dar. Bei sensibilisierten Menschen mit bereits vorbestehenden präzipitierenden Antikörpern (v. a. IgG) kommt es nach lokaler Applikation des spezifischen Antigens (intradermal oder subkutan, beispielsweise **Impfstoffe, Allergene** im Rahmen von Hyposensibilisierungsbehandlungen, **niedermolekulare Heparine**) oder der Inhalation von antigenem Material (z. B. extrinsische exogene Alveolitis wie bei der Farmerlunge) zur lokalen Immunkomplexbildung und Entzündung. Die Bildung von lokalen Nekrosen (z. B. Hautnekrosen nach Heparingaben) ist möglich.

Ein nicht mit Antikörperbildung einhergehendes **Serumsickness-like-Syndrom** wurde ebenfalls beschrieben (▸ Kap. 36.1.2).

Zell-vermittelte Reaktion (»verzögert«; Typ IV)

Allergische Kontaktdermatitis nach dermaler Exposition gegenüber Arzneimitteln, Zusatzstoffen oder Lipiden in Salben ist die häufigste Form Arzneimittelinduzierter Hypersensitivität vom verzögerten Typ. Beinahe jedes topisch applizierte Arzneimittel ist ein potentieller Sensibilisator, aber weniger als etwa 40 Allergene sind für die überwiegende Zahl der Kontaktdermatitiden verantwortlich. Neben den Arzneistoffen selbst können auch **pharmazeutische Hilfsstoffe** wie Paraben, Lanolin und Thiomersal als Allergene fungieren. Topische Arzneimittel können somit mehrere für eine Sensibilisierung in Frage kommende Stoffe enthalten.

Kennzeichnend für diesen Reaktionstyp ist das verzögerte Auftreten der Reaktion. Die Übertragung der Hypersensitivität ist im Tierexperiment an die Übertragung von T-Zellen gekoppelt.

Bei einer bestehenden Kontaktallergie (z. B. Nickel) führt ein erneuter Kontakt mit dem Allergen im betroffenen Hautareal zur Ausbildung eines **Ekzems**. Auslöser dieser Kontaktallergien sind meist Haptene, die sich in der Haut mit Carrierproteinen zu Vollantigenen verbinden. Antigenpräsentierende Zellen der Haut nehmen diese Hapten-Carrier-Komplexe auf und präsentieren diese im Lymphknoten TH-1-Zellen. Erneuter Kontakt führt zur Migration daraus entstandener Memory-T-Zellen in die Haut und dort zur Freisetzung von Zytokinen und Rekrutierung von Entzündungszellen. Eine

---

1 Propycil®

2 Paracetamol-ratiopharm®, Paracetamol AL®

Vielzahl von lokal auf die Haut einwirkenden Substanzen, einschließlich Arzneistoffe oder pflanzliche Zubereitungen können diese Form der Kontaktallergie auslösen.

Andere Hypersensitivitätsreaktionen

Nicht immer lassen sich die beobachteten Hypersensitivitätsreaktionen mit den Reaktionstypen nach Coombs und Gell klassifizieren. Auch ist bei vielen Reaktionen das Ausmaß der Beteiligung direkt-toxischer Wirkungen schlecht abschätzbar. Eine Abgrenzung zu individuellen, nichtimmunologisch bedingten Überempfindlichkeitsreaktionen (Idiosynkrasien) ist daher schwierig.

Inhibitorische Antikörper. Im Rahmen von Autoimmunprozessen können Autoantikörper wichtige Körperfunktionen inhibieren. Ein klassisches Beispiel sind Antikörper gegen nikotinische Acetylcholinrezeptoren bei Myasthenia gravis. Inhibitorische Antikörper können auch durch Arzneimittel induziert werden. Antikörper gegen rekombinante humane **Erythropoetine**[3] sind durch Neutralisation der Erythropoetinwirkung seltene Auslöser von reiner Erythrozytenaplasie (pure red cell aplasia). Bei der durch **Ticlopidin**[4]- und **Clopidogrel**[5]- induzierten **thrombotisch thromozytopenischen Purpura** (TTP) (Häufigkeit für Clopidogrel ca. 1 pro 100.000 behandelten Patienten, Mortalität ca. 30%) induzieren diese Arzneistoffe inhibitorische Immunglobuline gegen eine Metalloproteinase (ADAMTS13), die den von-Willebrand-Faktor (VWF) spaltet und dadurch der Vernetzung von Thrombozyten durch VWF und dem Thrombuswachstum entgegenwirkt. Hemmung dieser Protease führt zur Bildung von Thromben in Arteriolen und Kapillaren und in der Folge zu TTP. Vor allem für Clopidogrel werden zusätzlich auch nicht-immunologische Mechanismen vermutet.

Fallbeispiel A: Hypersensitivitätssyndrom nach Einnahme von Allopurinol bei bekannter Allopurinol-Allergie

76-jährige Patientin in dermatologischer Notfallsambulanz: generalisiertes, makulopapulöses Exanthem, das zu Konfluenz neigte; Fieber 38,4°C, wiederholt Erbrechen auch bereits am Vortag; zeitweise teilnahmslos und gehunfähig. Arzneimittelanamnese: Allopurinol HEXAL 300 mg einmal täglich seit etwa 1 Woche wegen Hyperurikämie. Vorgehen:

- Sofortige Maßnahmen: Stationäre Aufnahme mit Verdacht auf ein Hypersensitivitätssyndrom gegenüber Allopurinol; Allopurinol wurde abgesetzt;
- weiterer Verlauf: Zunächst Verschlechterung des Zustandsbildes mit Konfluenz des Exanthems und Ausbildung einer Erythrodermie ohne Blasenbildung; weiter Fieber über 38°C; labordiagnostische Hinweise auf Begleithepatitis;
- systemische Therapie mit Corticosteroiden und Antihistaminika, zusätzlich Corticosteroid-haltige und Corticosteroid-freie Externa;

▼

- in den nächsten Tagen deutliche Besserung des Allgemeinzustandes mit Erreichen normaler Körpertemperatur, Abblassen des Exanthems und Normalisierung der Leberbefunde;
- Entlassung der Patientin nach 2 Wochen und
- Ausstellung eines Allergiepasses auf Allopurinol.

Die genaue Befragung der Patientin und kritische Durchsicht ihrer Vorbefunde ergab anamnestisch ein vorangegangenes Exanthem im Rahmen der Einnahme von Urosin® (= Allopurinol). Der Patientin war nicht bewusst, dass sie mit Allopurinol HEXAL 300 mg den gleichen Arzneistoff zu sich genommen hat.

Drug-hypersensitivity-Syndrom (DHS; auch als »drug rash with eosinophilia and systemic symptoms«, DRESS, bezeichnet). Dieses lebensbedrohliche Syndrom (Häufigkeit 1:1000–10.000) aus Fieber, makulopapulösem Exanthem, Lymphadenopathie, Eosinophilie und Beteiligung innerer Organe (zumeist Hepatitis und Blutbildveränderungen) tritt typischerweise innerhalb von 3–8 Wochen der ersten Behandlung mit einem Arzneistoff auf, bei Reexposition auch innerhalb eines Tages. Nach derzeitiger Auffassung ist das DHS eine schwere, idiosykratische Reaktion, die einerseits durch aromatische Antikonvulsiva (**Phenytoin**[6], **Phenobarbital**[7], **Carbamazepine**[8], **Lamotrigin**[9]), aber auch durch andere Arzneimittel wie **Allopurinol**[10], **Sulfasalazin**[11], **Trimethoprim**[12], **Minocyclin**[13], **Metronidazol**[14], **Azathioprin**[15], **Nevirapin**[16] und **Abacavir**[17] ausgelöst werden kann. Der Auslösung von DHS scheint ein komplexes Zusammenspiel zwischen reaktivierter Herpesvireninfektion, antiviralem Immunresponse und der Arzneistoff-spezifischen Immunantwort zugrunde zu liegen.

Stevens-Johnson-Syndrom (SJS) und toxische epidermale Nekrolyse (TEN). SJS und TEN sind schwere Hautreaktionen (► Kap. 36.2.2), denen eine Fas-Ligand (FasL) mediierte **Apoptose** von Keratinozyten zugrunde liegt. Mononukleäre Zellen von SJS- und TEN-Patienten sezernieren große Mengen an FasL. Die Produktion kann durch den die Krankheit auslösenden Arzneistoff in vitro stimuliert werden. Arzneistoffspezifische zytotoxische T-Zellen konnten in TEN-Läsionen nach-

---

3 Erypo®, Neorecormon®, Epoietin alpha Hexal® Erypo®
4 Ticlopidin-ratiopharm®, Tiklyd®
5 Plavix®, Iscover®
6 Zentropil®, Phenhydan®
7 Luminal®
8 Tegretal®, Timonil®
9 Lamictal®
10 Allopurinol-ratiopharm®, Allopurinol AL®
11 Sulfasalazin HEXAL®
12 Infectotrimet®
13 Skid®, Minocyclin HEXAL®
14 Metronidazol AL®
15 Imurek®, Azathioprin-ratiopharm®
16 Viramune®
17 Kivexa®

Tab. 36.1. Einteilung der Schweregrade von anaphylaktischen/anaphylaktoiden Reaktionen

Grad	Haut	Abdomen	Atemwege	Herz/Kreislauf
I	Juckreiz, Flush, Urticaria, Angioödem	–	–	–
II	Juckreiz, Flush, Urticaria, Angioödem	Nausea, Krämpfe	Rhinorrhö, Heiserkeit, Dyspnoe	Tachykardie (Δ >20/min), Hypotension (Δ >20 mmHg systolisch), Arrhythmie
III	Juckreiz, Flush, Urticaria, Angioödem	Erbrechen, Defäkation	Larynxödem, Bronchospasmus, Zyanose	Schock, Bewusstlosigkeit
IV	Juckreiz, Flush, Urticaria, Angioödem	Erbrechen, Defäkation	Atemstillstand	Herz-/Kreislaufstillstand

gewiesen werden. Immunoglobuline hemmen die Fas-mediierte Apoptose von Keratinozyten in vitro. Zahlreiche Fallberichte deuten auch auf eine klinische Wirksamkeit von i.v. Immunglobulinen hin.

Arzneimittel-induzierter Lupus erythematodes (ALE). Typisch für die klassische Form des ALE ist eine systemische Symptomatik mit geringer Neigung zu Nieren- und Hautbeteiligung und Vorhandensein von Antihiston-Antikörpern. Diese Form kann durch **Hydralazin**[18], **Isoniazid** und **Minocyclin**[13] ausgelöst werden. Hingegen ist zu beachten, dass eine Reihe häufig verordneter Arzneimittel (einschließlich **Calciumantagonisten**, **ACE-Inhibitoren**, **Thiazide** und **Statine**) ALE mit primär kutaner Manifestation auslösen können. Symptomatik und Autoantikörpertiter bilden sich nach Absetzen des verursachenden Arzneimittels innerhalb von Wochen zurück. TNF-α-Inhibitoren, die nicht nur bei der rheumatoiden Arthritis sondern zunehmend auch in der Therapie der mittelschweren bis schweren Psoriasis vulgaris eingesetzt werden, induzieren sehr häufig die Bildung von Anti-DNA Antikörpern. Ein ALE kann deshalb bei der Therapie der rheumatoiden Arthritis oder entzündlicher Darmerkrankungen, sowie der Psoriasis mit **Infliximab**[19], **Etanercept**[20] oder **Adalimumab**[21] ausgelöst werden. Die Bestimmung der antinukleären Antikörper vor Einleitung und bei Auftreten von LE-verdächtigen Symptomen im Verlauf der Therapie mit TNF-α-Inhibitoren könnte helfen, einen sich entwickelnden ALE frühzeitiger zu erfassen.

Serumkrankheit-ähnliches Syndrom (»serum sickness-like syndrome). Eine nicht mit Antikörperbildung einhergehende Serumkrankheit-ähnliche Symptomatik kann durch bestimmte Antibiotika, insbesondere durch **Cephalosporine** (wie Cefaclor[22]) ausgelöst werden. Sie geht mit Fieber, Hauterscheinungen (Urticaria, Erythema exsudativum multiforme) und Arthralgien einher. Die Symptome entwickeln sich 1–3 Wochen nach Exposition.

Bei vielen anderen Hypersensitivitätsreaktionen ist eine Beteiligung des Immunsystems auch eher unwahrscheinlich. So wird die durch das atypische Neuroleptikum **Clozapin**[23] ausgelöste Neutropenie (3% der Patienten) auf eine direkte zytotoxische Wirkung eines nach Bioaktivierung entstehenden chemisch reaktiven Nitrenium-Ions zurückgeführt. Die Bildung von zytotoxischen Metaboliten durch Oxidationsprozesse in aktivierten Neutrophilen oder deren Präkursoren im Knochenmark scheint auch an der Entstehung von Agranulozytosen durch andere Arzneistoffe wie z. B. dem Thrombozytenaggregationshemmer **Ticlopidin** (Agranulozytoserisiko 1–2%), **Sulfonamide** oder **Propylthiouracil** beizutragen.

36.2 Klinische Manifestationen

36.2.1 Anaphylaktischer Schock

Die anaphylaktischen/anaphylaktoiden Reaktionen stellen akute Überempfindlichkeitsreaktionen dar, die mit einem typischen Spektrum von Symptomen einhergehen. Die Unterteilung dieser Überempfindlichkeitsreaktionen in 4 Schweregrade hat sich für Diagnostik und Therapie dieser Reaktionen bewährt (**□** Tab. 36.1). Die schwerste Form stellt der anaphylaktische Schock mit Atem- und Kreislaufstillstand dar.

Die Anaphylaxie ist die Maximalvariante einer allergischen Sofortreaktion und erfasst den gesamten Organismus. Das auslösende Antigen führt nach **systemischer Anflutung** (intravenöse Injektion, orale Aufnahme, Insektenstich) oder **ausgedehntem Kontakt mit Haut oder Schleimhäuten** (Kontakturticaria z. B. durch Latexhandschuhe, Aeroallergene) zu einer massiven Ausschüttung von Mediatoren (besonders Histamin).

Bei den immunologisch vermittelten Reaktionen handelt es sich meist um IgE-vermittelte Sofortreaktionen (Penicilline, artfremde Proteine und Polypeptide, z. B. in Vakzinen und bei Immuntherapie; Lokalanästhetika, Insektengifte).

---

18 Treloc®
19 Remicade®
20 Enbrel®
21 Humira®
22 CEC®, Cefaclor-ratiopharm®, Infectocef®
23 Clozapin-neuraxpharm®, Leponex®

Penicilline gehören zu den häufigsten Auslösern von IgE-vermittelten Arzneimittelreaktionen, die sämtliche Schweregrade erreichen können. Die Häufigkeit anaphylaktischer Reaktionen nach Gabe von Penicillinen wird auf 0,7–10% geschätzt, die der tödlichen Ereignisse auf etwa 0,002%.

Die Kenntnis und Wahrnehmung der klinischen Zeichen anaphylaktischer/anaphylaktoider Reaktionen ist von großer Bedeutung, da diese Reaktionen innerhalb von Minuten unter Durchlaufen der o. g. Schweregrade (einzelne Symptome können auch übersprungen werden) **zu lebensbedrohlichen Situationen und rasch zum Tod** führen können. Da solche arzneimittelinduzierten Reaktionen jederzeit möglich sind, sollte jeder Arzt ihre Therapie beherrschen. Wichtig ist besonders die rechtzeitige Erkennung von **Warnsymptomen**, wie Kribbeln an Handflächen, Fußsohlen, Nasenspitze oder Zunge, und die sofortige Therapieeinleitung, wenn weitere Symptome auf ein Fortschreiten der Reaktion hindeuten. Entsprechend der Schweregrade ist auch eine abgestufte Therapie erforderlich (s. Übersicht). Neben Arzneimitteln kommen als auslösende Allergene vor allem Insektengifte (z. B. bei Bienen- und Wespenstichen) und Nahrungsmittel (z. B. Nüsse, Fisch, Muscheln, Milch, Früchte) in Frage.

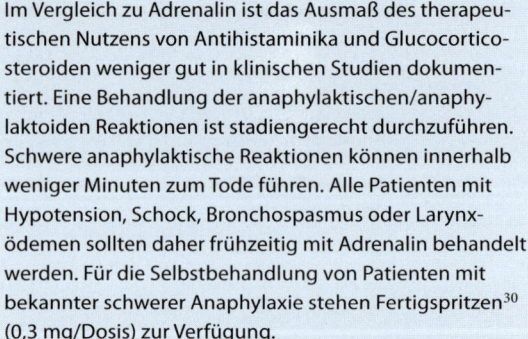

Im Vergleich zu Adrenalin ist das Ausmaß des therapeutischen Nutzens von Antihistaminika und Glucocorticosteroiden weniger gut in klinischen Studien dokumentiert. Eine Behandlung der anaphylaktischen/anaphylaktoiden Reaktionen ist stadiengerecht durchzuführen. Schwere anaphylaktische Reaktionen können innerhalb weniger Minuten zum Tode führen. Alle Patienten mit Hypotension, Schock, Bronchospasmus oder Larynxödemen sollten daher frühzeitig mit Adrenalin behandelt werden. Für die Selbstbehandlung von Patienten mit bekannter schwerer Anaphylaxie stehen Fertigspritzen[30] (0,3 mg/Dosis) zur Verfügung.

Bei mit β-Adrenozeptorenblockern vorbehandelten Patienten, sollte die Adrenalin-Dosis halbiert werden (verstärkte vasokonstriktorische Wirkung über $β_1$-Rezeptoren bei blockierten β-Rezeptoren). Glucagon (1 mg i.v.) kann hier zur Stabilisierung von Blutdruck und Herzfrequenz (positiv-inotrope und chronotrope Wirkungen) versucht werden.

Glucocorticosteroide sollen v. a. Spätreaktionen unterdrücken (z. B. Bronchospasmen bei Asthmatikern).

36.2.2 Kutane Manifestationen

Sie sind überaus **häufig**. Daher sollten insbesondere exanthematische Hauterscheinungen immer auch an Arzneimittelreaktionen als Ursache denken lassen. Ob der Arzneimittelreaktion eine immunologische (allergische) oder nicht-immunologische Ursache zugrunde liegt, kann auch durch eine genaue Anamnese nicht immer eindeutig geklärt werden.

Bei allen epidemiologischen Studien finden sich 3 Hautgruppen der kutanen Manifestationen von Arzneimittelreaktionen: Makulöse bzw. makulopapulöse Exantheme, Urticaria und Vaskulitis. Die Häufigkeit dieser 3 Gruppen wird sehr variabel angegeben. Makulopapulösen Exantheme stellen zusammen mit urtikariellen Hautveränderungen den weitaus größten Anteil an kutanen Manifestationen dar (❏ Tab. 36.2).

Antibiotika, und hier wiederum die Penicilline und besonders Aminopenicilline führen gemeinsam mit Cotrimoxazol die Häufigkeitsstatistik für Arzneimittel-induzierte kutane Manifestationenan. An zweiter Stelle finden sich NSAR, welche besonders zu urtikariellen Exanthemen führen können. Weibliches Geschlecht und höheres Lebensalter (vermutlich aufgrund der höheren Anzahl eingenommener Medikamente und Komorbititäten) sind unabhängige Risikofaktoren für das Auftreten von Hautveränderungen.

> **Maßnahmen zur Therapie anaphylaktischer Reaktionen in der Allgemeinpraxis**
>
> — **Allgemeinmaßnahmen**
>   - Falls möglich, auslösendes Agens entfernen bzw. Zufuhr (z. B. Infusion eines Arzneimittels) stoppen
>   - Lagerung seitlich liegend (bei Schock) oder in halbsitzender Position (bei Atemnot)
>   - Freihalten der Atemwege, Sauerstoffgabe,
>   - i.v. Zugang und Volumengabe
>   - Evtl. Reanimation
>   - Rasche Einweisung in Notfallambulanz veranlassen
> — **Arzneitherapie**
>   - **Adrenalin**[24] intramuskulär: Erwachsene: 500 µg (0,5 ml einer 1:1000-verdünnten Lösung); Kind: 10 µg/kg KG (0,01 ml/kg KG einer 1:1000-verdünnten Lösung) unter laufender Kontrolle von Puls, Blutdruck, Bewusstseinszustand, Atmung; falls erforderlich Dosis nach 5 min wiederholen
>   - Inhalation von $β_2$-Adrenozeptoragonisten (z. B. Salbutamol[25]) bei Bronchospasmus (zusätzlich Theophyllin i.v. bei unzureichendem Ansprechen, 5 mg/kg KG)
>   - H_1- und H_2-Rezeptorantagonisten i.v.: **Dimetinden**[26] (0,1 mg/kg KG) und **Ranitidin**[27] (1 mg/kg KG)
>   - Glucocorticosteroide (3–6 mg/kg KG Prednisolon[28] oder Methylprednisolon[29]) i.v., falls erforderlich mehrmals täglich
>   - Bei unmittelbar lebensbedrohlichem Zustand Adrenalin langsam i.v. (100 µg/min entsprechend 1 ml einer 1:10.000-verdünnten Lösung); eine Maximaldosis von 1 mg Adrenalin sollte in der Regel nicht überschritten werden.
>
> ▼

---

24 Suprarenin®
25 Salbutamol-ratiopharm®, SalbuHEXAL®
26 Fenistil®
27 Ranitidin-ratiopharm®, Ranitic®
28 Solu-Decortin H®, Prednisolon JENAPHARM®
29 Urbason®, Metypred GALEN®
30 Fastjekt®

◻ Tab. 36.2. Relative Häufigkeit kutaner Arzneimittelreaktionen (Gesamtfallzahl 440, Beobachtungszeitraum 4 Jahre). (Nach Swanbeck u. Dahlberg 1992)

Kutane Manifestation [%]	
Makulöse und makulopapulöse Exantheme	46[1]
Urticaria	22
Vaskulitis	7
Erythema exsudativum multiforme	5
Photosensitive Reaktionen	4

[1] in einzelnen Studien bis zu 95%

Exantheme

Makulöse und **makulopapulöse Exantheme** sind wahrscheinlich die häufigsten unerwünschten Arzneimittelreaktionen überhaupt. Sie können durch fast jedes Medikament ausgelöst werden, treten meist innerhalb von 1–2 Wochen nach Exposition auf und bilden sich häufig innerhalb von 1–2 Wochen nach Absetzen zurück. Häufig werden diese durch **Penicilline, Sulfonamide, Thiazid-Diuretika, Carbamazepin**[9], **Cephalosporine** oder **Phenothiazine** ausgelöst.

Fallbeispiel B: Makulopapulöses Exanthem nach Amoxicillineinnahme

64-jährige Frau, wegen eines respiratorischen Infektes für 7 Tage Einnahme von Augmentan® (= Amoxicillin plus Clavulansäure); zwei Tage nach Therapieende Auftreten eines generalisierten makulopapulösen Exanthems und oberflächlicher Ulzerationen an der Mundschleimhaut. Vorgehen:

- Sofortige stationäre Aufnahme und Behandlung mit oralen Antihistaminika und topischen Corticosteroiden;
- Haut- und Mundschleimhautveränderungen waren innerhalb einer Woche nahezu vollständig abgeheilt;
- ein Allergiepass auf Aminopenicilline wurde ausgestellt;
- Ergebnis der weiteren Abklärung durch stationäre Allergietestung vier Monate später: Verträglichkeit gegenüber Phenoxymethylpenicillin (Hauttests negativ; keine allergische Reaktion bei oraler Provokationstestung);
- Unverträglichkeit vom Spättyp gegenüber Aminopenicillinen: Hauttests (Epikutantest) auf Aminopenicilline mit und ohne Clavulansäure zeigten nach 24 h keine Reaktionen aber bei Spätablesung nach 72 h deutlich positive Hautreaktionen an den Teststellen;
- ein entsprechender Allergiepass wurde ausgestellt

Die Gefährlichkeit dieser Exantheme ist generell geringer einzustufen als die von Urticaria und Erythema exsudativum multiforme, da ein Übergang in den anaphylaktischen Schock praktisch nicht und die Weiterentwicklung in eine toxische epidermale Nekrolyse (TEN) nur selten vorkommt. Die Art des Exanthems lässt keine sicheren Rückschlüsse auf die auslösende Substanz zu.

Eine Sonderform stellen **morbilliforme Exantheme** nach **Amoxicillin-** oder **Ampicillingabe** dar. Diese werden besonders häufig (bis zu 95%) bei Patienten mit infektiöser Mononukleose (EBV-Infektion) oder chronischer lymphatischer Leukämie beobachtet. Dabei scheint es sich um eine verzögerte, T-Zell-mediierte Immunreaktion zu handeln.

Urticaria

Unter Urticaria versteht man das exanthematische Auftreten von zumeist juckenden Quaddeln (Urticae), die durch umschriebene Schwellungen der oberen Dermis entstehen. Urticaria gehört zu den 20 häufigsten Hauterkrankungen. Schätzungen zufolge machen 20–30% der Menschen mindestens einmal im Lauf ihres Lebens eine Urticaria durch. Gelegentlich ist sie dabei mit **Angioödemen** kombiniert, die stärker ausgeprägte umschriebene Schwellungen der Haut oder Schleimhäute infolge von Ödemen des subkutanen bzw. submukösen Gewebes darstellen.

Pathophysiologisch bedeutsam ist die Aktivierung und Degranulation von Mastzellen (und Basophilen) mit Freisetzung von präformierten (v. a. Histamin) sowie neu synthetisierten Mediatoren (v. a. Prostaglandinen und Leukotrienen), dadurch induzierter Vasodilatation und Steigerung der Gefäßpermeabilität mit Ausbildung lokaler Ödemen.

Neben immunologischen Mechanismen können v. a. auch Komplementaktivierung, Zytokine, nervale Einflüsse, direkte **Histaminliberatoren** (z. B. Morphin[31], Codein[32], verschiedene Röntgenkontrastmittel), physikalische Reize (Kälte, Wärme, Licht, Wasser, Röntgenstrahlen, Druck, Vibration, körperliche Anstrengung) zur Degranulation dieser Zellen führen.

Im klinischen Alltag ist bei akuter Urticaria besonders an Arzneimittel, Nahrungsmittel, Inhalationsallergene oder Insektenstiche als Auslöser zu denken. Urticaria ist die zweithäufigste kutane Manifestationsform der Arzneimittelallergien und kann von nahezu allen **Arzneimitteln** ausgelöst werden. Parenterale Applikation führt dabei wesentlich häufiger zur Urticaria als orale Anwendung. Häufige Auslöser von Arzneimittel-bedingter akuter Urticaria sind v. a. β-Lactam-Antibiotika, Opiate, ACE-Inhibitoren, NSAR, Allergenextrakte und **Proteohormone**.

Eine akute Urticaria kündigt sich oft durch einen massiven **Juckreiz** an. Sie kann aber auch Teilsymptom einer anaphylaktischen/anaphylaktoiden Reaktion sein. **Therapeutisch** zeigt sich ein (variables) Ansprechen auf Histamin-H_1-Rezeptorantagonisten, was die pathophysiologische Bedeutung des Histamins bei diesem Krankheitsbild unterstreicht. Bei schweren Fällen mit evtl. begleitenden Angioödemen ist der Einsatz von Glucocorticosteroiden zu erwägen. Oft ist es notwendig, die Therapie einzuleiten noch bevor (v. a. durch eine genaue Anamnese) die Ursache erfasst werden kann. Ist die

---

31 MST/MSR/MSI Mundipharma®, Morphin-ratiopharm®
32 Codeintropfen-CT®

Urticaria Teilsymptom einer generalisierten anaphylaktischen/anaphylaktoiden Reaktion, steht die stufengerechte Behandlung der generalisierten Überempfindlichkeitsreaktion im Vordergrund (s. Anaphylaktischer Schock).

Vaskulitis

Die **nekrotisierende Vaskulitis** der Haut ist Folge einer antikörpervermittelten Hypersensitivitätsreaktion, bei der es durch **Ablagerung von Immunkomplexen** im Gewebe zur Auslösung einer nekrotisierenden Entzündung der kleinen Gefäße kommt. Es zeigen sich symmetrisch verteilte, mit Hämorrhagie und Nekrosen einhergehende Exantheme v. a. an den unteren Extremitäten. Neben einer Reihe von Ursachen (v. a. Infektgenese) kommen auch **Arzneimittel** (10–15%) als Auslöser in Frage (z. B. **Penicilline, Sulfonamide, Chinolone, Allopurinol**[10]**, Propylthiouracil, Hydralazin**[18]**, Colony-Stimulating Factors, Phenytoin, Cefaclor, Minocyclin**[13]**, Methotrexat**[33]). Gelegentlich kann auch ein Summationseffekt aus Infektgeschehen und Arzneimittelreaktion zur Manifestation der Vaskulitis führen. Die Prognose bei dieser Form der Hypersensitivitätsreaktion wird aber durch das Ausmaß der oft begleitenden Vaskulitis in anderen Organsystemen bestimmt.

Erythema exsudativum multiforme (EEM), Stevens-Johnsons-Syndrom (SJS), toxisch epidermale Nekrolyse (TEN)

EEM, SJS und TEN sind als UAW gefürchtet. **EEM** führt zu Hautreaktionen mit typischen Schießscheiben-artigen Effloreszenzen besonders an den distalen Extremitäten und wird häufiger durch Infektionen (Herpes, Mykoplasmen) und weniger häufig durch Arzneimittel ausgelöst.

Die Läsionen bei **SJS** und **TEN** (in beiden Fällen Schleimhautbeteiligung!) sind rasch konfluent, zeigen ein positives Nikolsky-Zeichen und führen bald zur **Ablösung der Epidermis und Erosionen**. Mehr als 50% von SJS werden durch Arzneimittel verursacht, wobei insbesondere **Antibiotika** (v. a. Sulfonamide, β-Lactamantibiotika), **Antikonvulsiva** (wie Carbamazepin und Phenytoin), **NSAR** und **Allopurinol** als Auslöser in Frage kommen. TEN (in der älteren Literatur auch als Lyell-Syndrom oder Syndrom der verbrühten Haut bezeichnet) wird fast ausschließlich durch Arzneimittel verursacht und besitzt eine hohe Letalität. Die Inzidenz von SJS/TEN wird mit etwa 2 Fällen pro 1 Million Einwohner und Jahr angegeben. Arzneimittelinduzierte SJS und TEN sind bei HIV-Infizierten 100- bis 1000-mal häufiger (v. a. nach Einnahme von Sulfonamiden). Aufgrund der Polypragmasie bei diesen Patienten lässt sich der auslösende Arzneistoff oft nur schwer identifizieren. Diese schweren Arzneimittelreaktionen treten üblicherweise 1–3 Wochen nach Therapiebeginn auf, bei Re-Exposition auch früher.

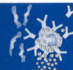

❗ **Bei Verdacht auf SJS/TEN sind alle als Auslöser in Frage kommenden Arzneimittel sofort abzusetzen. Schwere Verlaufsformen bedürfen intensiv-medizinischer Therapie. Re-Exposition ist unbedingt zu vermeiden. Eine allergologische Provokationstestung mit den unter Verdacht stehenden Arzneistoffen ist kontraindiziert.**

Fixes Arzneimittelexanthem

Oft handelt es sich um einen **einzelnen Herd**, bevorzugt an Extremitäten oder Genitale (auch die Schleimhäute können betroffen sein). Typisch ist, dass bei neuerlicher Gabe des auslösenden Arzneimittels immer wieder das gleiche Areal betroffen ist; die Zahl der Herde kann bei wiederholtem Auftreten mit der Zeit zunehmen. Selten findet sich ein multilokuläres fixes Arzneimittelexanthem, gelegentlich mit sehr zahlreichen Herden und als Maximalvariante sogar eine Erythrodermie. Diese Maximalformen sind oft nur schwer von einer TEN zu unterscheiden (milderer Verlauf, bessere Prognose). Das fixe Arzneimittelexanthem kann durch zahlreiche Medikamente ausgelöst werden. Klassische Auslöser sind dabei **Antibiotika** (Cotrimoxazol, Tetracycline, Metronidazol, Penicilline), **Barbiturate** und **NSAR**.

Photosensitivität

Photosensitivität kennzeichnet die erhöhte Bereitschaft zu Erythemen nach Exposition gegenüber ultravioletter (UV-) Strahlung. Arzneimittel, die photosensibilisierend wirken, müssen im UV- (meist UV-A-Bereich) oder sichtbaren Spektralbereich absorbieren. Durch Photoaktivierung in der Haut entstehen reaktive Intermediate (v. a. freie Radikale), welche durch direkte Beeinflussung biochemischer Prozesse oder Oxidation von Biomolekülen zytotoxisch wirken (**phototoxische Reaktion**). Addukte mit Makromolekülen wirken auch als Haptene und können eine zellvermittelte Immunantwort vom verzögerten Typ auslösen (photoallergische Reaktion). Die häufigeren **phototoxischen Reaktionen**, die durch lokale oder systemische Aufnahme von **photosensibilisierenden Substanzen** (z. B. Psoralene, Chinolone, Tetracycline, Sulfonamide, Amiodaron[34]) in die Haut und nachfolgende Sonnenexposition ausgelöst werden, äußern sich in gesteigerten Sonnenbrandreaktionen, die auf die Areale der Sonnenexposition beschränkt bleiben.

Photoallergische Reaktionen präsentieren sich hingegen als Ekzeme. Photoallergene erreichen die Haut entweder von außen (halogenierte Salicylanilide z. B. in Antiseptika, para-Aminobenzoesäure und Benzophenone in Sonnencremes, Duftstoffe) oder systemisch über die Zirkulation (z. B. **Sulfonamide, Thiazide, Phenothiazine**). Je nach Intensität der Sonnenexposition kommt es zu subakuten bis chronischen Ekzemen, die oft unscharf auf die belichteten Areale beschränkt sind und häufig Streuphänomene auf nicht lichtexponierte Hautbezirke zeigen.

Allergisches Kontaktekzem

Kontaktallergien sind immunologisch zellvermittelte Reaktionen (s. Kontakt-Hypersensitivität) gegen meist kleine Moleküle (Haptene, MG <1000), die dem Immunsystem über die Epidermis dargeboten werden. Nur selten entwickeln sich Kontaktallergien (akut oder chronisch) auf gesunder Haut. Meist findet sich eine Vorschädigung der Barrierefunktion (besonders kumulativ-toxische Ekzeme), die das Eindringen des Kontaktallergens erleichtert.

---

33 Metex®, Lantarel®
34 Cordarex®, Amiodaron-ratiopharm®

Kontaktallergien können durch eine Vielzahl von Kontaktallergenen in Pflanzen, Kleidern, Schmuck, Kosmetika oder beruflichen Kontaktstoffen ausgelöst werden. **Kontaktallergene in lokalen Therapeutika** sind zum Beispiel **Antibiotika, Antimykotika, NSAR, Lokalanästhetika, Desinfizienzien, Lichtschutzmittel,** aber auch **Phytoallergene.** Auch die Möglichkeit von Reaktionen gegen beim Kontaktekzem therapeutisch eingesetzte Arzneimittel, wie **topische Glucocorticosteroide** und **Histamin-H1-Rezeptor**antagonisten muss beachtet werden. Neben den eigentlichen Wirkstoffen können auch diverse **Hilfsstoffe** (Wollwachsalkohole, Cetylstearylalkohol), Konservierungsmittel (Parabene, Chloracetamid, Dibromdicyanobutan und 2-Phenoxyethanol) oder Duftstoffe allergieauslösend sein.

Fallbeispiel C: Kontaktdermatitis nach Anwendung von Rheumon-Creme

50-jähriger Mann, Abklärung einer möglichen allergischen Reaktion auf Lokalanästhetika (Xyloneural®-Injektionen) im Rahmen der Behandlung von Rückenbeschwerden; eine Woche nach Therapiebeginn (insgesamt 3 Injektionen) zuerst juckendes Exanthem an Injektionsstellen mit späterer Ausbreitung auf gesamte Haut; zeitgleich wurde vom Patienten auch Rheumon-Creme® auf die betroffenen Stellen appliziert.

Ergebnis der systematischen allergologischen Abklärung:

- Subkutane Testung von Lokalanästhetika (Lidocain, Articain und Mepivacain) unauffällig
- Stark positive Testreaktion auf Epikutantestung mit Rheumon-Creme®
- Getrennte epikutane Testung seiner Inhaltsstoffe Etofenamat und Benzylalkohol (Hilfsstoff) ergab für beide positive Reaktionen
- Testung alternativer nichtsteroidaler Antirheumatika: Hauttests (Pricktest auf Acetylsalicylsäure bzw. Epikutantests auf Diclofenac und Mefenaminsäure) sowie orale Provokationstests auf Acetylsalizylsäure, Diclofenac, und Mefenaminsäure waren unauffällig

Das Beispiel des hier beschriebenen Patienten betont die Notwendigkeit der akribischen allergologischen Abklärung aller Wirkstoffe und pharmazeutischer Hilfsstoffe (wie Konservierungsmittel), die als auslösende Antigene in Frage kommen. Wie in diesem Fall sollten bei (kutaner) Unverträglichkeit eines Arzneistoffs auch andere für eine Anwendung in Frage kommende strukturverwandte Wirkstoffe auf deren (kutane und/oder systemische, z. B. orale) Verträglichkeit getestet werden, um eine evtl. vorliegende Gruppenunverträglichkeit aufzudecken und/oder um für die medikamentöse Therapie der Patienten alternative Medikamente zur Verfügung zu haben.

Ein Sonderfall des Kontaktekzems ist das **systemisch induzierte Kontaktekzem,** bei dem die systemische Zufuhr ausreichender Mengen eines Kontaktallergens bei kontaktsensibilisierten Personen ein erneutes Aufflammen eines zuvor durchgemachten lokalisierten Kontaktekzems bewirken kann; gelegentlich kann es dabei aber auch zu generalisierten Exanthemen, Vaskulitis, Erythema exsudativum multiforme oder Stevens-Johnson-Syndrom kommen.

> **❶** Für den systemischen Einsatz wichtige Medikamente (v. a. Antibiotika) sollten möglichst nicht oder nur unter strengster Indikation lokal an der Haut eingesetzt werden.

36.2.3 Hämatologische Manifestationen

Hypersensitivitätsreaktionen gegen Blutzellen können durch Arzneimittel oder ihre Metaboliten ausgelöst werden und sind häufig durch Typ-II-Hypersensitivitätsreaktionen (s. oben) verursacht.

Thrombozytopenie

Die Thrombozytopenie begleitet zahlreiche allergische Reaktionen auf Arzneimittel z. B. **Rifampicin**[35], **Pyrazolon-Derivate, Chinin**[36], **Thiazid-Diuretika.** Sie tritt akut ein, ist nur selten letal und normalisiert sich binnen drei Wochen nach Absetzen. Sonderfälle, die pathophysiologische Mechanismen von arzneimittelinduzierten Thrombozytopenien illustrieren, sind z. B. die Heparin-induzierten Thrombozytopenien (HIT) und die Ticlopidin[4]/Clopidogrel[5]-induzierte **thrombotische thrombozytopenische Purpura** (▶ Kap. 36.1.2).

HIT. Diese kann nach Gabe von sowohl unfraktioniertem als auch niedermolekularen Heparinen auftreten. Die zwei Formen HIT-Typ I und HIT-Typ II finden sich in bis zu 10% bzw. 0,6–5% aller mit Heparin behandelten Patienten. Beim HIT-Typ I handelt es sich um eine bereits unmittelbar nach Therapiebeginn (meist innerhalb der ersten 4 Tage) auftretende, spontan reversible Thrombozytopenie ohne Blutungsneigung. Der seltenere Typ II ist immunologisch bedingt und ein **ernstes klinisches Krankheitsbild.** Es entwickelt sich 6–14 Tage nach der erstmaligen Gabe von Heparin oder (seltener) niedermolekularen Heparinen akut eine schwere Thrombozytopenie (Thrombozyten <50.000/µl bis sogar <10.000/µl) mit venösen und arteriellen thromboembolischen Komplikationen. Heparin bindet an das thrombozytäre Oberflächenprotein PF_4, wobei durch nachfolgende Konformationsänderungen antigene Epitope am PF_4 entstehen, welche die Bildung von Antikörpern (IgG) gegen den Heparin-PF_4-Komplex induzieren. Über Fc-Rezeptoren an die Plättchen gebundene Immunkomplexe sind potente Plättchenaktivatoren und verstärkten die Freisetzung prokoagulatorischer Faktoren. In vitro lassen sich Heparin-assoziierte Antikörper nachweisen.

Beim klinischen Verdacht auf HIT-Typ II sind unfraktioniertes oder niedermolekulare Heparine sofort abzusetzen. Die antithrombotische Therapie kann mit **Lepirudin**[37], **Argat-**

---

35 Rifa®, Eremfat®
36 Limptar N®, Chininum hydrochloricum®
37 Refludan®

roban[38] oder (unter Beachtung selten möglicher Kreuzreaktivität) mit **Danaparoid**[39] oder **Fondaparinux**[40] fortgesetzt werden. Patienten, die an einer HIT-Typ II gelitten haben, dürfen nicht wieder mit Heparin behandelt werden und sollten einen entsprechenden Notfallausweis mit sich führen.

Leukopenie und Agranulozytose. Diese sind stets ernst zu beurteilen (Letalität bei unbehandelter Agranulozytose ca. 30%). Sie werden nach Gabe von Ticlopidin[4], Clozapin[23], Thyreostatika, aber auch durch Pyrazolon-Derivate vom Typ des **Metamizols**[41] beobachtet. Sie sind reversibel; ein letaler Ausgang ist durch rechtzeitige Diagnose vermeidbar.

Hämolytische Anämien. Hämolytische Anämien sind selten und meist gutartig (Letalität unter 1%). Cephalosporine (z.B. **Ceftriaxon**[42]) gelten heute als häufige Auslöser. Zu unterscheiden sind von diesen immunologisch bedingten Reaktionen solche Arzneimittel-bedingten Hämolysen, die auf einem erblichen Enzymdefekt beruhen, meist auf einer mangelhaften Ausstattung der Erythrozyten mit Glucose-6-Phosphat-Dehydrogenase.

36.2.4 Pulmonologische Manifestation

Asthma bronchiale. Die klinische **Symptomen-Trias** Husten, Atemnot und pfeifende Atemgeräusche kennzeichnet das Asthma bronchiale und ist Ausdruck der bei dieser Erkrankung variablen und reversiblen Bronchialobstruktion infolge einer chronischen Entzündung der Bronchialschleimhaut und Hyperreaktivität der Atemwege (▶ Kap. 22). Die Lunge (und der gesamte Respirationstrakt) können im Rahmen von IgE-vermittelten Arzneimittelallergien mit betroffen sein. Dyspnoe und asthmaartige Beschwerden als Folge von Larynxödem und Bronchospasmus sind bereits ernste Anzeichen einer schweren anaphylaktischen/anaphylaktoiden Reaktion (▶ Kap. 36.2.1).

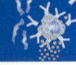

Eine deutliche Zunahme asthmatischer Beschwerden nach der Einnahme von Acetylsalicylsäure oder anderer NSAR, wie sie in bis zu 10% der Asthmapatienten vorkommt, ist hingegen im Sinne einer idiosynkratischen Reaktion zu deuten. Dieses Syndrom (**Aspirin-induced Asthma**) ist durch eine eosinophile Rhinosinusitis, Nasenpolypen und Asthma gekennzeichnet und verläuft protrahiert auch ohne weitere Exposition gegenüber NSAR. Bei schwerer Symptomatik von Asthma und Rhinitis kann eine systemische Glucocorticoidtherapie nötig sein. COX-2-Inhibitoren (wie **Celecoxib**[43]) werden von den Patienten vertragen. **Acetylsalicylsäure**[44] und **NSAR** sind zu meiden.

36.2.5 Renale Manifestationen

Eine Nierenbeteiligung im Rahmen von Hypersensitivitätsreaktionen ist möglich. Eine akute Verschlechterung der Nierenfunktion kann durch eine arzneimittelinduzierte **akute interstitielle Nephritis (AIN)** hervorgerufen werden, welche wahrscheinlich immunologisch bedingt ist. Beim Menschen

wird vor allem eine zellmediierte Immunantwort vermutet. Antikörper gegen renale Antigene oder Ablagerung von Immunkomplexen werden in Nierenbiopsien jedoch ebenfalls beobachtet. Die durch das früher verwendete Penicillinasefeste β-Lactam Methicillin induzierte AIN wird als prototypisch angesehen. Zwei Wochen nach Einnahme von Methicillin kam es dabei vor allem zu Hämaturie, Pyurie, Fieber, Eosinophilie und bei 50% der Fälle zu Nierenversagen. Die Symptome bildeten sich nach Absetzen innerhalb mehrerer Tage zurück, wobei die Erholung der Nierenfunktion erst nach Wochen bis Monaten erfolgte. Die Symptomatik der durch andere Arzneimittel ausgelösten AIN ist variabel und eine Diagnose daher schwieriger. An eine AIN sollte vor allem bei Patienten ohne Ödeme mit normalem Blutdruck aber akuter Verschlechterung der Nierenfunktion mit **milder Proteinurie, anderen pathologischen Nierenfunktionsparametern** und **Flankenschmerz** gedacht werden. Auslöser für AIN sind vor allem **NSAR** (häufig mit nephrotischem Syndrom), **Diuretika, Antibiotika** (β-Lactame, Sulfonamide, Rifampicin) und **Allopurinol**[10].

> **❶** Therapeutisch wichtig ist das sofortige Absetzen des in Frage kommenden Arzneimittels. Beginnt sich die Nierenfunktion nicht innerhalb einer Woche nach Absetzen zu erholen, sollte bei gesicherter Diagnose (Nierenbiopsie) eine Stoßtherapie mit Glucocorticosteroiden erwogen werden.

36.2.6 Hepatische Manifestationen

Bei den meisten Arzneimitteln sind Leberschäden selten (1:1000 bis 1:100.000) und werden daher meist erst nach der Marktzulassung berichtet (▶ Kap. 36.4.3). Trotzdem sind ca. 40% der Hepatitiden und 25% der fulminanten Hepatitiden arzneimittelinduziert. Hepatotoxizität führte in den letzten Jahren zu Marktrücknahmen (z. B. Troglitazon, Trovafloxacin). Dosisabhängige, obligat hepatotoxische Wirkungen (z. B. durch **Paracetamol**[45], **Methotrexat**[33]) sind von **idiosynkratischen** und **immunallergischen** Wirkungen zu unterscheiden. Die häufigsten hepatotoxischen Reaktionen führen zu einer hepatozellulären Schädigung mit dem klinischen Bild einer **Virushepatitis** (z. B. durch **Antikonvulsiva**). Dabei kommt es Tage bis Wochen nach der Erstdosis meist zu Krankheitsgefühl, Ikterus und erhöhten Transaminasespiegeln. Cholestatische Verläufe mit Erhöhung der alkalischen Phosphatase und von Bilirubin oder gemischte Verläufe (z. B. durch **Amoxicillin-Clavulansäure, Sulfonamide, Erythromycin**) sind ebenfalls möglich.

---
38 Argatra®
39 Orgaran®
40 Arixtra®
41 Novaminsulfon-ratiopharm®, Novaminsulfon Lichtenstein®
42 Rocephin®
43 Celebrex®
44 ASS-ratiopharm®, ASS- 1 A Pharma®
45 Paracetamol-ratiopharm®

> ❗ **Die Gefahr für ein akutes Lebersagen erhöht sich, wenn nach Auftreten der Symptome das Arzneimittel nicht abgesetzt wird.**

In manchen Fällen existiert eine deutliche allergische Komponente mit Fieber, Exanthem, Eosinophilie und Lymphadenopathie (z. B. bei **Sulfonamiden, Phenytoin**[6]). Autoimmunhepatitiden können durch **Nitrofurantoin**[46], **Minocyclin**[13] und **Statine** induziert werden.

36.2.7 Serumkrankheit

Obwohl mehrere der in ◻ Abb. 36.1 gezeigten Reaktionstypen an ihrer Pathogenese beteiligt sein können, handelt es sich vor allem um Immunkomplex-vermittelte Reaktionen. Bei erstmaliger Exposition treten die Symptome frühestens nach 6–9 Tagen auf; so lange dauert nämlich die Synthese hinreichender Antikörpermengen. Bei erneuter Exposition ist die Latenzzeit erheblich verkürzt. Das Vollantigen selbst muss so lange Zeit im Organismus verbleiben, dass zirkulierende Antigen-Antikörper-Komplexe gebildet werden können. Symptome sind Fieber, Urticaria, Gelenk- und Lymphdrüsenschwellungen und Vaskulitis. Die Behandlung ist weitgehend symptomatisch, z. B. mit Histamin-H1-Rezeptor-Antagonisten und/oder Glucocorticosteroiden (▶ Kap. 15.9.4 sowie ▶ Kap. 36.3). Eine Prophylaxe erfolgt durch Vermeidung des Antigens nach sorgfältiger Erhebung der Anamnese und evtl. durch vorsichtige Desensibilisierung.

36.2.8 Arzneimittelfieber

Fieber tritt häufig mit anderen Symptomen der Serumkrankheit oder anderer Hypersensitivitätsreaktionen auf.

> ❗ **Arzneimittelfieber ist stets bei der Differenzialdiagnose febriler Zustände in Erwägung zu ziehen.**

Nachdem tierische Seren nur noch selten verwendet werden, sind β-Lactam-Antibiotika heute die häufigste Ursache.

36.2.9 Allergische Reaktionen durch Phytoallergene

Pflanzliche Allergene können ebenfalls Hypersensitivitätsreaktionen hervorrufen. Obwohl Pollen als Allergene in der Bevölkerung allgemein bekannt sind, werden pflanzliche Inhaltsstoffe in Nahrungsergänzungsmitteln oder Phytopharmaka häufig als »natürlich« und daher »nebenwirkungsfrei« angesehen. Unerwünschte Wirkungen von pflanzlichen Arzneimitteln werden dem praktischen Arzt daher auch nachweislich weniger häufig berichtet. Der Arzt sollte daher bei der Medikamentenanamnese spezifisch danach fragen! Hypersensitivitätsreaktionen sind jedoch für alle pflanzlichen Arzneimittel oder Nahrungsergänzungsmittel zu erwarten. Klinisch manifestieren sich diese oft als verzögerte Hautveränderungen (allergische Kontaktdermatitis, Erythema exsuda-

tivum multiforme bis hin zum SJS) oder IgE-mediierte, akute allergische Reaktionen (Rhinokonjunktivitis, Urticaria, Asthmaanfälle, Anaphylaxie).

Sensibilisierende Inhaltsstoffe wurden für eine Reihe von Pflanzen beschrieben. Es handelt sich zumeist um lipophile, reaktionsfreudige kleine Moleküle, die nach Reaktion mit Proteinen als Haptene fungieren. In den USA führen vor allem Kontakt mit Pflanzenteilen des **Giftefeu** und verwandter Pflanzen regelmäßig zu Sensibilisierung und bei Reexposition zu allergischer Kontaktdermatitis. Als ekzemauslösender Stoff wurde hierbei ein Pentadecylcatechol identifiziert.

In Europa werden insbesondere Arten aus der Familie der **Korbblütler** (Asteraceae, Compositae) für allergische Kontaktdermatitiden verantwortlich gemacht. Hier finden sich zum Beispiel Sesquiterpenlactone als potente Kontaktallergene, wie z. B. bei Sensibilisierung gegenüber Arnika (Arnica montana), Ringelblume (Calendula officinalis) und Alant (Inula helenium). Hingegen scheint die Sensibilisierung durch die sehr häufig verwendete heimische Kamille eher selten zu sein. Eine zunehmende Sensibilisierungsrate wird auch z. B. für **Teebaumöl** beobachtet, das in Kosmetika verwendet und, trotz fehlender Evidenz für seine Wirksamkeit, v. a. im Internet für die äußerliche Behandlung von Infektionen und zur Wundheilung angepriesen wird.

Bei Hypersensitivitätsreaktionen, die nicht durch herkömmliche Arzneimittel erklärt werden können, sollte in der Anamnese daher auch immer nach zusätzlicher Einnahme pflanzlicher Produkte oder Anwendung von Kosmetika gefragt werden. Allerdings ist zu beachten, dass neben den pflanzlichen Bestandteilen auch andere Wirk- und Hilfsstoffe in solchen Präparaten für allergische Reaktionen verantwortlich sein können.

> **Fallbeispiel D: Kontaktallergie auf Teebaumöl**
>
> 40-jährige Frau mit wiederholter Teebaumölanwendung zur »Heilung« dreier Basaliom-verdächtiger Hautveränderungen; eine Woche nach Beginn der letzten Anwendung an den Behandlungsstellen juckende Papeln bis Papulovesikeln auf geröteter Haut.
>
> Teebaumöl war laut Patientin zur wiederholten Behandlung früherer »dermatologischer Leiden« immer wirksam und wurde gut vertragen.
>
> Vorgehen:
> - Anamnese der Patientin ergab Verdacht einer Kontaktdermatitis auf Teebaumöl.
> - Diese Verdachtsdiagnose konnte durch den Epikutantest bestätigt werden.
> - Die Patientin zeigte dabei positive Testreaktionen auf das verwendete Teebaumölpräparat, Orangenöl sowie Limonen.
>
> Zu beachten ist außerdem, dass bei Phytopharmaka und Nahrungsergänzungsmitteln die Zusammensetzung der Inhaltsstoffe variieren kann. Das von Patienten selbst verwendete Produkt sollte daher jedenfalls getestet werden.

---

46 Nitrofurantoin-ratiopharm®

◘ Tab. 36.3. Beispiele für allergische und pseudoallergische Reaktionen

	Typische Manifestationen
Penicilline und Cephalosporine	Makulopapulöse Exantheme, Urticaria, anaphylaktischer Schock, Fieber, SJS, TEN, allergische Kontaktdermatitis, Anämie, hämolytische Agranulozytose, allergische Vaskulitis, Serumkrankheit
Acetylsalicylsäure und NSAR	Pseudoallergisches Analgetika-Asthma, Urticaria u. a. anaphylaktoide Reaktionen
ACE-Hemmstoffe (besonders Captopril)	Pruritus, Exantheme, Angioödeme, anaphylaktische Reaktionen
Heparin (auch niedermolekulare Heparine)	Allergische Thrombozytopenie
Hochmolekulare Antigene (z. B. rekombinante Proteine)	Anaphylaktische und anaphylaktoide Reaktionen
Sulfonamide (meist in Kombination mit Trimethoprim oder Pyrimethamin)	Allergische Vaskulitiden, Exantheme bis zu schwersten Formen (wie TEN), phototoxische und photoallergische Reaktionen, Agranulozytose, Thrombozytopenie
Pyrazolone	Fixe und makulopapulöse Exantheme bis zu schwersten Formen, Fieber, Agranulozytose
Antiretrovirale Wirkstoffe	Akne, Urticaria, Vaskulitis, Exantheme bis zu schwersten Formen
Phenytoin	Exantheme, bis zu schwersten Formen
Thyreostatika vom Thionamid-Typ	Agranulozytose, Exantheme, Fieber, Pruritus
Röntgenkontrastmittel	Anaphylaktoide Reaktionen
Methyldopa, Ceftriaxon	Hämolytische Anämie

36.3   Pseudoallergische Reaktionen

Pseudoallergische anaphylaktoide Reaktionen lassen sich von immunmediierten Syndromen abgrenzen. Sie werden von unterschiedlichen Arzneistoffen wie **Opiaten**, **NSAR**, **kolloidalen Plasmaersatzmitteln**, **Röntgenkontrastmitteln** und **Lösungsvermittlern** (wie Cremophor-EL) ausgelöst (◘ Tab. 36.3). Akute Reaktionen durch diese Stoffe werden durch direkte Freisetzung von Mediatoren aus Mastzellen und Basophilen induziert.

> ◗ Die Mediatorfreisetzung bedarf keiner vorhergehenden Sensibilisierung, Bildung spezifischer IgE-Antikörper oder Antigen-Antikörper-Reaktion an Mastzellen und kann daher bereits bei erstmaliger Gabe auftreten.

Symptome entwickeln sich oft sehr rasch und können schwer sein. Eine Desensibilisierung ist für gewöhnlich nicht möglich. Pseudoallergische Reaktionen sind meist dosisabhängig, können jedoch bereits in niedrigen Dosen zu Zwischenfällen führen.

Die Behandlung pseudoallergisch-anaphylaktoider Reaktionen bzw. des pseudoallergischen Schocks, entspricht der Behandlung der anaphylaktischen Reaktion bzw. des anaphylaktischen Schocks (► Kap. 36.2.1).

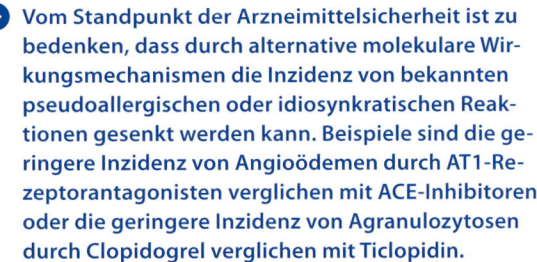

> ◗ Vom Standpunkt der Arzneimittelsicherheit ist zu bedenken, dass durch alternative molekulare Wirkungsmechanismen die Inzidenz von bekannten pseudoallergischen oder idiosynkratischen Reaktionen gesenkt werden kann. Beispiele sind die geringere Inzidenz von Angioödemen durch AT1-Rezeptorantagonisten verglichen mit ACE-Inhibitoren oder die geringere Inzidenz von Agranulozytosen durch Clopidogrel verglichen mit Ticlopidin.

36.4   Überlegungen zu Diagnose und Prävention

36.4.1 Diagnose

Arzneimittelallergien sind häufig und ihr klinisches Bild sehr heterogen. Da sie schwierig zu diagnostizieren sind, wird ihre Häufigkeit unterschätzt. Diagnostische Schwierigkeiten ergeben sich nicht nur durch die Variabilität der klinischen Symptomatik, sondern auch durch das limitierte Verständnis ihrer pathophysiologischen Grundlagen. So können nicht alle Arzneimittelallergien durch die klassischen vier Reaktionstypen nach Coombs und Gell erklärt werden. Weiter fehlen meist standardisierte Tests zur eindeutigen Diagnostik von Arzneimittelallergien.

> **Fragen, die der Arzt im Rahmen einer Arzneimittel-anamnese bei Verdacht auf Arzneimittelunverträg-lichkeit abklären sollte**
>
> - Gab es bereits früher Arzneimittelunverträglich-keitsreaktionen und durch welche Symptome/Cha-rakteristika waren diese gekennzeichnet?
> - In welchem Stadium der Therapie ist die derzeitige Reaktion aufgetreten?
> - Welche(s) Arzneimittel nahm der Patient zum Zeit-punkt des Auftretens der Reaktion oder kurz davor ein. Wann wurde die Therapie mit diesem(n) Arzneimittel(n) begonnen und (jeweils) in welcher Dosierung?
> - Hat der Patient diese(s) Arzneimittel bereits früher einmal eingenommen und vertragen?
> - An welchen anderen medizinischen Problemen leidet der Patient zusätzlich?
> - Welche klinischen Manifestationen traten im Rahmen der arzneimittelinduzierten Reaktion auf und geben diese Hinweise auf das auslösende Arzneimittel?
> - Existieren abnormale Laborparameter, die durch eine Arzneimittelunverträglichkeit erklärt werden können?
> - Verschwanden die Symptome nach Absetzen des Arzneimittels?

Das diagnostische Vorgehen in der akuten Phase soll v. a. ver-suchen, die Frage zu klären, ob ein Arzneimittel als Auslöser für eine Reaktion in Frage kommt (◘ Abb. 36.2). Dies erfordert eine genaue Anamnese, einschließlich Arzneimittelanamnese und Informationen über die frühere Anwendung und Ver-träglichkeit eines als Auslöser in Frage kommenden Arznei-stoffes. Hinweise auf eine allergische Reaktion können sich aus der Art der Symptome, deren Chronologie (zeitverzöger-tes Auftreten, Verschwinden bei Absetzen), anderen aller-gischen Symptomen/Erkrankungen in der Anamnese oder Begleiterkrankungen (z. B. Viruserkrankungen) ergeben. Kompliziert wird die Anamnese bei gleichzeitiger Einnahme mehrerer Arzneimittel. Hinweise auf Arzneimittelallergie sind auch aus labordiagnostischen Parametern möglich (z. B. Le-ber-, Nierenfunktionsparameter, Eosinophilie; s. Hypersensi-tivitätssyndrom). Nach Abklingen der akuten Phase sollte eine fachärztliche allergologische Abklärung erfolgen, besonders bei Verdacht auf Hypersensitivität gegenüber Arzneimitteln, die häufig verabreicht werden oder für den Patienten wichtig sind.

Diagnostische Hauttests für bestimmte Arzneistoffe sind oft schlecht evaluiert oder fehlen. Hauttests richten sich nach dem vermuteten Pathomechanismus. Bei akuten Hypersensi-tivitätsreaktionen (z. B. gegen β-Lactame) lassen sich IgE-me-diierte Prozesse durch einen positiven **Prick-Test** oder posi-tiven **Intradermaltest** (Beurteilung des Tests nach 20–30 min) nachweisen. Verzögerte Reaktionen (wie z. B. mehrere Stun-den nach Applikation von β-Lactamen auftretende Exantheme oder bei Kontaktekzemen) lassen sich durch **Epikutantests** mit hoher Aussagekraft erfassen (Beurteilung nach 48–72 h,

bei Aminopenicillinen Beurteilung auch nach 7–10 Tagen-Spätablesung).

36.4.2 Prävention

Die Prävention allergischer Reaktionen umfasst die **Beach-tung folgender Prinzipien**:
- Identifikation von Risikofaktoren für den Patienten (z. B. Verdacht auf allergische Reaktionen bei früherer Gabe)
- Vermeidung der Gabe kreuzreaktiver Arzneimittel (z. B. Kreuzallergie von Penicillin mit Cephalosporinen oder Imipenem)
- Bei begründetem Verdacht Verwendung prädiktiver Haut-tests (falls verfügbar); Hauttests auf Sofortreaktionen sind obligat, wenn beim Verdacht auf Penicillin-Allergie ein Penicillin-Derivat angewendet werden soll.
- Strenge Indikationsstellung von Arzneimitteln mit hohem Potenzial für Unverträglichkeitsreaktionen (z. B. Penicil-line, Allopurinol[10])
- Bevorzugung oraler gegenüber parenteraler Gabe (wenn möglich)

Unter Umständen kann sich für einen Patienten eine vor-sorglich lebenslange Kontraindikation für allergieauslösende Arzneimittel ergeben. Diese Patienten müssen einen **Ausweis** mitführen, aus dem diese Allergie hervorgeht. Man bedenke außerdem, dass dieselbe Substanz auch in verschiedenen Fertigarzneimitteln oder auch in Lebens- bzw. Genussmitteln vorkommen kann. Das Malariatherapeutikum Chinin ist auch in Tonic water enthalten, **Acetylsalicylsäure** ist Bestandteil von Schmerzmitteln und »Rheumasalben« und wird aber in niedriger Dosierung auch zur Sekundärprophylaxe der koro-naren Herzkrankheit verwendet. Salizylate kommen auch in Weidenrindenpräparaten vor, die von Patienten mit Aspirin-Allergie daher nicht als sichere Alternative betrachtet werden dürfen. **Lidocain** findet als **Lokalanästhetikum**[47] und auch als **Antiarrhythmikum**[48] therapeutische Verwendung.

In sehr seltenen Fällen ist das allergieauslösende Arznei-mittel trotz positiver Anamnese unentbehrlich, z. B. Penicillin bei bakterieller Endokarditis. Hier kann man eine schnelle **Desensibilisierung** mit Penicillin (steigende Dosen, zunächst oral, dann parenteral gegeben) innerhalb eines Tages unter intensivmedizinischen Bedingungen durchführen. Für die Desensibilisierung gegenüber anderen Antibiotika fehlen oft verlässliche Daten. Eine Desensibilisierung kann auch bei Pa-tienten mit sehr seltener Insulin-Allergie gelingen. Auch ge-gen tierische Seren zur passiven bzw. Vakzine zur aktiven Immunisierung kann desensibilisiert werden. Eine Desensibi-lisierung beim pseudoallergischen **Aspirin-induced Asthma** ist mit unterschiedlichem Erfolg versucht worden. Kontrol-lierte Studien über den langfristigen Nutzen von Desensibili-sierungen stehen jedoch noch aus.

Allergische Reaktionen auf Lokalanästhetika sind selten. Sie betreffen eher Ester der Para-Aminobenzoesäure (Oxybu-

---

47 Xylocitin loc®
48 Xylocitin cor®

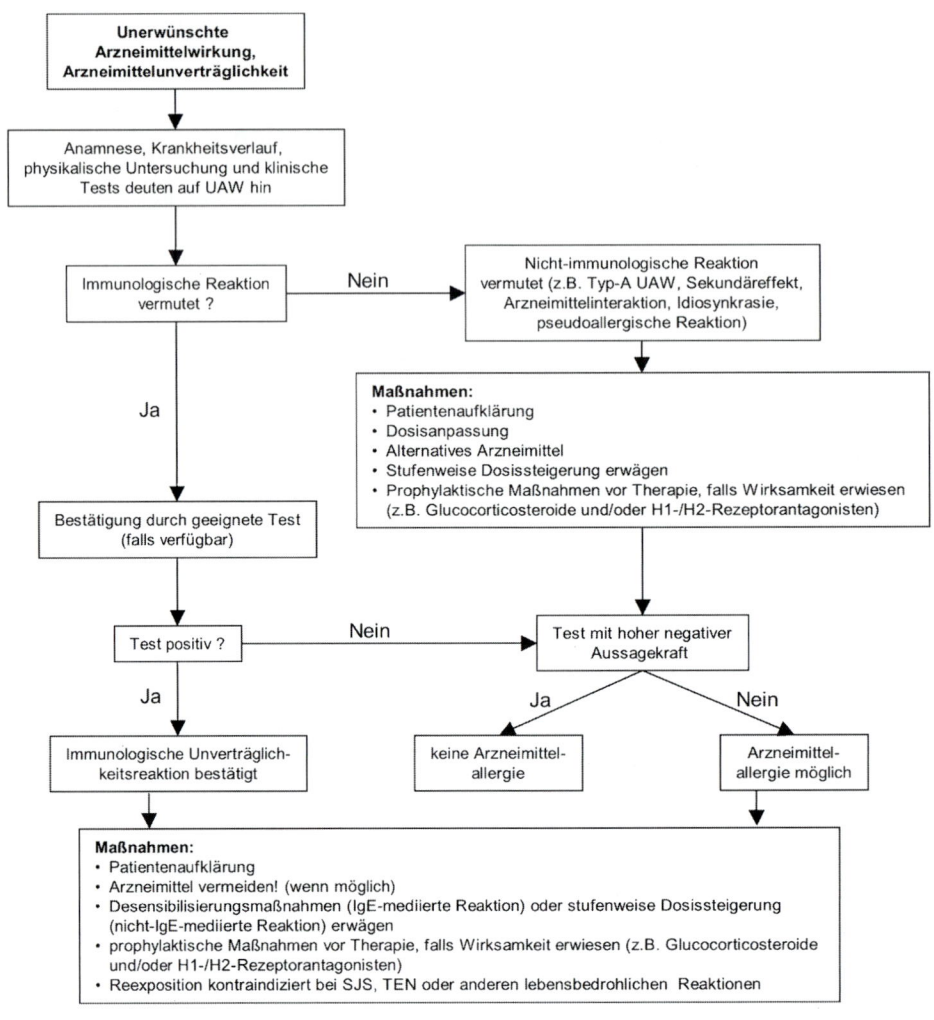

Abb. 36.2. Algorithmus zum Vorgehen bei unerwünschten (einschließlich allergischen) Arzneimittelwirkungen. (Nach Gruchalla 2000)

procain, Procain) als die übrigen Säureamid-Lokalanästhetika. Allergische Reaktionen auf Lokalanästhetika aus großen Durchstichflaschen sind immer auch verdächtig auf eine Para-Gruppenallergie, da den Durchstichflaschen meist als Konservierungsstoff Methylparaben zugesetzt ist.

Die Abklärung einer fraglichen Allergie bzw. Unverträglichkeit auf Lokalanästhetika (aber auch auf andere Arzneimittel) sollte zunächst mit der Prüfung der Verträglichkeit von alternativen Präparaten beginnen. Die Provokation durch abgestufte Gabe des verdächtigen Lokalanästhetikums (bzw. eines anderen Arzneimittels) sollte nur nach strenger Indikation durchgeführt werden.

Generell ist zu beachten, dass die Therapie mit β-Adrenozeptor-Antagonisten nicht nur die Therapie anaphylaktischer Reaktionen mit Adrenalin erschwert (▶ Kap. 36.2.1), sondern ebenfalls allergische und pseudoallergische Reaktionen verstärken kann. Therapie mit β-Adrenozeptor-Antagonisten verdoppelt das Risiko pseudoallergischer Zwischenfälle mit Röntgenkontrastmitteln.

Als weitere Präventivmaßnahme kann bei erneuter absichtlicher Exposition (z. B. bei Gabe von Röntgenkontrast-

mitteln) eine Prämedikation mit H_1- und H_2-Antagonisten sowie Glucocorticosteroiden erfolgen. Als Notfallsmedimente für den Fall einer erneuten unabsichtlichen Exposition (z. B. Nahrungsmittel oder Insektenstich) sollte der allergische Patient zur sofortigen Selbstmedikation H_1-Histaminrezeptorantagonisten (**Loratadin**[49] oder **Cetirizin**[50]) und Glucocorticosteroide (Methylprednisolon) mitführen und bei Allergenkontakt sofort einnehmen. Patienten mit schweren anaphylaktischen Reaktionen in der Anamnese sollten zur Akuttherapie Adrenalin-Fertigspritzen für die i.m. Selbstinjektion immer bei sich haben.

36.4.3 Pharmakovigilanz

Ein wichtiger Beitrag zur Erhöhung der Arzneimittelsicherheit ist die sog. »Pharmakovigilanz«. Definitionsgemäß (WHO) umfasst sie wissenschaftliche und sonstige Aktivitäten, die der

---

49 Lorano®, Loratadin-ratiopharm®
50 Cetirizin HEXAL®, Cetirizidin-ratiopharm®

Entdeckung, Beurteilung sowie dem Verständnis und der Vorbeugung von unerwünschten Wirkungen oder anderen Arzneimittel-assoziierten Problemen dienen.

Dies erfolgt durch geeignete Überwachungsmaßnahmen nach der Zulassung (»post-marketing surveillance«) wie v. a. der Sammlung und Auswertung von unerwünschten Arzneimittelwirkungen, die von Gesundheitsberufen oder Zulassungsinhabern den Arzneimittelbehörden (in Europa den nationalen oder der gesamteuropäischen EMEA) gemeldet werden oder im Rahmen klinischer Studien registriert werden. Damit gelingt es, im Rahmen der Zulassungsstudien unentdeckt gebliebene seltene unerwünschte Wirkungen (oder Arzneimittelinteraktionen) eines Arzneimittels zu identifizieren und Aussagen über die Langzeitsicherheit seiner Anwendung zu erhalten. Im Rahmen dieses Prozesses hat eine ständige Neubewertung des Nutzen/Risiko-Profils stattzufinden.

Als Konsequenz kann es zu einer Aktualisierung bzw. Änderung der Fachinformation oder sogar zur Aufhebung der Zulassung eines Arzneimittels kommen. In diesem Zusammenhang sei auf den sehr hohen Stellenwert der (gesetzlich verankerten) Meldung vermuteter schwerwiegender Nebenwirkungen, eines häufigen unsachgemäßen Gebrauchs, schwerwiegenden Missbrauchs oder von Qualitätsmängeln an die zuständigen Arzneimittelbehörden durch die Angehörigen der Gesundheitsberufe hingewiesen.

In Kürze

- Arzneimittelallergien treten mit unterschiedlicher Häufigkeit und klinischen Erscheinungsformen auf.
- Während bestimmte Verlaufsformen rasch auf die ursächliche Arzneimittel-induzierte Genese schließen lassen (z. B. bei Anaphylaxie, Kontaktallergien), ist bei anderen Symptomen die Identifikation eines bestimmten Arzneimittels als auslösende Ursache schwieriger und sollte daher immer differentialdiagnostisch in Betracht gezogen werden.
- Wenngleich von einzelnen Ärzten kaum beobachtet, können seltene, aber schwer verlaufende Arzneimittelunverträglichkeiten bei sehr häufig verordneten Arzneimitteln (z. B. Clopidogrel, Allopurinol) insgesamt zu einer beträchtlichen Zahl an Todesfällen führen. Sie sollten daher die Prinzipien für eine sorgfältige Arzneimittelanamnese, die Diagnose und die Prävention von Arzneimittelallergien beherrschen.
- Bei allergischen Reaktionen auf unverzichtbare Arzneimittel kann eine Desensibilisierung versucht werden.
- Pharmakovigilanzmaßnahmen (einschließlich der Spontanmeldung vermuteter schwerwiegender UAW durch Ärztinnen und Ärzte an die zuständigen Gesundheitsbehörden) ermöglichen die Identifikation seltener UAW von Arzneimitteln und die Bewertung ihrer Langzeitsicherheit.

Weiterführende Literatur ▶ www.springer.com

37 Akute Vergiftungen

F. Martens

37.1 Allgemeine Regeln und Prinzipien

37.1.1 Epidemiologie, Definitionen, Therapieziele

Vergiftungen sind häufig. Die genaue Zahl der sich jährlich in Deutschland ereignenden Vergiftungen ist zwar nicht bekannt, da nur für Intoxikationen mit Chemikalien, die in Publikumsprodukten (z. B. Putz- und Reinigungsmittel, Lösemittel u. a.) enthalten sind, eine Meldepflicht eingeführt wurde. Die Anfragen bei den Informationszentren für Vergiftungen und Publikationen aus dem klinischen Bereich lassen aber eine Zahl von etwa 400.000 Vergiftungen pro Jahr vermuten. Daher ist bei einer Vielzahl, zunächst unklarer Erkrankungen, die Differenzialdiagnose Vergiftung mit einzubeziehen.

Die Mehrzahl aller akuten Vergiftungen im Erwachsenenalter entsteht in suizidaler Absicht; über die Hälfte der Patienten verwendet dazu Arzneimittel. Im Kindesalter hingegen überwiegen die akzidentellen Ingestionen ◘ Tab. 37.1). Die Aufnahme der Giftstoffe erfolgt in etwa 80% der Fälle über den Magen-Darm-Trakt, weniger häufig inhalativ oder gar parenteral.

---
1 Delicia Delitex®

◘ **Tab. 37.1.** Häufige Ingestionsvergiftungen im Kindesalter. Toxikologisch relevante Stoffe und akute Gefahren

Produktgruppen	Toxische Bestandteile	Akute Gefahren
Haushalts-, Wasch- und Reinigungsmittel		
Waschmittel, Bleichmittel, Weichspüler, Wollwaschmittel, Geschirrspülmittel für Spülmaschinen, Wassergeräteentkalker, Sanitärreiniger[a], Rohrreiniger[a]	Natriumperborat, Natriumpercarbonat	Verätzung
	Kationaktive Tenside	
	Natriummetasilikat, Natriumdisilikat	
	Anorganische oder aliphatische Säuren	
	Säuren, Natriumbisulfit	
	Anorganische Laugen	
Brennstoffe		
Lampenöle	Petroleum (Isoalkane, Kettenlänge C10–C16)	Aspiration, Pneumonie
Benzin	Gemisch aus Alkanen, Alkenen und Aromaten (C5–C12)	Aspiration, Pneumonie, systemische Toxizität (▶ Kap. 37.2.2)
Autobenzin (zusätzlich)	Benzol, Methanol, ggf. Tetraethylblei	
Malerbedarf		
Verdünner, Lösemittel	Gemische von Benzin, aliphatischen und aromatischen Alkoholen, Ketonen, Estern oder chlorierten Kohlenwasserstoffen	Aspiration, systemische Toxizität (▶ Kap. 37.2.2)
Abbeizmittel	Lösemittel (s. o.) oder NaOH, KOH, Ammoniak oder Metasilikate	Verätzung
Pestizide		
Insektizide[b]	Pyrethroide	Parästhesien, systemische Neurotoxizität
	Lindan[1]	Systemische Toxizität (▶ Kap. 37.2.2)
	Carbamate, Organophosphate	Aspirationsystemische Toxizität (▶ Kap. 37.2.1)
Molluskizide	Metaldehyd	Verätzung (Magen), systemische Toxizität
Rodentizide	Langwirkende Gerinnungshemmer	Blutungen (▶ Kap. 9.2.4)
	Phosphide (Freisetzung von Phosphorwasserstoff)	Verätzungen (auch durch Inhalation)

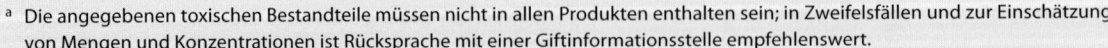

[a] Die angegebenen toxischen Bestandteile müssen nicht in allen Produkten enthalten sein; in Zweifelsfällen und zur Einschätzung von Mengen und Konzentrationen ist Rücksprache mit einer Giftinformationsstelle empfehlenswert.

[b] Toxikologisch vergleichsweise bedenkliche Stoffe (Insektizide: z. B. Pentachlorphenol oder das »Mottenmittel« Naphthalin; Rodentizide: Crimidin, Thalliumverbindungen) werden in Deutschland nicht mehr hergestellt und vertrieben, können aber in älteren Gebinden oder in EU-Importprodukten enthalten sein.

Vergiftungen sind Folge dosisabhängiger, schädigender Wechselwirkungen nach Exposition des Organismus gegenüber chemischen, pflanzlichen, tierischen, bakteriellen und anderen Stoffen. Ausmaß und Schwere der Vergiftung werden von der Art, der Menge, vom Applikationsweg, gegebenenfalls auch von Interaktionen zwischen verschiedenen Giftstoffen und von der Dauer der Einwirkung der Giftstoffe bestimmt. Alter und vorbestehende Erkrankungen beeinflussen zusätzlich Schwere und Reversibilität der Vergiftung.

Vorrangiges Behandlungsziel ist die Sicherung der Vitalfunktionen des Patienten:

- Atemwege freimachen und freihalten;
- Ventilation sichern bzw. wiederherstellen und
- Kreislauffunktion erhalten bzw. wiederherstellen.

Nur der Erhalt oder die Wiederherstellung der vitalen Funktionen ermöglicht die Therapie der eigentlichen Vergiftung.

Die nachfolgenden Maßnahmen sind abhängig von der Einschätzung des individuellen Risikos, das von Menge, Art und Wirkungen der Giftstoffe bestimmt wird. Ob spezifische Verfahren der Entgiftung angewendet werden, muss unter Abwägung der Vorteile gegen daraus möglicherweise resultierende Risiken entschieden werden. Je eingreifender die erwogenen Maßnahmen sind, umso wichtiger werden Möglichkeiten der Kontrolle und Korrektur.

37.1.2 Diagnostik von Vergiftungen

Das Vorgehen entspricht weitgehend dem bei anderen Erkrankungen und umfasst:

- Anamnese
- Körperliche Untersuchung
- Technische Untersuchungen
- Diagnosestellung
- Individuelle Behandlung

Anamnese

Ziel der allgemeinen Anamnese ist die Feststellung von Vorerkrankungen, die durch die Vergiftung verschlimmert werden können oder die bei der Therapie zu beachten sind. Die vergiftungsspezifische Anamnese (7-mal »W«) soll klären:

- wer (Kind, Erwachsener) hat,
- welches Gift,
- in welcher Dosis,
- wann eingenommen,
- auf welchem Wege,
- evtl. warum und
- unter welchen Begleitumständen.

Wenn eigene Angaben des Patienten fehlen (Bewusstlosigkeit) und eine Fremdanamnese nicht verfügbar ist, hilft oft nur detektivischer Spürsinn. Beispielsweise finden sich in der Wohnung des Patienten oft Hinweise für eine Vergiftung: leere Tablettenpackungen (Mülleimer!), Trinkgläser mit milchigem Bodensatz, Abschiedsbrief, typische Situationen (Heroinsüchtiger in Toilette, zahlreiche Einstichstellen, Spritze...). Sind Angehörige oder Bekannte anwesend, ergeben sich vielleicht

Hinweise auf Suizidgedanken oder auf bestehende Abhängigkeiten (Alkohol, Sedativa, Betäubungsmittel).

Ein weiterer Hinweis ist das Alter. Menschen zwischen 20 und 40 Jahren stellen die Hauptklientel bei den Vergiftungen der Erwachsenen. Eine plötzlich aus dem Wohlbefinden heraus auftretende Erkrankung in dieser Altersgruppe, insbesondere mit Bewusstseinstrübung, sollte an Vergiftung denken lassen.

Bei Vergiftungsunfällen, bei Hinweisen für Fremdverschulden, bei mehreren Vergifteten und eventuell bei gewerblichen Vergiftungen sollte eine Klärung des Vergiftungsgeschehens mit Hilfe der Polizei erwogen werden. In jedem Fall sind Anamnese und Befunde so rasch und so genau wie möglich zu dokumentieren.

Klinische Befunde und Symptome

Schwerpunkte der körperlichen Untersuchung sind die Vitalfunktionen, etwaige Verletzungen und der neurologische Status. Damit sollten Dyskinesien, Faszikulationen, Myoklonien, Muskelsteifigkeit und Tremor erkannt werden. Epileptische Anfälle als Vergiftungsfolge sind mit nur wenigen Ausnahmen (CO, Hypoglykämie) generalisiert. Bei fokalen Zeichen sollte eine CCT-Untersuchung veranlasst werden. Die Untersuchung der Augen (Nystagmus, Weite und Reaktion der Pupillen), des Abdomens (Darmgeräusche) und der Haut (Farbe, Temperatur, Feuchtigkeit, Blasen, Druckstellen und Punktionsstellen) können diagnostisch wegweisend sein. Bei unklarer Vorgeschichte müssen auch alle Körperöffnungen inspiziert werden. Besondere Gerüche (Atemluft) können manchmal den Schlüssel zur Diagnose liefern.

Unspezifische Symptome

- **Bewusstseinsveränderungen.** Somnolenz, Sopor, Koma und Verwirrtheitszustände treten auf nach Alkohol, Hypnotika und Sedativa, Histamin-H1-Rezeptor-Antagonisten, Neuroleptika, Antidepressiva, Atropin, Opioiden, organischen Lösemitteln, Stickoxiden, nitrosen Gasen, Cyaniden und Methämoglobinbildnern.
- **Arterielle Hypotonie** und **Schwindel** werden beobachtet bei Antihypertonika, β-Adrenozeptor-Antagonisten, Nitraten und Nitroglycerin, Alkoholen, bei schweren Vergiftungen durch Hypnotika und Sedativa.
- **Gastrointestinale Symptome** in Form von Übelkeit, Erbrechen, Darmkoliken und Durchfall werden nach Salicylaten und anderen Analgetika, Alkohol, H1-Rezeptor-Antagonisten, Digitalis, Theophyllin, anorganischen Salzen, Nikotin, vielen pflanzlichen Giften, Ätzmitteln und organischen Lösemitteln beobachtet.
- **Herzrhythmusstörungen** können verursacht sein durch Digitalisglykoside, Antiarrhythmika, trizyklische Antidepressiva, Histamin-H1-Rezeptor-Antagonisten, Alkohol, organische Lösemittel, Opioide, Atropin und viele pflanzliche Gifte.
- **Krämpfe** oder **Pupillenveränderungen** sind zu beobachten nach Salicylaten, trizyklischen Antidepressiva, Neuroleptika, Theophyllin, Lidocain, Histamin-H1-Rezeptor-Antagonisten, ätherischen Ölen, Benzol und -Derivaten, Cocain, Coffein, Amphetamin und Nikotin.

- **Atemstörungen.** Der Atemantrieb wird von sedierenden Substanzen und Opioiden beeinflusst. Störungen der Atemwege und der Lunge werden bei vielen Gasen und Dämpfen (Reizgase mit Sofort- oder Latenzwirkung) beobachtet. Störungen des Sauerstofftransports sind nach CO-Inhalation und bei Methämoglobinbildnern (aromatische Kohlenwasserstoffe) zu erwarten. Die Zellatmung wird von Cyaniden und Schwefelwasserstoff beeinträchtigt. Atemfrequenz und Atemtiefe sind nach Einwirkung von organischen Säuren, Salicylaten, Alkohol und durch sekundäre Folgen wie Azidose oder Alkalose verändert.
- **Schmerzen** treten v. a. lokal nach Einwirkung von Säuren, Laugen und organischen Lösemitteln auf.

Vergiftungssyndrome

- **Pathognomonische Symptome** sind bei Vergiftungen selten, die Differenzialdiagnose ist daher oft schwierig. Typische klinische Muster bestimmter Symptome, sog. Vergiftungssyndrome, sind nützlich bei der Einordnung ätiologisch unklarer Vergiftungen.
- **Cholinerges Syndrom.** Defäkation, Urinabgang, Miosis, Bradykardie, Erbrechen, vermehrte Sekretion von Bronchialsekret und Speichel sowie Schwitzen sind Ausdruck der Erregung von M-Cholinozeptoren; Tachykardie, erhöhter Blutdruck, Muskelfaszikulationen und Lähmungen folgen aus der Erregung von N-Cholinozeptoren. Beide Rezeptoren werden vor allem bei Vergiftungen mit Cholinesterase-Hemmstoffen erregt, die M-Cholinozeptoren nach Genuss von Risspilzen und Trichterlingen.
- **Anticholinerges Syndrom.** Das anticholinerge Syndrom tritt vor allem nach Antidepressiva, Neuroleptika, Histamin-H1-Rezeptor-Antagonisten und nach einigen Pflanzengiften (Fliegenpilz, Pantherpilz, Tollkirsche) auf. Trockene gerötete Haut, Fieber, Durst, Exsikkose, Schluckstörungen, weite Pupillen (Mydriasis), Tachykardie, Harnverhaltung, Delir, visuelle und auditive Halluzinationen, Krämpfe und Atemstörungen sind in ihrem gemeinsamen Auftreten charakteristisch.
- **Bizarres neurologisches Syndrom.** Blickkrämpfe, Fingerverkrampfungen, mimische Starre, Torticollis, Opisthotonus, Tremor, schmatzende Mundbewegungen, Speichelfluss und Sprachstörungen ohne Bewusstseinstrübung werden nach Phenothiazin-Derivaten und anderen Neuroleptika gesehen.
- **Sympathomimetisches Syndrom.** Erhöhter (seltener erniedrigter) Blutdruck, Tachykardie (seltener Bradykardie), Hyperthermie, zentrale Erregungszustände und Krämpfe sind wegweisend für dieses Syndrom. Ursachen sind vor allem Theophyllin, Coffein, Adrenozeptor-Agonisten (außer zentralnervös wirkenden Imidazolinen), Amphetamin-Derivate (z. B. in sog. Designer-Drogen, z. B. Ecstasy) und Cocain.
- **Narkotisches Syndrom.** Bewusstseinstrübung bis zum tiefen Koma, Hypoventilation, erniedrigter Blutdruck, evtl. enge Pupillen und gelegentlich Lungenödem sind nach Einwirkung stark zentral dämpfender Substanzen wie Heroin, Methadon, Codein oder nach Narkotika zu beobachten.

Technische Untersuchungen

Funktionsdiagnostik. Es sollte von jedem Patienten ein **Elektrokardiogramm** abgeleitet werden, um Hinweise auf kardiotoxische Effekte zu erhalten. Die häufigsten Veränderungen sind Verbreiterungen des QRS-Komplexes (>0,12 s) bei trizyklischen Antidepressiva, AV-Blockierungen und Verlängerung des QT-Intervalls sowie Bradykardien bei vielen antiarrhythmischen Substanzen.

Bei allen verwirrten oder bewusstseinsgetrübten Patienten muss die **Glucose-Konzentration im Blut** untersucht werden (BZ-Teststreifen), um eine behandelbare Hypoglykämie oder ein Coma diabeticum nicht zu übersehen.

Ferner sind Kontrollen der **Elektrolyte** Natrium, Kalium und Chlorid, des **Kreatinins** sowie der **Leberfunktionswerte** (Enzyme, Gerinnungsstatus) durchzuführen. Bei manchen Vergiftungen sind Veränderungen zu erwarten, wie z. B. Hyperkaliämie bei Digoxin-Vergiftung oder Vergrößerung der Anionenlücke (Na-[$HCO3^-$ + Cl^-] >14) bei Alkohol, Toluol, Methanol, Paraldehyd, Eisen-Salzen, Isoniazid, Ethylenglykol und Salicylaten.

Die **arterielle Blutgasanalyse** liefert Informationen über die Ventilation (pCO_2) und den Säure-Basen-Haushalt (pH, Basenüberschuss).

Toxikologisch-chemische Analytik. Der Verdacht auf das Vorliegen einer Vergiftung sollte auf jeden Fall durch den Giftnachweis in Körperflüssigkeiten erhärtet werden. Die Giftinformationszentren (▶ Kap. 37.3) kennen entsprechende Laboratorien. Da dieser Nachweis im biologischen Material meist längere Zeit in Anspruch nimmt, dürfen deshalb die Ergebnisse bei vitaler Indikation nicht abgewartet werden.

Bei Patienten ohne suizidale Vergiftungsursache, die klare Angaben über das Toxin machen können, sind routinemäßige Konzentrationsbestimmungen zumeist nicht erforderlich. Bei suizidalen Patienten, bei unglaubwürdigen oder fehlenden anamnestischen Angaben sowie bei Bewusstlosen sollte zumindest auf Paracetamol geprüft werden. Quantitative Analysen sollten bei Vergiftungen mit Azeton, Alkoholen (einschließlich Ethylenglykol), Antiarrhythmika, Antikonvulsiva, Barbituraten, Digitalis, Lithium, Paracetamol, Paraquat, Salicylat, Schwermetallen und Theophyllin sowie zum Nachweis von Carboxy- oder Methämoglobin veranlasst werden, um die geeignete Interventionsstrategie auszuwählen.

37.1.3 Therapie der Vergiftungen

Prinzipien der Therapie

Ziel ist die Stabilisierung der Vitalfunktionen (Atemstörungen, Kreislaufstörungen) (▶ oben). Erst dann kommen je nach der Art des Giftes, dem Aufnahmeweg, der aufgenommenen Menge, der seit der Exposition verstrichenen Zeit und der Schwere der Vergiftung spezifische Verfahren zur Anwendung. Diese lassen sich in Maßnahmen zur Vermeidung weiterer Giftresorption (primäre Giftelimination oder Dekontamination), Gabe von Antidoten und Maßnahmen zur Steigerung der Elimination (sekundäre Giftentfernung) unterteilen. Das Hauptaugenmerk ist stets auf die Verhinderung der Re-

■ **Abb. 37.1.** Vorgehen bei Vergiftungen

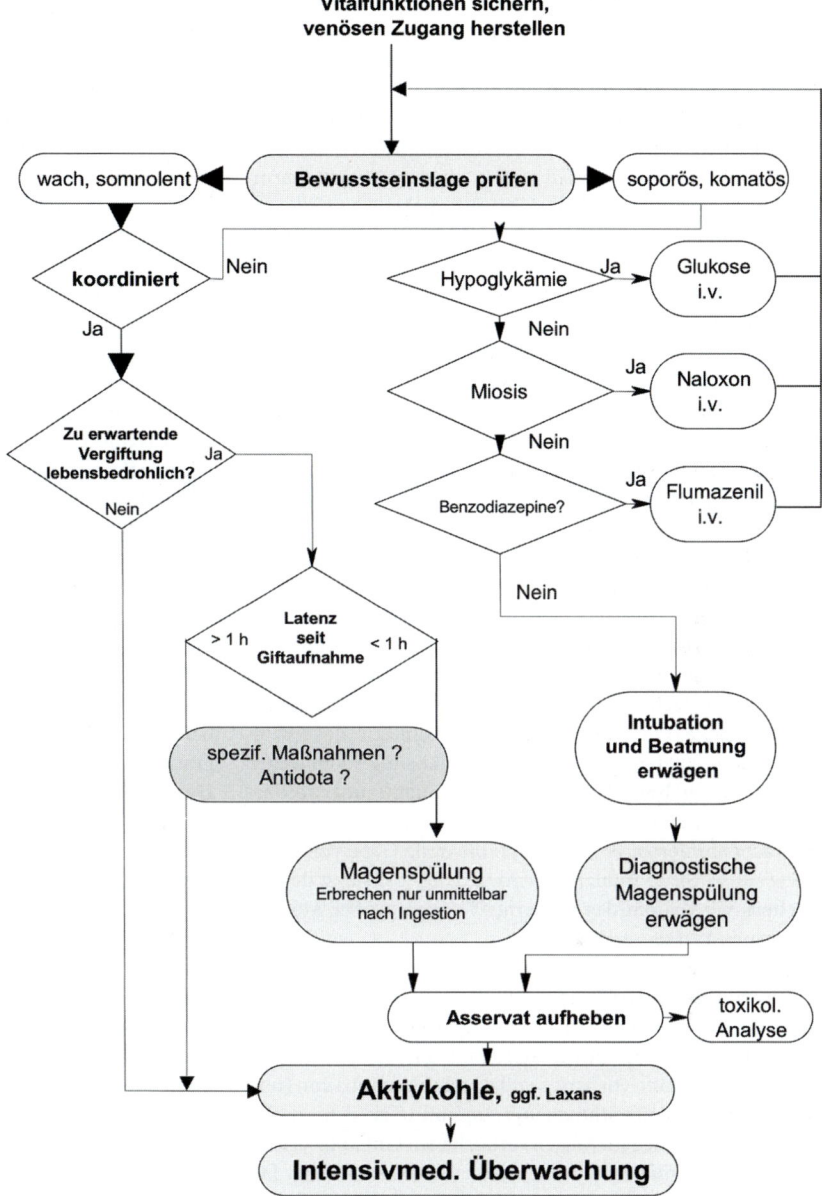

sorption zu richten, da sie effektiver ist als alle anderen Maßnahmen. Eine schematische Darstellung des Vorgehens bei akuten Vergiftungen ist in ■ Abb. 37.1 dargestellt.

Primäre Giftelimination (Dekontamination)

Die primäre Giftelimination dient dazu, Giftstoffe noch vor der eigentlichen Resorption zu entfernen. Je nach Eintrittspforte sind unterschiedliche Eliminationsverfahren angezeigt.

Dekontamination von Haut und Schleimhäuten

— **Dekontamination der Haut**
  — Eigenschutz (Handschuhe, bei volatilen Giften gute Durchlüftung) beachten

— Kontaminierte Kleidung ausziehen
— Abwaschen kontaminierter Flächen mit reichlich Wasser und Detergens meist ausreichend
— Bei Verätzungen länger dauernde Spülung mit reichlich Wasser (falls vorhanden, Dusche verwenden)
— **Dekontamination der Augen**
— Rasches, behutsames Spülen des Auges mit Wasser oder isotoner Kochsalzlösung, am besten mit Hilfe einer Augendusche über 10–20 min
— Bei krampfhaftem Lidschluss Lokalanästhetikum in den Bindehautsack eintropfen
— **Dekontamination der Atemwege**
— Bei inhalativen Vergiftungen ist der Kranke unverzüglich unter Beachtung des Eigenschutzes in eine giftfreie Atmosphäre zu verbringen

Dekontamination des Magen-Darm-Trakts

Die meisten Intoxikationen werden durch oral aufgenommene Mittel verursacht. Entfernungsmaßnahmen sind nur in der ersten Stunde nach Gifteinnahme (v. a. nach Aufnahme fester Substanz, Tabletten o. Ä.) erfolgversprechend. Weder induziertes Erbrechen noch Magenspülung führen zur vollständigen Entfernung von Giftstoffen aus dem Magen-Darm-Trakt. Induziertes Erbrechen sollte nur noch als Notfallmaßnahme unmittelbar nach Ingestion giftiger Substanzen erfolgen, die Magenspülung nur noch innerhalb von einer Stunde nach oraler Aufnahme einer möglicherweise lebensbedrohlichen Giftmenge.

Nach Ingestion ätzender Stoffe sind induziertes Erbrechen und Magenspülung kontraindiziert, da Mund und Speiseröhre erneut verätzt werden könnten. Hier sind lediglich Verdünnungsmaßnahmen (500–1000 ml Wasser, Tee o. Ä.) und die nachfolgende Ösophagogastroskopie zur Beurteilung des Verätzungsschadens angezeigt.

Induziertes Erbrechen. Induziertes Erbrechen ist eine relativ einfach durchzuführende Maßnahme, jedoch nie bei Bewusstseinsgetrübten (Aspirationsgefahr), nicht nach ätzenden Mitteln (erneute Verätzung), Schaumbildnern (Aspiration, Gefahr des Erstickens), organischen Lösemitteln (Aspiration mit nachfolgender schwerer Pneumonie) oder krampfauslösenden Pharmaka. Die früher verbreitete Induktion des Erbrechens durch 200 ml gesättigte Kochsalz-Lösung sollte wegen der möglichen NaCl-Vergiftung nicht angewandt werden. Stattdessen kann das Erbrechen mechanisch durch Reizung der Rachenhinterwand oder durch die orale Gabe von 30 ml Ipecacuanha-Sirup induziert werden. Die Auslösung des Erbrechens wird durch das vorherige Trinken großer Mengen lauwarmen Wassers erleichtert.

Magenspülung. Bleibt Erbrechen aus oder bestehen Kontraindikationen zu dessen Auslösung, kann der Magen i. d. R. durch Magenspülung entleert werden. Bei Bewusstlosen sind die Atemwege durch vorherige endotracheale Intubation (und Beatmung) zur Vermeidung einer Aspiration zu sichern. Die Entfernung der noch im Magen verbliebenen Giftstoffe erfolgt durch Spülung mit annähernd isotoner (NaCl-)Lösung. Die Wirksamkeit ist von der Latenz seit Gifteinnahme und dessen evtl. pharmakologischer Wirkung auf die Magenmotilität abhängig. Während der Magenspülung ist eine kardiovaskuläre Überwachung erforderlich. Die vorherige, parenterale Gabe von Atropin kann vagalen Reaktionen vorbeugen, ist jedoch vom individuellen Zustandsbild des Patienten abhängig zu machen. Zur Verringerung der Verstopfungsgefahr (Essensreste) ist der Magenschlauch so dick wie möglich zu wählen. Wache Patienten können sitzend, Bewusstseinsgetrübte sollten in Linksseiten- und Kopf-Tieflage (nach vorheriger Sicherung der Atemwege) gespült werden.

Darmspülung. Zur beschleunigten Elimination bereits in den Dünndarm transportierter Gifte und zur rascheren Ausscheidung von verpackten Drogen kann eine Darmspülung erwogen werden. Dazu werden 500–1000 ml/h einer isotonen Lösung, die Polyethylenglykol enthält, über eine dünne nasogastrale

Sonde instilliert und dieses Verfahren so lange fortgesetzt, bis der Patient nur noch klare Flüssigkeit rektal entleert. Aufgrund der dadurch erfolgenden Volumenbelastung darf diese Therapie nur unter intensivmedizinischer Überwachung erfolgen. Bei Ileus (fehlende Darmgeräusche), bei Kreislaufinstabilität und bei ungesicherten Atemwegen bewusstseinsgetrübter Patienten ist das Verfahren kontraindiziert.

Gabe von Adsorbenzien. Im Anschluss an induziertes Erbrechen oder eine Magenspülung – oder auch alternativ, wenn die Ingestion mehrere Stunden zurückliegt – sollte bei allen oralen Vergiftungen aufgeschwemmte Kohle oral in einer Dosis von 50–100 g (1 g/kg) verabreicht werden. Medizinische Kohle vermag zahlreiche (vor allem organische) Substanzen zu binden und sie auf diese Weise unresorbierbar zu machen. Die gleichzeitige Gabe osmotisch wirkender Laxanzien (z. B. Natriumsulfat = Glaubersalz) ist zwar – auch wegen der obstipierenden Wirkung der Kohle – gebräuchlich, eine Beschleunigung der Elimination dadurch jedoch nicht belegt.

»Entschärfende« Maßnahmen. Diese verhindern nicht die Resorption von Giftstoffen, sondern vermindern die durch deren physikochemische Eigenschaften bedingten unmittelbaren und mittelbaren Schäden. Außer der Gabe großer Trinkmengen wässriger Lösungen (s. oben) und der Schmerzbekämpfung (mit Lokalanästhetika und Opioiden) nach Ingestion ätzender Stoffe, gehört hierzu auch die Gabe von Dimeticon nach Einnahme von Schaumbildnern, um die Gefahr einer Aspiration zu vermindern. Bei Seifen, Handspülmitteln und einigen Waschmitteln kann diese Maßnahme ausreichend sein.

Therapie mit Antidota

Antidota (Gegengifte) sind nur für wenige Gifte bekannt. Sie inaktivieren Giftstoffe durch chemische oder physikalische Reaktionen oder sie vermindern bzw. verhindern deren pharmakologische Effekte. Die klinisch wichtigsten Antidota mit ihren Indikationen, Handelsnamen und Dosierungen sind in der ◘ Tab. 37.2 aufgeführt.

Sekundäre Giftelimination

Unter dem Begriff der sekundären Giftelimination werden Maßnahmen zusammengefasst, die eine beschleunigte Entfernung im Körper zirkulierender Giftstoffe bewirken. Abhängig von Art und Menge der Giftstoffe und von der Schwere der Vergiftung ist normalerweise Intensivüberwachung oder -therapie erforderlich. Die Entscheidung zur Durchführung sekundärer Gifteliminationsverfahren sollte nur getroffen werden, wenn das Verfahren die körpereigene Entgiftung (Clearance) wesentlich übersteigt oder beschleunigt.

Beschleunigung der intrakorporalen Elimination

Repetitive Kohle-Gabe. Wiederholte Gabe von Aktivkohle alle 4–6 h kann die Eliminationshalbwertzeit mancher Giftstoffe 2- bis 8-fach verkürzen. Dazu werden 20–50 g Kohle, evtl. kombiniert mit einem salinischen Laxans (▶ oben), alle 4–6 h verabreicht, bis die vergiftungsbedingte Symptomatik

◘ Tab. 37.2. Wichtige Antidote zur Anwendung bei akuten Vergiftungen

Freiname (Applikationsweg)	Handelsnamen	Indikation	Dosierung (Erwachsene)	Fundstellen im Buch
Acetylcystein (i.v.)	Fluimucil® NAC-ratiopharm®	Paracetamolvergiftung	150 mg/kg über 15 min, 50 mg/kg über 4 h, 100 mg/kg über 16 h	► Kap. 37.2.1
Atropin (i.v.)	Atropin®	Alkylphosphate	2–10–(50) mg ED danach 2–10 mg/h (Darmperistaltik?)	► Kap. 37.2.1
Biperiden (i.v.)	Akineton®	Bizarres neurologisches Syndrom nach Neuroleptika	2,5–5 mg	
Digitalis-Antitoxin (i.v.)	Digitalis-Antidot®	Digitalisglykoside	Dosierung nach Packungsbeilage, abhängig von Digitaliskonzentration	► Kap. 37.2.1
Dimethylaminophenol (i.v.)	4-DMAP Köhler®	Cyanide	3–4 mg/kg	► Kap. 37.2.3
Dimercaptopropansulfonat (i.v.)	DMPS-Heyl®	Hg, As, Au, Cu, Ni, Pb	Beginn mit 1000 mg/Tag, Dosisreduktion um 250 mg alle 2 Tage	
Ethanol »Alkoholtherapie« (i.v.) oder (p.o.)	Alkoholkonzentrat 95% Braun®	Methanol, Ethylen- und Diethylenglykol	0,5 g/kg als Bolus, danach 0,1 g/kg/h Zielkonzentration im Blut 1 g/l Ethanol	► Kap. 37.2.2
Flumazenil (i.v.)	Anexate®	Benzodiazepin-Rezeptor-Agonisten	0,5–1 mg	► Kap. 37.2.1
Fomepizol (i.v.)	Fomepizol opi®	Methanol- und Ethylenglykolvergiftung	Beginn mit 15 mg/kg, dann 3-mal 10 mg/kg im Abstand von 12 h, danach 15 mg/kg alle 12 h	► Kap. 37.2.2
Hydroxycobalamin (i.v.)	Cyanokit®	Cyanidvergiftung	70 mg/kg	► Kap. 37.2.3
Naloxon (i.v. und i.m.)	Narcanti®	Opioide	0,4–1,2 mg (i.v.)	
Natriumthiosulfat (i.v.)	Natriumthiosulfat-Injektionslösung®	Cyanid	50–100 mg/kg	► Kap. 37.2.3
Obidoxim (i.v.)	Toxogonin®	Bei einigen Alkyl-phosphaten	250 mg ED	
Physostigmin (i.v.)	Anticholium®	Zentrales anticholinerges Syndrom	2 mg langsam, danach evtl. 1–2 mg/h	
Phytomenadion (i.v. und p.o.)	Konakion® MM 10 mg	Cumarin und Derivate	0,1–0,3 mg/kg	◘ Abb. 37.1
Silibinin (i.v.)	Legalon® SIL	Amanitinvergiftung	5 mg/kg initial, dann 20 mg/kg/Tag über 4–5 Tage	► Kap. 37.2.4
Toloniumchlorid (i.v.)	Toluidinblau®	Methämoglobinämie; nach Überdosierung von DMAP	2–4 mg/kg	► Kap. 37.2.3 und ► Kap. 37.2.4
Desferoxamin (i.v. oder p.o.)	Desferal®	Eisenvergiftung	1–2 g/d i.v., 8–12 g p.o.	► Kap. 37.2.3
Eisen(III)-hexacyanoferrat(II) (oral)	Antidotum Thallii-Heyl®	Thalliumvergiftung	3–20 g/d gleichmäßig verteilt	► Kap. 37.2.3

abgeklungen ist. Auf eine ausreichende Darmmotilität ist zu achten.

Forcierte Diurese. Renal ausgeschiedene Gifte können bei normaler Nierenfunktion durch Erhöhung der Urinvolumina vermehrt eliminiert werden. Die vergrößerte Urinmenge wird durch intravenöse Zufuhr einer physiologisch zusammengesetzten Elektrolytlösung in einer Dosis von 6–12 l/Tag erzwungen. Kommt dadurch allein die gewünschte Diurese nicht ausreichend in Gang, können zusätzlich Diuretika verwendet werden. Deren alleinige Gabe ohne Volumenzufuhr ist wegen der dadurch hervorgerufenen Hämokonzentration kontraindiziert. Substanzabhängig kann durch Alkalisierung des Harns die Wirksamkeit der forcierten Diurese noch gesteigert werden. Die Zufuhr solch großer Flüssigkeitsmengen kann den Wasser-, Elektrolyt- sowie Säure-Basen-Haushalt beeinträchtigen. Deshalb ist eine sorgfältige Bilanzierung der Ein- und Ausfuhr von Wasser und Elektrolyten sowie die kontinuierliche Überwachung von Herzkreislaufparametern auf einer Intensivstation erforderlich. Als indiziert und wirksam gilt die forcierte Diurese bei leichteren Vergiftungen mit Acetylsalicylsäure, Phenobarbital, Lithium und bei Substanzen, die eine Rhabdomyolyse verursacht haben. Bei Herzinsuffizienz, bei schweren Ödemzuständen oder unzureichender Nierenfunktion (Kreatinin-, Harnstofferhöhung) darf das Verfahren nicht angewendet werden.

Technische (extrakorporale) Entgiftungsverfahren

Mittels Hämodialyse, Aktivkohle-Hämoperfusion, Hämofiltration, Plasmapherese und Austauschtransfusionen lassen sich viele Toxine aus dem Blutkreislauf entfernen. Die Entscheidung zur extrakorporalen Entgiftung und die Auswahl des Verfahrens müssen unter Berücksichtigung der Schwere der Vergiftung, der Eigenschaften des Giftes und der zu erwartenden Prognoseverbesserung des Patienten abgewogen werden (Beratung durch Giftinformationszentrale).

Diese Verfahren sollten erwogen werden bei schweren Vergiftungen und Verschlechterung trotz aggressiver supportiver Therapie, mit potenziell prolongierter, irreversibler oder tödlicher Vergiftung, mit hochtoxischen Blutspiegeln, mit durch Leber- oder Nierenversagen eingeschränkter Entgiftungskapazität sowie bei Patienten mit schweren Grunderkrankungen oder Komplikationen.

Die Wirksamkeit jedes extrakorporalen Verfahrens wird wesentlich durch die physikochemischen sowie pharmako- bzw. toxikokinetischen Eigenschaften der Giftstoffe bestimmt. Substanzen mit großem Verteilungsvolumen und hoher Eiweißbindung sind in der Regel schlechter quantitativ entfernbar als solche mit kleinem Verteilungsvolumen und geringer Eiweißbindung. Renal eliminierbare Stoffe können besser durch Hämodialyse, alle anderen Substanzen eher durch **Hämoperfusion** entfernt werden. Nur selten gibt es eine Indikation zur Durchführung der **Plasmapherese** oder zum Blutaustausch. Die wesentliche unerwünschte Wirkung aller Verfahren ist das Auftreten oder aber die Verschlimmerung bestehender Blutungen aufgrund der erforderlichen Gerinnungshemmung mit Heparin.

> **Verfahren der extrakorporalen Entgiftung**
> - **Hämodialyse.** Der Stoffaustausch erfolgt zwischen Blut und einem dem Plasmawasser entsprechenden Dialysat über semipermeable Membranen. Hämodialyse ist indiziert bei Vergiftungen mit ansonsten renal eliminierbaren Substanzen, wie beispielsweise Lithium, aliphatischen Alkoholen und Glykolen sowie Vergiftungen mit gleichzeitigem Nierenversagen.
> - **Hämoperfusion.** Bindung von Giftstoffen aus dem zirkulierenden Blut an Adsorber (beschichtete Kohle). Indiziert ist sie besonders bei kurzwirkenden Barbituraten, Salicylaten, Theophyllin und Phenytoin, organischen Phosphorsäureestern, Herbiziden, Trichlorethanol sowie bei einigen Pilzgiften zu einem frühen Zeitpunkt nach Ingestion.
> - **Plasmapherese.** Bluteiweiße werden durch Zentrifugations- oder Membrantrennverfahren aus dem Blut abgetrennt und durch Gefrierplasma oder Humanalbumin-Lösung ersetzt. Wenige Erfahrungen liegen für Paraquat-Vergiftung und für die thyreotoxische Krise nach Ingestion großer Mengen von Schilddrüsenhormon vor. Wegen der nur mäßigen Effizienz und dem möglichen Infektionsrisiko durch Übertragung humaner Blutbestandteile muss eine sehr sorgfältige Nutzen/Risiko-Abwägung vorgenommen werden.

37.2   Spezielle Maßnahmen bei Vergiftungen

Die giftspezifischen therapeutischen Strategien bei den klinisch und toxikologisch wichtigsten Vergiftungen – insbesondere durch Arzneimittel und Kohlenwasserstoffe – sind in den folgenden Abschnitten tabellarisch dargestellt (◘ Tab. 37.3 bis ◘ Tab. 37.6). Die teilweise angegebenen lebensbedrohenden Dosen (bei Erwachsenen) geben in vielen Fällen nur einen groben Anhalt für die Toxizität der Stoffe und lassen nicht ohne weiteres Rückschlüsse auf die Schwere der individuellen Vergiftung zu.

Bei den Arzneimitteln sind i. d. R. mittelschwere bis schwere Symptome angegeben; Symptome der Überdosierung finden sich jeweils auch in den vorangehenden Kapiteln dieses Buches.

37.2.1 Vergiftungen mit Arzneimitteln

Siehe hierzu die (◼ Tab. 37.3 bis ◼ Tab. 37.6) auf den folgenden Seiten.

◼**Tab. 37.3.** Vergiftungen mit zentralnervös wirkenden Arzneimitteln (Hypnotika und Sedativa)

Ursache der Vergiftung	Akute Symptomatik	Sofortmaßnahmen	Besondere Hinweise	Evtl. Spätfolgen
Barbiturate				
Phenobarbital[2] lebensbedrohliche Dosen: >65–75 mg/kg (Plasmakonzentration >40 mg/l) $t_{1/2}$ ca. 2 d	Somnolenz bis Koma, Hypo- bis Areflexie, Kreislaufinsuffizienz, Hypothermie	Ggf. Intubation, Beatmung, Schockbehandlung, primäre Giftelimination; bei schweren Vergiftungen Hämoperfusion, Hämodialyse bei gleichzeitigem Nierenversagen	Plasmakonzentrationen und beobachtete Wirkung unterscheiden sich bei Gewöhnung (Therapie und Epilepsie); bei mittellang wirkenden Barbituraten kann alkalisierende forcierte Diurese die Elimination beschleunigen	Druckläsionen und Lähmungen nach länger dauerndem Koma
Chloralhydrat[3]				
Lebensbedrohliche Dosen: 3–25 g (Toleranz!) (Plasmakonzentration des Metaboliten Trichlorethanol >20 mg/l) $t_{1/2}$ des Metaboliten 6–10 h	Atemlähmung, tiefes Koma, Krampfanfälle, ventrikuläre Rhythmusstörungen (Extrasystolen, Torsade de pointes, ventrikuläre Tachykardie und Kammerflimmern)	Primäre Giftentfernung, Kohle; Hämodialyse und Hämoperfusion wirksam; Herzrhythmusstörungen symptomatisch		
Benzodiazepine				
(Substanzgruppe mit großer therapeutischer Breite) bedrohliche Dosen ab 50–100 mg p.o.	Somnolenz bis Koma, Atemdepression, vor allem in Kombination mit Ethanol oder anderen sedierenden Stoffen, selten Kreislaufdepression, Muskelschwäche	Primäre Giftentfernung nur ausnahmsweise, Kohle p.o., Flumazenil diagnostisch bis 1 mg i.v., zur Titration eines ausreichenden Wachheitszustandes 0,2–0,5 mg/h i.v.	Flumazenil kann versuchsweise auch bei Vergiftungen mit Zolpidem[4] oder Zopiclon[5] eingesetzt werden	4–6 Tage nach Entgiftung (Abstinenz) können Entzugserscheinungen auftreten
Histamin-H_1-Rezeptor-Antagonisten				
Toxische Dosen: Diphenhydramin >10 g	Agitiertes Koma, Mydriasis, myoklonische Zuckungen, Krämpfe, evtl. Rhabdomyolyse	Primäre Giftentfernung, Kohle auch repetitiv, forcierte Diurese (u. a. zur Prophylaxe einer Nierenschädigung durch Myoglobin)	Bei Krämpfen Benzodiazepine, bei ausgeprägtem anticholinergem Syndrom evtl. Physostigmin 2 mg langsam i.v.	Nierenversagen bei unerkannter Rhabdomyolyse
Neuroleptika				
Toxische Dosen ab: Phenothiazine (Chlorpromazin[6]) >2 g Butyrophenone (Haloperidol[7]) >200 mg, Thioxanthene (Chlorprothixen[8]) >2 g ▼	Sedation, delirante Zustände, selten Krämpfe, gelegentlich tiefes Koma, bizarres neurologisches Syndrom (Hyper- und Hypokinesien), Tachykardie oder andere Rhythmusstörungen, anticholinerges Syndrom	Primäre Giftentfernung, Kohle; ggf. Biperiden bei bizarrem neurologischem Syndrom; bei Krämpfen Benzodiazepine, bei kreislaufgefährdenden Rhythmusstörungen symptomatisch	Sekundäre Giftentfernung nur durch repetitive Kohlegabe, Hämodialyse und Hämoperfusion nicht ausreichend wirksam	Auch unter therapeutischer Dosierung kann ein malignes neuroleptisches Syndrom auftreten: Muskelsteifigkeit, Hyperthermie, Bewusstseinstrübung

2 Luminal®
3 Chloraldurat®
4 Zolpidem-ratiopharm®, Stilnox®
5 Zopiclon-ratiopharm®, Zopiclon AL

6 Propaphenin®
7 Haldol®, Haloperidol-ratiopharm®
8 Chlorprothixen–neuraxpharm®, Truxal®

◘Tab. 37.3 (Fortsetzung)

Ursache der Vergiftung	Akute Symptomatik	Sofortmaßnahmen	Besondere Hinweise	Evtl. Spätfolgen
Opioide				
Toxisch wirken bereits Mehrfache der therapeutischen Dosen (Kinder besonders empfindlich, Abhängige tolerant)	Bewusstseinstrübung bis Koma, enge Pupillen, Atemdepression bis Atemstillstand	Beatmung bei Atemdepression, ansonsten Antagonisierung der Wirkung durch Naloxon 0,4–1,2 mg i.v.	Wirkung des Antagonisten Naloxon oft kürzer als die Wirkdauer des Opioids, deshalb nachfolgend Überwachung des Patienten	Nach kompletter Antagonisierung kann akutes Entzugssyndrom ausgelöst werden
Antidepressiva				
Toxische Dosen: trizyklische (Amitriptylin[9], Doxepin[10], Imipramin[11]) >600 mg; Mianserin[12] >500 mg	Erregungszustände, Halluzinationen. Myoklonien, Krämpfe und Koma, Herzrhythmusstörungen: AV-Block, QRS-Verbreiterung; Hypotension, Mydriasis, anticholinerges Syndrom	Ggf. Intubation und Beatmung, primäre Giftentfernung nur frühzeitig, Kohle initial und repetitiv, bei malignen Rhythmusstörungen Natriumhydrogencarbonat 100–200 mval i.v., sonst symptomatisch	Bei Zeichen zentral anticholinerger Wirkung ggf. Physostigmin 2 mg (ED) langsam i.v.	
Psychostimulanzien				
Amphetaminderivate[a] (z. B. Fenetyllin[13]), Appetitzügler, Ephedrin; auch in Missbrauchsdrogen wie Ecstasy, Cocain – auch als »Crack«, geraucht oder geschnupft; toxische Dosen sehr variabel	Sympathomimetisches Syndrom (► Kap. 37.1.2) mit Mydriasis, Hypertonie, Hyperthermie, Arrhythmien, Exzitation, Krämpfen sympathomimetisches Syndrom wie oben, zusätzlich Psychose möglich	Wegen rascher Resorption ist Giftentfernung nur sinnvoll, wenn noch keine Symptome vorhanden sind; ansonsten symptomatische Therapie (Rhythmusstörungen, Krämpfe, psychotische Zustände, Hyperthermie)	Ecstasy wirkt auch halluzinogen; Patienten sind infolge lang dauernder Anstrengung (Tanzen) u. U. durch Volumenmangel und Elektrolytstörungen gefährdet	

◘Tab. 37.4. Vergiftungen mit antipyretisch wirkenden Analgetika

Ursache der Vergiftung	Akute Symptomatik	Sofortmaßnahmen	Besondere Hinweise	Evtl. Spätfolgen
Salicylsäure und Derivate				
Toxische Dosis: >7 g Acetylsalicylsäure[14]	Brennen im Mund, Rachen, Abdomen, Hyperventilation, Ohrensausen, Verwirrtheitszustände, Hyperpyrexie, Koma mit Krämpfen	Primäre Giftentfernung mit Kohle, auch wiederholt, alkalisierende forcierte Diurese, bei schweren Vergiftungen Hämoperfusion oder Hämodialyse		
Paracetamol[15]				
Toxische Dosis: >100–125 mg/kg	Initial Übelkeit, Erbrechen, abdominelle Schmerzen, Ikterus, metabolische Azidose	Primäre Giftentfernung, Kohle, auch wiederholt N-Acetylcystein nach Schema	Weitere Maßnahmen von Konzentration im Blut und Zeit seit Ingestion abhängig machen (Hämoperfusion)	Schwere Leberschädigung, als Ultima ratio Lebertransplantation erwägen

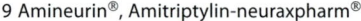

9 Amineurin®, Amitriptylin-neuraxpharm®
10 Doxepin-neuraxpharm®, Doxepin-ratiopharm®
11 Imipramin-neuraxpharm®, Tofranil®
12 Tolvin®, Mianserin-neuraxpharm®

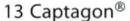

13 Captagon®
14 ASS-ratiopharm® ASS-1 A Pharma®
15 Paracetamol-ratiopharm®, Paracetamol AL®

◼ **Tab. 37.5.** Vergiftungen mit kardiovaskulär wirkenden Arzneimitteln

Ursache der Vergiftung	Akute Symptomatik	Sofortmaßnahmen	Besondere Hinweise	Evtl. Spätfolgen
Theophyllin[16]				
Toxische Dosen: >10 mg/kg	Gastrointestinale, kardiale und zentralnervöse Wirkungen: Übelkeit, Erbrechen, Bauchschmerz, Tachykardie, Hypotonie, Hypokaliämie, Tremor, Agitation, Bewusstseinstrübung, Krampfanfälle, Halluzinationen	Primäre Giftentfernung, Kohle, auch wiederholt, Hämoperfusion bei schweren Vergiftungen, symptomatische Behandlung von Krämpfen, ggf. Intubation, Beatmung, Relaxation	Nach Einnahme retardierter Präparationen auch orthograde Darmspülung wirkungsvoll	Wiederholte Krämpfe können zu Rhabdomyolyse mit konsekutivem Nierenversagen führen
Herzglykoside				
(Auch in pflanzlichen Arzneimitteln und Giftpflanzen) Toxizität ab 2- bis 3-facher therapeutischer (individueller) Dosierung	Übelkeit, Erbrechen, Farbsehen, delirante Zustände, rasch wechselnde Rhythmusstörungen	Kohle, auch wiederholt, temporärer Schrittmacher; Digitalis-Antidot	Nach Digitoxin Gabe von Colestyramin (zusätzlich) 80 mg Digitalis-Antidot binden ca. 1 mg Digitalisglykosid	
β-Rezeptor-Antagonisten				
(Große therapeutische Breite, Toxizität korreliert mit Lipophilie)	Bradykardie, Hypotonie, evtl. Mydriasis, AV-Block, evtl. Krampfanfälle	Kohle, Magenspülung, repetitive Kohlegabe, transvenöser Schrittmacher, Adrenozeptor-Agonisten, Glukagon als Antidote	Glukagon Startdosis 10 mg i.v., danach 2 mg/Stunde; Dosierung von Dopamin[17] und Adrenalin[18] nach Wirkung	
Antiarrhythmika und Calcium-Kanal-Blocker				
(Lebensbedrohlich sind die kardialen Wirkungen, insbesondere bei Calcium-Kanal-Blockern auch die Hypotonie und Krämpfe)	Erbrechen, Magen-Darm-Atonie, Bradykardie, Tachykardie, AV-Block, myokardiales Versagen, evtl. anticholinerges Syndrom, Krämpfe	Kohle, dann evtl. Magenentleerung, repetitive Kohlegabe Natrium-Gabe (z. B. als $NaHCO_3$ 100–150 mval)	Dopamin, Adrenalin symptomatisch nach Wirkung, Physostigmin bei anticholinergem Syndrom	Extrakorporale Pumpunterstützung als Ultima ratio, maschinelle Giftentfernung nicht sicher wirksam

◼ **Tab. 37.6.** Vergiftungen der cholinergen Transmission

Ursache der Vergiftung	Akute Symptomatik	Sofortmaßnahmen	Besondere Hinweise	Evtl. Spätfolgen
Cholinesterase-Hemmstoffe				
Reversibel: Carbamate; Arzneimittel: z. B. Neostigmin (Neostigmin) Insektizide: z. B. Carbaryl	Cholinerges Syndrom, kurzdauernd (◼ Tab. 37.2)	Primäre Giftentfernung, Kohle, auch wiederholt; Atropin titrieren bis zur Mundtrockenheit; Initialdosierung kann sehr hoch sein (◼ Tab. 37.2)	Sekundäre Maßnahme zur Giftentfernung relativ wirkungslos	

16 Bronchoretard®, Theophyllin Stada®
17 Dopamin Fresenius®, Dopamin-ratiopharm®
18 Suprarenin®

◻ Tab. 37.6 (Fortsetzung)

Ursache der Vergiftung	Akute Symptomatik	Sofortmaßnahmen	Besondere Hinweise	Evtl. Spätfolgen
Cholinesterase-Hemmstoffe				
Irreversibel: Alkylphosphate z. B. Insektizide wie Dimethoat, Parathion, Kampfgase wie Sarin	Lang anhaltendes, u. U. schweres cholinerges Syndrom (◻ Tab. 37.2), Bewusstlosigkeit, Ateminsuffizienz und Muskelfaszikulationen weisen auf schwere Vergiftung hin	Primäre Giftentfernung, Kohle, auch wiederholt; Atropin i.v. titrieren wie oben (Obidoxim zusätzlich bei schweren Vergiftungen, nur in den ersten 24 h, 3–4 mg/kg i.v.)	Beatmung ggf. bis zum Sistieren der Bronchorrhoe; weitere Atropindosierung nach Darmgeräuschen	
Muscarin-Rezeptor-Antagonisten				
Atropin, Scopolamin u. ä., z. B. in Tollkirsche, Stechapfel, Bilsenkraut	Anticholinerges Syndrom (▶ Kap. 37.1.2)	Primäre Giftentfernung, Kohle, im Übrigen symptomatisch; ggf. Physostigmin 0,5–2 mg langsam i.v.	Bei Überdosierung von Physostigmin kann cholinerges Syndrom auftreten!	
Hemmstoff der Acetylcholin-Freisetzung				
Botulinum-Toxin Vorkommen in verdorbenen Lebensmitteln, bei Säuglingen mit Clostridium-botulinum-Darminfektion; auch als Arzneimittel im Handel	Nach Latenz (12–24 h) uncharakteristische gastrointestinale Symptome; Seh- und Schluckstörungen, Muskelschwäche, Atemlähmung, Herzschwäche	Botulismus-Antitoxin so früh wie möglich, Beatmung so lange wie erforderlich; bei Säuglingen mit Clostridium-Infektion Gabe von Antibiotika anstatt Antiserum	Bei Atemlähmung künstliche Beatmung	
Nicotin-Rezeptor-Agonisten: Nikotin				
Blätter von Nicotiana tabacum (in Tabak; niedrig dosiert auch in anthroposophischen Arzneimitteln)	Blässe, nach Latenz (2–6 h) Erbrechen, Diarrhoe; vagotone oder sympathone kardiovaskuläre Effekte, Atemlähmung	Nach Ingestion von $^{1}/_{4}$–$^{3}/_{4}$ Zigaretten (Säuglinge) bis 1–2 Zigaretten (Schulkinder) nur Kohle, bei höheren Dosen Magenentleerung	Schwere Vergiftungen bei Erwachsenen (inhalativ oder transkutan) durch nikotinhaltige »Schädlingsbekämpfungsmittel« möglich	

37.2.2 Vergiftungen mit Kohlenwasserstoffverbindungen und Alkoholen

◻ Tab. 37.7. Vergiftungen mit Kohlenwasserstoffverbindungen und Alkoholen

Ursache der Vergiftung	Akute Symptomatik	Sofortmaßnahmen	Besondere Hinweise	Evtl. Spätfolgen
Kohlenwasserstoffe und Ketone (Lösemittel[a] und Brennstoffe)				
Benzin, Benzol- toxische Dosen jeweils >1 ml/kg	Rausch, Schwindel, Ataxie-Koma, Krämpfe, Herzrhythmusstörungen	Frischluft, ggf. Beatmung, Antiarrhythmika bei malignen Herzrhythmusstörungen	Elimination über Atemluft (Foetor)	Blutbildveränderungen nach Benzin, aplastische Anämie nach Benzol möglich
Aceton tox. Dosis >1 ml/kg	Nach Ingestion: lokale Erosionen in Mund, Ösophagus und Magen, Übelkeit, Erbrechen Nach Aspiration: chemische Pneumonie (evtl. Glottisödem)	Oral: Kohle Inhalativ: evtl. Glucocorticoide	Magenentleerung nur unmittelbar nach Ingestion sinnvoll	
Petroleum (Lampenöl)	Chemische Pneumonie nach Aspiration	Bei schweren Atemstörungen PEEP-Beatmung	Kein Erbrechen auslösen; keine Magenspülung, Kohle verabfolgen	Schon nach wenigen ml schwere Störungen der Lungenfunktion möglich
Aliphatische Alkohole				
Ethanol (in alkoholischen Getränken, als Lösemittel) 1 ml = 0,8 g Toxische Dosen: Kinder 1,3–1,8 g/kg Erwachsene 4–10 g/kg	Exzitationsstadium – hypnotisches Stadium – narkotisches Stadium, tiefes Koma	Verbale Beruhigung, Achtung: Sedativa bei Bewusstlosigkeit!, ggf. Intubation und Beatmung. Hämodialyse bei schweren Intoxikationen	Hypoglykämie nicht übersehen; nach Sturz Schädelhirntrauma ausschließen	Evtl. Aspirationsfolgen, periphere Lähmungen nach falscher Lagerung Chronischer Alkoholismus: Hepato-, Neuro- und Myopathie, Wernicke-Enzephalopathie durch Thiaminmangel
Methanol (als Lösemittel, Treibstoff) lebensbedrohliche Dosen: Kinder und Erwachsene >0,1 g/kg	Mäßige ZNS-Depression Durst, Übelkeit, Erbrechen, Koliken, Sehstörungen, Bein- und Bauchschmerzen, tox. Pankreatitis, Nierenversagen, Erblindung	Primäre Giftentfernung, Ethanoltherapie (oder Fomepizol, sofern verfügbar ◻ Tab. 37.2) Bei Methanolkonzentration > 200 mg/l im Blut Azidoseausgleich mit $NaHCO_3$; Folsäuregabe 50 mg alle 4 h, frühzeitige HD	Blutkonzentrationen von Methanol (mg/l): ▬ Leicht <200 ▬ Mittel 200–1000 ▬ Schwer >1500 Achten auf: Hypoglykämie, Hypokalzämie, Myoglobinurie	Erblindung
Glykole (insbesondere Ethylenglykol als Frostschutzmittel) lebensbedrohliche Dosen: 1,2-Ethandiol 1,5 ml/kg (Toxizität nimmt mit zunehmender Kettenlänge ab), auch 1,4-Butandiol ▼	1–12 h: Übelkeit, Bauchschmerzen, Durchfälle, Rauschzustand, Krampfanfälle, Koma; 12–24 h: Pneumonie, Schockzustand bei schweren Formen; 24–72 h: z. T. reversible Nierenschädigung durch Oxalatentstehung	Primäre Giftentfernung, Ethanoltherapie (oder Fomepizol, sofern verfügbar ◻ Tab. 37.2), nach Dosen >0,2–0,5 g/kg Hämodialyse, Pyridoxin 4-mal 50 mg/Tag, Thiamin 4-mal 100 mg/Tag	Hämodialyse, wenn Blutkonzentrationen von 1,2-Ethandiol >500 mg/l; Achten auf: Hypokalzämie, Azidoseausgleich mit $NaHCO_3$ (Ethanol- bzw. Fomepizoltherapie bei anderen Glykolen fraglich effektiv)	Chronische Nierenschädigung

□ Tab. 37.7 (Fortsetzung)

Ursache der Vergiftung	Akute Symptomatik	Sofortmaßnahmen	Besondere Hinweise	Evtl. Spätfolgen
Chlorierte Kohlenwasserstoffe (aliphatische und gesättigte zyklische CKW)				
Zum Beispiel in Lösemitteln[b]: Dichlormethan, 1,2-Dichlorethan, 1,1,1-Trichlorethan, Pentachlorethan Zur Textilreinigung: Trichlorethen (»Tri«), Tetrachlorethen (»Per«); toxische Dosen ab 0,5 ml/kg	Rausch, Ataxie-Koma, Krämpfe, Herzrhythmusstörungen; nach Ingestion: Übelkeit, Erbrechen, evtl. gastrointestinale Blutungen	Eigenschutz: ausreichende Durchlüftung!, primäre Giftentfernung durch Absaugungen über dünne Magensonde, Achtung: Aspiration!; Haut: Waschen mit Wasser und Seife	Kontrollen: Röntgenbild des Thorax, Leberenzyme, Gerinnungsstatus, Achtung: Catecholamingabe! wegen Gefahr maligner Arrhythmien	Leber-, Nieren- und Knochenmarksschädigung möglich
Chlorierte Kohlenwasserstoffe (aliphatische und gesättigte zyklische CKW)				
In Insektiziden[c]: Hexachlorcyclohexan (= Lindan) toxische Dosen: Kinder ab 5–10 mg/kg Erwachsene ab 10–20 mg/kg	Nach Aspiration: chemische Pneumonie Nach Latenz: ca. 6–12 h: Schock, Gerinnungsstörungen ca. 24 h: Leberzellschädigung ca. 72 h: Nieren-, Knochenmarksschädigung möglich	Nach Hautkontakt gründliches Waschen mit warmem Wasser und Seife Nach oraler Aufnahme: primäre Giftentfernung, Kohle		Bei Insektiziden zusätzlich neurotoxische Effekte

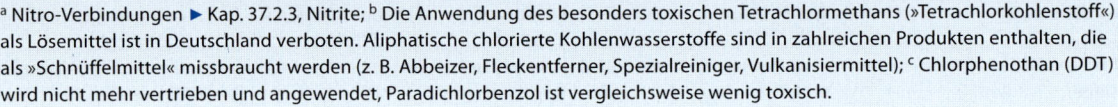

[a] Nitro-Verbindungen ► Kap. 37.2.3, Nitrite; [b] Die Anwendung des besonders toxischen Tetrachlormethans (»Tetrachlorkohlenstoff«) als Lösemittel ist in Deutschland verboten. Aliphatische chlorierte Kohlenwasserstoffe sind in zahlreichen Produkten enthalten, die als »Schnüffelmittel« missbraucht werden (z. B. Abbeizer, Fleckentferner, Spezialreiniger, Vulkanisiermittel); [c] Chlorphenothan (DDT) wird nicht mehr vertrieben und angewendet, Paradichlorbenzol ist vergleichsweise wenig toxisch.

37.2.3 Vergiftungen, die besondere Maßnahmen erfordern

◘Tab. 37.8. Vergiftungen, die besondere Maßnahmen erfordern

Ursache der Vergiftung	Akute Symptomatik	Primäre Elimination	Sekundäre Maßnahmen	Zusätzliche Maßnahmen
Blausäure und Cyanide (in Arzneimitteln, z. B. Nitroprussidnatrium[19], in Galvanisierungslösung und Rauchgasen, in Bittermandel- und Aprikosenkernen); toxische Dosen: >1 Bittermandel/kg, 50 mg HCN, 200–300 mg KCN, 1–5 mg/kg KCN (Kinder)	Kratzen im Hals, Schwäche, Speichelfluss, Erbrechen, Ohrensausen, Sehstörungen, Kreislaufstörungen, Schock, nach großen Dosen rasches Durchlaufen aller Symptome bis zum Kreislaufstillstand	Selbstschutz!, nach oraler Aufnahme schnelle Magenentleerung, wenn möglich mit 0,2% Kaliumpermanganatlösung als Oxidans	(Bei schwerer Vergiftung Erstmaßnahme): Intubation, Sauerstoffbeatmung, dann Dimethylaminophenol (4-DMAP) 3–4 mg/kg langsam i.v. anschließend Natriumthiosulfat 50–100 mg/kg langsam i.v.; besonders bei inhalativen Vergiftungen durch cyanidhaltige Rauchgase Gabe von Hydroxycobalamin (◘ Tab. 37.2)	Symptomatische Intensivtherapie
Reizgase hydrophile Gase (NH₃, SO₂, H₂S, Cl₂, Br₂, Halogenwasserstoffe, Formaldehyd) lipophile Gase (z. B. nitrose Gase, Ozon, Phosgen)	Vorwiegend Reizsymptome der oberen Atemwege Störungen der Lungenfunktion nach Latenz	Exposition beenden (Eigenschutz), danach evtl. Kleiderwechsel	Nach Schwefelwasserstoff (H₂S) ggf. versuchsweise Dimethylaminophenol wie bei Blausäurevergiftung	Glucocorticoide inhalativ (4 Hübe alle 2 h, bis Symptomatik abgeklungen), bei manifester Lungenschädigung auch parenteral
Kohlenmonoxid (in Rauchgasen, selten in Leuchtgas)	Nach Ausmaß der HbCO-Konzentration: von Kopfschmerzen, rosiger Haut über Mattigkeit und Euphorie bis zu Bewusstlosigkeit, Koma und Krämpfen	Exposition beenden (Eigenschutz)	O₂-Atmung (bei Atemstillstand auch Beatmung); hyperbare Oxygenation erwägen	Korrektur der metabolischen Acidose mit NaHCO₃, ggf. Behandlung eines Hirnödems
Nitrate und Nitrite (in Arzneimitteln, Pökelsalz, Schwarzpulver; auch Nitrobenzol u. ä.)	Hypotonie, Kopfschmerz, Schwindel, Cyanose, Dyspnoe, Koma, Krämpfe	Primäre Giftentfernung, Kohle	Bei Met-Hb >30–40%: Toloniumchlorid 2–4 mg/kg i.v.	Bei Met-Hb >70%: zusätzlich O₂-Beatmung
Bispyridinium-Herbizide (Paraquat, Deiquat) tox. Dosis >30 mg/kg oral	Führen nach anfänglichen Magenschmerzen im Verlauf von 1–2 Wochen zur (evtl. irreversiblen) Lungenfibrose	Schnelle Magenentleerung trotz Verätzungsgefahr, reichlich Kohle, Darmspülung	Frühzeitige kontinuierliche Hämoperfusion, Verminderung der Peroxid-Bildung durch N₂-Beimischung zur Atemluft	Prophylaxe der Lungenfibrose durch Glucocorticoide und Zytostatika
Schwermetalle (Hg, Co, Cu, Au, Cr, Sb, Pb, Ag) und Arsen in toxischen Verbindungen	Unterschiedlich je nach Verbindung	Unterschiedlich je nach Gift und Symptomen	Dimercaptopropansulfonat (DMPS) 3-mal 5–10 mg/kg oral	
Eisen-Salze toxische Dosen: 40–600 mg/kg	Spontanes Erbrechen grünlich-bräunlicher Massen, Bauchschmerzen, Diarrhoe	Gabe von Milch (bildet Eisen-Protein-Komplex)	Desferoxamin (initial:) Erwachsene bis 12 g, Kinder bis 8 g oral	
Thallium früher als Rodentizid (z. B. Giftweizen)	Bauchkrämpfe, Obstipation, Atembeschwerden, Parästhesien, nach 2 Wochen Haarausfall, Polyneuropathie	Magen- und Darmentleerung Röntgenkontrolle des Abdomens (Tl ist kontrastgebend)	Fe(III)-hexacyanoferrat(II) (Berliner Blau) initial 3 g oral, danach: 3 g/Tag	Forcierte Diurese evtl. wirksam

19 Nipruss®

37.2.4 Vergiftungen mit Pflanzen- und Pilzgiften

■ Tab. 37.9. Häufige Vergiftungen mit hoch toxischen Giftpflanzen

Toxische Pflanzen und Bestandteile	Akute Symptomatik	Primäre Elimination	Sekundäre Maßnahmen	Besondere Hinweise
Eibe (insbesondere Samen und Nadeln: Taxane und Taxine)	Erbrechen, Diarrhoe, Mydriasis, Hypotonie, Tachykardie, Krämpfe	Magenentleerung, Kohle (bei Nadeln auch noch nach h)		Unzerkaute Samen sind ungiftig
Eisenhut, blauer (Aconitin)	Parästhesie, Anästhesie, Erbrechen, Diarrhoe, Sehstörungen, Myalgie, Herzrhythmusstörungen, Atemlähmung	Magenentleerung und Aktivkohle auch nach Dosen, die nur milde Symptome verursacht haben	Intensivüberwachung	
Engelstrompete (Datura, Brugmansia); Tropan-Alkaloide (insbesondere Scopolamin)	Anticholinerges Syndrom mit Sedierung und Halluzinationen	Wie bei Atropinvergiftung (► Kap. 37.2.1)		
Gartenbohne (Samen und Hülsen, auch getrocknet: Lectine)	Gastroenteritis, evtl. hämorrhagisch, Krämpfe, Schock	Magenentleerung, Kohle	Ggf. Rehydratation, Elektrolytausgleich	
Goldregen (insbesondere reife Samen: Chinolizidine)	Erbrechen (lang anhaltend), Zittern, Schwindel, Mydriasis; Tachykardie, Hypotonie; Sehstörungen, Krämpfe	Magenentleerung, Kohle; im übrigen symptomatisch		Symptome klingen im Allgemeinen. innerhalb von 12 h wieder ab
Rizinus (»Christus-Palme«): Samen (Ricin)	Hämorrhagische Gastroenteritis, Hyperthermie, Tachykardie, Nephritis, Krämpfe	Magenentleerung bereits bei Ingestionsverdacht, Kohle	Symptomatisch; ggf. Flüssigkeits- und Elektrolytausgleich	
Seidelbast (insbesondere in Samen: toxische Diterpene)	Lokale Schleimhautschädigung, Schluckbeschwerden, Gastroenteritis, Apathie, Herzkreislaufstörungen, Krämpfe	Bei Vergiftungssymptomen Magenentleerung trotz Schleimhautschädigung, Kohle	Symptomatisch	Samen ist nur zerbissen toxisch, rasch eintretende Symptomatik; bei Hautkontakt lokale Irritationen
Stechapfel, Tollkirsche (Tropan-Alkaloide)	Anticholinerges Syndrom	Wie Atropinvergiftung (► Kap. 37.2.1)		

◼ **Tab. 37.10.** Vergiftungen mit Giftpilzen

Syndrom	Symptomatik	Primäre Elimination	Sekundäre Maßnahmen	Besondere Hinweise
Muscarin-Syndrom (Risspilze und einige Trichterlinge)	Cholinerges Syndrom	Magenentleerung bei kurzer Latenz seit Ingestion (<1 h)	Atropin nach Schweregrad (► Kap. 37.2.1)	
Pantherina-Syndrom (Fliegenpilz, Pantherpilz)	Halluzinationen mit Angst und Hypermotorik oder Bewusstseinstrübung; Ataxie, Myoklonien, Krämpfe	Magenentleerung wie oben	Symptomatisch, evtl. Physostigmin 1–2 mg langsam i.v.	
Gyromitra-Syndrom (Frühjahrslorchel)	Nach 6–24 h: Erbrechen und Diarrhö, Bewusstseinstrübung, Ataxie, Krämpfe; ab 2. Tag Leber- und Nierenschädigung, Hämolyse, Methämoglobinämie	Magenentleerung auch noch nach Stunden, Kohle; bei Methämoglobinämie Toloniumchlorid (Nitrite ► Kap. 37.2.3)	Ansonsten symptomatisch	
Phalloides-Syndrom (grüner Knollenblätterpilz; Amanitin, Phalloidin)	Nach 5–24 h: Brechdurchfall; nach >24 h akutes Leberversagen	Intensive Magen- und Darmspülung, Kohle, auch repetitiv	Hämoperfusion nur früh wirksam; üblich sind: Silibinin 5 mg/kg initial, dann 20 mg/kg/Tag über 4–5 Tage oder Penicillin-G 0,5–1 Mio IE/kg	Bei Leberversagen (zunehmendes Leberkoma, fehlende Syntheseleistung der Leber (Gerinnungsstatus) Vorbereitungen für Lebertransplantation

37.3   Giftinformationszentren

◼ **Tab. 37.11.** Giftinformationszentren

Auskünfte für Kinder und Erwachsene rund um die Uhr	
Ort	**Telefonnummer**
Berlin/Brandenburg	030/192 40
Bonn	0228/192 40
Erfurt (für MV, S, SA, T)	0361/730 73 0
Freiburg	0761/192 40
Homburg/Saar	06841/192 40
Mainz	06131/192 40
München	089/192 40
Nord (für HH, B, SH, NS) Göttingen	0551/192 40
Nürnberg	0911/398 24 51
Wien	+43 (0)1/406 43 43
Zürich	+41 (0)1/251 51 51
Stand 3.10.2008	

In Kürze

Vergiftungen sind häufige Ereignisse. Erwachsene favorisieren, v. a. bei Suizidversuchen, sedierende Medikamente, oft in Kombination mit Ethanol. Kinder, insbesondere im Krabbelalter, vergiften sich v. a. mit Giftstoffen aus ihrer unmittelbaren Umwelt (Kosmetika, Zigarettenkippen, Medikamente der Erwachsenen, Pflanzen im Haus und Garten).

Die Symptome einer Vergiftung sind nicht pathognomonisch für die auslösende Noxe. Symptomenkonstellationen (Vergiftungssyndrome) können bei der Ursachensuche hilfreich sein. Eine toxikologisch-chemische Diagnostik ist vor allem aus forensischen Gründen und bei der Anwendung spezifischer Entgiftungsverfahren indiziert.

Das Vorgehen bei vermeintlicher Vergiftung entspricht dem Vorgehen bei anderen Notfällen: Nach einer raschen Basisuntersuchung der vitalen Funktionen und etwaigen Erstmaßnahmen erfolgt die sorgfältige Inspektion der Einsatzstelle (Notarzt), eine gründliche Anamnese bzw. Fremdanamnese vor Ort, die körperliche Untersuchung des (entkleideten) Patienten und die Sicherstellung verdächtiger Substanzen (Asservate). Die Therapiemaßnahmen sind an der tatsächlichen bzw. erwarteten Schwere der Vergiftung auszurichten. In der Mehrzahl der Fälle werden die Sicherung der Vitalfunktionen, ggf. durch Intubation, Beatmung sowie durch Gabe von Volumen und/oder kreislaufwirksamen Katecholaminen ausreichend sein. Nur bei wenigen Giftursachen stehen Antidote zur Verfügung. Deren Gabe ist z. T. mit erheblichen Nebenwirkungen behaftet, so dass sie nur bei entsprechend schweren Vergiftungen und bei hinreichender Sicherheit der Diagnose gegeben werden sollten. Da die Mehrzahl der Patienten die Giftstoffe schlucken, sind Überlegungen zur primären Giftentfernung aus dem Magen anzustellen. Die Indikation für induziertes Erbrechen oder Magenspülung hat sich zugunsten der Gabe von Medizinalkohle gewandelt.

Giftinformationszentralen beraten bei allen Arten von Vergiftungen.

Weiterführende Literatur ▶ www.springer.com

38 Arzneimittel für Notfälle

A. Balogh, M. Kretzschmar

Der Inhalt eines Notfallkoffers lässt sich nicht »normieren«, er hängt ab u. a. von Erfahrung und notfallmedizinischer Kompetenz des Arztes.

Die nachstehende Ausstattung reicht aus dem üblichen hausärztlich-ambulanten in den notfallmedizinischen Bereich hinein.

38.1   Atmung-Herz-Kreislauf

◼ **Tab. 38.1.** Atmung-Herz-Kreislauf

Arzneistoff	Handelsname	Anwendungsbeispiele	Dosierung
Acetysalicylsäure, 500 mg, 2 Amp.	Aspirin®	Akutes Koronarsyndrom cave: Non-Responder	500 mg i.v. bei Patienten, die bisher ASS nicht eingenommen haben, sonst weiter die bisherige Tagesdosis
Adenosin 6 mg, 3 Inj. Fl.	Adenoscan®	Paroxysmale AV-junktionale Tachykardie	3 mg i.v. (Bolus 2 s); 6/9/12 mg möglich (mit EKG)
Adrenalin 1,0 mg, 2 Amp.	Adrenalin 1,0 mg Cario Injektionslösung	Anaphylaktischer Schock, kardiopulmonale Reanimation, Status asthmaticus, Krupp-Syndrom	0,1–1 mg i.m.
			0,1–1 mg i.v. (1:10 verdünnt)
			Applikation auch s.l. oder s.c.
			Endotracheal (2–3 mg)
			Kleinkinder; 0,01–0,02 mg/kg
Adrenalin Lösung für einen Vernebler 10 ml/40 mg	Infectokrupp® Inhal (Lösung zur Inhalation)	Krupp-Syndrom, Glottisödem	7–14 Hübe (1–2 ml oder 4–8 mg)
Ajmalin 50 mg, 1 Amp.	Gilurytmal® 50 mg/10 ml	Paroxysmale supraventrikuläre Tachykardie	25–50 mg langsam (5–10 min) i.v. (nach Möglichkeit mit EKG)
Atropin 0,5 mg, 4 Amp.	Atropinsulfat B. Braun® 0,5 mg	Bradyarrhythmie, gastrointestinale Spasmolyse	0,5–1,5 mg i.v.
			10–20 µg Kinder
Cafedrin + Theodrenalin 2 Amp.	Akrinor®	Orthostase, neurogener Schock	½–1 Amp. i.v. (1 Amp. = 100 mg Cafedrin + 5 mg Theodrenalin)
Dobutamin 250 mg, 1 Inj. Fl.	Dubutamin Liquid Fresenius®	Akute Herzinsuffizienz, kardiogener Schock	5–15 µg/kg/min i.v.
Furosemid 20 mg, 4 Amp.	Lasix® 20 mg Injektionslösung	Lungenödem, akutes Nierenversagen	40–80 mg i.v.
Glyceroltrinitrat 50 mg, 1 Amp.	Nitrolingual® infus.	Angina pectoris, Lungenödem, Spasmolyse, hypertensive Krise	50–200 mg/24 h i.v.
1 Spray	Nitrolingual®-Pumpspray		1–3 Hübe
Lidocain 100 mg, 3 Amp.	Xylocitin®-cor1% 10 ml	Ventrikuläre Tachyarrhythmien	50–100 mg i.v. Bolus, dann 1–2 mg/min
Metoprolol 5 mg, 2 Amp.	Beloc® i.v. Injektionslösung	Myokardprotektion bei akutem Koronarsyndrom, Tachyarrhythmie	5 mg i.v. (Bolus)
Nitrendipin 5 mg, 4 Phiolen	Bayotensin® akut (Lösung zum Einnehmen)	Hypertensiver Notfall	5 mg/Phiole (Inhalt 1 Phiole in den Mund hinein ausdrücken und sofort hinunterschlucken); Wiederholung nach 60 min
Orciprenalin 0,5 mg, 2 Amp. ▼	Alupent®	Bradyarrhythmie Adam-Stokes-Anfall	20–100 µg/min i.v., 0,25–0,5 mg i.m. oder s. c.

◻Tab. 38.1 (Fortsetzung)

Arzneistoff	Handelsname	Anwendungsbeispiele	Dosierung
Reproterol 0,09 mg, 2 Amp.	Bronchospasmin® Injektionslösung	Asthmaanfall, Status asthmaticus	0,09 mg langsam i.v. (1–2 min) ggf. wiederholen
Theophyllin 200 mg, 4 Amp.	Euphylong® i.v. 200	Status asthmaticus	200 mg langsam i.v.
			Kinder: 5–6 mg/kg i.v. initial; dann 0,4–0,9 mg/kg/h
Urapidil 25 mg, 3 Amp.	Ebrantil® i.v. 25 mg	Hypertensiver Notfall	12,5–25 mg langsam i.v. initial (1–2 min.); Wiederholung möglich
Verapamil 5 mg, 2 Amp.	Isoptin® Injektionslösung	Paroxysmale supraventrikuläre Tachyarrhythmie	5–10 mg langsam (5–10 min) i.v. (nach Möglichkeit mit EKG)

38.2 Analgesie-Sedierung

◻Tab. 38.2. Analgesie-Sedierung

Arzneistoff	Handelsname	Anwendungsgebiet	Dosierung
Butylscopolamin 20 mg, 2 Amp.	Buscopan® Ampullen	Spasmen im Bereich Magen/Darm, Gallen- und Harnwege	20–40 mg i.v.
Diazepam 10 mg, 2 Amp.	Faustan® Injektionslösung	Epileptische Anfälle	10–50 mg i.v.
		Akute Sedierung	5–10 mg i.v.
		Entzugssymptomatik (Alkohol/ Drogen), zentralnervöse Krampfzustände, Status epilepticus	10–20 mg i.v. (in Kombination mit Haloperidol)
Diazepam 10 mg, 2 Rectiolen	Stesolid® Rectal Tube 10 mg	Schwere Unruhe und Fieber-Krampfanfälle bei Kindern	5–10 mg rektal
Etomidat 20 mg, 2 Amp.	Etomidat®-Lipuro	Zur Narkoseeinleitung	0,2–0,3 mg/kg i.v.
Haloperidol 5 mg, 2 Amp.	Haldol®-Janssen Injektionslösung 5 mg/ml	Akute Psychose, Entzugssymptomatik	5–10 mg i.v. oder i.m. (in Kombination mit Diazepam)
(S)-Ketamin 25 mg, 2 Amp.	Ketanest® S 25 mg/ml	Schwere Schmerzzustände	0,25 mg/kg i.v.
		Notfallnarkose	0,50 mg/kg i.v. (in Kombination mit Diazepam)
			(i.m. mögl.: Dosis verdoppeln)
Melperon 1 g, 200 ml	Eunerpan® Liquidum	Dämpfung von akuten Erregungszuständen bes. Geriatrie	25–75 mg (1–3 Messbecher)
Metamizol 1 g, 2 Amp.	Novalgin® 1 g Injektionslösung	Schwere Schmerzzustände	0,5–2,5 g langsam i.v. (5–10 min)
			50%ige Lösung bis 2,5 g
Midazolam 5 mg, 2 Amp.	Dormicum® 5 mg/1 ml	Sedierung	0,01–0,05 mg/kg i.v.
Midazolam 1 Flasche à 30 ml (60 mg) ▼	Midazolam-ratiopharm® 2 mg/ml Lösung zum Einnehmen	Sedierung bei Erwachsenen und Kindern	Erwachsene: 7,5–15 mg (3,75–7,5 ml) Kinder: 0,2–0,5 mg (0,1–0,25 ml)

◘ Tab. 38.2 (Fortsetzung)

Arzneistoff	Handelsname	Anwendungsgebiet	Dosierung
Morphin 10 mg, 5 Amp.	Morphin Merck® 10 mg	Schwere Schmerzzustände	5–10 mg langsam i.v.
			10–30 mg s.c. oder i.m.
			Bei Kindern (>1 Jahr): 0,05–0,1mg/kg i.v. oder 0,05–0,2 mg/kg s.c.
Succinylcholin 100 mg, 1 Amp.	Lystenon®-2%	Zur Einleitung einer Narkose als Relaxans	1–1,5 mg/kg i.v.
Vencuronium 10 mg, 1 Fl.	Norcuron® 10 mg	Zur Weiterführung der Narkose als Relaxans	0,03–0,05 mg/kg

38.3   Spezielle Notfälle

◘ Tab. 38.3. Spezielle Notfälle

Arzneistoff	Handelsname	Anwendungsbeispiel	Dosierung
Alteplase 50 mg, 3 Amp.	Actilyse®	Präklinische Fibrinolyse: — Nur, wenn PCI innerhalb 90 min nicht möglich ist — Nur bei ST-Strecken-hebungs-infarkt bis zu 1 h nach Symptombeginn — Optional: Begleittherapie: Argatroban	0,75 mg/kg über 30 min, dann 0,5 mg/kg über 60 min: Gesamtdosis ≤100 mg
Beclomethason 20 mg, 1 Dosier-Aerosol	Bronchocort® novo 100	Intoxikation mit Reizgasen	4 Sprühstöße (400 μg) initial, dann alle 2 h 4 Hübe (nach Symptomatik)
Biperiden 5 mg, 2 Amp.	Akineton® Ampullen	Medikamentös ausgelöste extrapyramidale Bewegungsstörungen, akute Dyskinesien	5 mg i.v.
Carbo medicinalis 50 g, 2 Flaschen	Ultracarbon®	Adsorption von Toxinen bei akuten Vergiftungen	
Cimetidin 200 mg 2 Amp	Tagamet® 200 mg/2 ml	In Kombination mit Clemastin bei anaphylaktoiden Reaktionen	5 mg/kg langsam (3-5 min) i.v.
Clemastin 2 mg, 2 Amp.	Tavegil® Injektionslösung	Allergie	2–4 mg langsam i.v. (3–5 min)
Fenoterol 1 Dosier-Aerosol	Berotec® N 100 μg Dosier-Aerosol	Asthma bronchiale	2–3 Hübe
		Hemmung vorzeitiger Wehentätigkeit (präklinisch)	5 Hübe
Flumazenil 0,5 mg, 1 Amp.	Anexate® 0,5	Abklärung einer Intoxikation mit Benzodiazepinen, Zolpidem und Zopiclon	0,2 mg i.v. initial; (u. U. Wiederholung mit 0,1 mg i.v. nach 1 min
Heparin 25.000 IE, 1 Amp.	Heparin-Natrium-Leo® 25.000 IE/5 ml	Akutes Koronarsyndrom	5000 IE i.v. (60 IE/kg)
		Lungenembolie und arterielle Embolie Cave: HIT-II-Antikörper	10.000 IE i.v.

◻ **Tab. 38.3** (Fortsetzung)

Arzneistoff	Handelsname	Anwendungsbeispiel	Dosierung
Hochprozentige Glucose 40% 10 ml, 5 Amp.	Glucose-40 Braun®	Hypoglykämie	Beim Absinken des Blutzuckers unter 300 mg/100 ml 20–50 ml Glucose 40%ig i. v. in laufende Infusion
Magnesiumsulfat, 1 Amp. 10 ml	Cormagnesin® 200	Präeklamsie, Torsade de pointes, ventrikuläre Tachykardie, akutes Koronarsyndrom	1 Amp. sehr langsam i.v. (die ersten 3 ml in 3 min)
Naloxon 0,4 mg, 5 Amp.	Naloxon-ratiopharm 0,4 mg/ml Injektionslösung	Opioid-Vergiftung	0,8–1,2 mg i.v.; nach 3 min mehrfach 0,4 mg
Nitrendipin	Bayotensin® akut	Hypertensiver Notfall	1 Phiole (1 ml) oral, bei Bedarf nach 30–60 min wiederholen
Physostigminsalicylat 2 mg, 1 Amp.	Anticholium®	Vergiftungen mit anticholinerger Symptomatik	2 mg langsam i.v. (3–5 min)
Prednisolon 100 mg, 10 Amp.	Solu-Decortin® H 100 mg	Anaphylaktischer Schock	30 mg/kg i.v.
		Begleittherapie beim Status asthmaticus, Lungenödem Reizgasvergiftung	2–8 mg/kg Kinder
Prednisolon 100 mg, 2 Rektalkapseln	Klismacort® Rektalkapseln	Krupp-Symptomatik bei Kindern	100 mg

38.4 Infusionslösungen

◻ **Tab. 38.4. Infusionslösungen**

Arzneistoff	Handelsname	Anwendungsbeispiele	Dosierung
Kolloid. 500 ml Volumenersatz	Expafusin®	Volumenmangelschock	nach Bedarf (großlumige Flexüle!) z. B. 2–3 l in 20 min
Vorschlag: Plasmaersatzstoffe: 500 ml Hydroxyethylstärke 6%ig oder Gelatine	Haemaccel®		
Natriumhydrogencarbonat 8,4%, 100 ml	Natriumhydrogencarbonat 8,4% Infusionslösung B. Braun®	Zur Blindpufferung bei CO-Vergiftung und nach kardiopulmonaler Reanimation	1 ml (= 1 mmol)/kg langsam i.v.
Isotone Natriumchloridlösung 10 ml 5 Amp.	Isotone Natriumchlorid-Lösung 0,9% BC®	Als Medikamententräger	
Vollelektrolytlösung 500 ml	Ringer-Acetat-Lösung (verschiedene Hersteller)	Akute Hypovolämie	

38.5 Zusätzliches Material

— **Zur Diagnostik:** Taschenlampe, Blutdruckmessgerät, Stethoskop, Reflexhammer, Thermometer, Mundspatel, Blutzuckerstreifen

— **Zur Sicherung der Atmung:** Beatmungsbeutel mit O_2-Reservoir, Beatmungsmasken, Führungsstab, Magill-Zange, Laryngoskopgriff, Laryngoskopspatel verschiedener Größen, Tuben versch. Größen, Absaugkatheter

— **Für venöse Zugänge:** Schutzhandschuhe, Desinfektionsmittel, sterile und unsterile Kompressen, Pflaster (verschiedene Breiten), Spritzen, Kanülen (mehrere Größen), Venenverweilkanülen (mehrere Größen), Venenkatheter (für zentrale und periphere Punktion), Stauschlauch, Kanülenverschlussstopfen

Weiterführende Literatur ▶ www.springer.com

Sachverzeichnis

H

I

S

Printing and Binding: Stürtz GmbH, Würzburg